主编·[美]苏珊·E. 斯普里奇 Susan E. Sprich
　　　[美]蒂莫西·彼得森 Timothy Petersen
　　　[美]萨拜因·威廉 Sabine Wilhelm

主译·从恩朝　陈剑华　李雨婷　陈如梦

主审·徐一峰

麻省总医院
认知行为治疗手册

THE MASSACHUSETTS GENERAL HOSPITAL
HANDBOOK OF COGNITIVE BEHAVIORAL THERAPY
2nd Edition

上海科学技术出版社

图书在版编目（CIP）数据

麻省总医院认知行为治疗手册 /（美）苏珊·E.斯普里奇（Susan E. Sprich），（美）蒂莫西·彼得森（Timothy Petersen），（美）萨拜因·威廉（Sabine Wilhelm）主编；从恩朝等主译. -- 上海：上海科学技术出版社，2025.6. -- ISBN 978-7-5478-7124-9

Ⅰ. R749.055-62

中国国家版本馆CIP数据核字第2025HP0069号

First published in English under the title
The Massachusetts General Hospital Handbook of Cognitive Behavioral Therapy（2nd Ed.）
edited by Susan E. Sprich, Timothy Petersen and Sabine Wilhelm
Copyright © Susan E. Sprich, Timothy Petersen and Sabine Wilhelm, 2023
This edition has been translated and published under licence from
Springer Nature Switzerland AG.

上海市版权局著作权合同登记号 图字：09 - 2023 - 0930号

麻省总医院认知行为治疗手册

主编　[美]苏珊·E.斯普里奇　　[美]蒂莫西·彼得森　　[美]萨拜因·威廉
　　　　Susan E. Sprich　　　　Timothy Petersen　　 Sabine Wilhelm
主译　从恩朝　陈剑华　李雨婷　陈如梦
主审　徐一峰

上海世纪出版（集团）有限公司 出版、发行
上海科学技术出版社
（上海市闵行区号景路159弄A座9F-10F）
邮政编码 201101　　www.sstp.cn
上海光扬印务有限公司印刷
开本 787×1092　1/16　印张 30.5
字数：660千字
2025年6月第1版　2025年6月第1次印刷
ISBN 978 - 7 - 5478 - 7124 - 9/R · 3252
定价：148.00元

本书如有缺页、错装或坏损等严重质量问题，请向工厂联系调换

内容提要

认知行为治疗(cognitive behavioral therapy, CBT)是当今传播最广、疗效证据最多的心理治疗方法,已被广泛用于精神障碍的不同阶段和更复杂的患者人群。

本书由麻省总医院精神心理领域的世界顶级专家编撰,系统介绍了CBT(包括辩证行为治疗、接纳与承诺治疗)理论发展历史、操作技术与应用、针对特定人群和环境的适应性改变,以及新型诊疗模式和数字心理健康技术。基于最新的研究进展和临床实践,书中深入探讨了CBT在不同精神障碍治疗中的应用,包括症状评估、治疗机制和实证支持,并结合大量案例展示,为读者提供了可立即在临床实践中实施的CBT策略和技术的"工具箱"。

本书逻辑清晰,重点突出,实践性强,是精神科医生、心理治疗师、社会工作者、持证心理健康顾问、初级保健医生及数字心理健康技术开发人员不可或缺的案头参考书。

译者名单

主译 从恩朝 陈剑华 李雨婷 陈如梦

主审 徐一峰

译者(按姓氏笔画排序)

王琰	从恩朝	龙彦希	汤皓云	孙根敏	李岩	李跃
李雨婷	吴世豪	汪钰婷	陈如梦	陈剑华	陈彦中	范娟
罗超	周如祺	胡前英	钟莹彦	俞天悦	姚灏	黄欣欣
曹慧	曾艺欣	赖伟杰	蔡慧婷			

中文版序

认知行为治疗(cognitive behavioral therapy,CBT)作为当代心理治疗领域最具科学性和实践性的方法之一,自诞生以来便以其结构清晰、疗效显著的特点,成为全球心理健康工作者的核心工具。无论是焦虑症、抑郁障碍,还是强迫症、创伤后应激障碍,CBT均展现出卓越的治疗潜能。然而,如何将这一理论体系系统化地应用于临床实践,并针对复杂多样的患者群体进行个性化调整,始终是心理健康从业人员面临的挑战。在此背景下,《麻省总医院认知行为治疗手册》的出版,无疑为这一领域注入了新的活力。

一、理论与实践的结合:CBT 的科学性与实用性

本书由美国麻省总医院精神科领域的顶尖专家团队联合编撰,凝聚了数十年的临床经验与科研成果。麻省总医院作为全球精神医学研究的重镇,其在 CBT 领域的探索始终走在国际前沿。书中不仅系统梳理了 CBT 的理论框架与技术要点,还深入探讨了其在特定精神障碍中的应用;例如,社交焦虑症的暴露疗法、广泛性焦虑症的认知重构策略,以及针对边缘型人格障碍的辩证行为治疗。每一章节均以实证研究为基础,结合最新临床数据,确保内容的科学性与权威性。

尤为值得一提的是,本书突破了传统手册的单一维度,将 CBT 的"技术工具箱"与"个案概念化"紧密结合。例如,在第 5 章关于社交焦虑症的治疗中,作者不仅详细介绍了暴露与反应预防的操作步骤,还通过真实案例解析了如何根据患者的文化背景、共病情况及认知偏差进行动态调整。这种"理论指导实践,实践反哺理论"的写作思路,使得本书既适合作为初学者的入门指南,也能为资深治疗师提供进阶参考。

二、结构清晰,内容全面:从基础到前沿的全景视角

全书共 29 章,内容编排逻辑严谨,层层递进。前 4 章为理论基础,深入解析 CBT 的核心原则、认知技术、行为策略及评估方法,为后续的临床应用奠定基石。从第 5 章开始,本书以疾病为导向,逐一剖析 CBT 在各类精神障碍中的具体应用。例如,针对强迫症的暴露与反应预防技术、针对失眠的睡眠限制疗法,以及针对儿童和青少年精神健康问题的适应性干预方案。

值得关注的是,本书特别增设了"科技应用和分级诊疗"章节,回应了数字化时代心理健康服务范式的变革需求。从移动终端应用程序到远程治疗平台的前瞻性视角,使得本书不仅是一本治疗手册,更是一部面向未来的行业指南。

三、立足本土,服务全球:翻译团队的匠心与使命

作为中译本,本书的成功出版离不开主译团队的职业素养与文化敏感性。译者在保留原著科学严谨性的同时,充分考虑中文语境下的表达习惯与临床实践需求。术语的精准翻译与案例的本土适配,展现了翻译团队在学术与人文关怀上的双重努力。

四、致谢与期许

本书得以问世是多方协作的成果。感谢原著主编苏珊·E. 斯普里奇(Susan E. Sprich)博士领衔的麻省总医院团队,以其深厚的学术积淀与临床智慧,为全球读者呈现了这一里程碑式的著作。同时,主译丛恩朝教授及其团队在翻译过程中展现的严谨态度及专业精神,使得这本手册得以跨越语言壁垒,惠及中文世界的心理健康工作者。

麻省总医院精神科与上海市精神卫生中心有多年的友好交往。双方机构正式的互动始于2007年,2008年初上海市精神卫生中心与麻省总医院签署关于SMHC/MGH观察员项目的谅解备忘录,开始了互派学者访问交流。我本人曾专程赴麻省总医院访问,时任麻省总医院精神科主任的世界著名焦虑及创伤后应激障碍学者杰里·罗森鲍姆(Jerry Rosenbaum)教授,也两次率团到访上海市精神卫生中心。这一合作方式一直延续至2019年,也是在这一年,我们的《综合精神医学》(*General Psychiatry*)杂志与麻省总医院精神科合作出版了一期焦虑症专刊,反响巨大。

正是基于这些年来的深入了解,我有充分理由确信,《麻省总医院认知行为治疗手册》能够成为临床工作者的案头必备工具,助力更多患者重获心理健康。正如CBT的核心精神所倡导的——"改变始于认知,成长源于行动",愿每一位读者都能从本书中汲取智慧与力量,在科学与人文的交织中,书写属于自己的治疗篇章。

徐一峰

国家精神疾病医学中心脑健康研究院院长
上海市重性精神病重点实验室主任
《综合精神医学》(*General Psychiatry*)主编
2025年春于上海

中文版前言

在医疗与心理健康领域的漫漫征程中,我有幸在上海市精神卫生中心(国家精神疾病医学中心)度过了多年宝贵的学习与工作时光。这段经历,成了我职业生涯中熠熠生辉的基石,让我深感自豪与充实。

多年来,我们一直积极投身于精神科疾病诊治的培训与学习。在我成长的道路上,众多带教老师是我前进的灯塔,他们自身都接受过系统且专业的心理治疗培训,其深厚的专业素养和精湛的治疗技艺对我产生了深远的影响。在临床工作期间,我更是获得了无数宝贵的机会,接触到多种多样的心理治疗方法——认知行为治疗、精神动力性治疗、家庭治疗、人际心理治疗及辩证行为治疗。这些丰富的学习与实践经历,不仅让我能够更好地走进患者的内心世界,理解他们的痛苦与挣扎,还促使我为患者提供更加全面、综合且个性化的治疗方案。

我深刻地认识到,这种综合性的培训体系对于精神科医生的成长具有不可估量的价值。它如同一位良师益友,指引着我们在专业道路上不断前行,使我们在面对复杂多样的病情时,能够更加从容地应对,为患者的康复贡献更多的力量。

在上海市精神卫生中心的儿童门诊中,曾有一位让我印象尤为深刻的初三女孩。她被抑郁症的阴霾所笼罩,内心充满了自我贬低和无助感,这让她的状态一蹶不振。每次前来就诊时,她总是低垂着头,面无表情,声音低沉且无力,甚至还会出现自伤的行为。这一幕幕揪心的场景,让我下定决心要帮助她走出困境。在长达 4 年的时间里,从她初中到高中的求学阶段,我和她一同经历了无数次的沟通与交流。起初,她因对自己"一无是处"而深感无助,向我询问:"我选择什么来继续读书呢?"面对她对未来的迷茫与困惑,我看到了她渴望改变的眼神,便鼓励她:"你现在,在你擅长的方面,还是有动力的,请你保持。"

她疑惑地询问我:"我还可以继续读书吗?"我便诚恳地肯定她在过去几年中所克服的重重困难,让她清楚地认识到自己带着病痛完成了许多任务,是多么勇敢。在勇敢坚持服用抗抑郁药物的基础上，她逐渐改变了自己的行为模式，积极面对困境，在校园中带着无奈坚持读书，后续抑郁情绪也得到了显著的改善，最终顺利进入了理想的大学。

当她专程来看我时，我在她美丽而自信的脸庞上，看到了一束熠熠生辉的光，那是生命的希望之光，是战胜自我后的自信之光。她满心欢喜地与我分享在大学的精彩成就，讲述自己如何投身于帮助老人开展公益项目的经历。在此过程中，我也在不断思考：究竟是什么力量，帮助她获得了更多的生命力，走向了康复的道路？显然，她在康复道路上所做出的行为改变，给予了她许多宝贵的人生体验；她积极的认知，又驱使她勇敢地尝试新的行为。在治疗过程中，她不知不觉地践行了"认知行为治疗"，并在综合治疗方法中收获了巨大的益处。

每个人的生命都是如此鲜活而独特，带着各自的想法、理念和行为模式，走向不同的生活领域。在生活的洪流中，我们有时会不自觉地陷入原有的思维与行为循环中。当遭遇挫折时，我们可能会陷入痛苦的沼泽；面对压力时，我们可能会感到焦灼不安；在某些艰难的时刻，甚至会坠入绝望的深渊。

尤其是对于心理和精神方面的问题，早期的问题或者疾病发展时期，患者的想法和行为往往根深蒂固，改变起来极为困难，甚至需要花费漫长的时间。这让我不禁思考，如何能让更多的人在早期就能从专业的治疗中获得帮助？或许，心理治疗师或心理咨询师所擅长的心理治疗方式能够让每一位来访者都获益良多；又或许，每个人都可以通过自我学习和实践，主动推动自身行为方式的改变，进而改变外界环境，最终实现自我认知和内在情感的升华。正是基于这样的思考，我希望本书能够为更多的群体带来希望与力量。

认知行为治疗，作为抑郁障碍的一线治疗方法，其重要性不言而喻。同时，它也是众多初入心理治疗行业者最先接触和掌握的方法之一。因此，我衷心希望能够有更多的机会，将国外经典的图书翻译过来，介绍给国内的同行，为大家提供学习和成长的资源，助力我们共同提升专业能力。

作为一名精神科医生，深入学习认知行为治疗，能够让我在面对不同精神疾病时，从一个全新的视角去审视和理解疾病的核心症状，掌握更加精准、有效的治疗方法。例如，在广泛性焦虑症的诊疗中，目标设定、认知重构、有价值的行动及自我监测等知识点，都具有极高的临床实践价值，为患者的康复提供了有力的支撑。

而作为一名心理治疗师或心理咨询师，在与精神科医生紧密合作的工作环境中，我也深刻体会到了解不同疾病诊断框架下早期治疗方法的重要性。以创伤后应激障碍为例，当患者出现创伤重现、不依从治疗等情况时，如何建立新的承诺，增强患者的安全感，构建良好的治疗关系，是我们需要深入探索和思考的关键问题。掌握相应的有效治疗方法，将有助于我们更好地为患者提供优质的治疗服务。

本书的翻译，还有着更深层次的意义和使命。对于那些精神疾病患者及其监护者，如何帮助他们更好地理解疾病、给予家人有效的照顾,是我们义不容辞的责任。例如,"双相情感障碍"这一疾病,往往会让许多人在谈及它时如临大敌,对患者的治疗和护理也感到力不从心。然而,本书提供了许多切实可行的方法和技巧,比如针对双相情感障碍躁狂的行为技术——"48小时规则",提醒患者三思而后言,避免对抗,远离饮酒和吸毒等不良行为;同时,通过心理教育,引导患者运用 PLEASE 技能,从关注躯体疾病、保持健康饮食、避免物质滥用、改善睡眠质量到定期锻炼等多个方面,为患者提供全方位的支持和帮助,助力他们走向康复之路。

此外,本书也致力于为儿童和青少年的家长提供一些实用有效的操作技能。在儿童期或者青少年早期,那些被诊断为注意缺陷多动"障碍"的孩子(这里希望尽量避免使用过于专业的名词,让更多读者感受到尊重和平等),往往会因为无法控制的冲动性、注意力不集中等问题,导致耐心不足和多动行为,进而影响学业和认知发展。如果家长能够从本书中学会如何为孩子的任务设置合理的优先级别,帮助孩子建立清晰的等级秩序;引导孩子尽早分解任务模块,从小任务入手建立信心;并教授孩子掌握延迟满足的技术,提高他们的耐力和自控能力,那么这些方法将成为孩子康复过程中的重要补充,为他们的健康成长奠定坚实的基础。

随着大众对心理健康的重视程度不断提高,人们对自己的心理健康状态也越发关注。然而,面对纷繁复杂的心理健康书籍,很多人却感到迷茫,不知从何入手。本书则另辟蹊径,按照疾病的分类进行编排,这种框架式的结构使得不同社会群体能够更加便捷地根据自身的需求,从认知行为治疗的角度去理解自己的心理、认知和行为。认知行为治疗作为一种基础、实用且通俗易懂的心理治疗方法,它就像一位贴心的伙伴,在我们面对生活中的各种压力事件和情绪波动时,能够引导我们去觉察那些隐藏在情绪背后的认知模式。通过阅读本书,我们将更加敏锐地洞察自己在行为改变和重塑过程中认知的变化,进而提升自身的心理健康水平,为我们的心理健康保驾护航。

此次翻译工作,我们有幸得到了上海市精神卫生中心及众多心理学专家的大力支持与协作。在过去的近一年时间里,我们进行了多次深入的讨论和反复的修订,只希望这本翻译著作能够成为心理治疗从业者和精神科医生手中的得力助手,为他们提供更加专业、丰富的知识资源;同时,也希望它能够成为一座知识的桥梁,为那些对心理相关知识有需求的广大社会群体,送去专业而实用的健康信息。

在此,我要衷心感谢徐一峰院长对本书翻译工作给予的大力支持,正是您的支持与鼓励,让我们的工作得以顺利开展;感谢所有参与翻译的专家学者,是你们的专业投入,为本书的品质提供了坚实的保障;还要感谢李雨婷,在协调本书翻译过程中所付出的辛勤努力和无私奉献,你的认真与负责,让翻译工作得以高效推进;最后,我要深深感谢一直陪伴在我身边的家人和朋友,你们的鼓励和陪伴,是我在专业道路上不断成长的力量源泉,你们的爱和肯定,将永远激励着我在追求专业的道路上坚定前行。

"上医治未病，中医治欲病，下医治已病。"诚如斯言，医生的最大价值，确凿无疑在于治疗未病。能于疾病尚未萌发之际便将其遏制，此乃医道之高境。精神科医生肩负着特殊的使命，在患者精神世界的"健康防线"前，起着至关重要的作用。当下，若能推广常用心理治疗方法，尤其像认知行为治疗这般实用的心理治疗方法，无疑是切合大众实际需求，如同春雨润物，能悄然滋养人们的心灵，助力其化解内心的诸多困扰。我们希望本书可以润化心结，助力大众保持心理健康。

从恩朝

上海市第十人民医院精神心理科主任
上海市精神卫生中心副主任医师
国际人际心理治疗协会中国分会委员
上海市医学会精神医学专科分会委员
2025 年于上海

目 录

第 1 章 · 导言	001
第 2 章 · 认知行为治疗的基本原则和实践	006
第 3 章 · 认知技术	018
第 4 章 · 行为策略	039
第 5 章 · 社交焦虑症的认知行为治疗	052
第 6 章 · 广泛性焦虑症的认知行为治疗：个案概念化和循证治疗策略	067
第 7 章 · 惊恐障碍的认知行为治疗	085
第 8 章 · 创伤后应激障碍的认知行为治疗	101
第 9 章 · 抑郁障碍的认知行为治疗	122
第 10 章 · 双相情感障碍的认知行为治疗	150
第 11 章 · 强迫症的认知行为治疗：三种不同实证支持干预策略的综合指南	167
第 12 章 · 拔毛症（拔毛障碍）和抓痕（皮肤搔抓）障碍的认知行为治疗	181
第 13 章 · 抽动秽语综合征和持续性抽动障碍的行为治疗	198
第 14 章 · 躯体变形障碍的认知行为治疗	212

第 15 章 · 囤积障碍的认知行为治疗　　228

第 16 章 · 非体重过轻患者的短程认知行为治疗（进食障碍的 CBT - T）　　242

第 17 章 · 回避/限制性摄食障碍的认知行为治疗（CBT - AR）　　258

第 18 章 · 成人注意缺陷多动障碍的认知行为治疗　　271

第 19 章 · 精神分裂症及相关精神病性障碍的认知行为治疗　　285

第 20 章 · 物质使用障碍及其并发心理健康问题的认知行为治疗　　304

第 21 章 · 边缘型人格障碍的治疗　　323

第 22 章 · 失眠认知行为治疗　　341

第 23 章 · 焦虑和抑郁的跨诊断认知行为治疗　　358

第 24 章 · 医疗环境下的行为医学策略　　374

第 25 章 · 儿童和青少年认知行为治疗　　394

第 26 章 · 老年人认知行为治疗　　413

第 27 章 · 科技应用和分级诊疗　　429

第 28 章 · 初级保健环境中的认知行为治疗　　441

第 29 章 · 精神科住院病房中的辩证行为治疗和认知行为治疗技术　　457

第 1 章
导　言

Introduction

苏珊·E. 斯普里奇　｜　蒂莫西·彼得森　｜　萨拜因·威廉
Susan E. Sprich　｜　Timothy Petersen　｜　Sabine Wilhelm

王　琰·译　蔡慧婷　徐一峰·校

心理治疗有着丰富而复杂的历史渊源，并已发展成为我们今天普遍接受的现代治疗形式。最早的心理治疗形式之一是在 2 000 多年前发展起来的，它以佛教的原则为基础，认为精神痛苦是由无知造成的，而无知又源于对执着的渴求。如果一个人遵循"八正道"，这种渴求就会得到缓解（四圣谛与八正道[1]）。从古代到 19 世纪早期，其他著名的早期心理治疗形式包括：希波克拉底（Hippocrates，公元前 460 年至公元前 370 年[2]）注重使"四种体液"达到平衡的治疗、强调阴阳力量平衡的治疗[3]、各种形式的催眠治疗[4,5]，以及驱魔术[6]。直到 19 世纪末，弗洛伊德（Freud）及其追随者开始了变革性的临床工作，才发展出更为成熟的"谈话治疗"模式。

20 世纪初是心理治疗迅速发展和完善的时期，在欧洲和美国都取得了显著的发展。从 1900 年到第二次世界大战结束时，主要的发展包括：弗洛伊德开创性著作《梦的解析》（*Interpretation of Dreams*）的出版[7]、美国心理学会（American Psychological Association，APA）的成立、宾夕法尼亚大学第一家心理健康诊所的开业、阿德勒（Adler）和荣格（Jung）对严格的弗洛伊德观点的背离及由此形成的个体心理学派和分析心理学派[8,9]、霍尼（Horney）创立新弗洛伊德主义（Neo-Freudianism）[10]，以及卡尔·罗杰斯（Carl Rogers）开创性著作《心理咨询与治疗》（*Counseling*

S. E. Sprich (✉) | T. Petersen | S. Wilhelm
Department of Psychiatry, Massachusetts General Hospital, Boston, MA, USA
e-mail: ssprich@mgh.harvard.edu; tpetersen@partners.org; swilhelm@mgh.harvard.edu

© The Author(s), under exclusive license to Springer Nature Switzerland AG 2023
S. E. Sprich et al. (eds.), *The Massachusetts General Hospital Handbook of Cognitive Behavioral Therapy*, Current Clinical Psychiatry, https://doi.org/10.1007/978-3-031-29368-9_1

and Psychotherapy)的出版[11]。

20世纪中叶,心理治疗的理论和形式出现了重大分支。除了出版第1版《精神障碍诊断与统计手册》(*Diagnostic and Statistical Manual of Mental Disorders*,DSM)[12]外,这一时期还标志着循证心理治疗"第一次浪潮"的出现。总体来说,这些治疗方法在一定程度上是对精神分析理论和技术中已知缺陷的否定(例如,过分强调童年经历是导致精神症状的主要原因、缺乏技术的标准化和有效的结果测量)。在新治疗方法中,最重要的是由沃尔普(Wolpe)和斯金纳(Skinner)等先驱者建立并发展的行为治疗(behavioral therapy)。行为治疗代表了一种重要的范式转变,即以可观察事件(行为)为主要关注单位,并证明可根据强化策略和意外事件管理(contingencies)进行调整[13,14]。除了循证心理治疗"第一次浪潮"的核心内容以外,其他不同的心理治疗流派也取得了显著进展,包括珀尔斯(Perls)创立的格式塔治疗(Gestalt therapy)、马斯洛(Maslow)人本主义心理学的发展、心理动力学治疗及其短程版本的诞生[15-17]。循证心理治疗的"第二次浪潮"出现在20世纪60年代末和20世纪70年代,其重点是将认知作为情感和行为的主要驱动力。人类被认为是在进行积极的认知活动,而不仅仅是作为行为事件的反应者,这对日常经验产生了重大影响。与"第二次浪潮"同时出现的是社会心理学和计算机科学的发展。在社会心理学领域,研究者关注人与人之间是如何互动的,这导致了归因理论的产生。该理论认为,个体是通过反思来主动确定他人行为的原因。在计算机科学领域,编程语言和"中央信息处理器"的概念为理解人类思维提供了准确而有用的模型。随着信息加工理论的出现,社会心理学家也为认知行为治疗(cognitive behavioral therapy,CBT)的实证发展做出了贡献。信息加工理论代表了一种重要的范式转变,即人类不是简单地对外界刺激做出反应,而是对外部世界呈现给他们的信息进行主动的认知加工[18]。这一理论有助于将思维过程或认知确立为科学研究和治疗干预的合理目标。最初,这种新思路遭到了行为主义阵营的批判,因为行为主义者认为外部的、可观察到的行为才是理解人类经验的主要元素。

艾伯特·埃利斯(Albert Ellis)和亚伦·T.贝克(Aaron T. Beck)被认为是循证心理治疗发展第二次浪潮的领导者。埃利斯创立了理性情绪治疗(rational emotive therapy,RET)[19]。RET的基本原则是,自我挫败的想法和信念会造成痛苦,个体可以学习识别和改变这些想法和信念。埃利斯坚信,这种治疗方法能有效促进情绪健康。艾伯特·埃利斯研究所(Albert Ellis Institute)至今仍然存在,它成功地引领了一系列关于RET积极成效的研究[20]。贝克创立了认知治疗(cognitive therapy,CT)模型,特别关注想法是如何在抑郁的发展和维持中发挥关键作用,可谓是这一时期心理治疗发展中最重要的进展之一。他写于1979年的著作——《抑郁认知治疗》(*Cognitive Therapy of Depression*),对这一领域产生了深远的影响,并成为CBT模型的基础,该模型已被用于治疗各种精神疾病[21]。

贝克于1979年出版最初的著作之后,CBT治疗方案的开发者们将行为策略融入整个治疗方案中[22-25]。因此,与CT相比,CBT一词更准确地反映了治疗过程中实际发生的情况,即与贝克最初设想的CT相比,现在融入了更多的行为策略。认知策略和行为策略对CBT疗效的相对贡献已被正式研究过[23,26]。虽然一些研究表明,行为策略是更"积极"的成分,因为与整个CBT治疗方案相比,行为策略本身可能产生相同的积极效果,但其他研究并未证实这一结论[26-30]。鉴于此,最常见的临床策略是评估每位患者的个体症状表现,并选择最可能有效且患者可接受的认知和(或)行为技术及策略。最终,在CBT治疗方案中同时纳入认知和行为技术及策略,有助于在临床上架起认知主义和行为主义之间的桥梁。正是这种方法的结合,使得CBT能够灵活有效地应用于一系列精神疾病。从我们的角度来看,CBT最准确的定义是一种特定的临床方法和一整套技术,基于实证的行为和认知理论,在治疗各种精神问题方面具有强有力的证据支持基础。

在过去的几十年里,人们越来越关注融合了正念(mindfulness)等概念的CBT方法。例如,玛莎·莱恩汉(Marsha Linehan)提出的辩证行为治疗(dialectical behavior therapy,DBT)[31,32],其最初是为治疗边缘型人格障碍而开发的,现在已被用于治疗各种疾病(如难治性抑郁障碍[33]、暴食症[34]、双相情感障碍[35]及物质使用障碍[36])。史蒂文·海斯(Steven Hayes)及其同事沿着类似的思路开发了接纳与承诺治疗(acceptance and commitment therapy,ACT),ACT将接纳作为治疗的主要重点,并结合了正念和价值观工作[37]。ACT已被用于治疗多种疾病,包括物质使用障碍[38]、精神病和创伤[39]、抑郁障碍[40]。一些学者认为,这些治疗方法从根本上说与CBT相关,不应单独归类[41]。另一方面,海斯等人将这些新疗法称为认知和行为治疗的"第三次浪潮",这意味着它们与旧的CBT方法有着本质区别[42]。

《麻省总医院认知行为治疗手册》对CBT进行了深入介绍,CBT可以说是当今传播最广泛的循证心理治疗方法。正如您将看到的那样,CBT被广泛应用于各种临床适应证,并根据不同的疾病阶段进行了调整。实证证据表明,CBT的疗效优于无治疗的情况,并且在某些情况下,CBT相比于精神药物治疗具有同等或更显著的疗效[43-45]。

我们的总体任务是编写一本以最新临床研究为实证基础的手册。本手册将通过以下顺序呈现给读者,包括CBT的基本原则、常见应用(如在抑郁障碍、强迫症中的应用)和高度专业化的应用[如CBT在躯体变形障碍(body dysmorphic disorder,BDD)患者中的应用]。本书的作者都是各自专业领域的顶尖专家,他们都有正在进行的、活跃的临床研究项目。每章都包含了案例介绍,可以将临床技术和策略"鲜活"地展现出来。我们还在针对特定人群或疾病的章节中加入了一节"推荐阅读",为临床工作者和患者推荐了自助图书、治疗手册和网站。

在原著第2版中,我们将第1版中的焦虑障碍章节扩展为3章,这样读者就可以更深入地了解如何使用CBT治疗社交焦虑症、惊恐障碍和恐怖症,以及广泛性焦虑症。我们还增加了针对囤积障碍、回避性和限制性摄食障碍(avoidant and restrictive food intake disorder,ARFID)、失眠障碍的CBT等章节。此外,我们也增加了关于跨诊断治疗策略的使用,以及科技应用和分级诊疗模式的章节。最后,我们还增加了在初级保健机构和住院环境中使用CBT的章节。我们相信,您将发现本书内容通俗易懂,对您的临床实践非常有用。对于那些没有接受过正规CBT培训的读者,我们希望这本手册能激发您的兴趣,让您参加更多的专业培训,这将最大限度地增强您在工作中的自信心,并有助于确保提供尽可能高质量的治疗。对于那些接受过 CBT 正规培训的读者,本书包含的信息无疑会丰富您的 CBT 实践,并希望成为您参加更专业的 CBT 培训的动力。感谢您对《麻省总医院认知行为治疗手册》的关注,祝愿您在临床工作中取得圆满成功!

参考文献

[1] The four noble truths and noble eight fold path, classically taught by the Buddha in the Dharmachakra Pravartana Sutra, read by Emma Hignett. Saland Publishing (P); 2011.

[2] Hippocrates (ca.460 BC - ca.370 BC): in Hippocratic Corpus, On The Sacred Disease.

[3] The Yellow Emperor's Classic of Medicine (the Neijing Suwen)~240 B.C. translated by Maoshing Ni, Shambala Publications ISBN 1 - 57062 - 080 - 6 © 1995 further edited by Paul Farago.

[4] Kihlstrom JF. Mesmer, the Franklin Commission, and hypnosis: a counterfactual essay. Int J Clin Exp Hypn. 2002;50(4):407 - 419.

[5] Charcot JM. Clinical lectures on diseases of the nervous system [Leçons sur les maladies du système nerveux]. 3 (Thomas Savill, translator ed.). London: The New Sydenham Society; 1889. [1878]. Accessed 21 Oct 2010.

[6] Peck M. People of the lie: the hope for healing human evil. New York: Touchstone; 1983.

[7] Freud S. The interpretation of dreams. 3rd ed. New York: Macmillan; 1913. Translated by A. A. Brill; Bartelby.com, 2010, www.bartleby.com/285/.

[8] Adler A. In: Ansbacher HL, Ansbacher RR, editors. The individual psychology of Alfred Adler. New York: Harper Torchbooks; 1964.

[9] Jung CG. Two essays on analytical psychology. London: Routledge; 1917. p.1928.

[10] Horney K. Our inner conflicts. New York: Norton; 1945.

[11] Rogers C. Counseling and psychotherapy: newer concepts in practice. Boston: Houghton Mifflin; 1942.

[12] American Psychiatric Association. Diagnostic and statistical manual: mental disorders. Washington, DC: American Psychiatric Association Mental Hospital Service; 1952.

[13] Skinner BF. Contingencies of reinforcement: a theoretical analysis. New York: Appleton; 1969.

[14] Wolpe J. Behaviour therapy in complex neurotic states. Br J Psychiatry. 1964;110:28 - 34.

[15] Perls F, Hefferline R, Goodman P. Gestalt therapy: excitement and growth in the human personality. New York: Bantam Books; 1951.

[16] Maslow AH. Notes on being-psychology. J Humanist Psychol. 1962;2(2):47 - 71.

[17] Leichsenring F, Rabung S, Leibing E. The efficacy of short-term psychodynamic psychotherapy in specific psychiatric disorders: a meta-analysis. Arch Gen Psychiatry. 2004;61(12):1208 - 1216. https://doi.org/10.1001/archpsyc.61.12.1208.

[18] Neisser U. Cognitive psychology. East Norwalk, CT: Appleton; 1967.

[19] Ellis A, Ellis DJ. Rational emotive behavior therapy. Washington, DC: American Psychological Association; 2011.

[20] Lyons LC, Woods PJ. The efficacy of rational-emotive therapy: a quantitative review of the outcome research. Clin Psychol Rev. 1991;11(4):357 - 369.

[21] Beck AT, Rush AJ, Shaw BF, Emery G. Cognitive therapy of depression. New York, NY: Guilford Press; 1979.

[22] Beck JS. Cognitive therapy: basics and beyond. New York: Guilford Press; 1995.

[23] Jacobson NS, Dobson KS, Truax PA, Addis ME, Koerner K, Gollan JK, Gortner E, Prince SE. A component analysis of cognitive-behavioral treatment for depression. J Consult Clin Psychol. 1996;64:295 - 304.

[24] Harrison A, Fernández de la Cruz L, Enander J, Radua J, Mataix-Cols D. Cognitive-behavioral therapy for body dysmorphic disorder: a systematic review and meta-analysis of randomized controlled trials. Clin Psychol Rev. 2016;48:43 - 51. https://doi.org/10.1016/j.cpr.2016.05.007.

[25] Öst LG, Havnen A, Hansen B, Kvale G. Cognitive behavioral treatments of obsessive-compulsive disorder. A systematic review and meta-analysis of studies published 1993 - 2014. Clin Psychol Rev. 2015;40:156 - 169.

[26] Steketee G, Siev J, Yovel I, Lit K, Wilhelm S. Predictors and moderators of cognitive and behavioral therapy outcomes for OCD: a patient-level meta-analysis of eight sites. Behav Ther. 2019 Jan; 50(1):165 - 176. https://doi.org/10.1016/j.beth.2018.04.004.

[27] Schmidt NB, Woolaway-Bickel K, Trakowski J, Santiago H, Storey J, Koselka M, Cook J. Dismantling cognitive-behavioral treatment for panic disorder: questioning the utility of breathing retraining. J Consult Clin Psychol. 2000;68(3):417 - 424.

[28] Dobson KS, Hollon SD, Dimidjian S, Schmaling KB, Kohlenberg RJ, Gallop RJ, Rizvi SL, Gollan JK, Dunner DL, Jacobson NS. Randomized trial of behavioral activation, cognitive therapy, and antidepressant medication in the prevention of relapse and recurrence in major depression. J Consult Clin Psychol. 2008;76(3):468 - 477.

[29] López-López JA, Davies SR, Caldwell DM, Churchill R, Peters TJ, Tallon D, et al. The process and delivery of CBT for depression in adults: a systematic review and network meta-analysis. Psychol Med. 2019;49(12):1937 - 1947.

[30] McGillivray JA, Kershaw M. (2015). Do we need both cognitive and behavioural components in interventions for depressed mood in

people with mild intellectual disability? J Intellect Disabil Res. 2015;59(2):105-115. https://doi.org/10.1111/jir.12110.

[31] Linehan MM. Cognitive-behavioral treatment of borderline personality disorder. New York: Guilford Press; 1993.

[32] Linehan MM. Skills training manual for treating borderline personality disorder. New York: Guilford Press; 1993.

[33] Harley R, Sprich S, Safren SA, et al. Adaptation of DBT skills training group for treatment resistant depression: a pilot study. J Nerv Ment Dis. 2008;196:136-143.

[34] Telch CF, Agras W, Linehan MM. Dialectical behavior therapy for binge eating disorder. J Consult Clin Psychol. 2001;69:1061-1065.

[35] Goldstein TR, Axelson DA, Birmaher B, Brent DA. Dialectical behavior therapy for adolescents with bipolar disorder: a 1-year open trial. J Am Acad Child Adolesc Psychiatry. 2007;46(7):820-830.

[36] Dimeff LA, Linehan MM. Dialectical behavior therapy for substance abusers. Addict Sci Clin Pract. 2008;4(2):39.

[37] Hayes SC, Strosahl KD, Wilson KG. Acceptance and commitment therapy: an experiential approach to behavior change. 1st ed. New York: Guilford Press; 2003.

[38] Lee EB, An W, Levin ME, Twohig MP. An initial meta-analysis of acceptance and commitment therapy for treating substance use disorders. Drug Alcohol Depend. 2015;155:1-7.

[39] Spidel A, Lecomte T, Kealy D, Daigneault I. Acceptance and commitment therapy for psychosis and trauma: improvement in psychiatric symptoms, emotion regulation, and treatment compliance following a brief group intervention. Psychol Psychother Theory Res Pract. 2018;91(2):248-261.

[40] Bai Z, Luo S, Zhang L, Wu S, Chi I. Acceptance and commitment therapy (ACT) to reduce depression: a systematic review and meta-analysis. J Affect Disord. 2020;260:728-737.

[41] Hofmann SG, Sawyer AT, Fang A. The empirical status of the "new wave" of cognitive behavioral therapy. Psychiatr Clin North Am. 2010;33:701-710.

[42] Hayes SC. Acceptance and commitment therapy, relational frame therapy, and the third wave of behavioural and cognitive therapies. Behav Ther. 2005;35:639-665.

[43] DeRubeis RJ, Hollon SD, Amsterdam JD, Shelton RC, Young PR, Salomon RM, O'Reardon JP, Lovett ML, Gladis MM, Brown LL, Gallop R. Cognitive therapy vs. medications in the treatment of moderate to severe depression. Arch Gen Psychiatry. 2005;62(4):409-416.

[44] Cuijpers P, Hollon SD, van Straten A, Bockting C, Berking M, Andersson G. Does cognitive behaviour therapy have an enduring effect that is superior to keeping patients on continuation pharmacotherapy? A meta analysis. BMJ Open. 2013;3(4):e002542. https://doi.org/10.1136/bmjopen-2012-002542.

[45] Milgrom J, Gemmill AW, Ericksen J, Burrows G, Buist A, Reece J. Treatment of postnatal depression with cognitive behavioural therapy, sertraline and combination therapy: a randomised controlled trial. Aust N Z J Psychiatry. 2015;49(3):236-245.

第 2 章
认知行为治疗的基本原则和实践

Basic Principles and Practice of Cognitive-Behavioral Therapy

阿曼达·W. 贝克	亚历克萨·M. 什科尔尼克	珍妮弗·M. 帕克	苏珊·E. 斯普里奇	萨拜因·威廉
Amanda W. Baker	Alexa M. Skolnik	Jennifer M. Park	Susan E. Sprich	Sabine Wilhelm

李 跃 从恩朝·译　王 琰 徐一峰·校

引 言

认知行为治疗（cognitive behavioral therapy，CBT）是心理治疗的一种形式，强调培养提高患者对想法和行为的认识的技能，并帮助患者了解想法和行为如何影响情绪。在 CBT 中，患者和治疗师合作确定如何挑战当前问题背后功能失调的想法和行为。这与其他形式的谈话治疗有很大不同，因为 CBT 的重点是治疗师教授患者解决临床问题的技能，然后让患者在治疗之外应用这些技能。

一般来说，CBT 是许多心理疾病治疗的金标准，因为它已被广泛研究并具有强有力的实证支持[1]。虽然 CBT 的疗效可能在一定程度上取决于患者所出现的问题，但总的来说，CBT 具有强有力的证据基础来证明其有效性。特别是，CBT 用来治疗焦虑障碍、心境障碍、躯体形式障碍，以及解决愤怒控制问题和一般生活压力问题，具有强有力的证据支持[2,3]。

A. W. Baker (✉) | A. M. Skolnik | S. E. Sprich | S. Wilhelm
Department of Psychiatry, Massachusetts General Hospital, Boston, MA, USA
e-mail: awbaker1@partners.org; amskolnik@mgh.harvard.edu; ssprich@mgh.harvard.edu; swilhelm@mgh.harvard.edu

J. M. Park
Rogers Behavioral Health — San Francisco East Bay and Stanford University School of Medicine, San Francisco, CA, USA

© The Author(s), under exclusive license to Springer Nature Switzerland AG 2023
S. E. Sprich et al. (eds.), *The Massachusetts General Hospital Handbook of Cognitive Behavioral Therapy*, Current Clinical Psychiatry, https://doi.org/10.1007/978-3-031-29368-9_2

CBT 的改变机制有多种假设，包括认知、行为和生理机制。例如，贝克提出，疾病是认知偏差的结果，其中适应不良的思维模式和图式导致消极的自我和世界观[4]。通过认知重构等策略，学习识别和改变这些消极和适应不良的认知，患者可以开始更积极地看待自己和世界。

另外，暴露等行为策略在抑制性学习等机制中是有效的。抑制性学习是对消退过程的一种解释，它强调了患者学习的重要性，即令人恐惧的刺激不会带来真正的危险。该理论认为，在恐惧习得过程中，习得的原始威胁关联不会被消除或被新的学习所取代；相反，引发恐惧的刺激现在有两种含义，它们在记忆中竞争检索[5]。

治疗结构

CBT 是一种结构化的、有时间限制的治疗，根据临床表现和症状严重程度，通常包括 5～25 次治疗。每次治疗时间通常为 45～60 分钟，一般每周进行一次，并且在治疗临近结束时逐渐减少（即每周一次、每两周一次、每月一次）。虽然 CBT 是一种结构化的治疗，但每次治疗的内容是不一样的，并且根据诊断和个案概念化的不同而有所不同。一般来说，治疗的进展要经过以下几个阶段：①对症状进行全面评估；②个案概念化和构想；③心理教育；④确定具体的可测量目标；⑤实施认知行为治疗策略；⑥预防复发和加强治疗。

认知行为治疗取向

在第 1 次治疗中，治疗师通过解释 CBT 的概念和特点来引导患者接受 CBT。一般来说，当患者知道治疗的预期效果时，他们会感到更舒服。CBT 的指导还包括解释治疗的重点和时间限制，以及选择 CBT 来治疗患者当前问题的基本原理。在开始一种新的治疗时，使用患者能联想到的比喻或例子通常是有帮助的。例如："开始这种治疗就像与私人教练开始新的锻炼方案一样。我们每周会面一次，我会教你一些新的练习，然后你将有机会在整周练习它们。每周我都会检查家庭练习的进展情况。就像开始新的锻炼计划一样，练习越多，你就越快发现自己变得更强，并且掌握窍门。"

在第 1 次治疗中，治疗师会讨论保密治疗的性质和任何伦理或法律方面的考虑。治疗师还可以讨论治疗师的角色作用之一是让治疗保持在正轨上，所以他们有时可能需要转移谈话的焦点。如果治疗师在之后的评估或治疗中需要改变方向或打断谈话，尽早获得患者的同意，将会让他们感觉更加自在。

在引导患者接受 CBT 后，治疗师要简要总结当前的治疗和整体治疗目标。例如，治疗师可以说："今天，我们将首先对你的症状进行一些评估，并询问你最近的情况和你希望以何种方式做出改变。我们希望找到最佳的治疗目标，并进行基线评估，我们可以在整个治疗过程中回顾该评估,以了解治疗的进展情况。"

评 估

确定有效治疗计划的一个重要步骤是初始评估和诊断评估。临床诊断在确定如何为每位患者提供可适应的CBT方面发挥着主要作用。应收集和评估广泛的信息,具体如下。

(1) 与痛苦症状相关的当前触发因素、想法和行为的信息。询问具体的例子有助于促使患者提供有关其经历的更详细的信息。例如,治疗师可以问:"你能描述一下发生了什么,导致你上次严重惊恐发作吗?""你提到从周一下午开始你的情绪非常低落,那这周日和周一早上你在做什么?"

(2) 回避和其他适应不良行为背后的动机。治疗师可以说:"周一你打电话请病假,不去做报告之后,你是什么感觉?那天晚上或第二天你感觉如何?"

(3) 可能与问题或疾病的发生有关的环境,如先前的事件或压力源。

(4) 问题或疾病的历史。治疗师可以问:"你记得这是什么时候开始影响你的生活的吗?""它是从那以后来了又走了,还是一直存在?"

(5) 患者对问题或疾病原因的解释以及患者对问题的看法。治疗师可以提出的问题包括:"你认为有什么因素导致了这些惊恐发作吗?""你认为有什么事情让它们变得更糟吗?"

(6) 鉴于许多精神障碍都有家族因素,所以当有该疾病和其他精神问题的家族史时,治疗师可以询问:"你家里有人接受过抑郁治疗吗?"

(7) 在开始治疗之前需要仔细评估同时发生的精神障碍,因为共病的存在可能会改变治疗轨迹,甚至可能干扰治疗。

(8) 如有创伤经历,应予以识别。然而,重要的是要记住,由于这些经历的敏感性,许多患者可能不情愿或不愿意在初始评估期间分享这些信息。

(9) 物质使用(包括吸烟、饮酒、咖啡因摄入及使用超过规定剂量的处方药)可能会严重影响心理健康状况。如果患者同意,治疗师应记录患者物质使用的持续时间和频率、单次使用的量,以及物质使用造成的损害程度。

(10) 应评估工作、学校、家庭、社会领域的社会心理和功能损伤。损伤程度将作为整个治疗过程进展的标志,因此记录可能导致患者在这些不同领域损伤的具体方式非常重要。治疗师可以询问:"焦虑在哪些方面妨碍了你的工作?""还有其他情况会导致焦虑妨碍或阻止你做你想做的事情吗?"

(11) 睡眠障碍可能会导致或加剧现有症状。治疗师应评估睡眠卫生和所有睡眠问题,包括觉醒困难、入睡困难和频繁夜醒。

(12) 评估当前的生活方式(例如,日常生活、身体活动、家庭和社会生活,以及工作情况)将提供有关患者功能受损程度的信息，并阐明患者的生活方式在治疗过程中究竟是可能成为阻碍的负面因素，还是可以助力取得最大进展的有利因素。

（13）当前和过去药物治疗的类型、持续时间、剂量及效果。药物治疗，尤其是同时服用精神科药物，会对患者的症状产生重大影响。

（14）对以往心理治疗的评估可以让治疗师了解患者对当前治疗的看法，并帮助指导如何根据患者的需求量身定制当前的治疗。治疗师可以问："你之前的治疗对你最有帮助的是什么？""在之前的治疗中，你觉得哪些事情没有帮助？""是什么原因使你结束了和上一位治疗师的治疗？"

（15）不同患者为控制症状而采取的应对策略可能存在很大差异，有些人会采用更健康的策略，而另一些人则依赖于可能加剧症状的应对行为。治疗师可以问："什么可以帮助你改善情绪，无论改善的是几分钟还是更长时间？"

■ 症状测评

治疗师经常发现，通过临床医生的测评来评估患者的痛苦和损伤程度，对治疗是有帮助的。此外，患者能够快速、独立地完成自我测评报告。精神障碍患者有时会觉得独立完成测量比回答临床医生的问题更舒服。与临床医生评定的测量相结合，自我测评报告可以提供额外的信息，以阐明整体临床情况，并评估临床症状随时间的变化。它也可以帮助评估酒精和物质的使用，有助于避免干扰治疗。

常用量表

· **贝克抑郁量表-Ⅱ (Beck Depression Inventory-Ⅱ, BDI-Ⅱ)**[6]：是一种自评量表，包含21个条目，用于评估是否有抑郁症状及其强度，包括情感和躯体症状。该量表提供了抑郁严重程度的总分，并可用于追踪抑郁的长期发展。

· **抑郁症状快速评定量表(Quick Inventory of Depressive Symptomatology, QIDS)**[7]：是一种由临床医生实施或自评的量表，包含16个条目，采用DSM中抑郁诊断标准来测量抑郁的严重程度。

· **患者健康问卷(Patient Health Questionnaire-9, PHQ-9)**[8]：是一种自评量表，包含9个条目，用于评估是否有抑郁症状及其严重程度，还可以用于追踪抑郁的长期发展。

· **贝克焦虑量表(Beck Anxiety Inventory, BAI)**[9]：是一种自评量表，包含21个条目，用于评估是否有焦虑症状及其强度。该量表提供了焦虑严重程度的总分，可以用于追踪焦虑的长期发展。

· **广泛性焦虑症7项量表(Generalized Anxiety Disorder-7, GAD-7)**[10]：是一种自评量表，包含7个条目，用于评估是否有广泛性焦虑症及其严重程度。

· **简明创伤问卷(Brief Trauma Questionnaire, BTQ)**[11]：是一种自评量表，用于评估个体是否

经历过创伤性事件,以 DSM-5 中的创伤后应激障碍标准 A 为定义。

· DSM-5 创伤后应激障碍检查表(Posttranmatic Stress Disorder Checklist for DSM-5,PCL-5)[12]:是一种自评量表,用于评估 20 种 DSM-5 的创伤后应激症状。该量表可用于追踪随时间变化的症状严重程度。

· 耶鲁-布朗强迫量表(Yale-Brown Obsessive Compulsive Scale,Y-BOCS)[13]:包含 10 个条目,可以自评或由临床医生测量,用于评估强迫症状的严重程度,也可用于评估随时间变化的症状严重程度。

· 酒精使用障碍识别测试(Alcohol Use Disorders Identification Test,AUDIT)[14]:是一种由 10 个条目组成的量表,旨在识别饮酒对健康人群的伤害,其中包括饮酒量和频率、酒精依赖,以及酒精引起的问题。

· 总体焦虑严重程度和损害量表(Overall Anxiety Severity and Impairment Scale,OASIS)[15]:是一种跨诊断自评量表,包含 5 个条目,用于评估多种焦虑障碍的严重程度。

· 多维情绪障碍量表(Multidimensional Emotional Disorder Inventory,MEDI)[16]:是一种自评量表,包含 49 个条目,用于评估情感障碍分类的跨诊断维度。这些维度包括神经质气质、积极气质、抑郁、自主唤醒、躯体焦虑、社交焦虑、侵入性认知、创伤性经历和回避。

· DSM-5 结构化临床访谈(Structured Clinical Interview for DSM-5,SCID-5)[17]:是一种半结构化临床访谈,旨在评估精神障碍的当前和终生诊断。

· 简明国际神经精神障碍访谈(Mini-International Neuropsychiatric Interview,MINI)[18]:是一种简短的结构化诊断访谈,用于评估 DSM-Ⅳ和 ICD-10 中的精神障碍。

· 焦虑障碍、心境障碍、强迫及相关神经精神障碍诊断访谈(Diagnostic Interview for Anxiety,Mood,and Obsessive-Compulsive and Related Neuropsychiatric Disorders,DIAMOND)[19]:是一种半结构化临床访谈,评估 DSM-5 精神障碍的标准,重点关注焦虑障碍、心境障碍、强迫及相关障碍。

个案概念化

个案概念化是用于帮助患者了解当前症状并有助于为治疗和干预技术提供信息的框架。该框架提供了一组关于哪些变量是患者出现问题的原因、哪些是触发或维持因素的假设,是组织和理解如何有针对性地干预以减轻问题症状的一种方法。个案概念化也是评估患者进展的基础。个案概念化始于第 1 次治疗,并随着治疗进展和收集到更多信息而被灵活修改。治疗师要经常审视基于个案概念化的治疗计划和目标,并根据新的信息和临床表现的变化进行修改。治疗师经常使用前因(antecedents)、行为(behaviors)、结果(consequences)的 ABC 模型,在更大的背景下对行为进行检查。该模型基于这样的假设:行为在很大程度上是由前因(即之前发生的事件)

和结果(即之后发生的事件)决定的。

■ 前因

在行为之前发生的前因或事件,可能是情绪、想法、行为、身体感觉或情况。例如,在狭小空间中经历惊恐发作的患者可能看过一个电视节目,其中的角色被困在电梯里,这是一个前因,同一个患者也可能会经历跑步时的心跳加速;为了帮助患者识别前因,治疗师和患者可以一起工作来识别影响患者行为的情况。治疗师可以问下面的问题,以帮助识别可能的前因:"事情发生的时候你在哪里?事发前你在做什么?""你还记得这件事发生时你是怎么想的吗?或者,在这件事发生之前,你是否有任何生理症状?"

■ 行为

行为是患者参与的一种行动,如患者在前因事件之后立即做的、感觉的或思考的事情。这种行为如果不健康,就会产生问题,因为它维持了 ABC 模型。一些有助于识别行为的问题是:"当开始感到焦虑时,你是如何应对的?""当感到沮丧的时候,你接下来做了什么,然后做了什么,再然后又做了什么?"

■ 结果

结果可以是积极的,也可以是消极的,可以增加或减少行为再次发生的可能性。通过体验积极的事情发生(如得到表扬)或消除厌恶的事情(如不必做家务),积极结果增加了某种行为在未来重复出现的机会。通过经历消极的事情(如受到批评)或移除想要的东西(如不被允许看电视),消极结果减少了行为在未来重复出现的机会。结果可以是情感的、认知的、行为的、躯体的或情境的。治疗师可以通过以下问题来确定可能的结果:"在你惊恐发作之后,那天和接下来的日子里发生了什么?""低落的情绪持续多久了,它对你产生了什么阻碍,或者它使什么变得更难做?""如果有的话,你注意到你的身体出现了什么症状?""那件事发生后,你有什么想法?"

检查短期和长期结果是很重要的。短期结果往往是行为强化因素,而长期结果往往是负面后果。例如,推迟拨打他们一直害怕的电话后,患者可能会立即感到明显的缓解(积极的);然而,在接下来的几天里,他们可能会产生失望和羞耻的感觉。此外,恐惧感可能会重新出现(消极的)。作为一名治疗师,重要的是要了解一种行为的积极和消极结果,以确定如何计划干预措施。

治疗计划和目标设定

治疗计划是对治疗的简要概述,其中包含了患者希望看到的改变。使治疗方案尽可能简单,行为目标合理客观,会有所帮助。治疗计划是一份"活的"文件,可以根据新的数据或不确定的假设进行更改。治疗师可以用以下方式向患者描述治疗计划:"在接下来的12周内,我们将通过CBT来达到你希望的治疗目标。我们将从讨论焦虑的本质及其组成部分开始。我们会学习一些认知技能,用几周的时间练习这些技能,然后会帮助你做出一些行为上的改变,从而使你能够面对那些让你焦虑的事情。在这个过程中,你会练习一些特定的技能。"

在CBT中,设定目标是一个合作的过程,在此过程中,治疗师和患者确定具体的治疗结果。治疗师与患者一起设定可观察、可测量和可实现的目标,这些目标与患者当前问题相关的认知或行为改变有关。患者最初通常描述不符合这些标准的目标(如"我想要快乐"),治疗师可以与患者一起重新定义或对目标进行具体说明(如"如果你感觉好一些后,我们会看到你每天做的有什么不同吗?")。为了增加患者成功的机会,治疗师应该试着评估目标的合理性。例如,"你说你想每周去健身房5天,以前你感觉不错的时候,多久去一次健身房?"如果患者成功了,他们将更有可能继续积极参与治疗,继续朝着他们的目标努力。使用分级方法来实现目标(如将大目标分解成每周可以完成的小步骤)也有助于让目标更容易管理。

目标与具体的技能相关联,这些技能将在之后的治疗中得到加强。在设定目标时,治疗师还应该尝试引导患者实现目标,其中包括改变患者自己的想法和行为,而不是改变周围其他人的想法和行为。治疗目标允许增加治疗的连续性,有助于集中治疗,使患者和治疗师能够评估治疗进展并客观地识别变化。治疗师在指导治疗目标设定时,可以考虑询问患者以下问题:"当情绪好转时,你的社交行为会有什么不同?""我们如何知道你的焦虑想法是否减少了;你还会做些什么?""你有没有因为症状而停止做的事情,而你又想重新开始做?"

目标示例:"我希望每周至少与朋友聚会一次。""我希望在写完电子邮件后1分钟内发送电子邮件,而不是返回并重新阅读、仔细检查。""我想每周至少做两次晚餐。"

心理教育

心理教育是指治疗师向患者提供的信息,包括目前的问题、病情可能的原因、可能的维持因素,以及CBT将如何解决病情。它是CBT的重要组成部分,也可能与症状减轻有关[20]。心理教育对患者的家人和朋友也有帮助。家庭参与治疗是有益的,因为家庭成员有助于扩大治疗"团队",并促进CBT作业的完成。

心理教育也可以是关于特定问题或疾病的指定读物,通常被称为阅读治疗,是一种有用的工具,因为它允许患者在治疗期间阅读有关疾病或CBT的信息。阅读治疗强调CBT的自我管理重点,可以加快治疗进展和维持变化。阅读材料的范围包括网站上的信息、图书章节或患者手册的各个部分。

认知行为策略

CBT采用了多种可用于治疗患者的策略。针对特定问题、人群、疾病的认知和行为策略将在本书的其他章节中进行讨论,但一些一般性示例如下。一般来说,认知策略是针对患者的消极想法,而行为策略针对的是适应不良行为。认知策略的其中一个例子是认知重构。认知重构是学习识别和改变消极或适应不良想法的过程。其他认知策略还包括核心信念工作、问题解决、想法暴露、正念及元认知方法。行为策略的其中一个例子是暴露。暴露是逐渐让患者接触引起焦虑的刺激的过程,以帮助他们克服面对这些刺激或情况时的焦虑或痛苦。其他行为策略还包括行为激活、行为改变、渐进式肌肉放松及角色扮演。

复发预防(自我和强化治疗)

如前所述,治疗频率通常在CBT临近结束时逐渐降低。随着患者情况改善并学会运用其在CBT中学到的技能,治疗可能会间隔为每两周一次,然后为每3~4周一次。这让患者有更多时间来练习家庭作业,并对治疗有更多的掌控感,因为他们正在成为自己的治疗师。在患者不与治疗师见面的几周里,治疗师可以安排患者进行一次"自我治疗",这通常会有所帮助。这些自我治疗应该包含让患者花时间制订他们自己的计划,回顾家庭作业和技能,并为家庭作业设定新的目标,就像他们以前和治疗师一起做的那样。

即使治疗结束后,为患者提供"强化治疗"的机会,对患者也会有所帮助。强化治疗有助于及早发现问题和防止复发,并强调使用所学的技能,以便在患者开始注意到症状再次加重时,使患者及时回到正轨。此外,研究支持使用强化治疗,并表明有强化治疗的CBT干预比没有强化治疗的CBT干预更有效,且效果更持续[21]。

会谈结构

个体CBT会谈有一个治疗师遵循的一般结构,就像CBT作为一种治疗方法有一个总体结构一样。每周一次的会谈涵盖了以下内容:①症状检查和简要更新;②与上一次会谈的衔接;③议程设置;④作业回顾;⑤议程中的认知和行为策略;⑥设定新的作业;⑦治疗总结和反馈[4]。根据患者的临床表现和治疗阶段,这些项目的内容每周都会有所变化。例如,随着患者治疗的进展,用于介绍新概念的时间会越来越少,而用于回顾和巩固概念的时间会更多。坚持这种会谈结构,使CBT对治疗师和患者来说都易于理解且高效。

■ 心境检查和简要更新

在治疗开始时,对患者的心境或身体功能进行简短的检查,这是治疗师评估患者每周进展情况的有效方法。然而,重要的是,要使治疗中的这一部分保持简短且有条理,这样治疗的大部分时间就不会被前一周事件的讨论所占据,而无法教授新的技能。

■ 与上一次会谈的衔接

提供一座连接上一次会谈的桥梁,使治疗师了解患者从上一次会谈中所理解的内容,并强调所涵盖的所有内容对于患者的临床改善都很重要。治疗师还可以利用这段时间留意患者在更新前一周的情况时,如何在特定情况下使用之前的技能。为了衔接上一次会谈的信息,建议提出的问题包括:"上周,我们开始讨论行为变化,你对上周的谈话印象最深的是什么?""对于我们上周讨论的内容,你有什么问题或担忧吗?"

■ 议程设置

为每次治疗设置议程,对于保持会谈结构至关重要。这是一个合作的过程,治疗师和患者通过此过程决定如何使用会谈时间,以及每个议题的讨论顺序。虽然患者和治疗师都可以提出议题,但在治疗的早期阶段,治疗师通常会设定大多数议程内容。在治疗接近尾声时,有一种转变,即患者开始设定更多议程。治疗师开始对话的一种方式是:"每周我们都会一起制订一个议程。今天,我希望你来带头设置我们的议程。我们今天的会谈应该优先考虑什么呢?"

通过共同制订议程,治疗师和患者的需求都得到了满足。在列出议程项目并确定优先顺序后,如果需要的话(例如,某种情况下,因为在前面的议题上花了太多时间,议程上后面的议题经常没有时间讨论),治疗师可以为每个问题设定一个时间限制。通过为每个议题项目设置时间限制,可以增加会谈中涵盖所有议题的机会。治疗师在设定会谈议程时可以询问患者的一些示例问题包括:"看到我们今天有很多新的议题要讨论,我们应该花多少时间来复习本周的家庭作业呢?你今天想实现什么治疗目标?"

■ 作业回顾

每次治疗都会对作业进行回顾。作业回顾的主要作用是强调在治疗之外练习学到的技能的重要性,并使治疗师可以评估上一次治疗中技能的习得和维持情况。一般来说,在治疗间隙完成作业的患者比那些没有完成作业的患者表现出更明显的症状改善[22]。如果患者没有完成作业,则应直接在治疗中加以强调。向患者解释为什么完成作业对于治疗的整体成功很重要,这可能会有所帮助。此外,应经常监测和解决阻碍家庭作业完成的任何障碍(如回避、外部压力源和难以组织时间)。在作业回顾时,可以问的一些有帮助的问题包括:"是什么阻碍了你完成本周的作业?""在接下来的一周里,我们应该计划哪些事情来使完成作业变得不那么困难?""你从做本次的家庭作业中学到了什么?"

■ 议程中的认知和行为策略

在此阶段,治疗会逐一讨论议程上的每个议题,并从最重要的议题开始。在早期的治疗过程中,这一部分本质上是说教性的,治疗师大部分的工作是谈话。治疗师的责任是使讨论保持正轨并聚焦问题,如果患者转向其他话题,在有必要的情况下,治疗师可以引导患者回到正在讨论的问题上。如果患者继续偏离主题或讨论议程之外的话题,治疗师可以询问患者是否愿意将该话题纳入下周的议程,这将对治疗有所帮助。在某些情况下,与患者一起回顾CBT的性质、什么问题与议程相关,以及如何最佳地利用治疗时间,这些可能是有益的。

■ 设定新的家庭作业目标

如前所述,家庭作业是CBT不可或缺的一部分,有助于取得积极的治疗结果。每次治疗都会布置家庭作业,其中包括练习本周治疗中使用的认知和行为策略。在治疗初期,从教育性阅读开始往往是有帮助的。自我监测作业,如完成记录情绪、焦虑或活动水平的日志,也很有用,因为它可以用来指导个案概念化和治疗方法。家庭作业,就像治疗期间的工作一样,通常要求患者经历一定程度的不适或焦虑,如暴露在作业中。然而,家庭作业在帮助技能掌握、治疗依从性提升和整体症状减轻方面至关重要,最终有助于实现患者的目标。

■ 治疗总结和反馈

总结治疗中的要点,并在治疗结束时征求患者的反馈,有助于增强CBT的协作性。在治疗结束时,治疗师对治疗中的要点进行总结。随着治疗的进展,患者将自己完成对治疗的总结,从而进一步强调患者最终成为自己的治疗师的目标。此外,鼓励患者提供反馈,有助于加强治疗关系,并提醒患者自己在治疗中发挥的积极作用。这也可能是治疗师提供他们注意到的进展的反馈并激励患者继续实现目标的重要时刻。在治疗总结和反馈部分中,可以问患者的一些问题是:"今天你要带回家的信息是什么?""我们今天讨论的内容有什么让你感到惊讶吗?""有哪些你认为重要的事情,我们没有讨论到吗?"

总结与未来展望

本章概述了开始CBT的基本原则和初步实践概念。我们介绍了CBT的治疗概述、评估指导、治疗计划和目标设定结构、整体治疗的基本组成部分,以及每次治疗的基本组成部分。目前,正在对CBT的这一基本结构进行更灵活的适应性研究;例如,与间隔治疗(每周一次)相比,集中治疗(密集治疗或强化治疗)也获得了良好的实证支持[23]。例如,一项关于创伤后应激障碍延长暴露的研究发现,集中治疗和间隔治疗在减轻创伤后应激障碍症状严重程度方面相类似[24]。另一种很有前景的 CBT 传播途径是与科技相结合。使用移动应用程序和基于互联网的 CBT (iCBT)正在获得越来越多的研究支持;有证据表明,治疗师指导的 iCBT 往往与面对面的治疗一样有效[25]。虽然还需要进一步的研究,但将科技融入 CBT 并灵活使用会谈时间可能有助于增加这种有效治疗的可及性。

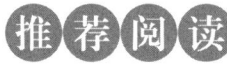

1. Beck JS. Cognitive behavior therapy: basics and beyond. 3rd ed. New York: Guilford Press; 2020.
2. Barlow DH. Clinical handbook of psychological disorders: a step-by-step treatment manual. 5th ed. New York: Guilford Press; 2014.
3. Beck Insitute for Cognitive Behavior Therapy: https://beckinstitute.org/resources-for-professionals/.
4. Association for Behavioral and Cognitive Therapies: https://www.abct.org/for-professionals/.
5. Anxiety & Depression Association of America: https://adaa.org/professionals.

参考文献

[1] Butler A, Chapman J, Forman E, Beck A. The empirical status of cognitive-behavioral therapy: a review of meta-analyses. Clin Psychol Rev. 2006;26(1):17-31.
[2] Hofmann SG, Asnaani A, Vonk IJJ, Sawyer AT, Fang A. The efficacy of cognitive behavioral therapy: a review of meta-analyses. Cogn Ther Res. 2012;36(5):427-440.
[3] Tolin DF. Is cognitive-behavioral therapy more effective than other therapies? A meta-analytic review. Clin Psychol Rev. 2010;30(6):710-720.
[4] Beck JS. Cognitive therapy: basics and beyond. New York: Guilford Press; 1995.
[5] Craske MG, Treanor M, Conway CC, Zbozinek T, Vervliet B. Maximizing exposure therapy: an inhibitory learning approach. Behav Res Ther. 2014;58:10-23.
[6] Beck AT, Steer RA, Brown GK. Beck depression inventory-II. San Antonio, TX: The Psychological Corporation; 1996.
[7] Rush AJ, Trivedi MH, Ibrahim HM, Carmody TJ, Arnow B, Klein DN, et al. The 16-item quick inventory of depressive symptomatology (QIDS), clinician rating (QIDS-C), and self-report (QIDS-SR): a psychometric evaluation in patients with chronic major depression. Biol Psychiatry. 2003;54(5):573-583.
[8] Kroenke K, Spitzer RL, Williams JBW. The PHQ-9: validity of a brief depression severity measure. J Gen Intern Med. 2001;16(9):606-613.
[9] Beck AT, Epstein N, Brown G, Steer RA. An inventory for measuring clinical anxiety: psychometric properties. J Consult Clin Psychol. 1988;56(6):893-897.
[10] Spitzer RL, Kroenke K, Williams JBW, Löwe B. A brief measure for assessing generalized anxiety disorder: the GAD-7. Arch Intern Med. 2006;166(10):1092.
[11] Schnurr P, Vielhauer M, Weathers F, Findler M. Brief trauma questionnaire (BTQ). 1999. http://www.ptsd.va.gov.
[12] Weathers FW, Litz BT, Keane TM, Palmieri PA, Marx BP, Schnurr PP. The PTSD checklist for DSM-5 (PCL-5). 2013. Scale available from the National Center for PTSD at www.ptsd.va.gov.
[13] Goodman WK. The Yale-Brown obsessive compulsive scale: I. development, use, and reliability. Arch Gen Psychiatry. 1989;46(11):1006.
[14] Babor TF, de la Fruente JR, Saunders J, Grant M. The alcohol use disorders identification test. Guidelines for use in primary health care. Geneva: World Health Organization; 1992.
[15] Norman SB, Hami Cissell S, Means-Christensen AJ, Stein MB. Development and validation of an overall anxiety severity and impairment scale (OASIS). Depress Anxiety. 2006;23(4):245-249.
[16] Rosellini AJ, Brown TA. The multidimensional emotional disorder inventory (MEDI): assessing transdiagnostic dimensions to validate a profile approach to emotional disorder classification. Psychol Assess. 2019;31(1):59-72.

[17] First MB, Williams JBW, Karg RS, Spitzer RL. Structured clinical interview for DSM-5. Arlington, VA: American Psychiatric Publishing; 2005.
[18] Sheehan DV, Lecrubier Y, Sheehan KH, Amorim P, Janavs J, Weiller E, et al. The Mini-International Neuropsychiatric Interview (M.I.N.I.): the development and validation of a structured diagnostic psychiatric interview for DSM-IV and ICD-10. J Clin Psychiatry. 1998;59(Suppl 20):22-33; quiz 34-57.
[19] Tolin DF, Wootton BM, Bowe W, Bragdon LB, Davis EC, Gilliam CM, et al. Diagnostic interview for anxiety, mood, and OCD and related disorders (DIAMOND). Hartford, CT: Institute of Living/Hartford Health Care Corporation; 2013.
[20] Cuijpers P. A psychoeducational approach to the treatment of depression: a meta-analysis of Lewinsohn's "coping with depression" course. Behav Ther. 1998;29:521-533.
[21] Gearing RE, Schwalbe CSJ, Lee R, Hoagwood KE. The effectiveness of booster sessions in CBT treatment for child and adolescent mood and anxiety disorders. Depress Anxiety. 2013;30(9):800-808.
[22] Mausbach BT, Moore R, Roesch S, Cardenas V, Patterson TL. The relationship between homework compliance and therapy outcomes: an updated meta-analysis. Cogn Ther Res. 2010;34(5):429-438.
[23] Jónsson H, Kristensen M, Arendt M. Intensive cognitive behavioural therapy for obsessive-compulsive disorder: a systematic review and meta-analysis. J Obsessive Compuls Relat Disord. 2015;6:83-96.
[24] Foa EB, McLean CP, Zang Y, Rosenfield D, Yadin E, Yarvis JS, et al. Effect of prolonged exposure therapy delivered over 2 weeks vs 8 weeks vs present-centered therapy on PTSD symptom severity in military personnel: a randomized clinical trial. JAMA. 2018;319(4):354.
[25] Andersson G, Titov N, Dear BF, Rozental A, Carlbring P. Internet-delivered psychological treatments: from innovation to implementation. World Psychiatry. 2019;18(1):20-28.

第 3 章
认知技术

Cognitive Techniques

劳伦·B. 费希尔 | 安德鲁·J. 库雷里 | 埃米莉·K. 坦 | 苏珊·E. 斯普里奇
Lauren B. Fisher | Andrew J. Curreri | Emily K. Tan | Susan E. Sprich

黄欣欣　李雨婷·译　姚　灏　陈剑华·校

引　言

　　50多年来,从宾夕法尼亚大学的亚伦·T. 贝克创造的认知行为治疗(CBT)的最初形式[1]到各种改良,众多研究人员和临床工作者为CBT的发展做出了贡献。CBT已成为所有心理治疗方法中使用最广泛、研究最深入的方法[2]。CBT的总体疗效已在各种心理疾病患者群体[3]、各种形式(如个体、团体、家庭、伴侣等)和各种模式(如面对面、视频会议、基于网络的程序和手机应用)中得到了证实。具体地说,多年的研究已经证明了CBT在治疗抑郁[4]、自杀[5,6]、广泛性焦虑症[7]、创伤后应激障碍[8]、精神分裂症[9]、人格障碍[10]、物质滥用[11]等精神障碍和心理问题方面的疗效。

　　在接下来的章节中,我们将对贝克CBT中所使用的传统的、以改变为基础的认知技术(change-

L. B. Fisher (✉) | E. K. Tan | S. E. Sprich
Department of Psychiatry, Massachusetts General Hospital, Boston, MA, USA
e-mail: fisher.lauren@mgh.harvard.edu; emily.tan@fulbrightmail.org; ssprich@mgh.harvard.edu

A. J. Curreri
Department of Psychological & Brain Sciences, Boston University, Boston, MA, USA
e-mail: acurreri@bu.edu

© The Author(s), under exclusive license to Springer Nature Switzerland AG 2023
S. E. Sprich et al. (eds.), *The Massachusetts General Hospital Handbook of Cognitive Behavioral Therapy*, Current Clinical Psychiatry, https://doi.org/10.1007/978-3-031-29368-9_3

based cognitive techniques)进行深入的概述。尽管传统的CBT强调通过改变自己的想法来改变自己的情绪或行为,但从传统CBT发展而来的新的治疗方法则鼓励接纳自己的想法,以此来减轻心理困扰。因此,本章还将简要介绍以接纳为基础的认知技术(如正念和认知解离),让大家对构成所谓CBT的"第三次浪潮"的核心认知技术有基本的了解[12]。以改变为基础的方法和以接纳为基础的方法认可相同的认知模式,即想法、情绪和行为之间的双向关系(详见下一节),并且共同的目标是应对负性想法,以促进适应性的情绪和行为反应。新的模式和干预方法,如基于正念的认知治疗、接纳与承诺治疗(ACT)、辩证行为治疗(DBT)等,使认知技术的工具箱得以扩展,这些技术均可纳入心理干预中,以优化治疗效果。本章使用案例示例来说明所概述的各项原则。在临床实践中,实施的注意事项包括讨论共病患者的治疗、改变的准备程度、文化因素、作业完成情况,以及在实践中使用技术。

传统的认知技术

■ 认知模式

没有CBT经验的人通常认为,情绪是由情境直接触发的。遗憾的是,直接试图改变一个人的情绪通常相当困难,并可能导致进一步的情绪和行为问题。认知模式挑战了情境触发情绪的普遍假设,认为个体对特定情境的想法和信念会引发情绪。因此,各种传统的认知干预旨在改变个体的思维方式和信念系统,从而产生持久的情绪和行为改变。治疗师在对患者进行CBT之前,必须对认知模式有深入的了解,这一点至关重要。此外,在会谈中使用认知技术前,患者对认知模式的一般原理有基本的了解也很重要。

认知模式的核心是理解一个人的想法会影响其情绪和行为[13]。为了说明认知模式的基本概念并为CBT奠定基础,不妨利用图表并结合患者自己生活中的例子。认知模式的基本表述是利用三角形和双向箭头来说明想法、感受、行为可以单独相互影响的性质(图3-1)。本章关注的策略是识别和改变适应不良的想法,而不是直接矫正行为。

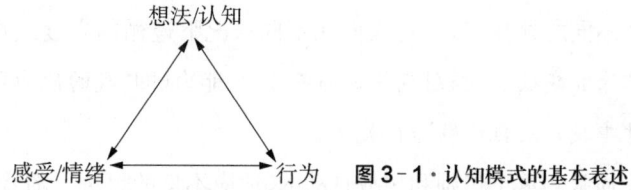

图3-1·认知模式的基本表述

认知模式的一个关键组成部分强调,个体对事件的感知或解释(即想法)比实际事件本身更重要。举例来说,一个人遭遇了一场轻微的车祸,没有人受伤,但却导致其汽车表面出现了一个小凹痕。这个人可能会对事件做出如下解释：

这样开始我的一天真是太糟糕了。从这里开始，一切都在走下坡路。为什么这种事情总是发生在我身上？

对同一事件的另一种解释可能是：

我很庆幸大家都平安无事，车子也只需要小修一下。我上班会有点晚，但老板很通情达理，很可能会理解我的。整个情况本来可能会更糟，而意外时有发生。

在第一种解释下，个体可能会报告强烈的负面情绪（即沮丧或愤怒），并以悲观的态度对待接下来的一天，也许会寻找更多的证据来证明坏事总是会发生在其身上。在第二种解释下，个体可能会表示感觉有些中立，甚至会因为没有发生更严重的负面后果而松了一口气。艾伯特·埃利斯的 ABC 模型[14]（图 3-2）也可以形象地解释这一过程。

触发事件/情境 ⟶ 信念/自动思维 ⟶ 结果（情绪、行为、生理）　　图 3-2・艾伯特·埃利斯的 ABC 模型[14]

患者在学习任何以改变为重点的技术之前，理解图 3-1 和图 3-2 中所提的概念至关重要。对患者来说，将模型可视化通常很有用，既可以是一般的模型，也可以是使用个人实例的模型。治疗师可以使用白板和讲义，让患者积极参与。

认知模式认为，在心理问题的背景下会出现三种不同程度的认知功能障碍：自动思维、中间信念和核心信念[13]。自动思维发生在表层，通常是未经深思熟虑的、快速的、评价性的想法。例如，"我很丑""他们认为我疯了"或"我得不到晋升"。当这些想法出现时，人们通常意识不到它们的存在；然而，这些想法往往对情绪的突然转变影响最大。尽管这些想法是自动产生的，但它们并不是凭空出现的。它们通常是由更持久的核心信念形成的，这些信念引导着一个人的思维方式。核心信念是我们思考自己、他人和世界的最基本方式[15]。核心信念往往从童年开始，随着时间的推移而形成，是我们在世界上的经历以及我们对这些经历的解释方式的结果。核心信念往往是全面的、僵化的和过度概括的[13]。尽管核心信念通常隐藏在表层之下，但它被视为绝对真理，指导着我们生活中的条件规则和假设（即中间信念）。关于自我的核心信念通常与无能感（即"我一无是处"）、不可爱（即"我不可爱"）和无价值感（即"我是个失败者"）等问题相关[16]。中间信念与其他认知层的不同之处在于，它是人们在不同情况下遵循的态度或规则。常见的适应不良的假设与接纳（即"除非我被爱，否则我什么都不是"）、能力（即"我的能力取决于我所取得的成就"）和控制（即"这件事我必须自己做"）有关[13]。

对患者的初步治疗通常侧重于识别和挑战自动的、适应不良的想法。随着治疗的进展，更深层次的治疗工作会针对核心信念的矫正，并带来更有意义的和持久的情绪和行为改变。然而，识别患者的核心信念和中间信念并不总是那么简单。对患者个体形成清晰的认知概念化是一个在心理治疗中不断发展的过程，通常包括对各种假设的检验[17]。

■ 识别自动思维

每个人都有自动思维。然而，自动的想法、图像或记忆往往在没有太多意识的情况下发生。作为人类，我们通常对情绪的变化更敏感，而不是对驱动情绪变化的自动思维更敏感。鉴于我们根据认知-行为模型对精神病理学的理解，自动思维对与精神疾病作斗争的患者尤其重要。贝克长期以来一直主张，患有精神疾病的人在处理信息时会出现偏差，从而扭曲了他们对经验的解释，进而导致了在某种程度上不准确或无益的想法[16]。

有各种策略可以帮助患者开始识别其自动思维，并提高他们对想法和情绪的认识。机会经常在会谈中出现，当治疗师观察到患者情感的转变时，可以问患者"你脑子里在想什么?"。治疗师还可以在会谈中进行角色扮演，以创造机会来观察可能不会自然发生的情感转变。随后，患者可以提供引发情绪反应的"最新的"想法和(或)图像[13]。当患者不能立即识别自动思维时，治疗师可能会问一些额外的问题，比如："这对你，对你的生活，对你的未来意味着什么?"或"你害怕会发生什么?"[详见格林伯格(Greenberger)和帕德斯基(Padesky)[18]关于帮助识别自动思维的综合问题列表]。然而，更常见的情况是，这些互动并不是在会谈中发生的，患者面临的任务是在治疗会谈之外使用"思维记录表"这一工具自行识别这些时刻。如果使用得当，思维记录表可以成为治疗师用于收集患者在两次会谈之间想法数据的最有效的工具之一。

思维记录表可使用的类型有很多。有时候用传统的纸笔思维记录表(例如，格林伯格和帕德斯基[18]的一个例子)就足够了；而有时候，治疗师可能会考虑根据患者的具体情况来调整思维记录表的内容和格式，以针对患者目前的问题或学习风格。有些患者喜欢纸和笔的形式，而有些患者则喜欢使用更先进的技术，如提供了收集相关数据的结构化的手机应用软件或网站。治疗师可以先向患者提供他们自己版本的思维记录表，并指导患者在遇到某种形式的困扰时完成思维记录表。在几次会谈中，逐步向患者介绍需要记录的信息类型，可能会提高他们在会谈中适当使用思维记录表的可能性。例如，在首次会谈中，治疗师可以为患者提供一份简短的思维记录表，其中包括以下每一项的记录栏：

（1）有关事件的事实(即时间、地点等)。

（2）所经历的情绪。

（3）对所经历情绪的严重程度或强度的评分(即0~10或0~100)。

（4）自动思维，或者更确切地说，是在事件发生之前、期间和之后"突然出现"于脑海中的想法。

刚开始时，患者往往发现完成思维记录表很有挑战性。有些人会报告自己沉浸在情绪中，很难识别自己的想法；有些人难以区分情绪和想法，而一些关于情绪的简单心理教育可以帮助这类人学会命名自己的情绪感受；另一些人则会识别出许多不同的想法，这也会让他们不知所措，难以用单一的思维记录表来记录。治疗师通常会发现，对患者首次尝试完成思维记录表的家庭作业进行仔细回顾，以确保他们完全理解并找出任何阻碍，是很有帮助的。对于记录了一长串自动思维的患者,治疗师可以与患者一起找出最受困扰的想法,思维记录表的其余部分应该集中在该特定的想法上(可以针对单独的想法完成额外的思维记录表)。当患者有能力识别自己的想法和情绪,并理解它们在认知模式中的相互关系时,他们就可以评估这些想法的性质了。戴维森(Davidson)、珀森斯(Persons)和汤普金斯(Tompkins)关于使用思维记录表的视频是很好的补充参考资料[19]。

■ 识别无益的想法

如前所述,精神疾病患者特别容易陷入无益的思维形式[16]。一旦治疗师和患者确定了自动思维,评估患者对该思维的相信程度和痛苦程度就会很有用。如果患者对该想法的痛苦程度和相信程度都很高,那么治疗师有必要在会谈中花更多的时间来了解该想法发生的背景细节。数十年的研究和临床观察已经确定了一些常见的适应不良思维,认知治疗师也改编了语言来描述这些最常见的模式。用来描述适应不良思维模式的术语有很多,而且经常交替使用:认知歪曲、负性想法、思维错误、思维陷阱、无益想法及功能失调想法等。下面列出了最常见的无益想法类型,以及每种思维错误的简要描述和例子。需要注意的是,并不是每一种负性想法都属于下面的某一类;但是,与患者一起回顾下面的列表是认知治疗的一个很好的起点。许多专家发表了有关认知歪曲的定义、发展和识别的更深入的研究[20-22],下面的列表就是根据这些参考资料改编的。

常见的认知歪曲

· **全或无思维**:也称非黑即白,这种思维模式会让个体认为事情会朝着一个极端或另一个极端发展,没有中间立场的余地。情境通常被放在"非此即彼"的类别。如果某件事没有完美地完成,就会被视为失败。

举例:玛丽付出了很大的努力才把客户招进公司,却没能签下一个新客户,因此她告诉自己,"你不擅长这份工作,你甚至不配得到这份工作"。

· **妄下结论**:在没有任何事实或证据的情况下做出负面假设或结论。

(1) 读心术:假设他人对自己所说或所做的事情有负面的想法和(或)反应。

(2) 臆测未来:在未来事件发生之前预测其结果。

举例:珍妮弗打电话给她的朋友琼寻求建议,琼似乎心事重重,很快就结束了对话。珍妮弗认为琼不再喜欢她了(读心术),再也不会和她说话了(臆测未来)。

· **情绪推理**:断定自己的负面情绪是对现实的准确反映。

举例:在一大群人面前讲话会令人感到恐惧,因此这是一种危险的境地。我感到绝望,所以我的未来肯定是一片黑暗,没有什么可期待的。

· **"应该"陈述**:认为人们(自己、他人、世界)应该有特定的行为方式。当我们没有达到自己的标准时,常常会感到沮丧和内疚。当他人没有达到我们的期望时,往往会产生愤怒和怨恨。"应该"经常被用作激励因素,但在这种情况下,它们通常是无效的。"必须""应当"和"不得不"的效果与"应该"相似。

举例:尽管关系岌岌可危,吉姆还是告诉自己,"我应该每周给母亲打个电话"。毫无疑问,这个"应该"并没有使他更频繁地给母亲打电话,但随着时间的推移,他的内疚感却越来越强。

- **灾难化或夸大**:夸大问题情境的重要性或意义,预测最坏的情况发生;另一方面,将积极情境的重要性降到最低。

举例:史蒂夫的女朋友和他分手了,他认为这是发生在他身上最糟糕的事情。

- **过度概括**:根据单个事件的结果得出一般性结论,而单个事件被用作永无止境的模式的证据。使用"总是"和"从不"这两个词是一个人过度概括的危险信号。

举例:一段浪漫的恋情以失败告终,于是金得出结论,她总是遇到这种情况,她永远也不会有一段成功的恋情。

- **心理过滤**:只关注情境的消极方面,仅对其进行反思,过滤掉任何积极的信息。

举例:乔在工作时向众多观众做了一次演讲。尽管几位同事和上司都给予了积极反馈,但乔还是沉浸在自己回归状态完成演讲前的那个惊慌失措、头脑一片空白、说话磕磕绊绊的短暂时刻。乔随后得出结论,他是一个糟糕的演讲者,再也无法在众多观众面前演讲了。

- **低估积极信息**:否认积极情境的意义,认为它们不算数。例如,一个积极的结果是偶然发生的,而不是因为它是应得的。

举例:苏花了大量时间准备一门难度很大的考试,并取得了等级A的好成绩,但她却告诉自己,她的成功不算数,因为班级的平均成绩是A。

- **贴标签**:贴标签会在个体将单个负性事件的结果一概而论的时候出现,通常使用一种自我贬低的标签,通过标签反映的是一个人的性格而不是当前的行为。贴标签也可以用来指代他人。

举例:蒂姆丢了工作,认定自己是个失败者。

米歇尔决定结束一段并不令她快乐的恋爱关系。在经历了一连串不愉快的初次约会和越来越强烈的孤独感之后,她认定自己是个傻瓜,永远找不到幸福。

- **个人化和罪责归人**:个人化是指对不完全由自己控制的负面结果负全部责任。与此相反,有些人在遇到问题时会忽视自己的责任,而把问题完全归咎于他人。

举例:简的儿子面临药物滥用问题,这些问题影响了他的工作能力。简认为儿子的问题都是她的错,并证明了她作为一个母亲的失败(个人化)。

马克20年的婚姻走到了尽头,他认为这都是他伴侣的错,因为她最近出轨了(罪责归人);然而,他们多年来一直不幸福,他没有考虑到他们双方都要承担一定的责任。此外,额外的生活压力也给婚姻造成了不可挽回的负担。

与在家庭作业中建议患者简单阅读不同认知歪曲的描述相比,在会谈中向患者介绍认知歪曲的概念可能会更有效。治疗师通常会使用讲义或其他可视化手册来配合讨论。向患者简要描述歪曲的思维模式,并询问这些是否与他们自己的思维模式类似,是非常有用的。让患者分享自己生活中的一个例子也是确保患者理解无益思维模式的一种方法。鼓励这种对话,有助于患者继续参与治疗,也为治疗师提供了收集患者重要信息的机会。通常情况下,治疗师在与新患者进行首次会谈时就会发现适应不良思维模式的例子,可以在讨论认知歪曲时适时分享这些观察结果。当患者了解了不同类型的适应不良思维模式时,就可以在思维记录表中增加一栏,要求他们评估自己思维的性质,并找出任何可能的认知歪曲。需要注意的是,并不是所有与消极情绪相关的想法都是歪曲的。有时,想法可能既是真实的,同时又是消极的,正如我们在接下来的几页中讨论的那样,因此更平衡的思维方式可能更为有益。此外,在一个简短的思绪流中往往会出现多种类型的歪曲。当患者能够评估自己想法的性质并识别出歪曲时,他们就可以学习一系列关于挑战和重构无益想法的认知技术。

■ 挑战无益的想法

认识到个体有负性想法是做出有效改变的第一步。然而,为了重构或重新定义负性想法,患者需要一种方法来收集证据,以证明这种想法是不正确、无益或在某种程度上是错误的。挑战无益想法的策略有很多。接下来的内容并不会面面俱到,而是会介绍一些挑战认知歪曲的基本策略,进一步的解释详见布恩斯(Burns)[20,21]以及珀森斯、戴维森和汤普金斯[22]。一种策略可能对某位患者非常有效,但对另外的患者却不尽人意。因此,治疗师必须熟悉各种认知技术。有关认知技术的实用综合指南,详见《认知治疗技术:从业者指南》(*Cognitive Therapy Techniques: A Practitioner's Guide*)[23]。

苏格拉底法是认知治疗的固有组成部分,鼓励治疗师和患者共同探索。苏格拉底法包括系统提问,即使用一系列分级问题,旨在促进患者独立思考[24]。治疗师可以使用系统提问来塑造患者的思维过程,鼓励患者独立得出更有帮助的结论[24]。因此,苏格拉底法是下面列出的每种技术的内在要素,额外的参考资料将更深入地探讨CBT中的苏格拉底法[25,26]。挑战负性想法的技术最好在治疗会谈中教授,然后指定个性化的练习作为家庭作业。我们发现,使用患者上周完成的思维记录表或在会谈中合作完成的思维记录表是非常有用的,这样我们就可以与患者一起练习如何更有效地处理生活中真实出现的情况。

• **检验证据**:有哪些证据支持负性想法?哪些证据与该想法相反?我们发现,让患者将他们的回答通过电子或纸质的方式记录在笔记本或思维记录本上会有所帮助。

举例:如果患者坚信自己是一个可怕的人,那么请患者列出支持这一想法的所有品质,以及与这一想法相悖的所有可取之处。

• **考虑灰色区域**:与其把情境看成非黑即白、非有即无或非此即彼,不如尝试在灰色区域思考。这并不是说我们要否定负性事件或假装它没有发生,而是要将它视为个别事件,不能反映固有的消极特征或人格缺陷。

举例：罗伯特丢了工作，他认为自己是个彻底的失败者。治疗师鼓励他思考关于"成功"和"失败"的定义，然后找出生活中与他是个失败者的观点相矛盾的方面。他是一位慈爱的父亲和丈夫，有着朋友和家人的支持系统。他为事业的各个方面奋斗，一直非常努力地工作以满足家庭的基本需求。与失业后将自己视为彻底的失败者相比，罗伯特与治疗师一起建立了更平衡的想法："我在事业上一直很上进，失去工作会让人感到沮丧。我有很好的家人和朋友，他们让我很快乐，我会像过去一样努力寻找下一个机会。"

参考 DBT[27]，辩证的概念在这里很有用，因为它强调了两种对立（全或无）的想法、感觉或冲动。患者可以观察和识别相互冲突的想法，并意识到它们可以同时出现。

- 调查他人：当患者难以收集支持和反对负性想法的证据时，值得信赖的朋友和亲人可以成为很好的信息来源。询问他人的想法和感受可以帮助患者确定自己的想法是否符合实际。然而，并不是所有的人都会对患者产生积极的影响，因此应根据患者的社交圈谨慎使用这种方法。

- 使用双重标准练习：与其用严厉、批评的口吻对待自己，不如鼓励患者用与亲人或朋友交谈时的亲切、有同情心的方式与自己交谈。患者可以问自己："如果我认识的人有这种想法，我会怎么对他们说？"治疗师还可以要求患者在会谈中进行角色扮演、互换角色，患者需要以另一个身份做出合理的反应。

- 实施行为试验：通过实施试验，患者可以检验负性想法的有效性。如此一来，患者就可以将自己暴露在所恐惧的情境中，并亲自确认令人担忧的结果是否会出现。

举例：珍妮认为如果让她给 300 名学生开讲座，她会非常尴尬。尽管她非常焦虑，但她还是强迫自己去演讲，结果是她没有感到非常尴尬，还完成了任务。

- 饼图技术：饼图技术对那些因特定结果而责怪自己或他人的患者尤其有用。它对有视觉学习风格的患者也很有用，是一种让患者与自己的想法保持一定距离的方法。

例如，如果乔认为："我没有得到晋升是因为我不擅长面试。"饼图技术可以帮助乔考虑所有可能导致他没有得到晋升的因素。在挑战这个信念之前，他认为面试困难是他没有得到晋升的唯一原因。当治疗师使用苏格拉底式提问来帮助他考虑其他因素时，乔意识到可能还有其他更有经验的候选人，而且他可能需要在公司工作更长的时间，才能合理地获得晋升（图 3-3）。

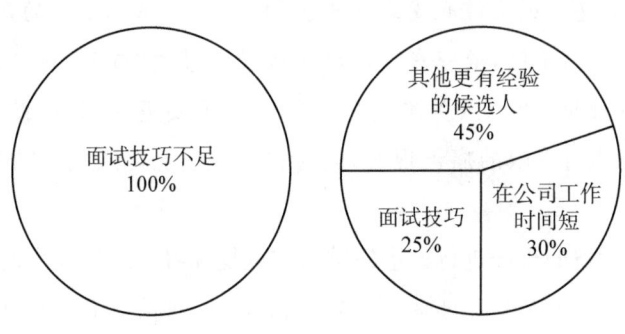

图 3-3 · 饼图技术

- **箭头向下**：这一技术对于找到中间信念和核心信念非常有用。当治疗师发现一个疑似来自更深层信念的自动思维时,治疗师可以问:"假设你是一个糟糕的雇员,这对你意味着什么?"通过对患者想法和信念的意义进行一系列提问,包括"这对你来说意味着什么?"治疗师很可能会找到潜在的核心信念,如"我不能胜任"。

在挑战负性想法时,还可以考虑其他问题[18]：

(1)"还有其他解释吗?"

(2)"可能性有多大?""以前发生过这种事吗?""我怎么知道它会发生?"

(3)"10年后当我回首往事时,会有什么不同的看法吗?"(一种温和的说法,即"那又怎样?")

(4)"这样想有什么意义?"

(5)"最坏的结果是什么?我能挺过去吗?最好的结果是什么?最实际的结果是什么?"

记录对这些挑战或问题的回答通常,对正在学习认知重构的患者非常有帮助。在会谈中,许多治疗师会将这些信息记录在白板上或让患者将其记录在笔记本上。在会谈之外,可以鼓励患者使用他们喜欢的思维记录方法进行记录。通过记录证据,患者能够更好地处理对他们的想法构成挑战的信息,并为他们下一次面临类似的难题时提供参考。

■ 形成更加平衡的思维

使用上述技术挑战无益想法的目的,是帮助患者以更加积极、平衡和现实的方式思考问题[28]。需要明确的是,认知治疗师不应该以一种"盲目乐观"的方式来进行认知重构。治疗师必须为患者塑造一种平衡的思维方式。当患者识别了认知歪曲,并在思维记录表上记录了支持和反对负性想法的证据时,他们就可以添加"平衡的想法"这一栏了,这种想法通常被称为"理性反应""自我陈述"或"适应性自我对话"。

形成一种更平衡的思维,如完成一份思维记录表,是改变适应不良思维过程中的一个重要步骤。格林伯格和帕德斯基概述了挑战无益想法之后的步骤[18]。如果收集到的证据不支持患者的无益想法,则鼓励他们写出与证据一致的情况作为替代解释。如果证据仅部分支持无益想法,则鼓励患者发展一种更平衡的想法,即承认支持和不支持原始想法的证据。例如,一位在车祸中严重受伤的患者挑战自己的想法:"我什么都做不了,我的生活被毁了。"在检验证据之后,他重新构建了这个想法:"我受到了严重的伤害,它限制了我的能力;同时,我正在努力接受治疗,随着时间的推移,治疗在慢慢取得进展。"使用"同时"这个词来综合囊括支持和不支持无益想法的证据,可以成为平衡想法的一个重要组成部分,使上述例子中的患者能够认识到因受伤而能力受限的痛苦现实,同时也承认自己随着时间推移所付出的努力和进步。

要想产生持久的改变,就需要对无益的想法进行大量的重构和重复练习。许多负性想法代表着一种普遍存在的思维模式,贯穿于一个人生活的各个领域。因此,在一种情境下有效的理性反应在另一种情境中也可能有所帮助,这并不稀奇。当患者能够识别自己最常见的无益思维模式时,他们就可以努力产生在许多情况下都有用的理性反应。例如,苏倾向于避免与他人相处,因为她担心表达自己的看法会导致争吵,人们会不喜欢她,她的人际关系也会因此而结束。所以,她在人际关系中感到不安全、无人理会和不满意。通过CBT,苏能够意识到自己的适应不良思维,挑战负性想法,并做出以下理性反应:"我可以冷静、理性地阐述自己的观点。我过去这样试过,做完后我通常自我感觉良好。"为了最大限度地发挥适应性自我对话的作用,对话最好简短、精练、易记。治疗师可以鼓励患者反复练习使用个性化的陈述或自我对话。例如,有些患者会每天多次阅读"平衡"的自我陈述,并在手机或电脑上设置提醒。一些患者使用便利贴记录,并将其贴在自己日常活动的视野范围内。还有些患者将写有自我陈述的日记卡放在钱包里,当他们遇到困难并需要帮助应对压力时,就会拿出这些卡片。一位艺术家患者画了一个标有"平衡"字样的牌子并挂在家里,因为这对他个人来说是具有CBT作用的有力提醒。与患者一起发挥创造力,直到制订出一个符合患者生活方式的计划,并最大限度地提高患者在会谈外进行适应性自我对话练习的可能性是很重要的。

在使用思维记录表时,为了完成认知重构练习,治疗师可以添加最后一栏,让患者对最初在练习开始时报告的情绪的目前严重程度进行评分。当患者识别并挑战了最受困扰的想法后,往往会发现消极情绪的严重程度有所减轻。然而,当情绪的强度没有下降时,患者可能会问自己一系列问题,以确定情绪没有变化的原因[18]。有可能是患者没有准确识别出自己的情绪或最受困扰的想法,也有可能是他们难以确定挑战无益想法的证据。有些患者会形成一个更有帮助的想法,但他们自己却无法相信;还有一些患者可能需要制订一个涉及问题解决的行动计划;其他情况可能需要患者转而采取接纳的态度。在进行认知重构的过程中,有必要对患者进行有关健康情绪功能以及使用思维记录表后情绪严重程度变化预期的心理教育。例如,如果乔的妻子提出离婚,那么期望他的愤怒和悲伤会在认知重构后100%消失是不合理的。相反,我们的目标是在挑战认知歪曲后将受困扰的严重程度降低到更可控的水平(例如,"这都是我的错,我再也找不到爱我的人了,我不配拥有幸福")。

到目前为止,我们已经概述了识别和重构负性自动思维的认知行为模型和技术。如前所述,治疗的初始阶段必须先解决自动思维问题,然后才有可能改变患者的信念系统。通常情况下,患者在接受治疗时对自己的中间信念和核心信念并没有深入的了解。本章的重点是对新手认知行为治疗师至关重要的基本认知策略。然而,处理中间信念和核心信念、条件假设和补偿策略是CBT不可分割的一部分,正是这种更深层次的治疗工作往往会带来持久的改变。

第三次浪潮的认知技术

正如认知模式是传统的和基于改变的认知技术的基础一样,认知模式仍然是第三次浪潮心理治疗方法(即基于接纳的方法)的核心。一个关键的区别是,基于接纳的方法认为,试图改变一个人的内在体验(如思想和情绪)实际上会导致困扰。因此,学习接纳这些体验的技巧,而不去试图改变它们,会给治疗带来益处。

以接纳为基础的方法源于正念,正念通常被定义为不评判地、专注于当下的个人体验,其中可能包括感官知觉(如味觉和听觉)、内在体验(如思想和情绪)或外部感觉(如生理线索[29])。虽然正念的历史可以追溯到几千年前的东方冥想练习,但在过去的几十年里,正念在西方的使用以及与CBT的结合已经获得了越来越多的实证支持[30]。本书其他章节将进一步阐述正念在特定治疗方案和人群中的应用。

■ 认知解离

认知解离是指注意到一个想法而不陷入该想法或其情绪影响的过程,可以被认为是将正念应用于负性想法的过程。认知重构是一种基本的基于改变的应对技能,包括改变想法以减少情绪反应或促进适应性行为反应,而认知解离则是一种基本的基于接纳的应对技能,允许想法发生以减少其对情绪的影响。

认知解离通常通过一系列简短的练习来教授,这些练习旨在提高人们对自己想法的认识,将其视为暂时的内在体验,并不一定反映客观事实。这样做的目的是打破想法与不适应反应(如负面情绪状态、无益行为)之间的联系。这类练习的例子具体如下。

- **有一个想法**:在会谈中,患者可能会选择一个特别突出的负性想法(如"我要失败了")。要求患者将注意力集中在这个想法上大约10秒钟,并记录下自己的情绪感受。然后,在负性想法前面插入短语——"我有一个想法……"(例如,"我有一个想法,我要失败了")。这种重新措辞的方法通常可以让患者从想法中后退一步,并减少其对情绪的影响。
- **冥想**:冥想是正念练习中常见的一种方式,它为患者提供了一个机会,让他们对自己的经历进行不评判的和关注当下的觉察。最常见的解离冥想可能是"溪流中的树叶"。患者将自己的想法想象成溪流中飘过的树叶。它的目的是帮助患者允许自己的想法流逝,而不是沉浸其中。
- **词语重复**:这项拥有百年历史的技术可以将具有情绪刺激性的单词或短语的意义剥离,直至将其视为简单的声音[31]。首先,给患者一个情绪中性词(一般是"牛奶"),让其描述该词(例如,"你喝了它,它是一种冰凉的白色饮料");接着,一遍又一遍地重复该词,持续约1分钟。患者表示这个词失去了意义,似乎只是一个声音。然后,用令人困扰的想法中的一个最突出的词(如"不可爱"和"无能")重复该练习。要求患者在重复负性词语的过程中反思情绪影响的变化。

当患者在刚开始学习这项技术时,正式的练习可能会有所帮助。不过随着时间的推移,他们可能会自然而然地与自己的想法建立起一种更健康的关系,从而不需要正式的练习就可以解离出现的负性想法。有关基于接纳的治疗方法的更多练习和讨论，请参见海斯[32]。

对于希望将认知解离或正念更广泛地纳入临床实践的治疗师，强烈建议他们进行个人正念练习。治疗师可以考虑寻找培训，在那里他们可以观察到包含正念练习的心理治疗小组（即DBT技能培训小组、ACT小组和许多压力管理小组），也可以参加社区的正念课程或参加年会上的临床培训课程（如行为与认知治疗协会）。

案 例

以下案例用于说明本章中描述的一些认知技术。这些例子并不是治疗工作的全部内容，而是为了说明在治疗开始时会用到的认知技术。

■ 案例：传统的认知技术

玛丽是一名47岁的单身女性，她在接受治疗时表示自己长期以来情绪低落，对生活普遍不满意。在寻求治疗前的几个月里，玛丽经历了一次关系破裂，这引发了她抑郁情绪的加重。她说自己感觉被工作"困住"了，对未来的发展没有什么雄心壮志。玛丽还表示，她很少建立有意义的人际关系，生活中也普遍缺乏激情。她说自己曾接受过抗抑郁药物治疗和支持性心理治疗。玛丽从未尝试过CBT，在接受治疗前对这种治疗方式一无所知。由于玛丽对之前不成功的药物治疗感到挫败，所以玛丽的精神科医生建议她尝试CBT。

在玛丽接受临床治疗期间，医生确定她符合DSM-V[33]的持续性抑郁障碍（如心境恶劣）的诊断标准，且既往有两次重度抑郁发作史。首次会谈主要侧重于建立融洽关系、对抑郁的心理教育，以及对CBT的简介。鉴于玛丽多年来一直接受非CBT的心理治疗，并对这种治疗方式持怀疑态度，治疗师花了大量时间向玛丽讲解CBT及其不同的组成部分。在第2次会谈中，治疗师回顾了CBT的基本原理，并利用玛丽在前期会谈中提到的一个真实情境详细讨论了认知模式。治疗师利用认知三角来识别玛丽的想法、感受和行为（图3-4）。

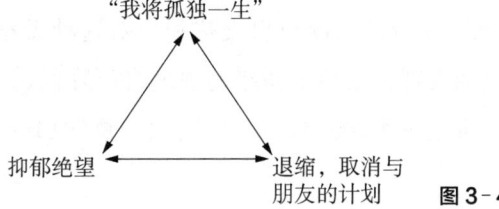

图 3-4 · 认知模式的应用

在第2次会谈结束时，治疗师向玛丽介绍了思维记录表，要求她开始记录有关受困扰事件的信息，并将其作为家庭作业（表3-1）。

表 3-1 · 部分已完成的思维记录表

事件	感受/情绪 （评分 0～100）	自动思维
周二早上 8:30 上班时,老板把我拉到他的办公室,告诉我说,我必须开始坚持准时上班	抑郁(75) 绝望(85)	他讨厌我 我从不按时上班 我永远不会升职 我讨厌这份工作 我讨厌这份职业 我感觉被困住了,我永远不会快乐

在第 3 次会谈中,玛丽和治疗师一起回顾了她完成的思维记录表,并讨论完成任务所面临的挑战。接下来,治疗师向患者介绍了认知歪曲的概念,并讨论了每种无益思维模式的具体例子。在会谈中,玛丽扩展了她完成的思维记录表,记录了相关的认知歪曲(表 3-2)。在家庭作业中,玛丽完成了一份扩展的思维记录表,其中有一栏记录了她的认知歪曲。

表 3-2 · 部分已完成的思维记录表(包含认知歪曲)

事件	感受/情绪 （评分 0～100）	自动思维	认知歪曲
周二早上 8:30 上班时,老板把我拉到他的办公室,告诉我说,我必须开始坚持准时上班	抑郁(75) 绝望(85)	他讨厌我 我从不按时上班 我永远不会升职 我讨厌这份工作 我讨厌这份职业 我感觉被困住了,我永远不会快乐	读心术 过度概括 臆测未来 心理过滤 臆测未来;心理过滤;情绪推理

在第 4 次会谈中,治疗师介绍了挑战和重构无益想法的概念。治疗师鼓励玛丽找出最初想法记录中最受困扰的无益想法:"我感觉被困住了,我永远不会快乐。"在会谈中,治疗师通过提问的方式对思维记录表进行了扩展,以帮助玛丽找出支持和反对这种无益想法的证据。他们共同产生了一个更平衡的想法,玛丽发现自己负面情绪的强度有所降低(表 3-3)。在家庭作业中,玛丽练习填写一份完整的思维记录表,要求她识别、挑战和重构那些令她困扰的无益思想。

到第 5 次会谈时,玛丽已经了解了认知重构中所有的基本认知技术。鉴于这是一种检查内在体验的新方法,玛丽需要在会谈内和会谈外练习几次,直至她和治疗师觉得她能够独立使用认知重构技术。

表 3-3 · 完整的思维记录表

事件	自动思维	认知歪曲	感受/情绪（评分 0~100）	支持负性想法的证据	反对负性想法的证据	平衡的想法	感受/情绪（评分 0~100）
周二早上 8:30 上班时，老板把我拉到他的办公室，告诉我说，我必须开始坚持准时上班	他讨厌我 我从不按时上班 我永远不会升职 我讨厌这份工作 我讨厌这份职业 **我感觉被困住了，我永远不会快乐**	读心术 过度概括 臆测未来 心理过滤 臆测未来；心理过滤；情绪推理	抑郁(75) 绝望(85)	-从事同一份工作 10 年 -在同一所公寓住了 7 年 -仍然单身	-注册会计课程 -与罗杰约会 -斯塔克没有行动，而我在行动	-虽然我现在感觉不快乐，但过去我一直很快乐 -我正在朝着我的目标前进，并随着时间的推移不断进步	抑郁(40) 绝望(20)

■ 案例：第三次浪潮的认知技术

第二个案例涉及患者约翰。约翰是一名 37 岁的已婚男性，有两个年幼的孩子。他说自己与家人和几位好朋友关系密切。他在接受治疗时说自己"总是感到压力很大"，觉得自己一直忧心忡忡。尽管约翰很喜欢他的工作，但他认为每周 60 小时的工作时长使他很难抽出时间来做需要做的事情，他感觉自己总是匆匆忙忙地做完一件事又做另一件事。此外，他还表示由于对自己的工作表现有负性想法，他在工作时很难集中精力。

在最初的评估中，治疗师根据 DSM-V[33]，诊断他患有广泛性焦虑症（generalized anxiety disorder，GAD）。在第 1 次会谈中，治疗师在与约翰建立了融洽的关系并对他进行了有关 CBT 和焦虑障碍的教育后，向他介绍了正念的概念。治疗师强调，正念包括关注当下和不评判。约翰似乎被这一描述所吸引，并表示这对他来说是一个"陌生"的概念。他发现自己经常陷入对未来的负性想法中，并因此评判自己。他表示有兴趣学习如何更加专注，因为他时常觉得自己错过了享受与孩子们在一起的时光。尽管他的人在那里，但是他的心在其他地方。在这次会谈中，治疗师教约翰做了一个简短的"正念呼吸"练习，教他把注意力集中在呼吸上，注意吸入和呼出的空气。在该练习中，治疗师指出，当约翰思绪飘走时，只需要意识到，然后轻轻地将注意力拉回到呼吸上。治疗师指导约翰将其作为家庭作业每天练习几次。

在第 2 次会谈中，约翰报告说，他在一周内只练习了三次正念呼吸。约翰和治疗师探讨了练习呼吸的阻碍，并讨论了约翰如何克服这些阻碍。约翰注意到，阻碍之一是，他有时会在计划练习前产生"这对我没有真正的帮助"的想法。通过讨论，约翰明白了这种想法是如何影响情绪（感到挫败和内疚）和行为（不做练习）的。治疗师教授他在接下来的一周里，当这个想法出现时，在它前面插入"我有一个想法……"的短语。治疗师解释，这样做是一种开始与想法保持距离，削弱想法和行为之间联系的简单方法。

在接下来的一周,约翰分享说,"有一个想法"的短语帮助他即使是在没有动力的情况下也要练习正念呼吸。此外,当他注意到其他负性想法(如对工作表现的担忧)时,他开始使用这种技术。这有助于他在这些想法出现时不那么焦虑,尽管他表示仍然会"陷入"这些想法中。治疗师向他推荐了一种名为"溪流中的树叶"的正念冥想,这种冥想将想法想象成溪流中飘过的树叶。他们在会谈中一起练习了该方法,治疗师还布置了每天练习的家庭作业。

到第4次会谈,约翰表示他与自己思想的关系开始发生变化。他注意到自己经常找借口,逃避做一些可能会以"失败"告终的事情,如治疗初期的正念呼吸练习。在工作中,他表示自己被担忧的想法分心的时间减少了,因为他开始学会让这些想法过去,并更多地关注自己当下的需要。这让他更有机会比平时早下班,从而有更多时间与家人在一起。治疗师告诉约翰,这是一个持续的过程,即使是多年来一直练习正念的人,有时也会发现自己在无意识地做一些事情,因此需要将注意力重新转移到当下。约翰说,他注意到,当他能仅专注于当下时,会感觉更平静,压力更小。

认知技术在实践中的应用

治疗过程和结果受到许多重要因素的影响,包括共病、对改变的矛盾心理、文化信仰及治疗的依从性。对这些因素(以及更多因素)的关注,可能会涉及调整或修改认知技术的内容和(或)提供方式,以优化治疗结果。如果没有对患者的这些因素进行全面的评估和了解,治疗师很可能会在认知技术的实施过程中遇到挑战。后文简要概述了认知行为治疗师在与患者进行复杂的合作时,需要考虑的一些重要因素。

■ 共病

共病是一种常见现象。在过去12个月内有重性抑郁障碍病史的人中,约有2/3在过去一年中至少还患有另外一种精神障碍(如焦虑障碍、物质使用障碍和冲动控制障碍)[34]。尽管关于共病是否与各种障碍的CBT治疗效果较差有关的证据结果不一,但有数据表明,共病患者的抑郁障碍CBT治疗效果较差[35,36]。因此,无论存在的问题和转介的原因是什么,在进行CBT初步评估时,都必须仔细评估共病。一个突显了对共病进行全面评估的必要性的潜在挑战,是患者和治疗师确立了不同的治疗目标。例如,患者可能会因抑郁障碍和家庭冲突而寻求治疗。如果在最初的评估中,治疗师了解到患者饮酒时间过长,经常出现戒断症状,并报告了饮酒导致的一系列负面后果,那么治疗师可能会认为患者的饮酒问题应该是治疗的最初重点。如果不解决酗酒问题,患者就不太可能有效地进行抑郁障碍的标准CBT,并且很可能需要在解决抑郁障碍和家庭冲突之前,先进行以物质滥用为重点的治疗。

大约 2/3 患有精神障碍的成年人至少合并有一种躯体疾病[37]，这可能会使治疗更加复杂。例如，患者可能在寻求抑郁治疗的同时，存在因其他疾病（即物质使用史、脑损伤或中风等疾病）而继发的认知功能障碍。标准 CBT 假设患者有适度的认知功能，能够在会谈中学习和应用新的应对技能，并在会谈之间完成自我监测、技能练习和家庭作业。然而，许多有认知障碍的人可能会纠结于标准 CBT 的固有假设，治疗方法的各种调整反而更有可能帮助到他们（例如，增加重复次数、使用更多的视觉辅助工具、放慢节奏，以及采用强化记忆策略[38]）。对于有认知障碍的患者，将其转介并进行神经心理测验，可能会让治疗师更好地了解具体的 CBT 调整方法，也可能为建议其进行认知矫正或其他干预措施提供参考。

共病的存在要求治疗师在开始治疗前进行全面评估，考虑转介原因，并以更宽广的视角看待个案，以帮助准确评估和制订治疗计划。有效治疗共病患者还突显了持续进行个案概念化和制订治疗计划的重要性[17]。对进展和阻碍进行反复评估和评价是治疗的必要组成部分。治疗师常常会发现，灵活处理共病较多的个案，并在适当的时候向专家咨询以优化治疗效果，是非常有益的。

■ 改变的准备

接受治疗的患者对改变有一些矛盾心理并不罕见。在接受心理健康问题治疗的患者中，有多达 2/3 的人处于改变的前意向或意向阶段[39]。在认知工作中，当患者拒绝尝试挑战负性想法时，对改变的矛盾心理就会显现出来。一些患者可能会拒绝去收集负性认知的证据，并在提出替代观点时表现出常见的反应，如"是的，但是……"。还有些患者可能会完全拒绝透露重要信息，这可能会让治疗师不确定如何才能最好地帮助患者。

当患者对改变表现出矛盾心理时，治疗师可以设身处地理解患者并使用适当的策略。例如，当患者不确定自己放弃某些信念的感受时，他们就不太可能有效地使用认知重构。认知重构通常对处于改变的行动阶段的患者最有帮助，而增强意识和激发情绪以帮助他们采取行动的技术通常对处于意向阶段的患者更有效[40]。此外，动机访谈（motivational interviewing，MI）是一种旨在通过帮助患者理解和解决对改变的矛盾心理来增强改变的内在动机的方法[41]。许多研究表明，可以通过动机访谈，对有物质依赖和健康相关问题的患者进行简短的预处理，随后再进行更具指导性的非动机访谈干预[42]。近期研究结果表明，在 CBT 中加入动机访谈对治疗广泛性焦虑症患者有一定的帮助[43,44]。

患者不愿意改变的原因有很多，重要的是要清楚地了解患者改变的阻碍。根据 CBT 模型，治疗师可以引出关于纠结的自动思维和信念，以及关于改变想法和行为的看法。在某些情况下，治疗师可能会发现患者对改变的矛盾心理源于一种功能失调的想法，通过挑战有关改变的信念，治疗师可以帮助患者获得在生活中做出有效改变所需的动力。

■ 文化方面的考虑

必须承认，个人身份的各方面，包括种族、民族、年龄、性别、性取向、宗教和精神信仰取向、国籍、残疾、社会经济地位，对个体在世界上的经历起着至关重要的作用。这些不同的身份在塑造个体的自动思维和核心信念方面发挥着重要作用，因此在个案概念化和治疗规划中应加以考虑。研究表明，适应文化背景的心理治疗可能比不适应文化背景的治疗更有效[45,46]。因此，治疗师应努力采用与不同背景患者的生活经历、环境、文化价值观相一致的治疗方法和治疗目标。有关文化适应性CBT的综合讨论，详见海斯（Hays）和岩政（Iwamasa）[47]。

在治疗初期就开始谈论患者的文化背景和身份，有助于建立融洽的关系，为患者创造一个舒适的空间。治疗师可以在治疗初期介绍一些自己的身份特征，并了解患者对潜在差异（或相似性）的任何担忧[48]。此外，为了寻找和确认来自不同背景的患者可能面临的潜在边缘化经历，可以进一步向患者表明他们是在一个安全的空间来讨论这些问题[49]。当治疗师能够就患者身份的多元文化层面展开明确的对话时，就为进一步讨论歧视和边缘化经历打开了大门，使治疗中的认知技术更容易适应患者的生活经历。

在与具有边缘化身份的患者合作时，必须考虑如何调整传统的认知重构方法以更好地满足他们的需求，特别是在处理对歧视性经历的情绪反应时。认知重构的出发点通常是挑战患者对这些经历的消极解释（即负性自动思维），但对于来自传统边缘化群体的个体，如果他们在生活中确实经历了偏见和歧视，那么这种做法可能无效。例如，一位黑人患者表达了他对进入一家以白人为主的公司工作的焦虑，担心同事因为他是黑人而不尊重他。治疗师与其挑战负性想法的真实性（例如，"你有多确定同事会因为肤色而对你区别对待？"），不如肯定患者的经历和情绪，并聚焦于挑战他们多大程度地内化了这些信息（例如，"我不值得被尊重"），或者考虑这些想法是否有帮助（例如，"坚持这种想法对你有帮助吗？"）[48,49]。这种提问方式的转变为患者提供了工具，帮助他们避免所面临的歧视内化，同时也肯定了他们的生活经历。

■ 家庭作业完成情况

大量研究表明，更高的家庭作业依从性和作业完成质量与积极的心理治疗结果（如更高的症状减轻程度、完成整个疗程的更大可能性）有关[50]。然而，许多患者由于各种原因，难以坚持完成家庭作业。治疗师必须在不评判或不指责的情况下探讨可能存在的阻碍（如记忆困难、时间不够、缺乏理解、动力不足及适应不良的态度）。当患者表示难以在会谈间抽出时间来制订策略（即完成思维记录表）和（或）努力实现特定行为目标的模式时，尽早了解问题以打破这种模式是很重要的。治疗师可以使用认知技术来引导患者表达对家庭作业以及无法坚持完成家庭作业的想法和感受。在某些情况下，这可能是明确的；但在有些情况下患者很难找到阻碍。此时，使用功能分析可能会有所帮助。治疗师首先要确认患者对任务有清晰的理解，然后写下出现的一系列事件、产生的想法和感觉,以及最终导致患者在参加会谈前没有完成家庭作业的行为(如在白板上写出行为链)。一旦对完成家庭作业的阻碍有了清晰的认识,就可以采取适当的策略(即问题解决、动机访谈、修改治疗计划等)。

准确理解任务对治疗依从性十分重要。患者和治疗师对任务理解不一致的情况经常发生。通过与患者合作制订任务,就家庭作业的期望进行明确沟通,为完成任务提供强有力的理由,将任务与患者的能力水平相匹配并利用患者的优势,治疗师可以最大限度地提高患者完成家庭作业的可能性[51]。在会谈中完成家庭作业可能会对患者格外有帮助,因为这能为患者提供提问和表达理解的机会[52]。患者需要表现出对任务的"认同",并看到坚持完成任务的潜在益处。通过检查完成家庭作业时可能遇到的阻碍和挑战,并评估患者对完成任务的胜任感,治疗师可以帮助患者解决一些潜在的阻碍,避免其影响最终的治疗依从性[53]。

科技在实践中的应用

治疗师和患者都逐渐转向采用科技来加强照护和改善治疗。将科技融入面对面治疗是治疗师提高认知工作影响力的一种方法。传统的认知重构是使用实体记录表来完成的,但患者和治疗师也可以协作将记录表调整为在电脑上(甚至智能手机上)完成。患者还可以通过智能手机轻松获取特定的会谈内容并从中有所收获,如在早期治疗会谈中产生的挑战性问题或平衡想法的列表。是否将科技融入认知工作可以根据患者的偏好和情境需求来决定(例如,在公共场合通过智能手机不动声色地完成思维记录表)。

除了加强面对面的 CBT 外,科技还可以扩大获得治疗的机会。经过一些调整,有效的 CBT 可以通过视频会议或电话提供,这使得个体可以在家中、工作场所或他们选择的其他地点参与治疗。对一些人来说,通过视频会议提供的 CBT 与面对面提供的 CBT 同样有效[54,55]。各种数字化 CBT 干预方法,包括通过移动和网络平台提供的方法,性价比高,可在不同人群和不同地点推广,可以减少面对面就诊的相关挑战,如交通不便和病耻感[56]。消除获得护理的常见阻碍,对生活在心理健康资源匮乏社区的个体以及身体残疾和(或)行动不便的人尤其有帮助。

目前,市面上有成千上万种心理健康应用程序,其中许多是为全天短暂而频繁的使用而设计的[57]。以 CBT 为重点的应用程序从不同角度进行治疗,包括症状监测、单一技能指导(如专门用于认知重构的应用程序),以及治疗师-患者联合数据共享(实时向在线治疗师发送日记)。One Mind Psyberguide (https://onemindpsyberguide.org/)提供对心理健康应用程序的公正专家审查,可根据可信度、费用和特点(如"认知行为原则")进行筛选。虽然应用程序之间存在很大差异,但许多基于 CBT 的应用程序都提供移动版思维记录表,并在认知重构方面提供提示和指导。在使用移动应用程序或其他数字心理健康干预措施来增强面对面 CBT 之前,都需要与个体共同讨论其实用性。

总 结

认知技术是治疗师目前最常用的心理治疗工具之一。50多年的研究和实践促进了CBT第二次浪潮和第三次浪潮的发展,其中许多治疗方法源自贝克最初的抑郁认知治疗。然而,不论哪种治疗,认知治疗的基本原理仍然是当今认知行为干预中不可或缺的一部分。本章概述了在各种治疗环境中可用于各类患者的认知模式和基本认知技术。以接纳为基础的认知方法是传统CBT的延伸,拓宽了用于改善精神障碍患者生活的心理学工具箱。得益于临床工作者和研究人员的持续关注、个体的独特需求和在社区中传播的机会,CBT将持续进一步发展。

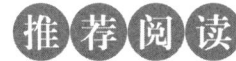

临床工作资料

1. Cognitive Therapy: Basics and Beyond (3rd edition; Beck, 2020).
2. The Clinician's Guide to CBT Using Mind Over Mood (2nd; Padesky and Greenberger, 2020).
3. Cognitive Therapy Techniques: A Practitioners Guide (2nd; Leahy, 2017).
4. Acceptance and Commitment Therapy: The Process and Practice of Mindful Change (2nd edition; Hayes, Strosahl, and Wilson, 2012).
5. Mindfulness and Acceptance: Expanding the Cognitive-Behavioral Tradition (Edited by Hayes, Follette and Linehan, 2004).

自助图书

1. Mind Over Mood (2nd; Greenberger and Padesky, 2016).
2. Get Out of Your Mind & Into Your Life: The New Acceptance and Commitment Therapy (Hayes and Smith, 2005).
3. The Mindful Way Workbook (Teasdale, Williams, Segal, 2014).
4. Wherever You Go, There You Are: Mindfulness Meditation in Everyday Life (Kabat-Zinn, 2005).
5. The Mindful Path to Self-Compassion (Germer, 2009).

网站

1. 美国认知行为治疗学会(Academy of Cognitive and Behavioral Therapies):www.academyofct.org/.
2. 美国行为与认知治疗协会(Association for Behavioral and Cognitive Therapies, ABCT):www.abct.org.
3. 情境行为科学协会(Association for Contextual Behavioral Science):www.contextualscience.org.
4. 情绪健身房:在线认知行为治疗工具包(MoodGYM; an online CBT package):www.moodgym.com.au.

参考文献

[1] Beck AT. Thinking and depression: 2. Theory and therapy. Arch Gen Psychiatry. 1964;10:561-571.
[2] Norcross JC, Hedges M, Castle PH. Psychologists conducting psychotherapy in 2001: a study of the Division 29 membership. Psychother Theory Res Pract Train. 2002;39:97-102.
[3] Butler AC, Chapman JE, Forman EM, Beck AT. The empirical status of cognitive-behavioral therapy: a review of meta-analyses. Clin Psychol Rev. 2006;27:17-31.

[4] Cuijpers P, Berking M, Andersson G, Quigley L, Kleiboer A, Dobson KS. A meta-analysis of cognitive-behavioural therapy for adult depression, alone and in comparison with other treatments. Can J Psychiatr. 2013;58(7):376-385.
[5] Brown GK, Ten Have T, Henriques GR, Xie SX, Hollander JE, Beck AT. Cognitive therapy for the prevention of suicide attempts. JAMA. 2005;294(5):563-570.
[6] Wenzel A, Brown GK, Beck AT. Cognitive therapy for suicidal patients: scientific and clinical applications. Washington, DC: American Psychological Association; 2009.
[7] Olatunji BO, Cisler JM, Deacon BJ. Efficacy of cognitive behavioral therapy for anxiety disorders: a review of meta-analytic findings. Psychiatr Clin North Am. 2010;33(3):557-577.
[8] Watkins LE, Sprang KR, Rothbaum BO. Treating PTSD: a review of evidence-based psychotherapy interventions. Front Behav Neurosci. 2018;12:258.
[9] Rector NA, Beck AT. Cognitive behavioral therapy for schizophrenia: an empirical review. J Nerv Ment Dis. 2001;189:278-287.
[10] Beck AT, Davis D, Freeman A. Cognitive therapy of personality disorders. 3rd ed. New York, NY: Guilford Press; 2015.
[11] McHugh RK, Hearon BA, Otto MW. Cognitive behavioral therapy for substance use disorders. Psychiatr Clin North Am. 2010;33(3):511-525.
[12] Hayes SC, Hofmann SG. The third wave of cognitive behavioral therapy and the rise of process-based care. World Psychiatry. 2017;16(3):245-246.
[13] Beck JS. Cognitive therapy: basics and beyond. New York: Guilford Press; 1995.
[14] Ellis A. Expanding the ABCs of rational-emotive therapy. In: Mahoney MJ, Freeman A, editors. Cognition and psychotherapy. New York: Plenum Press; 1985. p.313-323.
[15] Riso LP, du Toit PL, Stein DJ, Young JE. Cognitive schemas and core beliefs in psychological problems: a scientist-practitioner guide. Washington, DC: American Psychological Association; 2007.
[16] Beck AT. The current state of cognitive therapy: a 40-year retrospective. Arch Gen Psychiatry. 2005;62:953-959.
[17] Kuyken W, Padesky CA, Dudley R. The science and practice of case conceptualization. Behav Cogn Psychother. 2008;36(6):757-768.
[18] Greenberger D, Padesky CA. Mind over mood: change how you feel by changing the way you think. 2nd ed. Guilford Press; 2016.
[19] Davidson J, Persons JB, Tompkins MA. Using the thought record [DVD]. Washington, DC: American Psychological Association; 2007.
[20] Burns DD. Feeling good: the new mood therapy. New York: William Morrow and Company, Inc.; 1980.
[21] Burns DD. The feeling good handbook: using the new mood therapy in everyday life. New York: William Morrow and Company, Inc.; 1989.
[22] Persons JB, Davidson J, Tompkins MA. Essential components of cognitive-behavior therapy for depression. Washington, DC: American Psychological Association; 2001.
[23] Leahy RL. Cognitive therapy techniques: a practitioner's guide. New York: Guilford Press; 2003.
[24] Overholser JC. Elements of the Socratic method: I. Systematic questioning. Psychotherapy. 1993;30:67-74.
[25] Overholser JC. The Socratic method of psychotherapy. New York: Columbia University Press; 2018.
[26] Waltman S, Codd RT, McFarr L, Moore BA. Socratic questioning for therapists and counselors learn how to think. Routledge; 2020.
[27] Linehan MM. Cognitive behavioral treatment of borderline personality disorder. New York: Guilford Press; 1993.
[28] Overholser JC. Cognitive-behavioral treatment of depression, part Ⅲ: reducing cognitive biases. J Contemp Psychother. 1995;25:311-329.
[29] Kabat-Zinn J. Mindfulness-based interventions in context: past, present, and future. Clin Psychol Sci Pract. 2003;10:144-156.
[30] Keng SL, Smoski MJ, Robins CJ. Effects of mindfulness on psychological health: a review of empirical studies. Clin Psychol Rev. 2011;31(6):1041-1056.
[31] Titchener EB. A text-book of psychology. New York: Macmillan; 1916.
[32] Hayes SC. Get out of your mind and into your life: the new acceptance and commitment therapy. New Harbinger Publications; 2005.
[33] American Psychiatric Association. Diagnostic and statistical manual of mental disorders (DSM-5). Washington, DC: American Psychiatric Association; 2013.
[34] Kessler RC, Berglund P, Demler O, Jin R, Koretz D, Merikangas KR, Rush AJ, Walters EE, Wang PS. The epidemiology of major depressive disorder: results from the National Comorbidity Survey Replication (NCS-R). JAMA. 2003;289(23):3095-3105.
[35] Gelhart RP, King HL. The influence of comorbid risk factors on the effectiveness of cognitive-behavioral treatment of depression. Cogn Behav Pract. 2001;8(1):18-28.
[36] Merrill KA, Tolbert VE, Wade WA. Effectiveness of cognitive therapy for depression in a community mental health center: a benchmarking study. J Consult Clin Psychol. 2003;71:404-409.
[37] Alegria M, Jackson JS, Kessler RC, Takeuchi D. National Comorbidity Survey Replication (NCS-R), 2001—2003. Ann Arbor: Interuniversity Consortium for Political and Social Research; 2003.
[38] Gallagher M, McLeod HJ, McMillan TM. A systematic review of recommended modifications of CBT for people with cognitive impairments following brain injury. Neuropsychol Rehabil. 2019;29(1):1-21.
[39] Dozois D, Westra H, Collins K, Fung T, Garry J. Stages of change in anxiety: psychometric properties of the University of Rhode Island Change Assessment (URICA) scale. Behav Res Ther. 2004;42:711-729.
[40] Norcross JC, Krebs PM, Prochaska JO. Stages of change. J Clin Psychol In Session. 2011;67:143-154.
[41] Miller WR, Rollnick S. Motivational interviewing: preparing people for change. New York: Guilford Press; 2002.
[42] Lundahl BW, Kunz C, Brownell C, Tollefson D, Burke BL. A meta-analysis of motivational interviewing: twenty-five years of empirical studies. Res Soc Work Pract. 2010;20(2):137-160.

[43] Westra HA, Constantino MJ, Antony MM. Integrating motivational interviewing with cognitive-behavioral therapy for severe generalized anxiety disorder: an allegiance-controlled randomized clinical trial. J Consult Clin Psychol. 2016;84(9):768-782.
[44] Constantino MJ, Westra HA, Antony MM, Coyne AE. Specific and common processes as mediators of the long-term effects of cognitive-behavioral therapy integrated with motivational interviewing for generalized anxiety disorder. Psychother Res. 2019;29(2):213-225. https://doi.org/10.1080/10503307.2017.1332794.
[45] Benish SG, Quintana S, Wampold BE. Culturally adapted psychotherapy and the legitimacy of myth: a direct-comparison meta-analysis. J Couns Psychol. 2011;58(3):279.
[46] Huey SJ, Tilley JL, Jones EO, Smith CA. The contribution of cultural competence to evidence-based care for ethnically diverse populations. Annu Rev Clin Psychol. 2014;10:305-338.
[47] Iwamasa G, Hays PA. Culturally responsive cognitive behavior therapy: practice and supervision. Washington, DC: American Psychological Association; 2019.
[48] Graham JR, Sorenson S, Hayes-Skelton SA. Enhancing the cultural sensitivity of cognitive behavioral interventions for anxiety in diverse populations. Behav Ther. 2013;36(5):101-108.
[49] Hays PA. Integrating evidence-based practice, cognitive-behavior therapy, and multicultural therapy: ten steps for culturally competent practice. Prof Psychol Res Pract. 2009;40(4):354.
[50] Conklin LR, Curreri AJ, Farchione TJ, Barlow DH. Homework compliance and quality in cognitive behavioral therapies for anxiety disorders and obsessive-compulsive disorder. Behav Ther. 2021;52:1008. https://doi.org/10.1016/j.beth.2021.01.001.
[51] Scheel MJ, Hanson WE, Razzhavaikina TI. The process of recommending homework in psychotherapy: a review of therapist delivery methods, client acceptability, and factors that affect compliance. Psychother Theory Res Pract Train. 2004;41(1):38.
[52] Cox DJ, Tisdelle DA, Culbert JP. Increasing adherence to behavioral homework assignments. J Behav Med. 1988;11:519-522.
[53] Kazantzis N, Deane F. Psychologists' use of homework assignments in clinical practice. Prof Psychol Res Pract. 1999;20:581-585.
[54] Osenbach JE, O'Brien KM, Mishkind M, Smolenski DJ. Synchronous telehealth technologies in psychotherapy for depression: a meta-analysis. Depress Anxiety. 2013;11:1058-1067. https://doi.org/10.1002/da.22165.
[55] Berryhill MB, Culmer N, Williams N, Halli-Tierney A, Betancourt A, Roberts H, King M. Videoconferencing psychotherapy and depression: a systematic review. Telemed J E Health. 2019;6:435-446. https://doi.org/10.1089/tmj.2018.0058.
[56] Wilhelm S, Weingarden H, Ladis I, Braddick V, Shin J, Jacobson NC. Cognitive-behavioral therapy in the digital age: presidential address. Behav Ther. 2020 Jan;51(1):1-14. https://doi.org/10.1016/j.beth.2019.08.001.
[57] Larsen ME, Huckvale K, Nicholas J, et al. Using science to sell apps: evaluation of mental health app store quality claims. NPJ Digit Med. 2019;2:18. https://doi.org/10.1038/s41746-019-0093-1.

第4章
行为策略

Behavioral Strategies

安妮·乔萨克　　雷切尔·万德克鲁克
Anne Chosak　　Rachel Vanderkruik

曾艺欣　陈如梦·译　黄欣欣　从恩朝·校

引　言

　　认知行为治疗（cognitive-behavioral therapy，CBT）是由两个独立的研究和理论流派结合而成的，并且两者都注重短程的、问题导向的治疗。这一点从CBT领先专业协会的发展中就可以看出：行为治疗促进协会（Association for the Advancement of Behavior Therapy，AABT）成立于1966年，作为当时主流的心理动力学治疗的替代品，在华盛顿特区举办了首次年会。该协会旨在运用从学习法则（巴甫洛夫的经典条件反射和斯金纳的操作性条件反射）中得出的方法，通过定位和修改可观察到的行为，来减轻心理健康问题带来的痛苦——这就是行为治疗。

　　然而，在2005年，AABT在华盛顿特区召开第39届年会时，它的名称已经被改为认知行为治疗协会（Association for Cognitive and Behavioral Therapies，ABCT），纳入了有效的认知治疗，一种由亚伦·贝克和艾伯特·埃利斯开创的用来治疗抑郁和焦虑的治疗方法。这个曾经被熟知的行为治疗（behavioral therapy，BT）领域已经逐渐被称作"认知行为治疗"（CBT）。但是，

A. Chosak (✉) | R. Vanderkruik
Department of Psychiatry, Massachusetts General Hospital, Boston, MA, USA
e-mail: achosak@mgh.harvard.edu; rvanderkruik@mgh.harvard.edu

© The Author(s), under exclusive license to Springer Nature Switzerland AG 2023
S. E. Sprich et al. (eds.), *The Massachusetts General Hospital Handbook of Cognitive Behavioral Therapy*, Current Clinical Psychiatry, https://doi.org/10.1007/978-3-031-29368-9_4

最初基于学习原则的并且针对可观察行为工作的行为治疗策略仍然是现今 CBT 的基石，而这些策略就是本章的重点。

行为策略是各式各样、强有力、有效果的方法，可以整合到各种疾病的治疗方案中，并且是许多精神疾病治疗选择的一部分。此外，对某些人群来说，与认知治疗相比，行为治疗（如行为激活）可能被认为具有更少的污名化。这是因为行为治疗模型将疾病问题（如抑郁）归因于外界（如环境因素）而不是内在（如认知因素）[1]。在本章，我们描述了两种最基本和核心的行为策略：暴露与反应预防（exposure and response prevention，ERP）和行为激活，并呈现了相关案例。ERP被认为是强迫症（obsessive-compulsive disorder，OCD）、创伤后应激障碍（post-traumatic stress disorder，PTSD）、恐惧症及其他焦虑障碍的一线心理治疗方法[2-5]，而行为激活是抑郁障碍的一线治疗方法[6-9]。我们也讨论了技能训练的策略，并且介绍了如何使用它来解决各种临床问题。

暴露与反应预防

暴露与反应预防（用于治疗创伤后应激障碍时，被称为"持续暴露"）是一种重要的策略，针对焦虑及其相关的回避行为，用巴甫洛夫的经典条件反射方法来消除恐惧和回避。如前所述，焦虑的患者通常会对引发其焦虑的触发物产生恐惧并采取回避行为。例如，恐狗症患者可能会穿过马路来躲避一只迎面走来的狗。短期来看，这种方法可以"起效"，因为焦虑在当下减少了。但是，长期来看，他们无法学习到正确的信息或者在触发物出现时获得积极体验，从而强化了不合理的恐惧和回避习惯。暴露与反应预防提供了改变自我强化模式的方法。

"暴露"是指有意识地面对恐惧刺激。比如，治疗师要求恐狗症患者去遛狗公园散步或去逛宠物店（通常他们会避免这样做）。"反应预防"包括消除常常伴随出现在暴露刺激之后的行为模式，如恐狗症患者尽可能地远离狗、转移视线或者紧紧抓住同伴。在恐惧刺激下不做出常有的与焦虑相关的反应，这样习惯化之后，个体可以逐渐适应恐惧刺激，焦虑感也会随着时间推移而慢慢减少。暴露与反应预防是相互配合的，如果不仔细注意反应预防，暴露很可能不会成功（或者取得同样成功的效果）。

■ 暴露与反应预防治疗一例强迫症的案例

患者是一名学校女教师，有与污染相关的强迫症（OCD）；具体来说，她对任何与血液或疾病有关的事物存在不合理的恐惧和回避。尽管她最核心的恐惧是接触血液传播的疾病，但是她对任何疾病的回避和恐惧程度都是非理性的和极端的。如果她看到别人手上有绷带，她就不会与其有肢体接触，也不会吃其准备的食物。如果学生缠了绷带，她一整天都会离那个学生远远的。每当出现禽流感或脑膜炎等公共卫生事件时，她会感到惊慌失措，待在家里而不去上班。在学校，如果她看到同事有明显的伤口，她在那一天就会避免去触碰门把手、使用洗手间或者教师休息室。如果不得不使用这些公共区域,她会在触碰任何东西之前用消毒剂清洁所要碰到的区域。她在路上走时,还会避免走到黑色斑块上,因为"黑色斑块可能会是血"。她会很频繁地洗手,并且洗很长时间,一整天都在不停地使用洗手液。

像许多OCD患者一样,她相信血液和其他物质会"黏"在身上,以至于手或鞋子会很容易"被污染",她就会把细菌带回家并感染疾病,尽管医学信息是与此相反的。如果与潜在的污染物有"密切"的接触,她会用热水仔细地擦洗手几分钟;如果有鞋子或其他衣物进入了"危险区域",她会把它们扔掉。她还会花很长时间洗澡,限制自己在那一天的进食。在刚开始治疗时,她每天要花几个小时来完成这些仪式,她的工作为此受到了影响。时刻关注潜在的污染源和需要避开的区域,导致她的专注力和注意力都被耗尽了。

开始治疗时,治疗师对患者的症状进行了全面的评估,并且对患者进行了关于OCD的心理教育。治疗师介绍了CBT"三要素"模型,阐述了思维、情感和行为之间的相互作用,并且利用患者自身经验中的例子来说明了这些原则。治疗师解释了避免触发物是如何强化非理性恐惧的,并且讨论了习惯化的概念,即对相同刺激的多次暴露会逐渐减少反应性。在该特定的案例中,治疗师还提供了关于疾病传播的正确信息,并确保患者明白她的恐惧和回避模式是不合理的和不必要的。治疗师解释了在ERP治疗中,她不会被要求做任何真正危险的事情,但是她需要挑战其行为模式,以便学习关于正常但会引起焦虑的情境的正确信息。大多数人都可以吃下有明显伤口的人做的三明治,但对于此患者,这就像是与人类免疫缺陷病毒(human immunodeficiency virus, HIV)感染者共用针头一样。对于这位患者,"暴露"是与代表疾病风险的触发物(如黑色斑块、有绷带或明显伤口的人)进行正常的、合理的接触,而"反应预防"就是消除典型的强迫行为(洗手、限制进食、清洁表面及过度使用洗手液)。

接下来,治疗师和患者一起制订了恐惧和回避等级表(图4-1),明确了其害怕和回避的一些

情境	恐惧 (0~100)	回避 (0~100)
10.吃下手上缠着绷带或有明显伤口的人准备的食物	95	100
9.与手上缠着绷带或有明显伤口的人握手	90	100
8.在同事手上缠着绷带或有明显伤口的情况下,使用单位的厨房	82	90
3.吃下别人(家人)准备的食物	35	30
2.在人行道或地面上行走时,靠近(1米以内)一个黑色大斑块	25	15
1.在人行道或地面上行走时,靠近(1米以内)一个黑色小斑块	10	0

图4-1·示例:恐惧和回避等级表

OCD触发物和情境。然后，他们对这些情境进行了排序，形成行为目标的等级，从相对简单的到相对困难的。例如，其中一个相对简单的情境是走过人行道上的黑色斑块但不踩上去。一个中等困难的任务是吃下别人制作的食物，只要那个人看起来是健康的。在该等级表中，最难的一个任务是吃下手上缠着绷带或有明显伤口的人准备的食物。在构建这些等级时，治疗师和患者尽可能地选择一些常见的、相关的并且容易实现的情境。

然后，治疗师指导患者待在暴露情境中，直到焦虑显著减少。他们对暴露情境进行了可检验的预测，并在自我监测表上记录了这些预测。他们讨论了在暴露期间或在这之后避免进行任何强迫行为（用来减少焦虑的行为）的重要性，不允许进行任何微小的"安全行为"来减少焦虑，如让目光或身体远离触发物，或者像分散注意力这样微小的强迫行为。治疗师介绍了主观痛苦程度评分量表（Subjective Unit of Discomfort Scale，SUDS），其范围为0~100，患者可以用它来评估在暴露前、暴露期间、暴露后的焦虑程度，并给了患者一份监测表，用来记录暴露体验。

患者在治疗中进行了初始暴露训练，治疗师在一旁指导她，有时也会陪同她一起。从轻微的暴露开始，比如坐得离治疗师地毯上"黑色斑块"的距离比她的舒适距离更近一些（可能是0.5~1米远），让焦虑程度保持在中等水平，并且直到焦虑显著减少。他们走在人行道上，比患者通常离"黑色斑块"的位置更近一些，专注于阻断应对行为，直到焦虑减轻（在该个案中，30~60分钟）。患者在暴露期间会根据治疗师的提示不定期地对自己的SUDS进行评估，其他时间则被告知不要说话，因为会分散她的注意力，从而阻碍习惯化的形成。在暴露练习快要结束时，治疗师和患者对预测进行了评估，并讨论了患者从暴露中学到了什么。在治疗室中进行一次暴露之后，治疗师会给接下来的一周布置相似的暴露练习家庭作业。治疗师建议，如果可以的话，患者需要每天在家做暴露练习，每周至少进行3次。

在布置家庭作业时，治疗师会和患者核对，以确保家庭作业是切实可行的，并且确认患者对于进行ERP是有一定信心的。在治疗的接下来一周，患者会报告暴露练习家庭作业完成情况，治疗师和患者会一起解决出现的问题，根据需要修改家庭作业内容，使其更容易或者更具挑战性；同时，检查患者是否进行了安全行为或微小的回避行为，最重要的是确保患者在暴露期间或在这之后没有进行强迫行为。当患者在等级表中的某一个等级上变得相对舒适并且没有进行任何强迫行为时，就会上升一个等级，进行更具挑战性的暴露。一开始会在治疗中进行新的暴露练习，然后在每周的家庭作业中进行类似的暴露。

经过很多次治疗后（在该个案中，进行了20次），患者的焦虑和回避行为逐渐减少。患者逐渐进行了更有难度的暴露训练，包括：在治疗师的办公室和家附近进行暴露；可以在工作单位使用任何公共区域；可以更正常地吃别人制作的食物；过去的强迫行为（过度清洁自己和物体表面、过度使用洗手液、限制进食、扔掉衣物和鞋子）也减少或消除了。在治疗末期，治疗师鼓励患者更加独立地去设计和检查ERP家庭作业，并指导她如何成为自己的治疗师。患者和治疗师将治疗改为每两周进行一次。治疗师鼓励她自己继续保持暴露练习，虽然没有彻底消除症状，但最终以明显的症状改善结束了CBT。治疗结束时,患者的OCD症状每天消耗的时间不到1小时,并且不再干扰她的工作生活。

本案例相对直接地采用了ERP进行治疗,但是实际情况并非总是这样。具有更复杂的强迫症状、其他精神疾病或生活问题的患者更难投入到治疗中,因此治疗可能需要更长的时间。在暴露期间也可能出现其他阻碍,包括患者的预期焦虑,其可以通过认知策略、动机访谈或循序渐进的节奏和较小的暴露来解决。如果使用认知策略,目标就是帮助患者更准确地评估暴露的风险(例如,通过认知重构来纠正高估概率等认知歪曲),这样可以增加他们参与ERP的意愿。然而,需要注意的是,在进行ERP期间,患者不能使用认知策略,因为这可能缩减暴露的效果,甚至可能变成另一种强迫行为或自我安抚行为。

要使ERP取得成功,关键是选择患者实际愿意去做并且能够做到的暴露,同时避免进行强迫行为。在最开始,为了让患者参与治疗过程,可以通过治疗师协助的方式进行暴露,或者让朋友或亲人陪同患者。另一个挑战是,有时患者的SUDS水平在暴露过程中可能不会下降。例如,患者在暴露时分心了或者过分关注与触发物相关的非理性思维。在这种情况下,可以重新引导患者只关注暴露的情境和此时此刻。还有一个可能的问题是,某些触发物没有逐步进行的方式(如飞行,患者飞或不飞)。可能的解决方案可以是采用想象暴露,即录制好场景并多次重放,或虚拟现实暴露(使用计算机生成的图像来模拟恐惧情境)。在治疗中和在ERP家庭作业中,设计暴露练习必须具有创造性和灵活性。

行为激活

行为激活(behavioral activation,BA)源自一种斯金纳式的或操作性的抑郁观点,即抑郁个体越来越少地做出能从身体和社交环境中获得正向强化的行为,这将导致他们感到更加抑郁。通过逐步参加更多有益的活动可以逆转这一过程,并且这种减轻抑郁的方法是很容易学会的。心理学家彼得·卢因森(Peter Lewinsohn)是行为激活的"创始人",他最初是通过检查研究参与者的日记开始的研究。在日记上,参与者记录了他们参与的活动和其情绪体验。卢因森注意到,经常与抑郁、焦虑、无聊等消极情绪有关联的活动包括:"和不友善的人聊天""和配偶或伴侣争吵""吃不喜欢的食物""在压力下工作""没有隐私""赶时间",等等。与之相反,卢因森发现与快乐或满足感等积极情绪相关的活动包括:"与朋友或亲人在一起""称赞或赞美他人""拥有平和与宁静""呼吸新鲜空气""顺利完成一项工作""想着未来的美好事物""欣赏美丽的风景"及"观看动物"。

行为激活治疗根据卢因森的理论演变而来,他认为抑郁可能是由缺乏反应依赖的正向强化导致的[10]。当一个人抑郁时,他可能会远离别人,脱离日常生活习惯和环境。这种回避和脱离让他们失去了通过活动获得正向强化的机会,从而进一步加深了心情的低落。这被称作是"抑郁的恶性循环"。行为激活旨在通过监测活动(或回避)与情绪之间的关系,然后有意地安排一些能给患者带来掌控感或愉悦感的活动,来增加患者与奖赏来源的接触。完整的行为激活治疗通常需要 20~24 次,而更简化的行为激活(称为 BATD)只要 8~15 次就可以完成。行为激活在一般人群中有着充分的实证支持,并且一项元分析研究指出行为激活比其他治疗抑郁的方法更好[11]。此外,研究表明,行为激活与服用药物的治疗效果相当,但脱落率更低,并且 2 年后复发率也更低[6,12]。因此,行为激活不仅在治疗抑郁方面有效,而且在参与度和长期效益方面也具有优势。

在向抑郁患者介绍行为激活时,治疗师应解释它所基于的理论,以及参与愉快活动来对抗抑郁的重要性。简单来说,所有人似乎都有一种天性,即在做有挑战的和愉快的事情时以及在参加社交和休闲活动时感到最开心。如果不做这些事情,我们的心智就会发出信号,告诉我们有些不对劲,我们就会体会到抑郁、忧虑等感受。如果一个人一天的大部分时间都没有活动或者只做不开心、无聊的活动,那么其情绪将持续受到抑郁、忧虑和压力的支配;这些感受反过来又更让他不可能去积极参加活动,从而使得抑郁情绪继续循环下去。图 4-2 呈现了这个循环过程。

图 4-2 展示了"抑郁的恶性循环"。假设发生了一个负面事件,如失业,治疗师可以将此事件写在"发生了什么"的框里。对大多数人来说,这种困难事件会引发各种感受和情绪,如感到压力、疲倦、焦躁和烦躁,治疗师可以将这些写在"你感觉如何"的框里。随后,人们做或不做的一些事情会让这些感觉持续存在,使其变得更糟或者变得更好。例如,这些感受带来的反应可能是与亲人疏远或争吵,或者躺在床上。虽然短期内个体可能会从行为中获得宽慰或满足感,但随着时间的推移,这样的行为反应可能会让情况变得更糟,并且引发新的问题。如果一个人觉得烦躁,然后疏远亲人,他可能会感到孤独,更加孤立无援,进而导致更抑郁。重点是不仅要考虑一个人做了什么,还要考虑他没有做什么。回避可能会在短期内减少消极情绪,但也会妨碍个体获得愉悦感或掌控感。行为激活的目标就是要扭转这种抑郁的恶性循环。行为激活通常是第一个介绍的 CBT 技术,因为它很容易学习,并且可以让不活动的患者立刻获得情绪的改善。

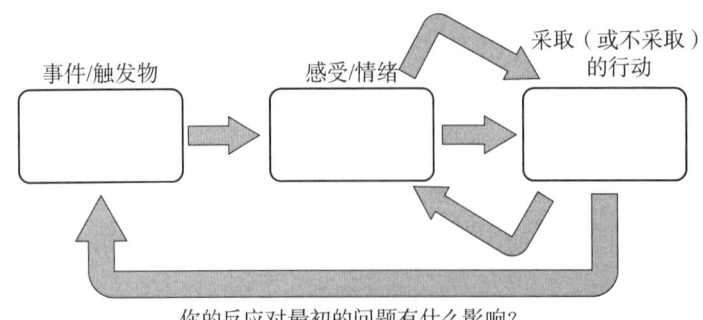

图 4-2 · 抑郁的行为激活模型

在向患者介绍了行为激活之后,治疗师通常会使用图 4-3 这样的活动表格开始进行活动和情绪的监测。治疗师要求患者在一周内尽可能详细地记录他们的时间安排和相应的情绪评分,完成活动和追踪日志。然后,患者和治疗师一起回顾已完成的日志,明确随着患者做某事或者不做某事而产生情绪变化的模式。治疗师还可以让患者完成愉快活动清单（如 http://dbtselfhelp.com/html/er_handout_8.html），其中包含了很多人喜欢的社交活动和个人活动。治疗师应指导患者在清单中选择他们喜欢的或者曾经喜欢的任何活动。这些活动就可以成为目标行为，在之后可以逐渐引入患者的日常生活中。

指导语：请记录下你一天里每个小时进行的活动（你在干什么，和谁一起，在哪里，等等），并对你的情绪强度从1~10进行评分（即你感到有多抑郁），"1"表示一点也不强烈，"10"表示非常强烈。

	周日	周一	周二	周三	周四	周五	周六
上午6:00							
上午7:00							
上午8:00							
上午9:00							
上午10:00							
上午11:00							
上午12:00							
下午1:00							
下午2:00							
下午3:00							
下午4:00							
下午5:00							
下午6:00							
下午7:00							
下午8:00							
下午9:00							
下午10:00							
下午11:00至上午6:00							

图 4-3 · 行为激活

行为激活通常采用问题解决治疗范式来进行：①诊断问题——在完成抑郁评定量表，如汉密尔顿抑郁评定量表（Hamilton Depression Rating Scale，HDRS-17）[13]或者抑郁症状快速评定量表（Quick Inventory of Depressive Symptoms，QIDS）[14]之后，治疗师指导患者在第一周内跟踪记录所有的日常活动；②头脑风暴可能的解决方案——治疗师与患者一起明确让患者感到开心的或者具有挑战性的活动，在此过程中可以参考部分愉快活动清单；③选择并尝试一个解决方案——患者应该将一个或多个愉快活动安排到未来一周每天的日程中；④评估结果并根据需要进行微调——患者和治疗师一起回顾愉快活动和情绪评分，并调整、优化减轻抑郁的方法。

■ 行为激活治疗一例抑郁症的案例

为了帮助一位20多岁的女医务人员改善越来越严重的抑郁症状，医生把她转介而来。她报告说自己早上起床很艰难,在工作的时候很难集中注意力,晚上入睡和保持睡眠也有困难。这些问题似乎是去年她和丈夫从美国西部的一个小镇搬到波士顿几个月之后开始的。当她描述搬家之后生活方式发生了多么剧烈的变化时,可以看出她的抑郁很有可能与日常活动发生的明显变化有关。

在之前的家中,她和刚结婚不久的丈夫在绝大部分的空闲时间里都是一起享受喜欢的徒步和滑雪活动。但是,自从搬到波士顿以来,他们很少见面,就算见面了,也会因为太累或太忙而什么都做不了。此外,他们现在住在城市里,不再拥有私家车了。在搬家之前,她在一家小型社区医院工作,几乎认识那里的每一个人,也喜欢在午饭的时候和下班之后和同事社交。现在,她在一家压力比较大的医疗中心医院工作,在这里她认识的人很少,几乎没有时间吃午餐。除了充满压力的工作之外,她觉得所有的时间都花在上下班的通勤路上,或者坐在家里的电视或电脑前,然后疲惫不堪地倒在床上。她和丈夫也不再出去吃晚饭或一起吃午餐了。

治疗师告诉她,考虑到她日常生活的巨大转变,她的情绪在过去一年里持续恶化是在意料之中的。汉密尔顿抑郁评定量表(HDRS-17)结果显示,她存在中度抑郁。治疗师要求她通过记录每小时进行的所有活动(使用空白活动记录表)来收集更多关于她日常活动的具体细节,以便更详细地了解她的日常习惯。治疗师告诉她,写下自己在每小时内进行的主要活动,并给每个活动记录两项评分:"P"表示这个活动给她带来多少愉悦感,"M"表示她在完成活动期间和之后有多少"掌控感"或"成就感"。两者都采用简单的0~10分来打分,0表示没有愉悦感或掌控感,10表示最大程度的愉悦感或掌控感。

当她带着家庭作业来进行第2次治疗时,可以很明显地看出她的问题并不是完全没有行动,而是她只在做不适合她的活动——这些活动的愉悦感和掌控感评分都很低(通勤、没有午休社交的工作、在单位一个人吃饭、为了通勤和工作早睡但却清醒地躺在床上担忧生活变得多么无聊)。她没有进行任何让她开心的、具有挑战性的和社交性的活动,而曾经住在西部地区时,这些活动让她的日常生活变得十分快乐。

她的活动记录证实了,尽管她大部分时间都出门了,但是她很少进行能让她有愉悦感或有掌控感的活动。与许多抑郁和严重焦虑的人一样,愉悦感评分最高的时候是在她睡觉时。当治疗师问她在过去的任何时候都喜欢做什么事情时,她神采奕奕地描述她有多么喜欢和丈夫一起在山里徒步、滑雪、开车远行、外出吃晚餐,以及与同事社交。

在第2次治疗中,她在愉快活动清单上勾选的项目包括"和丈夫待在一起""慢跑""开车兜风""滑雪""待在乡村里""徒步旅行""园艺""露营""骑行""野餐"及"与朋友喝咖啡或喝茶"。治疗师告诉她,选择这其中的一些活动加入她接下来一周的日程安排中。

当第3次治疗时,患者表示她按计划进行了一次20分钟的晨跑(比起她住在西部地区时跑步的时间要短得多,但是她听从了治疗师的建议,从一小步开始),并记录下她在活动期间和活动后的愉悦感和掌控感,或完成活动的成就感。评分都高达7分,这是她这几周以来记录的最高评分。

此外，她还成功地向一位同事发出邀请，问对方是否愿意在工作日后和她一起吃午饭。尽管在问同事的时候她感觉很紧张（因此她给做这项活动的愉悦感评分为 0 分），但是她对于自己做到了这件事情有强烈的掌控感或成就感（评分为 7 分）。

该患者在行为激活治疗中很努力，到第三周结束时，她和丈夫都反馈她开始变得更有活力和志趣了。用这个方法再治疗了一个月，她把更多的活动从清单中转变到日常生活里，并发现每天做计划不再是治疗的家庭作业，而是变成了日常生活的一部分，而且她的 HDRS-17 抑郁分数已经下降到正常范围了。

技能训练

尽管行为策略主要包括 ERP 和行为激活，但是帮助患者学习更具适应性的行为来应对社交环境或生理症状，也是临床 CBT 工具箱中一种很有用的方法。识别和弥补技能的不足可以促进许多患者提高其功能水平。例如，治疗师可能会发现患者由于社交技能不足，而回避其害怕的或可能带来快乐的社交活动。治疗师可以与患者一起识别和解决一些简单的技能不足，如不会眼神交流和其他的沟通技巧；或者他们也可能一致认可有必要培养一些更复杂的技能，如自信心训练，即通过培训和指导让患者学会在各种情境中恰到好处地展现自信。对于这些情况，一些简短的社交技能练习，通常包括通过阅读图书，如《强势》(When I Say No, I feel Guilty)[15]或《应该这样表达你自己》(Your Perfect Right)[16]，可能会为顺利进行暴露治疗或行为激活而扫除障碍。

另一种技能训练是教授患者有效的放松练习。对于部分抑郁患者，太过焦虑可能会阻碍他们去进行一些给人带来快乐的活动，短暂的放松训练就可以帮助他们更快地康复。对于焦虑患者，放松能帮助舒缓生理上的感觉，让人更好地应对压力或者帮助人们感觉自己的身体更舒适和踏实[17,18]。非常重要的是，患者不能在暴露治疗时使用放松策略来分散注意力，因为这会阻止习惯化的形成，也会阻碍学习。但是，如果在暴露期间或之后，生理感觉过于强烈，适度地使用放松技巧可能会有帮助。许多在线资源（如 http://www.webmd.com/balance/stress-management/stress-management-doing-progressive-muscle-relaxation#）和自助图书都有放松策略的示例[19,20]。腹式呼吸和渐进式肌肉放松是两种广泛使用且易于教授的放松技能。

腹式呼吸会让患者深深地、放松地、充分地呼吸。在感到压力或焦虑时，人们的呼吸会变浅甚至屏住呼吸，这可能会带来不舒服的生理感觉，甚至触发身体的警报系统——交感神经系统。呼吸训练有很多种方法，从简单的关注并计算呼吸次数到更复杂的策略都有。下面是一个比较简单的指导语："请把你的手放在肚子上……吸气，像吹气球一样把它充满，慢慢地吸气……慢慢地呼气……在吸气时默数'1'，在呼气时默念'放松'。在下一次吸气时默数'2'，在呼气时默念'放松'。如果你分心了，可以重新再来一次。从 1 数到 10 之后，就静静地坐着，觉察你的感觉如何。"最关键的是要定期地练习深呼吸，最初在安静和有意设定的环境中，渐渐过渡到各种环境中，这样不管周围发生什么都能产生放松的感觉。通过练习，人们可以在感到压力时、睡觉前或者一天中的短暂休息时，使用呼吸策略来让自己感觉更舒服。一些治疗师会鼓励患者在暴露之前或之后进行呼吸放松，或者在对患者来说等级过高的计划之外的暴露过程中通过呼吸来放松。然而，在暴露过程中进行呼吸训练，可能会导致患者无法彻底地让自己暴露在情境中，因此可能会干扰习惯化的过程，并会给患者传达出暴露比实际经历更具威胁性的信息。

像腹式呼吸一样，渐进式肌肉放松（progressive muscle relaxation，PMR）可以用来处理焦虑导致的一些生理感受不适，并帮助患者更好地觉知自己的身体感觉。这也是一种常用的缓解压力的工具。和呼吸策略一样，在做ERP治疗期间不能使用这种技巧，因为这可能会阻止习惯化的形成。渐进式肌肉放松的方法有很多种，从非常简短的到相当综合全面的都有。一个比较简单的版本是绷紧-放松的简短指导，具体如下："请你舒适地坐着，让自己的身体保持放松，保持呼吸，觉察一下自己现在的身体感觉如何。现在，慢慢地绷紧你的头皮肌肉，保持几秒钟，感受一下此刻头皮的感觉。然后，放松，感受一下感觉有什么变化。保持呼吸……现在，慢慢地绷紧你的脸部肌肉，保持几秒钟，觉察你的感受如何……放松，感受一下你的感觉。现在，轻轻地耸起肩膀，慢慢地靠近耳朵，保持住……好，现在可以放松，觉察一下你的感觉如何。现在，用力握紧拳头……好，现在放松，觉察一下你的感觉如何。现在，绷紧你的腹部……然后，放松。保持呼吸，注意自己现在的感觉如何。现在，伸展你的双腿……保持住……然后，放松。现在，绷紧你的双脚……然后，放松。保持呼吸，现在觉察你的整个身体，有没有哪些地方感觉比较紧张？试着再放松一些。保持呼吸。继续再坐几分钟，感受自己放松的感觉。"

与任何认知行为治疗策略一样，首先在治疗中试着做这个练习很重要，这样治疗师就可以帮助患者排除阻碍，根据需要给患者进行解释和指导。一旦治疗师和患者确定了有效的PMR指导语，治疗师可以为患者录制一段音频，供其带回家使用，或者患者也可以在网上找PMR的音频。和腹式呼吸一样，PMR可以成为患者的一个放松工具，帮助他们更好地觉知自己的身体感觉，缓解压力和焦虑的影响。在进行这些放松练习时，需要帮助患者正常化他们可能会遇到的一些挑战。例如，在这些练习中，难以集中注意力或出现无益的思维（如"我做不到"或"这没有用"）是很常见的。正常化这些体验，并且鼓励患者采取非评判性的和耐心的方法（如正念）来进行练习。随着时间的推移，练习将会变得越来越熟练和自然。

■ 一例广泛性焦虑症和慢性头痛的案例

患者是一位60多岁的丧偶女性，长期以来有反复担忧的倾向，并且几乎每天都会有中等程度的头痛。她是一个"杞人忧天"的人，几乎任何话题都能让她一发不可收拾地陷入无止境的、毫无价值的"万一"想法中。治疗师最初使用了认知和行为的方法治疗，并取得了一些成效。但是，即使患者在主观上明显地减少了担忧,她的中度头痛仍然持续存在。治疗师和患者发现,患者一直保持着高水平的肌肉紧张,"我的肩膀感觉像是石头一样"。这是广泛性焦虑症患者很常见的一个症状,他们决定一起直接针对该生理症状进行治疗。

治疗师向患者解释了 PMR 的步骤,并在治疗室进行了基础的 PMR 练习指导。首次尝试只是帮助患者对自己的肌肉紧张程度形成主观上的评分。随后,治疗师修改了步骤,创造了一个时间更长的 PMR,给每个肌肉组留出更多的时间,特别是在"放松……觉察你的感觉如何"这个阶段,这对于患者获得主观上的放松有更好的效果。在进行了调整后,治疗师针对更长版本的 PMR 录了一段音频,让患者在早上、午餐休息和晚餐后各练习一次。一开始,患者会发现要记得练习很难,治疗师建议她把这些 PMR 练习加入她智能手机的日历中,这样它就会在适当的时间提醒她,她也就能更加规律地进行练习了。频繁而规律的 PMR 练习对缓解她的肌肉紧张有很大的帮助(根据每日评分可以看出)。经过数周的持续练习,尽管她的头痛频率没能减少,但是头痛的严重程度有所减轻了。

和其他行为策略一样,使用放松策略也可能存在一些局限或阻碍。其中,最常见的一个问题是患者很难找到时间来进行练习,并且容易忘记要进行练习。把练习时间安排放到日程表里并添加提醒是有用的,就像在案例中的患者那样。有时候,改变呼吸习惯或使用绷紧-放松步骤可能会实际上增加焦虑感。这可能是因为身体就是导致某些焦虑相关的身体感觉的源头,所以尽管对身体关注会让焦虑的人更加意识到自然而无害的变化,但这仍然可能会引发焦虑。提供正确的信息,或者使用较短的、经过修改的步骤流程,也许会有所帮助。通常,经过练习,感觉或对感觉的焦虑反应会得到改善。患者不要期望这些策略在紧张或引发焦虑的情境中立刻产生作用,但是通过练习,它可以帮助人们感觉更踏实、更有掌控感。有些人可能并不觉得这些技巧是令人愉快的或有帮助的,在这种情况下,选择其他关注身体的策略或正念策略可能会更合适,更能帮助稳定和放松。

基于技术的工具

数字化工具已经被广泛地使用,如智能手机或平板电脑应用程序(即 APP)、在线论坛和其他移动设备,因此人们越来越关注如何利用这些平台来支持心理健康工作。利用数字化治疗来扩大心理健康服务的易得性,并为难以触及的患者(如生活在偏远地区且难以获得医疗保健服务的人们)提供服务,数字化治疗的这一潜能激发了人们对数字心理健康领域的兴趣。因此,数字化治疗或基于软件的干预治疗开始蓬勃发展,用来预防、管理或治疗心理健康状况。有一些基于行为策略的工具已经被开发出来了,如涵盖活动监测和活动安排的应用程序(基于行为激活的原则)。一项关于移动应用程序监测和管理心理健康症状或疾病有效性的系统综述总结发现,现有的研究支持应用程序具有能有效减轻心理健康症状的潜力,但需要进一步通过强有力的研究来开发和测试这些基于实证的应用程序项目[21]。现在,已经开发了多种旨在改善健康和幸福的应用程序,但大多数既没有以基于实证的原则为基础,也没有疗效数据,并且大多数应用程序都很难保持"用户黏度"[22]。因此,需要更多的工作和研究来开发对患者具有吸引力和有效性的数字治疗。有关详细的讨论,请参阅本书第27章。

总之,行为策略是一种非常有效的方法,经常作为治疗各种精神障碍的一线方法。暴露与反应预防对于焦虑症和强迫症的治疗非常有效,而行为激活对于抑郁症的治疗和任何陷入行为固定模式的患者都至关重要。放松策略对于任何有焦虑或压力的患者都有用,而社交技巧训练可以帮助患者识别和弥补人际交往方面的不足。近年来,技术的发展为这些策略提供了一些新方法和资源,包括用于监测和管理精神症状的应用程序。虽然在有效使用这些策略时可能会遇到一些局限和阻碍,但只要临床工作者和患者灵活应变、坚持不懈、耐心等待,问题往往都能成功解决。

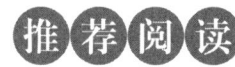

推荐阅读

网络资料

1. 渐进式肌肉放松(progressive muscle relaxation):http://www.webmd.com/balance/stress-management/stress-management-doing-progressive-muscle-relaxation#.
2. 美国行为与认知治疗协会(Association for Behavioral and Cognitive Therapies):http://www.abct.org.
3. 国际强迫症基金会(International OCD Foundation):http://www.ocfoundation.org/.
4. 愉快活动清单(list of pleasant activities):http://dbtselfhelp.com/html/er_handout_8.html.
5. 汉密尔顿抑郁评定量表-17(Hamilton Depression Rating Scale-17, HRDS-17):https://dcf.psychiatry.ufl.edu/files/2011/05/HAMILTON-DEPRESSION.pdf.
6. 抑郁症状快速评定量表(Quick Inventory of Depressive Symptoms,QIDS):http://narr.bmap.ucla.edu/docs/QIDS-SREnglish16item.pdf.

图书

1. When I Say No, I Feel Guilty: http://www.random-house.com/book/169305/when-i-say-no-i-feel-guilty-by-manuel-j-smith.
2. Your Perfect Right: http://amzn.com/1886230854; http://impactpublishers.com/index.php?p=view_product&product_id=58.

参考文献

[1] Kanter J, Hurtado G, Rusch L, Busch A, Santiago-Rivera A. Behavioral activation for Latinos with depression. Clin Case Stud. 2008;7:491. https://doi.org/10.1177/1534650108319909.
[2] Abramowitz JS. The psychological treatment of obsessive-compulsive disorder. Can J Psychiatr. 2006;51(7):407-416.
[3] Goodson JT, Lefkowitz CM, Helstrom AW, Gawrysiak MJ. Outcomes of prolonged exposure therapy for veterans with posttraumatic stress disorder. J Trauma Stress. 2013;26(4):419-425. https://doi.org/10.1002/jts.21830.
[4] Veale D. Cognitive-behavioural therapy for obsessive-compulsive disorder. Adv Psychiatr Treat. 2007;13(6):438-446. https://doi.org/10.1192/apt.bp.107.003699.

[5] McKay D, Sookman D, Neziroglu F, Wilhelm S, Stein DJ, Kyrios M, Matthews K, Veale D. Efficacy of cognitive-behavioral therapy for obsessive-compulsive disorder. Psychiatry Res. 2015;225(3):236–246. https://doi.org/10.1016/j.psychres.2014.11.058.

[6] Dimidjian S, Hollon SD, Dobson KS, Schmaling KB, Kohlenberg RJ, Addis ME, Jacobson NS. Randomized trial of behavioral activation, cognitive therapy, and antidepressant medication in the acute treatment of adults with major depression. J Consult Clin Psychol. 2006;74(4):658–670.

[7] Martell CR, Dimidjian S, Herman-Dunn R. Behavioral activation for depression: a clinician's guide. New York: Guilford Press; 2010.

[8] Moore RC, Chattillion EA, Ceglowski J, Ho J, von Känel R, Mills PJ, Mausbach BT. A randomized clinical trial of behavioral activation (BA) therapy for improving psychological and physical health in dementia caregivers: results of the pleasant events program (PEP). Behav Res Ther. 2013;51(10):623. https://doi.org/10.1016/j.brat.2013.07.005.

[9] Moradveisi L, Huibers MJH. Renner F, Arasteh M, Arntz A. Behavioural activation v. antidepressant medication for treating depression in Iran: randomised trial. Br J Psychiatry. 2013;202(3):204–211. https://doi.org/10.1192/bjp.bp.112.113696.

[10] Lewinsohn PM. A behavioral approach to depression. In: Katz RJFMM, editor. The psychology of depression: contemporary theory and research. Washington, DC: Winston-Wiley; 1974. p.157–185.

[11] Mazzucchelli T, Kane R, Rees C. Behavioral activation treatment of depression in adults: a meta-analysis and review. Clin Psychol Sci Pract. 2009;16:383–411.

[12] Dobson KS, Hollon SD, Dimidjian S, Schmaling KB, Kohlenberg RJ, Gallop RJ, et al. Randomized trial of behavioral activation, cognitive therapy, and antidepressant medication in the prevention of relapse and recurrence in major depression. J Consult Clin Psychol. 2008;76(3):468–477. https://doi.org/10.1037/0022-006X.76.3.468.

[13] Hamilton M. Development of a rating scale for primary depressive illness. Br J Soc Clin Psychol. 1967;6(4):278–296. https://doi.org/10.1111/j.2044-8260.1967.tb00530.x.

[14] Rush AJ, Trivedi MH, Ibrahim HM, Carmody TJ, Arnow B, Klein DN, Keller MB. The 16-item quick inventory of depressive symptomatology (QIDS) clinician rating (OIDS–C), and self-report (OIDS–SR): a psychometric evaluation in patients with chronic major depression. Biol Psychiatry. 2003;54(5):573–583. https://doi.org/10.1016/S0006-3223(02)01866-8.

[15] Smith MJ. When I say no, I feel guilty: how to cope-using the skills of systematic assertive therapy. New York: Dial Press; 1975.

[16] Alberti R, Emmons M. Your perfect right: assertiveness and equality in your life and relationships. 9th ed. Atascadero, CA: Impact Publishers; 2008.

[17] Manzoni G, Pagnini F, Castelnuovo G, Molinari E. Relaxation training for anxiety: a ten-years systematic review with meta-analysis. BMC Psychiatry. 2008;8(1):41.

[18] Varvogli L, Darviri C. Stress management techniques: evidence-based procedures that reduce stress and promote health. Health Sci J. 2011;5(2):74–89.

[19] Antony MM, Norton PJ. The anti-anxiety workbook: proven strategies to overcome worry, phobias, panic and obsessions. New York: Guilford Press; 2009.

[20] Bourne EJ. The anxiety & phobia workbook. 7th ed. Oakland, CA: New Harbinger Publications; 2020.

[21] Wang K, Varma DS, Prosperi M. A systematic review of the effectiveness of mobile apps for monitoring and management of mental health symptoms or disorders. J Psychiatr Res. 2018;107:73–78.

[22] Wilhelm S, Weingarden H, Ladis I, Braddick V, Shin J, Jacobson NC. Cognitive-behavioral therapy in the digital age: presidential address. Behav Ther. 2020;51(1):1–14. https://doi.org/10.1016/j.beth.2019.08.001.

第5章
社交焦虑症的认知行为治疗

Cognitive-Behavioral Therapy for Social Anxiety Disorder

布琳·M. 雨格内尔 | 伊拉娜·安德 | 乔纳·N. 科恩
Brynn M. Huguenel | Ilana Ander | Jonah N. Cohen

范 娟 从恩朝 赖伟杰·译 曹 慧 陈剑华·校

引 言

社交焦虑症（social anxiety disorder，SAD），以前被称为社交恐惧症，其特征是由于相信自己可能正在被他人审视而产生与社交情境相关的焦虑。引发焦虑的例子，包括社交互动、被观察和在他人面前表演。在这种情况下，个人担心自己会被批评、评判或感到难堪。这种对评价的恐惧驱使个体避免此类情况，或者在经历痛苦的同时忍受它们。重要的是，SAD不同于标准的、偶尔对社会状况的担忧，因为SAD的症状持续时间更长（即6个月或更长时间），并被体验为痛苦和（或）损害。例如，患者报告生活质量差、感到孤独和孤立、职业困难是很常见的。

SAD是美国成年人最常见的精神障碍之一，过去12个月的患病率为7%，终生患病率约为13%[1]。总体而言，女性的SAD患病率高于男性，这种性别差异在青春期最为明显[1]。悲伤的症状通常首先出现在青春期，一半的人报告症状出现在13岁之前，几乎所有人都在23岁之前出现症状[2,3]。在美国，与其他种族相比，白人的SAD患病率要高得多[4]。

B. M. Huguenel (✉) | I. Ander | J. N. Cohen
Department of Psychiatry, Massachusetts General Hospital, Boston, MA, USA
e-mail: bhuguenel@mgh.harvard.edu; iander@mgh.harvard.edu; jonah.cohen@mgh.harvard.edu

© The Author(s), under exclusive license to Springer Nature Switzerland AG 2023
S.E. Sprich et al. (eds.), *The Massachusetts General Hospital Handbook of Cognitive Behavioral Therapy*, Current Clinical Psychiatry, https://doi.org/10.1007/978-3-031-29368-9_5

SAD的概念是通过生物和心理风险因素与应激性诱发事件相结合而发展起来的[5]。家族和双生子研究提供了遗传学因素的证据，因为如果个体有被诊断为SAD的一级亲属，其患SAD的风险就会更高，而且同卵双生子比异卵双生子患SAD的一致率更高[2,6]。某些具有遗传基础的人格特征和气质，如行为抑制，也被认为是SAD的易感因素[2]。在考虑心理风险时，童年经历被认为是重要的。焦虑的父母回避某些社交场合，可能会给孩子树立这样的榜样，即社交互动会引发焦虑，而回避是一种适当的应对方式。SAD的拉比-亨贝格（Rapee-Heimberg）模型强调，SAD患者通过他们的经历学习到，人们是爱评判的，且被别人喜欢是很重要的。因此，当个体感知到观众在场时，会将此视为威胁，并通过寻找令其担心的结果（即将被负面评价）的迹象来做出回应[7]。父母的养育方式也与儿童随后的SAD发展有关，因此与没有SAD的人相比，患有SAD的人描述他们的父母不那么关心和关爱他们，以及对他们有更多的支配性和过度保护[8]。对于具有生理或心理易感性的人，痛苦或创伤的社会经历可能会触发症状的发展。在其他情况下，由于风险因素之间的相互作用，社会恐惧的发展可能会随着时间的推移而缓缓推进。

　　SAD具有认知行为治疗（CBT）所针对的思维和行为模式。患者会经历与他人相关的负性想法，因为他们认为与其互动的人正在或将会对其进行负面评价。同样，他们也高估了自己的行为或身体感觉的负面后果。SAD患者还表现出认知偏差，因为他们更有可能将中性或模棱两可的社交信息解读为负面或具有威胁性的信息，从而有选择地关注，并由此记住潜在的负面社交信息。被诊断为SAD的人倾向于进行消极的自我关注，在这种情况下，他们过度矫正和批评自己的行为。这可能包括对身体焦虑症状（如脸红和出汗）的严厉判断，而这些症状被认为是他们无法应对或充分表现的证据。

　　在CBT中，患者学习识别他们无效的思维模式，并学习认知技能，以发展新的、更现实的思维模式或想法。这些思维上的变化为患者随后面对引发焦虑的情境奠定了基础，以减少情绪和行为上的回避。回避行为通过强化前述认知模式和信念，使焦虑循环永久化。系统性的暴露让患者有机会通过具体的证据了解到，他们的焦虑会随着时间的推移自然消散，担心的社会结果不太可能发生，而且无论结果如何，他们都可以应对这种情况。

评　估

　　评估的首要目标是促进做出诊断和计划治疗的决策过程。鉴于SAD患者共病精神疾病的比率很高，进行彻底的评估以全面了解诊断情况是很重要的。SAD还有着与其他疾病重叠的特征，这可能会使鉴别诊断过程更具挑战性。例如，在社交场合经历惊恐发作的患者可能患有伴惊恐发作或惊恐障碍的SAD，因此正确理解恐惧的确切原因（即被负面评价或有另外的惊恐发作）和惊恐发作发生的情况（如只有在社交场合和不同的背景下才会这样）可以支持准确的鉴别诊断。在评估过程中应用多元文化视角也是必要的，因为看起来像SAD的想法或行为可能是对某些社会情境的文化规范反应。例如，一个人可能会为了表示尊重而避免与医生进行眼神接触，而不是担心医生正在评判他们。因此，治疗师必须认识到他们自己的偏见和假设，这些偏见和假设可能会迫使那些患者以适合治疗师的文化身份的方式思考和行动，从而引起患者的病理性行为。

对任何疾病的评估，尤其是对 SAD 的评估，都始于患者和治疗师之间的初次电话沟通或握手。鉴于临床互动的人际性质，患者的症状可能是由最初的评估和随后的治疗会谈引发并变得明显的。通过互动，治疗师可以直接观察到患者可能经历的一些症状和挑战。行为观察有助于澄清患者报告的自己糟糕的社交表现，是否代表了有偏见的看法或真正的社交技能缺陷，这将为概念化和治疗计划提供信息。

在治疗开始时，由临床医生和患者分别评估症状可以辅助诊断过程，并作为后续评估的比较基线。DSM-5 结构化临床访谈(Structured Clinical Interview for DSM-5，SCID-5)[9]是由临床医生管理的半结构化访谈，系统地评估了在 DSM-5 诊断框架内组织的心理症状的存在或不存在。同样，DSM-5 焦虑及相关障碍访谈表-全生命周期版(Anxiety and Related Disorders Interview Schedule for DSM-5-Lifetime Version，ADIS-5L)[10]是针对临床医生的半结构化面谈，更侧重于焦虑障碍的诊断，并可以通过纳入相关障碍(如心境障碍、强迫症和物质使用障碍)来促进鉴别诊断。该工具结合了症状的维度评分，以更好地反映其频率和严重程度。此外，利博维茨社交焦虑量表(Liebowitz Social Anxiety Scale，LSAS)[11]有临床医生管理和自我报告两个版本，用于评估患者对不同人际情况的恐惧和回避。

已经为 SAD 制订了一些有效且可靠的自我报告量表。自我报告量表可能对 SAD 特别重要，因为患者的症状(如对负面评估的恐惧)可能会影响他们向临床医生报告症状的方式。社交恐惧症量表(Social Phobia Inventory，SPIN)[12]和社交恐惧症与焦虑量表(Social Phobia and Anxiety Inventory，SPAI)[13]都是 SAD 的自我报告测量工具，可以反映患者在社交场合中的恐惧、躯体症状和回避的经历。SPIN 中的三个条目可被用作为一个简短的筛查工具，称为 Mini-SPIN，若得分高于某个阈值，则表明有必要对 SAD 进行更彻底的评估[14]。此外，社交焦虑量表(Social Interaction Anxiety Scale，SIAS)[15]和社交恐惧量表(Social Phobia Scale，SPS)[15]分别反映了与社交情境相关的恐惧和被他人观察到的恐惧。这两个量表的简短版本已经被开发出来了[16]。简版的负面评估恐惧量表(Brief Fear of Negative Evaluation Scale，BFNE)[17]更具体地关注患者对被他人负面感知的担忧。最后，安全行为频率检查(Subtle Avoidance Frequency Examination，SAFE)[18]有助于找出患者可能无法识别并报告给治疗师的隐蔽的回避形式。

将评估整合到治疗中，提供了对症状的定量评估，以作为治疗师和患者对症状的主观认知的辅助。如果定期完成，评估分数可以绘制在图表上，以显示治疗过程中症状的变化，这可能在视觉上更有影响力。社交焦虑会话变化指数(Social Anxiety Session Change Index，SASCI)[19]直接衡量患者自治疗开始以来对症状变化的感知，并跟踪一段时间的进展。最终，自我报告量表可以开启治疗师和患者之间关于治疗的富有成效的对话，包括感知的好处、成功、阻碍和挑战，这反过来可以为治疗计划提供信息。

社交焦虑症的认知行为治疗

目前,已经创建了包括治疗师指南和患者工作簿在内的手册,以概述针对SAD的CBT,并提供有用的资源来指导治疗(参见下面的"推荐阅读"部分)。一旦初步诊断评估完成,并确定SAD是治疗的重点,治疗师应提供CBT的简要概述,以使治疗过程更加透明。这一过程包括阐释CBT的协作性、主动性、有时具有挑战性的本质,以及期望患者开放地探索他们目前的模式并尝试新的思维和行为方式。治疗师应该确保强调家庭作业或每周作业的重要性,帮助患者随着时间的推移而练习和巩固技能。随着治疗的提出,治疗师应该获得有关患者参与和改变的动机水平的信息。动机访谈技巧在探索矛盾心理和确认相互冲突的感觉方面是有用的,如考虑改变和不改变(即保持当前的模式)的代价和好处[20]。此外,合作确定治疗目标,培养了患者对治疗抱有希望但现实的态度,同时也倾入了对改变的承诺。治疗师可以促使患者考虑与其价值观一致的目标,或者思考如果减少社交焦虑,他们的生活会有什么不同,而不是只专注于减轻症状。例如,患者可能会想象,如果没有患上SAD,他们会追求不同的职业道路、结婚或更多地参与孩子的学校生活。

在讨论了动机和目标之后,治疗师会提供关于SAD症状和病因的心理教育。虽然从治疗的角度来看,患者没有必要了解可能导致他们紊乱的因素,但它可以通过使他们的经历正常化来减少自我污名,并为以后建立治疗组成部分的基本原理提供基础。例如,早期学习经历在社交焦虑发展中的作用,可能在随后的会谈中与进行行为暴露的基本原理(如提供新的学习经历)联系起来。患者与治疗师讨论生物学因素(如遗传、气质)和环境因素(如父母教养方式、同伴关系)在他们社交焦虑的发展中可能扮演的角色。治疗师还应该提供有关恐惧和焦虑功能的心理教育(如使人类免受危险),以挑战患者关于恐惧是"坏的"、必须避免或消除的信念。虽然患者了解到社交环境本身并不危险,但他们对这种情况的理解和信念会产生一种威胁的感觉,这种感觉反过来又引发了生理反应。

接下来,提出SAD的三成分模型,以突出在引发焦虑的情况下发生的思想、身体感觉和行为,以及这些成分之间的相互作用。通常,患者首先被要求考虑他们在社交场合的想法,特别是那些关于自己的表现以及其他人可能如何看待或评价他们的想法。其次,患者探索他们注意到的、与引发焦虑的社交情境有关的躯体变化。列出一份可能的躯体感觉清单会很有帮助,让患者可以回顾并选择那些适用于他们的感觉,如心跳加速、脸红或颤抖。再次,患者提高了对自己在社会情境中的行为的觉察,特别强调了对回避行为的觉察。回避行为可能是公开的(如在工作演讲当天请病假)或隐蔽的(例如,在演讲期间将手藏在讲台后面,这样别人就看不到他们在颤抖),后者也被称为安全行为。安全行为是指患者为了承受并尽可能地减少焦虑而采取的行动,比如只和亲密的朋友一起参加社交活动,或者在电梯里看手机以避免闲聊,这样会让他们感觉更舒服。安全行为还可能包括改变令人恐惧的社交情境,使其变得更容易忍受,如只在工作日早上不那么拥挤的时候去银行。治疗师提供关于逃避和安全行为的强化性质的信息,因为它们在短期内减少了焦虑,但从长远来看却没有帮助。回避行为也强化了患者的信念,即他们在感到焦虑时是无法应对的;而安全行为则强化了这种信念,即他们之所以能够忍受令人恐惧的情况,是因为他们受到了保护,不受最令人焦虑的部分的影响。回避行为的这两个方面都加强了患者在应对社交情境时的焦虑体验,因为他们没有机会了解自己的信念是有问题的,这种情境实际上并不危险,他们可以应对焦虑。重要的是,回避行为还让患者无法认识到,随着时间的推移,他们的躯体症状会随着反复暴露在他们害怕的情境中而自然消散,这一过程被称为习惯化。

患者在家庭作业中练习识别最近产生焦虑的情境中的认知、身体和行为因素。此外,患者还要思考这三个成分是如何相互作用来维持或加剧焦虑感的。例如,当患者准备给保险公司打电话时,他们可能会注意到自己的心跳加速、喉咙干燥,这反过来会促使他们产生这样的想法:打电话时,声音会破音,他们会显得很愚蠢。在这种情况下,患者对身体感觉的认知反应只会加剧焦虑感。通过使用自我监测技巧,无效的模式开始出现,患者可以看到,仅在其中一个组成部分上进行改变,就可以产生连锁的积极影响。

有了这些基础知识,治疗师和患者开始针对错误的认知,目标是了解情况本身并不危险,而是他们对情境的解释和信念造成了威胁的印象。例如,阿莱娅穿过校园,看到朋友在街对面,她挥了挥手,但朋友继续快步走着,没有跟她打招呼。在这种情境中,不同的解释或想法会导致不同的情绪和行为结果。如果阿莱娅把这个场景理解为朋友因为她昨天没有回电话而不理她,她可能会感到愤怒,并且在当晚的学习小组见面时避免和朋友说话。然而,如果阿莱娅认为朋友肯定是没有看到她走过去,她可能会觉得很有趣,然后给朋友发短信分享这个故事。为此,要通过教授认知重构技能(即识别导致焦虑的想法并将其重新设计为更现实的想法)来帮助患者发展新的、更有效的思维方式。患者也被鼓励去探索当他们将负性的自动想法改变为更具适应性和现实性的想法时,他们的情绪、躯体感觉和行为的变化。

治疗师要教授患者一些不同的认知重构技能,以解决负性自动思维。首先,患者要练习识别与社会互动有关的认知扭曲,如非黑即白的思维("我总是出丑")和读心术("老板认为我很愚蠢")。这引入了一种观点,即患者的思维模式可能容易受到偏见的影响,并不总是准确反映现实。当患者明白想法可能有偏见时,他们就学会通过思考支持和反驳每种想法的证据来挑战这些想法。例如,尽管患者可能认为约会对象觉得他们很无聊,但患者将被要求识别出支持这种信念的具体的、可观察的证据。这一过程突显了患者的想法往往反映了认知扭曲,而不是事实信息。对于反映现实的负性想法("我在上次面试后没有得到这份工作"),患者会考虑这种想法对情绪和行为的影响是否有帮助。在权衡了支持和反对这一想法的证据之后("老板会注意到我的手湿乎乎的,认为我不适合这项工作"),患者就能反驳和取代这种负性的自动思维,即使患者还不完全相信新的想法("虽然不太可能有人注意到我的手湿乎乎的,但我仍然能够忍受它")。为了促进这一过程,患者可以考虑一下,他们会对和他们有同样想法的朋友说些什么。总而言之,目标是让患者识别自动思维和认知扭曲的存在,通过考虑可观察到的证据来挑战他们,并产生替代解释。

在认知重构之后,治疗的重点转移到解决 SAD 的行为部分,即让患者面对产生痛苦并回避过的社会情境,这一过程被称为暴露。在先前关于回避的心理教育的基础上,治疗师要提供暴露练习的基本原理,因为它们可以消除逃避行为,这种行为在短期内会得到加强,但在长期内会保持焦虑。首先,患者被要求进行头脑风暴,想出尽可能多的让他们焦虑或回避的情境,目标是列出一个涵盖所有痛苦严重程度(即从低到高)的项目清单。一旦创建了初始清单,患者和治疗师就会共同审查每个项目,并确定是否应该将哪个项目分解为具有情境相关的变化或规格的多个项目。例如,患者在小班时可能比在大班时更不会感到焦虑,或者在聚会上坐着比站着更不会感到焦虑。接下来,使用主观痛苦程度评分量表(Subjective Units of Discomfort Scale, SUDS)对每个项目进行评分,以获取每个场景让他们感受到的痛苦程度,从 0(即不焦虑)到 100(即严重焦虑)。还根据患者回避该情景的可能性对每一项进行评分,从 0(即不回避)到 100(即完全回避)。然后,将项目放入恐惧等级中,其中具有最高 SUDS 评分的项目位于该等级的顶部,而具有最低 SUDS 评分的项目位于底部。对于具有相同 SUDS 评分的项目,回避分数较低的项目在恐惧等级中排名较低。

治疗师和来访者一起决定恐惧等级中的一个起点,通常是一个产生 30~50 分的 SUDS 评分的项目。通过从引发较少焦虑的情境开始并逐步向上,患者逐渐了解到他们可以忍受害怕的情况,并在面对清单中随后的项目时建立起一种自信。在暴露之前,治疗师要求患者识别与暴露相关的负性自动思维,并回顾认知重构的步骤,以激发在暴露期间随时可以获得的理性想法。此外,还要预先设定行为目标。行为目标应该是治疗师和患者都能客观观察到的,比如保持谈话 5 分钟,而不是在谈话中保持较少的焦虑。这不仅有助于确定目标是否达到,而且还使患者更难否定他们的成功,这种否定自己成功可能性的现象在 SAD 患者中很常见。

在治疗过程中进行的暴露模拟了导致焦虑的场景,并可以通过确定准确的设置(如在电影院排队)、环境(如排在患者前面等候的人开始与他们交谈)和角色(如治疗师或其他角色扮演者假装是排在他们前面的人)来精准地复刻场景。这些角色扮演可以在治疗室内进行,或者治疗师和患者可以在治疗室外复刻场景(如真实地一起站在电影院外)。在治疗过程中,暴露是有用的,因为治疗师可以通过在暴露之前、期间和之后询问患者的 SUDS 评分来帮助患者跟踪焦虑,并在必要时提醒他们理性思考,以帮助他们应对。此外,治疗师有独特的机会指出患者何时可能进行回避或使用安全行为。微小的回避和安全行为可能会在不知不觉中被患者用来限制他们暴露的程度,这可能减少当下的痛苦,但会增加消退学习的难度。

进行暴露之后,治疗师和患者在回顾患者 SUDS 评分模式的同时进行讨论,探索暴露之前、期间或之后可能出现的负性自动思维,确定是否达到了目标,并探索患者从练习中学到了什么。通过暴露,患者开始积累证据来挑战他们的信念、假设和期望的现实(或帮助)。考虑到 SAD 患者倾向于认为他们的焦虑症状比实际情况更明显,治疗师和角色扮演者也可能会给患者客观的反馈,告诉他们在暴露期间的表现如何。此外,患者了解到,他们的身体症状和焦虑感会在每次暴露的时间跨度内和每次暴露之间自然消散,并且他们可以忍受在暴露时可能出现的感觉。

对于家庭作业,患者被要求在会谈期间暴露的基础上寻求类似的情况;例如,真实地在电影院排队,并与排在他们前面的人开始交谈。这一步可以将会谈中学到的技能转化为现实生活中的情景。工作表可以帮助患者自行完成相同的步骤,包括预测他们的负性自动思维和准备理性反应,设定行为目标,在暴露之前、期间和之后对 SUDS 进行评分,以及之后评估他们所担心的结果是否发生,并思考他们从这种情况中学到了什么。在治疗过程中和治疗过程之外,患者能接受的恐惧等级不断上升,并在暴露的过程中不断学习和巩固新的知识。

在达到暴露的最高等级时,治疗师可以通过强调患者的负性自动思维模式来扩展认知重构技能,这些模式反映了对自我、他人、世界或未来的更深层次的核心信念。患者可以使用认知重构技能来批判性地评估和挑战自己的核心信念(如"我必须完美"),以发展更多的灵活性,并潜在地识别出可用于针对核心信念的暴露的其他恐惧情境。

随着治疗接近尾声,注意力要转移到保持患者的新技能和长期持续减轻症状上。患者回顾策略,以继续练习认知重构技能,并面对他们原本想避免的情境,包括不在原始恐惧等级中的新情景。治疗师和患者可能会想到患者的思想、行为、身体感觉或情绪的变化,这表明他们需要重新专注于自己的技能,甚至回到治疗中,并鼓励患者在未来监测此类警告信号。最后,重要的是要花时间来反思和庆祝患者所付出的努力和取得的进步。

实证支持

过去几十年的研究检验了 CBT 治疗 SAD 的功效和效果。随机对照试验(randomized controlled trials,RCT)显示,与等待治疗的条件组相比,针对 SAD 的个体 CBT 标准化治疗(如 16 次的会谈),从治疗前到治疗后,可以大幅降低 SAD 症状[21,22]。此外,治疗结束后(如 1 年后[21,22])仍能保持获益,且长期来看,复发率(或 SAD 症状恢复到基线水平)相对较低[23]。类似的有希望的结果也与基于团体的 CBT 相关[24,25]。

鉴于大量关于 CBT 治疗 SAD 的研究,研究已转向汇编数据,以突出更大的趋势。荟萃分析显示,与等待治疗的对照组[26,27]以及心理和药物安慰条件组[28,29]相比,CBT 在治疗结束时显著减少了 SAD 症状,效应量范围从小到中等。症状的改善在治疗完成后保持不变,中等效应量的症状减少持续 6 个月,小效应量的症状减少持续 12 个月[27]。虽然一些荟萃分析已经证明了 CBT 在改善 SAD 症状方面的特异性[29],但也有一些研究强调了 CBT 有利于治疗 SAD 的共病症状(如抑郁和广泛性焦虑[30])。

研究还侧重于将 CBT 与其他形式的 SAD 患者治疗进行比较。一项比较 CBT 和心理动力学治疗的试验发现,与接受心理动力学治疗的患者相比,完成 CBT 的患者 SAD 症状显著减少[31]。与心理动力学治疗相比,随机接受 CBT 的患者症状缓解率有所提高(分别为 26% 和 36%),但两种治疗方法之间的有效率没有显著差异(分别为 60% 和 52%[31])。一项比较 CBT 和接纳与承诺治疗(ACT)疗程的试验发现,两种方法对 SAD 症状的改善相似,但症状改变率不同(即 CBT 的线性减少与 ACT 的二次方改变[32])。此外,在治疗 SAD 方面,随机对照试验还比较了向团体提供的 CBT 与其他团体治疗,即基于正念的压力减轻(mindfulness-based stress reduction,MBSR)。与 MBSR 相比,CBT 的有效率(分别为 39% 和 67%)、缓解率(分别为 9% 和 44%)和治疗完成率(分别为 45% 和 89%)明显更高[33]。然而,一项类似的试验比较了 CBT 组和 MBSR 组治疗 SAD 的效果,发现这两种情况都导致 SAD 症状显著减少,它们之间没有差异,且这一结果在治疗完成一年后仍保持不变[34]。一项荟萃分析比较了不同的 SAD 心理治疗方法(如人际治疗、正念治疗、社交技能暴露治疗、支持性治疗及心理动力学治疗),发现个体和团体 CBT 对症状减轻的效果最大[35]。此外,个体 CBT 是唯一比积极心理对照组对症状有更大效果的心理治疗[35]。最后,随机对照试验探讨了 CBT 与药物干预相结合的效果,作为加强 CBT 相关过程的一种手段,或作为治疗的一个单独组成部分。例如,研究已经调查了 D-环丝氨酸[一种 N-甲基-D-天冬氨酸(NMDA)激动剂]在 CBT 暴露会谈之前给药时增强患者学习和恐惧消退的潜力。尽管改善率不同,但在治疗结束或 6 个月后的 SAD 症状反应和缓解率方面,接受 CBT 加 D-环丝氨酸组的患者与仅接受 CBT 组(即安慰剂药物增强组)的患者没有差异[36]。此外,在治疗后的 6 个月内,两组的有效率和缓解率都是一致的,这突显了将 CBT 与药物治疗相结合在 SAD 治疗中没有显著的优势[36]。在探索药物作为平行治疗组成部分的过程中,研究发现,联合使用 CBT 和药物(即苯乙肼)对 SAD 症状的影响比单独使用药物或 CBT 显著更大[37]。

为了更好地了解基本的治疗成分和 CBT 的过程,产生改变的具体机制也被研究了。与等候治疗的对照条件组相比,完成 CBT 的患者在治疗期间进行认知重构的频率显著增加,这反过来预示着治疗结束时 SAD 症状的减少[38]。中介分析表明,认知重构技能的变化和患者使用这种技能的信心(即认知重构自我效能)被确定为 CBT 减轻 SAD 症状的机制[38]。尽管接受 CBT 的患者报告称,负性自动思维在整个治疗过程中呈线性减少,但没有发现负性自动思维的改变可以介导 CBT 对 SAD 症状的影响[32]。在行为方面,患者报告在治疗的后期,当他们进行暴露工作时,会体验到更少的回避行为[32],患者使用安全行为的减少正是 CBT 参与产生症状改变的过程[34]。荟萃分析研究没有发现更注重暴露的 CBT 与兼顾暴露和认知重构的 CBT 在症状减轻程度上有任何差异[28]。

最后,针对 SAD 的 CBT 的不同改编或扩展效果也被前人探究过。随着技术的日益普及,CBT 能否通过技术平台进行有效管理成为了研究的焦点。调查使用互联网提供的 CBT (Internet-delivered CBT,ICBT)的试验表明,与等候治疗的条件组相比,ICBT 的效应量较大[39,40]。在完成了 ICBT 的一年后,症状改善保持[39],甚至可能在这段时间内疗效增强[40]。此外,研究人员对团体 CBT 进行了调整,使其专注于 SAD 症状和职业功能的交叉。与标准的职业服务项目相比,以工作为中心的 CBT 团体在 SAD、广泛性焦虑、抑郁、工作功能和求职方面取得了显著的改善[41]。此外,还制订了两个疗程的方案来加强 SAD 的治疗,该方案侧重于患者对积极评价的恐惧[42]。与等待治疗的条件组相比,参与疗程的患者 SAD 症状和对积极评价的担忧都有所减少[42]。

案 例

患者的 SAD 症状和所害怕的人际关系情境差异很大。此外,患者也可能有影响临床表现及疗程的共病诊断。下面的案例反映了一例典型的门诊 SAD 病例。

约翰是一名 35 岁的已婚白人男性,初级保健医生推荐他进行门诊 CBT 治疗。医生给他开了一种选择性 5-羟色胺再摄取抑制剂来治疗抑郁和焦虑。自从一年前开始一份新工作以来,约翰一直在寻求心理治疗,因为他感到越来越焦虑。

当约翰初次来接受治疗时,他说话很快,目光向下看。在最初的评估中,约翰描述了在高度重视成就的家庭中长大的经历,比如在学校取得好成绩、上名牌大学。然而,约翰觉得他无法满足父母对他的高期望,在青春期和成年早期,他一直有一种"达不到要求"的感觉。他表示,当开始目前的销售工作时,焦虑加剧了,因为他需要定期与客户交谈,参加团队会议,并向同事做演讲。他的工作涉及人际关系,这引发了他对自己的表现和其他人对他的看法的担忧,尽管他一直从经理那里得到积极的反馈。他指出,在会议、客户电话和工作演讲之前,焦虑也会加剧,因为他担心自己无法充分回答问题,不知道信息,或者大脑"一片空白"。考虑到频繁的客户电话和团队会议,约翰在一周的大部分时间里都感到焦虑,他经常发现自己在项目上投入较少的精力,以保护自己不让"真正的努力和智慧"受到潜在的批评。约翰描述说,他对自己的工作感到不高兴,但又犹豫了要不要离开,因为这需要他去面试其他职位,这也让他感到紧张。尽管约翰的焦虑感在工作中最为突出,但他也描述了在小组交谈、与陌生人通电话和参加不认识任何人的社交活动时感到焦虑。例如,他曾推迟给医生办公室打电话预约,因为他对和接待员打电话感到焦虑;他还觉得无法加入当地的一个自行车俱乐部,因为他不认识任何其他成员,尽管他对加入体育社团很感兴趣。

根据使用 ADIS-5L 的初步访谈,约翰符合 SAD 的标准,并且是接受 CBT 的理想人选。治疗师解释了 CBT 的基本原则,如时间限制、合作治疗的方法,以及强调家庭作业来练习和巩固技能。约翰被要求确定他想要参与治疗的原因和想要实现的目标。这位治疗师还促使约翰思考潜在的阻碍或困难,他提到自己担心在治疗师看来会显得"愚蠢",以及在谈论他基于社交的担忧时感到尴尬。这开启了一场富有成效的对话,讨论了治疗过程本身如何作为一种暴露,因为它们可能会引发社交焦虑症状,并为他提供发展和练习新技能的机会。

在对SAD进行了解释并简要介绍了CBT之后,治疗师对导致SAD发展和维持的因素进行了心理教育。约翰报告说,他的家族有焦虑史,包括母亲和姨妈,他说自己是一个"害羞"的孩子,只有几位亲密的朋友。他还思考了家庭环境的作用,比如从母亲的焦虑中隐约地学习到世界是一个危险的地方,以及父母的高标准如何影响了他对他人标准和期望的假设。通过理解早期经历和当前功能之间的可能联系,他在社交场合感到焦虑时就不那么尴尬了。此外,了解到一定强度的焦虑会促使人们为即将到来的事件做准备,并且可以适应,这让约翰挑战了他的信念,即焦虑总是"错误的"且必须避免的。

接下来,治疗师向约翰介绍了三成分模型。以最近的一个客户电话为例,他发现了对自己表现的负性预期想法,如"如果我感到焦虑,大脑就会一片空白,我就不能完成这通电话",以及假设其他人在批评他的表现,如"他们会认为我是个骗子"。他注意到他的症状是出汗、手部刺痛和脸红,他还描述了在打电话时的匆忙和喃喃自语的情况。通过自我监测,约翰意识到,在给客户打电话之前,他首先注意到自己的躯体症状发生了变化,这反过来又促使他判断自己是否感到焦虑(如"我不适合这份工作")。当他对自己的躯体感觉变得越来越高度警惕和具有审判性时,这些感觉往往会随着他的整体紧张感而加剧。最初,约翰否认在这种情况下能进行任何回避行为,因为他必须要打电话给客户。然而,当治疗师带领他讨论安全行为时,他意识到,他可以稍微减轻自己的焦虑并忍受客户的电话,方法是坚持自己的销售脚本,在他说错话的时候停下来喝一口水瓶里的水,并在一天中客户不太可能接电话的时候给他们打电话。

在继续追踪他在社交场合的自动思维之后,约翰意识到,他会在打电话和开会前做出消极预测,并且有着在社交场合以消极方式解读他人行为的倾向。在回顾他所追踪的想法时,他发现了会议前灾难性的思维模式,比如预期大脑会"一片空白",他会被发现是不称职的,最终被解雇。约翰还在想法中发现了一些读心术的例子,比如他认为别人会觉得他不称职;他还发现了一些情绪化的推理,比如他认为自己在一次销售电话中一定做得很糟糕,因为他就是这么觉得的。

在检查他的想法——"我的大脑将一片空白,我将不得不挂断电话"时,约翰考虑了可能发生的几种其他情况,比如他可能不会失去思路,他可能会忘记他的想法,但可以在他回到正轨时问客户一个问题,或者客户甚至可能没有注意到他偏离了谈话的正轨。在充分想象他最害怕的结果时,约翰决定,如果大脑一片空白,挂断了电话,他可以通过给客户回电话并为断线道歉来应对。此外,治疗师还帮助约翰找出支持他会忘记自己要说的话的证据(如焦虑使他在销售电话中难以集中注意力),以及反驳他假设的证据(如他从来没有在电话中完全忘记过自己要说的话)。这些认知重构技能让约翰意识到,他的自动思维通常不是基于真实的证据,只会加剧焦虑。随着约翰学会挑战自己的想法,并用更具适应性的想法取而代之(如"如果我失去了思路,我可以用一个不同的想法重新振作起来"),他注意到,在打电话之前,他感到略微不那么焦虑了,也不会把电话推到工作结束时才打。

接下来,治疗师提供了关于面对导致他焦虑情境的重要性的信息,因为这让他能够练习自己的技能,收集挑战假设的具体证据,并习惯焦虑和躯体感觉。约翰和治疗师一起写下了他避免或忍受焦虑的焦灼情境。治疗师促使约翰思考每种情况的变化,以及这些变化是否影响了焦虑水平。例如,与以前交谈过的人相比,约翰在向新客户推销产品时会感到更焦虑,如果他没有可以参考的笔记,他在会议上做演讲时会更焦虑。每一种恐惧情境都被赋予了一个 SUDS 和回避评分,并根据这些评分,把从最痛苦的情景到最不痛苦的情景都放在恐惧等级中。约翰恐惧等级的样例如下(表5-1)。

表5-1·恐惧等级的样例

情境	SUDS 评分	回避评分
面试一份新工作	95	100
准备与老板的年度评审会议	90	20
在团队会议上展示季度报告(没有笔记提要)	80	60
在团队会议上展示季度报告(有笔记提要)	60	30
给新客户打销售电话	50	30
给老客户打销售电话	40	20
参加每周的团队会议	40	20

注:SUDS,主观痛苦程度评分量表。

约翰和治疗师首先在会议中进行首次暴露练习,治疗师假装是一位老客户,约翰需要打电话告诉他销售的最新情况。在开始暴露的角色扮演之前,约翰确定了他的自动思维,包括"他们会问一个我不知道答案的问题,我会看起来像个白痴"。对此,他准备了一些更有帮助的替代想法,以便在暴露过程中专注于这些想法,如"我之后能为他们找到答案,我不需要总是那么完美"。此外,他还设定了一个行为目标,即在结束通话前询问客户是否有任何问题。治疗师询问了约翰在暴露练习前(50分)、期间(60分)和之后(25分)的 SUDS 评分。他们回顾了他在整个试验过程中痛苦的自然起伏,这突出了习惯化的过程。约翰和治疗师确定,他达到了允许客户在通话结束时问几个问题的目标,治疗师提供了关于他在回答问题时的表现和声音的反馈,以挑战他认为别人可以看出他很紧张的信念。在治疗过程中,约翰通过与治疗师和其他同伴(如被告知暴露目的的部门工作人员)的角色扮演,以及在治疗过程之外,继续完成暴露的过程,努力达到他的恐惧等级的顶端。

在整个治疗过程中,当约翰追踪自己的负性自动思维时,他意识到一些主题反映了他的核心信念,即他必须是完美的才能被接受。通过与治疗师的讨论和针对故意表现"不完美"的暴露,约翰发现就算他可能会犯错误,但他仍然会被别人喜欢和接受。约翰不再把错误或批判性的反馈等同于自我价值。治疗结束时,他对销售电话和团队会议相关的焦虑并未完全消失,但是达到了他可以应付的程度。重要的是,他更好地理解了自己通过完美主义的视角看待世界的倾向,并学会了质疑他对自己和他人观点的假设。约翰重新回顾了最初的治疗目标,并反思了他的进步。他说自己在日常生活中更关注当下,不那么容易拖延,工作任务上的努力也减少了,他甚至完成了几次其他工作的电话面试;不过,他现在对工作感到更满意,所以不太想离开目前的工作。

总结与未来展望

SAD 是最常见的焦虑症之一,其症状及带来的影响对患者的生活有重要作用。CBT 是一种有效的治疗方法,适用于正在与 SAD 作斗争的患者。CBT 是一种协作式的方法,侧重于提供有关 SAD 的心理教育,提高对思想、躯体感觉和行为之间双向影响的认识,通过教授认知重构技能来针对不适应的负性自动思维,并使患者逐步暴露于目标回避行为。最终,针对 SAD 的 CBT 的目的是帮助患者以更有效的方式处理焦虑及其相关的想法、躯体感觉和行为,并让他们能够按照自己的价值观来生活。

未来研究将受益于拆分研究和继续探索治疗结果的中介因素,以促进对产生积极变化的具体治疗组成部分的更好理解。同样,检查与患者(如人口统计学)、临床工作者(如培训经验)和 CBT(如治疗时间)相关的调节因素,将提供更细致的了解,包括哪些人可能从 CBT 中获益最多,以及治疗需要在何种临床工作者和治疗相关的条件下进行。最后,随着精神障碍患病率的持续上升,解决个体获得精神卫生保健服务方面的不平等问题至关重要。实现该目标的一个潜在途径是持续发展包括应用程序在内的心理健康技术,并对其治疗 SAD 的有效性进行科学检验。

推荐阅读

资料类型	目标受众	资料来源
概况讲义	患者	https://www.abct.org/docs/factsheets/SHYNESS.pdf.
网站	患者	https://www.nimh.nih.gov/health/publications/social-anxiety-disorder-more-than-just-shyness/index.shtml.
网站	临床工作者	https://div12.org/treatment/cognitive-behavioral-therapy-for-social-anxiety-disorder/.
网站	患者和临床工作者	https://adaa.org/understanding-anxiety/social-anxiety-disorder.
网站	患者和临床工作者	https://nationalsocialanxietycenter.com/.

(续表)

资料类型	目标受众	资料来源
网络研讨会	患者	https://adaa.org/webinar/consumer/overcoming-social-anxiety-cognitive-behavior-therapy-cbt-build-self-confidence.
治疗手册 （个体CBT）	临床工作者	Hope DA, Heimberg RG, Turk CL. Managing social anxiety: a cognitive-behavioral therapy approach, therapist guide. Treatments that work; 2010.
治疗手册 （团体CBT）	临床工作者	Heimberg RG, Becker RE. Cognitive-behavioral group therapy for social phobia: basic mechanisms and clinical strategies. Guilford Press; 2002 July 3.
治疗工作簿 （个体CBT）	患者	Hope DA, Heimberg RG, Turk CL. Managing social anxiety: a cognitive-behavioral therapy approach, client workbook. Treatments that work; 2010.

参考文献

[1] Kessler RC, Petukhova M, Sampson NA, Zaslavsky AM, Wittchen H-U. Twelve-month and lifetime prevalence and lifetime morbid risk of anxiety and mood disorders in the United States: anxiety and mood disorders in the United States. Int J Methods Psychiatr Res. 2012; 21(3):169-184. https://doi.org/10.1002/mpr.1359.

[2] American Psychiatric Association. Diagnostic and statistical manual of mental disorders (DSM-5®). Washington, DC: American Psychiatric Association Publishing; 2013.

[3] Stein MB. An epidemiologic perspective on social anxiety disorder. J Clin Psychiatry. 2006;67(Suppl 12):3-8.

[4] Asnaani A, Richey JA, Dimaite R, Hinton DE, Hofmann SG. A cross-ethnic comparison of lifetime prevalence rates of anxiety disorders. J Nerv Ment Dis. 2010;198(8):551-555. https://doi.org/10.1097/NMD.0b013e3181ea169f.

[5] Spence SH, Rapee RM. The etiology of social anxiety disorder: an evidence-based model. Behav Res Ther. 2016;86:50-67. https://doi.org/10.1016/j.brat.2016.06.007.

[6] Elizabeth J, King N, Ollendick TH, Gullone E, Tonge B, Watson S, et al. Social anxiety disorder in children and youth: a research update on aetiological factors. Couns Psychol Q. 2006;19(2):151-163. https://doi.org/10.1080/09515070600811790.

[7] Heimberg RG, Brozovich FA, Rapee RM. A cognitive behavioral model of social anxiety disorder: update and extension. In: Hofmann SG, DiBartolo PM, editors. Social anxiety: clinical, developmental, and social perspectives. 2nd ed. Amsterdam: Elsevier; 2010. p. 395-422. https://doi.org/10.1016/B978-0-12-375096-9.00015-8.

[8] Bandelow B, Charimo Torrente A, Wedekind D, Broocks A, Hajak G, Rüther E. Early traumatic life events, parental rearing styles, family history of mental disorders, and birth risk factors in patients with social anxiety disorder. Eur Arch Psychiatry Clin Neurosci. 2004;254(6):397-405. https://doi.org/10.1053/comp.2002.33492.

[9] First MB, Williams JBW, Karg RS, Spitzer RL. Structured clinical interview for DSM-5 disorders, clinician version (SCID-5-CV). Arlington, VA: American Psychiatric Association; 2016.

[10] Brown TA, Barlow DH. Anxiety and related disorders interview schedule for DSM-5 (ADIS-5), lifetime version: client interview schedule. Oxford: Oxford University Press; 2014.

[11] Liebowitz MR. Social phobia. Mod Probl Pharmacopsychiatry. 1987;22:141-173. https://doi.org/10.1159/000414022.

[12] Connor KM, Davidson JRT, Churchill LE, Sherwood A, Weisler RH, Foa E. Psychometric properties of the social phobia inventory (SPIN): new self-rating scale. Br J Psychiatry. 2000;176(4):379-386. https://doi.org/10.1192/bjp.176.4.379.

[13] Turner SM, Beidel DC, Dancu CV, Stanley MA. An empirically derived inventory to measure social fears and anxiety: the social phobia and anxiety inventory. Psychol Assess. 1989;1(1):35-40. https://doi.org/10.1037/1040-3590.1.1.35.

[14] Connor KM, Kobak KA, Churchill LE, Katzelnick D, Davidson JR. Mini-SPIN: a brief screening assessment for generalized social anxiety disorder. Depress Anxiety. 2001;14(2):137-140. https://doi.org/10.1002/da.1055.

[15] Mattick RP, Clarke JC. Development and validation of measures of social phobia scrutiny fear and social interaction anxiety. Behav Res Ther. 1998;36(4):455-470. https://doi.org/10.1016/S0005-7967(97)10031-6.

[16] Peters L, Sunderland M, Andrews G, Rapee RM, Mattick RP. Development of a short form social interaction anxiety (SIAS) and social phobia scale (SPS) using nonparametric item response theory: the SIAS-6 and the SPS-6. Psychol Assess. 2012;24(1):66-76. https://doi.org/10.1037/a0024544.

[17] Leary MR. A brief version of the fear of negative evaluation scale. Personal Soc Psychol Bull. 1983;9(3):371-375. https://doi.org/

10.1177/0146167283093007.

[18] Cuming S, Rapee RM, Kemp N, Abbott MJ, Peters L, Gaston JE. A self-report measure of subtle avoidance and safety behaviors relevant to social anxiety: development and psychometric properties. J Anxiety Disord. 2009;23(7):879-883. https://doi.org/10.1016/j.janxdis.2009.05.002.

[19] Hayes SA, Miller NA, Hope DA, Heimberg RG, Juster HR. Assessing client progress session by session in the treatment of social anxiety disorder: the social anxiety session change index. Cogn Behav Pract. 2008;15(2):203-211. https://doi.org/10.1016/j.cbpra.2007.02.010.

[20] Miller WR, Rollnick S. Motivational interviewing: helping people change. 3rd ed. New York: Guilford Press; 2012.

[21] Goldin PR, Ziv M, Jazaieri H, Werner K, Kraemer H, Heimberg RG, et al. Cognitive reappraisal self-efficacy mediates the effects of individual cognitive-behavioral therapy for social anxiety disorder. J Consult Clin Psychol. 2012;80(6):1034-1040. https://doi.org/10.1037/a0028555.

[22] Ledley DR, Heimberg RG, Hope DA, Hayes SA, Zaider TI, Van Dyke M, et al. Efficacy of a manualized and workbook-driven individual treatment for social anxiety disorder. Behav Ther. 2009;40(4):414-424. https://doi.org/10.1016/j.beth.2008.12.001.

[23] Leichsenring F, Salzer S, Beutel ME, Herpertz S, Hiller W, Hoyer J, et al. Psychodynamic therapy and cognitive-behavioral therapy in social anxiety disorder: a multicenter randomized controlled trial. Am J Psychiatry. 2013;170(7):759-767. https://doi.org/10.1176/appi.ajp.2013.12081125.

[24] Barkowski S, Schwartze D, Strauss B, Burlingame GM, Barth J, Rosendahl J. Efficacy of group psychotherapy for social anxiety disorder: a meta-analysis of randomized-controlled trials. J Anxiety Disord. 2016;39:44-64. https://doi.org/10.1016/j.janxdis.2016.02.005.

[25] Fogarty C, Hevey D, McCarthy O. Effectiveness of cognitive behavioural group therapy for social anxiety disorder: long-term benefits and aftercare. Behav Cogn Psychother. 2019;47(5):501-513. https://doi.org/10.1017/S1352465819000079.

[26] Otte C. Cognitive behavioral therapy in anxiety disorders: current state of the evidence. Dialogues Clin Neurosci. 2011;13(4):413-421. https://doi.org/10.31887/DCNS.2011.13.4/cotte.

[27] van Dis EAM, van Veen SC, Hagenaars MA, Batelaan NM, Bockting CLH, van den Heuvel RM, et al. Long-term outcomes of cognitive behavioral therapy for anxiety-related disorders: a systematic review and meta-analysis: a systematic review and meta-analysis. JAMA Psychiat. 2020;77(3):265-273. https://doi.org/10.1001/jamapsychiatry.2019.3986.

[28] Carpenter JK, Andrews LA, Witcraft SM, Powers MB, Smits JAJ, Hofmann SG. Cognitive behavioral therapy for anxiety and related disorders: a meta-analysis of randomized placebo-controlled trials. Depress Anxiety. 2018;35(6):502-514. https://doi.org/10.1002/da.22728.

[29] Hofmann SG, Smits JAJ. Cognitive-behavioral therapy for adult anxiety disorders: a meta-analysis of randomized placebo-controlled trials. J Clin Psychiatry. 2008;69(4):621-632. https://doi.org/10.4088/jcp.v69n0415.

[30] Cuijpers P, Gentili C, Banos RM, Garcia-Campayo J, Botella C, Cristea IA. Relative effects of cognitive and behavioral therapies on generalized anxiety disorder, social anxiety disorder and panic disorder: a meta-analysis. J Anxiety Disord. 2016;43:79-89. https://doi.org/10.1016/j.janxdis.2016.09.003.

[31] Leichsenring F, Salzer S, Beutel ME, Herpertz S, Hiller W, Hoyer J, et al. Long-term outcome of psychodynamic therapy and cognitive-behavioral therapy in social anxiety disorder. Am J Psychiatry. 2014;171(10):1074-1082. https://doi.org/10.1176/appi.ajp.2014.13111514.

[32] Niles AN, Burklund LJ, Arch JJ, Lieberman MD, Saxbe D, Craske MG. Cognitive mediators of treatment for social anxiety disorder: comparing acceptance and commitment therapy and cognitive-behavioral therapy. Behav Ther. 2014;45(5):664-677. https://doi.org/10.1016/j.beth.2014.04.006.

[33] Koszycki D, Benger M, Shlik J, Bradwejn J. Randomized trial of a meditation-based stress reduction program and cognitive behavior therapy in generalized social anxiety disorder. Behav Res Ther. 2007;45(10):2518-2526. https://doi.org/10.1016/j.brat.2007.04.011.

[34] Goldin PR, Morrison A, Jazaieri H, Brozovich F, Heimberg R, Gross JJ. Group CBT versus MBSR for social anxiety disorder: a randomized controlled trial. J Consult Clin Psychol. 2016;84(5):427-437. https://doi.org/10.1037/ccp0000092.

[35] Mayo-Wilson E, Dias S, Mavranezouli I, Kew K, Clark DM, Ades AE, et al. Psychological and pharmacological interventions for social anxiety disorder in adults: a systematic review and network meta-analysis. Lancet Psychiatry. 2014;1(5):368-376. https://doi.org/10.1016/S2215-0366(14)70329-3.

[36] Hofmann SG, Smits JAJ, Rosenfield D, Simon N, Otto MW, Meuret AE, et al. D-Cycloserine as an augmentation strategy with cognitive-behavioral therapy for social anxiety disorder. Am J Psychiatry. 2013;170(7):751-758. https://doi.org/10.1176/appi.ajp.2013.12070974.

[37] Blanco C, Heimberg RG, Schneier FR, Fresco DM, Chen H, Turk CL, et al. A placebo-controlled trial of phenelzine, cognitive behavioral group therapy, and their combination for social anxiety disorder. Arch Gen Psychiatry. 2010;67(3):286-295. https://doi.org/10.1001/archgenpsychiatry.2010.11.

[38] Goldin PR, Lee I, Ziv M, Jazaieri H, Heimberg RG, Gross JJ. Trajectories of change in emotion regulation and social anxiety during cognitive-behavioral therapy for social anxiety disorder. Behav Res Ther. 2014;56:7-15. https://doi.org/10.1016/j.brat.2014.02.005.

[39] Andersson G, Carlbring P, Furmark T, S.O.F.I.E. Research Group. Therapist experience and knowledge acquisition in internet-delivered CBT for social anxiety disorder: a randomized controlled trial. PLoS One. 2012;7(5):e37411. https://doi.org/10.1371/journal.pone.0037411.

[40] Furmark T, Carlbring P, Hedman E, Sonnenstein A, Clevberger P, Bohman B, et al. Guided and unguided self-help for social anxiety

disorder: randomised controlled trial. Br J Psychiatry. 2009;195(5):440-447. https://doi.org/10.1001/jamapsychiatry.2019.3986.

[41] Himle JA, Bybee D, Steinberger E, Laviolette WT, Weaver A, Vlnka S, et al. Work-related CBT versus vocational services as usual for unemployed persons with social anxiety disorder: a randomized controlled pilot trial. Behav Res Ther. 2014;63:169-176. https://doi.org/10.1016/j.brat.2014.10.005.

[42] Weeks JW, Wilmer MT, Potter CM, Waldron EM, Versella M, Kaplan SC, et al. Targeting fear of positive evaluation in patients with social anxiety disorder via a brief cognitive behavioural therapy protocol: a proof-of-principle study. Behav Cogn Psychother. 2020;48(6):745-750. https://doi.org/10.1017/S1352465820000491.

第6章
广泛性焦虑症的认知行为治疗：
个案概念化和循证治疗策略

Cognitive-Behavioral Therapy for Generalized Anxiety Disorder:
Case Formulation and Evidence-Based Treatment Strategies

| 妮科尔·J.勒布朗 | 安娜·鲍尔图什考 | 莉莲·布兰查德 | 卢瓦纳·马克斯 |
| Nicole J. LeBlanc | Anna Bartuska | Lillian Blanchard | Luana Marques |

钟莹彦　陈如梦·译　胡前英　徐一峰·校

引　言

广泛性焦虑症（generalized anxiety disorder，GAD）是一种精神障碍，其标志性特征是担忧。患有广泛性焦虑症的个体会经历过度的、无法控制的担忧，并且这种担忧发生在生活的诸多领域[1]。这种担忧伴有以下三种或三种以上的症状：坐立不安、疲劳、注意力不集中、易怒、肌肉紧张

N. J. LeBlanc (✉) | L. Marques
Department of Psychiatry, Massachusetts General Hospital, Boston, MA, USA
e-mail: njleblanc@mgh.harvard.edu; lmarques@mgh.harvard.edu

A. Bartuska
Department of Psychology, Palo Alto University, Palo Alto, CA, USA
e-mail: abartuska@paloaltou.edu

L. Blanchard
Department of Psychological Sciences, University of Connecticut, Storrs, CT, USA
e-mail: lillian.blanchard@uconn.edu

© The Author(s), under exclusive license to Springer Nature Switzerland AG 2023
S.E. Sprich et al. (eds.), *The Massachusetts General Hospital Handbook of Cognitive Behavioral Therapy*, Current Clinical Psychiatry, https://doi.org/10.1007/978-3-031-29368-9_6

及睡眠障碍[1]。根据《精神障碍诊断与统计手册》(第5版)(DSM-5)[1],个体要正式被诊断为广泛性焦虑症,担忧及相关症状必须在6个月或更长时间内的大多数日子里存在。个体还必须因担忧而遭受严重的痛苦或功能障碍,才能满足诊断标准[1]。

流行病学

世界卫生组织(World Health Organization,WHO)心理健康调查计划的流行病学数据表明,广泛性焦虑症的全球终生患病率为3.7%,全球12个月患病率为1.8%[2]。不同国家的终生患病率和12个月患病率各不相同,高收入国家的患病率最高。在美国,其终生患病率为7.8%,12个月患病率为4.0%[2]。在女性、未婚、未就业及受教育程度较低的人群中,广泛性焦虑症的患病率较高[2]。

病 程

世界卫生组织心理健康调查计划的数据表明,广泛性焦虑症通常在成年早期到中期发病,其中25%的病例在25岁前发病,50%的病例在39岁前发病,75%的病例在53岁前发病[2]。发病后,如果不进行治疗,广泛性焦虑症通常会发展成一种慢性疾病[2]。

影 响

相当大比例的广泛性焦虑症患者表示在家庭生活(28.0%)、工作(32.1%)、亲密关系(31.1%)和社会关系(34.9%)中存在严重损害,其中约一半的人报告至少一个生活领域存在严重损害[2]。据报告,广泛性焦虑症患者在过去一年里工作缺席平均41.2天[2]。对于正在工作的人,34%的广泛性焦虑症患者报告工作效率下降了10%或更多[3]。在广泛性焦虑症患者的共病人群中,损害通常更大[3]。最常见的共病之一是重性抑郁障碍(major depressive disorder, MDD),研究表明,52.6%的终生广泛性焦虑症患者经历了终生的重性抑郁障碍[2]。

病因学

广泛性焦虑症的发展和维持涉及许多因素,包括生物因素、心理因素和社会因素。

■ 生物因素

研究表明,广泛性焦虑症有很大的遗传成分。对家庭和双生子研究的荟萃分析结果表明,广泛性焦虑症的遗传度为 31.6%[4]。广泛性焦虑症的大部分遗传风险可能与人格特质——神经质（即负性情绪特质）的遗传风险重叠，因为广泛性焦虑症和神经质之间的遗传相关性估计值为0.80[5]。像其他精神障碍一样，广泛性焦虑症的遗传风险可能存在异质性，并由多个影响很小的基因之间的相互作用引起[6]。

神经成像研究也有助于增强对广泛性焦虑症的神经生物学理解。最近的一项系统综述和荟萃分析表明，广泛性焦虑症患者的背外侧前额叶皮质（dorsolateral prefrontal cortex，dlPFC）、前扣带回皮质（anterior cingulate cortex，ACC）、杏仁核及海马区发生了生理学改变[7]。值得注意的是，这些区域中的许多都是在默认模式网络中发现的，这是一种在休息状态下能够被自我参照思维激活的网络，并且该网络可能增强过度担忧[8]。功能数据进一步表明，执行控制网络（背外侧前额叶皮质）和突显网络（杏仁核）的关键区域内存在异常活动[7]。这三个网络中的非典型连接被认为是包括焦虑在内的一系列精神病理学的基础[9]。

■ 心理因素

如前所述，研究表明，神经质的人格特质与广泛性焦虑症之间存在着显著且稳定的联系。神经质（也被称为负性情绪特质或负性倾向性）描述了个体在日常生活中经常经历负性情绪的倾向[10]。研究表明，神经质与广泛性焦虑症的核心症状密切相关，包括焦虑情绪和担忧[10,11]。

广泛性焦虑症患者还表现出特定的认知偏见，这可能导致了该疾病的发展和维持。与没有精神障碍的人相比，患有广泛性焦虑症的人更有可能注意到环境中的威胁信息[12]。这种注意偏向在不同的威胁领域（如社会威胁和躯体威胁）都可以看到，这与广泛性焦虑症中担忧的泛化性质是一致的[12]。患有广泛性焦虑症的人也更有可能以威胁性的方式解释模棱两可的情况（如将巨响解释为入侵者的迹象）[13]。

最后，某些信念和认知图式被认为与广泛性焦虑症的发展和维持有关。有关担忧的消极信念，如认为担忧对身体或精神都有危险，或认为不可能控制担忧，都与广泛性焦虑症有关[14]。无法容忍不确定性，或相信不确定的情况是危险的和无法忍受的，也与广泛性焦虑症的诊断有关[15]。

■ 社会因素

压力性生活事件一直被认为与广泛性焦虑症的发展有关。童年时期的压力经历，如经济资源匮乏或家庭功能失调，都预示着成年后患广泛性焦虑症的风险增加[16,17]。最近的应激源也预测了成人广泛性焦虑症的发病[16,18]。具体来说，涉及未来可能失去（如未来失去工作和关系冲突的威胁）或当前失去（如爱人的死亡、离婚）等的压力事件，会预测下个月广泛性焦虑症状的出现[18]。

■ 病因学过程

广泛性焦虑症的病因可能涉及生物、心理和社会风险因素之间的复杂相互作用，研究人员正在探索这些因素是如何相互作用来增加疾病风险的。例如,一个模型提出,易感因素,如童年家庭功能障碍、童年创伤和遗传风险,会与当前的应激源相互作用,导致广泛性焦虑症的发生[19]。另一个精神障碍网络模型提出,风险因素会导致个人症状的发展,然后这些症状导致其他症状[20]。例如,生物风险因素可能是导致无法控制担忧倾向的基础,进而导致广泛性焦虑症的其他症状,如易怒或睡眠困难。

广泛性焦虑症的病因学研究进一步复杂化,因为几乎可以肯定有无数的病因径导致这种疾病。研究人员使用生态学瞬时评估方法,从广泛性焦虑症患者那里收集密集的时间序列数据,然后检查其症状如何随时间变化和相互作用[21]。这一方法的结果表明,不同的广泛性焦虑症患者在症状特征和症状动力学方面有相当大的差异[21]。这一发现支持这样的假设,即广泛性焦虑症的病因是存在异质性的,个性化治疗可能会有更好的疗效[21]。

治 疗

认知行为治疗(CBT)是研究最多的治疗广泛性焦虑症的心理治疗方法,有很强的证据基础[22]。随机对照试验的荟萃分析表明,在治疗广泛性焦虑症时,CBT 优于对照组(如支持性的咨询和药片安慰剂),且效果显著(Hedge's g = 1.01)[23]。平均而言,完成一个疗程 CBT 的广泛性焦虑症患者,自我报告的焦虑程度评分在正常范围内,且这些成果通常在治疗后至少保持一年[24]。

对广泛性焦虑症的其他治疗方法的深入回顾超出了本章的范围。简而言之,几种选择性 5-羟色胺再摄取抑制剂和选择性 5-羟色胺-去甲肾上腺素再摄取抑制剂,已在多项随机对照试验中得到了实证支持[25]。基于正念的治疗,如基于正念的压力减轻,也得到了实证支持[26]。需要更多的研究来了解如何将患者与治疗相匹配,以及是否和如何利用组合治疗来提升患者的疗效。

广泛性焦虑症的认知行为治疗

■ 评估

广泛性焦虑症的认知行为治疗首先要进行彻底的心理诊断评估。结构化诊断性访谈,如 DSM-5 结构化临床访谈(SCID-5)[27]或简明国际神经精神障碍访谈(Mini-International Neuropsychiatric Interview, MINI 7.0.2)[28],可用于评估广泛性焦虑症和其他共病障碍的存在。

自我报告测量工具可用于支持诊断决策、个案概念化,以及在认知行为治疗的过程中对症状情况进行跟踪。广泛性焦虑症 7 项量表(Generalized Anxiety Disorder 7-Item Scale, GAD-7)

是一种简短的自我报告测量工具,用于评估过去两周广泛性焦虑症状的严重程度[29]。GAD-7以10分作为识别潜在广泛性焦虑症病例的最佳分界点,具有较高的敏感性和特异性[29]。宾夕法尼亚州立大学焦虑问卷(Penn State Worry Questionnaire, PSWQ)是另一种自我报告的方法,用于评估个体的焦虑倾向[30]。GAD-7和PSWQ对认知行为治疗过程中的焦虑的得分变化都很敏感[31]。此外,宾夕法尼亚州立大学焦虑问卷-过去一周版(Penn State Worry Questionnaire-Past Week, PSWQ-PW)是PSWQ的改编,它捕捉了每周焦虑的波动,对评估认知行为治疗期间的焦虑症状变化特别有用[32]。

研究表明,广泛性焦虑症的认知行为治疗始于彻底的心理诊断评估。焦虑的表达和体验存在文化差异[2,33],因此探讨患者的种族、民族和(或)文化认同如何影响其症状表现及其对治疗的期望是有帮助的。诸如"你如何确定你的种族或民族背景"以及"你的种族、民族和(或)文化背景对你的焦虑体验有何影响"等问题,有助于更好地了解患者,并防止治疗师做出不准确的假设[34]。此外,治疗师应该考虑文化因素,如患者的母语、对心理测试的熟悉程度、教育背景及文化适应程度,因为这可能会影响评估过程。治疗师应该将对认知行为治疗的认识运用于广泛性焦虑症患者中,从彻底的心理诊断评估开始,为测量选择、管理和结果解释提供信息[35]。

■ 认知行为个案概念化

在最初的评估之后,对于广泛性焦虑症的认知行为治疗从彻底的心理诊断评估开始。治疗师可以先探索维持患者广泛性焦虑症状的认知行为构想。广泛性焦虑症状的认知行为理论模型的知识有助于个案概念化,这些模型包括担忧的回避模型[36]、对不确定性的不容忍模型[37]、担忧的元认知模型[38]、广泛性焦虑症的情绪异常调节模型[39],以及广泛性焦虑症的接纳模型[40]。这些模型中的每一个都得到了实证支持,并作为有实证支持的认知行为治疗方案的基础,来治疗广泛性焦虑症[41]。

广泛性焦虑症的认知行为治疗模型侧重于解释导致和(或)加剧担忧的因素。担忧通常被概念化为个体用来应对负性情绪的无效策略。个体差异使个体容易经历强烈的情绪(例如,强烈的情绪反应和对不确定性的高度不容忍),这可能会增加他们陷入习惯性担忧的可能性。担忧一旦开始,就会通过负强化的过程维持一段时间。具体来说,个体可能会觉得担忧在短期内是有帮助的,因为它抑制了焦虑的生理感觉,将其注意力从对最坏情况所产生的可怕心理意象中转移开。然而,从长远来看,担忧阻碍了他们习惯具有威胁性的心理形象,也阻碍了他们培养更有效的情绪调节策略。担忧最终成为对恐惧和焦虑的习惯性和僵化反应,使个体发展为广泛性焦虑症患者。认知行为治疗模型表明,广泛性焦虑症的治疗应该包括情绪心理教育、对焦虑触发因素的认知和行为反应的自我监测,以及采用更有效的情绪调节策略来指导实践,如应用放松、正念和认知重构。一些认知行为治疗方案也建议,使用想象暴露来帮助患者学会忍受与威胁性心理意象相关的不适。

此外，几种认知行为治疗模型强调了具体信念在广泛性焦虑症的开发和维护中的重要性。例如，个体对于应对不确定性或处理未来问题的能力的消极信念，会导致其过度依赖担忧，而这应该成为改变的目标。对担忧的积极和消极的信念（如"担忧可以防止消极结果"或"担忧会导致精神崩溃"），也会使担忧的过程持续下去。在针对广泛性焦虑症的认知行为治疗中，当存在这些信念时，可以使用认知重构和（或）行为实验来处理这些信念。最后，这些模型强调回避行为（如思想抑制、行为限制、过度准备及完美主义）是广泛性焦虑症的维持因素，因为这些行为在短期内减少了痛苦，但从长期来看干扰了情绪调节和生活功能。认知行为治疗策略中有价值的行动，包括教导患者进行有意义的生活活动，同时消除回避行为。

总之，针对广泛性焦虑症的认知行为治疗，包括教导患者认识到他们对焦虑触发因素的无效反应，并在感到恐惧或焦虑时采用更有效的情绪调节策略。常见的治疗策略包括心理教育、对焦虑事件的自我监测、应用放松、正念练习、认知重构、行为试验、想象暴露及有价值的行动。在接下来的部分中，我们将更详细地描述每一种策略。鉴于广泛性焦虑症的异质性，不同的策略可能或多或少适用于不同的患者。治疗师可以使用认知行为个案概念化来为个别患者选择特定的治疗策略。例如，治疗师可能会注意到，患者对担忧有强烈的消极信念，因此强调针对这些消极信念的策略。然而，该领域目前缺乏将患者与特定治疗策略相匹配的循证工具，这使得治疗师在如何选择和排序认知行为策略方面缺乏明确的指导。另一种选择是使用实证方法，将下面描述的每一种策略传授给患者，同时观察引起共鸣并改善其症状的具体策略。后一种方法在下面的案例中进行了说明。

广泛性焦虑症的认知行为治疗策略

■ 目标设定

认知行为治疗通常从设定目标开始，以增加患者治疗的动力[42]。治疗师首先提供心理教育，告诉他们设定目标来支持行为改变的重要性。然后，治疗师邀请患者设定自己的治疗目标，要么在治疗过程中进行讨论，要么填写工作表作为家庭作业。治疗师可以问后续问题（如"如果你实现了目标，会是什么样子的？"），来帮助患者使他们的目标更具体。治疗师应该在整个治疗过程中向患者了解他们在实现目标方面的进展情况。治疗师还可以将治疗练习（如有价值的行动）直接与这些目标联系起来。

■ 心理教育

心理教育在针对广泛性焦虑症的认知行为治疗开始时使用，以增加患者对治疗过程中焦虑和信心的理解[42-47]。心理教育从讨论情绪的适应功能开始。鼓励患者考虑情绪如何对他们的生活有益。例如，治疗师可以使用苏格拉底式提问来询问患者，如果他们与狮子面对面，他们可能会有什么感觉。治疗师引导患者发现不舒服的生理状态（如心率加快和肌肉紧张）所带来的益处，这些状态伴随着我们对威胁感到恐惧的自然倾向。焦虑的功能是帮助我们预测和准备应对未来的威胁。一旦患者了解了恐惧和焦虑等情绪的作用，治疗师就可以解释这些情绪会成为问题的过程。患者了解到，对恐惧和焦虑的不适应反应（如担忧和回避），可能会导致这些情绪变得过于强烈、分散和持久。

心理教育的第二阶段是向患者介绍情绪的认知行为模型，也被称为三组分模型。治疗师会解释，三组分模型能让患者实时理解情绪反应的元素（即想法、身体感觉和行为），并注意这些元素如何相互作用。治疗师首先询问患者生活中最近的一个焦虑的例子。当患者描述相关情况和经历时，治疗师写下他们的想法、身体感觉和行为，并使用箭头显示这些元素是如何随着时间的推移在一个周期中彼此建立起来的。然后，治疗师通过展示特定的想法（如消极预测）和行为（如回避）可能是如何加剧患者焦虑的，从而将三组分模型与先前关于情绪的讨论联系起来，使患者意识到其焦虑程度超过了当时有益的水平。最后，治疗师提供关于认知行为治疗策略的心理教育，这些策略将中断上述的非适应性过程。

■ 自我监测

焦虑发作的自我监测贯穿整个针对广泛性焦虑症的认知行为治疗，这是为了帮助患者更多地意识到他们在担忧发作期间的想法、身体感觉和行为之间的联系[43-45]。大多数自我监测发生在治疗过程之外。患者被要求识别整周的担忧事件，并记录每个担忧事件的触发因素；他们在每个担忧事件中的想法、身体感觉和行为；以及每个担忧事件的结果（即接下来发生了什么）。通常来讲，要给患者提供纸质日志，以帮助其进行自我监测。然而，已经开发了具有情绪跟踪功能的移动应用程序，也可能有助于自我监测[48]。在下一次治疗中，治疗师和患者一起回顾焦虑发作的记录。治疗师可能会指出经常导致焦虑的情况，也可以将患者的注意力吸引到可能长期保持焦虑的行为上，如完美主义、拖延或努力压抑思想。对于广泛性焦虑症患者，自我监测应贯穿认知行为治疗的整个过程，当焦虑发作出现时，患者可以开始监测他们使用哪些认知行为治疗策略来应对焦虑发作。

■ 放松治疗

放松治疗可用于针对广泛性焦虑症的认知行为治疗[43]，并且作为广泛性焦虑症的独立治疗方法也有效[49]。放松治疗的目标是教会患者一种主动的应对策略，来应对焦虑触发因素。患者通过循序渐进的实践来培养应用放松技能（更多详细信息，请参阅文献）[49]。第一步是在治疗中教会患者渐进式肌肉放松（progressive muscle relaxation，PMR）。指导患者坐在椅子上，闭上眼睛，放松。然后，治疗师要求患者收紧他们的小臂和手，保持紧张状态 10 秒钟，然后放松紧张状态。对于不同的肌肉组,包括上臂、前额、眼睛/鼻子、嘴巴/下巴、颈部、胸部/肩膀、腹部、大腿和小腿/脚,这一过程将按顺序持续进行。练习结束时,患者一边放松身体的各个部位,一边想着"放松"这个词。给患者一段完整的 PMR 流程的录音,并鼓励他们每天练习两次。一旦患者熟练掌握了 16 块肌肉组的流程,他们就可以学习和练习简化的 PMR 流程,包括 8 块肌肉组和 4 块肌肉组的流程。他们还可以在日常活动中练习放松非必要的肌肉组,如走路时放松肩膀。最后一步是教患者快速放松。指导患者深吸一口气,想一想"放松"这个词,扫描他们的身体是否紧张,然后释放所有紧张。治疗师鼓励患者在平静和有压力的情况下(如在工作中)都一天多次地练习快速放松。最终,患者可以使用快速放松来中断担忧发作。

■ 正念练习

正念是另一种策略,可以整合到针对广泛性焦虑症的认知行为治疗中[45,46],或者作为广泛性焦虑症的独立治疗方法[26]。在针对广泛性焦虑症的认知行为治疗中,正念的目标是帮助患者观察和接受他们的内在经验(即想法、情绪和身体感觉),而不是以自动的、无效的方式对其做出反应。许多不同的正念练习可以用来实现这些目标,包括冥想、瑜伽练习和身体扫描。一个常见的入门练习是注意呼吸(更多细节见文献)[50]。治疗师要求患者闭上眼睛,将注意力集中在呼吸上。鼓励患者注意呼吸通过鼻子、口腔和胸部的感觉。如果出现额外的想法或情绪,患者会被指导不带评判地观察这些出乎预料的感知,并轻轻地将注意力恢复到他们的呼吸上。其他正念练习包括对想法、情绪或身体感觉的正念引导性冥想[50]。正式的正念练习通常在治疗过程中完成,并在两次治疗之间安排练习。此外,患者可以将非正式的正念练习融入日常生活,如在完成日常任务(如吃饭或散步)时专心观察身体感觉。

■ 认知重构

认知重构(也被称为认知重评或挑战负性自动思维)是跨治疗方案使用的核心认知行为治疗策略[42-45]。总的来说,认知重构的目标是帮助患者注意到他们对情境的自动解释,理解自动解释与情绪之间的联系,并学习在日常生活中产生更准确和更有帮助的解释。为了教授认知重构,治疗师首先通过使用一个例子的情境来提供关于自动解释的心理教育。治疗师对患者提出一种模棱两可的情况(如"想象你打电话给同事讨论你正在做的演示文稿,电话铃响了几声,但同事拒绝接听")。然后,治疗师询问患者他们会如何解释这种情况(如"同事对我感到不满"),以及这种解释会让他们感觉如何(如悲伤)。然后,治疗师提示患者做出不同的解释(如"同事在另一场会议上"),并描述这些不同的解释会使他们感觉如何(如平静)。治疗师总结解释,广泛性焦虑症患者经常会自动做出过于负面的解释,这些负面解释可能会导致与事实情况不符的情绪。例如,广泛性焦虑症患者经常对未来事件产生过度消极的预测,并将问题视为威胁,这两者都会导致频繁的恐惧和焦虑[43,44]。认知重构包括学会在日常生活中注意到这些消极的解释,并练习产生更准确和更有帮助的解释。

治疗师可以使用工作表来介绍问题,以帮助患者检查他们的自动解释。如果患者假设最糟糕的结果将会发生,那么像这样的问题:"有什么证据支持和反对你的预测"以及"否则情况可能会怎样发展",可以帮助他们考虑其他结果。如果患者低估了自己处理问题的能力,那么像这样的问题:"最坏的情况是什么,你会怎么处理",可以帮助患者确定应对策略。在患者考虑了这些问题之后,他们应该产生一种替代的解释,并总结新的视角。治疗师应该鼓励患者经常练习认知重构,这样随着时间的推移,这项技能就会变得熟练而自然。

■ 行为试验

行为试验可用于针对广泛性焦虑症的认知行为治疗,来帮助患者改变维持其症状的信念[47,51]。该策略在修正对不确定性的消极信念,以及对担忧的积极或消极信念时特别有用[47,51]。治疗师和患者首先使用患者的自我监测和认知行为个案概念化,来确定可能维持患者症状的具体信念。然后,治疗师和患者设计各种行为试验来测试这些信念的准确性。例如,为了测试"我无法控制我的担忧"这一信念,患者可以指定每天30分钟的时间段,在这段时间内,他们被允许担忧,且患者可以努力将担忧推迟到他们每天的"担忧时间"。行为试验既可以在与治疗师的会谈中进行,也可以作为家庭作业进行。对于每个行为试验,患者应使用工作表记录:①被测试的信念;②行为试验的细节(如地点、时间、什么行为,以及和谁一起);③试验的预期结果;④试验的实际结果[51]。作业中完成的行为试验应在接下来的治疗中讨论,以强化患者的学习。

■ 想象暴露

广泛性焦虑症的认知行为模型表明,人们将担忧作为一种避免扰乱核心恐惧的心理意象的方式。想象暴露是一种用来抵消这一过程的认知行为治疗技术,它通过让患者反复面对核心恐惧的心理意象,直到它们不再引发强烈的焦虑水平[44]。为了练习想象暴露,治疗师首先帮助患者从自我监测中识别担忧主题。然后,治疗师帮助患者识别每个担忧主题的核心恐惧,要求他们描述该担忧可能出现的最坏结果。例如,一位担心伴侣健康的患者可能会说,他们最害怕的是收到伴侣意外去世的消息。然后,患者生动地、富有情感地写下令人恐惧的意象的详细描述,并以第一人称的现在时态大声朗读。患者对自己的描述进行录音,每天收听录音,并在每次暴露的情况下对其不适程度进行0~100的评分。鼓励患者持续每天练习暴露,直到不适程度降低一半。一旦患者习惯了第一个恐惧的意象,他们就会对其他核心恐惧意象重复此过程。

■ 有价值的行动

有价值的行动是一种策略,可以帮助患者减少回避,并提高整体功能水平[45,46]。为了实践有价值的行动，治疗师首先要求患者识别焦虑和回避如何阻止他们在三个领域根据自己的价值观生活：人际关系、工作/学校和爱好/自我照顾。然后，治疗师和患者对行为(即有价值的行动)进行头脑风暴。患者可以采取这些行为，以符合他们在这些领域的价值观。最后，患者承诺练习一个有价值的行动作为家庭作业。重要的是，治疗师强调，目标是让患者执行有价值的行动，即使它带来了不舒服的想法、情绪或身体感觉。此外，患者应该消除任何回避行为(如寻求安慰和完美主义)，以减少他们的不适，同时实践有价值的行动。归根结底，这一策略是为了教会患者，他们可以在做自己关心的事情的同时处理不适。随着时间的推移，治疗师应该鼓励患者在生活领域中实践多种有价值的行动。

案 例

■ 初步评估

埃琳娜是一名35岁的拉丁裔已婚女性，目前正在接受持续性焦虑症状的评估。具体来说，她在生活的多个领域持续感到担忧，包括对工作(如犯错误、应对截止日期和被解雇)、家庭(如丈夫的健康、女儿的认知和社会发展)和日常事务(如约会迟到和做小决定)。尽管她一生都在担忧，但在23岁进入法学院时，焦虑症状开始给她带来严重的痛苦。她现在正在寻求治疗，因为焦虑症状使她难以专注于工作，也导致她经常与丈夫发生争执。在评估过程中，埃琳娜在GAD-7上得了17分(严重的广泛性焦虑症状)，在PSWQ-PW上得了72分。

■ 第1次治疗

治疗师在开始第1次治疗时，鼓励埃琳娜确定她的治疗目标。起初，埃琳娜含糊其辞地回应说，她希望降低自己的整体焦虑和担忧水平。治疗师解释说，减少焦虑是埃琳娜参与认知行为治疗的主要动机，然而，治疗师会帮助她确定更具体的治疗目标。埃琳娜说，她想学习一些策略来打破工作中的担忧循环，减少与丈夫争吵的频率，并且平均每晚睡7个小时。然后，治疗师开始教授埃琳娜情绪的三组分模型。

治疗师： 你能告诉我最近一次你感到焦虑的情况吗？
埃琳娜： 昨天在工作中……我太着急了，整个上午什么事都没做。
治疗师： 好的，让我们回想一下昨天。首先，我们想要找出引发你焦虑的情境。情绪很少无缘无故地出现，通常会有某种东西促使情绪发生。你还记得在开始感到焦虑之前发生了什么吗？
埃琳娜： 我看了一位朋友在网上发布的一段视频。视频中，她2岁的女儿会用完整句子

	讲话了。我开始想到我的女儿,并开始担心她在发育方面落后了。
治疗师:	所以,你看了这个视频后,它让你感到焦虑。让我们把这种情绪分成三个部分:想法、身体感觉和行为。我们将从想法开始。在那一刻,你对自己说了什么,让你感到焦虑?
埃琳娜:	我在想,"我女儿有点不对劲,她落后了。"
治疗师:	那当你有这种想法的时候,你的身体有什么生理上的感觉?
埃琳娜:	我觉得肚子不舒服,额头和肩膀都绷紧了。
治疗师:	在那一刻,你的行为是什么,你做了什么?
埃琳娜:	嗯……我开始在网上寻找关于语言发展和发育迟缓迹象的不同文章。我试着用工作来分散自己的注意力,但大脑总是回到担心的事情上,然后我就会读另一篇文章。
治疗师:	既然我们已经分离了这些部分,我们就可以开始考虑它们是如何相互作用的。"我女儿有点不对劲"这个念头是如何影响你的身体感觉的?
埃琳娜:	这让我非常紧张,当紧张的时候,我通常会感到恶心。
治疗师:	你的想法和感觉是如何影响你的行为的?
埃琳娜:	我讨厌感到焦虑,所以我试着在网上找些东西来让我放心,觉得她会没事的。
治疗师:	这起作用了吗?
埃琳娜:	不太清楚,我在网上找到了很多相互矛盾的信息。每次我试着工作的时候,大脑就会回到我在文章中读到的东西上,并再次开始感到紧张和担忧。
治疗师:	这个例子显示了我们的想法、身体感觉和行为之间的紧密联系。你担忧的想法、身体症状和行为相互叠加,使焦虑持续下去。结果是什么?接下来发生了什么?
埃琳娜:	我没有完成任何工作,我很生自己的气。
治疗师:	感谢你与我分享这个例子。一旦你练习了将情绪分解成这三个部分,我会教你一些技巧来中断持续负性情绪的循环。

■ 第 2 次治疗

治疗师在第 2 次治疗开始时复习了埃琳娜的作业。治疗师和埃琳娜一起开始注意到埃琳娜焦虑的常见诱因,包括丈夫或女儿可能会出什么问题、不得不做出决定的情况,以及在工作中犯错误。这些触发因素通常会导致灾难性的解释(例如,"我们将失去最重要的客户"),以及焦虑的生理症状,包括恶心、心跳加速和出汗。作为对这些想法和感觉的回应,埃琳娜通常会采取回避行为来减轻痛苦,包括在脑海中回顾情况的细节、从其他人那里寻求保证、在网上搜索或者创建详细的待办事项清单。治疗师使用苏格拉底式问题,来帮助埃琳娜探索这些行为如何在短期内暂时减轻焦虑,但实际上在长期内延续焦虑和担忧。

然后,治疗师向埃琳娜介绍渐进式肌肉放松(PMR)。治疗师解释说,埃琳娜将学习一种系统性紧张和放松肌肉的流程,最终她将能够在高度焦虑的时刻使用这项技术。埃琳娜最初对PMR持怀疑态度,但她同意尝试一下这项技能。治疗师指导她完成16块肌肉组的PMR程序,并制作一段录音。对于家庭作业,埃琳娜同意每天练习PMR,并继续自我监测担忧。

■ 第3次治疗和第4次治疗

除了继续练习PMR之外,第3次和第4次治疗的主要重点是认知重构。治疗师和埃琳娜使用她的自我监测表来识别焦虑发作期间负性解释的例子。然后,治疗师会教给埃琳娜重新评估这些负性解释的步骤。

治疗师: 从你本周的家庭作业中,我们看到,当你必须决定给你的女儿选择哪所幼儿园时,你陷入了担忧的循环。你感到焦虑,并心想,"我必须做出正确的选择,否则她会不快乐。"

埃琳娜: 我一直在想每天送她下车会是什么感觉,担心她会很痛苦,不想进去。

治疗师: 让我们使用工作表更仔细地查看你的预测。你有什么证据支持她在幼儿园不会快乐的预测吗?

埃琳娜: 嗯,她很害羞,她要花很长时间才能和别人熟络起来。

治疗师: 好的,所以她可能需要一段时间来适应幼儿园。你有什么证据反对她会不高兴的预测吗?

埃琳娜: 我觉得没有。

治疗师: 在过去,当遇到一个陌生人时,她需要多少天才能和那个人相处得舒服?

埃琳娜: 对于我们的保姆,大约过了一周她才感觉舒服。但她通常在大约一天的时间里很快就能和其他孩子熟起来。

治疗师: 所以,听起来她可能需要一天至一周的时间来适应幼儿园?

埃琳娜: 是的,我想确实如此。

治疗师: 她在幼儿园永远不快乐的真实概率有多大?

埃琳娜: 她过去适应过新的人和新的地方,但幼儿园是一个很大的变化。我敢说她有5%的可能性不会习惯。

治疗师: 好的,假设几周过去了,她看起来还是不开心,然后你会怎么做?

埃琳娜: 我会和老师谈谈让她感觉更舒服的方法。

治疗师: 这个主意真不错。如果那不管用,你会怎么做?

埃琳娜: 到那时,我可能会考虑另找一所幼儿园。

治疗师：	所以，你可以做很多不同的事情来应对这种情况。
埃琳娜：	把她转到另一所学校需要花费大量的时间和精力，但这并不是世界末日。
治疗师：	在预期到自己和女儿可能面临这一巨大变化时，感到有些焦虑是很正常的。当你感到焦虑，并有"她会不快乐"的想法时，你会提醒自己什么呢？
埃琳娜：	我可以提醒自己，大约一周后，她可能会适应并喜欢上它。而且，我可以做很多事情来支持她度过该过程。

在第 3 次治疗结束后，埃琳娜同意每天练习认知重构，并以工作表为指导。在第 4 次治疗中，治疗师和埃琳娜回顾了家庭作业，一起重新评估埃琳娜的那些难以独自挑战的自动解释。

■ 第 5 次治疗

在第 5 次治疗中，治疗师带领埃琳娜进行了一次正念练习，埃琳娜闭上眼睛，练习观察她的想法，就像天空中飘浮的云一样。练习结束后，埃琳娜和治疗师讨论了这一体验。埃琳娜报告说，让思想通过她的脑海而不陷入担忧的循环是非常困难的。治疗师承认了这一挑战，并向埃琳娜解释说，大脑每天会自然地产生许多想法，并不总是需要对每一个想法做出回应。当我们注意到思维徘徊在担忧中时，另一种策略是温和地重新关注当下。埃琳娜同意每天听一段这种正念练习的录音，并练习注意日常生活中的担忧想法，而不是对它们做出回应。

■ 第 6 次治疗

在第 6 次治疗的开始，治疗师和埃琳娜讨论了她继续练习 PMR、认知重构和正念。治疗师还表扬了埃琳娜努力学习和练习这些技能。埃琳娜点了点头，但泪流满面，说她仍然认为担忧会让她变得脆弱，并为需要认知行为治疗而感到羞愧。治疗师问埃琳娜，当她有这样的想法时，她会做什么。"担忧意味着我很脆弱"，埃琳娜回答说，她试图通过专注于其他事情来摆脱她的担忧，但这些担忧不断地出现在她的脑海中。治疗师用一块白板向埃琳娜展示"担忧意味着我很脆弱"的想法，以及推开担忧的行为是如何相互助长，从而增加了她的焦虑。然后，治疗师鼓励埃琳娜用一个行为试验来检验该信念，即"担忧意味着我很脆弱"。埃琳娜确定了 5 位她认为坚强的人：母亲、父亲、姑姑、最好的朋友及嫂子。她同意询问他们每隔多久担忧一次，并将这项试验的结果带到下一次的会谈中。

■ 第 7 次治疗

治疗师在第 7 次治疗开始时询问埃琳娜的行为试验结果。埃琳娜报告说，她名单上的每个人都表示，他们每周至少一次担忧某事。治疗师和埃琳娜反思了埃琳娜最初的想法，即"担忧意味着我很脆弱"。埃琳娜承认，担忧比她想象的要普遍得多，而且似乎每个人都会偶尔担忧。

治疗师问埃琳娜,她是否对担忧有什么积极的信念。埃琳娜承认,她认为担忧能帮助她为未来做好准备。治疗师建议埃琳娜进行另一项试验来检验这一信念。

治疗师: 让我们来想想最近你担忧一件事的结果。

埃琳娜: 这周我真的很担忧,因为我意识到我的车已经一年多没换机油了。我特别紧张,以至于因为等得太久,而把发动机弄坏了。

治疗师: 我想让你拿出一张纸,写下你在那一刻所担忧的一切。

埃琳娜: 我担忧当我把车拿去换机油时,技术员会告诉我,我造成了数千美元的损失。我还担忧丈夫会批评我拖得太久才换机油。

治疗师: 好的,现在我想让你写下你去换机油时发生的一切。

埃琳娜: 预约花了一段时间,但他们有一个小房间,我可以在那里等。大约1小时后,技术员来告诉我,他们换了机油,发动机正常。但他告诉我,我需要新轮胎,而这很贵。

治疗师: 很有趣……当你回到家告诉丈夫关于预约的事时,发生了什么?

埃琳娜: 他意识到,他也有一段时间没有把车开去换机油了。于是,我们试图想出某种方法来提醒自己在未来做这件事。

治疗师: 让我们来比较一下这件事的两面。与实际发生的情况相比,你注意到了你最初的担忧吗?

埃琳娜: 我所担忧的一切都没有发生。我确实得花钱买新轮胎,这让我压力很大,但在大多数方面,情况都比预期的要好。

治疗师: 我们所担忧的事情真正发生的情况非常罕见。担忧没有多大用处,因为我们无法预测未来。

埃琳娜: 我从来没有那样想过,但确实如此。

■ 第8~10次治疗

第8~10次治疗的重点是想象暴露。治疗师帮助埃琳娜识别与她最常见的担忧主题相关的核心恐惧。她的核心恐惧是:①女儿永远不能自给自足,最终会无家可归;②她将失去工作,无法养家糊口;③丈夫会去世,她将无法正常工作。她开始处理第一个核心恐惧,并为第一个恐惧的意象制作了一段录音。埃琳娜在第8次和第9次治疗之间每天练习听家庭作业的录音。在第9次治疗中,她和治疗师观察到,在这一周的过程中,恐惧的意象变得不那么令人痛苦了。然后,埃琳娜为她的第二个核心恐惧制作了一段录音,并在家庭作业中练习暴露。她在第10次治疗时进行了最终的想象暴露,并将其作为家庭作业进行练习。

■ 第9~11次治疗

在第9~11次治疗中,埃琳娜也开始研究有价值的行动。她和治疗师讨论了回避行为如何阻碍她在关系、工作和爱好或自我关怀领域根据自己的价值观过上理想生活的方法。埃琳娜注意到,她反复问丈夫有关身体健康问题的倾向令他恼火,并导致频繁的争吵。为了在人际关系方面更符合她的价值观,埃琳娜决定每周和丈夫出去玩一次,并克制住在郊游期间询问他健康状况的冲动。在工作领域,埃琳娜意识到她对委派任务感到不舒服,这妨碍了她的升职。她决定列出每周要委派的任务清单,并在周一上午将这些任务分配给律师助理。最后,她意识到自己一直忽视了自我照顾,因为她对给自己花时间会感到不舒服。她决定从每天午休时到户外散步10分钟开始。

■ 第12次治疗

第12次是最后一次治疗,因此治疗师重新评估自我报告量表。埃琳娜的GAD-7得分下降到8分(轻度广泛性焦虑症状),PSWQ-PW得分下降到42分。埃琳娜很高兴看到分数降低了,并报告说她感觉自己的焦虑有所改善。治疗师和埃琳娜也回顾了治疗目标。埃琳娜观察到,三个目标都实现了,因为她现在掌握了中断工作中担忧循环的工具,平均每晚睡7小时,而且与丈夫相处得更好。然而,她告诉治疗师,她担心在工作压力较大的时候,焦虑会再次增加。他们讨论了埃琳娜如何保持认知行为治疗技能练习,以及在高度压力时期需要额外的技能练习。治疗师还为埃琳娜提供了一个选项,如果她在应对一段时间的高压力时遇到困难,可以在未来进行认知行为治疗的强化疗程。

总结与未来展望

认知行为治疗源自认知行为模型,是一种经过充分研究、有效治疗广泛性焦虑症的治疗方法。这些模型表明,广泛性焦虑症中长期的担忧,是个人用来应对不舒服情绪的一种无效的情绪调节策略。因此,治疗包括教会患者识别和接受他们的情绪,并在出现负面情绪时使用更有效的情绪调节策略。

鉴于广泛性焦虑症患者的症状特征和症状动力学的异质性[21],未来研究的一个重要方向是开发工具来帮助临床工作者进行个性化的认知行为治疗。一项开放式实验的结果表明,基于具体症状模型的个性化治疗策略的数量和顺序,可以使广泛性焦虑症的认知行为治疗更有效[52]。然而,还需要更多的研究来开发容易使用的方法,以便在临床环境中应用个性化治疗方案。同时也需要循证的方法,以增加对广泛性焦虑症使用认知行为治疗的机会。数字化的认知行为治疗项目似乎对广泛性焦虑症有效,并可以帮助减少护理困难[53]。

推荐阅读

图书和手册[42,50,54-56]

1. Zinbarg RE, Craske MG, Barlow DH. Mastery of your anxiety and worry: therapist Guide. 2nd ed. New York, NY: Oxford University Press; 2006.
2. Craske MG, Barlow DH. Mastery of your anxiety and worry: workbook. 2nd ed. New York, NY: Oxford University Press; 2006.
3. Barlow DH, Farchione TJ, Sauer-Zavala S, Murray Latin H, Ellard KK, Bullis JR, et al. Unified protocol for transdiagnostic treatment of emotional disorders: therapist guide. 2nd ed. New York, NY: Oxford University Press; 2018.
4. Barlow DH, Sauer-Zavala S, Farchione TJ, Murray Latin H, Ellard KK, Bullis JR, et al. Unified protocol for transdiagnostic treatment of emotional disorders: patient workbook. 2nd ed. New York, NY: Oxford University Press; 2018.
5. Orsillo SM, Roemer L. The mindful way through anxiety. New York, NY: Guilford Press; 2011.

专业机构

1. 美国焦虑与抑郁协会(Anxiety and Depression Association of America): https://adaa.org.
2. 美国行为与认知治疗协会(Association for Behavioral and Cognitive Therapies): https://www.abct.org/Home/.

参考文献

[1] APA. Diagnostic and statistical manual of mental disorders. 5th ed. Washington, DC: American Psychiatric Association; 2013.
[2] Ruscio AM, Hallion LS, Lim CCW, Aguilar-Gaxiola S, Al-Hamzawi A, Alonso J, et al. Cross-sectional comparison of the epidemiology of DSM-5 generalized anxiety disorder across the globe. JAMA Psychiatry. 2017;74(5):465-475. https://doi.org/10.1001/jamapsychiatry.2017.0056.
[3] Wittchen H. Generalized anxiety disorder: prevalence, burden, and cost to society. Depress Anxiety. 2002;16(4):162-171. https://doi.org/10.1002/da.10065.
[4] Hettema JM, Neale MC, Kendler KS. A review and meta-analysis of the genetic epidemiology of anxiety disorders. Am J Psychiatry. 2001;158(10):1568-1578. https://doi.org/10.1176/appi.ajp.158.10.1568.
[5] Hettema JM, Prescott CA, Kendler KS. Genetic and environmental sources of covariation between generalized anxiety disorder and neuroticism. Am J Psychiatry. 2004;161(9):1581-1587. https://doi.org/10.1176/appi.ajp.161.9.1581.
[6] Smoller JW. Disorders and borders: psychiatric genetics and nosology. Am J Med Genet B Neuropsychiatr Genet. 2013;162B(7):559-578. https://doi.org/10.1002/ajmg.b.32174.
[7] Kolesar TA, Bilevicius E, Wilson AD, Kornelsen J. Systematic review and meta-analyses of neural structural and functional differences in generalized anxiety disorder and healthy controls using magnetic resonance imaging. Neuroimage Clin. 2019;24:102016. https://doi.org/10.1016/j.nicl.2019.102016.
[8] Fonzo G, Etkin A. Affective neuroimaging in generlized anxiety disorder: An integrated review. Dialogues Clin Neurosci. 2017;19(2):169-179. https://doi.org/10.31887/DCNS.2017.19.2/gfonzo.
[9] Menon V. Large-scale brain networks and psychopathology. Trends in Cogn Sci. 2011;15(10):483-506. https://doi.org/10.1016/j.tics.2011.08.003.
[10] Rosellini AJ, Brown TA. The NEO five-factor inventory: latent structure and relationships with dimensions of anxiety and depressive disorders in a large clinical sample. Assessment. 2011;18(1):27-38. https://doi.org/10.1177/1073191110382848.
[11] Watson D, Naragon-Gainey K. Personality, emotions, and emotional disorders. Clin Psychol Sci. 2014;2(4):422-442. https://doi.org/10.1177/2167702614536162.
[12] Goodwin H, Yiend J, Hirsch CR. Generalized anxiety disorder, worry, and attention to threat: a systematic review. Clin Psychol Rev. 2017;54:107-122. https://doi.org/10.1016/j.cpr.2017.03.006.
[13] Hirsch CR, Meeten F, Krahe C, Reeder C. Resolving ambiguity in emotional disorders: the nature and role of interpretation biases. Annu Rev Clin Psychol. 2016;12:281-305. https://doi.org/10.1146/annurev-clinpsy-021815-093436.
[14] Sun X, Zhu C, So SHW. Dysfunctional metacognition across psychopathologies: a meta-analytic review. Eur Psychiatry. 2017;45:139-

153. https://doi.org/10.1016/j.eurpsy.2017.05.029.

[15] Shihata S, McEvoy PM, Mullan BA, Carleton RN. Intolerance of uncertainty in emotional disorders: what uncertainties remain? J Anxiety Disord. 2016;41:115-124. https://doi.org/10.1016/j.janxdis.2016.05.001.

[16] Moreno-Peral P, Conejo-Ceron S, Motrico E, Rodriguez-Morejon A, Fernandez A, Garcia-Campayo J, et al. Risk factors for the onset of panic and generalised anxiety disorders in the general adult population: a systematic review of cohort studies. J Affect Disord. 2014;168: 337-348. https://doi.org/10.1016/j.jad.2014.06.021.

[17] Beesdo K, Pine DS, Lieb R, Wittchen H. Incidence and risk patterns of anxiety and depressive disorders and categorization of generalized anxiety disorder. Arch Gen Psychiatry. 2010;67(1):47-57. https://doi.org/10.1001/archgenpsychiatry.2009.177.

[18] Kendler KS, Hettema JM, Butera F, Gardner CO, Prescott CA. Life events dimensions of loss, humiliation, entrapment, and danger in the prediction of onsets of major depression and generalized anxiety. Arch Gen Psychiatry. 2003;60(8):789-796. https://doi.org/10.1001/archpsyc.60.8.789.

[19] Kendler KS, Gardner CO. A longitudinal etiological model for symptoms of anxiety and depression in women. Psychol Med. 2011; 41(10):2035-2045. https://doi.org/10.1017/S0033291711000225.

[20] Borsboom D, Cramer AOJ. Network analysis: an integrative approach to the structure of psychopathology. Annu Rev Clin Psychol. 2013;9:91-121. https://doi.org/10.1146/annurev-clinpsy-050212-185608.

[21] Fisher AJ. Toward a dynamic model of psychological assessment: implications for personalized care. J Consult Clin Psychol. 2015; 83(4):825-836. https://doi.org/10.1037/ccp0000026.

[22] Cuijpers P, Sijbrandij M, Koole S, Huibers M, Berking M, Andersson G. Psychological treatment of generalized anxiety disorder: a meta-analysis. Clin Psychol Rev. 2014;34(2):130-140. https://doi.org/10.1016/j.cpr.2014.01.002.

[23] Carpenter JK, Andrews LA, Witcraft SM, Powers MB, Smits JAJ, Hofmann SG. Cognitive behavioral therapy for anxiety and related disorders: a meta-analysis of randomized placebo-controlled trials. Depress Anxiety. 2018;35(6):502-514. https://doi.org/10.1002/da.22728.

[24] Covin R, Ouimet AJ, Seeds PM, Dozois DJA. A meta-analysis of CBT for pathological worry among clients with GAD. J Anxiety Disord. 2008;22(1):108-116. https://doi.org/10.1016/j.janxdis.2007.01.002.

[25] Slee A, Nazareth I, Bondaronek P, Liu Y, Cheng Z, Freemantle N. Pharmacological treatments for generalised anxiety disorders: a systematic review and network meta-analysis. Lancet. 2019;393(10173):768-777. https://doi.org/10.1016/S0140-6736(18)31793-8.

[26] Hoge EA, Bui E, Marques L, Metcalf CA, Morris LK, Robinaugh DJ, et al. Randomized controlled trial of mindfulness meditation for generalized anxiety disorder: effects on anxiety and stress reactivity. J Clin Psychiatry. 2013;74(8):786-792. https://doi.org/10.4088/JCP.12m08083.

[27] First MB, Williams JBW, Karg RS, Spitzer RL. Structured clinical interview for DSM-5, clinician version (SCID-5-CV). Arlington, VA: American Psychiatric Association; 2016.

[28] Sheehan DV, Lecrubier Y, Harnett-Sheehan K, Amorim P, Janavs J, Weiller E, et al. The MINI international neuropsychiatric interview (MINI): the development and validation of a structured diagnostic psychiatric interview. J Clin Psychiatry. 1998;59:22-33.

[29] Spitzer RL, Kroenke K, Williams JBW, Lowe B. A brief measure for assessing generalized anxiety disorder: the GAD-7. Arch Intern Med. 2006;166(10):1092-1097. https://doi.org/10.1001/archinte.166.10.1092.

[30] Meyer TJ, Miller ML, Metzger RL, Borkovec TD. Development and validation of the Penn State worry questionnaire. Behav Res Ther. 1990;28(6):487-495. https://doi.org/10.1016/0005-7967(90)90135-6.

[31] Dear BF, Titov N, Sunderland M, McMillan D, Anderson T, Lorian C, et al. Psychometric comparison of the generalized anxiety disorder scale-7 and the Penn State worry questionnaire for measuring response during treatment of generalised anxiety disorder. Cog Behav Ther. 2011;40(3):216-227. https://doi.org/10.1080/16506073.2011.582138.

[32] Stober J, Bittencourt J. Weekly assessment of worry: an adaptation of the Penn State worry questionnaire for monitoring change during treatment. Behav Res Ther. 1998;36(6):645-656. https://doi.org/10.1016/s0005-7967(98)00031-x.

[33] Hoge EA, Tamrakar SM, Christian KM, Mahara N, Nepal MK, Pollack MH, et al. Cross-cultural differences in somatic presentation in patients with generalized anxiety disorder. J Nerv Ment Dis. 2006;194:962-966. https://doi.org/10.1097/01.nmd.0000243813.59385.75.

[34] Cardemil EV, Battle CL. Guess who's coming to therapy? Getting comfortable with conversations about race and ethnicity in psychotherapy. Prof Psychol Res Pract. 2003;34:278-286. https://doi.org/10.1037/0735-7028.34.3.278.

[35] Fasfous A, Daugherty JC, Puente AE. Using empirically supported assessments with cultural minority clients: are they effective. In: Benuto LT, Gonzalex FR, Singer J, editors. Handbook of cultural factors in behavioral health: a guide for the helping professional. Cham, Switzerland: Springer; 2020. p.53-62.

[36] Borkovec TD, Alcaine OM, Behar E. Avoidance theory of worry and generalized anxiety disorder. In: Heimberg RG, Turk CL, Mennin DS, editors. Generalized anxiety disorder: advances in research and practice. New York: Guilford Press; 2004.

[37] Dugas MJ, Gagnon F, Ladouceur R, Freeston MH. Generalized anxiety disorder: a preliminary test of a conceptual model. Behav Res Ther. 1998;36(2):215-226. https://doi.org/10.1016/s0005-7967(97)00070-3.

[38] Wells A. The metacognitive model of GAD: Assessment of meta-worry and relationship with DSM-IV generalized anxiety disorder. Cognit Ther Res. 2005;29(1):107-121. https://doi.org/10.1007/s10608-005-1652-0.

[39] Mennin DS, Heimberg RG, Turk CL, Fresco DM. Applying an emotion regulation framework to integrative approached to generalized anxiety disorder. Clin Psychol. 2002;9:85-90. https://doi.org/10.1093/clipsy.9.1.85.

[40] Roemer L, Orsillo SM. Expanding our conceptualization of and treatment for generalized anxiety disorder: integrating mindfulness/acceptance-based approaches with existing cognitive-behavioral models. Clin Psychol. 2002;9:54-68. https://doi.org/10.1093/clipsy.9.1.54.

[41] Behar E, Dobrow DiMarco I, Hekler EB, Mohlman J, Staples AM. Current theoretical models of generalized anxiety disorder (GAD): conceptual review and treatment implications. J Anxiety Disord. 2009; 23: 1011 – 1023. https://doi.org/10.1016/j.janxdis.2009.07.006.

[42] Barlow DH, Farchione TJ, Sauer-Zavala S, Murray Latin H, Ellard KK, Bullis JR, et al. Unified protocol for transdiagnostic treatment of emotional disorders: therapist guide. 2nd ed. New York: Oxford University Press; 2018.

[43] Borkovec TD. Applied relaxation and cognitive therapy for pathological worry and generalized anxiety disorder. In: Davey G, Wells A, editors. Worry and its psychological disorders: theory, assessment, and treatment. West Sussex, England: Wiley & Sons; 2006.

[44] Robichaud M, Dugas MJ. A cognitive-behavioral treatment targeting intolerance of uncertainty. In: Davey G, Wells A, editors. Worry and its psychological disorders: theory, assessment, and treatment. West Sussex, England: Wiley & Sons; 2006.

[45] Fresco DM, Mennin DS, Heimberg RG, Ritter M. Emotion regulation therapy for generalized anxiety disorder. Cogn Behav Pract. 2013; 20: 282 – 300. https://doi.org/10.1016/j.cbpra.2013.02.001.

[46] Roemer L, Orsillo SM. An open trial of an acceptance-based behavior therapy for generalized anxiety disorder. Behav Ther. 2007; 38(1): 72 – 85. https://doi.org/10.1016/j.beth.2006.04.004.

[47] Wells A. Metacognitive therapy for worry and generalized anxiety disorder. In: Davey G, Wells A, editors. Worry and its psychological disorders: theory, assessment, and treatment. West Sussex, England: Wiley & Sons; 2006.

[48] Bakker D, Rickard N. Engagement in mobile phone app for self-monitoring of emotional wellbeing predicts changes in mental health: MoodPrism. J Affect Disord. 2018; 227: 432 – 442. https://doi.org/10.1016/j.jad.2017.11.016.

[49] Hayes-Skelton S, Roemer L, Orsillo SM, Borkovec TD. A contemporary view of applied relaxation for generalized anxiety disorder. Cogn Behav Ther. 2013; 42(4): 292 – 302. https://doi.org/10.1080/16506073.2013.777106.

[50] Orsillo SM, Roemer L. The mindful way through anxiety. New York: Guilford Press; 2011.

[51] Hebert EA, Dugas MJ. Behavioral experiments for intolerance of uncertainty: challenging the unknown in the treatment of generalized anxiety disorder. Cogn Behav Pract. 2019; 26: 421 – 436. https://doi.org/10.1016/J.CBPRA.2018.07.007.

[52] Fisher AJ, Bosley HG, Fernandez KC, Reeves JW, Soyster PD, Diamond AE, et al. Open trial of a personalized modular treatment for mood and anxiety. Behav Res Ther. 2019; 116: 69 – 79. https://doi.org/10.1016/j.brat.2019.01.010.

[53] Carl JR, Miller CB, Henry AL, Davis ML, Stott R, Smits JAJ, et al. Efficacy of cognitive behavioral therapy for moderate-to-severe symptoms of generalized anxiety disorder: a randomized controlled trial. Depress Anxiety. 2020; 37: 1168 – 1178. https://doi.org/10.1002/da.23079.

[54] Zinbarg RE, Craske MG, Barlow DH. Mastery of your anxiety and worry: therapist guide. 2nd ed. New York: Oxford University Press; 2006.

[55] Craske MG, Barlow DH. Mastery of your anxiety and worry: workbook. 2nd ed. New York: Oxford University Press; 2006.

[56] Barlow DH, Sauer-Zavala S, Farchione TJ, Murray Latin H, Ellard KK, Bullis JR, et al. Unified protocol for transdiagnostic treatment of emotional disorders: patient workbook. 2nd ed. New York: Oxford University Press; 2018.

第 7 章
惊恐障碍的认知行为治疗

Cognitive-Behavioral Therapy for Panic Disorder

阿曼达·W. 贝克　丹妮拉·S. 莱文
Amanda W. Baker　Daniella S. Levine

钟莹彦　陈如梦·译　胡前英　徐一峰·校

引　言

惊恐障碍（panic disorder，PD）的特征是反复的、意外的惊恐发作，随后出现对未来发作的担忧、对发作的灾难性影响的担忧，或回避与惊恐相关的场所或活动[1,2]。根据一项跨国流行病学研究显示，经历惊恐发作是相对常见的（13.2%）[3]。惊恐发作的标志性症状包括心跳加速、出汗、呼吸急促、胸痛及其他生理症状。通常，症状会突然出现，并在10～15分钟内缓解。后续会发展成惊恐障碍的患者，除了经历反复的惊恐发作外，还会反复担忧有更多的惊恐发作，以及与发作相关的行为显著变化。例如，惊恐障碍患者可能会对生理症状表现出灾难性的思考，将这种感觉与诸如"如果我死了怎么办"或者"如果我心脏病发作了怎么办"之类的想法联系在一起。惊恐障碍患者还会表现出与攻击相关的非适应性行为改变，如避开与惊恐有关的场所或唤起恐惧生

A. W. Baker (✉)
Department of Psychiatry, Massachusetts General Hospital, Boston, MA, USA
e-mail: Awbaker1@partners.org

D. S. Levine
Department of Psychological Sciences, Case Western Reserve University, Euclid, OH, USA
e-mail: Dxl769@case.edu

© The Author(s), under exclusive license to Springer Nature Switzerland AG 2023
S. E. Sprich et al. (eds.), *The Massachusetts General Hospital Handbook of Cognitive Behavioral Therapy*, Current Clinical Psychiatry, https://doi.org/10.1007/978-3-031-29368-9_7

理感觉的活动。

起初,惊恐发作是出乎预料的,这意味着其与特定的情景无关,如飞行或驾驶,而对特定情境的惊恐发作或许更能表明患者具有特定的恐惧症。然而,一些惊恐障碍患者表现出广场恐惧症,这是一种对可能无法立即获得帮助或逃生的场所(或情境)所产生的恐惧。

基于认知行为治疗模型的惊恐障碍病因学

我们将讨论基于认知行为治疗(CBT)模型提出的惊恐障碍病因学。如前所述,惊恐障碍是在意外的惊恐发作后出现的。在经历了最初的令人害怕的惊恐发作后,个体可能会开始将恐惧和劫难与惊恐发作相关的生理感觉联系起来。患者会经常开始将这种生理感觉(如高频心率)误解为预示着危险或劫难(如即将发生的心脏病发作或死亡),尽管这些症状的性质是良性的。随着认知症状的发展,惊恐障碍患者也经常表现出对惊恐的非适应性行为反应,即回避引起恐惧感觉的地点、情境或活动。根据认知行为治疗模型,惊恐障碍的认知和行为症状将导致一个自我延续的想法、感受和行为的循环,从而助长和维持惊恐障碍。

一些患者还表现出焦虑敏感性,或者广泛认为生理感觉是危险的,即使在惊恐发作和惊恐障碍的背景下也是如此。布顿(Bouton)、米内卡(Mineka)和巴洛(Barlow)[4]提出,焦虑敏感性也可能增强发展为惊恐障碍的易感性。

评估与诊断惊恐障碍

诊断惊恐障碍首先从评估过去一个月反复出现的惊恐发作开始[5]。惊恐发作可以被描述为焦虑和身体感觉突然的、意想不到的激增。通常,这种感觉在几分钟内达到顶峰。经历惊恐发作的个体可能会表现出以下几种或更多的身体感觉(表7-1)。

表 7-1 · 惊恐发作时常见的身体感觉

心悸	出汗
颤抖或摇晃	呼吸急促
窒息感	胸痛、压迫感或不适
恶心或腹痛	感到头晕或头昏眼花
麻木或刺痛	发冷或潮热

除了上面列出的身体感觉,经历惊恐发作的人可能会想起对死亡的恐惧,失去控制,或产生身体或心灵分离的感觉(也称为人格解体)。

惊恐发作可能发生在各种精神病学和医学诊断的背景下。例如，仅由害怕的社交情境触发的惊恐发作可能更表明社交焦虑症，而仅由特定的恐惧对象或情境（如呕吐和看到血）触发的惊恐发作可能更表明特定的恐惧症。重要的是，在评估时必须排除任何可能解释身体感觉的医学诊断，如内分泌疾病和心血管疾病。

并不是所有经历过惊恐发作的人都会发展为惊恐障碍。在评估惊恐障碍的发展时，重要的是评估对未来惊恐发作及其后果的持续恐惧（如"如果我有惊恐发作，我就会死"）。正如前面所讨论的，惊恐障碍患者可能会对身体感觉表现出灾难性的误解，认为这是危险或劫难的象征。此外，惊恐障碍患者可能会预期下一次惊恐发作会使他们虚弱，并为此感到焦虑，从而显著影响日常功能。

令人虚弱的焦虑可能会对个体与惊恐发作有关的行为产生显著的非适应性的影响。例如，个体可能会避开与惊恐有关的场所或情境，或者避免唤起这种感觉本身；个体也可能回避会引起恐惧的活动，如跑步或喝咖啡。

与此相关的是，在惊恐障碍的背景下评估广场恐惧症也很重要。广场恐惧症的存在可以向治疗师发出信号，表明可能对患者练习最有帮助的内感受和现实暴露的类型。如前所述，广场恐惧症标志着一种对无法立即获得帮助或逃生的、与惊恐相关的场所（或情境）的恐惧。一些常见的恐惧情况包括：

（1）公共交通（如公共汽车、火车和飞机）。
（2）空地（如徒步旅行小径和机场航站楼）。
（3）封闭空间（如剧院和电梯）。
（4）排队或在人群中。
（5）离家在外或离家有一定距离。

必须指出的是，在目前的分类系统中，广场恐惧症是一种与惊恐障碍不同的精神障碍。虽然很可能共病，但广场恐惧症既可诊断为伴有惊恐障碍，也可诊断为不伴有惊恐障碍。

最后，惊恐障碍可能会与多种精神障碍共病，包括广泛性焦虑症、创伤后应激障碍和强迫症[6]。建议在对惊恐障碍使用认知行为治疗时，应将惊恐障碍作为主要诊断。

症状测量

治疗师可能会发现，特定的临床医生评估和自我报告措施有助于确认惊恐障碍的诊断。幸运的是，存在一系列有效的方法来确定可能的惊恐障碍诊断。下面是一些最常用的金标准评估方法。

- DSM-5结构化临床访谈（Structured Clinical Interview for DSM-5, SCID-5）[5]：是在临床人群中用于诊断轴Ⅰ障碍的诊断手册。治疗师可以使用SCID-5来评估焦虑障碍和心境障碍，以及惊恐障碍、酒精和物质使用与依赖、躯体化、进食障碍、精神病性障碍。

- 简明国际神经精神障碍访谈(Mini-International Neuropsychiatric Interview, MINI)[7]：是对 DSM-Ⅲ-R、DSM-Ⅳ、DSM-5 和 ICD-10 中精神障碍进行的简短的结构化诊断访谈。评估的障碍包括焦虑障碍、创伤后应激障碍、心境障碍、精神病性障碍及物质使用相关障碍。

- 焦虑障碍、心境障碍、强迫及相关神经精神障碍诊断访谈(Diagnostic Interview for Anxiety, Mood, and Obsessive-Compulsive and Related Neuropsychiatric Disorders, DIAMOND)[8]：是对 DSM-5 中精神障碍进行的半结构化诊断访谈，包括焦虑和抑郁障碍、双相情感障碍及相关障碍、强迫及相关障碍、创伤后应激障碍。

- 惊恐障碍严重程度量表(Panic Disorder Severity Scale, PDSS)[9]和惊恐障碍严重程度量表-自我报告版(Panic Disorder Severity Scale, Self-Report, PDSS-SR)[10]：是一份由7个条目组成的、经过验证的临床医生评级和自我报告的量表，用于评估惊恐障碍的严重程度。各条目用于评估惊恐发作、预期焦虑、广场恐惧症、内感受回避，以及工作和社会功能损害的频率和痛苦。

- 惊恐障碍自我报告(Panic Disorder Self-Report, PDSR)[11]：是一份包含24个条目的自我报告问卷，用于评估惊恐发作的频率、担忧，评估惊恐发作导致的行为变化、被认定的具体症状、发作引起的痛苦和紊乱，以及惊恐障碍的医学排除。

- 焦虑敏感性指数(Anxiety Sensitivity Index, ASI)[12]：是一份包含16个条目的自我报告问卷，用于评估对与焦虑相关的身体感觉的恐惧。焦虑敏感性是一种跨诊断结构，与惊恐障碍和治疗方法的改变高度相关。

- 惊恐和广场恐惧症量表(Panic and Agoraphobia Scale, PAS)[13]：是一份由13个条目组成的观察者和自我报告问卷，用于评估惊恐发作、广场恐惧症、预期性焦虑、对身体症状的解读，以及社交和工作损害的频率、严重性和持续时间。

- 简明身体感觉解释问卷(Brief Body Sensations Interpretations Questionnaire, BBSIQ)[14]：是一份包含14个条目的自我报告问卷，评估个体对身体感觉的解释和诠释。问卷向个体呈现出模棱两可的场景和身体症状，并要求个体对这些感觉的解释的可能性进行评级，是良性的、灾难性的还是现实的。

- 酒精使用障碍识别测试(Alcohol Use Disorders Identification Test, AUDIT)[15]：是一份包含10个条目的自我报告问卷，用于评估有风险或危险的饮酒。在开始治疗之前筛查酒精使用障碍，排除酒精使用的影响，使之不会干扰暴露练习，这通常是有帮助的。

- 惊恐障碍筛查(Panic Disorder Screener, PADIS)[16]：是一种评估惊恐障碍症状的四项简短筛查工具，如对惊恐的担忧和对引起惊恐的场所、情境或活动的回避。

惊恐障碍的认知行为治疗

如前所述，惊恐障碍是在反复发作、意外的惊恐发作后出现的，而且患者还会担心未来的惊恐发作和与发作相关的非适应性的行为改变。认知行为治疗模型表明,认知症状(如将生理症状灾难性地误解为危险或厄运的指示)和行为症状(如回避唤起恐惧感觉的地点、情境或活动)维持了这种障碍。因此,认知行为治疗旨在中断自我延续的想法、感觉和行为循环,从而导致惊恐障碍的缓解。

■ 心理教育

心理教育是惊恐障碍认知行为治疗的重要组成部分。主要目标是向患者提供有关思想和行为如何使惊恐障碍症状持续存在的信息。这需要将认知行为治疗模型广泛地告知患者,并将其应用于惊恐障碍,最后将其应用于患者特定的惊恐障碍体验。提供这样的背景既可以帮助患者理解为什么他们可能会经历这些症状,也可以为认知行为治疗的组成部分提供支持。

对于惊恐障碍心理教育的重要意义是解释焦虑的三组分模型(如前所述)。该模型用来展示想法、感觉和行为是如何相互作用,产生、维持焦虑与惊恐的。帮助患者理解该模型,并使他们能够将自己的症状放入模型中(参见下面的示例),有助于调整治疗方案。

■ 认知干预

认知重构是惊恐障碍认知行为治疗的关键干预手段。教授这项技能的目的是将对生理感觉的灾难性误解视为危险,通过用更现实的方式(如"我的胸痛可能只是意味着我很焦虑")重新解释非适应性的想法(如"我的胸痛意味着我要心脏病发作")。除了针对令人害怕的惊恐感觉或惊恐发作严重性的灾难性想法外,认知重构还可以针对关于令人害怕的惊恐发生可能性的想法。通常,惊恐障碍患者会对惊恐感觉或惊恐发作可能性有不切实际的想法。例如,患者可能会一直认为他们会在火车上惊恐发作,尽管相对于其他地方,他们在火车上的惊恐发作很少。因此,治疗师可以引导患者将这些消极的思维模式识别为概率高估和灾难化的一种形式[17]。认知重构的目标是引导患者对其惊恐采取更有益、更现实的想法,从而中断这种障碍的自我延续。

可以通过教授特定的认知技能和策略来实现这些目标。一种策略是识别思维陷阱。例如,患者可能会认为:"如果我在惊恐发作时心跳加速,我就会心脏病发作并死亡。"重要的是,要与患者沟通,识别这些思维陷阱是很困难的,因为这些想法中有一些是在意识之外出现的,而且根据情况,想法可能会有所不同。治疗师可以通过以下一些问题来探查思维错误:①惊恐发作的后果是什么?②如果你在特定情况下感到惊恐,会发生什么?③那么,发生惊恐发作有什么坏处呢?[18]

一旦患者和治疗师确定了所有的思维陷阱,治疗师就可以检查患者高估惊恐发作的可能性。在这里,我们将概率高估定义为惊恐障碍患者倾向于夸大令人害怕的惊恐发作或生理感觉发生的可能性。例如,患者可能在每次踏上火车时都感到害怕和惊恐,尽管他们在火车上只有过一次惊恐发作。

因此，治疗师可以通过评估支持和反对预测结果的证据以及对情况的替代解释，帮助患者识别和抵制他们的概率高估。治疗师可以向患者探究以下问题，当患者惊恐发作时，所害怕的结果发生或没有发生的次数，以及是否有证据表明所害怕的结果将在未来发生。治疗师还可以引导患者去考虑其他可能解释那种令人恐惧的生理感受。

除了检查惊恐发作发生的可能性外，对治疗师和患者来说，检查惊恐发作是否真的具有惊恐障碍患者可能自动相信的直接后果（如想到惊恐发作会引发心脏病发作、发疯或死亡）也很重要。这可能有助于患者认识到，尽管有恐惧，但他们能够在惊恐发作中 100% 地存活下来。

思维暴露是惊恐障碍认知行为治疗的另一种认知技术。治疗师可以建议患者列出他们所有关于惊恐的灾难性想法。在患者列出想法后，治疗师可以建议患者重新阅读这些想法，并将其视为不能代表客观现实的内在主观现实。例如，如果一位患者列出"如果我惊恐发作，我就会心脏病发作"，治疗师可以鼓励患者客观地检查这种想法，假设这种想法并不准确或不能反映患者的经历。思维暴露的目标是支持概率高估，并进一步向患者强调，他们的想法虽然不准确，但这些想法经常维持惊恐障碍的存在，因此需要在治疗中被作为目标。

■ 行为干预：内感受和现实暴露

惊恐障碍认知行为治疗的另一个组成部分是行为干预，即暴露在与惊恐发作相关的感受、地点和活动中。在惊恐障碍的认知行为治疗中，暴露治疗需要逐渐使患者接触到与惊恐发作相关的感受、场所或活动。一般来说，在计划暴露于惊恐障碍中的恐惧感觉时，建立恐惧等级可能会有所帮助。

通常，暴露开始于内感受的暴露，或反复暴露于所害怕的惊恐感觉，然后转向现实暴露或反复暴露于与惊恐相关的情境和环境。在治疗后期，现实暴露可能与内感受暴露相结合，以在相关的恐惧点引发恐惧的感觉。

重要的是，要注意，治疗师应该在患者把自己暴露在恐惧的感受、地方或活动之后，持续监测患者的主观焦虑水平。在整个暴露过程中，监测主观焦虑的一个有用工具是主观痛苦程度评分量表（Subjective Units of Distress Scale）[19]，这是一种自我报告的视觉模拟量表，患者可以在特定的情况下估计其焦虑程度。

内感受暴露包括患者反复地将自己暴露在与惊恐相关的令人恐惧的生理感觉中。因为避免恐惧的生理感觉会导致惊恐障碍，所以内感受暴露的目的是通过直面令人恐惧的感觉，并重新认识到身体感觉确实是良性的而不是危险的迹象，来中断自我延续的回避和症状的循环。治疗师可以使用各种技术在与患者交谈时引发令人恐惧的生理感觉。

我们列出了一些常用的内感受暴露练习、建议持续时间和相关的躯体感觉（表 7-2）。

表 7-2 · 内感受暴露练习的示例

内感受暴露练习	持续时间	引发的躯体感觉
用吸管呼吸	1 分钟	强力呼吸
盯着一盏灯	30 秒钟	视线模糊
原地奔跑	1 分钟	心率加快
来回摇头	30 秒钟	头晕
肌肉紧张	1 分钟	麻木或刺痛

这些练习可以首先在与治疗师的治疗中进行练习，然后在家里进行。鼓励患者在完成练习时追踪焦虑和惊恐程度，并诱导出令人恐惧的感觉，甚至超过他们认为自己可以忍受这种感觉的程度。最后，治疗师必须保持冷静，即使患者在进行内感受暴露的时候经历了惊恐发作。通过保持冷静和没有表示担忧，治疗师表明了惊恐发作并不令人担忧。

治疗师还可以与患者进行现实暴露练习，或者患者反复将自己暴露在与惊恐有关的情况和环境中。在指导患者进行现实暴露时，重要的是，如果患者有广场恐惧症的话，要确保患者将自己暴露在可能导致惊恐发作或难以逃离的令人恐惧的场所、情境或环境中。这样的环境可能包括封闭的空间，如电梯、人群或公共交通。这种暴露的目的是引导患者完全不能避免这种情况和不要参与微妙的安全行为，如抓取药物或分散自己对惊恐的注意力。当进行内感受暴露时，治疗师应该在暴露之前、期间和之后持续监测患者的焦虑。

重要的一点是，所有的内感受和现实暴露都必须针对每个特定患者相关的具体恐惧而量身定做。治疗师必须准确地了解患者正在避免哪些引起恐慌的场所、情境或活动，以及为什么要避免，以便为治疗师和患者建立一个有效的层次结构。例如，一名患者可能经常避开医生的办公室，以避免所害怕的身体感觉，而另一名患者可能出于安全行为而过于频繁地去医生办公室。对于治疗师，了解患者行为的原因是重要的，以便有效地进行有针对性的治疗。

此外，必须注意的是，内感受暴露和现实暴露必须在不同的环境中进行。例如，现实和内感受暴露不仅应该在治疗过程中进行，而且应该远离治疗师和治疗室的环境。这些暴露可以在患者家中进行，也可以在令患者恐惧的场所或情境下进行。对患者来说，在有强烈情绪反应的同时，练习暴露也可能很重要，以便模拟一个伴随着强烈恐惧和痛苦的强烈感觉的、准确的惊恐发作。

减少安全行为的使用和回避，也是帮助惊恐障碍患者实现症状缓解的关键。治疗师可以支持患者在经历或害怕恐慌时摆脱安全行为，如总是随身携带水瓶或药物。此外，治疗师还可以通过对思维的认知重构，帮助患者超越只有当有水和药物时才会感到安全的想法，包括对在没有安全药物或水的情况下关于惊恐发作最糟糕后果的概率高估。从恐惧的感觉中分心也可以是一种安全行为，所以关注身体上的感觉和情况可以是一种针对无益的安全行为的战略性暴露。

此外，最近利用抑制性学习理论的工作，强调了通过违反预期方法来突出期望和经验之间的不匹配的有效性。这意味着，在消退前降低预期的策略（如通过暴露前的认知挑战）可以通过暴露降低消退学习的有效性[20]。根据这一理论，改变暴露的类型和环境可以提高疗效，而不是在患者的暴露等级上进行数字移动[20]。

如果患者已经取得了足够的治疗成果，治疗师可能会考虑将内感受和现实暴露相结合，即在先前被认为具有威胁性或引起惊恐的情境或地点，有意地诱导类似惊恐的感觉。这种技术可能引起惊恐障碍的持续缓解。

■ 治疗计划

惊恐障碍的认知行为治疗通常持续 12~15 次[17]，最近的研究表明，即使每周 5 次也可能有效减轻惊恐障碍的症状[18]。认知行为治疗起初通常一周进行一次，然后随着治疗师和患者在治疗过程中取得进展而转入强化阶段。

就治疗过程而言，治疗师可以考虑从认知干预（即认知重构）开始，然后转向内感受和现实暴露，最后再次回顾认知技术。一旦治疗师和患者开始进行强化治疗，治疗师就可以开始和患者一起制订预防复发的策略。

■ 治疗议程和目标

当治疗师与患者一起设定治疗目标时，建议遵循 SMART 目标的原则[21]，即目标是策略性的（strategic）、可测量的（measurable）、可实现的（attainable）、以结果为导向的（results-oriented）、有时限的（time-bound）。在惊恐障碍的认知行为治疗过程中，这可能意味着帮助患者确定一些可以采取的小步骤，让他们能够逐渐接触自己所惧怕的惊恐诱因；这也可能意味着他们每天要在治疗时间之外花 15 分钟完成家庭作业。

惊恐障碍认知行为治疗的实证支持

有大量证据支持惊恐障碍认知行为治疗的有效性。初步研究表明，惊恐障碍的认知行为治疗至少与药物治疗一样有效[22]。此外，随机对照试验表明，与服用安慰剂的惊恐障碍患者相比，使用认知行为治疗的患者惊恐障碍症状得到了更大的缓解[23]。

研究还指出了惊恐障碍的认知行为治疗中特定成分的疗效。古尔德（Gould）、奥托（Otto）和波拉克（Pollack）最初通过一项大型荟萃分析发现，与等待名单对照或支持性治疗相比，内感受暴露和认知重构相结合的惊恐障碍治疗产生了更高的效应量[22]。这些结果得到了最近一项荟萃分析的支持，该分析表明，内感受暴露和认知重构在治疗惊恐障碍方面都非常有效[24]。

虽然还需要做更多的工作,但我们也有初步的指标表明惊恐障碍认知行为治疗的假设机制;换句话说,就是表明治疗如何产生效果的证据。惊恐障碍认知行为治疗背后的一个潜在机制是自我效能感,即人们普遍相信,个体可以成功地实施认知行为策略来缓解惊恐症状[25,26]。另一个潜在机制是焦虑敏感性,即对生理感觉的广泛恐惧,即使在惊恐障碍的背景之外[25]。尽管这一领域的研究取得了进展,但仍需要做更多的工作来研究认知行为治疗对惊恐障碍的疗效。

案 例

■ 案例背景

安德烈斯是一名单身且性别认同与生理性别一致的男同性恋者,最近搬到了波士顿,有了他22岁大学毕业后的第一份工作。他在芝加哥郊外长大,在出生之前,父母已经从爱沙尼亚移民过来。在波士顿定居后,他开始经常乘坐地铁上班,下班后和朋友一起出去玩。起初,这并没有让他感到困扰。但有一天,地铁在两站之间停了下来。地铁上真的很拥挤,又很热。就在那时,他出现了自己的首次惊恐发作。突然,他开始出汗,心跳加速,感觉不能呼吸,并且感到头晕。当他认为自己会被困在地下的地铁时,大脑飞速运转,他担心自己会发疯,因为以前从未有过这样的感觉。他疯狂地环顾着地铁车厢,周围似乎没有人担心。地铁很快又启动了,他在下一站跑了出去,这让他又走了30分钟回到公寓,他仍然感到非常焦虑,但却为自己逃脱了地铁而感到宽慰。从那时起,他就尽量避免乘坐地铁。他会走很远的路,或者选择拼车,而不是像以前一样乘坐地铁。自那以后,情况变得更糟了。他开始避开人群,因为害怕惊恐发作,害怕在一个他无法轻易逃脱的地方再次产生同样的感觉。他甚至停止了锻炼,因为害怕像在地铁上一样热得上气不接下气。他不再喝咖啡了,因为不喜欢咖啡让他感到紧张不安。他开始全神贯注地关注自己的身体在任何时候的感觉。在开始治疗时,安德烈斯说:"惊恐占据了我的整个生活。这一切都始于我需要乘坐地铁去上班。而现在,由于我的回避,我错过了活动,也没有在新工作中交到朋友,因为我害怕和他们一起出去,去一个我可能会惊恐发作的地方。这让我感到孤独和沮丧。"

■ 认知行为治疗模型和治疗计划

安德烈斯和认知行为治疗师一起工作了几次治疗,以获得对其症状的良好评估,并排除任何医疗并发症。他们回顾了惊恐障碍的本质,并讨论了治疗模型。安德烈斯和治疗师合作建立了以下三组分的惊恐模型(图7-1)。

结合安德烈斯的意见,治疗师制订了一个总治疗计划,包括心理教育(1~2次)、认知挑战(1~2次)、内感受暴露(3~5次)、想象和现实暴露(2~3次)、预防复发(1次),以及必要时的强化治疗。

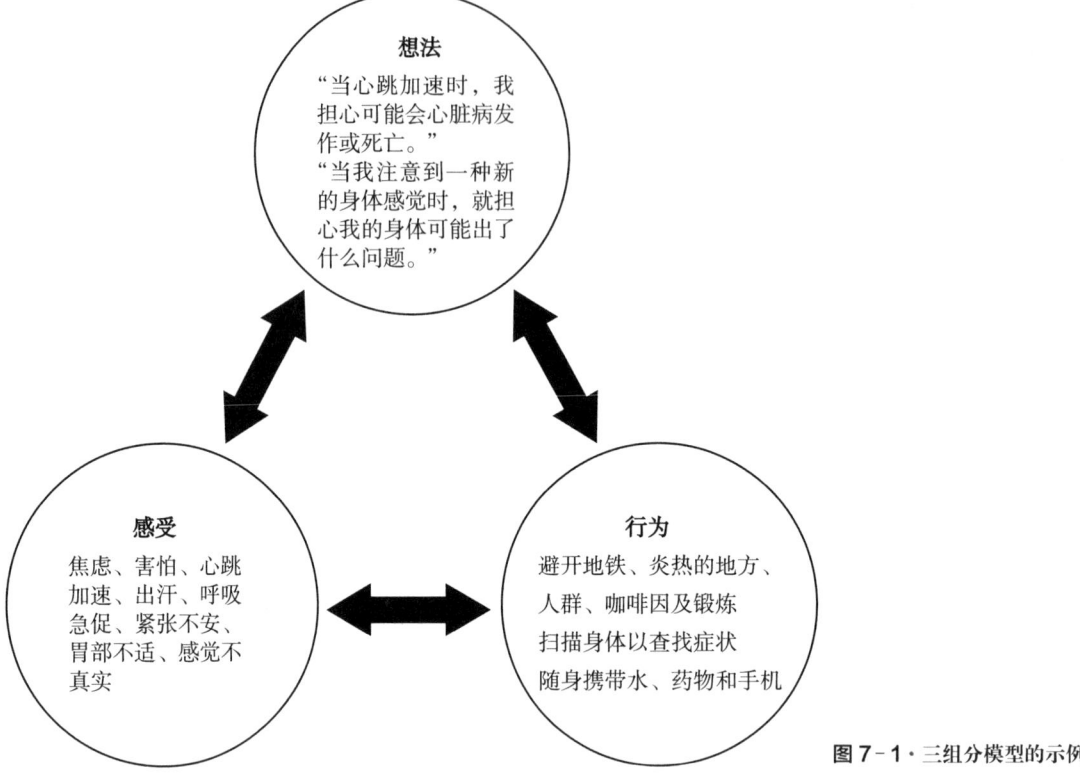

图 7-1 · 三组分模型的示例

■ 与安德烈斯的心理教育讨论节选

安德烈斯关于焦虑和惊恐的知识得到了加强,以减少他认为焦虑和惊恐是危险的误解。治疗师强调了战斗和逃跑症状的原因,以及为什么它们是反应的一部分。

治疗师: 安德烈斯,从我们目前所谈到的焦虑的本质来看,你觉得为什么心跳会在惊恐发作时开始加速呢?

安德烈斯: 好吧,我想这是为了让身体做好准备,迎接它认为在那里的敌人。它将血液输送到身体的大肌肉中,让我准备好逃跑或与某事搏斗。

■ 与安德烈斯的认知挑战讨论节选

在以认知为重点的治疗中,治疗师致力于教患者识别和纠正错误的威胁感知,这些感知维持着惊恐或焦虑。安德烈斯指出,他对惊恐发作最担心的两点是:①"当心跳加速的时候,我害怕会晕倒。"②"有人会注意到我的惊恐发作,于是叫了救护车。"

下面举例说明如何讨论挑战这些想法的问题。

去灾难化的示例

治疗师：如果你在乘坐地铁时感到惊恐，最糟糕的情况是什么？
安德烈斯：我可能会晕倒。
治疗师：好吧。如果你真的晕倒了呢？那会发生什么呢？
安德烈斯：那就太可怕了。
治疗师：晕倒有什么可怕的？
安德烈斯：人们会认为我看起来很傻，我会感到尴尬。
治疗师：你以前有没有感到尴尬过？你是怎么应对的？
安德烈斯：有感到尴尬过，我最终当然很好，但真的很不舒服。
治疗师：嗯，这可能是真的，但你能应付得来吗？你能挺过这种尴尬吗？
安德烈斯：我想是吧。
治疗师：那么，晕倒有什么不好呢？
安德烈斯：我想也没那么糟，真的。

概率估计的示例

治疗师：你认为在乘坐地铁时你有过多少次可能晕倒的感觉？
安德烈斯：哦，天哪，几个月来每天都是，每天两次！太糟糕了！
治疗师：好的，那么一天两次，持续100多天？
安德烈斯：是的！
治疗师：所以总共至少200次？
安德烈斯：是的！
治疗师：你到底晕倒了几次？
安德烈斯：嗯……我从来没有昏倒过，但我认为我会昏倒！
治疗师：好的，但这意味着发生概率是0/200，所以下次你坐地铁晕倒的概率是0%。
安德烈斯：我想你是对的，我从来没有那样想过！只是当我在地铁上的时候，感觉更有可能发生。

■ 内感受暴露指导节选

治疗师：今天我们要开始练习对感受的暴露。你还记得我们上次是如何讨论暴露的本质，以及为什么要这样做的吗？
安德烈斯：是的，我并不期待这部分，但我记得你画的曲线，如果我坚持不紧张，我的焦虑就会好一些。

治疗师：没错，今天我们首先要做一些练习，并根据每个练习带来的感受、它们有多痛苦，以及这些感受与惊恐发作时的感觉有多相似，来对每个练习进行评分。

安德烈斯：好的。

治疗师：把这想象成一次过敏检查。你做过过敏测试吗？

安德烈斯：没有，我想是没有。

治疗师：好的，医生使用含有少量过敏原的针管或针，刮或扎你的皮肤，如果出现皮疹，就表明你对过敏原高度敏感（或过敏）。我们不会使用任何刺痛或擦伤你的工具，但我们会使用一些练习来引起反应，以找出哪种暴露对你最有效，哪种练习是你最"过敏"的。

■ 情境的现实暴露节选

在最初的几次惊恐发作之后，安德烈斯开始频繁地看医生，甚至去了两次急诊室。即使在医生诊断出他患有惊恐障碍之后，他仍然要求进行额外的医学检查。他想确定身体上没有任何问题，因为每次惊恐发作时他都确信有问题。他在网上大量阅读和研究自己的身体症状，而且每当出现一种看似"新的"身体症状时，这种行为就会增加。正如之前提到的，他减少了任何会引起心跳加速、呼吸困难或头晕症状的活动，包括体育锻炼、性活动和待在炎热的地方（如闷热的会议室、桑拿等）。他还开始随身携带安全物品，包括药物、水和手机，这样他就可以在发生可怕的事情（如昏厥）时联系到别人。有关情境等级的示例，见表 7-3。

表 7-3·安德烈斯治疗会谈中的情境等级示例

令人痛苦的刺激或情境	主观痛苦程度评分量表（0~100）	回避（0~100）
独自坐地铁，没有药物或水	100	100
独自坐飞机	95	100
克制在网上搜索症状的冲动	90	95
跑步	90	90
延迟寻求安慰的行为	85	80
延迟网上搜索有关症状的信息	75	90
和某人一起坐地铁	65	65

(续表)

令人痛苦的刺激或情境	主观痛苦程度评分量表 （0~100）	回避 （0~100）
把药或水忘在家里	60	65
慢跑	55	60
喝咖啡	45	45
与同伴进行激烈的讨论	40	35
散步	30	40

■ **预防复发讨论节选**

治疗师：　回顾设定的目标，你认为在哪些方面进步最大？

安德烈斯：　我很高兴我们在做这个回顾，因为看看我们一开始设定的目标，我可以真的看到哪些事情有所改善。我逐渐地不再畏畏缩缩或与焦虑作斗争。我又开始喝咖啡、锻炼身体，甚至又开始坐地铁了。再次掌控一切的感觉真好！

治疗师：　听你这么说真是太好了！你付出了很多努力才有了这样的进步。你认为还需要继续努力的领域是什么？

安德烈斯：　嗯，一想到将来要飞回家看家人，我还是很焦虑。惊恐发作开始后，我就没坐过飞机了。

治疗师：　这是一个值得努力的伟大目标。除了坐飞机之外，现在有没有你认为"高风险"的情境或事情，如果它们出现了，你就可能感到焦虑？

安德烈斯：　有的，我认为每当开始感到有点失控或者开始经历新的身体症状时，我认为这些事情仍然会增加焦虑。

治疗师：　让我们一起思考一下，我们讨论过的哪些技能可以应用到这些情况中？

诊断与其他临床并发症

　　对于治疗师，重要的是要记住，针对惊恐障碍的认知行为治疗并不能保证完全忽视或消除所有的身体症状，因为"都在患者的头脑中"。相反，治疗师必须描述清楚症状和对症状的解释之间的区别。症状本身是非常真实的；正是对这些症状的解释，以及相关的行为，是无益的并且维持了障碍。因此，重要的是，治疗师和患者需要在确认症状的存在和患者对症状的恐惧反应方面找到平衡，同时也承认患者对这些症状的解释可能无济于事且需要调整。

治疗师还必须认识到寻求安慰和支持在治疗过程中的作用。通常,当患者惊恐发作时,家庭成员或其他亲人可能会过度参与,以提供安慰或支持。因此,从长远来看,治疗师向患者及其所爱的人提供关于寻求安慰的无益作用的信息也是有帮助的。虽然治疗师同样不应该认为亲人的支持是错误的或不合逻辑的,但治疗师可以温和地提醒患者及其亲人让患者相信他们可以避免恐惧的感觉,或者提醒他们加强患者的安全行为,可能只会维持这种障碍并阻止其缓解。

同样,治疗师可能会发现患者正在利用他们来提供安慰。例如,患者可能为了获得更长久的支持而不愿意结束治疗。惊恐障碍认知行为治疗的一个主要目标是让患者成为自己的治疗师,并开始独立利用在治疗室中教授的技能。因此,治疗师可以采取措施,慢慢让患者更适应独立的症状管理。治疗师可能在治疗结束时开始错开疗程,或者进入两周一次的强化疗程。患者也可能开始参加自我指导的治疗(在他们没有与治疗师会面的几周内进行自我检查,其结构与和治疗师一起治疗的结构相同)。

总结与未来展望

惊恐障碍的认知行为治疗是一种有效的、循证的治疗方法,用于针对焦虑和适应不良的行为变化,来应对令人恐惧的生理感觉。在开始治疗之前,对患者的症状进行彻底的评估,并将惊恐障碍作为唯一或主要诊断是至关重要的。然后,治疗师和患者可以就治疗计划达成一致,包括目标和议程,以缓解惊恐障碍的症状。虽然我们在这里讨论了特别有效的技能(如内感受暴露),但治疗计划可以量身定做来适应患者的个人需求,以促进治疗师和患者之间的合作,以达到惊恐障碍缓解的最终目标。

治疗师和研究人员可以采取许多步骤来继续努力提高认知行为治疗对惊恐障碍的疗效。首先,随着虚拟治疗变得更加可行,并且在某些情况下是首选的,一些研究已经表明在线提供的惊恐障碍认知行为治疗的有效性[27]。此外,随着我们向更具成本效益和更容易获得的简单治疗方向发展,治疗师与研究人员可以继续合作,以确定惊恐障碍认知行为治疗的优化和个性化途径。

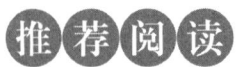

存在多种资源来补充治疗师和患者对于惊恐障碍认知行为治疗的知识。有关推荐资源的列表,请参阅以下内容。

治疗师资源[17,18,28,29]

1. Barlow, D.H., & Cerny, J.A. (1988). Treatment manuals for practitioners. Psychological treatment of panic. Guilford Press.
2. McNally, R.J. (1994). Panic disorder: a critical analysis. Guilford Press.
3. Barlow, D.H., & Craske, M.G. (2006). Mastery of your anxiety and panic. Oxford University Press.

4. Otto, M.W., Tolin, D.F., Nations, K.R., Utschig, A.C., Rothbaum, B.O., Hofmann, S.G., & Smits, J.A. (2012). Five sessions and counting: considering ultra-brief treatment for panic disorder. Depression and anxiety, 29(6), 465-470.

患者资源[30-32]

1. Wilson, R. (2003). Facing panic: self-help for people with panic attacks. Anxiety Disorders Association of America.
2. Yip, J. (2015, December 8). Coping with panic attacks [webinar]. Anxiety and Depression Association of America.
3. Panic-disorder. (n.d.). Retrieved January 22, 2021, from https://themighty.com/topic/panic-disorder/.

参考文献

[1] American Psychiatric Association. Diagnostic and statistical manual of mental disorders: DSM-5. 5th ed. Washington, DC: American Psychiatric Association; 2013. p.947.
[2] Organization WH. The International Statistical Classification of Diseases and Health Related Problems ICD-10: 10th revision. Volume 1: Tabular List. World Health Organization; 2004.
[3] de Jonge P, Roest AM, Lim CCW, Florescu SE, Bromet E, Stein D, et al. Cross-national epidemiology of panic disorder and panic attacks in the world mental health surveys. Depress Anxiety. 2016;33(12):1155-1177.
[4] Bouton ME, Mineka S, Barlow DH. A modern learning theory perspective on the etiology of panic disorder. Psychol Rev. 2001;108(1): 4-32.
[5] First MB. Structured Clinical Interview for the DSM (SCID). In: The Encyclopedia of Clinical Psychology. American Cancer Society; 2015. p.1-6. Available from: https://onlinelibrary.wiley.com/doi/abs/10.1002/9781118625392.wbecp351.
[6] Diagnostic co-morbidity in 2300 psychiatric outpatients presenting for treatment evaluated with a semi-structured diagnostic interview-ProQuest [Internet].
[7] Lecrubier Y, Sheehan D, Weiller E, Amorim P, Bonora I, Sheehan KH, et al. The MINI international neuropsychiatric interview (MINI). A short diagnostic structured interview: reliability and validity according to the CIDI. Eur Psychiatry. 1997;12(5):224-231.
[8] Tolin DF, Gilliam C, Wootton BM, Bowe W, Bragdon LB, Davis E, et al. Psychometric properties of a structured diagnostic interview for DSM-5 anxiety, mood, and obsessive-compulsive and related disorders. Assessment. 2018 Jan; 25(1):3-13.
[9] Shear MK, Brown TA, Barlow DH, Money R, Sholomskas DE, Woods SW, et al. Multicenter collaborative panic disorder severity scale. AJP. 1997;154(11):1571-1575.
[10] Houck PR, Spiegel DA, Shear MK, Rucci P. Reliability of the self-report version of the panic disorder severity scale. Depress Anxiety. 2002;15(4):183-185.
[11] Newman MG, Holmes M, Zuellig AR, Kachin KE, Behar E. The reliability and validity of the panic disorder self-report: a new diagnostic screening measure of panic disorder. Psychol Assess. 2006;18(1):49-61.
[12] Taylor S, Zvolensky M, Cox B, Deacon B, Heimberg R, Roth Ledley D, et al. Robust dimensions of anxiety sensitivity: development and initial validation of the anxiety sensitivity Index-3. Psychol Assess. 2007;19:176-188.
[13] Bandelow B. Assessing the efficacy of treatments for panic disorder and agoraphobia: II. The panic and agoraphobia scale. Int Clin Psychopharmacol. 1995;10(2):73-81.
[14] Clark DM, Salkovskis PM, Öst L-G, Breitholtz E, Koehler KA, Westling BE, et al. Misinterpretation of body sensations in panic disorder. J Consult Clin Psychol. 1997;65(2):203-213.
[15] Saunders JB, Aasland OG, Babor TF, De La Fuente JR, Grant M. Development of the alcohol use disorders identification test (AUDIT): WHO collaborative project on early detection of persons with harmful alcohol consumption-II. Addiction. 1993;88(6):791-804.
[16] Batterham PJ, Mackinnon AJ, Christensen H. The panic disorder screener (PADIS): development of an accurate and brief population screening tool. Psychiatry Res. 2015;228(1):72-76.
[17] Craske MG, Barlow DH. Mastery of your anxiety and panic: workbook for primary care settings. Oxford: Oxford University Press; 2007.
[18] Otto MW, Tolin DF, Nations KR, Utschig AC, Rothbaum BO, Hofmann SG, et al. Five sessions and counting: considering ultra-brief treatment for panic disorder. Depress Anxiety. 2012;29(6):465-470.
[19] Benjamin CL, O'Neil KA, Crawley SA, Beidas RS, Coles M, Kendall PC. Patterns and predictors of subjective units of distress in anxious youth. Behav Cogn Psychother. 2010;38(4):497-504.
[20] Craske MG, Treanor M, Conway CC, Zbozinek T, Vervliet B. Maximizing exposure therapy: an inhibitory learning approach. Behav Res Ther. 2014;58:10-23.
[21] Lehane J. SMART goals, SMART schools. Educ Leadersh. 2000;57(5):46.
[22] Gould RA, Ott MW, Pollack MH. A meta-analysis of treatment outcome for panic disorder. Clin Psychol Rev. 1995 Jan; 15(8):819-844.

[23] Barlow DH, Gorman JM, Shear MK, Woods SW. Cognitive-behavioral therapy, imipramine, or their combination for panic disorder: a randomized controlled trial. JAMA. 2000;283(19):2529-2536.
[24] Pompoli A, Furukawa TA, Efthimiou O, Imai H, Tajika A, Salanti G. Dismantling cognitive-behaviour therapy for panic disorder: a systematic review and component network meta-analysis. Psychol Med. 2018;48(12):1945-1953.
[25] Gallagher MW, Payne LA, White KS, Shear KM, Woods SW, Gorman JM, et al. Mechanisms of change in cognitive behavioral therapy for panic disorder: the unique effects of self-efficacy and anxiety sensitivity. Behav Res Ther. 2013;51(11):767-777.
[26] Fentz HN, Hoffart A, Jensen MB, Arendt M, O'Toole MS, Rosenberg NK, et al. Mechanisms of change in cognitive behaviour therapy for panic disorder: the role of panic self-efficacy and catastrophic misinterpretations. Behav Res Ther. 2013;51(9):579-587.
[27] Ruwaard J, Lange A, Schrieken B, Dolan CV, Emmelkamp P. The effectiveness of online cognitive behavioral treatment in routine clinical practice. PLoS One. 2012;7(7):e40089.
[28] Barlow DH, Cerny JA. Psychological treatment of panic, vol. x. New York: Guilford Press; 1988. p.227. (Psychological treatment of panic).
[29] Bouman TK. Panic disorder. A critical analysis-McNally, RJ. Clin Psychol Psychother. 1996;3(1):75-76.
[30] Wilson R. Facing panic: self-help for people with panic attacks. Silver Spring, MD: Anxiety Disorders Association of America; 2003. p. 81.
[31] Yip J. Coping with panic attacks [webinar]. Anxiety and Depression Association of America; 2015. Available from: https://adaa.org/webinar/consumer/coping-panic-attacks.
[32] Panic Disorder. The Mighty. Available from: https://themighty.com/topic/panic-disorder.

第 8 章
创伤后应激障碍的认知行为治疗

Cognitive-Behavioral Therapy for Posttraumatic Stress Disorder

伊丽莎白·M. 戈特　　妮科尔·J. 勒布朗　　卢瓦纳·马克斯
Elizabeth M. Goetter　　Nicole J. LeBlanc　　Luana Marques

王　琰　陈如梦·译　　蔡慧婷　李雨婷·校

定义与临床特征

当人们暴露于包括死亡、死亡威胁、实际或有威胁的严重伤害、性暴力等创伤事件后，可能发展为创伤后应激障碍（posttraumatic stress disorder，PTSD）。暴露是指直接经历该事件，亲眼看见事件的发生，得知该事件发生在熟人身上（必须是导致熟人实际死亡或受到死亡威胁的意外事件或暴力事件），或者反复或极端暴露于事件中令人作呕的细节（如急救人员收集人体遗骸[1]）。从历史上看，PTSD 的诊断取决于对创伤的害怕、无助或恐惧反应。然而，最近的实证研究提出了一些令人信服的论据来反对这一传统观点[2,3]，而且传统观点也不再是诊断 PTSD 的必要条件。

PTSD 患者的症状可分为四类：标准 B，侵入性症状（例如，侵入性想法、噩梦、闪回，以及对创伤线索的反应性）；标准 C，回避症状（例如，努力回避与创伤有关的刺激，包括感受和情境）；标准 D，认知或心境的负性改变症状（例如，无法回忆起创伤的重要方面，对世界持续的负性信念，持续

E. M. Goetter (✉) | N. J. LeBlanc | L. Marques
Department of Psychiatry, Massachusetts General Hospital, Boston, MA, USA
e-mail: egoetter@mgh.harvard.edu; njleblanc@mgh.harvard.edu; lmarques@mgh.harvard.edu

© The Author(s), under exclusive license to Springer Nature Switzerland AG 2023
S.E. Sprich et al. (eds.), *The Massachusetts General Hospital Handbook of Cognitive Behavioral Therapy*, Current Clinical Psychiatry, https://doi.org/10.1007/978-3-031-29368-9_8

歪曲的自责,持续消极的与创伤相关的内疚、羞愧、恐惧或愤怒,对活动的兴趣或参与度降低,情感受限,以及疏离感);标准 E,唤起和反应症状(例如,睡眠中断、易激惹、过度警觉、自毁行为、难以集中注意力,以及过度的惊吓反应)。根据《精神障碍诊断与统计手册》(第 5 版)(DSM-5)[1],要正式诊断为 PTSD,患者必须在暴露于应激源的至少一个月之后出现至少一种侵入性症状、至少一种回避症状、至少两种认知或心境症状,以及至少两种过度唤起症状,并造成临床上显著的痛苦或损害。

流行病学

不同国家和地区的创伤暴露和 PTSD 发病率差异很大[4]。全世界约 70%的人(美国约 83%的人)表示一生中曾遭受过创伤[4]。虽然大多数成年人都会对创伤产生心理反应,但这种反应通常是短暂的,大多数人都会恢复到发病前的功能[5]。然而,也有一小部分人无法从创伤的影响中恢复,并发展为 PTSD。全球范围内,约有 5.6%遭受创伤的人发展为 PTSD,其终生发病率为 3.9%[4]。在美国,遭受创伤的人发展为 PTSD 的条件发病率为 8.3%,终生发病率为 5.9%[4]。受过某些特定创伤的人群发生 PTSD 的风险尤其高,例如,遭受性暴力或身体暴力的人发生 PTSD 的风险最高,如强奸(19%)、伴侣的身体虐待(11.7%)、被绑架(11.0%)及性暴力(10.5%)[6]。虽然男性遭受创伤的风险通常更大,但女性在遭受创伤后发生 PTSD 的概率是男性的两倍多[4]。与其他焦虑障碍相比,PTSD 的发病年龄往往较晚,且变化较大,这反映了创伤暴露的多变性[4]。大多数人在创伤后会立即出现 PTSD[4]。

病因学

与其他仅根据现象学(即人类意识体验到的现象,如情绪低落)来定义的精神障碍不同,PTSD 是由其病因来定义的(即诱发疾病的事件)。许多研究调查了创伤暴露后发展为 PTSD 的风险因素,结果表明,创伤前和围创伤期因素通常比创伤后因素更能预测 PTSD 的发生[7]。在创伤前因素方面,研究表明慢性或重大躯体疾病史、精神障碍家族史、个人精神障碍史、童年逆境,以及既往创伤史,都预示遭受创伤后发生 PTSD 的风险增加[7]。对于围创伤期因素,累积暴露于潜在创伤经历,被困在地震中和被折磨都是 PTSD 的风险因素[7]。需要更多研究,来探讨创伤前和围创伤期的风险因素是否以及如何导致了创伤暴露后 PTSD 的发展和维持。

■ 创伤后应激障碍的神经生物学

有几种假设的神经生物学机制可能是 PTSD 症状的基础。PTSD 个体的去甲肾上腺素能系统过度活跃,这可能会导致过度警觉和过度惊吓症状[8]。此外,PTSD 个体的下丘脑-垂体-肾上腺（hypothalamic-pituitary-adrenal，HPA）轴功能失调，表现为基础皮质醇水平低和 HPA 轴的负反馈抑制增加[8]。一些研究发现，PTSD 个体在暴露于创伤之前就存在 HPA 轴异常，这表明这些异常可能会加剧恐惧记忆的巩固[8]。此外，脑成像研究也表明了 PTSD 个体的功能异常。一些 PTSD 患者表现出杏仁核过度活跃，而腹内侧前额叶皮质和前喙扣带皮质功能低下，这与边缘系统调节不足一致，可能是再体验症状的基础[8]。然而，另一些 PTSD 个体则表现出内侧前额叶皮质和前喙扣带皮质的过度活跃，这与边缘系统的过度调节一致，可能是分离和情感麻木等症状的基础[8]。PTSD 个体大脑的静息态网络、显著性网络和中央执行网络的功能也存在异常[8]。

■ 创伤后应激障碍作为一种因果系统

一种新兴的精神障碍模型，被称为网络方法或因果系统，这种方法有助于进一步研究 PTSD 的病因[9]。根据这一模型，精神障碍最好被概念化为因果关联的症状网络[9]。当某一事件或过程激活了网络中的某一症状，进而导致其他症状出现时，就会发展为精神障碍[9]。最终，症状之间的反馈回路会形成一个自我维持的症状网络，导致即使触发事件过去后，症状依然存在[9]。就 PTSD 而言，这一模型表明，创伤事件可能会导致患者出现个别症状（如创伤的侵入性想法），进而引发网络中其他症状的级联激活（例如，侵入性想法→持续的恐惧→集中问题→回避有关创伤的想法）[9]。对某些人来说，症状之间的反馈回路（例如，创伤的侵入性想法→回避有关创伤的想法→创伤的侵入性想法），导致了症状网络的自我维持，并导致 PTSD 的持续[9]。重要的是，网络方法表明，上述风险因素可能会影响个体在创伤后出现特定症状的易感性，或者可能会影响其症状之间因果关联的强度[9]。网络方法已经为 PTSD 的病因学提供了重要见解。例如，研究表明，创伤暴露后，过度的惊吓反应和难以体验积极情绪对网络中其他症状的影响最大，这可能是 PTSD 二级预防的重要目标[10]。其他研究发现，注意力不集中是强烈影响慢性 PTSD 患者其他症状的一个问题，这表明注意力不集中可能是 PTSD 维持的关键因素[11,12]。最后，值得注意的是，网络方法与 PTSD 的认知行为模型非常契合，后者主张通过中断症状之间的因果关系来治疗 PTSD，如恐惧和回避。

■ 精神障碍共病

大多数一生中被诊断过 PTSD 的人（79%的女性和 88%的男性）报告至少有一种其他精神障碍的病史[13]。与没有 PTSD 的人相比，PTSD 患者终生患有心境障碍的概率高出 4.9 倍，终生患有焦虑障碍的概率高出 4.3 倍，以及终生患酒精或物质使用障碍的概率高出 1.8 倍[14]。这些数据排除了关于哪种障碍首先发生的结论，但研究人员认为，在 PTSD 患者中观察到的高精神障碍共病率是由于先前存在的精神障碍增加了 PTSD 的风险，以及与 PTSD 相关的痛苦可能导致酒精使用障碍[14]等后续障碍的发生。

影 响

大约有一半的PTSD患者报告称,在过去一年中符合PTSD的诊断标准,这表明PTSD常常在没有治疗的情况下持续存在[4]。事实上,一项对创伤幸存者纵向研究的元分析表明,在创伤后的前5个月内发展为PTSD的人,大约有一半会出现慢性症状[15]。PTSD与多个生活领域的功能严重受损相关,42%的PTSD患者报告在工作、家务活动、亲密关系或社会生活领域有着严重受损[16]。PTSD也与自杀意念和自杀未遂的风险增加相关[17]。PTSD不仅会削弱个人的功能,还会给社会带来经济影响,即与重性抑郁障碍相比,PTSD患者的医疗费用更高[18]。

创伤后应激障碍的评估

PTSD的评估最好通过全面的临床访谈和结构化诊断评估来进行。收集全面的病史将使临床医生能够建立一个全面的概念,并为治疗提供参考。对于PTSD,重要的是收集以下信息:创伤的性质(例如,创伤发生在哪里,发生在什么时间,患者在事件中扮演的角色)、病程(例如,立即发生与延迟发生)、患者的创伤史、再体验症状的性质和频率、患者回避行为的性质、触发焦虑症状的感官和情境刺激的种类、患者在创伤后尝试过的应对方式,以及患者尝试理解创伤的方式。关于最后一点,对CBT治疗师来说,了解患者是否认为有人需要对创伤负责,以及相关的内疚或责备是特别重要的。此外,临床医生还需要评估患者是否存在共病(如心境障碍和物质使用障碍)、相关的医疗状况,以及任何可能与PTSD症状相互作用并影响治疗过程的既往史。在临床访谈时,最好能同时进行结构化诊断访谈,并收集患者的自我报告数据。下面将重点介绍一些最常用的工具,虽然并非详尽无遗,但列表中提供了一些较广泛使用的测量方法。

■ 临床医生专用的诊断评估措施

临床医生专用PTSD量表-DSM-5版(Clinician-Administered PTSD Scale for DSM-5,CAPS-5)[19],共有30个条目,由受过专业培训的访谈者用于评估PTSD的诊断和严重程度。访谈以特定的创伤暴露事件为索引,每个症状都根据其频率和强度进行0～4分的5级评分,总分值范围为0～80分。临床医生可以评估PTSD的终生诊断,以及在过去一个月或过去一周是否存在PTSD。CAPS-5需要由受过训练的临床医生进行,用时45～60分钟。

PTSD症状量表-DSM-5访谈版(PTSD Symptom Scale-Interview for DSM-5,PSS-I-5)[20],是一份包含24个条目的访谈量表,经验证可用于评估过去一个月或过去两周内的PTSD症状。它可以用于评估PTSD的诊断和严重程度。症状以0～4分制进行评分,总分范围为0～80分,需要15～25分钟的时间。

■ 自评量表

PTSD 检查表-DSM-5 版(PTSD Checklist for DSM-5，PCL-5)[21]，是一份包含 20 个条目的量表，可用于筛查和评估 PTSD 并监测治疗期间的症状变化。要求受访者对过去一周或过去一个月受到 PTSD 症状困扰的程度进行评分，评分范围为 0~4 分，总分范围为 0~80 分，需要 5~10 分钟。为了准确解读，重要的是引导患者完成与特定创伤事件相关的测评。总分≥33 分表示可能患有 PTSD。

创伤后诊断量表-DSM-5 版(Posttraumatic Diagnostic Scale for DSM-5，PDS-5)[22]，共 24 个条目，用于评估过去一个月 PTSD 症状的严重程度。除了评估 PTSD 的 20 个症状外，PDS-5 还包括四个问题，分别评估症状的出现和持续时间，以及受访者的痛苦程度和 PTSD 的困扰程度。

事件影响量表-修订版(Impact of Event Scale-Revised，IES-R)[23]，共 22 个条目，用于评估受访者在过去一周内受到压力事件困扰的程度。条目采用 0~4 分的 5 级评分，总分范围为 0~88 分。该量表还有三个子量表：侵入性、回避性和高警觉。尽管 IES-R 仍在各种环境中使用，但在撰写本书时，它尚未更新以反映出 DSM-5 中 PTSD 的变化。

■ 创伤暴露评估

就 PTSD 而言，仅评估 PTSD 症状的严重程度是不够的。仅评定 PTSD 症状的自评式筛查或评估，可能会对一系列心理痛苦经历比较敏感。因此，临床医生必须充分评估创伤暴露的性质(即标准 A)。此类广泛使用的测量方法是生活事件检查表-DSM-5 版(Life Events Checklist for DSM-5，LEC-5)[24]。LEC-5 是一个用于评估各种创伤事件的暴露程度的有用工具。受试者对 17 个生活压力事件(包括一个自由回答项目)的暴露程度进行评分(即"发生在我身上""亲眼看见""知道这件事""我工作的一部分""不确定"或"不适用")。LEC-5 的扩展版提示，受访者详细说明任何认可的创伤暴露，然后确定"最严重"的事件并提供更多细节(特别是如果受访者认可不止一个创伤暴露)。它能够以自我报告或临床医生指导的访谈形式完成。临床访谈包括额外的访谈提示，允许临床医生根据自己的判断来评判压力暴露是否符合 DSM-5 的标准 A。尽管 LEC-5 提供了有关创伤暴露次数的有用信息，但它没有总分。LEC-5 通常与其他测量 PTSD 症状严重程度的量表一起使用。

创伤后应激障碍的治疗

虽然对大多数经历过创伤事件的人来说，创伤后的反应都能得到缓解，但仍有相当一部分人需要心理干预或精神科治疗才能恢复到发病前的功能水平。在临床试验中，已经开发并评估了许多干预措施,这些干预措施可分为两大类:心理治疗(如 CBT)和精神药物治疗。美国心理学会(American Psychological Association)、美国退伍军人事务部和国防部(the United States Department of Veterans Affairs and Department of Defense)、国际创伤应激研究学会(International Society for Traumatic Stress Studies)发布了临床指南,根据现有的研究证据推荐了具体的治疗方法[25-27]。

■ 心理治疗

对于 PTSD 的心理治疗,美国心理学会根据现有的研究强烈推荐 CBT、认知治疗(cognitive therapy,CT)、认知加工治疗(cognitive processing therapy,CPT)和延长暴露(prolonged exposure,PE)[25]。美国退伍军人事务部和国防部强烈推荐 PE、CPT、眼动脱敏与再加工治疗(eye movement desensitization and reprocessing,EMDR)、针对 PTSD 的特定 CBT、短程折衷心理治疗(brief eclectic psychotherapy,BEP)及叙事暴露治疗(narrative exposure therapy,NET)[26]。最后,国际创伤应激研究学会推荐使用 CPT、CT、EMDR、聚焦创伤的个体 CBT 及 PE[27]。鉴于 PE、CPT 和聚焦创伤的 CBT 是这三个组织都强烈推荐的治疗方法,我们将重点讨论这些治疗方法。这三种治疗都属于 CBT 的范畴。

延长暴露

延长暴露(PE)是一种针对 PTSD 的认知行为治疗,从情绪加工理论发展而来[28-30]。根据该理论,当个体在日常生活中经历恐惧时,记忆中的"恐惧结构"会被激活,该结构包括有关恐惧刺激的信息、对恐惧刺激的行为反应(如回避),以及恐惧刺激的含义[28]。当个体的恐惧结构涉及过度的反应元素(如过度和泛化的回避)并抗拒改变时,就会出现 PTSD 等精神障碍[28]。因此,PE 治疗的成功取决于激活个体的不良恐惧结构,并纳入纠正性信息,从而改变恐惧结构,帮助患者康复[31]。在临床实践中,PE 包括呼吸再训练、创伤常见反应的心理教育、对恐惧情境和创伤线索的现实暴露,以及对创伤记忆的想象暴露(回顾)。治疗通常需要 8～15 次,每次 90 分钟,暴露是干预过程的主要部分。与其他 CBT 方法不同,PE 不强调认知重构作为一种特定的干预手段。然而,在想象暴露之后,治疗师引导患者进行加工练习,旨在帮助患者组织记忆,使经历变得有意义,并修正可能导致疾病持续存在的适应不良评价。

认知加工治疗

认知加工治疗(CPT)是基于精神病理学的认知理论,该理论认为 PTSD 可以通过改变创伤后产生的歪曲想法和信念来进行治疗[32,33]。通常,这些认知反映了对自我(如"这是我的错"),他人(如"人们不可信任")或世界(如"世界是一个不安全的地方")的不良信念。治疗从 PTSD 及其维持因素的心理教育开始(如无益的想法和信念)。患者会被要求写下主要创伤事件是如何影响他们的,以便于识别"卡点"或适应不良的认知。在随后的治疗中,患者将学习识别想法、感受和行为之间的关系,标记适应不良的认知偏差,挑战无益的想法,并产生替代性评价。CPT 治疗师还通过五个不同的模块来指导患者,帮助他们处理与安全、信任、亲密、权力/控制及尊重有关的无益信念。最初版本的 CPT 方案中包括一个暴露部分,即患者撰写并重读创伤性事件的叙述。然而,一项拆解研究表明,添加该部分并没有改善治疗结果[34],因此更新版的 CPT 手册中删除了该部分[35]。不过,如果患者可以从撰写和处理创伤的叙述中获益,治疗师可以将书面叙述纳入治疗[35]。

聚焦创伤的认知行为治疗

聚焦创伤的 CBT 与 PE 和 CPT 有很多相似之处,并且是基于 PTSD 的认知行为概念[36,37]。例如,埃勒斯(Ehlers)和克拉克(Clark)[36]提出,PTSD 是由认知行为过程引起的,该过程导致创伤幸存者在创伤事件结束后仍感到自己正在受到威胁。这些认知行为过程包括对创伤及其症状的负面评价,自传式记忆中创伤记忆的情境化较差,以及创伤刺激和恐惧反应之间的关联记忆较强[36]。基于该模型的 CBT 是通过询问患者创伤记忆中最痛苦的方面和(或)创伤相关的侵入性内容,来帮助患者识别其负面评价[38];然后使用心理教育、苏格拉底式提问和行为实验来修正负面评价[38]。治疗还包括使用想象暴露或书面叙述来帮助患者形成对创伤的连贯叙述[38]。最后,鼓励患者识别并消除维持症状的认知和行为回避策略[38]。库巴内(Kubany)等人提出的另一种 PTSD 认知行为模型[37],强调了内疚相关信念和消极自我对话在 PTSD 发展和维持中的作用。基于该模型的 CBT 包括心理教育、压力管理训练、视觉和想象暴露、通过认知治疗处理与内疚相关的信念,以及减少与羞耻、内疚相关的消极自我对话[37]。

认知行为治疗创伤后应激障碍的研究支持

认知行为治疗,如 PE、CPT 和聚焦创伤的 CBT,都有坚实的研究基础,在可行的情况下,被推荐作为 PTSD 的一线治疗方法[39]。PE 在多种创伤幸存者中都证明有效,从性侵犯创伤[40]到与战斗和恐怖袭击有关的创伤[41],并且疗效优于无干预对照组[40]、聚焦当下的治疗组[42]和应激预防训练组[29]。同样,CPT 在各种创伤人群中也显示出疗效,并且优于对照组[43,44]。在唯一一项直接比较 PE 和 CPT 的研究中,两种治疗方法的疗效相当[45]。最近一项临床试验荟萃分析报告称,与对照组相比,接受 CPT 的患者获得诊断性缓解的比例增加 44%,接受暴露治疗的患者获得诊断性缓解的比例增加 66%[46]。在 PE 和 CPT 治疗结束后,症状的改善似乎可以随着时间的推移而继续保持[47]。

其他社会心理治疗

PTSD 的其他治疗方法也值得一提。眼动脱敏与再加工治疗(EMDR)是一种与加速信息处理理论相关的干预措施。该理论认为,PTSD的发生是由于神经系统失衡,无法进行最佳信息处理,导致创伤期间获得的信息"未被处理"或以最初令人不安的状态被保留下来[48]。EMDR包括要求患者想象令人不安的画面或记忆,然后在视觉上跟随治疗师的手指做出有节奏的运动。美国退伍军人事务部和国防部、国际创伤应激研究学会推荐使用EMDR来治疗PTSD,因为已证明EMDR的临床疗效优于无干预对照组[49]。然而,围绕EMDR存在相当大的争议,许多批评者质疑其所谓的疗效[50,51]。质疑和争议的原因包括:①EMDR的营销力度;②声称可以迅速起效;③有证据表明眼动并没有额外的好处;④缺乏实证主义传统;⑤它被描述为一种灵丹妙药,据说能够治疗PTSD以外的各种疾病,包括性功能障碍、躯体形式障碍、恐怖症、物质使用障碍、人格障碍、病理性赌博及哀伤[52]。直接比较CBT与EMDR的研究表明,EMDR与CBT一样有效[49],但接受CBT的患者复发风险可能更低[53,54]。

叙事暴露治疗(NET)是一种针对PTSD的手册化治疗方法,它基于暴露治疗原理,只包含4次治疗,专为无法获得传统CBT的战争和酷刑创伤幸存者设计[55]。该治疗方法与其他基于PTSD暴露治疗的不同之处在于,患者被要求对自己从出生到现在的整个生活进行叙述,包括对创伤的详细叙述,并且在治疗期间反复阅读该叙述传记[55]。NET在一项临床试验中的表现优于支持性咨询和心理教育,因此在临床实践指南中被强烈推荐[25-27]。

简而言之,短程折衷心理治疗(BEP)是一种针对PTSD的16次手册化治疗方法,它结合了聚焦创伤的CBT元素和心理动力学方法[56]。治疗包括心理教育、创伤记忆的想象暴露、重温创伤提醒、结构化书写作业、讨论创伤和其他形式化生活经历的意义,以及告别仪式[56]。在一项随机对照试验中,BEP优于等待对照组[56],并在三个可用的治疗指南中,有两个指南推荐使用BEP[25,26];然而,BEP的证据支持强度比较低[46]。

有许多新的证据支持其他聚焦创伤的CBT方法,包括书写暴露治疗[57]、PTSD的伴侣CBT[58]、PTSD的团体CBT[59]、PTSD的互联网引导CBT[60]及虚拟现实暴露治疗[61]。然而,还需要更多的研究来更好地了解这些治疗的疗效。此外,有一些数据支持聚焦当下的治疗(present-centered therapy,PCT)[62],这是一种非创伤性治疗,采用问题解决的方法来帮助患者处理当前的生活问题。然而,在一项比较试验中,PE的疗效优于PCT,但效应量较小[42]。

最后,为了预防创伤暴露后PTSD的发展,已经引入了报告干预措施[63]。最广为人知的是紧急事件应激报告(critical incident stress debriefing,CISD)或紧急事件应激管理(critical incident stress management,CISM),它实施了一系列危机干预策略,旨在通过危机前培训、个体危机咨询和团体会谈,促进创伤的正常恢复[64]。一项荟萃分析的结果发现,CISD几乎没什么效果[65];还有一些结果表明,CISD实际上可能会阻碍创伤的恢复[66]。由于可能的医源性影响,所以不推荐将CISD和CISM用于预防PTSD。

■ 精神药物治疗

临床实践指南推荐的精神药物治疗,包括选择性血清素再摄取抑制剂(selective serotonin

reuptake inhibitors，SSRI）氟西汀、帕罗西汀、舍曲林，以及血清素-去甲肾上腺素再摄取抑制剂（serotonin-norepinephrine reuptake inhibitor，SNRI）文拉法辛[25-27]。如果同时研究 SSRI 和 SNRI 的效应大小，这些药物对治疗后的 PTSD 症状有轻度至中度缓解[47]。相比之下，聚焦创伤的心理治疗（包括 PE 和 CPT）则与治疗后 PTSD 症状的大幅缓解相关[47]。此外，持续用药通常是维持症状改善的必要条件，而聚焦创伤的心理治疗后的改善在治疗终止后数月仍可维持[47]。基于这些原因，SSRI 和 SNRI 通常被认为是 PTSD 的二线治疗方法，在无法使用聚焦创伤的心理治疗或患者不愿意接受聚焦创伤的治疗时，可提供以上药物治疗[26]。事实上，一项随机临床试验发现，参与者在以下三种治疗条件下，PTSD 症状的改善程度相当：PE＋舍曲林、PE＋安慰剂，或舍曲林＋药物管理[67]。最后，与这些研究发现一致的是，一项关于 PTSD 的心理治疗和精神药物治疗的荟萃分析表明，心理治疗和药物治疗的联合治疗并不优于单独的心理治疗[68]。重要的是，可能有一部分 PTSD 患者感觉单独的药物治疗有效，并且更喜欢药物治疗。

创伤后应激障碍认知行为治疗的临床应用

■ 案例片段

索菲亚是一名 32 岁的女性，她到一家心理健康门诊就诊，主诉睡眠困难、焦虑、没有自信且感到孤独。就诊时，索菲亚说，无法摆脱几年前遭受性侵的痛苦回忆。在遭受性侵之前，索菲亚是一个"随性"的人，有很多朋友，喜欢社交。自那次事件以来，她变得害怕待在人群中，睡眠困难，难以集中注意力。她对以前的爱好也失去了热情，包括骑自行车。经询问，她还说，她对遭受性侵的经历感到焦虑、内疚和羞耻，并且几乎没有发生性关系的欲望。总之，她已经失去信心，对自己的未来越来越感到绝望。

■ 现病史

在索菲亚第 1 次就诊时，治疗师温和地询问了更多关于性侵的细节。索菲亚在大学时参加了一场聚会，在那里遇到了一名男士，两人进行了有趣的交谈。后来，他主动提出送她回家，并坚持继续玩。她心软了，让他进了她的公寓。到家后，他就变得越来越有攻击性，坚持要和她发生性关系。她不想发生关系，但他不顾她的意愿，强势压倒了她。索菲亚报告说，她每周都有各种侵入性的想法和噩梦。她为"放任事情发展到如此地步"而感到内疚。她在对他的极度愤怒和对自己的愤怒之间摇摆不定，因为她觉得"也许我不该把事情搞得这么大"。因此，她在羞愧和尴尬中挣扎，回避约会。她开始酗酒，并且大多数晚上都在喝酒，她说这可以帮助她在晚上入睡，并感到麻木。她发现自己在回避与创伤相关的想法和场景，包括与男性独处、约会、与朋友外出、待在人群中，以及乘坐公共交通工具。通过对她的信念进行评估，发现了一些与创伤相关的不良认知:"发生性侵犯是我的错""我很脏""我应该反击""我不能相信自己的直觉""男人不值得信任""这个世界不安全"。

■ 评估和概念化

索菲亚的一系列自评量表结果显示,她患有高水平的 PTSD(PCL-5=65)。治疗师在使用非结构化访谈的同时,还用了 CAPS-5 来确认诊断阈值。她被诊断为 PTSD 和重性抑郁障碍,没有达到物质使用障碍的诊断标准,但治疗师仍将酒精使用作为治疗目标之一。索菲亚的治疗目标包括:①减少对性侵的不必要想法;②通过介绍更健康的应对方式来限制酒精使用;③减少内疚感和羞耻感;④扩大社会支持网络并促进与他人的联系;⑤增加对未来的希望。

通过认知行为框架,治疗师了解到索菲亚对内部(如记忆和想法)和外部(如场所和男性)的创伤相关线索产生了条件性恐惧反应。索菲亚在遭受创伤时有一种适应性恐惧反应,但现在这种恐惧反应持续存在,以应对相关但无害的创伤线索(如人、公共场所和男性)。为了应对与创伤线索相关的不必要的唤醒,索菲亚发展出了认知和行为回避策略,如"试着不去想发生了什么",回避社交场合,以及喝酒。这些回避策略暂时减轻了与条件性创伤线索相关的不必要的痛苦(如内疚、羞耻和焦虑),但由于维持了无益的、负强化的行为偶然性(如回避=缓解),所以给索菲亚带来了更长期的问题。此外,索菲亚的回避还强化了与创伤相关的无益信念(如"所有男人都不值得信任"),因为她在回避可能会否定这些无益信念或提供纠正信息的情况(如"一些男人是值得信任的")。

■ 治疗选择

第 1 次治疗(评估后的第 1 次治疗)包括对创伤的性质和 PTSD 常见症状进行简短的心理教育。然后,治疗师和索菲亚讨论了治疗方案,因为研究表明,如果给予患者喜欢的治疗方法,患者的 CPT 和 PE 疗效会更好。

治疗师: 你的症状符合 PTSD 的诊断。PTSD 最有效的治疗方法是认知行为治疗,目前最多研究证据支持的两种治疗方法是:延长暴露治疗(PE)和认知加工治疗(CPT)。它们都是谈话治疗,大约需要 12 次。这两种治疗都是针对受创伤事件影响的想法和行为,但它们的实践侧重点略有不同。你也可以选择其他非 CBT 的治疗方法,它们都有不同程度的证据支持。你想要进一步了解这些治疗方法吗?

索菲亚: 我对 CBT 很感兴趣,你能告诉我更多关于 PE 和 CPT 的信息吗?

治疗师: 当然。PE 每周一次,每次 60~90 分钟。这种治疗的前提是,PTSD 的症状持续存在,是因为与创伤相关的回避十分严重。创伤幸存者通常认为世界非常危险,他们也难以思考或谈论创伤，因此记忆本身成为恐惧和焦虑的重要来源。当人们回避思考或谈论所发生的事情时，这就阻止了创伤的处理或组织。治疗包括直面创伤记忆和你一直回避的情况，比如外出和社交。在治疗中，你和我会通过一个叫作"想象暴露"的过程来练习谈论创伤。我们会一起帮你复述所发生事情的细节，以帮助你处理发生事情的记忆。在两次治疗之间，我会让你练习面对回避的情况，并倾听你在治疗间隔期完成的练习。通常，我们会见8~15次。

索菲亚：这听起来很难，但我能理解为什么它会有帮助。我想谈论创伤会对我有帮助，因为我从来没有真正处理过发生的事情。你能给我讲讲CPT吗？

治疗师：CPT强调无益的想法在维持PTSD中的作用。为了弄清楚发生了什么，创伤幸存者有时会得出一些无益的结论，如"这是我的错"或"所有男人都不值得信任"，这些想法会加剧回避、焦虑和负性情绪。治疗将包括写下创伤对你信念的影响，特别是当它们涉及责备、愤怒、安全、信任、控制、尊重及亲密的主题时。在治疗间隙，我会让你完成一些书写练习，包括写下创伤对你生活的影响，监测你的思维模式，练习一些策略来帮你形成对创伤更准确的、不同的想法和结论。还有一个可选的练习是写下创伤的细节，有时人们会觉得很有帮助，但这并非治疗有效的必要条件。CPT每周一次，每次60分钟，持续约12周。

索菲亚：这两种治疗方法听起来都很难，但我觉得它们的作用是有道理的，书写常常帮助我管理和处理自己的情绪。

这是一个治疗师如何开始关于治疗选择的讨论示例。这样的对话有助于建立治疗的可信度，并培养患者的自主性和积极性。因为回避是PTSD的一个显著特征，治疗师也需要花时间提高患者的积极性。他们一起想出了一个方案，如果索菲亚想放弃治疗，他们该如何应对。治疗师在治疗结束时教索菲亚做了一个呼吸练习，以增强她的自控能力，并且可以作为她有喝酒冲动时的另一种策略。这是PE方案的一个常见特点，但无论最终选择何种治疗，这一点都是有用的。索菲亚被要求监测一周的饮酒量。在随后的治疗中，治疗师正式开始了索菲亚选择的治疗。为了便于说明，我们将用这个案例来强调实施CBT（特别是PE和CPT）的注意事项和关键要素。

■ 建立恐惧等级

如前所述，回避是PTSD的一个核心症状，也是PE的主要治疗目标。治疗师会积极帮助患者建立一个回避情境的等级。在索菲亚的案例中，治疗师首先引出她自创伤后一直在回避的情境（如约会、处于人群中、乘坐公共交通工具）或发现更令人痛苦的情境（如在商场试穿衣服）。治疗师教索菲亚使用主观痛苦程度评分量表（SUDS）来评估她的痛苦水平，该量表为0~100评分，用于测量痛苦或焦虑程度，0分表示没有恐惧（如坐在海滩上），100分表示曾感到最焦虑的情境

(如创伤性经历)。对治疗师来说,帮助患者建立与创伤无关的、过去发生的事件的 SUDS 分数锚点是比较有用的。例如,索菲亚的 25 分锚点是她目前工作的第一天,50 分锚点是她的首次心理治疗,75 分锚点是她在大学经历的一次惊恐发作。在引出完整的回避情境列表后,治疗师要求索菲亚列出相应的 SUDS 得分(表 8-1)。考虑到索菲亚共病重性抑郁障碍,治疗师将她之前喜欢的活动也纳入了她的等级。在治疗结束时,他们确定了索菲亚需要在 3 次治疗间隙完成的暴露情境:排队买咖啡而不是点外卖、睡觉时不关卧室门,以及骑自行车。治疗师选择这些情境是因为它们只与中度的焦虑有关,而且她想确保首次现实暴露能够成功。

表 8-1 · 索菲亚对回避创伤相关情境的恐惧等级

恐惧等级	
	第 2 次治疗　SUDS 得分
1. 参加朋友的聚会(不饮酒)	90
2. 按摩	85
3. 高峰时段乘地铁	85
4. 睡前不检查门锁	80
5. 前往没有明确出口的大型商场	70
6. 初次约会	70
7. 不开灯或电视睡觉	65
8. 看电影(坐在一排的中间)	65
9. 排队买咖啡	55
10. 观看以性侵为主题的电影	55
11. 在商场试穿衣服	50
12. 去一家不熟悉的餐厅,背对着门	50
13. 徒步游玩	50
14. 开着卧室门睡觉	50
15. 看新闻	45
16. 创建约会档案	45
17. 听大学里听的音乐	40

(续表)

	恐惧等级
18. 下班后去杂货店	35
19. 去骑自行车	30

锚点
0 分：坐在海滩上
25 分：新工作的第一天
50 分：首次心理治疗
75 分：大学公开演讲时的首次惊恐发作
100 分：创伤事件

■ 想象暴露

在开始想象暴露之前，治疗师会介绍想象暴露的基本原理，并提供练习指导。这些指导包括尽可能生动地想象创伤性记忆，闭上眼睛，大声说出，并尽可能多地讲述患者能回忆起的细节。

在首次想象暴露时，治疗师需要小心谨慎，不在暴露时提示患者任何额外的细节。患者可以通过提供尽可能多的细节，自由地调整自己的体验。治疗师在暴露过程中保持沉默，但会积极记录暴露过程中的相关细节和行为。在整个暴露过程中，治疗师会每隔5分钟通过让患者评定自己的焦虑程度来监测患者的SUDS水平。SUDS水平应反映患者当前的焦虑程度，而不是创伤时的焦虑。

治疗师还会密切关注患者的参与情况，并在随后的想象暴露中调整暴露程度。如果患者的投入度不高（表现为SUDS较低、情绪较少和麻木），治疗师可能会与患者一起，请患者提供更多的感官细节，以促进更深入的参与。治疗师甚至可以考虑在开始想象暴露之前有效地启动患者（如要求患者听一首与创伤有关的歌曲）。相反，如果患者在暴露时过度投入（表现为持续的高SUDS，在治疗过程中难以专注当下，以及在暴露过程中对治疗师的指导没有反应），治疗师可以要求患者在想象暴露时睁开眼睛或用过去的口吻来阐述。

■ 情绪处理

情绪处理是在想象暴露后进行的。在处理暴露的过程中，治疗师可以从加强患者的努力开始，然后问一些开放式的问题，以促进患者处理创伤相关的想法和感受。在索菲亚的案例中，情绪处理可以如以下方式开始。

治疗师：我们先在这里停一下，请睁开你的眼睛。你做得很好，感觉怎么样？
索菲亚：这很不一样。我从来没跟别人这么说过。
治疗师：以这种方式谈论这件事感觉如何呢？

索菲亚：	有一些我根本不记得的东西突然出现了。
治疗师：	请告诉我更多你记得的事情。
索菲亚：	我记得说过我不想和他发生关系,当时我非常恐慌。
治疗师：	当你回忆起这些细节时,它会如何影响你对这件事的看法?
索菲亚：	这让我意识到我有多害怕,我不想让它发生。
治疗师：	这与你通常对创伤的看法有何不同?
索菲亚：	通常,我只是关注自己对此感到多么内疚和羞愧。这些细节让我想起我是多么不想和他发生性关系,他又是多么强势。

情绪处理不如认知重构具有指导性。治疗师的角色是温和地鼓励患者表达想象练习的体验,关注患者在创伤时的直接体验,以及对其当前世界观的影响。治疗师应该避免"告诉"患者如何看待他们的创伤。通过提出开放式的问题,治疗师鼓励患者远离通常占主导地位的情绪(如愤怒和内疚),然后处理其他情绪(这个案例中是恐惧)。在接下来的治疗中,治疗师可能会把关注点放到讨论索菲亚做想象暴露练习时的体验。

治疗师：	我想再说一次,你对所发生的事情很坦诚,你做得非常棒。与开始练习之前的预期相比,你感觉怎么样?
索菲亚：	刚开始时很难,但到最后我感觉好多了。
治疗师：	你怎么看待这种变化?
索菲亚：	我想是重复的原因,我感觉越来越不紧张了。
治疗师：	我也注意到了,当我问你 SUDS 的时候,你的水平在下降。
索菲亚：	是的,虽然一开始很艰难,但我做得越多,就感觉越容易。我感到筋疲力尽,但也如释重负。
治疗师：	这种感受很常见,也是一个好的迹象,因为这意味着你在努力,没有回避困难感受。
索菲亚：	我很高兴我能做到。

通过这种方式,治疗师也处理了想象暴露的过程,在习惯化出现时强调习惯化的主题,在焦虑水平较高时强调应对焦虑的能力。

■ 认知重构

认知重构要求治疗师在思维修正中扮演更直接的角色,更明确地强调将思维重构作为治疗的一部分。PTSD 的认知重构是一个多步骤过程,治疗师和患者①跟踪创伤后形成或强化的无用信念[即卡点(stuck points)];②澄清想法和感受之间的联系(如"这是我的错"→羞耻和内疚);

③识别有问题的思维模式(如妄下结论、过度简化、夸大/最小化、情绪化推理、忽视重要方面、过度概括及读心术);④学习如何使用苏格拉底式提问来挑战卡点;⑤发展替代性的、现实的、符合具体情境的信念。

以索菲亚为例,她经历了很多与创伤有关的自责和内疚,她的治疗师通过苏格拉底式提问和上面概述的步骤,帮助索菲亚来处理无用的信念。

索菲亚: 我只是对整件事感到愤怒。

治疗师: 你在生谁的气?

索菲亚: 我生自己的气,我不该让这种事发生的。

治疗师: 你认为当时你可以做些什么不同的事情?

索菲亚: 我应该反击,更坚决地反抗。

治疗师: 那么,如果你反击了,结果会有什么不同?

索菲亚: 如果我反击了,就不会发生这种事了。

治疗师: 好吧,我们把这个写下来("如果我反抗了,他就不会性侵我了"),作为一个可能的卡点。当你这样想的时候,你是什么感觉?

索菲亚: 内疚和羞愧。

治疗师: 你有多相信这个卡点,0~100分?

索菲亚: 这个大概是95分。

治疗师: 当你说你应该"反击"的时候,具体是什么意思?

索菲亚: 我想我应该……打他一下什么的……

治疗师: 有什么证据支持这个想法,如果你反击的话,事情就不会发生了?

索菲亚: 嗯……我想……也许,他就会停下来。

治疗师: 有什么证据反对这种想法吗?

索菲亚: 嗯,他可能不会停下来,甚至可能会更有攻击性。

治疗师: 你选择不反抗还有其他潜在的原因吗?

索菲亚: 他比我高大得多,当时我很害怕。我想我只是想结束这一切。

治疗师: 那么,你的卡点是不是没有包含所有的信息?

索菲亚: 我不常想到我当时有多害怕,他又多么有攻击性。

治疗师: 这对你不反抗的决定有什么影响?

索菲亚: 我想这是我僵住的一个重要原因……我想我只是想结束这一切。

治疗师: 这种想法是否反映了一种有问题的思维模式?

索菲亚: 我想我把事情过于简单化了,忽略了事件的重要部分。事实上,他比我高大强壮得多。

治疗师： 考虑到这一点，除了卡点（"如果我反抗了，他就不会性侵我了"），还有什么更现实的替代想法呢？

索菲亚： 我想，即使我反抗了，事情可能还是会发生，而且可能会更糟糕。

治疗师： 0～100 分，这个想法的相信程度有多高？

索菲亚： 可信度比较高，80 分吧。

治疗师： 当这样想的时候，你有什么感觉？

索菲亚： 当然，内疚感和羞耻感少了很多。

与情绪处理相比，治疗师进行认知重构的角色具有明确的指导性。治疗师通过循序渐进的过程引导患者，这与情绪处理相反。在情绪处理中，治疗师的立场更加开放，不像苏格拉底式提问那样规范化。重要的是，尽管策略不同，但情绪处理和认知重构的目标都是修正与创伤相关的无益信念。最后，值得注意的是，患者通常需要多次认知重构或情绪处理练习，才能更彻底地修正无益信念。

■ 不依从治疗

无论什么类型的治疗，不完成家庭作业和不依从治疗都是很常见的，特别是考虑到回避是 PTSD 的一个主要症状。关键是，治疗师要检查家庭作业的完成情况，以强调作业的重要性。当患者没有完成家庭作业或治疗间隙的目标时，治疗师可以利用这些机会重申治疗原理，并鼓励患者对目标重新做出承诺。

治疗师： 上次我们谈到了你在治疗间隙要做的一些练习。事情进展如何？

索菲亚： 我去骑自行车了，感觉很好。但是，我没有做其他事情……

治疗师： 骑自行车做得很好！是什么阻碍了你做其他的练习？

索菲亚： 说实话，我后来变得很忙。

治疗师： 我知道你最近很忙，也知道你在治疗上投入了大量的时间，而这种承诺的一部分意味着，需要在治疗间隙花时间去做一些练习。

索菲亚： 你说得对。要处理好所有事情是很困难的，我最近工作太忙了。

治疗师： 生活正在发生，而且还会继续发生。但你还记得我们上次讨论了是什么维持了 PTSD 的症状吗？

索菲亚： 回避？

治疗师： 完全正确！有时，关注日常生活中的忙碌比关注 PTSD 更容易。但如果不关注 PTSD，这只是回避的老习惯。治疗是一个很大的承诺，但每周只花几个小时不足以让你达到想要的结果。

索菲亚： 好的，我打算这周再试一次。

■ 结束治疗

PTSD 的 CBT 结束通常包含一次治疗，在这次治疗中，患者反思治疗开始以来取得的进展。在 CPT 中，患者将重写"影响陈述"(impact statement)；在 PE 中，患者将对完整的创伤记忆进行最后的暴露练习。治疗师也可以花时间让患者自述 PTSD 症状的变化。如果使用现实暴露练习，治疗师还可以让患者对他们恐惧等级中的情境重新评估，与治疗开始时的评分进行比较。与所有 CBT 一样，建议治疗师在结束时和患者讨论一下预防复发的措施和未来目标。

总结与未来展望

总之，PTSD 是对压力源的特殊反应。大多数遭受创伤的人会随着时间的推移而自然恢复。然而，对于那些需要治疗的人，认知行为治疗，特别是延长暴露和认知加工治疗，显示了最稳定的短期和长期疗效。

使用聚焦创伤的 CBT 治疗 PTSD 具备坚实的证据基础，但脱落率仍然很高（约 36%）[69]，少数患者在这些治疗中没有反应。因此，需要进一步的研究来提高 CBT 治疗 PTSD 的认同度和疗效。研究人员目前正在探索将聚焦创伤的 CBT 与 3-4 亚甲二氧甲基苯丙胺(MDMA)治疗相结合是否可以提高患者的依从性和治疗效果[70]。其他有前景的研究领域包括使用虚拟现实技术来增加暴露期间的情感参与度[71]，以及将睡眠干预与 CBT 结合来治疗 PTSD[72]。此外，研究人员认识到传统的 CBT 方案可能无法充分考虑到非西方观点，因此仍在继续开发针对不同社区[73]、不同文化和种族群体[74]的 PTSD 的 CBT 适应方法。其他人也在研究种族和民族歧视如何导致了少数民族个体的 PTSD[75]。继续研究在不同环境下实施 CBT 治疗 PTSD，对于增加 PTSD 患者获得循证治疗的机会至关重要。

结　论

PTSD 是一种使人衰弱的慢性疾病，造成了巨大的个人和社会损失。有效的 CBT 干预可以显著减轻 PTSD 症状，改善共病心理健康问题的影响，提高生活质量。考虑到 PTSD 造成的损失，我们需要继续努力，以确保这些治疗被传播给有需要的人，并最大限度地提高患者在治疗中的参与度，最大限度地减少脱落情况。

推荐阅读

临床实践指南[25-27]

1. American Psychological Association. (2017). Clinical Practice Guidelines for the Treatment of Posttraumatic Stress Disorder (PTSD) in Adults. Guidelines available from the American Psychological Association at https://www.apa.org/ptsd-guideline.
2. Department of Veterans Affairs/Department of Defense. (2017). VA/DoD Clinical Practice Guideline for the Management of Posttraumatic Stress Disorder and Acute Stress Disorder, Version 3.0. Guidelines available from the Department of Veterans Affairs/Department of Defense at https://www.healthquality.va.gov/guidelines/mh/ptsd/.
3. International Society for Traumatic Stress Studies. (2019). Posttraumatic Stress Disorder Prevention and Treatment Guidelines: methodology and recommendations. Guidelines available from the International Society for Traumatic Stress Studies at https://istss.org/clinical-resources/treating-trauma/new-istss-prevention-and-treatment-guidelines.

治疗手册[35,76]

1. Foa, E. B., Hembree, E. A., Rothbaum, B. O., & Rauch, S. (2019). Prolonged exposure therapy for PTSD: emotional processing of traumatic experiences, therapist guide. 2nd ed. New York: Oxford University Press.
2. Resick, P. A., Monson, C. M., & Chard, K. M. (2016). Cognitive processing therapy for PTSD: a comprehensive manual. New York: Guilford Press.

专业机构资源

1. 国际创伤应激研究学会(International Society for Traumatic Stress Studies): https://istss.org/public-resources.
2. 美国焦虑与抑郁协会(Anxiety and Depression Association of America): https://adaa.org/understanding-anxiety/posttraumatic-stress-disorder-ptsd.
3. 美国行为与认知治疗协会(Association for Behavioral and Cognitive Therapies): https://www.abct.org/Help/?m=mFindHelp&fa=psychoTreatments.

参考文献

[1] American Psychiatric Association. Diagnostic and statistical manual of mental disorders (DSM-5). 5th ed. Washington, DC: American Psychiatric Publishing; 2013.
[2] Karam EG, Andrews G, Bromet E, Petukhova M, Ruscio AM, Salamoun M, et al. The role of criterion A2 in the DSM-IV diagnosis of posttraumatic stress disorder. Biol Psychiatry. 2010;68(5):465-473. https://doi.org/10.1016/j.biopsych.2010.04.032.
[3] O'Donnell ML, Creamer M, McFarlane AC, Silove D, Bryant RA. Should A2 be a diagnostic requirement for posttraumatic stress disorder in DSM-V? Psychiatry Res. 2010;176(2-3):257-260. https://doi.org/10.1016/j.psychres.2009.05.012.
[4] Koenen KC, Ratanatharathorn A, Ng L, McLaughlin KA, Bromet E, Stein DJ, et al. Posttraumatic stress disorder in the world mental health surveys. Psychol Med. 2017;47:2260-2274. https://doi.org/10.1017/S0033291717000708.
[5] Bryant RA, Nickerson A, Creamer M, O'Donnell ML, Forbes D, Galatzer-Levy I, et al. Trajectory of posttraumatic stress following traumatic injury: 6-year follow-up. Br J Psychiatry. 2015;206:417-423. https://doi.org/10.1192/bjp.bp.114.145516.
[6] Kessler RC, Aguilar-Gaxiola S, Alonso J, Benjet C, Bromet E, Cardoso G, et al. Trauma and PTSD in the WHO world mental health surveys. Eur J Psychotraumatol. 2017;8:1353383. https://doi.org/10.1080/20008198.2017.1353383.
[7] Tortella-Feliu M, Fullana MA, Perez-Vigil A, Torres X, Chamorro J, Littarelli SA, et al. Risk factors for posttraumatic stress disorder: an umbrella review of systematic reviews and meta-analyses. Neurosci Biobehav Rev. 2019;107:154-165. https://doi.org/10.1016/j.neubiorev.2019.09.013.
[8] Yehuda R, Hoge CW, McFarlane AC, Vermetten E, Lanius RA, Nievergelt CM, et al. Post-traumatic stress disorder. Nat Rev Dis Primers. 2015;1:15057. https://doi.org/10.1038/nrdp.2015.57.
[9] Borsboom D. A network theory of mental disorders. World Psychiatry. 2017;16:1. https://doi.org/10.1002/wps.20375.
[10] Greene T, Gelkopf M, Epskamp S, Fried E. Dynamic networks of PTSD symptoms during conflict. Psychol Med. 2018;48:2409-

2417. https://doi.org/10.1017/S0033291718000351.

[11] Bryant RA, Creamer M, O'Donnell ML, Forbes D, McFarlane AC, Silove D, et al. Acute and chronic posttraumatic stress symptoms in the emergence of posttraumatic stress disorder: a network analysis. JAMA Psychiatry. 2017;74:135–142. https://doi.org/10.1001/jamapsychiatry.2016.3470.

[12] McNally RJ, Robinaugh DJ, Wu GWY, Wang L, Deserno MK, Borsboom D. Mental disorders as causal systems: a network approach to posttraumatic stress disorder. Clin Psychol Sci. 2015;3:836–849. https://doi.org/10.1177/2167702614553230.

[13] Kessler RC, Sonnega A, Bromet E, Hughes M, Nelson CB. Posttraumatic stress disorder in the National Comorbidity Survey. Arch Gen Psychiatry. 1995;52(12):1048–1060. https://doi.org/10.1001/archpsyc.1995.03950240066012.

[14] Pietrzak RH, Goldstein RB, Southwick SM, Grant BF. Prevalence and axis I comorbidity of full and partial posttraumatic stress disorder in the United States: results from wave 2 of the National Epidemiological Survey on alcohol and related conditions. J Anxiety Disord. 2011;25(3):456–465. https://doi.org/10.1016/j.janxdis.2010.11.010.

[15] Morina N, Wicherts JM, Lobbrecht J, Priebe S. Remission from posttraumatic stress disorder in adults: a systematic review and meta-analysis of long term outcome studies. Clin Psychol Rev. 2014;34:249–255. https://doi.org/10.1016/j.cpr.2014.03.002.

[16] Karam EG, Friedman MJ, Hill ED, Kessler RC, McLaughlin KA, Petukhova M, et al. Cumulative traumas and risk thresholds: 12-month PTSD in the world mental health surveys. Depress Anxiety. 2014;31:130–142. https://doi.org/10.1002/da.22169.

[17] Bentley KH, Franklin JC, Ribeiro JD, Kleiman EM, Fox KR, Nock MK. Anxiety and its disorders as risk factors for suicidal thoughts and behaviors: a meta-analytic review. Clin Psychol Rev. 2016;43:30–46. https://doi.org/10.1016/j.cpr.2015.11.008.

[18] Ivanova JI, Birnbaum HG, Chen L, Duhig AM, Dayoub EJ, Kantor ES, et al. Cost of posttraumatic stress disorder vs major depressive disorder among patients covered by medicaid or private insurance. Am J Manag Care. 2011;17:e314–e323.

[19] Weathers F, Bovin MJ, Lee DJ, Sloan DM, Schnurr PP, Kaloupek DG, et al. The clinician-administered PTSD scale for DSM-5 (CAPS-5): development and initial psychometric evaluation in military veterans. Psychol Assess. 2018;30(3):383–395. https://doi.org/10.1037/pas0000486.

[20] Foa EB, McLean CP, Zang Y, Zhong J, Rauch S, Porter K, et al. Psychometric properties of the posttraumatic stress disorder symptom scale interview for DSM-5 (PSSI-5). Psychol Assess. 2016;28(10):1159–1165. https://doi.org/10.1037/pas0000259.

[21] Blevins CA, Weathers F, Davis MT, Witte TK, Domino JL. The posttraumatic stress disorder checklist for DSM-5 (PCL-5): development and initial psychometric evaluation. J Trauma Stress. 2015;28(6):489–498. https://doi.org/10.1002/jts.22059.

[22] Foa EB, McLean CP, Zang Y, Zhong J, Powers MB, Kauffman BY, et al. Psychometric properties of the posttraumatic diagnostic scale for DSM-5 (PDS-5). Psychol Assess. 2016;28(10):1166–1171. https://doi.org/10.1037/pas0000258.

[23] Weiss DS, Marmar CR. The impact of event scale-revised. In: Wilson J, Keane TM, editors. Assessing psychological trauma and PTSD. New York: Guilford Press; 1996. p. 399–411.

[24] Weathers FW, Blake DD, Schnurr PP, Kaloupek DG, Marx BP, Keane TM. The life events checklist for DSM-5 (LEC-5). Instrument available from the National Center for PTSD at. https://www.ptsd.va.gov/professional/assessment/te-measures/index.asp.

[25] American Psychological Association. Clinical practice guidelines for the treatment of posttraumatic stress disorder in adults. Washington, DC: American Psychological Association; 2017.

[26] VA/DoD Clinical Practice Guideline Working Group. VA/DoD clinical practice guideline for the management of posttraumatic stress disorder and acute stress disorder. Washington, DC: VA Office of Quality and Performance; 2017.

[27] International Society for Traumatic Stress Studies. Posttraumatic stress disorder prevention and treatment guidelines. Oakbrook Terrace, IL: International Society for Traumatic Stress Studies; 2019.

[28] Foa EB, Kozak MJ. Emotional processing of fear: exposure to corrective information. Psychol Bull. 1986;99(1):20–35. https://doi.org/10.1037/0033-2909.99.1.20.

[29] Foa EB, Dancu CV, Hembree EA, Jaycox LH, Meadows EA, Street GP. A comparison of exposure therapy, stress inoculation training, and their combination for reducing posttraumatic stress disorder in female assault victims. J Consult Clin Psychol. 1999;67(2):194–200. https://doi.org/10.1037/0022-006X.67.2.194.

[30] Foa EB, Huppert JD, Cahill SP. Emotional processing theory: an update. In: Rothbaum BO, editor. Pathological anxiety: emotional processing in etiology and treatment. New York: Guilford Press; 2006. p. 3–24.

[31] McLean CP, Foa EB. Prolonged exposure therapy for post-traumatic stress disorder: a review of evidence and dissemination. Expert Rev Neurother. 2011;11(8):1151–1163. https://doi.org/10.1586/ern.11.94.

[32] Resick PA, Schnicke MK. Cognitive processing therapy for sexual assault victims. J Consult Clin Psychol. 1992;60(5):748–756. https://doi.org/10.1037/0022-006X.60.5.748.

[33] Resick PA, Schnicke M. Cognitive processing therapy for rape victims: a treatment manual. Newbury Park: Sage; 1993.

[34] Resick PA, Galovski TE, Uhlmansiek MO, Scher CD, Clum GA, Young-Xu Y. A randomized clinical trial to dismantle components of cognitive processing therapy for posttraumatic stress disorder in female victims of interpersonal violence. J Consult Clin Psychol. 2008;76:243–258. https://doi.org/10.1037/0022-006X.76.2.243.

[35] Resick PA, Monson CM, Chard KM. Cognitive processing therapy for PTSD: a comprehensive manual. New York: Guilford Press; 2016.

[36] Ehlers A, Clark D. A cognitive model of posttraumatic stress disorder. Behav Res Ther. 2000;38:319–345. https://doi.org/10.1016/S0005-7967(99)00123-0.

[37] Kubany ES, Hill EE, Owens JA, Iannce-Spencer C, McCaig MA, Tremayne KJ, et al. Cognitive trauma therapy for battered women with PTSD (CTT-BW). J Consult Clin Psychol. 2004;72:3–18. https://doi.org/10.1037/0022-006X.72.1.3.

[38] Ehlers A, Clark D, Hackman A, McManus F, Fennell M. Cognitive therapy for posttraumatic stress disorder: development and evaluation. Behav Res Ther. 2005;43:413–431. https://doi.org/10.1016/j.brat.2004.03.006.

[39] Watkins LE, Sprang KR, Rothbaum BO. Treating PTSD: a review of evidence-based psychotherapy interventions. Front. Behav Neurosci. 2018;12. https://doi.org/10.3389/fnbeh.2018.00258.

[40] Foa EB, Rothbaum BO, Riggs DS, Murdock TB. Treatment of posttraumatic stress disorder in rape victims: a comparison between cognitive-behavioral procedures and counseling. J Consult Clin Psychol. 1991;59(5):715-723.

[41] Nacasch N, Foa EB, Huppert JD, Tzur D, Fostick L, Dinstein Y, et al. Prolonged exposure therapy for combat- and terror-related posttraumatic stress disorder: a randomized control comparison to treatment as usual. J Clin Psychiatry. 2011;72:1174-1180. https://doi.org/10.4088/JCP.09m05682blu.

[42] Schnurr PP, Friedman MJ, Engel CC, Foa EB, Shea MT, Chow BK, et al. Cognitive behavioral therapy for posttraumatic stress disorder in women: a randomized controlled trial. JAMA. 2007;297(8):820-830. https://doi.org/10.1001/jama.297.8.820.

[43] Chard KM. An evaluation of cognitive processing therapy for the treatment of posttraumatic stress disorder related to childhood sexual abuse. J Consult Clin Psychol. 2005;73(5):965-971. https://doi.org/10.1037/0022-006X.73.5.965.

[44] Monson CM, Schnurr PP, Resick PA, Friedman MJ, Young-Xu Y, Stevens SP. Cognitive processing therapy for veterans with military-related posttraumatic stress disorder. J Consult Clin Psychol. 2006;74(5):898-907. https://doi.org/10.1037/0022-006X.74.5.898.

[45] Resick PA, Nishith P, Weaver TL, Astin MC, Feuer CA. A comparison of cognitive-processing therapy with prolonged exposure and a waiting condition for the treatment of chronic posttraumatic stress disorder in female rape victims. J Consult Clin Psychol. 2002;70(4):867-879. https://doi.org/10.1037/0022-006X.70.4.867.

[46] Cusack K, Jonas DE, Forneris CA, Wines C, Sonis J, Cook Middleton J, et al. Psychological treatments for adults with posttraumatic stress disorder: a systematic review and meta-analysis. Clin Psychol Rev. 2015;43:128-141. https://doi.org/10.1016/j.cpr.2015.10.003.

[47] Lee DJ, Schnitzlein CW, Wolf JP, Vythilingam M, Rasmusson AM, Hoge CW. Psychotherapy versus pharmacotherapy for posttraumatic stress disorder: systematic review and meta-analyses to determine first-line treatments. Depress Anxiety. 2016;33:792-806. https://doi.org/10.1002/da.22511.

[48] Shapiro S. Enhancing self-belief with EMDR: developing a sense of mastery in the early phase of treatment. Am J Psychother. 2001;55(4):531-542.

[49] Rothbaum BO. A controlled study of eye movement desensitization and reprocessing in the treatment of posttraumatic stress disordered sexual assault victims. Bull Menn Clin. 1997;61(3):317-334.

[50] Lohr JM, Kleinknecht RA, Tolin DF, Barrett RH. The empirical status of the clinical application of eye movement desensitization and reprocessing. J Behav Ther Exp Psychiatry. 1995;26(4):285-302. https://doi.org/10.1016/0005-7916(95)00041-0.

[51] McNally RJ. EMDR and mesmerism: a comparative historical analysis. J Anxiety Disord. 1999;13(1-2):225-236. https://doi.org/10.1016/S0887-6185(98)00049-8.

[52] Herbert JD, Lilienfeld SO, Lohr JM, Montgomery RW, O'Donohue WT, Rosen GM, et al. Science and pseudoscience in the development of eye movement desensitization and reprocessing: implications for clinical psychology. Clin Psychol Rev. 2000;20(8):945-971. https://doi.org/10.1016/S0272-7358(99)00017-3.

[53] Devilly GJ, Spence SH. The relative efficacy and treatment distress of EMDR and a cognitive-behavior trauma treatment protocol in the amelioration of posttraumatic stress disorder. J Anxiety Disord. 1999;13(1-2):131-157. https://doi.org/10.1016/S0887-6185(98)00044-9.

[54] Macklin ML, Metzger LJ, Lasko NB, Berry NJ, Orr SP, Pitman RK. Five-year follow-up study of eye movement desensitization and reprocessing therapy for combat-related posttraumatic stress disorder. Compr Psychiatry. 2000;41(1):24-27. https://doi.org/10.1016/S0010-440X(00)90127-5.

[55] Neuner F, Schauer M, Klaschik C, Karunakara U, Elbert T. A comparison of narrative exposure therapy, supportive counseling, and psychoeducation for treating posttraumatic stress disorder in an African refugee settlement. J Consult Clin Psychol. 2004;72:579-587. https://doi.org/10.1037/0022-006X.72.4.579.

[56] Gersons BPR, Carlier IVE, Lamberts RD, van der Kolk BA. Randomized clinical trial of brief eclectic psychotherapy for police officers with posttraumatic stress disorder. J Trauma Stress. 2000;13:333-347. https://doi.org/10.1023/A:1007793803627.

[57] Sloan DM, Marx BP, Bovin MJ, Feinstein BA, Gallacher MW. Written exposure as an intervention for PTSD: a randomized clinical trial with motor vehicle accident survivors. Behav Res Ther. 2012;50:627-635. https://doi.org/10.1016/j.brat.2012.07.001.

[58] Monson CM, Fredman SJ, Macdonald A, Pukay-Martin ND, Resick PA, Schnurr PP. Effect of cognitive-behavioral couple therapy for PTSD. JAMA. 2012;308:700-709. https://doi.org/10.1001/jama.2012.9307.

[59] Beck JG, Coffey SF, Foy DW, Keane TM, Blanchard EB. Group cognitive behavior therapy for chronic posttraumatic stress disorder: an initial randomized pilot study. Behav Ther. 2009;40:82-92. https://doi.org/10.1016/j.beth.2008.01.003.

[60] Lewis C, Roberts NP, Simon N, Bethell A, Bisson JI. Internet-delivered cognitive behavioural therapy for post-traumatic stress disorder: systematic review and meta-analysis. Acta Psychiatr Scand. 2019;140:508-521. https://doi.org/10.1111/acps.13079.

[61] Wenrui D, Die H, Sheng X, Xiaoyu L, Jingwen Z, Qian C, et al. The efficacy of virtual reality exposure therapy for PTSD symptoms: a systematic review and meta-analysis. J Affect Disord. 2019;257:698-709. https://doi.org/10.1016/j.jad.2019.07.086.

[62] Classen C, Butler LD, Spiegel D. A treatment manual for present-focused and trauma-focused group therapies for sexual abuse survivors at risk for HIV infection. Stanford, CA: Department of Psychiatry and Behavioral Sciences, Stanford University School of Medicine; 2001.

[63] Bisson JI, Deahl MP. Psychological debriefing and prevention of post-traumatic stress. More research is needed. Br J Psychiatry. 1994;165:717-720. https://doi.org/10.1192/bjp.165.6.717.

[64] Everly GS, Mitchell JT. Critical incident stress management(CISM): a new era and standard of care in crisis intervention. Chevron Pub; 1997.

[65] van Emmerik AA, Kamphuis JH, Hulsbosch AM, Emmelkamp PM. Single session debriefing after psychological trauma: a meta-analysis. Lancet. 2002;360(9335):766-771. https://doi.org/10.1016/S0140-6736(02)09897-5.

[66] McNally RJ, Bryant RA, Ehlers A. Does early psychological intervention promote recovery from posttraumatic stress? Psychol Sci Public Interest. 2003;4(2):45-79. https://doi.org/10.1111/1529-1006.01421.

[67] Rauch S, Kim M, Powell C, Tuerk PW, Simon NM, Acierno R, et al. Efficacy of prolonged exposure therapy, sertraline hydrochloride, and their combination among combat veterans with posttraumatic stress disorder: a randomized clinical trial. JAMA Psychiatry. 2019;76(2):117-126. https://doi.org/10.1001/jamapsychiatry.2018.3412.

[68] Merz J, Schwarzer G, Gerger H. Comparative efficacy and acceptability of pharmacological, psychotherapeutic, and cobination treatments in adults with posttraumatic stress disorder: a network meta-analysis. JAMA Psychiatry. 2019;76:904-913. https://doi.org/10.1001/jamapsychiatry.2019.0951.

[69] Imel ZE, Laska K, Jakupcak M, Simpson TL. Meta-analysis of dropout in treatments for posttraumatic stress disorder. J Consult Clin Psychol. 2013;81:394-404. https://doi.org/10.1037/a0031474.

[70] Wagner AC, Mithoefer MC, Mithoefer AT, Monson CM. Combining cognitive-behavioral conjoint therapy for PTSD with 3, 4-methylenedioxymethamphetamine (MDMA): a case example. J Psychoactive Drugs. 2019;51(2):166-173. https://doi.org/10.1080/02791072.2019.1589028.

[71] Katz AC, Norr AM, Buck B, Fantelli E, Edwards-Stewart A, Koenen-Woods P, et al. Changes in physiological reactivity in response to the trauma memory during prolonged exposure and virtual reality exposure therapy for posttraumatic stress disorder. Psychol Trauma. 2020;12(7):756-764. https://doi.org/10.1037/tra0000567.

[72] Walters EM, Jenkins MM, Nappi CM, Clark J, Lies J, Norman SB, et al. The impact of prolonged exposure on sleep and enhancing treatment outcomes with evidence-based sleep interventions: a pilot study. Psychol Trauma. 2020;12(2):175-185. https://doi.org/10.1037/tra0000478.

[73] Dixon LE, Ahles E, Marques L. Treating posttraumatic stress disorder in diverse settings: recent advances and challenges for the future. Curr Psychiatry Rep. 2016;18(12):108. https://doi.org/10.1007/s11920-016-0748-4.

[74] Ennis N, Shorer S, Shoval-Zuckerman Y, Freedman S, Monson CM, Dekel R. Treating posttraumatic stress disorder across cultures: a systematic review of cultural adaptations of trauma-focused cognitive behavioral therapies. J Clin Psychol. 2020;76(4):587-611. https://doi.org/10.1002/jclp.22909.

[75] Sibrava NJ, Bjornsson AS, Perez Benitez ACI, Moitra E, Weisberg RB, Keller MB. Posttraumatic stress disorder in African American and Latinx adults: Clinical course and the role of racial and ethnic discrimination. American Psychologist. 2019;74:101-116. http://dx.doi.org/10.1037/amp0000339.

[76] Foa EB, Hembree EA, Rothbaum BO, Rauch S. Prolonged exposure therapy for PTSD: emotional processing of traumatic experiences, therapist guide. 2nd ed. New York: Oxford University Press; 2019.

第9章
抑郁障碍的认知行为治疗

Cognitive Behavioral Therapy for Depression

马伦·B. 尼耶　劳伦·B. 费希尔　迈克尔·A. 皮特曼　约翰·D. 马修斯　埃米·法拉鲍夫
Maren B. Nyer　Lauren B. Fisher　Michael A. Pittman　John D. Matthews　Amy Farabaugh

汪钰婷　李雨婷·译　汤皓云　陈剑华·校

引 言

　　本章概述了抑郁障碍的病因、发病率和临床表现;对抑郁障碍的临床医生评定和自我报告测量方法提出了建议;总结了抑郁障碍认知行为治疗(CBT)的实证支持;概述了抑郁障碍认知行为治疗的关键组成部分。此外,还讨论了接纳与承诺治疗(ACT)的主要原则。本章最后通过两个案例展示了如何利用CBT和ACT方法治疗急性和慢性抑郁障碍患者。

抑郁障碍的流行病学、表现和病因

　　抑郁障碍是精神健康问题中的首要问题。在美国,约有10%的人表示在过去一年中经历过重性抑郁障碍(major depressive disorder,MDD),21%的人将会在一生中经历MDD[1]。大多数有重性抑郁发作(major depressive episode,MDE)或MDD病史的人一生中都会有一次以上的发作[2,3]。抑郁障碍在女性中的发病率约为男性的两倍,这可能是由生物易感性和环境经历造成的[4]。《精神障碍诊断与统计手册》(第5版)(DSM-5)规定[5],要满足MDE的诊断标准,个体必须在至少连续2周的时间内对几乎所有活动出现抑郁情绪和(或)对几乎所有活动失去兴趣或愉悦感。同时,为了满足MDE的诊断标准,个体还需要报告至少3～4个以下症状(总共5个症状):①体重明显减轻或增加,或几乎每天都有食欲减退或增加;②几乎每天都失眠或睡眠过多(如睡过头);③几乎每天都有烦躁、易怒或精神运动性迟滞的感觉;④几乎每天都感到疲倦或精力不足;⑤几乎每天都感觉自己毫无价值,或者过分、不适当地感到内疚;⑥几乎每天都有思考或注意力集中的能力减退或犹豫不决;⑦反复出现死亡的想法,反复出现有计划或无计划的自杀念头,或有自杀企图。

对于某些人,抑郁障碍的发病与生活中发生的压力事件有关(如失去亲人、感情破裂、失业等)。而对于其他人,抑郁发作的原因并不明确。目前的研究和临床实践认为,抑郁障碍的发生和维持可能受到生物、认知和人际交往过程的综合影响[6]。生物-心理-社会模式的支持者认为,当面临重大生活压力时,上述一个或多个方面的缺陷会使人容易患上抑郁障碍。

在某些情况下,MDE有明确的持续时间和发作性质,患者的抑郁症状可以得到缓解。在另一些情况下,患者可能会经历慢性抑郁,表现为复杂的、难以痊愈的和根深蒂固的精神障碍,并且导致症状严重,往往对治疗产生抵抗性[7]。一般将持续2年或2年以上的抑郁症状定义为"慢性",尽管症状可能在2年后仍然存在[8]。慢性抑郁障碍表现为以下亚型之一:慢性重性抑郁障碍、恶劣心境障碍、恶劣心境障碍伴重性抑郁障碍("双重抑郁障碍")及重性抑郁障碍伴不完全缓解[9]。根据这些划分,慢性抑郁障碍的发病率估计占总人口的3%～6%,约占急性治疗后抑郁障碍患者的30%[10,11]。对至少两次足够剂量和持续时间的药物治疗试验均无反应的抑郁障碍,通常被称为难治性抑郁障碍[12]。

与急性抑郁障碍相比,慢性抑郁障碍患者的社会心理功能和工作表现会受到更明显的损害,同时会增加医疗费用、社会成本、家庭负担、生产力损失、自杀未遂风险及住院治疗次数[13]。此外,发病年龄较早(21岁之前)的抑郁障碍患者往往会受到更严重的损害,而且往往会表现出更高的复发率、更多的并发人格障碍、更多的住院治疗次数[14],女性患者中还存在更低的受教育水平和收入[8]。

抑郁障碍的认知行为模式

抑郁障碍是一种异质性疾病,在不同的人身上表现各异,有时难以发现和治疗。许多人都表示有时会感到情绪低落;然而,并不是每个说自己"抑郁"的人都确实经历过MDE。抑郁症状通常表现为躯体或生理症状(如疲劳、睡眠障碍、精神运动性激越或迟滞)、行为症状(如工作效率下降、逃避、自杀企图/姿态)和心理症状(如自卑、无价值感、过度内疚)[14]。

迄今为止,研究最为广泛的抑郁障碍社会心理治疗是认知行为治疗(CBT)[15]。亚伦·贝克博士在其开创性著作中概述了认知三联征,即抑郁障碍患者往往对以下方面有更多的消极看法:①对自己("我一事无成");②对世界("人们不喜欢我");③对未来("一切都不会变好")[15]。贝克等人还指出,抑郁障碍患者通常会采用某些归因方式,即永久性归因与暂时性归因、内化归因与外化归因、一般性归因与特殊性归因[15]。例如,抑郁障碍患者可能会认为自己的问题永远不会得到解决(永久性与暂时性),将问题归咎于自己(内化与外化),并认为自己的一生都毁在了这个问题上(一般性与特殊性)。这些解读世界的偏差往往会使抑郁症状长期存在,甚至在抑郁障碍的生理症状消失后仍会持续。

认知行为治疗:改变机制

人们对 CBT 改善抑郁症状的心理、生物学和神经机制知之甚少。大多数的机制研究在本质上是相关的,并没有提供抑郁障碍康复过程中因果因素的证据[16]。理解 CBT 在治疗抑郁障碍中的改变机制,对于改善治疗效果至关重要。最有力的证据表明,CBT 通过认知干预(如认知重构)和行为干预(如行为激活)来缓解抑郁症状,并且这些干预措施促进了认知上的变化,比如减少了思维失调和不良的思维模式[17]。然而,在接受其他心理治疗和药物治疗的患者中,思维失调也有类似的减少,这支持了思维失调是抑郁障碍的一种症状,会随着治疗而改变的观点[18]。其他可能的机制包括后天获得的治疗技能(即识别和挑战思维或信念失调的能力)[19]、学习能力[20]、心理意象[21]及反刍[22,23]。对神经层面的作用机制的理解尚不清楚,尽管研究抑郁障碍认知方面的神经机制表明,皮质下情绪加工区域的影响增加结合自上而下的认知控制减弱,会促进消极的认知偏差[24]。对生理过程的研究也表明,认知行为干预与免疫功能的增强有关[25],这凸显了 CBT 在减轻抑郁症状之外的额外益处,也是未来研究的一个方向。我们需要新颖而复杂的研究方法,以便更好地了解 CBT 如何发挥作用以及对谁有效,从而推动心理学领域向个性化心理治疗的方向发展[26]。

评 估

在诊断 MDD、评估症状严重程度、制订治疗计划和治疗方案及在整个治疗过程中监测症状时,各种临床医生评定的和自我报告的测量方法都可能有用。根据患者的临床特征、治疗环境或评估目的,选择合适的测量方法。由临床医生进行评分的量表,如汉密尔顿抑郁评定量表(Hamilton Depression Rating Scale, HAM-D)[27] 或蒙哥马利抑郁评定量表(Montgomery-Asberg Depression Rating Scale, MADRS)[28],可能是评估症状严重程度的有用工具,可以在治疗开始时和治疗过程中监测变化。半结构化诊断访谈,如简明国际神经精神障碍访谈(Mini-

International Neuropsychiatric Interview，MINI）[29] 或 DSM-Ⅳ轴Ⅰ障碍临床定式检查（Structured Clinical Interview for DSM-Ⅳ Axis Ⅰ Disorders，SCID）[30]，可用于诊断 MDD 并评估是否存在其他合并的轴Ⅰ疾病。一些自评量表也可用于评估抑郁症状的严重程度并监测其变化，包括患者健康问卷（PHQ-9）[31]、贝克抑郁量表-Ⅱ（BDI-Ⅱ）[32] 和抑郁症状快速评定量表-自评版（QIDS-SR）[33]。当患者接受抑郁障碍治疗时，对相关概念的评估可能有助于指导治疗计划的制订和监测病情变化，如功能失调态度（功能失调态度量表，Dysfunctional Attitudes Scale）[34]、压力（压力知觉量表，Perceived Stress Scale）[35]、生活质量（幸福与生活质量满意度问卷，Quality of Life Enjoyment and Satisfaction Questionnaire）[36] 及绝望感（贝克绝望量表，Beck Hopelessness Scale）[27]。最后，自杀风险评估是每项新患者评估的关键组成部分，其中应包括对患者当前和以往自杀想法和行为史的充分了解。哥伦比亚自杀严重程度评定量表（Columbia-Suicide Severity Rating Scale，CSSRS）被推荐为一种经过充分验证的全面评估方法，可用于评估当前和终生的自杀风险和行为[28]。可供选择的自我报告测量方法包括：贝克自杀意念量表（Beck Scale for Suicide Ideation，BSI）[37]，这是一种测量个体在过去一周内完成自杀的具体态度、行为和计划强度的方法；或者自杀行为问卷-修订版（Suicidal Behaviors Questionnaire-Revised，SBQ-R）[38]，这是一种简短的测量以往自杀行为的方法。

抑郁障碍认知行为治疗的主要内容

■ 开始治疗

在最初的治疗中，治疗师的主要目标是了解患者，建立融洽的关系，并提供有关 CBT 和抑郁障碍的心理教育。在收集患者病史的同时，治疗师最好能利用所提供的信息阐明 CBT 的关键原则。例如，治疗师可以利用在初步评估中收集到的资料，绘制并解释 CBT 三角模型（见第 3 章认知技术）。如果患者对治疗是否有效表示怀疑，治疗师可以利用这一点来展示自动化思维，即"我不认为这种治疗会有效"。这种想法可以从 CBT 的角度，利用 CBT 三角模型进行检验。治疗师可以与患者一起找出相关的行为和情绪，并演示 CBT 的基本原则，强调想法、感觉和行为之间的关系。治疗师还可以借此机会提问："这种想法的证据是什么？"同时，开始探索这种想法的准确性和功能。例如，"我想知道这种想法对你的作用是什么？认为治疗不会奏效对你有何帮助？"

治疗师试图将 CBT 技术融入患者在治疗过程中呈现的材料中，即从患者的挣扎内容出发，展示解决问题或挑战无益想法的不同机会。在治疗过程中应用和教授相关的 CBT 技术，为个体患者量身定制治疗，并使患者开始适应 CBT 模式。治疗师希望在首次治疗中，在了解患者和为治疗定下基调之间取得平衡。

■ 心理教育

如果使用得当,心理教育可以成为一种极为有力的干预措施,能够减轻抑郁症状[35]。心理教育能使疾病正常化,并能验证患者的经历,让患者了解到抑郁会影响很多人,从而减少孤独感。此外,心理教育还能让患者理解他们的诊断和治疗。抑郁障碍患者可能会在认知方面遇到困难,如注意力、记忆力、思维和信息加工缺陷。因此,让患者反复报告,以确保治疗师的有效沟通可能很重要(例如,治疗师没有语速过快或在治疗过程中提供了太多的信息)。有些患者可能会觉得阅读材料和讲义特别有用,因为它们提供了巩固信息的具体方法,而有些患者可能更喜欢在治疗过程中进行开放式讨论。治疗师在为抑郁障碍患者提供心理教育时,可能会考虑以下几点。

抑郁障碍的心理教育

(1) 抑郁障碍是一种类似心脏病的医学疾病;它不是任何人的过错,也不应被视为心理或情绪上的弱点。抑郁障碍有重要的遗传和环境原因。

(2) 心理健康的污名化是真实存在的,因此教导患者如何与他人谈论他们的抑郁障碍可能会有所帮助。

(3) 症状出现在情绪、身体和认知层面。患者通常会意识到抑郁障碍的躯体化症状,但可能不太清楚抑郁障碍的认知症状,反之亦然。强调患者的思维可能因抑郁而出现偏差,而不是患者天生无法准确评估现状,这可能会有所帮助。给"抑郁思维"贴标签是一种有用的方法,可以将患者不太有效的思考或认知扭曲外化表达出来。

(4) 抑郁障碍是一种异质性疾病,可以表现出多种症状,如焦虑、失眠、疲劳等("你的抑郁障碍可能既不像你朋友的抑郁障碍,也不像你想象中的抑郁障碍")。

(5) 抑郁障碍通常是由消极思维驱动的。患者通常不会在没有消极思维的情况下感到抑郁。传达这一信息可能有助于患者开始识别适应不良思维的一般类别。

(6) 药物治疗可能是抑郁障碍治疗的重要组成部分。治疗师可以与精神科医生/处方医生合作,以优化药物信息、管理和识别副作用、监测依从性和改善情况。治疗师也可以协助患者提出换药建议和(或)支持他们提出自己的治疗意见。

抑郁障碍认知行为治疗的心理教育

(1) CBT 包括结构化治疗,首先要制订合作议程。此外,还希望患者在治疗过程中完成作业,以最大限度地提高治疗效果。有时,治疗就像一个实验室,在这里可以提出假设并进行探索。数据是从治疗过程之外的行为实验中收集的。

(2) 思维、情感和行为之间通常存在逻辑上的双向关系。

（3）患者可以选择在治疗过程中做笔记（电子或纸质笔记），面对面治疗中对白板拍照（如使用智能手机），或当治疗师在远程治疗过程中使用屏幕共享时对虚拟白板截图。这些策略可能有助于他们在非治疗期间情绪激动的情况下回忆或利用重要概念。

（4）治疗师与患者之间的关系往往不同于许多其他形式的心理治疗，因为 CBT 治疗师通常具有协同合作和直接参与的特点，类似于"教练"。我们鼓励患者积极参与治疗。

（5）鉴于抑郁障碍患者普遍有绝望的经历，尤其是对康复的绝望，治疗师必须在治疗的早期，甚至有可能在首次治疗中就制订出能够实现的小目标，以建立治疗的动力。

（6）治疗可能需要逐渐面对长期以来习惯性回避的痛苦想法、感受和体验。因此，患者在感觉好转之前可能会感觉更糟。实际上，感觉更糟可能表明治疗正在起作用。

■ 培养希望

抑郁障碍患者在开始接受治疗时，往往几乎不抱任何希望。在整个治疗过程中，尤其是在治疗的初始阶段，治疗师向患者传达治疗有可能使其病情缓解的能力是一个重要因素。在首次的治疗中，治疗师可能会这样说，"我已经有了一些想法，关于我们如何探讨你所面临的问题"，然后列出一些潜在的想法。有时，治疗师在初次治疗后就能准确地总结出他们的所思所想，这给患者带来了希望和肯定的信号，尤其是当患者感到自己真正地被倾听和理解的时候。

■ 建立联盟

CBT 治疗师需要达到平衡，既要是科学的，还要是关爱的、温和的。治疗师除了检验信念和假设之外，还要认可患者。重要的是，要传达出一种温暖、共情、接纳（即无条件的积极关注）和真诚的感觉，这与卡尔·罗杰斯的人本主义方法是一致的[39-42]。理想情况下，治疗师对自己和患者的情感体验持开放态度[43]，以便营造探索的环境。抑郁障碍患者通常已经习惯了强化孤独感和自我缺陷感的生活。在抑郁障碍患者的人际交往中，与他人的关系往往已经淡化或从未建立。在建立牢固的治疗联盟过程中，认同是一个不可或缺的组成部分。如果治疗师不采取非评判性和肯定性的方法，就有可能加剧患者的自我批评和羞愧的倾向。治疗师可以通过各种方式表达认同或同理心。例如，治疗师可以说："考虑到你的想法，你有这种感觉是有道理的。如果我对自己有这样的想法，我可能也会有这样的感觉。"另一种表达认同的方式是，向患者传达对他摆脱抑郁的能力有信心[44]。如果没有坚实的治疗联盟和安全的环境，改变就不太可能发生[45]。此外，询问患者对每次治疗的反馈也是 CBT 的组成部分，这有助于确保患者感到被理解，并与治疗师并肩作战[39]。

■ 个案概念化

个案概念化推动治疗师之间的交流，是提供有效治疗的基础[46]。在 CBT 中，个案概念化也被称为个案厘析,是治疗师和患者共同合作的过程;首先描述患者的特定问题并达成共识,然后利用认知行为理论解释造成(促成)和维持这些问题的因素[47]。治疗师必须让患者参与个案概念化的形成过程[47]。例如,患者可能有一个关于其焦虑和抑郁的故事,治疗师必须理解患者关于其症状起源的观点,无论其准确性如何。治疗干预措施对患者是透明的,即患者理解所建议的干预措施背后的原因。在初步评估和持续概念化的过程中,治疗师必须排除其他可能类似抑郁障碍的情况,比如某些疾病(如甲状腺功能减退症)、药物使用或依赖。随着 CBT 的进展,个案概念化可能会发生变化。随着时间的推移,我们会发现可以解释患者为什么容易出现问题的因素(易感性因素),以及强调患者的优势,可以用来增进患者的恢复能力的因素(保护性因素)。下面,我们将简要阐述与抑郁障碍患者认知个案概念化相关的一些关键要素。

个案概念化步骤 1:早期生活经历

认知理论表明,儿童通过早期与环境的互动来学习理解现实,这可能会导致其态度和信念的形成,而这些态度和信念日后可能会被证明是不适应的[48]。有大量证据表明,童年时期的缺失[49]、童年时期的性虐待[50]和有问题的养育行为[51],会增加个体患抑郁障碍的风险。因此,深入理解患者的早期生活经历以及这些经历如何影响患者对自我、他人和未来的看法(认知三联征)是很重要的。治疗师要倾听重要的、有持续重大影响的成长经历,询问有重要意义的人生事件、创伤经历和患者世界中的重要他人(如父母、祖父母、朋友、其他亲属)所传达的信息。

个案概念化步骤 2:核心信念

从早期的生活经历中,个体开始形成关于自我的核心信念或图式。核心信念是抑郁障碍认知理论的重要组成部分[52]。贝克假设,容易患抑郁障碍的个体往往由于早期的学习经历,会产生与无助感和(或)不值得被爱有关的潜在信念[39]。核心信念是对自我持有的深层信念,通常源自童年,往往是非黑即白的(如值得的与不值得的)。

核心信念可能会长期处于休眠状态,但会在特定的压力、丧失和(或)情境下被激活。例如,个体可能有一个关于无价值的潜在信念,该信念或多或少处于休眠状态,直到一段关系结束并触发了核心信念"我没有价值"。在某些情况下,一个压力事件可能在没有不良核心信念的情况下引发抑郁发作。然而,慢性或复发性抑郁的经历往往会产生负性自动思维,随着时间的推移,这些想法会在患者对自我、他人和未来的看法中变得根深蒂固(认知三联征)。

个案概念化步骤 3:自动思维和三角模型

贝克展示了抑郁障碍患者会对自己、世界和未来持有负性自动思维(认知三联征),这些思维会强化潜在的核心信念[39]。负性自动思维之所以持续存在，是因为在信息处理过程中出现了系统性的扭曲（如非黑即白的思维和妄下结论）。功能失调的思维反过来又会加剧抑郁情绪，抑制适应行为。通过使用各种认知技术（详见第 3 章），教导患者以系统的方式收集有关其想法的信息，从而可以测试其想法的准确性，并最终以更加平衡和有益的方式重组思维。

在 CBT 中，治疗师经常利用"三角模型"来收集信息，以告知个案概念化，帮助患者理解认知理论和治疗原理。这个三角模型指的是思维、情感和行为之间的双向关系。治疗师和患者讨论一个现实生活中的情境，然后寻找事件、解释（即思维/信念）、情绪及行为之间的关系。治疗师可能会问患者："你什么时候注意到情绪的转变？你当时在想什么？你的行为是怎样的？"这些类型的问题帮助患者开始分析和阐明与强烈情绪有关的一系列事件。一旦患者开始阐明思想、行为和情绪之间的关系，通常他们就有机会在现实世界中以不同方式回应。治疗师鼓励患者想象一种更适应的自动思维或核心信念和行为结果。例如，"如果我以不同的方式思考，我更有可能以不同的方式回应吗？如果你有过这样的想法，你认为你会如何回应？或者，如果你体验过其他情绪，你可能会想到什么，可能又会如何反应？"

个案概念化步骤 4：条件假设和补偿策略

为了应对核心信念，个体往往会对自己和世界做出有条件的假设[39]。这类假设通常以"如果……那么……"的陈述形式出现，与患者应对或补偿痛苦的核心信念的方式有关。例如，抑郁障碍患者可能会想："如果我把事情做得完美无缺，那么我就是有价值的。"反之，"如果我犯了错，那么我就是没有价值的。"这可能会导致一种适应不良或极端的行为模式（在这种情况下是完美主义行为）。治疗师会在患者的叙述中强调这些条件假设。当患者分享他们在生活中如何确定方向、应对挑战和陷入困境的方式时，往往会透露出他们的补偿策略。例如，患者可能会对自己设定非常高的标准，花费大量时间和精力致力于此并审查每一步工作，以防止自己犯错并暴露出无价值感。

■ 治疗计划

概念化是制订治疗计划的基础，该计划由治疗师和患者共同商定。治疗计划的关键要素包括制订问题清单，列出患者可能希望解决的问题并划分治疗目标的优先次序。确定治疗目标也是治疗计划的重要组成部分。这些目标应该是具体的、可衡量的和明确的，因为这样就可以每周对其进行评估。最后，讨论实现目标的障碍和（或）阻碍可能会有所帮助（例如，违背核心信念会让人感觉不舒服、迷茫，并会产生极大的焦虑）。患者可能必须忍受不舒服的情绪状态，才能做出行为改变。

■ 抑郁障碍治疗中的行为技术

在以抑郁障碍和CBT的心理教育为重点的初始治疗阶段之后，许多治疗师会采用行为治疗（即行为激活和愉快事件安排）来提高患者对世界的参与程度。对于不同程度的抑郁障碍患者，行为激活本身就是一种有效的治疗方法[9]。行为激活治疗的最初目标是让患者"启动"。提高个体的活动水平，可以对其思想和情绪产生积极影响。

行为激活的理论基础假定，抑郁障碍患者的问题太多而回报太少[53]。通常，抑郁障碍患者难以"接受"行为激活背后的理论依据。治疗师可以解释说，由于动力不足和缺乏兴趣，抑郁障碍患者参与活动、兴趣爱好和社交互动的频率会显著减少或消失。因此，鼓励患者"强迫"自己参与愉快的活动，尝试慢慢重新参与生活的所有领域（无论是消极的还是积极的），以创造一些参与感，即使这很困难，也是非常重要的。

在患者理解了行为激活的原理之后，评估他们的日常习惯和功能水平是非常重要的。要求患者填写日常活动记录通常很有帮助，患者可以逐小时跟踪自己的活动，并对自己的心情或活动带来的愉悦程度进行评分（例如，用0～10评分制，其中0＝最差，10＝最好）。通过完成初始活动记录，许多患者会意识到他们的活动量比自己最初想象的要少。治疗师可以向患者解释，虽然不可能期望我们日常生活中所有的活动都是愉快的，但一定量的愉快活动与积极的结果和抑郁的康复是有关联的。此外，参与能带来成就感或符合个人价值观的活动，也有助于改善心情。因此，行为激活的目标是增加个体与他人及周围世界的互动。

愉快活动的安排和目标设定是抑郁障碍行为治疗的关键组成部分。可以要求患者回想自己没有抑郁的时候，哪些活动能给他们带来愉悦感和（或）成就感，或者将来可能会对哪些新活动感兴趣。让患者回顾一系列愉悦的活动可能对他们有帮助，其中许多活动可以在互联网上或治疗方案中找到（如生活活动检查清单，Life Activities Checklist[54]）。特别重要的是，治疗中的第一个行为目标应是易于融入患者日常生活并可合理实现的目标。即使参与活动带来的愉悦感不会立即出现，完成计划所带来的成就感在行为治疗早期也尤为重要。除了让患者更积极地参与生活，行为激活还能帮助患者通过完成分级任务，培养和建立掌控感及能力[55]。例如，探望亲属、打扫房间、支付账单、锻炼身体，或者清理那张总让你拖延工作、逃避责任的办公桌。重要的是，治疗师要引导患者制订具体的、可衡量的、以行动为导向的、现实的、有时间限制的目标（specific, measurable, action-focused, realistic and time-based, SMART）[56]，以提高实现目标的可能性。一旦患者能够在完成一系列活动时获得一种成就感，这种掌控感就会扩展到其他领域，他们可能会在没有即时奖励的情况下应对更复杂的目标。转向更长期的目标和复杂的生活环境（如寻找新的恋情、改变职业、上大学、改善身体健康）需要更多的时间，但从长远来看可能会带来显著变化。

手册化的行为治疗，如抑郁障碍的简明行为激活治疗（brief behavioral activation treatment for depression，BATD)[54]，为识别和跟踪愉快活动和行为目标提供了一种可能的结构。然而，许多治疗师在使用抑郁障碍行为治疗时并没有使用手册化的方法，而是与患者一起确定一种有效的方法来跟踪和监测他们参与愉快活动和实现目标的进展情况。无论患者使用的是每周活动记录、量身定制的讲义、手机应用软件还是日历，记录他们的进展情况都可以起到强化作用，并且当患者在未来遇到缺乏动力的问题时可以作为参考数据。

■ 抑郁障碍治疗中的认知技术

认知重构是抑郁障碍CBT的主要组成部分之一[39]。认知重构的目的是引导患者以客观、非评判性的方式分析自己的思维。认知治疗的一个标志性要素是分析想法，换句话说，就是了解想法的起源，寻找过去和现在支持这一想法的证据，并根据证据确定其他想法。思维记录通常有助于这类工作[39,57]，它是一种常用的CBT工作表，帮助个体识别唤起强烈负性情绪情境下出现的自动思维，认识到不适应的思维模式，检查支持或不支持自动思维的证据，并发展更具适应性、平衡性的思维。这些替代性思维（解释）被认为随后会导致行为和情绪的变化。以下是一些可能帮助抑郁障碍患者达到更具平衡性或替代性思维的认知重构技巧示例。

远离思考

这样做的目的是让患者不再执着于自己的想法，从而更好地解读自己的思维。思维记录表常用于指导患者如何捕捉自己的自动思维，并开始以中立或客观的立场对其进行评估。有些患者可能会选择使用智能手机上的"笔记"功能来记录自己的想法，以代替纸质的思维记录。这样做的目的是不要过度纠结于某个想法，而是要能够觉察到该想法并迅速将其抛诸脑后。这些策略是以正念为基础的治疗所鼓励的观察和非评判立场的固有组成部分。治疗师可能会这样说："当你看到你的想法出现在电脑屏幕上时，试着不要去抓着不放，就让它过去，直到下一个想法出现，不要执着于你的想法，它只是众多想法中的一个。"

替代性解释

认知治疗中最古老的技术之一是"重构"，即帮助抑郁障碍患者从另一个角度看待问题。有时候，随着抑郁障碍患者变得更加短视和思维僵化，他们解决问题的能力会下降，并会错过事件的替代解释。治疗师可能会说："我知道你为什么会这么想，我在想另一件事也可能是对的。"或者，"有什么证据可以证明另一种解释吗？"如果个体自己没有想到，治疗师则提供替代性观点的框架和证据。治疗师还可以问一些问题，比如："如果你想有不同的感受，你需要想些什么？你的思维需要如何改变？你会如何告诉朋友或家人去看待这个情况？"在回答这些问题时，患者可以开始思考以替代性方式来看待某种情况，从而做出不同的情绪反应。

箭头向下技术

箭头向下技术用于帮助揭示核心信念[15]。当患者提出一个自动思维时,治疗师可以利用苏格拉底式提问来询问患者思维背后的意义或内在含义。例如,"这对你还可能意味着什么或说明了什么?"治疗师在想法下方画一个向下的箭头,然后写下新的想法。治疗师可能会继续询问:"现在,这对你来说有别的意义吗?或者,这是否说明或意味着你的未来?"这样做的目的是不断挖掘、解读患者的想法或解释,从而更好地理解患者为什么会有这样的解释和偏见。这项技术可以帮助治疗师更好地理解解释和偏见,并揭示潜在的核心信念。请参阅案例示例以了解此技术的应用。

最坏情况假设

另一种技术是让患者感觉到,如果发生"最坏"的情况,他们有足够的个人资源去应对。有些人将这称为"最坏情况假设",即提出最糟的结果("这是最糟的结果吗,或者你能想象更坏的结果吗?")。一旦患者和治疗师确定了最坏的情况,他们就可以共同讨论出一份能够应对这种情况的解决方案清单,可能改变当前情况,或学着接受这种情况。与其他结果相比,他们还可以尝试"预测"出现最坏结果的可能性。例如,如果出现最坏情况的可能性仅为10%,而出现另一结果的可能性为70%,那么患者可能会选择花更多时间围绕另一情况来解决问题。

准确性与功能性

治疗师可以使用0~100分的量表评分标准(0代表完全不可信,100代表完全可信)来确定一个想法的可信度。一个确定可信度的方法是阐述支持信念的证据,包括过去和现在的证据。治疗师解释说,证据可以来自许多不同的地方:来自他人的信息("朋友会告诉你什么?你从周围的人那里得到了什么反馈?")或患者生活中的事件("我曾经成功过一次")。治疗师可以提醒患者以前报告过的证据("我记得你告诉我,你在大学里表现很好,你认为这在这里适用吗?");通过这种练习,通常会出现以下三种情况之一:①患者不仅根据过去的证据,还根据当前的证据,确定自己的信念确实是准确的;②患者逐渐理解这种信念是准确的,但主要是基于过去的证据,并没有得到如今证据的支持;③患者明白该信念并不像他们想象的那样准确。如果该信念是准确的,但对患者来说是有问题的,治疗师和患者可以努力提出更平衡的替代性信念。另一种方法是测试信念的功能性。有些想法可能是准确的,但却没有帮助。围绕某种信念的功能性展开讨论可能是有益的("这个信念是如何帮助你的?这个信念是如何阻碍你的积极自尊感的?是否有另一个值得考虑的信念?是否有另一种方式看待这个问题?")。

魔鬼辩护人

由治疗师扮演"魔鬼辩护人"并提出另一种观点的技巧也很有用。通过承认治疗师正在扮演魔鬼辩护人,它消除了"治疗师是对的,我是错的"这种感觉,同时仍然允许治疗师挑战患者的观点。另一种方法是治疗师说的话,类似于[39]:"你知道,我可能是错的,但我的想法有点不同。"其他人也建议使用以下问题[58]:"在这种情况下,朋友会告诉你什么?"或者"在这种情况,你会告诉朋友什么?"这可以帮助患者想象出不同的视角。治疗师还可以鼓励患者扮演魔鬼辩护人,"那么,如果这次你是'魔鬼辩护人',你会质疑什么?"从多个角度思考问题或信念,通常可以帮助患者认识到自己的思考方式可能存在偏见。

故事与隐喻

在治疗过程中,提供图像或故事有助于增强信息处理[59]。有时候,利用一个故事、隐喻或例子确实能帮助患者直观地理解一个概念;例如,给花还是给杂草浇水的故事。

治疗师： 如果你想要一个花园,你需要做什么?
患者： 浇水和培养植物。
治疗师： 如果你想要一个杂草丛生的花园,你需要做什么?
患者： (笑)什么都不做。
治疗师： 你认为消极思维更像是花朵还是杂草?
患者： 杂草。
治疗师： 积极和中性思维更像是花朵还是杂草?
患者： 花朵。
治疗师： 对的,这个比喻和故事告诉我们什么?
患者： 我想我需要培养更平衡和积极的思维,否则消极思维会占据主导?
治疗师： 是的,还有其他吗?
患者： 持续拔除消极思维吗?我该如何做呢?
治疗师： 是的,而且有几种方法可以做到这一点,比如承认杂草或消极思维,但随后更多地关注花朵或平衡的思维。

我们的目标是讨论消极和(或)有偏见的想法是如何变得根深蒂固的。积极或中性的思维需要更多的努力来维持。就像杂草可以从花园里的其他植物那里夺取养分和阳光一样,消极和有偏见的思维也可以对积极或中性思维做同样的事情,并占据头脑,即"当花朵被杂草覆盖时,很难看到它们。"

■ 结束治疗

一旦目标达成,治疗师和患者可以讨论是否继续治疗并制订新目标,或者对患者来说结束治疗是否有意义。在结束治疗之前,找出复发的诱因和警告信号可能会有所帮助。回顾已经完成的工作,有助于将学习成果泛化。如果患者开始经历复发和(或)症状的重现,可以提供强化治疗。理想情况下,患者应该觉得,如果有需要,他们可以重返治疗,并且因为他们已经完成了一部分工作,所以休息一段时间是合理的。

治疗挑战

改变那些导致个体痛苦体验的适应不良的核心信念或应对机制往往充满挑战。洞察力的培养是实现根本性改变的第一步,随后是反复练习和暴露,以改变行为、情绪和认知水平。治疗师经常会感到治疗陷入僵局,他们无法有效地促进患者的改变,并且不确定下一步该尝试什么策略或方法。例如,患者可能不愿意放弃自己熟悉的应对方式。治疗师可以确认这些应对方式的起源,以及它们在患者生命中的某个阶段可能起到的适应性作用(例如,在儿童成长的早期,与亲密的主要照顾者保持情感上的安全感)。患者可能不愿意放弃那些曾经保护他们安全的熟悉策略,而去尝试那些可能感觉危险的新策略。有时,由于压力或创伤经历,患者习惯于避免在当前情况下采取适应性策略。在这些类型的情况下,治疗师可以公开讨论这个困境,并可能根据患者的经历将其描述为合理的抵抗或抗拒。抵抗也可以被视为一种自我保护。除了根深蒂固的应对模式外,患者还可能有某些合并症,如创伤和(或)其他因素(药物使用、慢性疼痛或健康问题、经济困难、家庭暴力、照顾子女或老人等),这些都可能使改变变得困难。

辩证行为治疗(dialectal behavior therapy,DBT)中的任性(willfulness)与意愿(willingness)概念[60],可能是面对治疗僵局时的另一个有用策略。治疗师可以鼓励患者探索自己任性的组成部分,这可能包括对改变的矛盾态度、缺乏希望、恐惧、感觉自己缺乏技能、缺乏自我信任、认知僵化和(或)不愿意以更细致的方式审视世界等。有时候,通过示范或者持有改变与否的矛盾态度,可以使这种矛盾变得正常化或中立化。

当治疗工作陷入僵局时,不妨以非评判性的方式强调患者对治疗的责任,如"这样做对你有帮助吗?"或"你愿意再约一次时间吗?"如果患者说治疗没有效果,那么回顾一下哪些方法有效,哪些方法无效,推测造成这种结果的原因,并询问患者是否愿意尝试治疗师认为可能有用的新技能或方法(如减少自我批评、学习新的应对技巧等)。如果患者不愿意进行尝试,可以鼓励他们讨论是继续治疗还是尝试新的方法(如转诊接受其他形式的治疗、休假式治疗等)。决策的责任需要归属于患者。治疗师只是强调患者的选择,提醒他们自己的个人责任,因为只有他们能控制自己的行为。

除了对自己的治疗负责外,患者被要求对自己的生活选择负责,而这可能很难做到(例如,"妈妈让我变成这样"与"我之所以这样,是因为我对发生在我身上的事情的反应")。某些生活事件可能具有潜在创伤性,患者可以被鼓励从个人责任感的角度出发来处理这种干扰。有时，患者会觉得很难认识到自己在不健康的动力变化中的作用，这往往就是他们对参与方式的选择。虽然具有挑战性，但最健康的途径可能是接受更多的适应性选择，这可能意味着选择我们不希望发生的事情，如结束关系、对孩子施加限制和对伴侣或孩子设定界限。

接纳与承诺治疗：对于有挑战性案例的替代治疗方式

接纳与承诺治疗（acceptance and commitment therapy，ACT）[61]与传统的行为治疗不同，它使用暴露的方法来实现个体的价值观，而不是减少痛苦情绪或不良行为。ACT承认，在参与以价值观为基础的活动时，暴露于痛苦和令人不安的内在体验是不可避免的；痛苦和忧虑在很大程度上是以价值观为基础的活动不可分割的一部分。CBT采用关系干预措施，通过质疑消极想法的有效性（认知重构）来削弱消极想法。ACT采用功能性干预措施，根据消极想法的功能效用对其做出反应，从而削弱消极想法的影响。ACT不在于洞察、找出问题所在，挑战信念或停止痛苦。ACT的目的是鼓励人们追求有助于实现有意义、有目的、有活力的生活行动，同时接纳相关的痛苦内在体验。

ACT认为有两种心智状态："思考型思维"或"概念化自我"，以及"观察型思维"或"以己为景"。思考心智始终处于活跃状态，是基于过去经验的"思想生成器"[62,63]。思考心智在与他人交流、解决问题、做出判断、创造、规划未来及做出决定时都非常重要。这些都是思考心智非常重要的特性。然而，思考心智通过使用语言，也会对自己、他人、环境、过去和（或）未来进行负性建构。思考心智会造成苛刻的判断、自我批评、痛苦的比较、自我厌恶、对痛苦往事的反思，以及对未来的担忧。此外，思考心智会构建关于自我、他人和未来的痛苦"故事"。所经历的痛苦程度取决于对这些故事的依恋或"融合"有多紧密。当我们过多地关注这些负性建构时，它们就会增加我们的痛苦，我们就会成为自己痛苦的制造者。

根据ACT的观点，心理病理学是由"心理僵化"确定的[63]。与痛苦的想法或故事融合所产生的痛苦会导致回避、逃避或试图消除相关的负性想法、感受、感觉和（或）记忆，这一回避过程被称为"经验性回避"[63]。融合与经验性回避的结合导致了生活变得狭隘和受限，从而造成了心理僵化和反应模式有限。造成心理僵化的其他过程包括：僵化的注意力或沉溺于反思过去和担忧未来（脱离当下），依附于概念化自我（思考心智的结果），对自己的价值观缺乏清晰的认识或接触（什么是重要的，什么是自己想要的生活），不作为或行为与自己的价值观不一致。由于心理僵化，有目的、有意义的生活就会"停止"。根据ACT的观点，导致心理僵化的6个过程如下：注意力僵化、对自己的价值观不明确、无效行动、经验性回避、认知融合及依附于概念化自我。心理灵活性由6个过程组成：处于当下、价值澄清、参与基于价值的行动、接纳、解离、以己为景[63]。ACT治疗的重点是通过以下方式开启当下体验：从妨碍有价值生活的自我构建中解离;为对痛苦体验的自觉意识留出空间,将其视为观察和学习的机会;以灵活的注意力关注当下,以增强解离;接纳自我和外部体验,以澄清自己的价值观;以及当下参与基于价值观的行动。

治疗抑郁障碍的实证支持

对于急性抑郁障碍的治疗,研究显示仅使用心理治疗比安慰剂或等待治疗名单对照组更有效,并且与药物治疗同样有效,尤其是对于轻度和中度抑郁障碍。早期研究表明,认知治疗优于抗抑郁药物治疗[20];而其他研究结果表明,认知治疗和抗抑郁药物在减轻抑郁症状方面的疗效相似[64-66]。对来自4项主要随机试验的重度抑郁患者子样本结果的一项荟萃分析显示,接受抗抑郁治疗和CBT的患者具有类似的结果[67],并且最近的研究也提出了一致的发现[55]。此外,CBT在治疗结束后有持久的效果,这是药物治疗所不具备的[55]。CBT可能通过减少对药物治疗无反应后的抑郁症状来改善长期疗效[68,69],并且可以预防有残余症状和无残余症状的患者再次发生MDE[70-72]。在药物治疗后接受CBT作为序贯治疗的急性抑郁期患者,其长期疗效和复发率均优于仅继续接受药物治疗的患者[71]。除了传统的CBT,各种心理社会治疗方法整合了CBT的元素,这对于减轻抑郁症状有所帮助。行为激活(CBT的固有组成部分)可以作为一种独立的治疗方法,其疗效与抗抑郁治疗相似,并且对于重度抑郁患者可能比认知治疗更有效[70]。正念认知治疗(mindfulness-based cognitive therapy,MBCT)[62]将正念冥想训练与团体环境下的CBT相结合,是预防复发性MDD患者病情复发的有效干预措施[73,74],并且可能对难治性抑郁障碍患者有用[75]。

新型治疗方法可能特别适合那些患有慢性或难治性抑郁障碍的个体。心理治疗的认知行为分析系统(cognitive behavioral analysis system of psychotherapy,CBASP)是专为治疗成人慢性抑郁障碍患者而设计的一种经过实证验证的心理治疗方法[45,76-79]。CBASP融合了认知、行为和人际关系理论,帮助患有慢性抑郁障碍的成年人认识和理解其行为的结果,并采用算法解决人际关系问题[76]。有关CBASP中使用的心理技术的更多信息,请参阅麦卡洛(McCullough)等人[76,80]的文献。

ACT[13]为治疗包括抑郁障碍[7,83]在内的严重、慢性和难治性患者提供了一种替代或辅助方法[81,82]。与CBT中的认知重构不同,ACT采用了以接纳为基础的认知技术(如正念和认知解离),目的是改变个体与其思维的关系,而不是消极思维的内容。ACT鼓励追求有助于实现有意义、有目的、有活力的生活行动,同时接纳相关的痛苦内在体验。尽管有证据表明,ACT与认知治疗在减轻抑郁症状方面同样有效[84,85],但很少有研究直接比较ACT与CBT对慢性抑郁障碍或难治性抑郁障碍患者的益处。例如,一项随机对照试验发现,以团体为基础的ACT干预和CBT干预对减少难治性抑郁障碍患者的抑郁症状同样有效,但只有完成以团体为基础的ACT

干预患者在 6 个月后能够维持改善[86]。

案例 1：认知行为治疗抑郁障碍

■ 案例背景

朱莉娅是一位 35 岁的单身顺性别白人女性，她来到抑郁门诊接受抑郁障碍的 CBT。她的主要诉求是："我感到沮丧，除了工作之外，几乎什么也没做。我睡得太多，吃得太多，自我感觉很糟糕。"

■ 提出问题

朱莉娅报告了符合 MDD 伴回避特征的诊断症状。她报告了以下抑郁症状：悲伤、缺乏兴趣和愉悦感、内疚、过度睡眠（嗜睡）、食欲增加、无价值感、精力丧失、注意力减退和精神运动迟缓。她否认有自杀倾向。此外，朱莉娅称自己对被拒绝很敏感（这是非典型抑郁障碍的一种表现），并希望避免人际互动，包括不愿意在没有得到肯定会被喜欢的保证下与他人交往。此外，她还担心在社交场合受到羞辱或感到尴尬，在社交场合表现出行为抑制，并显示出避免冒险的倾向。她过去曾多次发病，符合 MDD 和亚阈值社交焦虑症的诊断。社交焦虑只在抑郁急性发作期间发生。她否认有任何重大的健康问题。朱莉娅的情绪状态"尚可"，情绪相对明朗（即她能够微笑和开玩笑）。她否认有任何精神病史、躁狂症、自杀企图或杀人念头。

■ 精神病史

朱莉娅没有精神病住院治疗史。过去她接受过多次门诊治疗（大部分是精神动力学治疗），治疗效果的报告程度各不相同。在上一次抑郁发作时，她接受了心理治疗和药物治疗。在接受评估时，她没有服用抗抑郁药。

■ 社会史

朱莉娅是四个孩子中的长女，还有三个妹妹。父亲是一名个体地毯销售商，母亲是一名家庭主妇。她自述父亲很少在家，有些疏远和腼腆，并且酗酒。相比之下，朱莉娅形容母亲是慈爱的、善于交际的、很受人喜欢的。尽管如此，朱莉娅还是反复质疑母亲的爱。父亲的酗酒破坏了她父母的关系。

当朱莉娅 12 岁时，母亲在一次车祸中突然去世。朱莉娅承担起照顾三个年幼妹妹的主要责任。由于失去了妻子（朱莉娅的妈妈），父亲的行为变得更加不稳定、混乱且不可预测，酒精摄入也随之增加。

朱莉娅说，自己在中学时期很受欢迎，经常不遗余力地逗别人开心。然而，朱莉娅回忆说当时有不真诚的感受，并与朋友们保持距离。朱莉娅完成了高中学业，学习成绩很好。高中毕业后，她进入了一所州立大学，在大学期间经历了学业上的挑战。她独居在公寓里，从事房地产经纪人的工作。

■ 认知行为治疗视角下的案例构想

早期生活经历

为了应对童年的不稳定，朱莉娅试图在家庭中扮演和平守护者的角色。尽管她试图适应环境，但她在父亲身边感到不安和焦虑，并希望得到母亲更多的安慰和关注。尽管她认为母亲是一个温暖、慈爱的人，但她始终无法让自己相信母亲是真正爱她的。朱莉娅的母亲去世后，她完全进入了为人父母的角色，承担起照顾妹妹们的责任，并试图在多次经济危机中维持某种稳定的假象。随后的丧失（多位亲人去世）进一步动摇了她对自己和世界的看法。

核心信念

小时候，朱莉娅认为母亲不爱她是因为她与生俱来的缺陷。朱莉娅的主要核心信念是"我不可爱、不称职、有缺陷"。

条件假设和补偿策略

针对这些信念，朱莉娅发展出了一个条件假设和规则，那就是尽管她不可爱，但人们可能出于义务爱她（如果人们对我有义务，那么我就是可爱的）。她还相信通过照顾他人（如陪伴他们、给他们带礼物）可以获得爱。此外，她认为为他人做事会让他们感到有义务爱她。围绕"如果我照顾他人，那么他们会爱我"的规则，有可能部分源自她作为照顾者的角色。

不幸的是，这些条件假设中明显的非黑即白思维使得她难以从个人层面看到自己的内在价值，并觉察到有人可能仅仅因为她本身而爱她。此外，因为她无法看到无条件被爱或被喜欢的证据，她很快就转到了极度消极的立场，去假设没有人能爱她，如果有人爱她，那也只是出于义务。讽刺的是，她的应对或补偿策略让她感觉到别人爱她只因为义务、她为他们做的事情，或者因为她压抑了自己的需求。也就是说，她没有参与那些能让她感受到无条件的爱的行为，以反驳她的负性核心信念。

工作假设

由于童年的不稳定性和毁灭性的丧失，朱莉娅一直在与自己不可爱、不够好和有缺陷的核心信念作斗争。此外，她还认为他人作为照顾者是不可靠的，并表达了对被抛弃的恐惧。这些核心信念在她开始与某人建立亲密关系时就会被激活。例如，她经常预测自己会对他人感到失望，而事实也确实如此。这些失望又被当作进一步证实她核心信念的证据。她成年后的适应和生存方式主要是独来独往和不在人际关系中冒险。她倾向于选择那些必然会失败的人际关系,选择那些不能无私地爱她的人。她对他人似乎享有的亲密感情抱有不切实际的信念,她发现自己孤独无助,常常感到沮丧和悲伤。在某种程度上,她通过一种不切实际的"幻想"生活来补偿和分散自己的注意力,这种生活进一步孤立了她,并强化了她对他人不切实际的期望。

■ 治疗

制订治疗计划

朱莉娅很快就理解了 CBT 对其状况的概念化,并同意努力识别和挑战负性自动思维。朱莉娅和治疗师制订了一份问题清单和治疗目标(表9-1)。她同意记录那些似乎会引发负性情绪的想法。在治疗中,她和治疗师还讨论了她对这些想法的行为反应,并识别出反应的优缺点和替代反应。治疗中的行为激活部分(如增加并跟踪她与其他人的社交互动)使朱莉娅深受鼓舞。朱莉娅很快就能可靠地识别出扭曲的自动思维,并做出更合理的反应。例如,随着时间的推移,她能够识别出非黑即白思维的弊端(请参见贝克[39]或第3章列出的常见认知扭曲)。

认知干预

在最初的几次治疗中,治疗师和朱莉娅一起理解了 CBT 三角模型,并识别出在面对各种情况时思维、情绪和行为之间的联系(表9-2)。

在朱莉娅开始更容易识别这些联系后,治疗师开始与朱莉娅一起使用思维记录表,质疑负性自动思维的有效性,并将其重新构建为更有益的思维(表9-3)。

为了揭示朱莉娅的核心信念,治疗师使用了"箭头向下技术"来识别关于她自己的核心信念(表9-4)。

表 9-1 · 朱莉娅的问题清单、治疗目标和干预措施

问题清单
(1) 抑郁
(2) 社交孤立(如友谊、约会或伙伴关系)
(3) 缺乏愉快的活动
(4) 非黑即白思维
(5) 情感回避
(6) 愤怒和防御性(脆弱性转向对外表达的愤怒和防御)

治疗目标
(1) 减少悲伤和抑郁
(2) 增加活动,特别是涉及社交互动的活动
(3) 减少认知扭曲,特别是非黑即白、全有或全无的思考方式,并识别合理的应对措施
(4) 提高准确识别情绪的能力(如愤怒和悲伤)
(5) 增加情感表达与倾诉愤怒和悲伤的能力

干预措施
(1) 安排活动和行为激活以应对抑郁症状,增加社交互动,并给予其掌控感
(2) 在治疗中进行角色扮演,以增加在感到压力紧张或情绪激动的人际情境中的适应性反应
(3) 使用思维记录来识别负性自动思维并发展出合理的应对措施
(4) 在治疗中围绕无益的自动思维进行认知重构
(5) 在治疗中确定新的条件假设和核心信念

表 9-2 · 认知行为治疗三角模型的使用

对话	治疗师：你什么时候注意到自己的情绪发生了变化？ 朱莉娅：我在想我的妹妹们为什么不给我打电话。 治疗师：她们没给你打电话对你意味着什么？她们应该给你打电话吗？ 朱莉娅：有时候我只是觉得她们没有时间陪我。我给她们打电话的次数往往比她们给我打电话的次数多。 治疗师：你和她们谈过为什么她们不给你打电话吗？ 朱莉娅：没有。 治疗师：我只是在想，她们会不会说是因为没有时间，或者她们会不会有其他解释。 朱莉娅：我不知道。 治疗师：有没有证据表明她们关心你，但就是不打电话呢？ 朱莉娅：我觉得没有。 治疗师：我记得你的一个妹妹上周给你寄了生日礼物。这能作为她关心你的证据吗？ 朱莉娅：我想是的。 治疗师：她们告诉你她们关心你吗？或者，有没有告诉过你她们爱你？ 朱莉娅：是的。通常是通过短信，因为我们不怎么说话。 治疗师：她们经常给你发短信吗？ 朱莉娅：是的，一周几次（她笑了，觉察到这个提问的指向）。
记录	场景：朱莉娅的妹妹们没有打电话给她。 自动思维："我的妹妹们没有时间陪我。" 行为：退缩、哭泣。 感受：悲伤、孤独、被拒绝。

表 9-3 · 朱莉娅的思维记录表示例

情绪(%)	自动思维	想法的可信度	支持想法的证据	反对想法的证据	根据已有证据的想法可信度	其他解释或想法
悲伤(80%) 孤独(90%) 愤怒(75%)	妹妹们没有时间陪我，也不在乎我	75%	她们没有打电话	她们给我买了生日礼物，她们给我发短信说她们爱我	45%，没有之前那么可信	她们可能会关心我并用其他的方式表现出来

表 9-4 · 箭头向下技术示例

对话	治疗师：假设妹妹告诉你，她们没有时间打电话，这对你意味着什么或者说明了什么？ 朱莉娅：那意味着我不配接到电话。 治疗师：为什么会认为自己也许不配接到电话？ 朱莉娅：我不值得被爱。妹妹们不爱我，这一点从她们很少打电话给我就可以看出。 治疗师：出于好奇，如果她们不爱你，这对你意味着什么或者说明了什么？ 朱莉娅：我不明白。 治疗师：如果她们不爱你，这对你来说意味着什么？ 朱莉娅：关于我作为一个人？这可能意味着没人会爱我吧。 治疗师：或许吧。 朱莉娅：因为我不可爱，所以妹妹们不可能爱我。

行为干预

在治疗初期,朱莉娅报告说她的日常活动就是去工作,大部分空闲时间用于看电视。在过去的一周里,她说她唯一与人接触的机会是在工作中。用 0~10 分的标准进行评分(10 分=最喜欢),她将自己在看电视时的愉悦程度评为 2 分,将在工作中的互动评为 5 分,这是她一周来体验到的最愉悦的事情。

行为激活是治疗朱莉娅抑郁症状尤为重要的第一步。考虑到她的基线活动水平,使用日常活动记录评估后,朱莉娅和治疗师首先进行头脑风暴,为她安排了各种易于管理的活动,使她能够将这些活动纳入每周的日常生活中,目的是帮助她重新融入这个世界,获得更多的愉悦感和掌控感。可能的活动包括:去公园散步、和朋友喝咖啡、去健身房、给妹妹们打电话。

朱莉娅和治疗师确定了哪些活动看起来最合理。接下来,他们确定了活动的频率和持续时间。他们讨论了参加活动的潜在障碍,并确定了有助于最大限度地提高完成活动可能性的策略。治疗师发现,对朱莉娅使用有创造性的策略很有帮助,这些策略可以提高朱莉娅坚持计划的可能性,比如设置闹钟作为提醒,或在家周围贴便利贴。

在进行行为干预工作时,还必须注意到任何可能阻碍患者享受愉悦活动的无益思维。例如,在列出愉悦活动清单时,朱莉娅说:"我以前常和朋友去喝咖啡,现在我不这样做了,因为我没有动力,也没有从中得到乐趣。"抑郁障碍通常与缺乏动力和体验不到快乐有关;然而,朱莉娅认为没有人真正喜欢她,这也很可能是双向的,这种信念抑制了她享受社交活动的能力(实际上可能使她对社交活动产生厌恶感),并导致她进一步回避以前喜欢的活动。

■ 案例小结

总的来说,朱莉娅取得了明显的进步,行为也变得更加有效。尽管行为发生了变化,但朱莉娅对治疗的思维反应速度较慢。她利用强化训练来继续改变自动思维,确定合理的反应,并通过行为实验来测试更多的适应性信念。当旧的信念被重新激活时,她就会利用强化训练来预防复发(即找出使她有复发风险的因素和情况)。

案例 2:接纳与承诺治疗慢性抑郁障碍

■ 案例背景

杰克是一名 45 岁的单身顺性别白人男性,在过去 20 年里,他长期感到抑郁并接受治疗。他的主要诉求是:"我很孤独,我想和一个女人谈恋爱并最终结婚。如果被拒绝,我会崩溃的。"

■ 提出问题

杰克报告的症状与慢性抑郁障碍相符。他的情绪大多低落,有时情绪相对平淡。他在活动中很少找到乐趣,并表示感到绝望。他的思维相当僵化,抑郁情绪自青少年后期以来就存在。他说自己多年来时不时地有自杀的念头,但没有实际尝试或具体计划,尽管他确实经常觉得生活没有价值。他否认有任何健康问题。杰克感到绝望和无助的主要原因是他觉得自己不可爱,害怕自己的余生都会孤独一人。他说在与女性约会时,对被拒绝很敏感。

■ 精神病史

杰克没有精神病住院史。杰克接受过几次门诊心理治疗,但都不是"特别成功"。在杰克之前的治疗过程中,他一直在努力弄清和理解自己的经历,以及为什么会落到今天的地步。在既往治疗中,杰克相信洞察力最终会解决他的问题。然而,重温过去让他一直沉浸在回忆中,并使情绪困扰长期存在。他曾多次尝试抗抑郁药物,但效果并不明显。

■ 社会史

杰克在一个保守的宗教家庭长大,家中有父母和两个兄弟姐妹。父亲明确表示他从未想要孩子,因此杰克从未觉得得到过父亲的接纳。母亲一心想成为一名牧师,大部分时间都在附近的神学院上课,因此无法陪伴杰克及其兄弟姐妹。父亲非常不尊重女性,所以杰克从未学会如何与女性相处。杰克在青少年期间被禁止与女孩约会,这增加了他与女性相处的不安全感。

成年后,杰克在与女性相处时总感到不适,当试图约会时,他担心让女性失望,并担心自己渴望亲近和亲密接触会被视为自私和以自我为中心。在这些时候,他会体验到强烈的罪恶感,并用严厉的自我贬低惩罚自己;他唯一的解决办法就是远离女性,以避免被拒绝的恐惧。杰克为自己的现状编造了以下故事或信念:"因为没有人与我分享生活,所以我没有生活。""我的过去使我有缺陷,无法与女性建立有意义的关系。""如果女性拒绝我,痛苦将是巨大的。""多年的心理治疗和药物治疗未能改变我,因此我已经受损到无法修复的地步。""我已经45岁了,没有亲密关系,也没有未来。"

■ 接纳与承诺治疗视角下的案例构想

与CBT类似,在ACT中治疗师会进行个案概念化。ACT治疗师经常提出的问题包括[61]:来访者对问题的理解是什么?需要修复或改变的内在体验是什么?来访者正在避免哪些想法、感受、感觉、图像和(或)记忆?为了应对负性内在体验已经使用了哪些方法?这些方法效果如何?继续采用这些失败的方法的代价是什么?如果问题不存在,生活会怎样?

通过提出这类问题,治疗师可以了解来访者与自己的负性想法、感受和记忆融合的程度。当一个人与负性内心体验融合在一起，不愿意接受现状，并且由于沉溺过去和担忧未来而无法专注于当下，往往无法意识到自己的价值观。在杰克的案例中，治疗师从杰克那里获得了以下回答。

- **杰克对问题的理解**："我的过去使我在与女性交往方面存在缺陷。""我从未获得过建立有意义的关系所必需的技能。"
- **杰克回避的想法、感受、感觉、图像或记忆**："我会在恋爱中失败。""我一直都感到沮丧、焦虑和恐惧。""我有一段不被爱的过去。""我曾经无法与女人建立有意义的关系。"
- **杰克应对负面内心体验的方法**："通过心理治疗来回顾我的过去是如何造成我的问题的。""通过药物来帮助我减轻抑郁。""因为沮丧和绝望而有时尝试不治疗。"
- **杰克采取这些方法的代价**："我觉得自己很失败，因为什么办法都没用。""我仍然非常孤独。""我的逃避和害怕被拒绝导致我体验不到爱。"
- **如果问题不存在，杰克的生活会怎样**："我会感到自己是有价值的，是别人生活的一部分。""我会分享我的兴趣和快乐。""我会陪伴着某个人。""我会体验到爱。"

■ 使用灵活性评分表进行治疗评估

治疗师使用灵活性评分表（Flexibility Rating Sheet）[87]评估杰克当前的行为，按照6个过程进行心理灵活性评估，即接纳、解离、当下、以己为景、价值及基于价值的承诺行动，这是ACT中使用的一个概念。每个过程都采用10分制评分，即0～10分（0＝没有或很少，5＝有时或在鼓励下会做，10＝流畅且灵活）。在"接纳"方面，杰克得了2分，因为他认为既然连父亲都不接纳他，那么其他任何人也一样，他对被拒绝的情况感到极度恐惧和回避。杰克在"解离"方面得了1分，他完全与自己是过去受害者的经历融合在一起，因此认为自己是"损坏的商品"。在"当下"方面，杰克得了1分，在整个评估期间，他都在喋喋不休地谈论他的过去，以及表达对他没有被爱的愤怒。他说，当独自一人在公寓里时，他会想象自己对父亲大喊大叫，因为父亲缺席并且毁了自己的生活。他还坚信自己没有未来，将在孤独和绝望中度过一生。杰克在"以己为景"方面的得分是1分，因为他完全与损伤到无法弥补的自我构建融合在一起。他沉浸于自己过去是个受害者，不知道如何才能纠正这种损害，还坚信必须纠正这种损害才能生活。在"价值"方面，治疗师给杰克打了5分。杰克很清楚建立一段互惠互利关系的重要性。然而，他有时会因为逃避而退缩，认为既然无法实现，那么拥有一段亲密关系是没有意义的。在"承诺行动"方面，治疗师给杰克打了3分。杰克参与建立一段关系的意愿很低。在不久前，他曾尝试过几次约会，但除了几次约见之外，他不会进一步追求更亲密的关系。他害怕被拒绝，并认为一旦被拒绝，自己就会"崩溃"，这让他不愿意暴露自己追求与女性建立关系的意愿。

■ 工作假设

由于害怕失败，杰克一直试图用逃避来控制自己的痛苦。他被经验性回避所影响。在这些经历中,他从未感觉到自己被生命中重要的人所接纳。因此,他得出结论,任何人的接纳都是遥不可及的。比起自我价值或想要的生活,更多的是杰克内心的负性经历控制其行为。当被要求确认自己的价值时,杰克不好意思地说,他从来没有想过什么是他的价值,因为大部分注意力都集中在自己因过去而受到的伤害和缺陷上。因此,杰克的行为不是由价值观和经验决定的,而是逃避负性内心体验的结果。

■ 接纳与承诺治疗原则在实践中的应用

ACT 为杰克提供了一种应对挑战的新方法。通过 ACT,治疗师教导杰克参与基于价值的行为,而不是试图回避负性内心体验。正是这种参与,让杰克感觉到生活是有意义和有目的的。

杰克的治疗包括以下内容:

(1) 治疗师提供了关于"思考型思维"和"观察型思维"的心理视角,以帮助杰克理解"成为过去的受害者"是思考型思维的产物,而他对"成为受害者"的执着使他无法摆脱过去,延长了痛苦。有了这种意识,杰克清楚地意识到他可以选择自己关注的焦点。学习正念冥想技巧并采取观察型思维方式,使杰克能够从"成为过去的受害者"中解脱出来。

(2) 同时,在早期引导杰克接受自我和自己的过去,从而摆脱对过去的反复思考和对未来的担忧。接纳让他能够处于当下,并参与基于价值的活动。

(3) 学会与内心的负性体验共处,使杰克发现,当不试图控制时,痛苦的想法、感觉和记忆就会消退,或者消失在有自觉意识这一背景中。经验告诉他,越是试图控制内心的负性体验,越是适得其反。

(4) 正念练习不仅使杰克能够从对过去的反复思考和对未来的担忧中解脱出来,而且他意识到唯一的现实就在当下。通过专注于当下,他的觉察范围扩大到了当下所能获得的一切,这为他提供了更多参与基于价值的活动的机会。

(5) 价值澄清工作不仅包括杰克在爱情关系中的价值观,还包括其他关系(如朋友、家人、同事)、智力追求(如成人教育课程)、健康生活方式(如营养和运动)、娱乐(如音乐)及工作(如提高工作技能)的价值观。价值澄清帮助他制订了一套承诺行为模式。这些以价值为基础的行动也有助于杰克专注于当下,并从对过去的反复思考和对未来的担忧中解脱出来。

(6) 杰克越来越觉察到,自己经验性回避是与其负性思维相融合的。

(7) 杰克发现,他对生活的投入包括忍受痛苦经历(如在约会时害怕被拒绝)。然而,他变得更愿意接受痛苦经历,因为他正朝着有意义、有目标的生活迈进。

在教授形成心理灵活性的 6 个过程时,治疗师使用比喻和杰克的过往经历作为学习的背景。例如,治疗师引入了与怪兽拔河的比喻来解释杰克"已损坏到无法修复"的概念化自我[61]。一个人越是拉绳子,怪兽拉得越紧,因此一个人越是与怪兽纠缠。杰克明白了解决的办法就是停止拉扯。最终,他的痛苦程度和逃避经历的代价促使杰克"放下绳子",并开始致力于基于价值的行动

(如处理人际关系)。在致力于与女性建立关系之前,杰克先是采取了一些挑战性较小的基于价值的行动,包括采取更健康的生活方式(如去健身房锻炼和改善营养状况),以及重新开始弹吉他。

■ 案例小结

最终,杰克坦然接受了被拒绝的可能性,并愿意将其作为自己追求与女性建立亲密关系的价值过程的一部分。他从自己的经历中认识到,当一段关系没有成功时,虽然很痛苦,但那是因为双方不合适,而不是证实了他的消极想法(即他的过去使他无法拥有亲密关系)。他越是致力于实现自己的价值目标——最终结婚,他就越想从自己的经历中吸取经验教训,这增强了他与女性交往和自我认识的社交技能和自信。

总 结

抑郁障碍很常见,会导致多个领域的功能障碍。对治疗抑郁障碍的基本理解是临床实践的基础。CBT 是治疗抑郁障碍最有效的心理社会干预方法之一。行为激活和认知重构是抑郁障碍 CBT 的典型策略。治疗计划是动态变化的,随着时间的推移,治疗师对患者信息深入了解后,可能会重新构思案例及其最合适的干预措施。新的策略通常是在与患者的合作努力下考虑和实施的。此外,还将根据治疗中的有效方法对干预措施进行调整。理想的治疗方法是让患者成为自己的治疗师和教练,对自己的新技能充满信心,以应对生活中的挑战。此外,如果需要,我们还鼓励患者重返治疗,接受强化治疗。

对于经历慢性抑郁障碍的个体,ACT 可以是一种有效的治疗方法。ACT 强调有意义、有目标的生活的重要性,同时觉察到并允许那些造成痛苦的负面内在体验。ACT 还告诉我们,决定行为的应该是经验和价值,而非不想要的想法、感受和记忆。与负面内在体验融合,会导致对体验的回避,使生活变得狭隘、有限、缺乏活力。

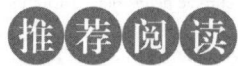

自助图书

1. Feeling Good: The New Mood Therapy (Burns, 1999).
2. Mind over Mood: Change How You Feel by Changing the Way You Think (2nd ed.; Greenberger & Padesky, 2016).
3. Retrain Your Brain: Cognitive Behavioral Therapy in 7 Weeks — A Workbook for Managing Depression and Anxiety (Gillihan, 2016).
4. The Mindful Way through Depression (Williams, Teasdale, Segal & Kabat-Zinn, 2007).
5. Activating Happiness: A Jump-Start Guide to Overcoming Low Motivation, Depression, or Just Feeling Stuck (Hershenberg, 2017).
6. Get Out of Your Mind and Into Your Life: A New Acceptance and Commitment Therapy (Hayes, 2005).
7. The Mindfulness and Acceptance Workbook for Depression: Using Acceptance and Commitment Therapy to Move

Through Depression and Create a Life Worth Living (2nd ed.; Robinson & Strosahl, 2017).

治疗手册

1. Depression: Causes and Treatment (Beck, 1967).
2. Cognitive Therapy of Depression (Beck, Rush, Shaw, & Emery, 1979).
3. Cognitive Therapy for Depression (Young, Rygh, Weinberger, & Beck, 2008).
4. Cognitive Therapy: Basics and Beyond (2nd ed.; Beck, 2011).
5. Cognitive Therapy Techniques: A Practitioner's Guide (Leahy, 2003).
6. Mindfulness-Based Cognitive Therapy for Depression (Segal, Williams, & Teasdale, 2002).

在线资源

1. 美国焦虑与抑郁协会（Anxiety and Depression Association of America）：www.adaa.org.
2. 美国行为与认知治疗协会（Association for Behavioral and Cognitive Therapies）：www.abct.org.
3. 情绪健身房：在线认知行为治疗工具包（MoodGYM：an online CBT package）：www.moodgym.com.au.
4. 密歇根大学抑郁自助资源：http://depressiontoolkit.org/.
5. 美国精神病学协会《抑郁障碍患者治疗实践指南》（第3版）（American Psychiatric Association Practice Guidelines for the Treatment of Patients with Major Depressive Disorder，3rd ed.）：http://psychiatryonline.org/guidelines.
6. 英国国家卫生与临床优化研究所（National Institute for Health and Care Excellence）关于精神障碍循证治疗的信息：http://www.nice.org.uk.
7. 关于抑郁的TED演讲：www.ted.com/talks/andrew_solomon_depression_the_secret_we_share.html.

手机应用

1. One Mind Psyberguide：https://onemindpsyberguide.org/；提供有关心理健康应用程序的可靠信息，无偏好、无偏见且无推荐，这份全面的指南允许按特定状况或治疗类型进行搜索。
2. 贝斯以色列执事医疗中心数字精神病学部门（Beth Israel Deaconness Medical Center）App Evaluation Database：https://apps.digitalpsych.org/；该数据库与美国精神病学协会合作，允许用户通过应用程序的特点、成本、条件及功能进行搜索。
3. 其他一些常用应用程序：MoodKit，MoodGYM，Sanvello：Anxiety & Depression.

参考文献

[1] Hasin DS, Sarvet AL, Meyers JL, Saha TD, Ruan WJ, Stohl M, et al. Epidemiology of adult DSM-5 major depressive disorder and its specifiers in the United States. JAMA Psychiatry. 2018;75(4):336. http://archpsyc.jamanetwork.com/article.aspx?doi=10.1001/jamapsychiatry.2017.4602.

[2] Keller MB. Long-term treatment of recurrent and chronic depression. J Clin Psychiatry. 2001;62(Suppl 2):3-5. http://www.ncbi.nlm.nih.gov/pubmed/11676430.

[3] Kessler RC, Petukhova M, Sampson NA, Zaslavsky AM, Wittchen H-U. Twelve-month and lifetime prevalence and lifetime morbid risk of anxiety and mood disorders in the United States. Int J Methods Psychiatr Res. 2012;21(3):169-184. https://doi.org/10.1002/mpr.1359.

[4] Kessler RC. Epidemiology of women and depression. J Affect Disord. 2003;74(1):5-13. http://www.ncbi.nlm.nih.gov/pubmed/12646294.

[5] American Psychiatric Association. Diagnostic and statistical manual of mental disorders. San Francisco, CA: American Psychiatric Association; 2013. https://doi.org/10.1176/appi.books.9780890425596.

[6] Kendler KS, Gardner CO, Prescott CA. Toward a comprehensive developmental model for major depression in women. Am J Psychiatry. 2002;159(7):1133-1145. http://www.ncbi.nlm.nih.gov/pubmed/12091191.

[7] Garland A, Scott J. Chronic depression. In: Wishman MA, editor. Adapting cognitive therapy for depression. New York: Guilford Press; 2008.

[8] Arnow BA, Constantino MJ. Effectiveness of psychotherapy and combination treatment for chronic depression. J Clin Psychol. 2003;59(8):893-905. https://doi.org/10.1002/jclp.10181.

[9] Scott J. Chronic depression. Br J Psychiatry. 1988;153(3):287-297. https://www.cambridge.org/core/product/identifier/S0007125000222903/type/journal_article.

[10] Cornwall PL, Scott J. Partial remission in depressive disorders. Acta Psychiatr Scand. 1997;95(4):265–271. https://doi.org/10.1111/j.1600-0447.1997.tb09630.x.

[11] Paykel ES, Ramana R, Cooper Z, Hayhurst H, Kerr J, Barocka A. Residual symptoms after partial remission: an important outcome in depression. Psychol Med. 1995;25(6):1171–1180. https://www.cambridge.org/core/product/identifier/S0033291700033146/type/journal_article.

[12] Gaynes BN, Lux L, Gartlehner G, Asher G, Forman-Hoffman V, Green J, et al. Defining treatment-resistant depression. Depress Anxiety. 2020;37(2):134–145. https://doi.org/10.1002/da.22968.

[13] Pincus HA, Pettit AR. The societal costs of chronic major depression. J Clin Psychiatry. 2001;62(Suppl 6):5–9. http://www.ncbi.nlm.nih.gov/pubmed/11310818.

[14] Cassano P, Fava M. Depression and public health: an overview. J Psychosom Res. 2002;53(4):849–857. http://www.ncbi.nlm.nih.gov/pubmed/12377293.

[15] Beck AT, Rush AJ, Shaw BF, Emery G. Cognitive therapy of depression. New York: Guilford Press; 1979.

[16] Cuijpers P, Reijnders M, Huibers MJH. The role of common factors in psychotherapy outcomes. Annu Rev Clin Psychol. 2019;15(1):207–231. https://doi.org/10.1146/annurev-clinpsy-050718-095424.

[17] Powers MB, de Kleine RA, Smits JAJ. Core mechanisms of cognitive behavioral therapy for anxiety and depression: a review. Psychiatr Clin North Am. 2017;40(4):611–623. http://www.ncbi.nlm.nih.gov/pubmed/29080589.

[18] Cristea IA, Huibers MJH, David D, Hollon SD, Andersson G, Cuijpers P. The effects of cognitive behavior therapy for adult depression on dysfunctional thinking: a meta-analysis. Clin Psychol Rev. 2015;42:62–71. https://linkinghub.elsevier.com/retrieve/pii/S0272735815001166.

[19] Barber JP, DeRubeis RJ. Change in compensatory skills in cognitive therapy for depression. J Psychother Pract Res. 2001;10(1):8–13. http://www.ncbi.nlm.nih.gov/pubmed/11121002.

[20] Bruijniks SJE, DeRubeis RJ, Hollon SD, Huibers MJH. The potential role of learning capacity in cognitive behavior therapy for depression: a systematic review of the evidence and future directions for improving therapeutic learning. Clin Psychol Sci. 2019;7(4):668–692. https://doi.org/10.1177/2167702619830391.

[21] Holmes EA, Blackwell SE, Burnett Heyes S, Renner F, Raes F. Mental imagery in depression: phenomenology, potential mechanisms, and treatment implications. Annu Rev Clin Psychol. 2016;12(1):249–280. https://doi.org/10.1146/annurev-clinpsy-021815-092925.

[22] Watkins ER, Mullan E, Wingrove J, Rimes K, Steiner H, Bathurst N, et al. Rumination-focused cognitive-behavioural therapy for residual depression: phase II randomised controlled trial. Br J Psychiatry. 2011;199(4):317–322. https://www.cambridge.org/core/product/identifier/S0007125000258352/type/journal_article.

[23] Watkins ER, Nolen-Hoeksema S. A habit-goal framework of depressive rumination. J Abnorm Psychol. 2014;123(1):24–34. https://doi.org/10.1037/a0035540.

[24] Disner SG, Beevers CG, Haigh EAP, Beck AT. Neural mechanisms of the cognitive model of depression. Nat Rev Neurosci. 2011;12(8):467–477. http://www.nature.com/articles/nrn3027.

[25] Shields GS, Spahr CM, Slavich GM. Psychosocial interventions and immune system function. JAMA Psychiatry. 2020;77(10):1031. https://jamanetwork.com/journals/jamapsychiatry/fullarticle/2766707.

[26] Huibers MJH, Lorenzo-Luaces L, Cuijpers P, Kazantzis N. On the road to personalized psychotherapy: a research agenda based on cognitive behavior therapy for depression. Front Psych. 2021;11:607508. https://doi.org/10.3389/fpsyt.2020.607508/full.

[27] Beck AT, Weissman A, Lester D, Trexler L. The measurement of pessimism: the hopelessness scale. J Consult Clin Psychol. 1974;42(6):861–865. https://doi.org/10.1037/h0037562.

[28] Posner K, Brown GK, Stanley B, Brent DA, Yershova KV, Oquendo MA, et al. The columbia-suicide severity rating scale: initial validity and internal consistency findings from three multisite studies with adolescents and adults. Am J Psychiatry. 2011;168(12):1266–1277. https://doi.org/10.1176/appi.ajp.2011.10111704.

[29] Sheehan DV, Lecrubier Y, Sheehan KH, Amorim P, Janavs J, Weiller E, et al. The mini-international neuropsychiatric interview (M.I.N.I.): the development and validation of a structured diagnostic psychiatric interview for DSM-IV and ICD-10. J Clin Psychiatry. 1998;59(Suppl 2):22–33; quiz 34–57. http://www.ncbi.nlm.nih.gov/pubmed/9881538.

[30] First MB, Spitzer RL, Gibbon M, Williams JBW. Structured clinical interview for DSM-IV axis I disorders (SCID, version 2). New York: John Wiley; 1995.

[31] Kroenke K, Spitzer RL, Williams JB. The PHQ-9: validity of a brief depression severity measure. J Gen Intern Med. 2001;16(9):606–613. http://www.ncbi.nlm.nih.gov/pubmed/11556941.

[32] Beck AT, Steer RA, Brown GK. Manual for the beck depression inventory-II. San Antonio, TX: Psychological Corporation; 1996.

[33] Rush AJ, Trivedi MH, Ibrahim HM, Carmody TJ, Arnow B, Klein DN, et al. The 16-item quick inventory of depressive symptomatology (QIDS), clinician rating (QIDS-C), and self-report (QIDS-SR): a psychometric evaluation in patients with chronic major depression. Biol Psychiatry. 2003;54(5):573–583. https://linkinghub.elsevier.com/retrieve/pii/S0006322302018668.

[34] Weissman AN, Beck AT. Development and validation of the dysfunctional attitudes scale: a preliminary investigation. Toronto, ON: Paper presented at the Annual Meeting of the American Educational Research Association; 1978.

[35] Cohen S, Kamarck T, Mermelstein R. A global measure of perceived stress. J Health Soc Behav. 1983;24(4):385. http://www.jstor.org/stable/2136404?origin=crossref.

[36] Endicott J, Nee J, Harrison W, Blumenthal R. Quality of life enjoyment and satisfaction questionnaire: a new measure. Psychopharmacol Bull. 1993;29(2):321–326. http://www.ncbi.nlm.nih.gov/pubmed/8290681.

[37] Beck AT, Steer RA, Ranieri WF. Scale for suicide ideation: psychometric properties of a self-report version. J Clin Psychol. 1988;44(4):499–505. https://doi.org/10.1002/1097-4679(198807)44:4%3C499::AID-JCLP2270440404%3E3.0.CO;2-6.

[38] Osman A, Bagge CL, Gutierrez PM, Konick LC, Kopper BA, Barrios FX. The suicidal behaviors questionnaire-revised (SBQ-R): validation with clinical and nonclinical samples. Assessment. 2001;8(4):443-454. https://doi.org/10.1177/107319110100800409.
[39] Beck JS. Cognitive behavior therapy: basics and beyond. New York: Guilford Press; 1995.
[40] Overholser J. The central role of the therapeutic alliance: a simulated interview with Carl Rogers. J Contemp Psychother. 2007;37(2):71-78. http://link.springer.com/10.1007/s10879-006-9038-5.
[41] Rogers C. Client-centered psychotherapy. Boston, MA: Houghton-Mifflin; 1951.
[42] Rogers C. Carl Rogers on personal power: inner strength and its revolutionary impact. New York: Delacorte Press; 1977.
[43] Storr A. Art of psychotherapy. 2nd ed. New York: Routledge; 1990.
[44] Linehan MM. Cognitive behavioral treatment of borderline personality disorder. New York: Guilford Press; 1993.
[45] Castonguay LG, Constantino MJ, McAleavey AA, Goldfried MR. The therapeutic alliance in cognitive-behavioral therapy. In: Muran JC, Barbe JP, editors. The therapeutic alliance: an evidence-based guide to practice. New York: Guilford Press; 2010. p. 150-171.
[46] Bieling PJ, Kuyken W. Is cognitive case formulation science or science fiction? Clin Psychol Sci Pract. 2003;10(1):52-69. https://doi.org/10.1093/clipsy.10.1.52.
[47] Kuyken W, Padesky CA, Dudley R. Collaborative case conceptualization: working effectively with clients in cognitive-behavioral therapy. New York: Guilford Press; 2008.
[48] Young JE, Rygh JL, Weinberger AD, Beck AT. Cognitive therapy for depression. In: Barlow D, editor. Clinical handbook of psychological disorders: a step-by-step treatment manual. New York: Guilford Press; 2008. p.250-305.
[49] Bifulco AT, Brown GW, Harris TO. Childhood loss of parent, lack of adequate parental care and adult depression: a replication. J Affect Disord. 1987;12(2):115-128. https://linkinghub.elsevier.com/retrieve/pii/0165032787900036.
[50] Lizardi H, Klein DN, Ouimette PC, Riso LP, Anderson RL, Donaldson SK. Reports of the childhood home environment in early-onset dysthymia and episodic major depression. J Abnorm Psychol. 1995;104(1):132-139. https://doi.org/10.1037/0021-843X.104.1.132.
[51] Garber J, Robinson NS, Valentiner D. The relation between parenting and adolescent depression. J Adolesc Res. 1997;12(1):12-33. https://doi.org/10.1177/0743554897121003.
[52] Beck AT. Depression: causes and treatment. Philadelphia, PA: University of Pennsylvania Press; 1967.
[53] Lewinsohn PM. A behavioral approach to depression. In: Friedman RM, Katz MM, editors. The psychology of depression: contemporary theory and research. New York: Wiley; 1974.
[54] Lejuez CW, Hopko DR, Hopko SD. A brief behavioral activation treatment for depression. Behav Modif. 2001;25(2):255-286. https://doi.org/10.1177/0145445501252005.
[55] DeRubeis RJ, Hollon SD, Amsterdam JD, Shelton RC, Young PR, Salomon RM, et al. Cognitive therapy vs medications in the treatment of moderate to severe depression. Arch Gen Psychiatry. 2005;62(4):409. https://doi.org/10.1001/archpsyc.62.4.409.
[56] Doran GT. There's a S.M.A.R.T. way to write management's goals and objectives. Manage Rev. 1981;70(11):35-36.
[57] McManus F, Van Doorn K, Yiend J. Examining the effects of thought records and behavioral experiments in instigating belief change. J Behav Ther Exp Psychiatry. 2012;43(1):540-547. https://linkinghub.elsevier.com/retrieve/pii/S0005791611000668.
[58] Burns DD. Feeling good: the new mood therapy. New York: Harper Collins; 1999.
[59] Otto MW. Stories and metaphors in cognitive-behavior therapy. Cogn Behav Pract. 2000;7(2):166-172. https://linkinghub.elsevier.com/retrieve/pii/S1077722900800279.
[60] Linehan MM. DBT (R) skills training manual. 2nd ed. New York: Guilford Press; 2014.
[61] Luoma J, Hayes S, Walser R. Learning ACT: an acceptance and commitment therapy skills training manual for therapists. 2nd ed. Oakland, CA: New Harbinger Publications; 2017.
[62] Segal ZV, Williams JMG, Teasdale JD. Mindfulness-based cognitive therapy for depression. New York: Guilford Press; 2013.
[63] Hayes SC, Strosahl KD, Wilson KG. Acceptance and commitment therapy: an experiential approach to behavior change. New York: Guilford Press; 1999.
[64] Murphy GE, Simons AD, Wetzel RD, Lustman PJ. Cognitive therapy and pharmacotherapy. Singly and together in the treatment of depression. Arch Gen Psychiatry. 1984;41(1):33-41. http://www.ncbi.nlm.nih.gov/pubmed/6691783.
[65] Hollon SD, DeRubeis RJ, Evans MD, Wiemer MJ, Garvey MJ, Grove WM, et al. Cognitive therapy and pharmacotherapy for depression. Singly and in combination. Arch Gen Psychiatry. 1992; 49 (10): 774-781. http://www.ncbi.nlm.nih.gov/pubmed/1417429.
[66] Cuijpers P, Noma H, Karyotaki E, Vinkers CH, Cipriani A, Furukawa TA. A network meta-analysis of the effects of psychotherapies, pharmacotherapies and their combination in the treatment of adult depression. World Psychiatry. 2020;19(1):92-107. http://www.ncbi.nlm.nih.gov/pubmed/31922679.
[67] DeRubeis RJ, Gelfand LA, Tang TZ, Simons AD. Medications versus cognitive behavior therapy for severely depressed outpatients: mega-analysis of four randomized comparisons. Am J Psychiatry. 1999;156(7):1007-1013. http://www.ncbi.nlm.nih.gov/pubmed/10401443.
[68] Wiles N, Thomas L, Abel A, Ridgway N, Turner N, Campbell J, et al. Cognitive behavioural therapy as an adjunct to pharmacotherapy for primary care based patients with treatment resistant depression: results of the CoBalT randomised controlled trial. Lancet. 2013; 381(9864):375-384. http://www.ncbi.nlm.nih.gov/pubmed/23219570.
[69] Dunlop BW, LoParo D, Kinkead B, Mletzko-Crowe T, Cole SP, Nemeroff CB, et al. Benefits of sequentially adding cognitive-behavioral therapy or antidepressant medication for adults with nonremitting depression. Am J Psychiatry. 2019;176(4):275-286. https://doi.org/10.1176/appi.ajp.2018.18091075.
[70] Dobson KS, Hollon SD, Dimidjian S, Schmaling KB, Kohlenberg RJ, Gallop RJ, et al. Randomized trial of behavioral activation,

cognitive therapy, and antidepressant medication in the prevention of relapse and recurrence in major depression. J Consult Clin Psychol. 2008;76(3):468-477. https://doi.org/10.1037/0022-006X.76.3.468.

[71] Fava GA, Ruini C, Rafanelli C, Finos L, Conti S, Grandi S. Six-year outcome of cognitive behavior therapy for prevention of recurrent depression. Am J Psychiatry. 2004;161(10):1872-1876. https://doi.org/10.1176/ajp.161.10.1872.

[72] Paykel ES. Cognitive therapy in relapse prevention in depression. Int J Neuropsychopharmacol. 2007;10(1):131. https://doi.org/10.1017/S1461145706006912.

[73] Piet J, Hougaard E. The effect of mindfulness-based cognitive therapy for prevention of relapse in recurrent major depressive disorder: a systematic review and meta-analysis. Clin Psychol Rev. 2011;31(6):1032-1040. https://linkinghub.elsevier.com/retrieve/pii/S0272735811000973.

[74] Kuyken W, Warren FC, Taylor RS, Whalley B, Crane C, Bondolfi G, et al. Efficacy of mindfulness-based cognitive therapy in prevention of depressive relapse: an individual patient data meta-analysis from randomized trials. JAMA Psychiatry. 2016;73(6):565-574. http://www.ncbi.nlm.nih.gov/pubmed/27119968.

[75] Eisendrath S, Chartier M, McLane M. Adapting mindfulness-based cognitive therapy for treatment-resistant depression. Cogn Behav Pract. 2011;18(3):362-370. https://linkinghub.elsevier.com/retrieve/pii/S107772291000194X.

[76] McCullough JP. Treatment for chronic depression. New York: Guilford Press; 2000.

[77] Keller MB, McCullough JP, Klein DN, Arnow B, Dunner DL, Gelenberg AJ, et al. A comparison of nefazodone, the cognitive behavioral-analysis system of psychotherapy, and their combination for the treatment of chronic depression. N Engl J Med. 2000;342(20):1462-1470. http://www.ncbi.nlm.nih.gov/pubmed/10816183.

[78] Schramm E, Zobel I, Dykierek P, Kech S, Brakemeier E-L, Külz A, et al. Cognitive behavioral analysis system of psychotherapy versus interpersonal psychotherapy for early-onset chronic depression: a randomized pilot study. J Affect Disord. 2011;129(1-3):109-116. http://www.ncbi.nlm.nih.gov/pubmed/20822814.

[79] Klein DN, Santiago NJ, Vivian D, Blalock JA, Kocsis JH, Markowitz JC, et al. Cognitive-behavioral analysis system of psychotherapy as a maintenance treatment for chronic depression. J Consult Clin Psychol. 2004;72(4):681-688. https://doi.org/10.1037/0022-006X.72.4.681.

[80] McCullough JP. Treatment for chronic depression: cognitive behavioral analysis system of psychotherapy (CBASP). J Psychother Integr. 2003;13(3-4):241-263. https://doi.org/10.1037/1053-0479.13.3-4.241.

[81] Kenny MA, Williams JMG. Treatment-resistant depressed patients show a good response to mindfulness-based cognitive therapy. Behav Res Ther. 2007;45(3):617-625. http://www.ncbi.nlm.nih.gov/pubmed/16797486.

[82] Twohig MP. Acceptance and commitment therapy for treatment-resistant posttraumatic stress disorder: a case study. Cogn Behav Pract. 2009;16(3):243-252. https://linkinghub.elsevier.com/retrieve/pii/S1077722908001430.

[83] Scott J. Chronic depression: can cognitive therapy succeed when other treatments fail? Behav Psychother. 1992;20(1):25-36. https://www.cambridge.org/core/product/identifier/S0141347300016293/type/journal_article.

[84] Forman EM, Herbert JD, Moitra E, Yeomans PD, Geller PA. A randomized controlled effectiveness trial of acceptance and commitment therapy and cognitive therapy for anxiety and depression. Behav Modif. 2007;31(6):772-799. https://doi.org/10.1177/0145445507302202.

[85] JGL A-T, Morina N, Topper M, PMG E. A randomized controlled trial in routine clinical practice comparing acceptance and commitment therapy with cognitive behavioral therapy for the treatment of major depressive disorder. Psychother Psychosom. 2018;87(3):154-163. http://www.ncbi.nlm.nih.gov/pubmed/29566394.

[86] Clarke S, Kingston J, James K, Bolderston H, Remington B. Acceptance and commitment therapy group for treatment-resistant participants: a randomized controlled trial. J Contextual Behav Sci. 2014;3(3):179-188.

[87] Hayes SC, Strosahl KD, Wilson KG. Acceptance and commitment therapy, the process and practice of mindful change. 2nd ed. New York: Guilford Press; 2012.

第10章
双相情感障碍的认知行为治疗

Cognitive Behavioral-Based Treatments for Bipolar Disorder

道格拉斯·卡茨 | 亚历山德拉·K.戈尔德 | 切尔西·波卡尼奥
Douglas Katz | Alexandra K. Gold | Chelsea Boccagno

蒂洛·德克尔斯巴赫 | 洛丽·艾斯纳 | 路易莎·G.西尔维娅
Thilo Deckersbach | Lori Eisner | Louisa G. Sylvia

罗 超　从恩朝·译　李 跃　陈剑华·校

引　言

双相情感障碍的特征为反复的轻躁狂/躁狂发作和抑郁情绪发作,从而导致日常功能障碍[1]。

D. Katz (✉) | L. G. Sylvia
Department of Psychiatry, Dauten Family Center for Bipolar Treatment Innovation, Massachusetts General Hospital, Boston, MA, USA
e-mail: dkatz5@mgh.harvard.edu; lsylvia2@mgh.harvard.edu

A. K. Gold
Department of Psychiatry, Dauten Family Center for Bipolar Treatment Innovation, Massachusetts General Hospital, Boston, MA, USA; Department of Psychological and Brain Sciences, Boston University, Boston, MA, USA
e-mail: akgold@mgh.harvard.edu

C. Boccagno
Department of Psychiatry, Dauten Family Center for Bipolar Treatment Innovation, Massachusetts General Hospital, Boston, MA, USA; Department of Psychology, Harvard University, Cambridge, MA, USA
e-mail: cboccagno@mgh.harvard.edu

T. Deckersbach
University of Applied Sciences Europe, Iserlohn, Germany

L. Eisner
Needham Psychotherapy Associates, Needham, MA, USA
e-mail: lori.eisner@npapsych.com

大约4.4%的美国成年人一生中会经历双相情感障碍[2]。心境稳定剂通常是治疗双相情感障碍的基础,但尽管有药物治疗,大多数患者仍会出现持续的症状、功能损害和情绪发作的反复[3-5]。因此,一些社会心理干预方式已经用于辅助心境稳定剂治疗双相情感障碍,包括心理教育、认知行为治疗(CBT)和以家庭为中心的治疗[5,6]。最初为其他精神障碍开发的CBT变体,包括正念认知治疗(MBCT)和辩证行为治疗(DBT),也在实证支持下用于双相情感障碍患者[6]。在本章中,我们综述了认知行为治疗双相情感障碍的实施情况及其有效性的实证支持。

双相情感障碍:临床表现

在轻躁狂和躁狂发作期间[1],精神和身体的活动往往处于加速状态。躁狂患者似乎从无限的能量源泉中汲取能量,导致思维奔逸、多言多语、注意力不集中、胡思乱想、自尊心增强、活动增多,以及睡眠需求减少[1]。轻躁狂和躁狂的区别取决于症状的持续时间和严重程度:躁狂发作更严重,有时出现精神病性症状,需要住院治疗,持续至少7天;而轻躁狂发作比躁狂发作稍缓和,持续至少4天。在症状不是由物质或医学因素诱发的前提下,一次或多次躁狂发作可诊断为Ⅰ型双相情感障碍[1]。值得注意的是,抑郁史不是诊断Ⅰ型双相情感障碍的必要条件。相反,Ⅱ型双相情感障碍的诊断需要有一次或多次轻躁狂和重度抑郁发作史。若患者同时经历躁狂发作和抑郁发作,则称为混合性发作。

虽然躁狂是双相情感障碍最有识别度的特征,但抑郁在其临床病程中占主导地位,患者处于抑郁期的平均时间是躁狂期的3倍[3]。悲伤、快感缺失和对当前及未来的消极想法可能很普遍。虽然自知力通常保持不变,但抑郁期患者往往会表现出明显的极端思维,坚信症状无法改善。神经躯体症状使抑郁发作具有明显的躯体表征,常见的如压倒性的懒惰和沉重感,难以起床,甚至是最小的任务都感觉难以完成。行为的特点是逃避、社交退缩、嗜睡或失眠及责任忽视,所有这些行为都强化了核心的悲观信念。双相情感障碍的许多自杀尝试和自杀完成都发生在抑郁期,因为严重的绝望和被困住或无法康复的感觉使人觉得似乎自杀是解决问题的唯一办法[1]。双相抑郁发作的诊断标准与单相抑郁症的诊断标准一致,即至少有5种症状必须持续两周或更长时间,并且必须出现抑郁情绪或快感缺失[1]。

大多数双相情感障碍患者一生中都会经历多次抑郁和躁狂发作。协作性抑郁研究(collaborative depression study)是一项追踪心境障碍患者长达13年的纵向研究,发现双相情感障碍患者的情绪状态平均每年改变6次,且大约有一半的时间出现临床症状[3]。在情绪起伏期间,持续残留的抑郁或躁狂症状会增加复发的风险[4]。STEP-BD是一项关于双相情感障碍的全(美)国性纵向治疗研究[7],从情绪发作中恢复的患者在参与该研究的前 2 年的表现中体现了情绪发作的迁延性;残留的抑郁或躁狂症状与减少抑郁发作复发的时间有关[4],残留的躁狂症状与减少躁狂、轻躁狂或混合性发作的复发时间有关[4]。这些数据强调了治疗持续阈下症状以减少和延迟重度抑郁和躁狂发作的重要性。

评 估

结构化临床访谈,如 DSM-5 结构化临床访谈(Structured Clinical Interview for DSM-5)[8,9],被用于诊断双相情感障碍。除了诊断之外,结构化的访谈引出了关键的具体信息:患者是经历了完全的躁狂还仅是轻度躁狂?情绪发作是否达到精神障碍诊断?躁狂期间是否存在高风险的冲动行为?在抑郁或混合发作期间是否有自杀念头?这些和其他数据将为医护人员和患者共同做出治疗目标和方式的决定提供信息。例如,两名表现为中等思维速度且精力充沛的患者,可能需要不同的干预措施。轻度躁狂且从未转变为全面躁狂的患者,可能从标准认知行为技术中获益最多,这些技术侧重于减少活动、调节睡眠和改变过度乐观的想法。相反地,特征症状为冲动消费、危险性行为和鲁莽驾驶的患者,可能需要及时的药物干预。双相情感障碍的评估需要听取家庭成员提供的信息,因为轻度躁狂和躁狂发作时的自我报告可能不可靠,尤其是如果患者在评估时是处于躁狂发作状态的(考虑到缺乏自知力是情绪状态升高的症状)。

认知行为治疗双相情感障碍

双相情感障碍的认知行为治疗已被有效地用于减轻症状、减少复发和转相率、提高治疗依从性和增强社会职业功能方面。一些基本的认知行为治疗技术(以下简称为"标准 CBT 技术")以各种方式相结合,产生一系列干预措施,并在双相情感障碍的不同症状和阶段实施。这些治疗方法是基于一种观点,即如果双相情感障碍患者了解更多的疾病情况,通过调整其思想和行为,从而将复发风险降至最低,那么他们将体验到健康状况的改善和疾病进程的优化[10]。标准 CBT 技术的组合方式取决于特定患者的个人目标、当前症状概况和心境障碍发作史。由于双相情感障碍的慢性特征,治疗通常没有时间限制。

双相情感障碍的随机对照试验已经证明了,辅以 CBT 在治疗抑郁症状、预防复发、减少住院和改善功能方面的有效性。此外,以康复为中心的 CBT 强调,参与对个人有意义的活动,已被证明有益于提高生活质量。

认知行为治疗双相情感障碍的技术

在接下来的章节中,我们将探讨标准 CBT 和相关的 CBT 技术在双相抑郁和(轻)躁狂中的具体应用。

认知行为治疗双相抑郁的技术

双相抑郁的标准 CBT 技术与治疗单相抑郁症的方法非常相似[11]。我们将重点关注两种技术（一种行为技术和一种认知技术），它们在独立使用时均有效，即活动计划和负性自动思维的认知重构。

活动计划

抑郁伴随着活动水平的下降，其次是精力不足和快感缺乏。CBT 治疗师首先要求患者使用每周活动表监测近期的活动[12]，然后要求患者有规律地安排具体且胜任的活动，并逐渐增加更具挑战性的活动。例如，一个表现为人际关系退缩的抑郁患者，可能从每天早上给一个朋友发短信开始。在后续治疗阶段，更困难的活动可以是每周两次与朋友共进午餐。主要包括两种类型的活动：①愉悦的活动，患者感到放松、舒缓或快乐的事情；②胜任的活动，给予患者一种意义感、成就感和产出感。行为的约定（包括愉悦的活动和胜任的活动）在治疗过程中逐渐增加至平衡水平，有助于使患者从当前抑郁发作中解脱出来，并预防未来心境恶化。

认知重构

存在适应不良负性思维的双相抑郁患者，可以通过认知重构来解决。治疗师首先教导患者要更加注意识别当前抑郁心境背景下的思维（例如，"我的工作总是很糟糕""我将永远不会有任何朋友"）。然后，患者使用思维记录表进行认知重构（表 10-1）。患者进行认知重构的方法为：在第一栏中识别出现负性思维的情境（即与伴侣争吵）；在第二栏中记录情绪类型及其强度；接着，患者在第三栏中写下适应不良的目标思维（即"他们从来没有爱过我，也永远不会爱我"）；在第四栏中列出支持和反对该想法的所有证据，从而构建一个更适应的替代思维（即"我们很少吵架，他们做了很多事情来表明他们爱我"）；最后，患者在第五栏重新评估他们最初的情绪。治疗师持续地布置认知重构的家庭作业，这样患者就能学会如何及时且顺利地修正负性自动思维。

表 10-1 · 负性自动思维的认知重构

情境	情绪类型（强度 1~10）	自动思维	评估自动思维/替代思维	情绪类型（强度 1~10）
与伴侣争吵	悲伤(9)	"他们从来没有爱过我，也永远不会爱我"	"我们很少吵架，他们做了很多事情来表明他们爱我"	悲伤(4)

如有需要，以下问题可便于更客观地评估消极思维及其潜在的后果：

（1）有什么客观证据能证明我的思维是对的还是不对的？

（2）有什么其他的思维可以帮助解释这种情况吗？

（3）如果朋友在同样的情况下也有这样的思维，我该怎么跟他们说？

（4）这种思维对我的情绪有什么影响？有什么好处吗？有什么代价吗？

（5）如果这种思维是对的，最坏结果会是什么？可能发生的最好结果是什么？最现实的结果是什么？

■ 认知行为治疗双相轻躁狂/躁狂的技术

在本节中，我们将重点讨论两种用于治疗双相情感障碍轻躁狂/躁狂症状的技术，即认知技术和行为技术。

治疗双相轻躁狂/躁狂的认知技术

情绪高涨会导致双相情感障碍患者以一种不切实际的积极方式感知经历。这些过度积极的思维可能会导致对自身和他人造成伤害的行为。因此，对有过度积极思维的患者可同样适用于对消极思维的认知重构方式。表10-2列出了典型的过度积极思维和相关行为的示例。

表10-2·过度积极思维和相关行为的示例

过度积极思维	相关行为
"我能比其他任何人更优秀"	对其他人缺乏尊重 没有像其他人一样努力工作 疏远别人
"这是我应得的"	表现出不耐烦 表现出沮丧
"我能做任何想做的事"	冒险行为 忽视潜在消极后果的行为
"我能控制双相情感障碍，并且不需要药物"	中断用药或仅部分依从
"我的需求比其他人的重要"	傲慢 语速快 打断别人

对轻躁狂/躁狂认知重构的一个重要组成部分是帮助双相情感障碍患者区分健康和不健康的乐观主义。例如，如果一个人在工作中为一个大项目做了充分的准备，并且非常努力，那么这个人对结果感到自信或乐观可能是完全合理的（也是有益的）。然而，如果一个人在没有准备或

证据支持其想法的情况下高度自信，认知重构可以用来平衡思维和防止有害的行为。在表10-3的示例中，患者认为与老板会面让自己感到过度积极或产生不适当的高兴。在评估了这种情绪的强度之后，治疗师通过问患者"我脑子里刚刚闪过什么想法"来提示患者识别其自动产生的过度积极思维。然后，患者列出支持和反对该思维的证据，并利用事实信息来产生一个更准确和平衡的思维。

必要时，以下问题可便于更客观地评估过度积极思维及其潜在的后果：
(1) 有什么客观证据能证明我的思维是对的还是错的？
(2) 有什么其他的思维可以帮助解释这种情况吗？
(3) 如果朋友也有这样的思维，我该怎么跟他们说？
(4) 这种思维对我的情绪有什么影响？有什么好处吗？有什么代价吗？
(5) 如果这种思维是真的，最坏结果会是什么？可能发生的最好结果是什么？最现实的结果是什么？

最后，患者重新评估对过度积极思维的情绪反应。理想情况下，患者会看到随着更平衡的思维，这种情绪反应的强度减轻了。如果这种情况没有发生，有必要对这种过度积极的思维做进一步的认知重构。

表10-3·轻躁狂/躁狂的思维记录举隅

场景	情绪类型（强度1~10）	过度积极的自动思维	评估自动思维/替代思维	情绪类型（强度1~10）
与老板会面	高兴(10)	"我知道老板需要我"	"我知道老板喜欢我，但他也能把我换掉"	高兴(4)
	自信(10)	"我是他们最优秀的员工"	"我有许多优势，但别人也一样"	自信(6)
	急躁(9)	"他们不理解我，所以我才写了检查"	"如果我迟到了，我也没有很特殊可以免于处罚"	急躁(5)
	沮丧(9)	"我太适合这份工作了"	"我可能工作得很好，但我应该对此心怀感激"	沮丧(4)

治疗双相轻躁狂/躁狂的行为技术

情绪高涨症状的行为技术旨在调节那些会加剧当前情绪高涨并导致不良后果的行为(如赌博、危险性行为)。以下行为技术旨在减少轻躁狂/躁狂期间潜在的有害、冲动决策。

· **减少开支**：许多人在轻躁狂/躁狂期冲动消费[13]。有效的方法是通过禁用账户或限制使用信用卡来帮助患者减少消费。一个有用的策略是把信用卡冻在冰里，然后放在冰箱里。在解冻信用卡所需的时间里,患者可能有机会重新评估计划购买行为的必要性。

- **48 小时规则**[14]:48 小时规则鼓励正在经历轻躁狂的人在采取任何新的或大的计划之前至少等上整整两天,睡上整整两个晚上。考虑到睡眠不足会导致轻躁狂,让患者在做出重大决定之前"彻夜思考"至少两晚,可以帮助他们在实施重要的新计划之前更清晰、更仔细地思考。
- **三思而后言**:在轻躁狂期间,患者的思维加速,他们可能更容易冲动地说话。因此,治疗师可能会建议患者在说话前至少等待 5 秒钟,使其有时间仔细思考想说什么。这有助于患者避免因不适当的笑话或评论而损害重要的关系。
- **避免对抗**:一种有用的策略是鼓励患者避免与可能引发情绪反应和冲动行为的人接触。相反,患者将精力集中在支持性关系上可能会获益。治疗师与患者一起识别能够使其获得支持的人,并制订与他们建立联系的策略,如安排电话沟通或进行一项令人愉快的活动。
- **双人反馈规则**[14]:双人反馈规则鼓励患者在做出重大决定之前与两位信任的朋友或亲属进行确认,这有助于减少冲动决策和可能的不良后果。
- **避免饮酒和吸毒**:对于双相情感障碍患者,尽量减少饮酒和杜绝使用消遣性毒品总是明智的,在轻躁狂或躁狂期间尤其如此[13,15]。酒精和消遣性毒品增加了躁狂患者出现冒险、冲动或危险行为的可能性。

■ 心理教育

双相情感障碍心理教育的中心目标是让患者更充分地了解该疾病,并争取使其成为治疗的积极合作者。心理教育包括关于该疾病的病因、特征性症状、急性期和慢性期病程、针对抑郁和躁狂症状的治疗方法组成及心境稳定剂的作用等信息[6]。最后一点至关重要,因为大多数双相情感障碍患者难以保持用药依从性[16,17],而停止用药或不规范用药显著增加了复发和再次住院的风险[17,18]。

双相情感障碍患者可能无法完全依从用药的原因有以下几个。对于一些患者,令人不快的药物副作用(包括体重增加和镇静)可能是阻碍其用药的因素。对另一些患者来说,由于缺乏对双相情感障碍的长病程、严重本质和药物治疗必要性的认识,所以可能会导致放弃服药。忘记服药也可能是不依从的一个原因[19]。一些患者可能还会害怕对药物产生"依赖",对需要服用精神药物感到羞耻,认为药物不自然,认为自己的情绪会被药物"控制",认为只要"努力"就可以不需要药物来控制情绪[16]。此外,还有部分患者的不依从可能是由于渴望体验情绪高涨[20]。这些例子强调了双相情感障碍治疗目标与药物依从性的相关性,不依从的频率和复杂性表明了全面心理教育的重要性。

心理教育认为心境异常通常不是突然发生的,而是在此之前往往会有预示心境恶化的警告信号。患者要学会识别早期预警信号(如睡眠减少、精力增加)和症状的个人诱因(如高度刺激的活动、旅行),并实施应对这些诱因的策略[6,10,16]。在此情况下,治疗师和患者讨论感觉、思维和行为在加剧的抑郁和（或）躁狂情绪中的作用。例如，精力增加和过度积极思维可能会导致患者熬夜更久、睡眠更少。晚上熬夜和睡眠时间减少，可能会进一步减少对睡眠的需求、加速思考、增加精力，逐渐导致全面的轻躁狂或躁狂。同样，在工作中遇到困难可能会触发负性自动思维和悲伤，导致减少愉快的活动，增加抑郁症复发的风险。

心境监测，即每天评估情绪是否高涨、抑郁或介于两者之间（如平静、混合），是双相情感障碍治疗的基石，因为它有助于早期识别情绪症状和触发因素，并在患者陷入全面抑郁或躁狂之前提供干预的机会[12]。建立持续、健康的习惯，对于有效管理双相情感障碍至关重要；因此，建议在确诊后尽早进行伴心境监测的心理教育。虽然心境图表的理念通常对治疗师有直觉上的吸引力，但这种理念往往不受患者的欢迎。事实上，许多患者不喜欢监控自己的情绪。这是可以理解的，因为把注意力集中在自己的情绪上，会使情绪症状更加突出。因此，心境图表检查本身应保持相对简短，通常每天不超过 5 分钟。

以个人、团体和家庭形式进行的心理教育的随机对照试验表明，心理教育在改善复发率、延长复发时间、减轻抑郁和躁狂症状、降低住院率及提高治疗依从性方面具有益处，其预防效果可持续长达 5 年。

双相情感障碍的家庭治疗

双相情感障碍的一些治疗涵盖患者及其家庭成员的治疗过程，并有很强的实证支持。例如，以家庭为中心的双相情感障碍治疗旨在为患者和家庭成员提供关于双相情感障碍的心理教育［如用药依从性的重要性、持续易感抑郁和（轻）躁狂发作的可能性］，改善家庭关系，促进患者在双相情感障碍之外的其他目的中的认知[21]。以家庭为基础的治疗已显示出减轻抑郁症状、减少抑郁发作复发的可能性和提高治疗维持效果的益处[5,6]。

双相情感障碍的第三次浪潮治疗

■ 正念认知治疗

双相情感障碍患者经常感到被无法控制的情绪和思维所控制。正念为患者提供了深思熟虑地和有意地（而不是条件反射地和冲动地）回应他们经历的策略。正念认知治疗（MBCT）是一种基于 CBT 的治疗方法，它将正念技巧与认知治疗相结合，以提高对情绪、思维、身体感觉、行为的意识和非评判性接受。关注当下情绪体验的认知，能促使患者从沉思和担忧中解脱出来，而以过去和未来为导向的思维过程会维持并恶化情绪症状。调整后的正念干预措施已被用于双相情感障碍患者[22]，包括：①3 分钟呼吸空间，引导患者专注思维、情绪和身体感觉，并在缩小和扩大意识领域之间相互调整;②以情绪为中心的冥想,强调培养双相情感障碍患者接受自己情绪的重要性,因为患者对自己的情绪控制能力有限;③针对双相情感障碍开发的爱与慈悲练习可培养自我同情。通过正念练习,患者会增加关注当前体验的时间,减少对未来和过去的内心探索。双相情感障碍的正念干预已被证明在减少抑郁和焦虑症状、改善情绪调节和减少注意力困难方面有效[6,23]。然而,最近的一项荟萃分析发现,在三项试验中,与对照组相比,正念认知治疗显著改善了抑郁症状,但没有改善焦虑症状。此外,基于现在的临床试验发现,正念认知治疗的疗效持续时间似乎较短,还需要大规模的长期随访研究[24]。

■ 辩证行为治疗

辩证行为治疗(DBT)是一种实证支持的基于 CBT 的治疗方法,是为治疗边缘型人格障碍患者自伤和自杀行为而开发的。像边缘型人格障碍一样,双相情感障碍的特点是情绪和行为失调,DBT 教授一套全面的技能,旨在改善自我调节。DBT 由四个核心模块组成,每个模块都由一系列技能组成[25]:①痛苦忍受;②情绪调节;③正念;④人际效能。痛苦忍受的技能可以帮助患者在不恶化病情的情况下度过情绪危机。同样,情绪调节技能帮助患者了解情绪的功能,降低患者不想要情绪的出现次数,并让他们不那么容易陷入被强烈情绪支配、难以自拔的境地。PLEASE 技能,即治疗躯体疾病(Physical iLlness)、健康饮食(Eating)、避免物质滥用(Abuse)、改善睡眠(Sleep)及定期锻炼(Exercise),是通过治疗临床问题、调节睡眠、营养、锻炼及鼓励患者避免改变情绪的物质来降低情绪脆弱性[25]。核心正念技能增加注意力控制、减少紧张,并鼓励接受现实[25]。人际效能技能给患者提供满足关系需求、建立健康关系、结束破坏性关系的工具[25]。

研究人员最近提出,为双相情感障碍量身定做的 DBT 技能可能特别有用[26]。首字母缩写 CAMERAS 被用来教授几种自我调节技能:检查(C)情绪(注意并观察情绪状态);分析(A)目标的利弊;最大化/最小化(M)刺激;评估(E)自信水平以检测不切实际的自信心;有策略的放松(R),包括有节奏的呼吸和渐进式肌肉放松;向家人、朋友和心理健康提供者寻求帮助(A);睡眠(S)监测。精神卫生人员对 CAMERAS 的定性描述是积极的,但还需要研究来确定 DBT 的这种调整是否对双相情感障碍患者有益。

对于患有双相情感障碍的成年人,DBT 技能小组显著提高了正念能力,减少了抑郁症状、对情绪状态的恐惧和对情绪控制的感知需求[27]。DBT 技能小组训练还与增加生活幸福感和目标、正念、痛苦忍受、情绪调节和降低情绪反应强度有关[28]。最后,近期的发现表明,DBT 可以提高成年患者的执行功能和认知灵活性[29]。

双相情感障碍的数字治疗

近几十年来,数字技术的突飞猛进为将该技术纳入精神健康治疗铺平了道路。数字心理健康治疗，即在线或通过移动应用程序进行的患者接触或干预，是精神卫生保健中一个不断发展的领域。有三种类型的数字心理健康治疗：同步（即治疗师以数字方式实时提供的心理健康治疗，如通过 Zoom 软件）、非同步（即在线或通过应用程序提供的不需要治疗师参与的数字治疗）或两者的组合（如一个非同步软件或者网络程序再由面对面或在线的指导或支持者补充）[30]。数字心理健康干预比面对面治疗更具优势，包括更高的可扩展性、可及性和成本效益。

虽然对双相情感障碍的数字干预研究相对较少，但现有证据表明其能有效减轻症状[31]。例如，基于智能手机的非同步干预能促进情绪监测，已被证明可以减少双相情感障碍患者的抑郁和躁狂症状。基于智能手机的非同步治疗，含有治疗师指导的比无指导干预效果更好，包括含有心理教育在内的基于智能手机的治疗也是如此[31]。因此，有治疗师支持的非同步项目（如面对面或同步在线交流）可减少双相情感障碍患者更严重症状的发生。例如，一项研究表明，增强型移动生态瞬时评估干预（面对面心理教育配合随后的移动情绪监测）对双相情感障碍的成年人有效[32]。经过为期4次的重点关注抑郁和躁狂症状的早期迹象以及对症状的有用反应的心理教育干预，患者被随机分配到关注情绪监测的动态干预组或纸笔监测组。在6周和12周时，动态干预的参与者表示能更大程度地减少抑郁症状，这表明与增强的纸笔方法相比，增强的动态干预可以发挥额外的治疗抑郁症状的效果[32]。未来的研究应该检测不同类型的同步支持与非同步干预结合的模式，以确定这些干预中哪一种最能减轻症状并防止复发和转相。

最后，研究者应该研究数字干预是否可以用于双相情感障碍的高危人群。虽然目前还不存在针对双相情感障碍高危人群的数字干预措施，但数字技术可能提供一种可扩展的方式来识别和帮助高危人群[33]。具体地说，未来的研究可以开发和评估在线算法，以准确地识别那些表现出痛苦和寻求帮助的人。然后，这些人有机会选择使用能提供有关抑郁或躁狂症状的早期迹象心理教育的数字干预，以及能减轻这些症状的有益技术[33]。

双相情感障碍的睡眠问题

睡眠质量差或睡眠不规律是轻躁狂发作和抑郁发作的原因和症状，睡眠障碍经常持续到情绪稳定期[34,35]。由于熬夜、完成项目、旅行（时差）或与朋友聚会而失眠会导致情绪亢奋[36]。躁狂症患者在只睡了很少的时间后仍会感到精力充沛，这一现象进一步导致躁狂状态恶化和延长的不规律睡眠模式。双相情感障碍患者的睡眠剥夺也会恶化第二天的情绪调节能力。以下行为策略可能有助于减轻（或缓解）抑郁状态、心境正常状态、轻躁狂状态及躁狂状态期间的睡眠障碍。

- **减少咖啡因的使用**：咖啡因的使用，特别是在一天中较晚的时候，会影响患者的睡眠[37]，因此减少摄入量可能同时有助于睡眠和降低情绪亢奋。
- **最大限度地减少刺激**：睡前几个小时减少刺激有助于控制轻躁狂/躁狂和准备睡眠。治疗师使用刺激控制来帮助患者建立睡觉习惯以激发睡意。建议患者创造一个黑暗、舒适、温度适中的卧室环境。把床只用来睡觉，而不是用来看电视、使用手机或其他电子设备、吃饭或工作，可以确保床与睡眠联系在一起，而不是活动行为[38]。

- **改变对睡眠的异常想法**：双相情感障碍患者可能会在轻躁狂/躁狂期（"我不觉得累，所以睡眠不重要"）或者抑郁期（"我感觉很沮丧，整天待在床上是我唯一能做的事"）对睡眠产生异常想法。关于规律睡眠和认知重构重要性的心理教育可以帮助纠正与睡眠相关的异常观念，从而增加实践睡眠卫生技巧的动力[39]。
- **调整作息时间**：通过睡眠与昼夜节律系统功能的关系，规律的作息时间有利于确保不同情绪状态下的情绪稳定[38,40]。对于抑郁情绪发作的患者，有规律的觉醒时间可以确保患者起床开始新的一天。对于有进入（轻）躁狂发作风险的患者，有规律的睡眠时间可以确保他们通过睡眠模式的持续性和规律性为充足的睡眠做好准备。

双相情感障碍合并焦虑的问题

焦虑通常与双相情感障碍并存，可能与病程较长和双相情感障碍发病年龄较早有关[41]。到目前为止，很少有专门针对治疗双相情感障碍合并焦虑的心理社会干预的研究。然而，前述许多策略可能是对双相情感障碍合并焦虑患者有效的工具。例如，认知重构可以帮助患者对恐惧或产生焦虑的情况做出更理性的解释，而不是采用"最坏情境"的解释[11,12,14]。暴露治疗是标准CBT中使用的一种方法，包括将患者引入令其恐惧的环境并以渐进的方式给予刺激[12]。这种方法的合理性是有证据支持的，随着反复暴露在令人恐惧的情况下，患者了解到该情况可能不会以他们想象的负面方式进行，并明白他们可以应对这种情况和围绕着的不确定性。例如，对演讲有强烈焦虑感的双相情感障碍患者，可能会将其"暴露"在设计好的令其恐惧的公开演讲场景中，且难度越来越大。不那么困难的暴露可能包括患者向一群朋友进行模拟演讲，而更困难的暴露可能是患者向一屋子的陌生人进行模拟演讲。如前所述，正念认知治疗（MBCT）在减少焦虑症状方面也有效[6]。

案例：认知行为治疗双相情感障碍

■ 案例1

萨拉是一位20多岁的越南裔美国女性，近期被诊断为双相情感障碍。萨拉在治疗中的主要目标是实现稳定和缓解病情，并为自己找到一个"新常态"。当治疗开始时，萨拉发现自己陷入了严重的抑郁发作，因为她面临着重新定义自我意识、人际关系和对未来的愿景的艰巨任务。尽管萨拉抑郁,但她有动力去欣赏一个新的、更健康的自己,即使她被诊断为双相情感障碍。对萨拉来说,这意味着培养更多的自信,使她能够在新的现实中追求和实现重要的生活目标。萨拉接受了 26 次心理治疗,其中融合了三种认知行为模式:心理教育、CBT 和 MBCT。

心理教育帮助萨拉对双相情感障碍有了清楚的了解,包括症状的诱因以及她可以做些什么来有效地控制病情。萨拉和治疗师确定了环境应激源,比如在情绪症状出现之前为了完成学业而临时抱佛脚。总体而言,心理教育是萨拉治疗目标的关键组成部分,她的治疗目标是增强对其"新常态"的理解。在开始心理教育之前,萨拉发现自己之前为了解更多关于双相情感障碍的知识而浏览的流行文化网站和留言板,会导致困惑和更多的痛苦。指导萨拉找到更可靠的资源、帮助她了解如何管理自己的病情、向她介绍情绪监测等技术,对她的整体照护至关重要。

认知行为方法,如行为激活和认知重构,是治疗萨拉抑郁的重要组成部分。在行为激活阶段,萨拉完成了对其日常行为的监测,选择要完成的愉悦和胜任的活动,以及参与这些活动。对萨拉来说,一项非常重要的活动是与父母沟通关于她在文化上的重要角色,即作为弟弟妹妹的主要照顾者。萨拉想要保留该角色,但希望在该角色中更灵活(例如,在一些日子里接弟弟妹妹放学,而不是每天)。因此,在治疗中完成这一行为是培养萨拉胜任力的重要一步。治疗同样解决了萨拉残留的认知扭曲和根深蒂固的核心信念,即对自己能力的负面认知和积极特征的有限认可。当治疗师要求萨拉写下自己的积极特征时,她显得纠结,注意到她倾向于较少关注自己的积极特征,而更多地关注如何改进。她也很难接受自己的积极特质,除非她此生 100% 拥有这些特质。在治疗师的指导下,萨拉学会了识别和抵抗反复出现的关于完美主义的信念,逐渐用更平衡和自我同情的观点取代了极端的思维。

萨拉的情绪症状出现在青春期晚期,从那时起,她就很难控制日益强烈的情绪。萨拉学会了使用正念技能将注意力聚焦在当下,有助于她减少沉思、焦虑和情绪化的行为。然而,萨拉有时会在正念活动中评价自己,批评自己注意力不集中,并得出结论说她缺乏精神上的自律。治疗师帮助萨拉重构了这些认知,将正念重新定义为一个关注当下、放松注意、再次将注意力引导回当下的连续过程。正念和认知重构因此交织在一起:当不适宜的想法被修正时,正念练习方可继续下去。总体而言,基于正念的方法帮助萨拉更有效地管理强烈的情绪;她学会了"暂停"情绪化的反应,并以做出有意图和智慧的回应。这种综合治疗方法帮助萨拉在被诊断为双相情感障碍后更好地了解她的"新常态",并增加了自信。最终,萨拉从治疗中恢复过来,表现为抑郁减轻、自我效能感增强、对自己独特的特质和能力有了更深的认识和欣赏。

■ 案例 2

查伦是一名 36 岁的西班牙裔女性,最初来访是为了治疗严重的抑郁。她表现为悲伤的情绪、长期的孤独、被认为没有价值、对过去喜欢的活动失去兴趣、无法完成家务、难以集中注意力,以及消极的自杀念头。她还强调,她每天吸食大麻是为了减少焦虑,在夜间尤甚。查伦遵医嘱每日服用100 mg的氟西汀。查伦表示由于再也找不到治疗动力，她告别了一段时间的咨询工作。她和丈夫住在一起，丈夫是一名木匠，为家里提供收入。查伦报告说，她从十几岁起就断断续续地出现了抑郁症状。她有消极的自杀念头史，但从未试图自杀，也没有因精神疾病而住院。当被问及轻躁狂或躁狂的症状时，她回答无病史。然而，父亲在她整个童年时期都患有Ⅰ型双相情感障碍，并多次因自杀未遂而住院。

一开始，查伦用CBT治疗抑郁。查伦和治疗师一起确定了治疗目标，包括恢复工作、每周完成家务，以及学习管理悲伤情绪的技能。治疗师和查伦讨论了CBT如何针对她的症状。在前3次治疗中，查伦接受了有关抑郁的心理教育。她学会了如何使用行为追踪记录和情绪日记来追踪自己的情绪、日常行为和服药依从性。治疗师和查伦讨论了她的思维（"我一文不值""我的丈夫应该得到更好的""我不再是过去的我了"）是如何影响情绪（悲伤、羞愧、内疚），从而影响行为（卧床、逃避家务、不出门）的。治疗师还描述了以愉悦和胜任力为导向的活动如何能减轻查伦的抑郁症状。治疗师和查伦确定了她能够同时增加愉悦和胜任力的目标活动，如烘焙和清洗盘子。

在第4次和第5次治疗中，查伦开始表现出轻微的情绪高涨，她说是因为激发了她参加社会活动的渴望和提升了她完成治疗相关任务的能力。查伦在治疗中的语言同样增加了。考虑到查伦的双相情感障碍家族史，治疗师和查伦讨论了她目前正在经历轻躁狂的可能性。治疗师还为查伦提供了治疗轻躁狂的行为技能，如48小时规则。

治疗师和查伦确定了S.M.A.R.T.［具体(S)、可衡量(M)、可实现(A)、现实(R)、及时(T)］的目标。确定的目标包括每周至少3天到户外步行15分钟。治疗师还向查伦展示了如何完成思维记录，即当她识别出负性自动思维（如"我太懒了"）时，在记录中收集支持和反对这些思维的证据。查伦学会了如何整合支持和反对思维的证据，以实现更平衡的思考。例如，"虽然我难以完成家务，但我还是会接受治疗，以明确能够帮助改善现状的策略；我也重新开始了烘焙，每周至少洗一次盘子。"

第6次治疗时，查伦的行为和外表发生了进一步的显著变化。查伦通常穿着牛仔裤和T恤来参加治疗，但她来参加第6次治疗时，穿着蓝色长裙、浓妆艳抹、留着新发型。查伦明显更快乐了，经常微笑和咯咯地笑。当治疗师问起查伦的外貌和性情变化时，查伦回答说，她感觉自己"兴奋""有活力"。她说，在过去的一周里情绪很高涨、睡眠需求减少；在过去的几个晚上，她每晚都睡大约两个小时，仍然感觉精力充沛。她大声说，她白天都会烤几十块曲奇，晚上会去酒吧和男人调情。很明显，查伦正经历着躁狂发作。当治疗师和查伦讨论这个问题时，查伦很生气，她说她一生都在努力确保自己不会患上双相情感障碍，因为患有双相情感障碍的父亲造成了她困难的童年经历。治疗师证实了查伦的负面情绪，并温和地提醒查伦，我们是否患上该病并不是努力不努力的问题，而是身心素质（易感体质，如精神疾病家族史）和压力源（负性生活经历，如失业）的结合。

在第7~9次治疗中，治疗师提供关于双相情感障碍的心理教育，开导查伦对新诊断（Ⅰ型双相情感障碍)的负性情绪,并专注于帮助查伦减少冲动行为、质疑过度积极的想法、保持一贯的睡眠时间表的策略。治疗师还结合了 DBT 技能,包括对当前情绪的全然接受和正念,以帮助查伦适应双相情感障碍的生活并更好地理解自身情绪。查伦的治疗还包括采用源于 MBCT 的以自我同情心为导向的练习(如自我引导的冥想)。治疗师和查伦的精神科医生沟通,后者停止了氟西汀的治疗,并开始使用锂盐。第 10~12 次治疗包括制订预防复发的计划,并回顾查伦针对抑郁和躁狂症状所练习的技巧。查伦完成了治疗,对其思想、感觉和行为之间的关系有了更深入的了解,增加了自我同情心,还可使用一个技能工具包管理抑郁和躁狂症状。

总结与未来展望

在本章中,我们回顾了旨在监测情绪、识别复发的警告信号,介绍了治疗抑郁和躁狂症状的标准 CBT、基于 CBT 的治疗(如以家庭为中心的治疗、心理教育),以及其他基于 CBT 的"第三次浪潮"(MBCT 和 DBT)治疗方式。我们还探索了数字认知行为治疗对双相情感障碍患者的潜力,并提供了两个强调综合治疗方法的案例。

未来双相情感障碍的工作应该继续注重于 DBT 的传播,这目前在临床试验中仍然关注的相对较少。广泛应用基于网络的心理社会干预治疗双相情感障碍,可以为更多难以进行面对面治疗的患者提供实证支持的照护。将简单但有效的线上干预措施与同步的真人治疗部分进行整合和优化,是未来更广泛地研究心理社会护理的一个重要领域,包括在双相情感障碍患者中的研究[42]。

值得注意的是,许多双相情感障碍患者经历着精神疾病和其他疾病的共病。双相情感障碍中最常见的两种精神科共病是焦虑障碍和物质使用障碍[41]。尽管在双相情感障碍中普遍存在这些和其他精神疾病的共病,但很少有专门设计、评估和证实的干预措施来有效地解决这类人群的共病情况。未来在这一领域的工作应关注于发现可能导致这些共病的发生过程,并随后根据已确定的过程制订干预措施。这项工作的理念与临床科学从只关注终点到关注变化机制的转向是一致的[43]。除了合并精神疾病外,许多双相情感障碍患者还经历着值得额外关注的其他共病。例如,超重或肥胖与双相情感障碍之间存在联系[44]。合并双相情感障碍和超重或肥胖的患者表现出与有损健康相关的行为(如不良饮食和营养习惯)的比率增加,从而增加心血管疾病和共病(如高血压、高脂血症、糖尿病等)的风险[45,46]。对于合并双相情感障碍和超重或肥胖的患者,持续关注干预措施的组成,对于应对身体健康的挑战是很重要的。

最后,网络分析和机器学习在个性化医疗或针对特定患者的干预措施中的应用潜力很有前途。网络分析确定精神症状之间的关系,以及症状之间的潜在因果关系。虽然双相情感障碍的网络分析研究还处于初级阶段,但这项工作有可能阐明在不同病程中出现的关键症状以及症状之间的关系[47]。理想情况下,可以进一步利用网络分析的优势,通过为每位患者创建独特的网络,将其转化应用于临床。同样,机器学习方法可以用于创建针对每位患者的独特干预措施。尽管精准医学面临一些障碍(例如,可能与更高的成本相关,需要额外的努力来确保精准医学工具的准确实施)[48],但运用这些技术创造靶向特定患者(如治疗史、人口学特征、现病史、症状组合)的仔细而准确的"干预包"的能力,在精神科和心理治疗领域展现出一个令人兴奋的未来工作方向。

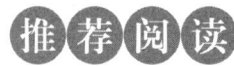

1. Basco MR. The bipolar workbook: tools for managing your mood swings. 2nd ed. New York: Guilford Press; 2015.
2. Lam DH, Jones SH, Hayward P, Bright JA. Cognitive therapy for bipolar disorder. Chichester: Wiley; 1999.
3. Miklowitz DJ. Bipolar disorder: a family-focused treatment approach. 2nd ed. New York: Guilford Press; 2008.
4. Miklowitz D, Gitlin MJ. Clinician's guide to bipolar disorder: integrating pharmacology and psychotherapy. New York: Guilford Press; 2014.
5. Miklowitz D. The Bipolar Survival Guide: what you and your family need to know. 2nd ed. New York: Guilford Press; 2011.
6. Newman CF, Leahy RL, Beck AT, Reilly-Harrington N, Gyulai L. Bipolar disorder: a cognitive therapy approach. Washington, DC: American Psychological Association; 2002.
7. Roberts SM, Sylvia LG, Reilly-Harrington NA. The bipolar Ⅱ disorder workbook: managing recurring depression, hypomania, and anxiety. Oakland, CA: New Harbinger Publications, Inc.; 2014.
8. Otto MW, Reilly-Harrington N, Kogan JN, Henin A, Knauz RO, Sachs GS. Managing bipolar disorder: a cognitive behavior treatment program therapist guide. New York: Oxford University Press; 2009.
9. Otto MW, Reilly-Harrington N, Kogan JN, Henin A, Knauz RO, Sachs GS. Managing bipolar disorder: a cognitive behavior treatment program workbook. New York: Oxford University Press; 2009.

参考文献

[1] Association AP. Diagnostic and statistical manual of mental disorders (DSM-5®). Washington, DC: American Psychiatric Pub; 2013.
[2] Merikangas KR, Akiskal HS, Angst J, Greenberg PE, Hirschfeld RM, Petukhova M, et al. Lifetime and 12-month prevalence of bipolar spectrum disorder in the National Comorbidity Survey replication. Arch Gen Psychiatry. 2007;64(5):543-552.
[3] Judd LL, Akiskal HS, Schettler PJ, Endicott J, Maser J, Solomon DA, et al. The long-term natural history of the weekly symptomatic status of bipolar I disorder. Arch Gen Psychiatry. 2002;59(6):530-537.
[4] Perlis RH, Ostacher MJ, Patel JK, Marangell LB, Zhang H, Wisniewski SR, et al. Predictors of recurrence in bipolar disorder: primary outcomes from the systematic treatment enhancement program for bipolar disorder (STEP-BD). Am J Psychiatry. 2006;163(2):217-224.
[5] Miklowitz DJ, Efthimiou O, Furukawa TA, Scott J, McLaren R, Geddes JR, et al. Adjunctive psychotherapy for bipolar disorder: a systematic review and component network meta-analysis. JAMA Psychiatry. 2021;78(2):141-150.
[6] Salcedo S, Gold AK, Sheikh S, Marcus PH, Nierenberg AA, Deckersbach T, et al. Empirically supported psychosocial interventions for bipolar disorder: current state of the research. J Affect Disord. 2016;201:203-214.
[7] Sachs GS, Thase ME, Otto MW, Bauer M, Miklowitz D, Wisniewski SR, et al. Rationale, design, and methods of the systematic treatment enhancement program for bipolar disorder (STEP-BD). Biol Psychiatry. 2003;53(11):1028-1042.
[8] First MB, Spitzer RL, Gibbon M, Williams JB. Structured clinical interview for DSM-IV axis I disorders-patient edition (SCID-I/P, version 2.0). New York: Biometrics Research Department, New York State Psychiatric Institute; 1995. p.722.
[9] Sheehan DV, Lecrubier Y, Sheehan KH, Amorim P, Janavs J, Weiller E, et al. The mini-international neuropsychiatric interview (M.I.N.I.): the development and validation of a structured diagnostic psychiatric interview for DSM-IV and ICD-10. J Clin Psychiatry. 1998;59(Suppl 20):22-33; quiz 4-57.
[10] Miklowitz DJ, Johnson SL. The psychopathology and treatment of bipolar disorder. Annu Rev Clin Psychol. 2006;2:199-235.

[11] Beck JS. Cognitive behavior therapy: basics and beyond. 2nd ed. New York: Guilford Press; 2011.
[12] Otto M, Reilly-Harrington N, Kogan JN, Henin A, Knauz RO, Sachs GS. Managing bipolar disorder: a cognitive behavior treatment program therapist guide. New York: Oxford University Press; 2008.
[13] Swann AC. Impulsivity in mania. Curr Psychiatry Rep. 2009;11(6):481-487.
[14] Newman CF, Leahy RL, Beck AT, Reilly-Harrington NA, Gyulai L. Bipolar disorder: a cognitive therapy approach. Washington, DC: American Psychological Association; 2002.
[15] Tijssen MJ, Van Os J, Wittchen HU, Lieb R, Beesdo K, Wichers M. Risk factors predicting onset and persistence of subthreshold expression of bipolar psychopathology among youth from the community. Acta Psychiatr Scand. 2010;122(3):255-266.
[16] Colom F, Vieta E, Tacchi MJ, Sánchez-Moreno J, Scott J. Identifying and improving non-adherence in bipolar disorders. Bipolar Disord. 2005;7(Suppl 5):24-31.
[17] Keck PE Jr, McElroy SL, Strakowski SM, West SA, Sax KW, Hawkins JM, et al. 12-month outcome of patients with bipolar disorder following hospitalization for a manic or mixed episode. Am J Psychiatry. 1998;155(5):646-652.
[18] Scott J, Pope M. Self-reported adherence to treatment with mood stabilizers, plasma levels, and psychiatric hospitalization. Am J Psychiatry. 2002;159(11):1927-1929.
[19] Sajatovic M, Levin J, Fuentes-Casiano E, Cassidy KA, Tatsuoka C, Jenkins JH. Illness experience and reasons for nonadherence among individuals with bipolar disorder who are poorly adherent with medication. Compr Psychiatry. 2011;52(3):280-287.
[20] Kleindienst N, Greil W. Are illness concepts a powerful predictor of adherence to prophylactic treatment in bipolar disorder? J Clin Psychiatry. 2004;65(7):966-974.
[21] Miklowitz DJ, Chung B. Family-focused therapy for bipolar disorder: reflections on 30 years of research. Fam Process. 2016;55(3):483-499.
[22] Deckersbach T, Holzel B, Eisner L, Lazar SW, Nierenberg AA. Mindfulness-based cognitive therapy for bipolar disorder. New York: Guilford Press; 2014.
[23] Lovas DA, Schuman-Olivier Z. Mindfulness-based cognitive therapy for bipolar disorder: a systematic review. J Affect Disord. 2018;240:247-261.
[24] Xuan R, Li X, Qiao Y, Guo Q, Liu X, Deng W, et al. Mindfulness-based cognitive therapy for bipolar disorder: a systematic review and meta-analysis. Psychiatry Res. 2020;290:113116.
[25] Linehan M. DBT skills training manual. New York: Guilford Press; 2014.
[26] DiRocco A, Liu L, Burrets M. Enhancing dialectical behavior therapy for the treatment of bipolar disorder. Psychiatry Q. 2020;91(3):629-654.
[27] Van Dijk S, Jeffrey J, Katz MR. A randomized, controlled, pilot study of dialectical behavior therapy skills in a psychoeducational group for individuals with bipolar disorder. J Affect Disord. 2013;145(3):386-393.
[28] Eisner L, Eddie D, Harley R, Jacobo M, Nierenberg AA, Deckersbach T. Dialectical behavior therapy group skills training for bipolar disorder. Behav Ther. 2017;48(4):557-566.
[29] Afshari B, Omidi A, Ahmadvand A. Effects of dialectical behavior therapy on executive functions, emotion regulation, and mindfulness in bipolar disorder. J Contemp Psychother. 2019;50:1-9.
[30] Chan S, Li L, Torous J, Gratzer D, Yellowlees PM. Review of use of asynchronous technologies incorporated in mental health care. Curr Psychiatry Rep. 2018;20(10):85.
[31] Liu JY, Xu KK, Zhu GL, Zhang QQ, Li XM. Effects of smartphone-based interventions and monitoring on bipolar disorder: a systematic review and meta-analysis. World J Psychiatry. 2020;10(11):272-285.
[32] Depp CA, Ceglowski J, Wang VC, Yaghouti F, Mausbach BT, Thompson WK, et al. Augmenting psychoeducation with a mobile intervention for bipolar disorder: a randomized controlled trial. J Affect Disord. 2015;174:23-30.
[33] Murray G. What would digital early intervention for bipolar disorder look like? Theoretical and translational considerations for future therapies. Front Psych. 2019;10:599.
[34] Plante DT, Winkelman JW. Sleep disturbance in bipolar disorder: therapeutic implications. Am J Psychiatry. 2008;165(7):830-843.
[35] Harvey AG. Sleep and circadian rhythms in bipolar disorder: seeking synchrony, harmony, and regulation. Am J Psychiatry. 2008;165(7):820-829.
[36] Grandin LD, Alloy LB, Abramson LY. The social zeitgeber theory, circadian rhythms, and mood disorders: review and evaluation. Clin Psychol Rev. 2006;26(6):679-694.
[37] Roehrs T, Roth T. Caffeine: sleep and daytime sleepiness. Sleep Med Rev. 2008;12(2):153-162.
[38] Harvey AG, Kaplan KA, Soehner AM. Interventions for sleep disturbance in bipolar disorder. Sleep Med Clin. 2015;10(1):101-105.
[39] Morton E, Murray G. Assessment and treatment of sleep problems in bipolar disorder-a guide for psychologists and clinically focused review. Clin Psychol Psychother. 2020;27(3):364-377.
[40] Gold AK, Sylvia LG. The role of sleep in bipolar disorder. Nat Sci Sleep. 2016;8:207-214.
[41] McElroy SL, Altshuler LL, Suppes T, Keck PE Jr, Frye MA, Denicoff KD, et al. Axis I psychiatric comorbidity and its relationship to historical illness variables in 288 patients with bipolar disorder. Am J Psychiatry. 2001;158(3):420-426.
[42] Andersson G, Titov N. Advantages and limitations of internet-based interventions for common mental disorders. World Psychiatry. 2014;13(1):4-11.
[43] Nielsen L, Riddle M, King JW, Aklin WM, Chen W, Clark D, et al. The NIH science of behavior change program: transforming the science through a focus on mechanisms of change. Behav Res Ther. 2018;101:3-11.
[44] Elmslie JL, Silverstone JT, Mann JI, Williams SM, Romans SE. Prevalence of overweight and obesity in bipolar patients. J Clin Psychiatry. 2000;61(3):179-184.

[45] Krishnan KR. Psychiatric and medical comorbidities of bipolar disorder. Psychosom Med. 2005;67(1):1-8.
[46] Soreca I, Fagiolini A, Frank E, Houck PR, Thompson WK, Kupfer DJ. Relationship of general medical burden, duration of illness and age in patients with bipolar I disorder. J Psychiatr Res. 2008;42(11):956-961.
[47] Weintraub MJ, Schneck CD, Miklowitz DJ. Network analysis of mood symptoms in adolescents with or at high risk for bipolar disorder. Bipolar Disord. 2020;22(2):128-138.
[48] Manchia M, Pisanu C, Squassina A, Carpiniello B. Challenges and future prospects of precision medicine in psychiatry. Pharmgenomics Pers Med. 2020;13:127-140.

第11章
强迫症的认知行为治疗：
三种不同实证支持干预策略的综合指南

Cognitive-Behavior Therapies for Obsessive-Compulsive Disorder：
An Integrative Guide to Three Different Empirically Supported Interventions

伊瓦尔·斯诺拉松	诺厄·C. 伯曼	佐伊·E. 洛基	萨拜因·威廉
Ivar Snorrason	Noah C. Berman	Zoë E. Laky	Sabine Wilhelm

陈如梦　陈剑华·译　从恩朝　徐一峰·校

临床表现和分类

强迫症（obsessive-compulsive disorder，OCD）的特征是强迫观念和（或）强迫冲动[1]。强迫观念是反复出现的侵入性想法、冲动或图像，会给患者带来痛苦或不适；强迫冲动则是为了减轻与强迫观念相关的痛苦或感知到的威胁而做出的行为或心理举动。强迫观念和强迫冲动的内容各不相同，但症状往往属于四大类：①对污染的强迫观念和清洗或清洁冲动；②对意外伤害的强迫观念和检查冲动；③与精确性或完整性相关的强迫观念和冲动；④禁忌观念以及与其有关的冲动（如涉及性、暴力或宗教事务的侵入性想法）。

在《精神障碍诊断与统计手册》(DSM)中,强迫症一直被归类为焦虑障碍。而 DSM-5 将强迫症与躯体变形障碍、囤积障碍、拔毛症(也称拔毛癖)及抓痕(皮肤搔抓)障碍一起单独列为"强迫及相关障碍"。

强迫症的解释模型

■ 心理因素

心理因素被认为与强迫症状的形成有关。适应不良的核心信念和认知可能会助长对危险的感知[2],从而导致人们认为自己的侵入性想法是重要和有意义的。进而,对自身想法意义的灾难性曲解会加剧并维持强迫症状[3,4]。此外,一些元认知也与强迫症状有关,即个体想法的重要性、可控性,对伤害的责任感膨胀,对威胁的过高估计,完美主义和对不确定性的难以忍受[5]。

■ 生物学因素

强迫症的生物学相关因素也已被证实,包括异常的大脑回路和神经递质。在大脑回路方面,研究表明强迫症患者的前额叶眶皮质、纹状体和丘脑表现出过度活跃[6]。此外,还观察到强迫症患者体内的神经递质血清素水平不足,而血清素是大脑中的一种神经递质[7]。有证据表明,强迫症具有家族遗传性,双生子研究表明,遗传易感性在强迫症中起着重要作用[8,9]。而越来越多的证据支持这样一种假设,即感染(如链球菌)可能会导致具有强迫症遗传倾向的儿童患强迫症[10]。值得注意的是,链球菌相关小儿自身免疫性神经精神障碍(pediatric autoimmune neuropsychiatric disorder associated with streptococcus,PANDAS),这种强迫症的亚型似乎并不常见[10]。

■ 环境因素

怀孕和创伤经历等环境因素也可能影响强迫症状的发展和维持。因此,怀孕、分娩及相关的压力可能会导致新手父母开始产生不想要的伤害孩子的侵入性想法[11]。临床工作者必须认识到,这类想法不是父母想要的,也不包含意图或目的,且是有问题的,因为其与个人的价值观和信仰体系极不和谐。此外,一些经历过急性创伤的人可能会出现类似强迫症的症状[12,13]。

流行病学和病程

有 2%~2.5% 的人患有强迫症[14,15],在成人群体中,女性患者略多于男性,但在儿童群体中,男性患者略多于女性[16]。如果得不到治疗,强迫症的病程可能是慢性的。强迫症可能在任何年龄发病,但最常见的是青春期或成年早期。儿童期发病也很常见[17]。

共病和鉴别诊断

强迫症与焦虑障碍和心境障碍的共病率很高,包括抑郁症(37%)、广泛性焦虑症(31%)、广场恐惧症或恐怖症(22%)及社交焦虑症(15%)[18]。而且,强迫及相关障碍,如躯体变形障碍,与强迫症的共病率也很高(25%)[19]。

不仅如此,强迫症状,包括侵入性思维、图像、冲动及旨在减轻痛苦的重复行为,还与其他心理障碍症状存在共病。具体包括:①对自己外貌的缺陷耿耿于怀并反复照镜子的人,最好归类为躯体变形障碍;②对现实生活中的问题过度担忧的人,可能患有广泛性焦虑症;③对自己患有某种疾病过分耿耿于怀的人,最好归类为疾病焦虑症(以前称为疑病症);④存在重复性行为(包括抠皮肤、拔头发或刻板动作)的人,可能更适合归类为拔毛癖、皮肤搔抓障碍和刻板运动障碍(stereotypic movement disorder)[1]。

■ 诊断性访谈

·DSM-5结构化临床访谈-临床医生版(Structured Clinical Interview for DSM-5 Disorders - Clinician Version, SCID-5-CV)[20]:是由临床医生负责实施的半结构化访谈,可根据DSM-5评估各种精神障碍。

·DSM-5焦虑障碍访谈表(Anxiety Disorders Interview Schedule for DSM-5, ADIS-5)[21]:是由临床医生负责实施的半结构化访谈,用于评估强迫及相关障碍,以及一系列其他诊断,包括焦虑障碍、心境障碍和创伤相关障碍。对症状严重程度的评分采用维度量表,作为对分类评分的一种补充,分类评分表明是否符合特定障碍的诊断标准。

·焦虑障碍、心境障碍、强迫及相关神经精神障碍诊断访谈(Diagnostic Interview for Anxiety, Mood, and OCD and Related Neuropsychiatric Disorders, DIAMOND)[22]:是一种由临床医生负责实施的半结构化诊断访谈,旨在评估DSM-5对强迫及相关障碍和一系列其他障碍类别(包括心境障碍、焦虑障碍和进食障碍)的诊断标准。

■ 症状严重程度评估

·耶鲁-布朗强迫量表(Yale-Brown Obsessive-Compulsive Scale, Y-BOCS)[23,24]:是一份由临床医生实施的量表,用于评估强迫症状的严重程度,与症状内容无关。Y-BOCS包括综合症状核对表和严重程度量表。严重程度量表由10个条目组成,从频率、强度、可控性、阻抗及对日常生活的干扰等方面对强迫观念和强迫冲动进行测量。

·强迫症量表-修订版(Obsessive-Compulsive Inventory-Revised, OCI-R)[25]:是一份包含18个条目的自我报告量表,涉及六个方面,即清洗、检查、强迫观念、精神中和、排序及囤积,会根据过去一个月内各方面强迫症状的严重程度进行评定。

·**强迫维度量表（Dimensional Obsessive-Compulsive Scale，DOCS）**[26]：是一份包含20个条目的自我报告量表，用于评估强迫症状的严重程度。该量表涉及强迫症状的四个维度，包括污染、对伤害和错误的责任、对称性和不完整性，以及不可接受的想法。

■ 变化进程评估

·**强迫观念问卷（Obsessional Beliefs Questionnaire，OBQ）**[5]：是一份自我报告测量，用于评估与强迫症相关的信念；共有44个条目，评估三个领域，包括想法的重要性和控制感、对伤害责任的夸大、完美主义或对确定性的担忧。

·**思维行动融合量表（Thought Action Fusion Scale，TAFS）**[27]：是一份包含19个条目的自我报告量表，用于评估奇特思维的两个组成部分。具体来说，评估的是由于对事件的思考而增加了事件发生可能性的信念（TAF可能性），以及认为不可接受的想法在道德上等同于实际采取相关行动的信念（TAF道德）。

·**接纳与行动问卷-Ⅱ（Acceptance and Action Questionnaire-Ⅱ，AAQ-Ⅱ）**[28]：是一份包含7个条目的自我报告量表，用于评估心理健康情境下的心理灵活性（如"我痛苦的回忆使我无法拥有充实的生活"）；得分越高，显示更低的心理灵活性和更严重的心理问题。

认知行为治疗

大量证据表明，认知行为治疗（CBT）是治疗强迫症的有效方法[29]。在本节中，我们将介绍三种循证干预方法，即认知治疗（CT）、暴露与反应预防治疗（ERP）、接纳与承诺治疗（ACT）。

■ 认知治疗

概述

认知治疗（CT）基于强迫症的认知模型[30]。根据这一模型，当正常的心理事件（如不寻常的自我紧张性思维）被（错误地）评价为对个人具有重要意义或危险时，就会产生强迫症[30]。错误评价被认为源于僵化和功能失调的核心信念（如膨胀的责任感、完美主义或对确定性的渴望）。该模型还认识到，过度试图中和与抑制强迫症，会增加其显著性和强度。因此，CT的一个主要目标就是帮助来访者改变不良的评价和潜在的核心信念并抵制适得其反的中和尝试[31-33]。

常见策略

在治疗初期，治疗师会向来访者讲解强迫症的认知模式。首先，让来访者认识到侵入性思维和对侵入性思维的评价之间的区别。例如,将某人推到火车前的侵入性想法可以被评价为一个良性的心理事件(如"这是一个奇怪的想法"),也可以被评价为指向个人的、令人震惊的想法(如"有这种想法意味着我是一个有暴力倾向的人,我可能会杀人")。治疗师随后指出,自我不协调的精神侵入其实是人的正常心理特征[34],正常侵入和强迫症的主要区别在于评价。最后,治疗师会说明试图压制、中和或回避强迫症是如何使其变得更加频繁和强烈的。一旦来访者熟悉了该模型,治疗师和来访者就会根据来访者的症状和经历,共同创建其量身定制的个案概念化。然后,治疗工作转向使用经典的认知重构技术,来修正适应不良的评价或误解[31-33]。

CT通常是以一种"合作经验主义"的理念进行的,治疗师和来访者共同使用证据来评估来访者的评价和核心信念。CT有多种治疗策略,具体采用哪种方法取决于来访者的症状和信念。苏格拉底式提问是CT的核心技术。在这种方法中,治疗师与来访者进行对话,旨在评估特定评价或信念的准确性和益处。治疗师会避免做出预设,而是以"尊重的好奇心"来处理问题,促使来访者阐述自己的经历和信念。治疗师通常会提出一系列问题,旨在唤起来访者对某一信念起源的反思、对支持和反对该信念证据的思考,以及对其他观点的考虑。很重要的一点是,在使用苏格拉底式提问时,治疗师会避免做出陈述或提供解释,而是试图帮助来访者得出自己的结论。

另一种常用的方法是箭头向下技术。在这种方法中,我们会越来越具体地询问来访者,为什么某个特定的触发因素或情境会唤起恐惧(如"如果这种想法是真的,对你意味着什么?")。这种技术在治疗的早期阶段非常有用,因为它有助于澄清来访者的恐惧和潜在信念。在治疗的后期,这种方法可以用来检查和挑战适应不良的信念。CT中还有其他技术直接评估支持和反对信念或假设的证据。例如,思维记录是一种有用的工具,它允许来访者系统地评估支持和反对某一信念的证据。"法庭技术"是另一种CT技术,它要求来访者对错误的评估进行逻辑论证。同样,在CT中也会使用各种思想实验、隐喻、故事及类比,以此来促进对错误评价和功能失调信念的洞察[33]。行为实验可用于在现实生活中直接测试来访者所担心的结果情况[35]。

■ 暴露与反应预防治疗

概述

暴露与反应预防(ERP)[36,37]的基本原理是,如果不采取任何安全行为,直接面对恐惧(但安全的)刺激将导致恐惧的减少[38]。顾名思义,ERP大致包括两种治疗策略,即暴露(接近恐惧刺激)和反应预防(抵制强迫行为)。暴露练习根据恐惧刺激的差异有多种形式(见后文),但往往遵循两个基本原则:①暴露在一段时间内持续并重复进行;②在暴露过程中,来访者应努力抵制强迫和回避行为。

现实暴露

现实暴露涉及在"现实生活"中面对唤起强迫症的触发因素或线索。触发因素可能包括特定的活动、情境、物体、词语或短语、照片或视频。以下是现实暴露练习的示例。

(1) 打开和关闭火炉(无须仔细检查),以唤起对于引发房屋火灾的强迫观念。

(2) 触摸公共建筑中的门把手,以唤起对污染的恐惧。

(3) 踩踏人行道裂缝,以唤起对厄运的迷信恐惧。

(4) 写一封存在错误的电子邮件,以唤起对出错后果的恐惧。

(5) 用笔抵住治疗师的脖子,以唤起对失去控制和刺伤他人的强迫性恐惧。

(6) 观看撒旦仪式的照片或视频,以唤起对宗教忌讳的强迫观念。

(7) 写下或说出"愚蠢"一词,以唤起对丧失智力的强迫性恐惧。

想象暴露

想象暴露是指生动地想象令人痛苦的想法或情境[39]。想象暴露对于那些被禁忌观念困扰并进行精神仪式(如镇压和抑制暴力、性或宗教观念)的来访者尤为重要。想象暴露法之所以有用,是因为它可以让来访者直面那些不道德、不切实际或不可能亲身面对的恐惧情境(如害怕被附身、害怕日后得癌症、害怕毒害孩子)。通常情况下,来访者会被要求写一个剧本(1~2页),在脚本中详细描述侵入性想法和最坏的情况(如"我忘记关炉子,火很快从厨房蔓延到走廊")。目的是故意激起强迫观念和相关的痛苦。为了达到最大的情感效果,建议以现在时态和第一人称描述情景(如"我正用刀刺伤女儿")。之后,来访者通过阅读剧本和想象场景来面对恐惧。通常,来访者会将自己朗读剧本的过程录制下来,然后通过反复聆听录音来唤起恐惧。

反应预防

反应预防是暴露与反应预防治疗的重要组成部分。反应(如仪式或强迫行为)是指任何心理或行为反应,其功能是调节困扰或降低与强迫观念相关的感知风险。无论是现实暴露练习,还是想象暴露练习,反应预防都很重要。因此,在进行暴露练习之前,治疗师和来访者通常会制订仪式预防策略。我们还鼓励来访者在指定的暴露练习之外,即强迫观念出现的任何时候,抵制对强迫观念做出反应。抵制强迫观念,对某些来访者来说可能非常困难。在尝试完全抵制强迫观念之前,通常有必要练习延迟强迫观念的出现,或以一种减弱的方式来练习。

恐惧等级

现实暴露和想象暴露都会让人非常痛苦。在安排首次暴露练习之前,治疗师和来访者一起建立一个恐惧等级——按难度排序的暴露与反应预防练习的列表。常见的做法是让来访者用"主观痛苦程度评分量表"从0(无痛苦)到100(极度痛苦)来评定不同触发因素的痛苦程度。建议来访者在进行更具挑战性的暴露练习之前,先面对能引起适度焦虑的恐惧刺激。

处理

在暴露过程中和暴露之后,治疗师会帮助来访者处理感受,并确定练习的主要"收获"。例如,来访者可能会发现害怕的结果并没有发生,或者发生的可能性比预期的要小。来访者还可能了解到,"倾听"恐惧而不进行抵抗仪式,往往会减轻而不是增加焦虑。他们还可能意识到,同样的诱因重复出现时,产生的焦虑也会减少。即使焦虑没有明显减轻,来访者也会了解到,他们能够比预期更好地忍受和控制痛苦。

■ 接纳与承诺治疗

概述

接纳与承诺治疗(ACT)有两个首要目标[40]:第一个目标是帮助来访者从根本上改变他们对强迫观念和焦虑观念等内部事件的体验与反应方式(接纳);第二个目标是帮助来访者觉察和深入理解自己的个人生活价值观(如勇敢无畏、注重人际联结),并不断选择采取与价值观相一致的行动,而不管内心感受如何(承诺)。

六边形的接纳与承诺治疗

最终,ACT旨在帮助来访者发展心理灵活性,即在参与有个人意义的活动时,能够心甘情愿地体验内部事件的本质,而不试图控制它们[40]。为了促进心理灵活性,ACT以6个核心过程为目标:①体验式接纳,包括接纳并自愿体验内部事件(如强迫、焦虑),而不对其进行评判或试图改变它们。要发展体验式接纳,个体必须克服体验式回避的自然倾向,即回避或逃避令人厌恶的内部事件的正常人类反应。②认知解离(也称为去心理化),是指与内部事件拉开心理距离的过程。我们的目标是体验思想和情感的真实面目(如一闪而过的感觉、文字或图像流),而不是纠缠于其内容或意义(如"我不够格")。③对当下的觉察,是指不做评价或判断,不关注过去或未来,用心关注"此时此地"。④作为背景的自我(也称为观察自我),是指将心理体验视为发生在自我内部的事件。这种观点允许我们脱离"概念化的自我"(即我们创造的关于自己的信念和故事),并要求我们具有元意识(如"我注意到我有自己不够好的想法")。⑤价值观,是一个人关心的品质(如做一位慈爱的父亲),不可能完全实现,但可以指导生活目标和日常活动。⑥承诺行动,是指一个人采取符合其价值观的具体行动(如父亲与子女共度美好时光)。

接纳与承诺治疗策略

在ACT中,治疗师使用讨论、隐喻和体验练习,并通过上述6个过程,促进心理灵活性。治疗的早期重点是帮助来访者:①区分内部事件(强迫观念)和对内部事件的反应(强迫行为);②认识到试图完全控制内部事件是徒劳无益的；③理解试图控制强迫观念（包括行为）会增加频率和强度。接纳将被作为另一种更可行的长期策略。这样，来访者的目标就会从试图控制强迫观念（行为），转变为心甘情愿地体验强迫观念并放弃仪式化。

接下来的治疗重点是前四个过程。目的是帮助来访者改变他们与强迫观念和其他内部事件的关系。认知化解练习可能包括给侵入性想法和情绪贴标签（如"我有一种被污染的想法""我正在经历恐惧的情绪"等）。练习还可以侧重于"外化"内心体验（如给"强迫症"起名字，把它当作另一个人，描述强迫症的颜色、形状和其他"物理"特征）。同样，来访者也可以练习用新的方式表达强迫观念（如用滑稽的声音说出强迫观念，或将侵入性思维大声唱出来）。体验式练习也很常用。例如，"溪流中的树叶"练习就是将内心事件想象成顺流而下的物品。目的是在当下体验内心事件，让它们"漂走"，而不要试图控制它们。通过体验式练习、说教式讨论和隐喻，将"自我"作为情境加以推广。目的是帮助来访者将内心体验视为观察到的短暂事件，而不是他们自身的真相。例如，在"棋盘隐喻"中，棋盘代表心灵，棋子代表思想和情感（如白子代表积极的思想，与代表消极思想的黑子形成对抗）。该比喻是一个有用的工具，可以说明将自己纠缠在思想和情感中（即从棋子的角度看待战斗）与将体验视为自我内部发生的短暂事件（即从棋盘的角度看待战斗）之间的区别。为了促进对有价值活动的承诺，治疗师通过回顾和反思不同生活领域（如人际关系、职业等）的个人价值观和目标，帮助来访者澄清他们的价值观。然后，以价值观和目标为指导，制订具体的行为承诺练习，即符合来访者价值观的日常活动。这些练习通常涉及对来访者个人有意义且重要，但由于强迫观念而难以参与的活动。以下是这类练习的示例：①强迫症患者尽管有令人不安的宗教观念，但仍决定参加教堂礼拜；②母亲尽管有伤害幼儿的强迫观念，但仍承诺晚上给幼儿洗澡；③青少年尽管害怕传播污染，但仍决定与朋友交往；④父亲尽管专注于心理计数仪式，但仍决定与家人共度时光。重要的是，无论强迫观念性质或痛苦的严重程度如何，来访者的目标都是充分参与这些活动。

■ 三种治疗方法之间的异同

CT、ERP 和 ACT 有许多相似之处，并且最终可能针对的是类似的过程。核心之处在于，这三种治疗方法都鼓励面对恐惧的活动和刺激，阻止回避和安全行为。但是，这三种治疗方法的理论基础不同，因此在具体干预方法上也有所不同。

在 ERP 中，暴露通常包括故意长时间接触恐惧刺激。从历史上看，ERP 治疗师认为恐惧的习惯化是暴露治疗的效果所在[38]。因此，减少主观恐惧被认为是暴露治疗的重要目标。最近，抑制性学习框架[41]（消退学习的著名理论[42]）为暴露治疗的效果提供了另一种解释。根据这一模型，恐惧消退并不会消除原有的恐惧记忆，而是会对情境产生一种新的、非威胁性的竞争性解释。然后，随着反复暴露于没有厌恶后果的刺激下，这种新的解释会越来越多地取代（即抑制）"旧的"恐惧解释。因此，安全学习而非习惯化，成为暴露训练的重点[43]。由于基础研究表明，新的学习关键取决于预期和实际结果之间的不匹配,抑制性学习理论的支持者建议治疗师在设计暴露时强调假设检验和"违反预期"[44]。研究还表明,消退学习高度依赖于情境,恐惧可能会在原始暴露情境之外重新出现[42]。因此,建议治疗师在不同的情境和刺激下进行暴露,以尽量减少复发的风险[44]。

CT 和 ACT 中的练习通常要求来访者与恐惧刺激进行互动,这与 ERP 类似。例如,行为实验通常涉及进入恐惧情境,以检验从错误信念中得出的假设。此外,ACT 还鼓励来访者参与引发恐惧的活动,如通过承诺完成行动作业。但是,CT 和 ACT 中的练习并不一定需要长时间、反复地暴露在恐惧刺激下。ACT 与 CT 和 ERP 的不同之处还在于,它明确关注与来访者个人价值观相一致的活动。ERP 和 CT 中的暴露或行为实验经常涉及有价值的活动;然而,这并不是这些干预的明确重点。

这三种治疗所针对的认知机制可能相似,但方法不同。例如,ERP 和 ACT 无疑有助于改变功能失调的信念[45];但 CT 更明确地针对错误评价和功能失调的信念。此外,ACT 在处理内部事件(如思想和情绪)的方法上也与 CT 和 ERP 不同。ACT 的重点不是改变信念、促进习惯化或最大化消退学习,而是增强心理灵活性和对内部体验的接纳。因此,治疗师不太关注思想或情绪的内容或强度,而更关注来访者如何与之相处。同样,CT 和 ERP 可能会促进接纳和心理灵活性,但它们并没有明确地针对这一点。

强迫症认知行为治疗的实证支持

多项随机对照试验证明了 CT、ERP 和 ACT 的疗效。研究发现,治疗师指导的 ERP 比积极的比较干预更有效,如焦虑管理[46]、渐进式肌肉放松[47]和自我指导的 ERP[48];也比无干预状态更有效,如安慰剂或候补名单对照[49,50]。此外,研究表明,将暴露策略与反应预防相结合比单独使用其中一种治疗方法更有效(见综述)[29]。这提示了不同治疗策略应同时应用,以获得最佳疗效。

虽然 ERP 一直被证明是有效的,但相当一部分来访者(约 25%[50])由于暴露的挑战性,而不愿意接受 ERP 治疗。以认知为基础的强迫症治疗方法,就是为了治疗这些患者而开发的[33,51],并且在减少强迫症状方面,其疗效可能与 ERP 相当[52]。事实上,威廉(Wilhelm)及其同事[53]在 CT 中采用了一种模块化方法,即患者只接受与其个性化强迫观念(如责任感膨胀、思想过于重要)相关的模块。研究结果表明,与候补对照组相比,接受 CT 的患者强迫症状的严重程度明显减轻,而且在 3 个月的随访中,他们的疗效得以维持。

虽然有许多研究对 ERP 和 CT 的治疗效果进行了比较,但大多数临床工作者都会同时使用这两种治疗方法,并根据来访者的需求量身定制干预措施(例如,如果来访者拒绝接受 ERP,则会为其提供 CT 疗程)。为了支持这种灵活的方法,最近的一项研究表明,在对强迫症进行个体

ERP 或 CT 治疗 2 年后，两种干预方法的效果仍然保持稳定，这反映了两种干预方法的持久性[54]。

最近的文献也显示，ACT 是一种治疗强迫症的有效方法[55,56]。一项随机对照试验显示[55]，ACT 优于放松治疗，ACT 组 55%～65% 的参与者在治疗后达到"应答状态"（即 Y-BOCS 评分 ≤14）。结果还显示，3 个月的随访结果保持了治疗效果。另一项研究比较了单纯的 ERP 和在 ACT 框架下实施的 ERP[56]。在治疗后，这两种方法在减少强迫症状方面同样有效（Y-BOCS 评分平均降低 55%），并且在 3 个月的随访中，这两种方法的疗效都得以维持。

研究还表明，通过互联网或智能手机进行强迫症的 CBT 是治疗有效的。与无指导治疗（自助治疗）相比，在临床医生或治疗师的指导下，这些基于技术的干预措施往往更为有效。随机对照试验的数据显示，与等待名单或其他被动对照条件相比，仅由非专业训练师提供低强度指导的基于技术的 CBT 可以产生中等程度的治疗效果[57]。因此，与传统的治疗师面对面开展的 CBT 相比，由技术指导的 CBT 可能是一种具有成本效益的强迫症治疗方法，可以在更大范围内推广。

案 例

威廉是一名 38 岁的非洲裔美国男子，自 22 岁起患有严重强迫症。最初的主要症状包括过分关注精确性和秩序；然而，在过去 4 年中，他的主要症状是害怕污染和强迫清洁/清洗。

在入院面谈期间，治疗师除了完成标准的诊断和精神评估外，还进行了 Y-BOCS 评估。威廉指出，他最担心的是感染艾滋病毒。进一步的评估表明，他的强迫性恐惧是由以下因素引发的：①出现类似流感症状的人；②媒体对艾滋病毒或艾滋病的描述；③靠近医院或在医生办公室；④意外的生理感觉（如腹部突然剧痛）或体征（如上臂的小瘀伤）。他的强迫行为包括过度寻求安慰、在网上查找有关艾滋病毒/艾滋病的资料、洗手、反复自我安慰（"我没事，这只是强迫症，我没有感染艾滋病毒"）、检查身体，以及在心理上监测身体的异常感觉。威廉还避开那些会引发强迫性关注的地方（如医生办公室、医院）和人（如任何生病的人）。

威廉的 Y-BOCS 严重程度基线得分为 28 分，显示为中度。具体来说，威廉的报告表明其强迫症状严重干扰了他的社交、工作和家庭功能。在保险销售工作中，他反复向同事询问自己的身体症状，避免参加任何有人看起来生病的会议，并经常花时间在互联网上搜索与他所经历的任何"奇怪"生理感觉有关的信息。在与女友和其他家庭成员的关系中，他不断地寻求安慰，并且由于其精神仪式而普遍难以集中精力，这导致了他的挫败感，最终使他失去了感情和支持。

在威廉开始接受每周一次的 CBT 时，治疗师向他传授了强迫症的认知行为模式以及认知和暴露治疗的原理。在威廉展示了对这一模型的理解后，他和治疗师共同制订了一个恐惧等级。相对容易的活动是观看有艾滋病毒感染者的电视节目，而更困难的活动则是坐在医院的候诊室里。

在理解了治疗的基本原则后,威廉对 ERP 带来的不适和焦虑产生了极大的犹豫。因此,治疗师决定先从 CT 开始,然后再进行首次暴露练习。在接下来的几次治疗中,威廉学会了几种认知技术,用于测试评估是否有效和有用,以及强迫行为是否必要。例如,威廉利用"法庭技术"来检验自己对伤害的误解(如高估自己感染艾滋病毒的可能性)。威廉就像在法庭上一样,练习争辩支持和反对他认为不寻常或意外的生理感觉表明感染艾滋病毒的具体证据。此外,威廉还通过概述感染艾滋病毒的所有必要步骤,努力计算他所担心的结果发生的概率。这些策略帮助威廉识别并改变了他对伤害可能性的错误评价。在另外两次治疗中,治疗师教威廉做了几个正念和认知化解练习,包括"溪流中的树叶"练习。

到第 6 次治疗时,威廉报告说他的主观症状有所减轻。随后,治疗师开始进行 ERP 治疗,该治疗以治疗早期形成的恐惧等级为指导。治疗师首先让威廉在 10 分钟内反复书写"艾滋病"一词。威廉监测了自己的主观焦虑和生理反应,并练习"克服"这种冲动,使之中和。

接下来,为了确定最合适的行为暴露方式,威廉和治疗师确定了以下会引发中度焦虑的情境,即坐在离医院急诊室一个街区远的路边。治疗师要求威廉观察自己的强迫冲动,主动感受自己不舒服的情绪,避免评判自己的内心体验,同时避免寻求安慰或采取回避行为。在家庭作业中,威廉被要求每天都做这项作业,如果一周下来,这项作业不再引发明显的焦虑,他就可以通过双手触地或与从医院出来的患者交谈来加强这种暴露。

除了现实暴露,威廉还完成了想象练习,目的在于改变他与感染艾滋病毒的恐惧之间的关系。为此,威廉录制了一个 60 秒钟的剧本朗读:在剧本中,他因不安全性行为感染了艾滋病毒,并且不确定自己的预后。威廉每次都要听 15~20 次,并被鼓励主动感受不舒服的内心体验,而不要试图改变它们。

经过 13 次治疗后,威廉的恐惧等级达到了最高级别,他表示自己的强迫仪式减少了,感觉自己更有能力忍受强迫性想法了。事实上,威廉已经有两个月没有为了获得保证而在互联网上搜索自己的艾滋病毒感染状况,他表示自己在过去的三周内也没有向家人寻求过保证。威廉的治疗师重新对他进行了 Y-BOCS 测验,结果是 11 分(属于非临床范围),这反映出他的症状在临床上有了明显的减轻。鉴于症状有所改善,威廉和治疗师改为每两周会面一次,并针对残余症状进行治疗。最终,威廉对 CBT 有了基本的掌握,可以逐渐实现自我治疗。

总结:三种治疗方法在临床实践中的整合

针对强迫症已开发出三种实证支持的心理治疗方法:CT、ERP 和 ACT。目前,还没有令人信服的证据表明其中一种治疗方法优于其他治疗方法。这三种治疗方法在随机对照试验中都被证明是有效的。然而,无论采用哪种干预措施,都有相当一部分患者症状无法得到充分改善。

如果临床工作者能够熟练掌握这三种治疗方法,将有机会为强迫症患者提供灵活、优质的临床服务[58]。当来访者对一种干预措施无法完全响应时,可以提供另一种干预措施。目前,还没有一种得到实证支持的策略可以根据来访者的特点匹配不同的干预措施。在缺乏这种策略的情况下,治疗师必须就首先尝试哪种干预做出明智的决定。治疗师可以考虑自己的专业知识和来访者的个人偏好。例如,有些来访者不愿意承受暴露的压力,因此可能会喜欢 CT 或 ACT,而不是 ERP。在某些情况下,治疗师可能会选择将干预措施结合起来。结合 CT 和 ERP 是一种常见的做法,CT 可以用来"缓和"ERP[33,38]。最近,结合 ERP 和 ACT 的治疗方案已逐渐流行起来[56]。当 ERP 和 ACT 相结合时,暴露和仪式预防被理解为符合来访者价值观的承诺行动。

即使不结合干预措施,临床工作者也可以利用这三种方法所提供的主要观点。例如,无论采用何种治疗方法,治疗师都可能认识到:①个体的恐惧是基于其对事件的解释;②直面恐惧可以起到很好的治疗作用;③每天参与有价值的活动,对保持快乐非常重要。无论是 CT、ERP 还是 ACT,这些原则都是正确的。

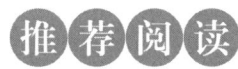

推荐阅读

网站

1. 国际强迫症基金会:www.ocfoundation.org.
2. 强迫症与家庭:www.ocdandfamilies.org.

自助图书

1. Baer, L. (2012). Getting control: overcoming your obsessions and compulsions. 3rd ed. New York: Penguin Group.
2. Foa, E. B., & Wilson, R. (2001). Stop obsessing! How to overcome your obsessions and compulsions (revised edition). New York: Random House Publishing Group.
3. Grayson, J. (2014). Freedom from obsessive-compulsive disorder: a personalized recovery program for living with uncertainty. New York: Penguin.

强迫症的 CBT 治疗师手册

1. Wilhelm, S., & Steketee, G.S. (2006). Cognitive therapy for obsessive compulsive disorder: a guide for professionals. Oakland, CA: New Harbinger Publications.
2. Abramowitz, J.S. (2006). Understanding and treating obsessive-compulsive disorder: a cognitive-behavioral approach. Mahwah, NJ: Lawrence Erlbaum Associates.
3. Foa, E.B., Yadin, E., & Lichner, T.K. (2012). Exposure and response (ritual) prevention for obsessive compulsive disorder: therapist guide. Oxford University Press.

基本 CBT 策略的治疗师手册

1. Beck, J. S. (2011). Cognitive behavior therapy: basics and beyond. 2nd ed. New York: Guilford Press.
2. Abramowitz, J.S., Deacon, B.J., & Whiteside, S.P.H. (2011). Exposure therapy for anxiety: principles and practice. New York: Guilford Press.
3. Hayes, S.C., Strosahl, K.D., & Wilson, K.G. (2011). Acceptance and commitment therapy: the process and practice of mindful change. New York: Guilford Press.

参考文献

[1] American Psychiatric Association (APA). Diagnostic and statistical manual of mental disorders. 5th ed. Arlington, VA: APA; 2013.

[2] Beck AT. Cognitive therapy and the emotional disorders. Oxford: International Universities Press; 1976.

[3] Rachman S. A cognitive theory of obsessions. Behav Res Ther. 1997;35:793-802.

[4] Rachman S. A cognitive theory of obsessions: elaborations. Behav Res Ther. 1998;36:385-401.

[5] Obsessive Compulsive Cognitions Working Group [OCCWG]. Psychometric validation of the obsessive belief questionnaire and interpretation of intrusions inventory: part 2, factor analyses and testing of a brief version. Behav Res Ther. 2005;43:1527-1543.

[6] Saxena S, Bota RG, Brody AL. Brain-behavior relationships in obsessive-compulsive disorder. Semin Clin Neuropsychiatry. 2001;6:82-101.

[7] Pigott TA, Seay SM. A review of the efficacy of selective serotonin reuptake inhibitors in obsessive-compulsive disorder. J Clin Psychiatry. 1999;60:101-106.

[8] Hanna GL, Fingerlin TE, Himle JA, Curtis GC, Boehnke M. A family study of obsessive-compulsive disorder with pediatric probands. Am J Med Genet. 2005;134:13-19.

[9] Nicolini H, Arnold P, Nestadt G, Lanzagorta N, Kennedy JL. Overview of genetics and obsessive-compulsive disorder. Psychiatry Res. 2009;170:7-14.

[10] Swedo SE, Leonard HL, Garvey M, Mittleman B, Allen AJ, Perlmutter S, Lougee L, et al. Pediatric autoimmune neuropsychiatric disorders associated with streptococcal infections: clinical description of the first 50 cases. Am J Psychiatry. 1998;155:264-271.

[11] Wisner KL, Peindl KS, Gigliotti T, Hanusa BH. Obsessions and compulsions in women with postpartum depression. J Clin Psychiatry. 1999;60:176-180.

[12] de Silva P, Marks M. The role of traumatic experiences in the genesis of obsessive-compulsive disorder. Behav Res Ther. 1999;37:941-951.

[13] Gershuny BS, Baer L, Parker H, Gentes EL, Infield AL, Jenike MA. Trauma and posttraumatic stress disorder in treatment-resistant obsessive-compulsive disorder. Depress Anxiety. 2008;25:69-71.

[14] Ruscio A, Stein D, Chiu W, Kessler R. The epidemiology of obsessive-compulsive disorder in the National Comorbidity Survey Replication. Mol Psychiatry. 2010;15(1):53-63.

[15] Weissman MM, Bland RC, Canino GJ, Greenwald S, Hwo HG, Lee CK, et al. The cross national epidemiology of obsessive compulsive disorder. J Clin Psychiatry. 1994;55:5-10.

[16] Bloch MH, Craiglow BG, Landeros-Weisenberger A, Dombrowski PA, Panza KE, Peterson BS, Leckman JF. Predictors of early adult outcomes in pediatric-onset obsessive-compulsive disorder. Pediatrics. 2009;124(4):1085-1093.

[17] Geller DA, Biederman J, Faraone S, Agranat A, Cradock K, Hagermoser L, et al. Developmental aspects of obsessive compulsive disorder: findings in children, adolescents, and adults. J Nerv Ment Dis. 2001;189(7):471-477.

[18] Torres AR, Prince MJ, Bebbington PE, Bhugra D, Brugha TS, Farrell M, et al. Obsessive-compulsive disorder: prevalence, comorbidity, impact, and help-seeking in the british national psychiatric morbidity survey of 2000. Am J Psychiatry. 2006;163(11):1978-1985.

[19] Gustad J, Phillips KA. Axis I comorbidity in body dysmorphic disorder. Compr Psychiatry. 2003;44(4):270-276.

[20] First MB, Williams JBW, Karg RS, Spitzer RL. Structured clinical interview for DSM-5 disorders, clinician version (SCID-5-CV). Arlington, VA: American Psychiatric Association; 2016.

[21] Brown TA, Barlow DH. Anxiety and related disorders interview schedule for DSM-5, adult and lifetime version: clinician manual. New York: Oxford University Press; 2013.

[22] Tolin DF, Gilliam C, Wootton BM, Bowe W, Bragdon LB, Davis E, et al. Psychometric properties of a structured diagnostic interview for DSM-5 anxiety, mood, and obsessive-compulsive and related disorders. Assessment. 2018;25(1):3-13.

[23] Goodman WK, Price LH, Rasmussen SA, Mazure C. The Yale-Brown obsessive compulsive scale: I. development, use, and reliability. Arch Gen Psychiatry. 1989;46(11):1006-1011.

[24] Goodman WK, Price LH, Rasmussen SA, Mazure C. The Yale-Brown obsessive compulsive scale: II. Validity. Arch Gen Psychiatry. 1989;46(11):1012-1016.

[25] Foa EB, Huppert JD, Leiberg S, Langner R, Kichic R, Hajcak G, et al. The obsessive-compulsive inventory: development and validation of a short version. Psychol Assess. 2002;14(4):485-496.

[26] Abramowitz JS, Deacon BJ, Olatunji BO, Wheaton MG, Berman NC, Losardo D, et al. Assessment of obsessive-compulsive symptom dimensions: development and evaluation of the dimensional obsessive-compulsive scale. Psychol Assess. 2010;22(1):180-198.

[27] Shafran R, Thordarson DS, Rachman S. Thought-action fusion in obsessive compulsive disorder. J Anxiety Disord. 1996;10(5):379-391.

[28] Bond FW, Hayes SC, Baer RA, Carpenter KM, Guenole N, Orcutt HK, et al. Preliminary psychometric properties of the acceptance and action questionnaire—II: a revised measure of psychological flexibility and experiential avoidance. Behav Ther. 2011;42(4):676-688.

[29] Franklin ME, Foa EB. Treatment of obsessive compulsive disorder. Annu Rev Clin Psychol. 2011;7:229-243.

[30] Rachman S, de Silva P. Abnormal and normal obsessions. Behav Res Ther. 1978;16(4):233-248.

[31] Clark DA. Cognitive-behavioral therapy for OCD. New York: Guilford Press; 2004.

[32] Beck JS. Cognitive therapy: basics and beyond. New York: Guilford Press; 1995.

[33] Wilhelm S, Steketee GS. Cognitive therapy for obsessive compulsive disorder: a guide for professionals. Oakland, CA: New Harbinger Publications; 2006.

[34] Radomsky AS, Alcolado GM, Abramowitz JS, Alonso P, Belloch A, Bouvard M, et al. Part 1 — you can run but you can't hide: intrusive thoughts on six continents. Int J Clin Health Psychol. 2018;18(1):43-51.
[35] Berman NC, Fang A, Hansen N, Wilhelm S. Cognitive-based therapy for OCD: role of behavior experiments and exposure processes. J Obsessive Compuls Relat Disord. 2015;6:158-166.
[36] Foa EB, Yadin E, Lichner TK. Exposure and response (ritual) prevention for obsessive compulsive disorder: therapist guide. New York: Oxford University Press; 2012.
[37] Abramowitz JS. Understanding and treating obsessive-compulsive disorder: a cognitive-behavioral approach. Mahwah, NJ: Lawrence Erlbaum Associates Publishers; 2006.
[38] Foa EB, Kozak MJ. Emotional processing of fear: exposure to corrective information. Psychol Bull. 1986;99(1):20-35.
[39] Grayson J. Freedom from obsessive-compulsive disorder: a personalized recovery program for living with uncertainty. New York: Penguin; 2014.
[40] Hayes S, Strosahl K, Wilson K. Acceptance and commitment therapy: an experiential approach to behavior change. New York: Guilford Press; 1999.
[41] Craske MG, Kircanski K, Zelikowsky M, Mystkowski J, Chowdhury N, Baker A. Optimizing inhibitory learning during exposure therapy. Behav Res Ther. 2008;46(1):5-27.
[42] Bouton ME. Context and behavioral processes in extinction. Learn Mem. 2004;11(5):485-494.
[43] Craske MG, Treanor M, Conwa CC, Zbozinek T, Vervliet B. Maximizing exposure therapy: an inhibitory learning approach. Behav Res Ther. 2014;58:10-23.
[44] Jacoby RJ, Abramowitz JS. Inhibitory learning approaches to exposure therapy: a critical review and translation to obsessive-compulsive disorder. Clin Psychol Rev. 2016;49:28-40.
[45] Hofmann SG. Cognitive processes during fear acquisition and extinction in animals and humans: implications for exposure therapy of anxiety disorders. Clin Psychol Rev. 2008;28(2):199-210.
[46] Lindsay M, Crino R, Andrews G. Controlled trial of exposure and response prevention in obsessive-compulsive disorder. Br J Psychiatry. 1997;171:135-139.
[47] Fals-Stewart W, Marks AP, Schafer J. A comparison of behavioral group therapy and individual behavior therapy in treating obsessive-compulsive disorder. J Nerv Ment Dis. 1993;181(3):189-193.
[48] Greist JH, Marks IM, Baer L, Kobak KA, Wenzel KW, Hirsch MJ, et al. Behavior therapy for obsessive-compulsive disorder guided by a computer or by a clinician compared with relaxation as a control. J Clin Psychiatry. 2002;63(2):138-145.
[49] van Balkom AJ, de Haan E, van Oppen P, Spinhoven P, Hoogduin KA, van Dyck R. Cognitive and behavioral therapies alone versus in combination with fluvoxamine in the treatment of obsessive compulsive disorder. J Nerv Ment Dis. 1998;186:492-499.
[50] Foa EB, Liebowitz MR, Kozak MJ, Davies S, Campeas R, Franklin ME, et al. Treatment of obsessive compulsive disorder by exposure and ritual prevention, clomiprimine, and their combination: a randomized, placebo controlled trial. Am J Psychiatry. 2005;162:151-161.
[51] Rachman S. The treatment of obsessions. New York: Oxford University Press; 2003.
[52] Whittal ML, Thordarson DS, McLean PD. Treatment of obsessive-compulsive disorder: cognitive behavior therapy vs. exposure and response prevention. Behav Res Ther. 2005;43(12):1559-1576.
[53] Wilhelm S, Steketee G, Fama JM, Buhlmann U, Teachman BA, Golan E. Modular cognitive therapy for obsessive-compulsive disorder: a wait-list controlled trial. J Cogn Psychother. 2009;23(4):294-305.
[54] Whittal ML, Robichaud M, Thordarson DS, McLean PD. Group and individual treatment of obsessive-compulsive disorder using cognitive therapy and exposure plus response prevention: a 2-year follow-up of two randomized trials. J Consult Clin Psychol. 2008;76(6):1003-1014.
[55] Twohig MP, Hayes SC, Plumb JC, Pruitt LD, Collins AB, Hazlett-Stevens H, et al. A randomized clinical trial of acceptance and commitment therapy versus progressive relaxation training for obsessive-compulsive disorder. J Consult Clin Psychol. 2010;78(5):705-716.
[56] Twohig MP, Abramowitz JS, Smith BM, Fabricant LE, Jacoby RJ, Morrison KL, Bluett EJ, Reuman L, Blakey SM, Ledermann T. Adding acceptance and commitment therapy to exposure and response prevention for obsessive-compulsive disorder: a randomized controlled trial. Behav Res Ther. 2018;108:1-9.
[57] Hoppen LM, Kuck N, Bürkner P-C, Karin E, Wooton BM, Buhlmann U. Low intensity technology-delivered cognitive behavioral therapy for obsessive-compulsive disorder: a meta-analysis. BMC Psychiatry. 2021;21:322.
[58] Berman NC. Treating taboo or forbidden thoughts: integrating mindfulness, acceptance, and emotion regulation into an exposure-based intervention. J Cogn Psychother. 2019;33(3):196-212.

第12章
拔毛症(拔毛障碍)和抓痕(皮肤搔抓)障碍的认知行为治疗

Cognitive Behavioral Treatment for Trichotillomania (Hair-Pulling Disorder) and Excoriation (Skin-Picking) Disorder

艾莎·乌斯马尼 | 阿比盖尔·斯库塔克 | 南希·科伊滕
Aisha Usmani | Abigail Szkutak | Nancy Keuthen

罗 超·译 李 跃 丛恩朝·校

引 言

由于临床现象、合并症、家族史及治疗反应等原因,拔毛症和病理性皮肤搔抓已被概念化为强迫症谱系障碍。随着科学知识的进步,病理性皮肤搔抓首次被确定为DSM-5中的一个新的诊断类别——抓痕(皮肤搔抓)障碍,与拔毛症一同都属于DSM-5的强迫及相关障碍部分[1]。在本章中,我们将分别使用HPD和SPD来指代拔毛障碍/拔毛症(hair-pulling disorder/trichotillomania)和病理性皮肤搔抓(skin-picking disorder),包括先前使用DSM-IV-R标准进

A. Usmani (✉) | N. Keuthen
Department of Psychiatry, Center for OCD and Related Disorders, Massachusetts General Hospital, Harvard Medical School, Boston, MA, USA
e-mail: ausmani@mgh.harvard.edu; nkeuthen@partners.org

A. Szkutak
Department of Counseling and Clinical Psychology, Teachers College, Columbia University, New York, NY, USA
e-mail: ars2336@tc.columbia.edu

© The Author(s), under exclusive license to Springer Nature Switzerland AG 2023
S. E. Sprich et al. (eds.), *The Massachusetts General Hospital Handbook of Cognitive Behavioral Therapy*, Current Clinical Psychiatry, https://doi.org/10.1007/978-3-031-29368-9_12

行的研究[2]。HPD是一种当身体处于冲动或紧张状态下,强迫从身体任何部位拔出毛发的行为,通常伴随着一种释放、放松或愉悦的感觉。与HPD相似,SPD是对健康或受损的皮肤组织进行重复搔抓,通常在搔抓之前是冲动或紧张,在搔抓之后释放紧张,获得放松或愉悦的感受。

人口统计学

现在发现HPD和SPD的发生比之前认为的要普遍得多。HPD的患病率为0.6%~3.4%[2];包括大学生、皮肤病患者、社区样本及随机美国人群样本的研究同样表明,SPD相当常见,患病率为1.4%~5.7%[3-6]。

最初认为HPD和SPD在女性中比男性更普遍,但最近的一项研究表明,HPD在男性和女性中的患病率可能差不多[7]。HPD和SPD经常不仅彼此共病,而且还会与多种其他精神健康障碍共病,包括强迫症、焦虑障碍、抑郁障碍、注意缺陷多动障碍及创伤后应激障碍[7]。

HPD通常出现于儿童早期或青春期初期两个发作高峰期。早发性HPD通常不那么严重,可以在不治疗的情况下自行缓解。然而,晚发性HPD如果不治疗通常会持续存在。据报道,SPD具有三个起病高峰期,即10岁之前、青春期和30~45岁之间,其中前两个时期起病的患者比较常见[8]。

现象学

在HPD中,毛发可以从身体的任何部位拔出,但最常见的是从头皮、睫毛或眉毛上拔出。通常拔取的目标是具有奇怪质地(如硬的)或颜色(如灰色或白色)的毛发,或者那些在与特定物理感觉或情感相关的毛发。在SPD中,搔抓的可能是皮肤上的痂和(或)"肿块",或者是健康皮肤组织。皮肤搔抓通常是容易接触到的区域,包括面部、胸部、肩膀、背部、角质层或四肢,但不一定限于这些区域。患有HPD或SPD的人可以用手指和采用包括镊子、大头针、指甲钳等工具进行拔毛或搔抓。

患者花在HPD和SPD行为上的时间可能有很大的差异,从每天几分钟到几个小时不等。在极端情况下,这些疾病可能会导致严重的医学后遗症,包括毛粪石(通过吃下拔取的毛发形成的毛球)或全身感染。此外,HPD和SPD都可能对社会功能造成严重干扰,包括社交退缩、工作或学习成绩受损[9]。

历史上,HPD和SPD至少被归纳为两种行为方式[10]。贯穿于SPD和HPD之间的两种行为方式是:①无意识/无目标的拔毛和搔抓;②有目标的拔毛和搔抓。习惯性(或无意识/无目标)的拔毛发或搔抓皮肤是下意识发生的行为,通常与久坐不动的活动有关,如阅读或使用电脑。在这种方式中,意识通常是在行为开始或完成后产生的。另一方面,有目标的拔毛或搔抓是以强烈的冲动或越来越紧张的情绪为特征的。格兰特(Grant)及其同事最近的研究[11],提出了HPD的三种亚型(感觉敏感型、低觉知型、冲动/完美主义型)和SPD的两种亚型(情绪/奖赏型和功能型);这些亚型代表了拔毛和搔抓行为持续过程中的不同节点。拔毛发或搔抓皮肤模式的异质性既存在于个体之间,也存在于个体内部。大多数拔毛发和搔抓皮肤的人都会表现出几种行为风格,而且这一比例可能会随着时间的推移而变化。

拔毛症和抓痕障碍的认知行为机制

对HPD和SPD的重要假设为:正向强化机制(即当一个行为是由期望的刺激产生时,该行为在未来发生的可能性增加)和负向强化机制(即当一个行为是由于去除了厌恶的刺激而产生时,该行为在未来发生的可能性增加)。拔毛发或搔抓皮肤行为的原因很可能是正向强化(如拔掉不想要的毛发时或拔毛后皮肤光滑时的满足感或愉悦感)和负向强化(如释放压力或拔/搔抓的冲动)的组合。

研究人员为HPD提出了一种全面的行为模型(ComB)[12],强调了情感、行为和认知的诱因、拔毛发行为及其后果三者之间的关系。该模型将外部因素和内部因素都识别为拔毛发行为的潜在诱因。这种行为的后果被认为可以通过强化效应支持拔毛发行为本身。富兰克林(Franklin)和托林(Tolin)最近提出了一种类似于ComB的模型[13],而这两种模型同时可以很容易地应用于从行为上概念化搔抓皮肤。

最近的进展也认识到经验性回避在症状维持中的作用[14,15]。有人假设,拔毛发和搔抓皮肤的人很难忍受不愉快的内部体验,他们使用拔或搔抓行为来减少或分散这些内部体验。情绪调节的结构也可能用于解释这些障碍中症状表现不同的原因[16-19]。情绪失调可能会引发拔毛发和搔抓皮肤行为,而数据表明掌握情绪调节技能可能会改善HPD的症状。

最近的研究强调了神经认知过程和感觉机制在这些障碍中的潜在作用。例如,弗莱斯纳(Flessner)及其同事报告[20],具有身体为导向的刻板重复行为(body-focused repetitive behaviors,BFRB)的个体存在显著的执行功能缺陷(如逆向学习缺陷),他们认为这可能代表这些障碍的跨诊断神经认知风险因素。感觉敏感性也与SPD和HPD有关,因此在神经生理学评估中,病理性拔毛和搔抓皮肤的个体显示出触觉阈值降低,而在自我报告的感觉体验强度测量上得分较高[21]。

拔毛症和抓痕障碍的认知行为治疗

■ 概述

HPD和SPD的标准一线非药物治疗是基于阿兹林(Azrin)和纳恩(Nunn)的习惯逆转训练

(habit reversal training, HRT)[22]，该训练是为治疗各种身体为导向的刻板重复行为而开发的。最初，HRT 由 13 种单独的技巧组成；其中，意识训练、竞争反应训练和社会支持是 HPD 和 SPD 患者使用最多的方法。虽然 HRT 是认知行为干预 HPD 和 SPD 的基础，但刺激控制训练、接纳与承诺治疗（ACT）[23]和辩证行为治疗（DBT）[24]也经常被纳入治疗；特别是当 HRT 本身还不足时，这些方法便尤其重要。

■ 行为评估

在对 HPD 和 SPD 的认知行为治疗开始前，先要对目标的问题进行全面的评估。考虑到 SPD 和 HPD 之间有皮肤相关症状的重叠，可能需要进行鉴别诊断和评估，以确定拔或搔抓行为是否由潜在的医学情况引起。例如，囊肿性痤疮和牛皮癣等疾病会导致皮肤和毛发的问题，应该在行为治疗的同时或之前进行药物治疗。建议采用多模态评估，包括自我监测、有效的心理测量学评估量表，再加上初始面谈。

对目标问题的自我监测，加上对治疗过程中疾病问题的回顾，是行为评估的基础。由于以下原因，自我监测在治疗中都是至关重要的：第一，为了使 CBT 有效，它需要使用对目标行为的彻底功能分析，使治疗方案符合患者特定的症状特征。第二，成功使用应对策略，需要意识到问题行为的发生，而自我监测的行为增强了这种对紊乱的诱因和早期运动行为的认识。第三，自我监测为问题行为提供了基线标准，可用于评估治疗进展时的变化，并在症状改善时提供强化和动力。最后，自我监测可以通过行为反应来减少最初的症状，即仅通过监控和增强意识来减少行为。

患者可以使用喜欢的任何方法，自我监测拔毛发、搔抓皮肤的行为，以及相关的诱因和后果，这有助于监测的持续性。这包括使用纸笔日志、智能手机应用程序或计算机电子表格。其他的自我监测策略可能需要在盒子或信封中收集拔下的毛发或搔抓下的皮肤，或者使用类似高尔夫球节拍器一样的设备记录行为频率。许多拔毛发和搔抓皮肤的人已经能意识到自己部分的拔毛发、搔抓皮肤行为的诱因和后果，而一个系统性的持续评估可以捕获这些变量的全过程和确切模式。

通常需要被监测的行为诱因包括感觉（如压力或疼痛）、想法（如"一根头发无关紧要""只有这一次，然后我会停下来"）、情感或情绪（如羞愧、焦虑、兴奋）、一天的活动和时间（如早上躺在床上，晚上看电视），以及物理位置（如卧室、起居室、办公桌）。要监测的其他变量包括与不同的拔取或搔抓事件相关的冲动程度、意识和拔取后的行为（如视觉观察、进食、搔抓组织的触觉操作），因为这可以加强和服务于维持行为。

■ 自我报告评估工具

已经开发了几种纸笔的自我报告工具，用于评估拔毛发和搔抓皮肤的行为，其中包括严重程度和行为方式等要素。例如，麻省总医院拔毛发量表（Massachusetts General Hospital-HairPulling scale，MGH – HPS）[25]是一份由7个条目组成的量表，用于评估拔毛发行为和冲动的严重程度。SPD的严重程度可以使用搔抓皮肤量表（Skin Picking Scale，SPS）[26]或修订版搔抓皮肤量表（Skin Picking Scale-Revised，SPS – R）[27]进行评估。这些工具可以在几分钟内完成，在整个治疗过程中连续使用，以跟踪症状严重程度、记录变化，并指导治疗模块的选择。

自我报告量表也可以用于评价行为方式。密尔沃基拔毛症亚型清单-成人版（Milwaukee Inventory for Subtypes of Trichotillomania-Adult Version，MIST – A）[10]和密尔沃基拔毛症方式清单-儿童版（Milwaukee Inventory for Styles of Trichotillomania-Child Version，MIST – C）[28]评估有目标与无目标/无意识的拔毛发行为。密尔沃基拔毛症亚型清单-成人修订版（Milwaukee Inventory for Subtypes of Trichotillomania-Adult Version Revised，MIST – A – R）[29]是更新版的MIST – A，用于评估与拔毛发相关的意向性和情感诱因。最后，密尔沃基成人搔抓皮肤维度清单（Milwaukee Inventory for the Dimensions of Adult Skin Picking，MIDAS）[30]可以用于评估有目标与无目标/无意识的搔抓皮肤。正如前面所讨论的，明确主要的拔毛发和搔抓皮肤的方式，会对接下来选择治疗方式产生影响。

■ 心理教育

在开始治疗之前，临床工作者应提供有关HPD或SPD的心理教育，包括HPD和SPD的强化模式。提供有关问题行为的信息可以帮助患者更好地识别他们的行为模式，并建立适当的治疗效果预期。它还可以帮助他们理解所学习的各种策略背后的原因，从而提高对技能的依从性。心理教育不仅是介绍和解释障碍模型，以增强患者对障碍病因和症状维持的理解，并确定治疗的干预点，还是为在治疗期间希望更了解自己的患者提供额外教育资源（如"推荐阅读"资料）。

■ 动机访谈

有令人信服的理由来评估和强化治疗动机。治疗的成功取决于患者是否有动力使用所学的技能来打破强化循环和忍受不舒服的内部体验。早期治疗可能会有治疗失败的风险，或者患者错误地得出治疗无效的结论。在患者表现出矛盾心理的情况下，建议使用动机访谈技巧[31]，除非医生和患者决定不继续治疗。

■ 习惯逆转训练：意识训练

针对HPD和SPD的意识训练包括识别一系列事件，这些事件始于行为诱因或冲动，随后导致拔毛发或搔抓皮肤的行为，并以拔后或搔抓后的强化而告终。HRT的成功率在很大程度上取决于这种意识，因为如果没有这种意识，就不可能有效地利用竞争反应。

意识训练还强调识别和中断行为序列中的早期步骤的重要性，期望早期实施竞争性反应更有可能是有效的和更容易忍受的。意识可以通过许多方式强化，包括指导患者在进行拔毛发或搔抓皮肤的常规动作时观察镜子中的自己、自我监测、在治疗中讨论问题行为（如果问题行为发生则给予提示），以及在行为发生时使用附带的介入行为提供额外的提示。

■ 习惯逆转训练：竞争反应训练

在 HRT 中使用的竞争反应可以是与所识别的问题行为矛盾的任何运动行为，如轻柔地握拳、开车时紧紧握住方向盘，或者挤压指尖玩具。不同患者对不同竞争反应的接受程度可能不同；不同情景的诱因也可能需要不同的竞争反应。例如，患者可能会发现在看电视时玩压力球非常有效，但在开车时最好是紧紧握住方向盘。

患者一旦意识到自己有拔毛发或搔抓皮肤的行为，就应该立即进行至少 60 秒钟的竞争反应。因此，这种情况可能是在经历冲动时、在拨弄毛发或组织时，或者在拔毛发或搔抓皮肤开始之后。如果冲动持续存在，并且仍然足够强烈，目标行为可能会发生，则应该重复竞争反应，直到冲动消退。在停止使用竞争性运动反应之前，这种冲动不需要达到零，只需要达到一个水平，使自己能够克制自己不参与目标行为。这最好是在诱因的第一个迹象触发时进行，以增加成功的可能性；或者，在进入触发情况之前，预防性地进行竞争性运动。临床工作者应该详细解释竞争反应，并让患者在治疗中多次练习，以确保他们掌握该技能，并解决可能遇到的任何困难。

■ 习惯逆转训练：社会支持

社会支持在治疗中也非常有用。这通常需要一位家庭成员或朋友的参与，他们可以指导拔毛发或搔抓皮肤的患者使用所学的技能，在行为发生时给予提示，并为他们的努力提供支持。定期让支持人员参与治疗是有帮助的，因为这样可以确定被患者和支持者都能接受的提示和赞扬患者的方法。至关重要的是，患者应负起主要责任，以确定所需的社会支持机制，以避免与亲人发生尴尬或冲突的情况。

■ 刺激控制训练

在最初的几次治疗中，通常将刺激控制训练与 HRT 一起引入。据推测，这些训练联合 HRT 在解决习惯性或下意识的拔毛发和搔抓皮肤行为方面是最有效的。

刺激控制是指改变环境使拔毛发和搔抓皮肤的行为难以发生。环境改变通常针对拔毛发和搔抓皮肤之前，包括一系列的技巧。一些诱因（如独自学习或看电视）是可以被避免的，特别是当拔毛发或搔抓皮肤的人更容易从事问题行为的时候（如焦虑或疲惫时）。刺激控制也可以包括当目标问题开始时，离开当前情况或改变活动（如休息一下喝杯水或换一项更积极调动双手的工作任务）。或者，可以在诱发拔毛发或搔抓皮肤的情况下，设置物理屏障，如在看电视时戴橡胶顶针、用棒球帽覆盖头皮部位等。

刺激控制也可以包括替代拔毛发或搔抓皮肤所获得的感觉刺激。重要的是，需要确定患者在拔毛发或搔抓皮肤的过程中刺激了何种感官（最常见的是通过把玩拔出的头发或皮肤提供的触觉强化，或者通过咬或咀嚼头发或皮肤产生的口腔刺激），以确定适当的替代方法。替代方法可能包括触摸麦草、把玩粗糙或光滑的戒指和手镯等。

最后，改变环境，以便在双手向某个位置拔毛发或搔抓皮肤时提供提示。例如，在手腕上戴上铃铛或涂抹有强烈气味的乳液，可以在行为开始之前提醒患者。当手接近拔或搔抓的身体部位时，这些增强意识的运动装置产品可以提供振动或听觉提示，从而有效地提示个人。

■ 强化或应急管理

由拔毛发或搔抓皮肤患者选择的行为强化刺激，可以用来强化技巧的使用或奖励正在进行的节制行为。有计划的强化刺激对年轻人群尤其重要，因为他们可能并不总是受到来自症状改善的内在动机的激励。有计划的奖励可以通过改变这些目标问题的成本与效益比来增强对这些行为的控制。只要有可能，奖励使用技巧比奖励节制行为更可取，因为持续的技巧练习可以优化节制行为的可能性，帮助患者发展处理压力外部事件所需的控制能力，并创造一种能动性。

■ 放松训练

当压力和焦虑被认为是常见的行为触发因素时，可以使用放松训练来治疗 HPD 和 SPD。放松训练可以包括渐进式肌肉放松、引导意象或腹式呼吸。

■ 认知重构

对于许多慢性拔毛发或搔抓皮肤的患者，对他们行为的负面评价可能会自动伴随着目标问题。许多 HPD 和 SPD 患者同样会经历重复行为共病抑郁和焦虑。出于这些原因，认知重构可能有助于纠正这些负面的自我评价，并解决可能伴随着共同发生的情绪症状的认知障碍。认知重构在挑战认知方面也很有用，这些认知通常被用来为拔毛发或搔抓皮肤的行为辩解（如"这只是一根头发"或者"我已经搞砸了，所以我还不如继续干下去"）。然而，有一些证据表明，在对 HPD 患者采用更传统的 CBT 方法之前先进行认知重构，可能不会显著增强患者症状的缓解效果，也无法有效降低这些患者的复发率[32]。

■ 接纳与承诺治疗技术

如前所述，当强烈的情绪和（或）感觉触发问题行为时，仅靠 HRT 和刺激控制可能不足以治疗有目标的拔毛发或搔抓皮肤。在 HPD 和 SPD 的认知行为治疗中纳入 ACT 技能的基本原理是，针对调解不愉快情绪（如愤怒、羞愧、内疚）和问题行为之间关系的经验性回避。

ACT 旨在将注意力从情绪控制策略转变为接纳经常引发问题行为的情绪、想法和其他令人不快的私人事件。虽然到目前为止还没有报道 ACT 治疗 SPD 的随机对照试验，但当治疗效果不佳时，合理采用这些技术同样可以增强 HRT 和刺激控制对 SPD 的治疗。

对 ACT 治疗组成的详细描述超出了本章的范围；然而，我们将简要概述其重要的治疗元素，因为它们与 HPD 和 SPD 有关。最初的几个治疗阶段通常侧重于讲授 ACT 原则，包括有价值的生活、经验性回避和尝试控制内部经验、认知解离。

有价值的生活包括确定对拔毛发或搔抓皮肤患者来说什么是重要的（而不是道德或伦理价值观中的价值），以及他们在面对不舒服的内心体验时愿意努力实现的目标。可以针对受拔毛发和搔抓皮肤影响的有价值的生活方面，开展个性化的练习，如做称职的好父母，和孩子一起参加活动，而不是花时间拔毛发和搔抓皮肤。

同样重要的是，要解决个体控制与目标行为相关的私人事件的欲望，包括拔毛发和搔抓皮肤的冲动。应当强调之前为减少不愉快事件的控制策略失败的原因。然后，这种随后的意识被用来鼓励承诺以自愿和接纳的方式处理内部体验，而不是经验上的回避。

此外，还引入了认知解离的概念，目的是帮助患者注意他们的想法，而不是参与其中。认知解离是要学会让想法自然地来和去。ACT 增强的行为治疗、HRT 和刺激控制，针对的是无意识的拔毛发和搔抓皮肤，而 ACT 策略是自愿和接纳所有内部经验来管理有目标的拔毛发和搔抓皮肤行为。整个 ACT 中都使用了隐喻和行为练习，以促进理解这种方法，并帮助患者将应对技能的使用融入日常生活。

■ 辩证行为治疗技术

DBT 是由玛莎·莱恩汉开发的[33]，用于治疗有冲动控制障碍和情感失调的个体。鉴于这些问题对于拔毛发和搔抓皮肤患者非常重要，所以使用其中一些技巧有助于加强传统的 HRT 和刺激控制训练。

DBT 提供了一种系统的方法来获得具体的应对技能。与 ACT 类似，DBT 强调非评判性的意识和接纳。有些实证文献报道了 DBT 增强的认知行为治疗的临床有效性[34,35]。它利用 DBT 技能中正念训练、情绪调节和痛苦忍受的模块。虽然这种方法还没有在 SPD 中进行实证研究，但它可能是有益的，特别是当患者以明显的聚焦性搔抓皮肤行为（即反复、专注于搔抓皮肤的行为）为主要表现，且标准治疗方法成效有限时。

在治疗中，以 DBT 为基础的正念是一项重要的技巧，原因如下：正念可以增加非评判性的注意力集中，促进意识并早期发现行为诱因和初步动作。正念还教会患者处理内在体验的方法，这些内在体验掩盖了回避、分心或判断的需要。对正念的元意识可以促使患者对不愉快的情绪做出更温和、更有同情心的反应。有效的技能可以包括正念的元素"定义"（观察、描述、参与）和"原则"（非评判地、一心一意地、有效地）。

情绪调节训练提供了在不参与目标行为的情况下调节情绪的技巧指导。这些技巧被认为是预防性的,包括改善生活方式与"PLEASE"技能的平衡[33]。"PLEASE"技巧是:治疗躯体疾病(Physical iLlness)、健康饮食(Eating)、避免物质滥用(Abuse)、改善睡眠(Sleep)、定期锻炼(Exercise)。学习这些技巧来降低对诱发拔毛发和搔抓皮肤的负面情绪的易感性。鼓励每天参与愉快体验的活动(每日愉快的活动计划),同时通过参与自己感觉胜任的活动(日常掌握技能)来形成一种掌握感。最后,通过与被指使的事情对着干,确定改变不恰当情绪的方法(相反的行为技能)。

DBT痛苦忍受技巧可以帮助患者学习管理痛苦和危机情况的适应性方法,而不需要求助于拔毛发或搔抓皮肤,特别是在竞争反应训练和刺激控制训练有效性不足的情况下。痛苦忍受技巧的目标是在不让情况变得更糟的情况下处理困难情况。学会暂时从痛苦的处境中转移注意力是痛苦忍受技巧的一个例子。首字母缩写"ACCEPTS"概括了以下技巧[33]:专注于其他活动(Activities)、为他人做贡献(Contribution)、与遭受更多痛苦的人进行比较(Comparison)、参与相反的情绪(Emotion)活动、暂时推开(Pushing)困难的情绪、思考其他想法(Thoughts)以减少对痛苦情况的关注,以及通过关注其他感觉(Sensations)来分散注意力。还讲授运用感官的自我抚慰技巧(如听音乐、喝热可可)。另一套有用的DBT痛苦忍受技巧可以确定改善(IMPROVE)眼前事情的方法[33],包括:想象(Imagining)更愉快的情况,在忧伤中找到意义(Meaning),如果有宗教或精神信仰的话就祈祷(Praying),学会放松(Relax),在当下专注于一件(One)事而不是被所有的压力源压垮,从忧伤中休一个短暂的假期(Vacation),像支持自己的治疗师一样鼓励(Encouraging)自己。通过彻底的接纳和意愿(与任性相对)来承认现实的DBT概念可能也是有益的。最后,决策矩阵可以通过评估适宜和不适宜行为的利弊,帮助患者做出更适合的选择。

■ 复发预防训练

在治疗接近尾声时,指导者应该回顾复发预防策略,包括区分"小差错"或挫折(与"复发"相对),识别可能诱发拔毛发或搔抓皮肤行为的持续的或未来的风险情况,并强调健康的生活方式练习,以降低对目标行为的易感性。综上,患者和指导者应共同起草针对患者的复发预防计划,其中规定了在遇到挫折时实施策略的计划表。

更具体地说,一个循序渐进且详细的复发预防计划对于维持治疗成果非常有帮助,从确定持续使用的技巧开始,即使在没有拔毛发或搔抓皮肤的情况下也是如此。这些可以包括认知重构、基于DBT的情绪调节技巧和正念练习。其次,应该生成一份由患者和指导者确定的具体易感情况的清单(如考试或发言前的压力),并明确在高度易感情况下使用的具体技巧。再次,应该列出拔毛发或搔抓皮肤的早期迹象,如开始更频繁地抚摸自己的脸或拨弄毛发;还应该列出在这些情况下使用的技巧。最后,应该指出当再次开始拔头发或搔抓皮肤时可使用的技巧。

同样重要的是,结束治疗时要有现实的期待,解释复发的风险,并强调患者正在进行的维持治疗的重要性,因为基本HRT后的复发率也有50%~70%[36]。此外,更好的治疗维持效果的预测指标是初始治疗反应时较低的拔毛发严重程度和治疗结束时的戒断[36]。

拔毛症和抓痕障碍认知行为治疗的实证支持

虽然很少有CBT治疗HPD的随机对照试验研究,但有几项研究成功地证明了CBT的有效性。阿兹林等人是第一批提出HRT优于阴性对照治疗的研究者[37]。尼南(Ninan)等人证明了CBT对HPD的疗效优于安慰剂和氯丙咪嗪[38]。范明纳(van Minnen)等人同样发现CBT对HPD的疗效优于等待名单组和氟西汀治疗组[39]。

伍兹(Woods)及其同事[40]与科伊滕(Keuthen)及其同事[35]已经完成了随机对照研究,分别比较了ACT增强的行为治疗和DBT增强的CBT治疗HPD的效果。伍兹及其同事证明[40],与等待名单组相比,治疗组在拔毛严重程度和损伤程度方面的下降幅度更大,经验性回避减少。此外,经验性回避的减少与拔毛严重程度的降低有关。科伊滕及其同事同样报告[35],接受DBT技巧训练和HRT的治疗组比未经DBT或HRT组,在拔毛严重程度和情绪调节能力方面有更大的改善。

拔毛严重程度的降低,在维持和后续治疗中与情绪调节的改善有关,但在治疗后不相关。

一些很好的对照研究已经探索了CBT治疗SPD的疗效。例如,滕格(Teng)等人进行了一项HRT组与等待名单组的对照试验,发现积极治疗的结果比等待名单对照组更好[41]。同样,有研究者将4次治疗的短期HRT方案与等待名单对照进行了比较,并注意到HRT组患者治疗前后显著改善,并在治疗后2个月的随访中保持稳定[42]。不幸的是,虽然已经有一些有希望的病例研究,但到目前为止还没有研究ACT增强的行为治疗SPD的随机对照试验。在线治疗研究将在随后的"技术进展"部分进行综述。

历史上,很少有研究评估治疗成果的维持情况。不幸的是,当收集随访数据时,治疗成果往往会丧失。然而,ACT强化治疗在3个月的随访中显示出治疗成果的维持[40,43]。同样,DBT增强的CBT在一项单独的随机对照试验中显示出有希望的结果,即在3个月和6个月的随访中能维持治疗效果[34]。

荟萃分析同样支持CBT对HPD和SPD的疗效。荟萃分析提供了强有力的证据,证明行为治疗结合HRT治疗HPD的效果优于对照组[44]和药物治疗组[45]。麦圭尔(McGuire)及其同事的一项荟萃分析也报告了行为治疗的大效应量,即与传统的行为治疗相比,那些针对情绪和内心情感体验的治疗显示出更强的效果[46]。此外,虽然只有一篇荟萃分析来评估SPD的行为治疗和药物治疗,但它报告了行为治疗更大的影响[47]。

技术进展

在监测和治疗拔毛发或搔抓皮肤方面取得了重大的技术进展。例如,TrichStop[48]和

SkinPick[49]就是两个智能手机应用,能帮助患者检测和建立身体为导向的刻板重复行为(BFRB)意识。SkinPick 还提供了为期 4 周的自我指导 CBT 课程,可以自行操作,也可以与应用程序结合使用[49]。可穿戴技术也取得了进展,包括 Tingle[50]、HabitAware 的 Keen Smart 手环[51,52]、StopBit 追踪器[53],以及 TRICH 或拔毛症治疗手套(目前正在开发中)[54]。最近,对手腕佩戴的可穿戴设备的研究,专注于通过添加热传感器来提高设备位置追踪的精确度[50]。这项技术可能有助于监测身体为导向的刻板重复行为,并向患者和(或)指导者提供关于问题行为的反馈;这可能对无意识拔毛发或搔抓皮肤的个体特别有用。在治疗方面,最近有一项为期 12 周的基于互联网认知行为自助干预的探索性随机对照试验,其项目名为"拯救我的皮肤"(SaveMySkin)[55],加力纳特(Gallinat)及其同事发现,与等待名单对照组相比,治疗组的患者在搔抓皮肤的严重性方面表现出更显著的改善[56]。重要的是,参与者报告了参与在线治疗而不是面对面治疗的各种原因。其中的问题包括缺乏训练有素的治疗提供者、时间和地点,所有这些仍然是获得适当心理护理的巨大障碍[56]。同样地,使用在线自助干预拔毛发的阶梯式护理与显著的症状改善有关[56]。因此,不仅可以利用技术来监测这些行为,而且还可以增加 SPD 和 HPD 患者获得护理的机会。

案　例

菲尔道斯是一名 18 岁的单身女性,她因压力增加而来接受治疗,同时伴随明显增加的拔毛发(HPD)和最近发生的搔抓皮肤(SPD)。菲尔道斯以前从未接受过治疗。她说,直到几个月前她才认为拔头发行为存在问题。

菲尔道斯不记得她具体是什么时候开始拔头发的,但她指出很可能是童年时期。她说,这一切始于她将自己的外表与白种人朋友进行比较,那些人似乎都有柔软、丝滑的直发。她说,父亲来自西亚,她从父亲那里继承了浓密的黑色微硬的头发。菲尔道斯记得,她开始拔头发的时候,只拔了几根看起来不像白种人的微硬的头发。她还经常在压力大或疲惫时拔头发。尽管她拔头发,但她的头发足够浓密,足以遮盖任何轻微的秃斑。

在高中四年级,随着申请大学的开始,菲尔道斯压力陡增。她的父母都是成功人士,因此她感受到了进入顶尖学校的压力。此外,父亲坚持让她考虑传统的专业,如以工程学或生物学为基础的医学预科专业。菲尔道斯表示,她感到非常矛盾,因为她对艺术感兴趣,更愿意去文科大学主修艺术。她报告说,父亲与其原生家庭有来自当地文化的传统价值观,而母亲是白种人和美洲人的混血,更为固执己见。这使得她的情绪压力很难得到认可,也不可能公开自己的拔头发和搔抓皮肤的行为。随着压力的增加,菲尔道斯注意到,她开始更多地拔头顶的头发,导致浓密的头发再也遮盖不住更大的秃斑了。此外,她还说,她开始从私密部位拔取毛发,导致毛发生长时会疼痛,然后便又开始了搔抓皮肤的行为。更具体地说,菲尔道斯是开始使用镊子和大头针来搔抓毛发生长部位周围的皮肤,即其所认为的用镊子来"清理"皮肤上的任何肿块。皮肤搔抓导致了出血和轻微的皮肤感染,因此她局部使用了非处方抗生素制剂。

当拔毛发增加和搔抓皮肤开始时,她认为这些行为在其控制和意识范围内。然而,不久之后,姑姑在家庭聚会上公开评论了她抠面部痂块的事情;表姐也发现她在看电视时有拔头发的行为。菲尔道斯感到惊讶的是,她在别人面前会不自觉地拔毛发和搔抓皮肤。这导致她感到尴尬,并避免家庭聚会。她还觉得自己的个人空间和自由受到了限制,因为母亲开始盯着她,并在她有拔或搔抓行为的时候叫她出来,菲尔道斯对此感到窒息、愤怒和沮丧。她还感到孤独,因为她避免与家人和朋友进行社交,害怕在别人面前进行无目标的拔或搔抓行为。值得注意的是,尽管菲尔道斯否认她有吞头发行为,但她说她喜欢玩发根,喜欢痂在指甲下的感觉。

她最终接受了治疗,以使母亲"摆脱烦扰",但父亲不支持她接受能自行处理的治疗。她的初步评估包括全面的访谈和评估,包括使用 MGH-HPS 和 SPS-R 量表。根据评估过程中获得的信息,她符合拔毛症、病理性皮肤搔抓、广泛性焦虑症和抑郁障碍亚临床水平的标准。

第 1 次的认知行为治疗会谈提供了关于 HPD 和 SPD 的心理教育,并布置了自我监测的作业。她被要求尽其所能监测目标行为的所有情况。母亲在菲尔道斯的同意下参加了第 1 次治疗,并建议她给菲尔道斯一些空间,让其在第一周自己进行监测。接下来的两次治疗包括检查监测作业,以确定行为模式和解决问题的方法,并提高监测的准确性。菲尔道斯从纸笔记录监测情况转变为手机记录,因为她总是随身携带手机。此外,母亲还被允许帮助菲尔道斯监测她的无目标的拔和搔抓行为,这让菲尔道斯感到被尊重而不是羞愧。这两个变化都改善了症状监测。监测记录显示,菲尔道斯的大部分拔毛发行为都是无目标的,而搔抓皮肤行为主要是有目标的。当感到压力、受挫、沮丧或悲伤时,或是当从事无需动脑的活动时,这两种行为会增加。菲尔道斯惊讶地得知了她的行为模式。在第 4 次治疗中,治疗师解释并练习了竞争性运动反应的使用方法。她被建议采用同样的竞争反应——握拳,来应对拔头发或搔抓皮肤,以使这项技巧更容易练习。同时,治疗师还解释了保持竞争反应至少 60 秒钟或直到冲动平息的重要性。(值得注意的是,菲尔道斯的皮肤搔抓减少了,尽管并没有完全消除,仅仅是因为监测和意识的提高。)

第 5 次和第 6 次治疗的重点是根据其持续监测的结果,确定有用的刺激控制策略。策略包括:把头发扎起来,涂上发胶或发油,使她头顶头发(她的主要拔取区域)的质地变得不同;使用香味浓郁的手霜,当手靠近头皮和脸部时给予提示;做无需思考的活动时,使用指尖玩具;做作业时,戴橡胶顶针;把指甲剪短;戴上有挂件的手镯。菲尔道斯发现,发胶更具诱惑力,因为它让头发更脆更硬,所以这个策略被取消了。相比之下,发油让头发变得光滑,并成功地减轻了她触摸头发时基于感官的冲动。

第 7 次治疗包括介绍认知重构,以针对大学学业压力、家庭带来的挫败感及其注意到的文化压力。在接下来的治疗过程中,持续以这项技能作为基础进行讲授和复习,目标是让理性思考成为其主要的思维方式。

第 8~10 次治疗集中讲授基于 DBT 的原理,以进一步减少有目标的拔毛发和搔抓皮肤的情况。治疗师讲授了正念的概念,带领她做了正念的基本呼吸练习,并布置了作业,即每天进行正式的正念练习,以及每次花几分钟的时间进行非正式的注意日常活动的练习。这是在继续进行认知重构、竞争性运动反应和刺激控制策略的基础上进行的补充。

第11~13次治疗集中于更多的正念练习,包括高阶的思想和情感正念练习。此外,讲授了DBT情绪调节策略,以增加复原力、更好地管理压力。因为菲尔道斯喜欢睡得很晚,所以她花了几周的时间才开始养成良好的睡眠卫生习惯。良好的自我照顾行为可以降低对负面情绪的易感性。由于疲倦和独处时间是她目标行为的风险因素,所以她最终意识到良好睡眠卫生的重要性。她喜欢每天愉快的活动,但很难确定日常可掌控的活动,需要反复努力才能确定这些活动。

第14次和第15次治疗包括讲授ACCEPT、IMPROVE、自我安慰及决策矩阵等DBT痛苦忍受技巧。通过创建的算法类型流程图,菲尔道斯得以决定何时采用何种策略。

由于菲尔道斯与家人之间具有挑战性的人际互动导致了负面情绪,从而引发了拔毛发和搔抓皮肤的行为,所以还教授了DBT人际效能技巧。最后,引入了彻底的接纳,以帮助她学会接受无法改变的家庭问题。最后一周的治疗包括回顾所学的所有技巧,并找出那些对她最有帮助的技巧。菲尔道斯发现,将其中一些技巧概念化为"生活技能"而不是治疗技巧是有帮助的,这尤其包括情绪调节、复原力和认知重构。此外,还制订了详细的预防复发计划,强调了小差错(轻微反复)和复发(大多数症状在较长时间内再次出现)之间的区别;同时,确定了她未来拔或搔抓行为的潜在诱因,并提供了解决这些问题的应对技巧。治疗师建议她"做自己的治疗师",每周回顾自己的症状,并为接下来的一周制订计划,包括匹配具体的应对技巧与即将到来的诱发情况。

在治疗后,菲尔道斯报告其拔毛发和搔抓皮肤的次数显著减少。值得注意的是,她还报告说,她的情绪和与父母的互动方式都有所改善,尽管她有时仍然对他们感到沮丧。她认为治疗中最有力量的方面,是在生活中认识了自己的症状及其作用。此外,她指出,治疗经验中最有益的部分是学习并应用特定技巧来管理冲动和行为。菲尔道斯保持每两周一次至每月一次的治疗频率,持续了4个月,直到她觉得能独立使用这些技巧。

总结与未来展望

在过去的几十年里,我们对身体为导向的刻板重复行为的理解有了很大的进步,包括拔毛发和搔抓皮肤。为此,在DSM-5中创建了一个新的搔抓皮肤诊断类别——抓痕(皮肤搔抓)障碍[1],并提供了令人信服的数据说明搔抓皮肤与其他类似问题的不同之处,而且还发现了显著的患病率、潜在的严重医学后遗症和显著的功能障碍。

虽然认知行为策略可以帮助一些人显著减少这些问题行为的频率,但我们仍然面临着开发治疗方法的挑战,以实现强力和持久地减轻大多数患者的症状。我们对这些障碍有了更为细致的理解,得益于对多种行为方式(即习惯性的行为和有目标的行为;感觉敏感的、意识低下的、冲动/完美主义倾向的拔毛行为与情绪/奖赏性和功能性搔抓行为)的识别,以及关于经验性回避和情绪调节在这些障碍中所起作用的证据,还有对拔毛发和搔抓皮肤发生、发展潜在新机制的初步探索(如执行功能缺陷、感觉敏感性增强)。借助 ACT 和 DBT 技巧的强化认知行为治疗,可用于处理不愉快的内心体验和解决习惯性行为,也为更持久的症状改善提供了希望。此外,以监测(如可穿戴设备)和治疗(基于互联网的认知行为干预)技术为中心的相关研究才刚刚开始,并且已经展现了巨大的潜力。

然而,遗憾的是,只有一项采用 ACT 增强的行为治疗和 DBT 增强的 HRT 治疗 HPD 随机对照治疗试验。研究已经证明,其在减少拔毛发严重程度方面的疗效优于等候名单对照[40]和最小注意力控制[35]。还需要进一步的工作,来比较这些增强的治疗方案与通常的治疗方案之间、增强的治疗方案彼此之间,以及其与有效的精神药物治疗(如 N-乙酰半胱氨酸)之间的优劣。为确定这些多组分处理方案中的有效要素,拆解研究也是必要的。到目前为止,暂无增强的认知行为方法治疗 SPD 的随机对照试验。此外,很少有研究探索儿童和青少年的拔毛发和搔抓皮肤行为,尽管这些障碍的早期发病很常见[57]。最后,有必要进一步研究影响治疗的相关症状(如社交疏离)或常见的共病(如抑郁),因为这些因素可能会影响长期患者的预后[57]。

我们建议临床工作者对目标问题进行彻底的功能分析,包括在基线和整个治疗期间的间隔时间,因为症状模式经常随着时间的推移而变化。此外,HPD 和 SPD 之间的关系及与其他精神疾病的关系也需要仔细的评估,因为共病障碍的症状可能会诱发拔毛发和搔抓皮肤行为,使患者更难专注于 HPD 和 SPD 的治疗。可能需要对共病进行初步或并行治疗,以获得有效的急性治疗,并维持拔毛发和搔抓皮肤症状的减轻。虽然现有的治疗方案可能是设计治疗干预措施的有用工具,但至关重要的是,临床工作者必须仔细评估每个病例,并根据每位拔毛发和搔抓皮肤患者的独特影响因素量身定制其治疗干预措施。下面提供了对临床工作者和患者都有帮助的资源列表。

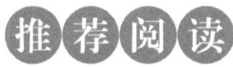

推荐阅读

组织机构

1. 拔毛症学习中心(Trichotillomania Learning Center,TLC)、身体为导向的刻板重复行为(Body-Focused Repetitive Behaviors,BFRB)基金会
   网址:https://www.bfrb.org
   地址:716 A Soquel Ave, Santa Cruz, CA 95060-5863
   电话:(831)457-1004
2. 国际强迫症基金会
   网址:https://www.iocdf.org
   地址:P.O. Box 961029; Boston, MA 02196
   电话:(617)973-5801

图书与文章

1. Franklin, M. E., & Tolin, D. F. (2007). Treating trichotillomania: cognitive-behavioral therapy for hairpulling and related problems. New York: Springer Science+Business Media, LLC.
2. Grant, J. E., Stein, D. J., Woods, D. W., & Keuthen, N. J. (Eds.). (2012). Trichotillomania, skin picking, & other body-focused repetitive behaviors. Washington, DC: American Psychiatric Publishing, Inc.
3. Keuthen, N. J., & Sprich, S. E. (2012). Utilizing DBT skills to augment traditional CBT for trichotillomania: an adult case study. Cog Behav Pract, 19(2):372-380.
4. Keuthen, N. J., Stein, D. J., & Christenson, G. A. (2001). Help for hair pullers. Oakland, CA: New Harbinger Publications, Inc.
5. Mansueto, C. S., Vavrichek, S. M., Golomb, R. G., & Raikes, J. (2020). Overcoming body-focused repetitive behaviors: a comprehensive behavioral treatment for hair pulling and skin picking. Oakland, CA: New Harbinger Publications, Inc.
6. Penzel, F. (2003). The hair-pulling problem: a complete guide to trichotillomania. New York: Oxford University Press.
7. Woods, D. W., & Twohig, M. P. (2008). Trichotillomania: an ACT-enhanced behavior therapy approach (therapist guide). New York: Oxford University Press.

参考文献

[1] American Psychiatric Association. Diagnostic and statistical manual of mental disorders. 5th ed. Arlington, VA: American Psychiatric Association; 2013.
[2] American Psychiatric Association. Diagnostic and statistical manual of mental disorders. 4th ed., text rev. ed. Washington, DC: American Psychiatric Association; 2000.
[3] Duke DC, Bodzin DK, Tavares P, Geffken GR, Storch EA. The phenomenology of hairpulling in a community sample. J Anxiety Disord. 2009;23(8):1118-1125.
[4] Hayes SL, Storch EA, Berlanga L. Skin picking behaviors: an examination of the prevalence and severity in a community sample. J Anxiety Disord. 2009;23(3):314-319.
[5] Keuthen NJ, Koran LM, Aboujaoude E, Large MD, Serpe RT. The prevalence of pathologic skin picking in US adults. Compr Psychiatry. 2010;51(2):183-186.
[6] Houghton DC, Alexander JR, Bauer CC, Woods DW. Body-focused repetitive behaviors: more prevalent than once thought? Psychiatry Res. 2018;270:389-393.
[7] Grant JE, Dougherty DD, Chamberlain SR. Prevalence, gender correlates, and co-morbidity of trichotillomania. Psychiatry Res. 2020; 288:112948.
[8] Grant JE, Odlaug BL, Chamberlain SR, Keuthen NJ, Lochner C, Stein DJ. Skin picking disorder. Am J Psychiatry. 2012;169(11): 1143-1149.
[9] Woods DW, Flessner CA, Franklin ME, Keuthen NJ, Goodwin RD, Stein DJ, et al. The trichotillomania impact project (TIP): exploring phenomenology, functional impairment, and treatment utilization. J Clin Psychiatry. 2006;67(12):1877-1888.
[10] Flessner CA, Woods DW, Franklin ME, Cashin SE, Keuthen NJ, Trichotillomania Learning Center-Scientific Advisory Board (TLC-SAB). The Milwaukee inventory for subtypes of trichotillomania-adult version (MIST-A): development of an instrument for the assessment of "focused" and "automatic" hair pulling. J Psychopathol Behav Assess. 2008;30(1):20-30.
[11] Grant JE, Peris TS, Ricketts EJ, Lochner C, Stein DJ, Stochl J, et al. Identifying subtypes of trichotillomania (hair pulling disorder) and excoriation (skin picking) disorder using mixture modeling in a multicenter sample. J Psychiatr Res. 2020;137:603-612.
[12] Mansueto CS, Townsley Stemberger RM, Thomas AM, Golomb RG. Trichotillomania: a comprehensive behavioral model. Clin Psychol Rev. 1997;17(5):567-577.
[13] Franklin ME, Tolin DF. Treating trichotillomania: cognitive-behavioral therapy for hairpulling and related problems. New York: Springer; 2007.
[14] Begotka AM, Woods DW, Wetterneck CT. The relationship between experiential avoidance and the severity of trichotillomania in a nonreferred sample. J Behav Ther Exp Psychiatry. 2004;35(1):17-24.
[15] Norberg MM, Wetterneck CT, Woods DW, Conelea CA. Experiential avoidance as a mediator of relationships between cognitions and hair-pulling severity. Behav Modif. 2007;31(4):367-381.
[16] Shusterman A, Feld L, Baer L, Keuthen N. Affective regulation in trichotillomania: evidence from a large-scale internet survey. Behav Res Ther. 2009;47(8):637-644.
[17] Snorrason Í, Smári J, Ólafsson RP. Emotion regulation in pathological skin picking: findings from a non-treatment seeking sample. J

Behav Ther Exp Psychiatry. 2010;41(3):238-245.
[18] Roberts S, O'Connor K, Aardema F, Bélanger C. The impact of emotions on body-focused repetitive behaviors: evidence from a non-treatment-seeking sample. J Behav Ther Exp Psychiatry. 2015;46:189-197.
[19] Diefenbach GJ, Mouton-Odum S, Stanley MA. Affective correlates of trichotillomania. Behav Res Ther. 2002;40(11):1305-1315.
[20] Flessner CA, Francazio S, Murphy YE, Brennan E. An examination of executive functioning in young adults exhibiting body-focused repetitive behaviors. J Nerv Ment Dis. 2015;203(7):555-558.
[21] Houghton DC, Alexander JR, Bauer CC, Woods DW. Abnormal perceptual sensitivity in body-focused repetitive behaviors. Compr Psychiatry. 2018;82:45-52.
[22] Azrin NH, Nunn RG. Habit-reversal: a method of eliminating nervous habits and tics. Behav Res Ther. 1973;11(4):619-628.
[23] Hayes SC, Strosahl KD, Wilson KG. Acceptance and commitment therapy: an experiential approach to behavior change. New York: Guilford Press; 1999.
[24] Linehan MM. Cognitive-behavioral treatment of borderline personality disorder. New York: Guilford Press; 1993.
[25] Keuthen NJ, O'Sullivan RL, Ricciardi JN, Shera D, Savage CR, Borgmann AS, et al. The Massachusetts general hospital (MGH) hairpulling scale: 1. Development and factor analyses. Psychother Psychosom. 1995;64(3-4):141-145.
[26] Keuthen NJ, Wilhelm S, Deckersbach T, Engelhard IM, Forker AE, Baer L, et al. The skin picking scale: scale construction and psychometric analyses. J Psychosom Res. 2001;50(6):337-341.
[27] Snorrason I, Ólafsson RP, Flessner CA, Keuthen NJ, Franklin ME, Woods DW. The skin picking scale-revised: factor structure and psychometric properties. J Obsessive Compuls Relat Disord. 2012;1(2):133-137.
[28] Flessner CA, Woods DW, Franklin ME, Keuthen NJ, Piacentini J, Cashin SE, et al. The Milwaukee inventory for styles of trichotillomania-child version (MIST-C): initial development and psychometric properties. Behav Modif. 2007;31(6):896-918.
[29] Keuthen NJ, Tung ES, Woods DW, Franklin ME, Altenburger EM, Pauls DL, et al. Replication study of the Milwaukee inventory for subtypes of trichotillomania-adult version in a clinically characterized sample. Behav Modif. 2015;39(4):580-599.
[30] Walther MR, Flessner CA, Conelea CA, Woods DW. The Milwaukee inventory for the dimensions of adult skin picking (MIDAS): initial development and psychometric properties. J Behav Ther Exp Psychiatry. 2009;40(1):127-135.
[31] Miller WR, Rollnick S. Motivational interviewing: helping people change. 3rd ed. New York: Guilford Press; 2013.
[32] Maas J, Keijsers GPJ, Rinck M, Becker ES. Does cognitive bias modification prior to standard brief cognitive behavior therapy reduce relapse rates in hair pulling disorder? A double-blind randomized controlled trial. J Soc Clin Psychol. 2018;37(6):453-479.
[33] Linehan MM. Skills training manual for treating borderline personality disorder. New York: Guilford Press; 1993.
[34] Keuthen NJ, Rothbaum BO, Falkenstein MJ, Meunier S, Timpano KR, Jenike MA, et al. DBT-enhanced habit reversal treatment for trichotillomania: 3-and 6-month follow-up results. Depress Anxiety. 2011;28(4):310-313.
[35] Keuthen N, Rothbaum B, Fama J, Altenburger E, Falkenstein M, Sprich S, et al. DBT-enhanced cognitive-behavioral treatment for trichotillomania: a randomized controlled trial. J Behav Addict. 2012;1:106.
[36] Falkenstein MJ, Rogers K, Malloy EJ, Haaga DAF. Predictors of relapse following treatment of trichotillomania. J Obsessive Compuls Relat Disord. 2014;3(4):345-353.
[37] Azrin NH, Nunn RG, Frantz SE. Treatment of hairpulling (trichotillomania): a comparative study of habit reversal and negative practice training. J Behav Ther Exp Psychiatry. 1980;11(1):13-20.
[38] Ninan PT, Rothbaum BO, Marsteller FA, Eccard MB. A placebo-controlled trial of cognitive-behavioral therapy and clomipramine in trichotillomania. J Clin Psychiatry. 2000;61(1):47-50.
[39] van Minnen A, Hoogduin KAL, Keijsers GPJ, Hellenbrand I, Hendriks G-J. Treatment of trichotillomania with behavioral therapy or fluoxetine: a randomized, waiting-list controlled study. Arch Gen Psychiatry. 2003;60(5):517.
[40] Woods DW, Wetterneck CT, Flessner CA. A controlled evaluation of acceptance and commitment therapy plus habit reversal for trichotillomania. Behav Res Ther. 2006;44(5):639-656.
[41] Teng EJ, Woods DW, Twohig MP. Habit reversal as a treatment for chronic skin picking: a pilot investigation. Behav Modif. 2006;30(4):411-422.
[42] Schuck K, Keijsers GPJ, Rinck M. The effects of brief cognitive-behaviour therapy for pathological skin picking: a randomized comparison to wait-list control. Behav Res Ther. 2011;49(1):11-17.
[43] Twohig MP, Woods DW. A preliminary investigation of acceptance and commitment therapy and habit reversal as a treatment for trichotillomania. Behav Ther. 2004;35(4):803-820.
[44] Farhat LC, Olfson E, Nasir M, Levine JLS, Li F, Miguel EC, et al. Pharmacological and behavioral treatment for trichotillomania: an updated systematic review with meta-analysis. Depress Anxiety. 2020;37(8):715-727.
[45] Bloch MH, Landeros-Weisenberger A, Dombrowski P, Kelmendi B, Wegner R, Nudel J, et al. Systematic review: pharmacological and behavioral treatment for trichotillomania. Biol Psychiatry. 2007;62(8):839-846.
[46] McGuire JF, Ung D, Selles RR, Rahman O, Lewin AB, Murphy TK, et al. Treating trichotillomania: a meta-analysis of treatment effects and moderators for behavior therapy and serotonin reuptake inhibitors. J Psychiatr Res. 2014;58:76-83.
[47] Selles RR, McGuire JF, Small BJ, Storch EA. A systematic review and meta-analysis of psychiatric treatments for excoriation (skin-picking) disorder. Gen Hosp Psychiatry. 2016;41:29-37.
[48] TrichStop. 2020. https://www.trichstop.com. Accessed 10 Jan 2022.
[49] SkinPick. 2020. https://www.skinpick.com. Accessed 10 Jan 2022.
[50] Son JJ, Clucas JC, White C, Krishnakumar A, Vogelstein JT, Milham MP, et al. Thermal sensors improve wrist-worn position tracking. NPJ Digit Med. 2019;2(1):15.
[51] How Keen2 works. HabitAware. 2022. https://habitaware.com/pages/how-it-works. Accessed 10 Jan 2022.

[52] HabitAware Inc. Feasibility study for treating trichotillomania with wearable device and app system. 2020. https://clinicaltrials.gov/ct2/show/NCT04241120. Accessed 10 Jan 2022.
[53] StopBit. 2021. https://stopbitreminder.com. Accessed 10 Jan 2022.
[54] Williams M. Help may be at hand for hair-pulling: rice students develop glove-based sensor for those with trichotillomania. Houston, TX: Rice University News and Media Relations; 2021. https://news.rice.edu/news/2021/help-may-be-hand-hair-pulling. Accessed 10 Jan 2022.
[55] Gallinat C, Moessner M, Haenssle HA, Winkler JK, Backenstrass M, Bauer S. An internet-based self-help intervention for skin picking (SaveMySkin): pilot randomized controlled trial. J Med Internet Res. 2019;21(9):e15011.
[56] Rogers K, Banis M, Falkenstein MJ, Malloy EJ, McDonough L, Nelson SO, et al. Stepped care in the treatment of trichotillomania. J Consult Clin Psychol. 2014;82(2):361-367.
[57] Lee MT, Mpavaenda DN, Fineberg NA. Habit reversal therapy in obsessive compulsive related disorders: a systematic review of the evidence and CONSORT evaluation of randomized controlled trials. Front Behav Neurosci. 2019;13:79.

第13章
抽动秽语综合征和持续性抽动障碍的行为治疗

Behavior Therapy for Tourette Syndrome and Persistent Tic Disorder

汉娜·E. 里斯　　艾莎·乌斯马尼
Hannah E. Reese　　Aisha Usmani

李　跃　李雨婷·译　　王　琰　徐一峰·校

引　言

抽动（tic）是一种突然的、快速的、反复发生的、无节律的运动或发声[1]。简单的抽动持续时间较短，通常仅涉及单个肌肉群（如眨眼、做鬼脸、摇头、清嗓子、咕噜声、抽鼻子或打喷嚏）。复杂的抽动持续时间较长，涉及多个肌肉群，并且通常表现为目的性抽搐，如手势、跳跃、旋转、模仿他人的手势（模仿动作）、重复自己的话（重复言语）、重复最后听到的声音或单词（模仿言语），或脱口而出脏话（秽语）。

孤立的、短暂的抽动在儿童中很常见[2]。当一个孩子出现多次持续性抽动时，他们可能会被诊断为抽动秽语综合征（Tourette syndrome，TS）或持续性抽动障碍（persistent tic disorder，PTD）。TS 的特征是多发性运动性抽动和一种或多种发声性抽动（尽管不一定同时出现），其频率可能增加或减少，但自发病以来持续至少 1 年。PTD（旧称慢性抽动障碍），通常被认为是 TS 的一种更常见但更温和的形式[3]，其特征是一种或多种运动性或发声性抽动，但并非两种都有，其频率可能增加或减少，但自发病以来持续至少 1 年。对于这两种疾病，发病必须在 18 岁之前。

除了抽动，大多数人还报告抽动发作前有一种先兆冲动，通常被描述为一种压力、紧张或能量，这种冲动在抽动之前出现，并在抽动结束后暂时缓解[4]。对一些人来说，这种先兆性冲动可能比抽动本身更令人痛苦[5]。

流行病学、病程、共病及病因

尽管估计的患病率差异很大，但最近的荟萃分析表明，0.3%～1.5% 的儿童受到 TS 的影响，其中男性的患病率大约是女性的 4 倍[6,7]。抽动通常在 4～8 岁之间出现，并且简单的运动性抽动（如眨眼），通常会首先出现[8,9]。尽管症状通常会随着时间的推移而减弱，但严重程度通常在 10～12 岁达到峰值，并在青春期开始下降，因此许多人在青春期后期症状会得到显著且持续的改善[9-11]，成人 TS 的患病率也明显较低[12]。强迫症和注意缺陷多动障碍是两种最常见的合并症[8]。抽动障碍没有单一原因，目前认为是由遗传、生化、心理及环境因素相互作用引起的神经精神障碍[13]。

治 疗

抽动的循证治疗选择包括行为治疗、药物治疗（主要是 α-2-肾上腺素受体激动剂和抗多巴胺药物）、肉毒杆菌毒素注射，以及在严重难治性病例中的深部脑刺激[14]。

在行为治疗领域，已经开发和测试了许多方法，包括密集型负强化练习、自我监测、应急管理、暴露与反应预防（ERP）、习惯逆转训练（HRT）[15]，以及 HRT 的最新变体——综合行为干预（comprehensive behavioral intervention，CBIT）。CBIT 包括 HRT、功能干预和放松训练，是目前首选的行为治疗方法[14,16]。CBIT 虽然不能治愈抽动，但它可以提供有意义的改善，并且不会出现与药物相关的副作用。在迄今为止规模最大、最严格的临床试验中，发现 CBIT 在儿童[17]和成人[18]中的治疗效果优于支持性心理治疗。接受 CBIT 的参与者抽动严重程度平均分别降低约 31% 和 26%。仅 HRT 一项就达到了美国心理学会的"完善的治疗"标准[19]，而 CBIT 最近被美国神经病学学会推荐为一线干预措施[14]。因此，CBIT 是本章的重点。

由于 CBIT 作为一种面对面、个体化的治疗方法已经得到了深入的研究，所以我们将主要介绍这种形式的 CBIT。然而，线上[20-22]和基于团体[23-25]的干预形式最近也得到了发展。随着这些模式的普及，它们有可能极大地改善干预措施的可及性，从而变得越来越普遍。此外，研究人员正在不断努力扩大可用的心理治疗方法的范围，并且正在开发一些有前景的替代方法，如基于正念的抽动治疗方法[26,27]，以及旨在减少损害、培养优势和提高生活质量的干预措施[28-30]。

综合行为干预

CBIT 是一种多成分治疗，包括意识训练、竞争反应训练、基于功能的干预及放松训练。尽管不同文献中治疗时长差异很大（如一次 2.5 小时的治疗[31]或 8～11 个月内 16～20 次治疗[32]），但治疗通常包括 8～12 次（每周 1 次，每次 1 小时）的治疗，以及额外的 3～6 次（每两周或每月 1 次）的强化治疗。遵循指南的推荐，我们建议医疗服务提供者根据患者的个体需求，灵活调整治疗时间。接下来，我们将介绍支撑治疗的理论模型、评估指南及构成 CBIT 的治疗技术。对于想要了解更多信息的读者，我们强烈推荐现有的治疗手册，其中包含逐次会谈的指导[33]及相应的家长[34]、成人[35]工作手册。

■ 理论模型与治疗原理

CBIT 是一种基于学习理论基本原则的心理学模型，旨在阐明抽动障碍的维持机制[15,33]。该模型假设抽动有遗传和神经生物学基础，但也有重要的心理和环境因素强化其发生并有助于其维持。该模型中最核心的假设是，抽动通过缓解个体与先兆冲动相关的不适而得到负强化。先兆冲动是一种不舒服的感觉，通常被描述为抽动前的压力、疼痛、紧张或能量，抽动结束后暂时缓解。结果，每次成功地摆脱这种冲动时，抽动就会得到负强化。因此，CBIT 的主要目标是打破先兆冲动与抽动本身之间的联系。通过意识训练，患者可以学会如何在冲动和抽动出现时成功地识别它们；通过竞争反应训练，他们可以学会如何在冲动自然消退时进行与抽动不相容的运动。CBIT 的第二个目标是识别和改变其他可能使抽动更容易发生的因素（如压力或焦虑、社会关注、某些活动、咖啡因）。一旦确定，患者可以学会通过基于功能的干预和放松训练来将这些因素的影响降到最低。

■ 评估

TS 或 PTD 的诊断应基于最新版本的《精神障碍诊断与统计手册》（DSM-5）[1]。如果患者有不寻常的表现或复杂的病史，建议咨询神经科医生以排除其他神经系统疾病。

在治疗开始时，至关重要的是，治疗师和患者共同制订一个全面的患者抽动清单，从最麻烦到最不麻烦的顺序排列（即抽动等级）。抽动等级应该包括每位患者抽动的独特标签（如头抽动、跺脚），并对过去一周内每次抽动的干扰程度进行评分，从 0（不麻烦）到 10（非常麻烦）。抽动等级不仅将作为治疗的路线图，每周对每次的抽动进行 0～10 级的评级，还将作为跟踪进展、确定进一步干预领域和维持动力的简单方法。

当然,还有其他措施是可以选择的,这类措施可能有助于确定基线时症状的严重程度,测量基线到治疗后的改善情况,并对现有临床试验的成果进行基准测试。它们分别是耶鲁综合抽动严重程度量表(Yale Global Tic Severity Scale,YGTSS)[36]、家长抽动问卷(Parent Tic Questionnaire,PTQ)[37]、成人抽动问卷(Adult Tic Questionnaire,ATQ)[38]。其中,YGTSS 是临床评估抽动严重程度的黄金标准。这是一个半结构化的访谈,需要 15~20 分钟来进行。评估者从五个方面分别评估运动性抽动和发声性抽动:数量、频率、强度、复杂性及干扰。每个方面的等级从 0 到 5,其中 5 表示更严重。此外,评估者提供了一个从 0 到 50 的损害评分(分数越高表明损害越大),反映了个体由于抽动而导致的整体功能障碍。PTQ 和 ATQ 是自评量表,要求家长或患者报告 14 种运动性抽动和 14 种发声性抽动的存在、频率和强度。频率和强度都从 1 到 4 级评分,分数越高表示严重程度越高。

■ 心理教育

关于该疾病的性质、指导治疗的理论模型、其疗效的证据及家庭练习的重要性的心理教育至关重要。对于许多人,CBIT 是令人生畏的,并且对干预也存在许多误解[39]。我们经常从患者那里听到,他们虽然已经学会了忽视自己的抽动,但一旦听到别人开始谈论并关注其抽动,抽动就会恶化。因此,彻底解释干预方法的原理和证据,对于支持其对抽动患者的有效性至关重要。我们建议通过心理教育来让患者放心,如果抽动加剧,那应该是暂时的,而且他们还将学习抽动出现时的管理技能。这样有利于提高患者的治疗依从性和治疗信心。强调家庭练习的重要性也很重要。CBIT 具有挑战性,需要在治疗外持续努力。最近的证据表明,家庭作业的坚持可以预测症状的改善[40],我们经常告诉患者,他们对治疗投入越多,他们得到的回报就会越多。预先讨论这些信息将确保患者有切合实际的期望,并为他们提供机会反思目前是否有时间和精力投入治疗。随着对抽动障碍和 CBIT 的认识不断扩展,提供治疗者和患者会发现美国抽动秽语综合征协会的网站(www.tourette.org)是一个很好的资源,可以获得关于 TS 和 CBIT 的最新教育材料。

■ 会谈结构

经过全面的评估和心理教育后,治疗的重点将变为意识训练、竞争反应训练和基于功能的干预,且每次针对一个抽动。我们通常建议从抽动等级序列中最麻烦的抽动开始。然而,如果这对患者来说太困难,那么选择一种不太麻烦的抽动会比较合适。我们只是建议患者选择一个自己有动力积极参与的抽动症状,一旦选择了第一个抽动,治疗师和患者就要在治疗中针对该抽动进行意识训练,并为患者布置与第一个抽动意识训练相关的家庭练习。在下一节会谈中,治疗师和患者共同回顾家庭作业,完成竞争反应训练,并为第一个抽动制订基于功能的干预措施,然后对等级序列上的第二个抽动进行意识训练。因此,在首次意识训练会谈之后,每一次会谈通常包括以下步骤:家庭作业的回顾、竞争反应训练、针对患者前一周监测的抽动制订基于功能的干预措施、针对等级上的下一个抽动进行意识训练,以及布置新的家庭作业。可以根据需要进行放松训练,包括腹式呼吸和渐进式肌肉放松。在成功治疗每位患者抽动后,治疗师应引入复发预防策略,包括逐渐减少会谈频率,以鼓励患者独立应用治疗中获得的技能。对于逐次治疗大纲,我们强烈推荐伍兹(Woods)及其同事出版的治疗师手册和配套的练习册(请参见"推荐阅读"部分)。

■ 意识训练

意识训练为 CBIT 的所有其他干预措施奠定了基础。为了使治疗有效,患者必须了解其抽动的几个方面,包括抽动发生的时间和地点、从先兆冲动开始的每次抽动的行为链,以及使抽动好转或加重的因素。这些信息将用于根据患者抽动的特点来制订治疗方案,从而实施有效的竞争反应训练和基于功能的干预措施。

意识训练的第一步包括尽可能详细地说出每个抽动所涉及的连续运动或发声运动。这通常需要在治疗过程中密切观察并由治疗师仔细询问,患者具体而明确的描述能够带来更好的认识。例如,当描述"颈部抽动"时,患者在治疗师的帮助下,应该准确地描述颈部抽动所涉及的运动。患者可能会描述说,他们的头先是轻微向上抬起,然后头向下、眼看向左侧,接着颈部肌肉似乎推动头部向上、向右移动。在没有视觉线索的情况下,让患者描述其抽动可能会有帮助,就像他们在电话中向某人描述抽动一样。如果治疗师发现任何不一致或遗漏的动作,则有必要适当地指出并将其添加到描述中。例如,在上述描述中,患者可能没有注意到,当头向下、眼看向左侧时,头部也会稍微向下和向左移动。因此,意识训练是患者和治疗师之间的协作过程。

意识训练的第二步包括意识到并描述在明显的运动或发声动作之前所体验到的个人感觉。如上所述,这些感觉被称为先兆冲动。一些患者会意识到先兆冲动,而另一些患者则没有。这一步是至关重要的,因为理想的竞争反应是在患者注意到先兆冲动时实施的,而不是在运动或发声抽动开始之后。这种先兆冲动通常发生在靠近抽动的身体部位,但并非总是如此。例如,眼部抽动通常与眼睛后面的先兆冲动有关。不过,眼部抽动完全有可能与后脑勺或其他部位的先兆冲动有关。因此,治疗师应鼓励患者注意抽动前身体的任何感觉,鼓励他们描述这些感觉的位置、性质(如瘙痒、压力)、强度(如轻微、强烈、稳定、增强)及持续时间。

意识训练的第三步是在治疗中练习。更具体地,一旦获得了抽动及其先兆冲动的完整或接近完整的描述,就需要对先兆冲动和抽动进行持续监测。这可以通过几种不同的方式来完成:一种方法是让患者关注目标先兆冲动或抽动,并通过口头(如说"有一个")或身体(如举起手指或手)告知治疗师他们正在经历先兆冲动或承认抽动的发生。另一种方法是让患者谈论任何的一般性话题;例如,与治疗师交谈,同时在每次经历先兆冲动或抽动时告知治疗师,与方法一相同。第三种方法是以 5~10 分钟交替的增量,练习第一种方法和第二种方法,然后选择能带来更好的意识的方法。在所有这三种方法中,治疗师都应温和而快速地告知患者其错过的任何抽动发生情况。这些方法各有利弊,虽然第一种方法可以更容易地注意到冲动和抽动,但患者如此持续地关注自己的抽动可能会感到不舒服,尤其是当治疗师在观察他们是否漏掉抽动时。第二种方法分散了患者的注意力,但由于患者同时处理多项任务,所以可能会遗漏更多抽动的发生。交替使用这两种方法的第三种方法可能会让一些患者感到困惑。使用哪种方法应该是患者和治疗师共同决定的,同时告知患者稍后可能会使用的其他方法,以进一步增强意识。练习应持续进行,直到治疗师确认患者知道冲动或抽动会何时发生。在整个过程中,应鼓励患者尽早意识到抽动发生的迹象。最初,患者可能只有在抽动发生后才会意识到,但通过练习,他们可能会更早地意识到。

意识训练的最后一步是患者在接下来的一周进行自我监测。一旦在治疗中进行了对第一个抽动的意识训练,患者就会被要求在接下来的一周内监测该抽动。我们建议患者选择至少 3～4.5 小时的时间,在此期间密切监测目标抽动。为了记录观察结果,我们建议向患者提供一份纸质表格,其中列有一天中的时间、情况和观察到的抽动次数,或者帮助他们在智能手机的笔记应用程序中创建一个条目,并预先填充相同的字段,两种方式均可,从而获得更好的监测效果。此外,治疗师应鼓励患者在一周内尽可能频繁地仔细记录每次抽动的发生,而不是将其限制在指定的监测时间内。我们建议告知患者,监测抽动可能会暂时增加(或感知到增加)抽动的频率,包括可能的其他抽动,但最终增强意识对于成功实施竞争反应和减少潜在抽动是必要的。

在进行意识训练时,这个过程可能会让患者感到不舒服和害怕,治疗师采取温和、共情和支持的态度尤为重要。大多数患者不会和任何人详细讨论其抽动,正如前面提到的,他们可能担心这种关注会增加抽动和相关的不适。此外,年轻患者更有可能意识不到自己的先兆性冲动,往往需要额外的支持和指导。我们建议在一开始就承认和共情这种不适,并鼓励患者尽可能多地提供让他们感到舒服的信息。通常,需要几次会谈才能获得抽动的完整描述,因为患者这时候开始更加关注自己的抽动,注意到新的特征,并且在向治疗师透露这些信息时感到更自在。

■ 竞争反应训练

一旦治疗师和患者合理地确信患者知道目标抽动何时发生后,治疗就会进入针对目标抽动的竞争反应(competing response,CR)训练。CR 的主要目的是为患者提供与抽动不相容的生理反应,从而使患者在不进行抽动的情况下独立消退先兆冲动。

CR 训练包括四个步骤:①基于三个 CR 指南的心理教育;②为特定的抽动确定合适的 CR;③CR 提供者的明确演示;④让患者在治疗过程中练习 CR,然后自己完成相应的家庭作业。

第一步应该使患者了解有效 CR 的特点。在确定 CR 时,应考虑三个基本条件:①CR 通常与抽动的完成相反或不相容;②CR 应不显眼并与正在进行的运动或活动兼容,包括学业、工作和娱乐活动;③CR 应能够维持至少 1 分钟而没有不适,或直到抽动的冲动消退,以时间较长者为准。

审查这些标准后,治疗师和患者共同制订针对目标抽动的CR。表13-1简要总结了一些可能对常见抽动有效的CR[33,41,42]。然而,重要的是要记住,没有单一正确的CR,也没有两名患者会完全相同。在此过程中,患者的投入至关重要。我们经常发现患者在之前的抽动管理尝试中已经识别出潜在的CR,并且他们是唯一能够判断特定CR对他们来说是否可行的人。对于复杂的抽动,我们建议为抽动的第一个组成部分确定CR训练。因此,有必要事先确定复杂抽动的具体序列或行为,重点关注抽动的起源点。通常,通过打断第一个动作,整个动作序列就被阻止了。对于某些抽动,确定与抽动不相容的CR训练可能很困难或根本不可能。在这种情况下,有必要确定一种替代的更可行的行为,虽然不能直接对抗抽动,但仍能帮助患者让冲动自然消退。也就是说,虽然CR不能直接从身体层面阻止抽动的发生,但它可以重新引导患者,使先兆冲动逐渐减弱,而不会发生目标抽动。例如,一项针对儿童口唇与手指习惯(如吮吸拇指)的HRT研究发现[43],在注意到要吮吸拇指的冲动时,用手握紧膝盖和握紧拳头一样有效。

表13-1·常见的抽动及伴随的潜在竞争反应

抽动	竞争反应
眨眼	缓慢、有节奏地(3~5秒钟1次)眨眼
	保持稳定、柔和的目光注视某个固定点
耸鼻	闭上嘴、上唇下移并在上齿下滚动
发声性抽动:清嗓子、咕噜声、秽语等	腹式呼吸,强调保持连续、舒适、有规律的节奏
扮鬼脸	嘴唇微微噘起
颈部抽动/头部抽动	从相反的动作开始(例如,如果抽动总是以下巴向右移动开始,那么竞争反应可以包括将下巴向左移动)
	轻轻地将下巴降低至胸部
肩部抽动	将肩部向下拉向地面
	将上臂靠在躯干上
	将肩膀向后拉,使肩胛骨靠得更近
手臂抽动	手臂靠在身体侧面
	双臂交叉在前面
	双手合十放在前面
	双手放在口袋里

(续表)

抽动	竞争反应
手指抽动:敲击、触碰	握拳
	手掌和手指并拢
	双手平放在身体的另一个部位
胃痉挛	腹式呼吸,强调保持连续、舒适、规律的节奏
脚趾向上或四周移动	轻轻地把脚趾顶在地面或鞋子上
	抬高脚后跟,使脚掌和脚趾承受固定的压力

一旦确定了合适的CR,治疗师应向患者多次演示CR的正确实施方法。应在出现抽动迹象或即将发生抽动时启动CR,然后应该保持1分钟,或者直到抽动的冲动消退,以时间较长的为准。最后,患者应该在会谈中练习使用CR。与意识训练类似,这部分治疗可以只专注于CR练习,包括CR练习与一般对话的结合,或者前两种方法的交替模式。理想情况下,通过练习,患者应该能够在抽动发生前实施CR;然而,在治疗开始时,即使患者已经注意到抽动发生,也应鼓励他们实施CR。如果患者的先兆冲动消退得相当快(不到1分钟),可以使用计时器帮助患者了解他们应该保持多长时间的CR是有帮助的(整整1分钟)。如果患者在会谈过程中没有抽动,让他们进行模拟抽动练习,以确保他们正确实施CR是有帮助的。

在成功进行持续的会谈练习后,治疗师应该安排患者在家练习。与意识训练类似,我们建议至少要有3~4.5小时的时间,让患者计划在抽动或注意到抽动的冲动时使用CR。应鼓励患者尽可能在计划外的其他时间使用CR,选择抽动频繁的时间使用CR比较有帮助。对于一些患者,尤其是年轻患者,有单独的支持人员(家庭成员或朋友)会很有帮助。如果患者没有按照计划使用CR,应指导支持人员鼓励并提醒患者使用CR。支持人员提醒和帮助患者的方式应该预先确定,以防止因角色沟通不当而引发的任何关系问题。

■ 基于功能的评估与干预

基于功能的评估,从彻底检查与抽动恶化相关的内部和外部因素开始。前因是指抽动发生之前的因素;后果是指抽动发生之后的因素。因为抽动之间的环境诱因可能不同,对于患者经历的每个抽动症状,这些因素都应单独进行评估。这种基于功能的评估有双重目的:①确定可以减少或改变的环境因素以减少抽动频率;②确定患者可以选择预防性进行CR的情况。伍兹等人提供了可指导评估的常见前因和后果列表[33],治疗师应评估与每位患者抽动加剧相关的任何因素。

前因通常既包括内部因素(如情绪、饥饿、疲劳),又包括外部因素(特定情况、活动、时间、地点)。例如,一个人可能会报告,饥饿时的抽动会更加严重。在这种情况下,基于功能的干预措施可能包括一整天有规律地进食,并随时准备一些小零食。它也可能是多种因素的结合。例如,患者可能会报告,当疲倦和饥饿时,眼睛抽动会加剧;没有这些情况时,眼睛抽动不会增加。在这种情况下,基于功能的干预可以包括一整天有规律地进食,并随时准备一些小零食;在工作日定期休息,当感到疲劳时,休息更长的时间。内部和外部触发因素也不总是负性的;它们可以是中性的,比如无聊,也可以是愉快的,比如兴奋。然而,人们普遍反映,在压力、紧张、沮丧或焦虑的时候,抽动加剧是很常见的[44]。因此,腹式呼吸和渐进式肌肉放松是 CBIT 的标准组成部分,通常在第 4 次或第 5 次治疗中引入。在我们的经验中,当焦虑和压力作为前因出现时,传统的焦虑和压力管理技术,如认知重构、时间管理、活动安排、睡眠卫生及问题解决,也可以作为治疗的有用补充。

一些前置因素可能无法改变,但可以通过 CR 进行有计划的练习。例如,一位患者报告说,他在商务会议期间抽动得更厉害,那么可以尝试在这些时间里将专门练习 CR 作为一个目标。我们也会鼓励患者在 CR 已经启用的情况下进入这些情况。

后果通常包括获得注意(正性或负性)或逃避某种情况或任务。例如,当抽动发生时,孩子可能会从父母那里得到额外的关注,或者不做作业。在这些情况下,家庭成员可能会无意识地通过关注抽动的发生使抽动得到正强化,或者在抽动发生时允许孩子逃避作业而使抽动得到负强化。由于知道被强化的行为将来更有可能发生,所以我们会和家庭一起努力,帮助他们忽视抽动,不要让孩子因为抽动而逃避不愉快的任务。另一个例子是,患者可能会报告,当抽动加剧时,配偶会帮他们做家务。如果患者不喜欢家务,我们会建议配偶尽可能让患者继续做家务或推迟时间,而不是替患者完成家务。

■ 复发预防

为了维持治疗效果,预防复发至关重要。复发预防计划可以帮助患者独立运用在治疗中学到的技能。我们建议在患者准备好后逐渐减少治疗频率,以鼓励患者更加独立。逐渐减少治疗频率可以让患者体验靠自己的感觉,同时仍然可以在治疗师的指导下思考任何妨碍治疗策略应用的不可预见的问题。会谈时间应该用于回顾所有治疗策略及其对治疗后出现的任何新抽动或先前抽动复发的干预。应强调有关抽动自然消长过程的心理教育,从而使患者在出现新的抽动或先前的抽动再次发生时不会气馁,也不会陷入灾难化。如果抽动复发,治疗师应与患者讨论如何应用在治疗中已使用的相同行为策略。为了保持治疗效果,我们还建议患者每周安排一次自我治疗。自我治疗为患者提供了一个结构,让他们可以自己检查症状严重程度、练习情况和持续的目标。它还可以防止患者忘记所学的步骤和技能,包括与抽动直接相关的步骤和技能(如竞争反应),以及间接影响抽动的步骤和技能(如通过认知重构进行焦虑管理)。

在接下来的内容中,我们将提供一个案例来说明本章中概述的许多原则和技术。

案 例

西是一名 24 岁的亚洲裔美国人，单身男性，最近刚开始一份新工作。在女朋友和初级保健医生的鼓励下，西在最近抽动加剧后接受了治疗。西报告说，他的抽动始于童年时期，但他记不清具体的时间了。他说，早期主要是面部抽动，包括眨眼、抬眉和耸鼻。他记得自己的抽动在中学时有所增加，但他不确定小时候的抽动有什么原因或主要后果。在过去的一年里，西的抽动明显增加，此外还出现了新的运动性抽动，包括颈部抽动、肩部运动、膝盖抽动、胃痉挛。在过去的一年里，他在完成工商管理硕士（MBA）学业后也开始了一份新工作，现在已经有了一段稳定的感情。他表示自己的生活与一年前大不相同，从真正的单身到认真地和女朋友交往，从学生到高压公司的员工，从很少抽动到经常抽动。西进一步说，他能够控制和隐藏面部抽动，让其"看起来像过敏"，直到现在，其他轻微的身体运动性抽动在过去都很少发生。西还担心自己的抽动会影响别人对他工作的看法。西从来没有因为慢性运动性抽动去看过神经科医生。因此，如果需要的话，要转诊到神经科，以评估其神经功能，并对抽动进行药物治疗管理。

治疗开始的重点是西的抽动，因为这是他来治疗的主要原因。西想从膝盖抽动开始，因为这是对他影响最大的问题。

第 1 次治疗集中在 TS 和慢性运动性抽动的心理教育上。此外，还介绍了 CBIT，并对 CBIT 的不同方面进行了说明。第 2 次治疗的重点是意识训练。更具体地说，对意识训练和意识训练的目的一起进行了解释。西表示，膝盖抽动通常发生在快速行走或在工作中跟客户沟通而长时间站立时。随后，治疗师和西都站起来开始意识训练。西在治疗室里快速地绕着圈子行走，时不时地站着不动（就像他跟客户说话时一样）。然而，西在治疗过程中没有出现任何膝盖抽动，也没有意识到自己的先兆性冲动。因此，治疗师为西提供了一些在工作中或家中觉察抽动和先兆冲动的指导。在治疗过程中，治疗师还制作了一份表格，以帮助监测与其膝关节抽动有关的因素，并提供给他带回家。

在第 3 次治疗中，西表示，他忘记密切监测自己的膝盖抽动，并且与前几周一样，膝盖抽动主要发生在工作中。在治疗过程中，西和治疗师再次站起来以增强意识。由于西报告抽动通常是在长时间站立后开始的，所以会在治疗中练习靠墙坐起来增加腿部耐力。随后，西在剩余的治疗时间中经历了几次膝盖抽动。这些抽动被用来识别先兆冲动，即腘窝或膝盖窝处的紧缩感。这促使他略微弯曲双腿，大腿用力（好像要坐下一样），随后双膝短暂触碰，然后他又挺直站立。之后，治疗师重新给他布置了自我监测作业，并通过使用表格、手机或电脑的方法来强调监测的重要性。

第 4 次治疗从回顾家庭作业开始。西表示，他在工作时使用手机监测，在家时使用纸质表格进行监测。监测显示，在工作和家里，当因为长时间站立而感到疲劳时，或者当感到压力大或做像洗碗这样单调、无聊的事情时，膝盖抽动就会发生。在工作中，膝盖抽动会让他感到尴尬，并因此向顾客道歉；而在家里，他会停止正在做的事情，让女朋友替他完成。他惊讶地发现，在工作和家里时膝盖抽动的频率几乎是一样的。对于这种抽动，我们讨论了另一种与之竞争的反应，即带着压力站立，让脚后跟落在地上，同时稍微抬起前脚掌。相反，他可以轻轻摇晃或放松腿部的肌肉。这两种相互竞争的反应在治疗中需要反复练习，直到西先兆冲动消退，每次大约需要 5 分钟。我们还提供了由他自己继续这种练习的指导。

在第 5 次治疗中，西说他更喜欢轻轻地晃腿来控制冲动，但在工作时他选择了脚跟落地抬脚尖的竞争反应，这样就不会引起别人的注意。由于西已经注意到腿部疲劳是抽动的先兆，所以也教授了他渐进式肌肉放松训练。此外，当他事先知道将与客户站在一起很长时间时，我们建议他在工作前练习简化的 4-肌群渐进式肌肉放松训练，以放松腿部。此外，还建议他在治疗会谈中尽早启动竞争反应，甚至在腿部疲劳或先兆冲动出现之前就开始，在家里做家务时也建议使用类似的方法。最后，讨论了在快速行走过程中，要注意膝关节碰撞的问题，学会放慢步速，给自己足够的时间准时到达目的地。西还在第 5 次治疗前见了神经科医生，并告诉医生在开始任何药物治疗之前，他想单独尝试 CBIT。

第 6 次和第 7 次治疗的重点是用类似的方式治疗肩膀抽动。此外，由于他注意到工作和生活变化带来的压力以及无聊的前因，所以在接下来的几次治疗中，除了继续关注竞争反应及其应用外，还教授了他认知重构和腹式呼吸的压力和焦虑管理技能。此外，还推荐了一些让无聊的任务变得更有趣一些的方法，如一边洗碗一边听他最喜欢的音乐或播客，或者一边叠衣服一边看平板电脑上的电影。为了增加竞争反应的练习，他在家里杂物区附近的墙上贴了不同颜色的便利贴。对于工作，西在客户见面之前会给在线日历添加一个提醒，以便在会议前练习简短的渐进式肌肉放松训练，并在会议开始时练习竞争反应。此外，建议尽量避免安排连续会议，以免需要长时间站着发言。

到第 14 次治疗时，西目前的所有抽动都已得到治疗。他也适应了认知重构、渐进式肌肉放松训练和腹式呼吸。此外，西还以一种间隔的方式，积极安排家务和工作报告。第 15 次治疗和第 16 次治疗间隔了 2 周，第 16~19 次治疗之间，每次治疗间隔 3 周到 1 个月，以帮助西获得更多独立性，并让自己能够轻松地担任自己的抽动管理教练。倒数第 2 次治疗的重点是制订详细的复发预防计划，确定当前和最近的抽动症状，以及确定尝试过和测试过的有效竞争反应。此外，记录了抽动的前因清单和在这些情况下使用的具体技能；同时，还解释了不定时地改变提醒线索，以防止对这些线索产生习惯化。在最后一次治疗中，进一步完善复发预防计划，从而将所有最后一刻的观察结果都囊括进去。治疗结束后大约 9 个月，西回来复查所学到的技能。他做得很好，工作和个人生活都更加安定。他注意到自己偶尔还会出现一些抽动，但他表示如果他努力练习竞争反应并安排间隔时间的事情，这些抽动通常会消退。

总　结

TS 和 PTD 是遗传、生化、心理及环境因素相互作用导致的神经精神疾病。症状通常在儿童早期出现，并且随着时间的推移，严重程度会时强时弱；许多人成年后症状会明显减轻。目前，尚无已知的抽动治疗方法。包括抗精神病药和α-2-肾上腺素受体激动剂在内的药物可能有效，但会产生明显的副作用。相比之下，心理社会治疗已被证明可以显著降低抽动的严重程度，而且没有副作用。治疗抽动最完善的心理社会方法是CBIT，它教导患者通过更加了解抽动、了解相关的先兆冲动、了解与抽动加剧相关的因素，来更有效地控制抽动。然后，患者学会运用竞争反应，从而有助于让抽动的冲动独立消退，并制订基于功能的干预措施，以改变或减少可能触发或加强抽动的因素。我们对抽动行为治疗的最新进展感到鼓舞，也希望未来的研究能提高我们对抽动障碍成因的了解，并阐明治疗变化的机制，使我们能够进一步改善患者可用的治疗方法。

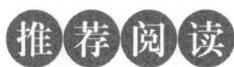

推荐阅读

组织机构

美国抽动秽语综合征协会（Tourette Association of America）
网站：www.tourette.org
电话：1-888-4-TOURET

图书与文章

1. Woods DW, Piacentini J, Chang S, Deckersbach T, Ginsburg GS, Peterson AL, Scahill LD, Walkup JT, & Wilhelm S. Managing Tourette syndrome: a behavioral intervention for children and adults (therapist guide). New York: Oxford University Press; 2008.
2. Woods DW, Piacentini J, Chang S, Deckersbach T, Ginsburg GS, Peterson AL, Scahill LD, Walkup JT, & Wilhelm S. Managing Tourette syndrome adult workbook: a behavioral intervention (adult workbook). New York: Oxford University Press; 2008.
3. Woods DW, Piacentini J, Chang S, Deckersbach T, Ginsburg GS, Peterson AL, Scahill LD, Walkup JT, & Wilhelm S. Managing Tourette syndrome: a behavioral intervention (parent workbook). New York: Oxford University Press; 2008.
4. Reese HE, Timpano KR, Siev J, Rowley T, Wilhelm S. Behavior therapy for Tourette's syndrome and chronic tic disorder: a web-based video illustration of treatment components. Cognitive and Behavioral Practice. 2010;17(1):16-24.
5. McGuire JF, Murphy TK, Piacentini J, Storch EA, editors. The clinician's guide to treatment and management of youth with Tourette syndrome and tic disorders. Academic Press; 2018.

参考文献

[1] Association AP. Diagnostic and statistical manual of mental disorders. 5th ed. Washington, DC: American Psychiatric Association; 2013.
[2] Scahill L, Specht M, Page C. The prevalence of tic disorders and clinical characteristics in children. J Obsessive Compuls Relat Disord. 2014;3(4):394-400.
[3] Claudio-Campos K, Stevens D, Koo SW, Valko A, Bienvenu OJ, Budman CB, et al. Is persistent motor or vocal tic disorder a milder form of Tourette syndrome? Mov Disord. 2021;36:1899.
[4] Cavanna AE, Black KJ, Hallett M, Voon V. Neurobiology of the premonitory urge in Tourette's syndrome: pathophysiology and treatment implications. J Neuropsychiatry Clin Neurosci. 2017;29(2):95-104.
[5] Cohen AJ, Leckman JF. Sensory phenomena associated with Gilles de la Tourette's syndrome. J Clin Psychiatry. 1992;53(9):319-323.

[6] Knight T, Steeves T, Day L, Lowerison M, Jette N, Pringsheim T. Prevalence of tic disorders: a systematic review and meta-analysis. Pediatr Neurol. 2012;47(2):77–90.
[7] Scharf JM, Miller LL, Gauvin CA, Alabiso J, Mathews CA, Ben-Shlomo Y. Population prevalence of Tourette syndrome: a systematic review and meta-analysis. Mov Disord. 2015;30(2):221–228.
[8] Hirschtritt ME, Lee PC, Pauls DL, Dion Y, Grados MA, Illmann C, et al. Lifetime prevalence, age of risk, and genetic relationships of comorbid psychiatric disorders in Tourette syndrome. JAMA Psychiat. 2015;72(4):325–333.
[9] Leckman JF, Zhang H, Vitale A, Lahnin F, Lynch K, Bondi C, et al. Course of tic severity in Tourette syndrome: the first two decades. Pediatrics. 1998;102(1 Pt 1):14–19.
[10] Bloch MH, Peterson BS, Scahill L, Otka J, Katsovich L, Zhang H, et al. Adulthood outcome of tic and obsessive-compulsive symptom severity in children with Tourette syndrome. Arch Pediatr Adolesc Med. 2006;160(1):65–69.
[11] Groth C, Mol Debes N, Rask CU, Lange T, Skov L. Course of Tourette syndrome and comorbidities in a large prospective clinical study. J Am Acad Child Adolesc Psychiatry. 2017;56(4):304–312.
[12] Levine JLS, Szejko N, Bloch MH. Meta-analysis: adulthood prevalence of Tourette syndrome. Prog Neuropsychopharmacol Biol Psychiatry. 2019;95:109675.
[13] Robertson MM. The Gilles de la Tourette syndrome: the current status. Arch Dis Child Educ Pract Ed. 2012;97(5):166–175.
[14] Pringsheim T, Okun MS, Muller-Vahl K, Martino D, Jankovic J, Cavanna AE, et al. Practice guideline recommendations summary: treatment of tics in people with Tourette syndrome and chronic tic disorders. Neurology. 2019;92(19):896–906.
[15] Azrin NH, Nunn RG. Habit-reversal: a method of eliminating nervous habits and tics. Behav Res Ther. 1973;11(4):619–628.
[16] McGuire JF, Piacentini J, Brennan EA, Lewin AB, Murphy TK, Small BJ, et al. A meta-analysis of behavior therapy for Tourette syndrome. J Psychiatr Res. 2014;50:106–112.
[17] Piacentini J, Woods DW, Scahill L, Wilhelm S, Peterson AL, Chang S, et al. Behavior therapy for children with Tourette disorder: a randomized controlled trial. JAMA. 2010;303(19):1929–1937.
[18] Wilhelm S, Peterson AL, Piacentini J, Woods DW, Deckersbach T, Sukhodolsky DG, et al. Randomized trial of behavior therapy for adults with Tourette syndrome. Arch Gen Psychiatry. 2012;69(8):795–803.
[19] Cook CR, Blacher J. Evidence-based psychosocial treatments for tic disorders. Clin Psychol Sci Pract. 2007;14(3):252–267.
[20] Conelea CA, Wellen BCM. Tic treatment goes tech: a review of TicHelper.com. Cogn Behav Pract. 2017;24(3):374–381.
[21] Andren P, Aspvall K, Fernandez de la Cruz L, Wiktor P, Romano S, Andersson E, et al. Therapist-guided and parent-guided internet-delivered behaviour therapy for paediatric Tourette's disorder: a pilot randomised controlled trial with long-term follow-up. BMJ Open. 2019;9(2):e024685.
[22] Haas M, Jakubovski E, Kunert K, Fremer C, Buddensiek N, Hackl S, et al. ONLINE-TICS: internet-delivered behavioral treatment for patients with chronic tic disorders. J Clin Med. 2022;11(1):250.
[23] Yates R, Edwards K, King J, Luzon O, Evangeli M, Stark D, et al. Habit reversal training and educational group treatments for children with tourette syndrome: a preliminary randomised controlled trial. Behav Res Ther. 2016;80:43–50.
[24] Dabrowski J, King J, Edwards K, Yates R, Heyman I, Zimmerman-Brenner S, et al. The long-term effects of group-based psychological interventions for children with Tourette syndrome: a randomized controlled trial. Behav Ther. 2018;49(3):331–343.
[25] Nissen JB, Kaergaard M, Laursen L, Parner E, Thomsen PH. Combined habit reversal training and exposure response prevention in a group setting compared to individual training: a randomized controlled clinical trial. Eur Child Adolesc Psychiatry. 2019;28(1):57–68.
[26] Reese HE, Vallejo Z, Rasmussen J, Crowe K, Rosenfield E, Wilhelm S. Mindfulness-based stress reduction for Tourette syndrome and chronic tic disorder: a pilot study. J Psychosom Res. 2015;78(3):293–298.
[27] Reese HE, Brown WA, Summers BJ, Shin J, Wheeler G, Wilhelm S. Feasibility and acceptability of an online mindfulness-based group intervention for adults with tic disorders. Pilot Feasibility Stud. 2021;7(1):82.
[28] Storch EA, Morgan JE, Caporino NE, Brauer L, Lewin AB, Piacentini J, et al. Psychosocial treatment to improve resilience and reduce impairment in youth with tics: an intervention case series of eight youth. J Cogn Psychother. 2012;26(1):57–70.
[29] McGuire JF, Arnold E, Park JM, Nadeau JM, Lewin AB, Murphy TK, et al. Living with tics: reduced impairment and improved quality of life for youth with chronic tic disorders. Psychiatry Res. 2015;225(3):571–579.
[30] Viefhaus P, Feldhausen M, Gortz-Dorten A, Volk H, Dopfner M, Woitecki K. A new treatment for children with chronic tic disorders—resource activation. Psychiatry Res. 2019;273:662–671.
[31] Azrin NH, Nunn RG, Frantz SE. Habit reversal vs. negative practice treatment of nailbiting. Behav Res Ther. 1980;18(4):281–285.
[32] Azrin NH, Peterson A. Treatment of Tourette syndrome by habit reversal: a waiting-list control group comparison. Behav Ther. 1990;21:305–318.
[33] Woods DW, Piacentini J, Chang S, Deckersbach T, Ginsburg GS, Peterson AL, et al. Managing Tourette syndrome: a behavioral intervention for children and adults. New York: Oxford University Press; 2008.
[34] Woods DW, Piacentini J, Chang S, Deckersbach T, Ginsburg GS, Peterson AL, et al. Managing Tourette syndrome: a behavioral intervention (parent workbook). New York: Oxford University Press; 2008.
[35] Woods DW, Piacentini J, Chang S, Deckersbach T, Ginsburg GS, Peterson AL, et al. Managing Tourette syndrome: a behavioral intervention (adult workbook). New York: Oxford University Press; 2008.
[36] Leckman JF, Riddle MA, Hardin MT, Ort SI, Swartz KL, Stevenson J, et al. The Yale global tic severity scale: initial testing of a clinician-rated scale of tic severity. J Am Acad Child Adolesc Psychiatry. 1989;28(4):566–573.
[37] Chang S, Himle MB, Woods DW, Tucker B, Piacentini J. Initial psychometric properties of a brief parent-report instrument for assessing tic severity in children with chronic tic disorders. Child Family Behav Ther. 2009;31(3):181–191.
[38] Abramovitch A, Reese H, Woods DW, Peterson A, Deckersbach T, Piacentini J, et al. Psychometric properties of a self-report

instrument for the assessment of tic severity in adults with tic disorders. Behav Ther. 2015;46(6):786-796.

[39] Scahill L, Woods DW, Himle MB, Peterson AL, Wilhelm S, Piacentini JC, et al. Current controversies on the role of behavior therapy in Tourette syndrome. Mov Disord. 2013;28(9):1179-1183.

[40] Essoe JK, Ricketts EJ, Ramsey KA, Piacentini J, Woods DW, Peterson AL, et al. Homework adherence predicts therapeutic improvement from behavior therapy in Tourette's disorder. Behav Res Ther. 2021;140:103844.

[41] Carr JE. Competing responses for the treatment of Tourette syndrome and tic disorders. Behav Res Ther. 1995;33(4):455-456.

[42] Reese HE, Timpano KR, Siev J, Rowley T, Wilhelm S. Behavior therapy for Tourette's syndrome and chronic tic disorder: a web-based video illustration of treatment components. Cogn Behav Pract. 2010;17(1):16-24.

[43] Woods DW, Murray LK, Fuqua RW, Seif TA, Boyer LJ, Siah A. Comparing the effectiveness of similar and dissimilar competing responses in evaluating the habit reversal treatment for oral-digital habits in children. J Behav Ther Exp Psychiatry. 1999;30(4):289-300.

[44] Conelea CA, Woods DW. The influence of contextual factors on tic expression in Tourette's syndrome: a review. J Psychosom Res. 2008;65(5):487-496.

第14章
躯体变形障碍的认知行为治疗

Cognitive Behavioral Therapy for Body Dysmorphic Disorder

埃米莉·E. 伯恩斯坦 | 阿比盖尔·斯库塔克 | 安杰拉·丰
Emily E. Bernstein | Abigail Szkutak | Angela Fang

亚伦·J. 布拉希尔 | 珍妮弗·拉根 | 珍妮弗·L. 格林伯格
Aaron J. Blashill | Jennifer Ragan | Jennifer L. Greenberg

俞天悦　陈如梦·译　罗　超　陈剑华·校

引　言

躯体变形障碍（body dysmorphic disorder，BDD）的典型临床特征是患者对自己轻微或想象的身体或容貌上的缺陷过度关注，通常这种想法是不被他人关注到的一种先占观念。在DSM-5的诊断标准中隶属于强迫及相关障碍[1]。BDD与寻常的外表关注不同，这种观念给患者带来巨大的痛苦，导致了在社交、职业和其他个人角色上的功能损害。即使身体有真正的缺陷也是轻

E. E. Bernstein (✉) | A. Szkutak | J. Ragan | J. L. Greenberg
Department of Psychiatry, Massachusetts General Hospital, Boston, MA, USA
e-mail: eebernstein@mgh.harvard.edu; aszkutak@mgh.harvard.edu; jragan@mgh.harvard.edu; jlgreenberg@mgh.harvard.edu

A. Fang
Department of Psychology, University of Washington, Seattle, WA, USA
e-mail: angfang@uw.edu

A. J. Blashill
Department of Psychology, San Diego State University, San Diego, CA, USA; San Diego State University/UC San Diego Joint Doctoral Program in Clinical Psychology, San Diego, CA, USA
e-mail: ajblashill@sdsu.edu

© The Author(s), under exclusive license to Springer Nature Switzerland AG 2023
S. E. Sprich et al. (eds.), *The Massachusetts General Hospital Handbook of Cognitive Behavioral Therapy*, Current Clinical Psychiatry, https://doi.org/10.1007/978-3-031-29368-9_14

微的,但是患者会对此表现过度而夸张的担忧。患有 BDD 的个体常有关于自己外表的闯入性思维,花费许多时间(平均每天 3~8 小时)来思考这些问题[2]。此外,几乎所有 BDD 患者都采取耗时、重复的方式,去隐藏、修饰或纠正他们的外貌,如通过化妆、佩戴装饰品、过度打扮、触摸或测量并与他人比较不满意的部分、在网络上搜索能够改进的方法及不停照镜子等手段[3]。

身体的任何部位都可能成为患者关注的焦点。研究表明,随着时间的推移,关注点的数量可能会增加或转移,在病程中平均会对 5~7 个部分产生先占观念[4]。最常见的部位包括皮肤、头发、鼻子、眼睛及牙齿[3]。有些患者还会对肌肉发达程度和其他体型或体重产生忧虑。譬如,肌肉体像障碍(muscle dysmorphia)作为 BDD 的亚型,患者(多为男性)主要临床表现为常担心肌肉不够健壮或发达[5]。进食障碍和 BDD 都可能充斥着对体型大小的过度关注、对自己外貌的扭曲感知,以及饮食上的强迫行为[6]。需要注意的是,明显的进食紊乱或其他与体重相关的问题,可能表明存在原发性进食障碍的病变[4]。自知力差也是 BDD 的一个临床表现。超过 1/3 的患者会对自己的外貌产生妄想[7]。许多患者会因此试图通过整容手术来改善形象,但这往往无济于事,反而可能加重妄想的念头。

BDD 也与严重的社会心理损害和羞耻感有关,疾病可能会导致社交回避、抑郁情绪,严重时患者甚至会产生自杀想法和行为[8]。超过 3/4 的 BDD 患者终生都有自杀的念头,而超过 1/4 的患者会试图自杀,BDD 患者自杀身亡的比例是普通人群的 45 倍,显著高于抑郁、神经性厌食症等其他精神疾病[9-11]。大型流行病学研究表明,BDD 在总人口中的患病率为 1.7%~2.9%,在临床的样本中患病率则更高[12-14]。BDD 与其他精神障碍的共病率也较高,如抑郁症、强迫症、社交焦虑症、酒精和物质滥用,以及进食障碍[15]。许多患者并不主动寻求 BDD 治疗,所以在临床实践中察觉疾病症状至关重要[16]。

鉴于 BDD 的复杂性和异质性,其确切的病因和病理生理学仍不清楚。不过,一些生物、心理和社会文化因素已经被发现在 BDD 的发展和维持中起到作用(见综述[17])。例如,BDD 的病因与额叶-纹状体、边缘系统和视觉处理区域的神经回路失调[18],选择性注意等不良的认知因素[19],因文化而不同的审美标准[20]及社会学习经历有关,这些因素导致了基于外貌的负面自我评价[21]。BDD 的认知行为模型认为[21-23],BDD 的发展和维持,是通过不良行为(如回避、照镜检查和持续修饰等),以及认知功能障碍(对身体形象的过度负面评价、过分自我关注和穷思竭虑等)的共同强化作用来实现的。

躯体变形障碍的认知行为模型

在认知行为治疗(CBT)中,BDD 模型将生物、心理和社会文化因素纳入了疾病的发展和维持过程中[22,23]。CBT 模式的前提条件是患者会选择性地关注外表上特定的和(或)微小的方面[24,25],往往还会夸大那些微小甚至不存在的身体缺陷的意义和重要性。例如,患者可能会想:

"餐厅里的每个人都在盯着我看,他们会认为我的皮肤好红、好难看。"患者也更容易将小缺陷(如色斑)误解为重大个人缺陷(如"如果我的鼻子太大,我就是不可爱的")[22]。因不良的诠释理解而产生的负面情绪(如焦虑、羞耻、悲伤)会导致患者试图通过仪式性行为(如过度梳妆打扮、寻求手术)和回避会触发的情境(如社交场合)来中和这些情绪。因为这些行为有时能暂时消除痛苦的情绪,所以它们会被负性强化,而这又被认为是维持障碍的原因。

躯体变形障碍的认知行为治疗

专为 BDD 编写的模块化 CBT 手册(CBT-BDD)已被证明有效[23,26-28]。CBT-BDD 内含 22 个单独的 60 分钟治疗,疗程超过 24 周[23]。三次介绍性治疗内容包括心理教育、个案概念化、动机强化及目标设定。核心治疗内容包括认知重构、暴露与反应预防治疗,以及正念与知觉再训练。可供选择的治疗模块还包括针对需要特定策略来治疗症状(如搔抓皮肤、拔毛)的患者。个别模块可以根据临床指征调整使用次数。所有患者均需接受预防疾病复发的治疗(最后两次治疗)。

■ 评估

CBT 首先要对 BDD 和相关症状进行仔细评估。患者通常对自己的身体外形问题感到尴尬或羞愧,不太可能主动表露。临床医生应以非评判的方式,询问患者忧虑的部分、想法、行为及病损。通过评估,还可以了解今后是否需要动机访谈、提高自知力的策略,还有是否需要针对特定问题(如抑郁、皮肤瘙痒、肌肉畸形等[23])的模块化干预措施。以下评估工具可用于筛查、诊断和评估 BDD 的严重程度。躯体变形障碍问卷(Body Dysmorphic Disorder Questionnaire, BDDQ)[4]是一种简明的自我报告外表忧虑、困扰和病损的测量工具,可用于筛查,但并不适合用作诊断工具。BDD 诊断模块(Body Dysmorphic Disorder Diagnostic Module, BDD-DM)是一种简明的半结构化诊断性访谈[29];DSM-5 版本适用于成人和青少年。针对 BBD 的改良版耶鲁-布朗强迫量表(Yale-Brown Obsessive Compulsive Scale Modified for BDD, BDD-YBOCS)[30]是一份由临床医生实施,包含 12 个可靠有效的半结构化条目的量表,可评定当前 BDD 症状的严重程度;评分范围为 0~48 分,分数越高代表 BDD 症状越严重。BDD-YBOCS-A(青少年版)也适用于年龄较小的来访者。BDD 症状量表(BDD Symptom Scale, BDD-SS)[31]是一种自评量表,用于评估某些特定 BDD 症状的严重程度。该量表根据症状,归纳为几个类似的问题行为群(如检查和比较、搔抓皮肤和拔毛、回避),还有关于外表的问题信念和态度。BDD-SS 可为临床决策提供依据,并有助于评估针对特定症状和总体严重程度的治疗效果。布朗信念评估量表(Brown Assessment of Beliefs Scale, BABS)[32]同样可靠有效,由 7 个条目组成访谈,它从多个维度测量了对不正确信念(如"我看起来像一个毁容的怪物",认为问题本质上不是精神障碍)的自知力。得分为 0～24 分,分数越高,自知力越差,妄想症状越严重。较差的自知力会降低患者的治疗动力,并预示着治疗效果会更差,故应将自知力的情况纳入个案构想和治疗目标进展的规划过程中[33]。治疗师可以利用这些评估工具来进行个体化治疗,如心理教育、建立个人 CBT 模式、安排暴露练习。

在整个治疗过程中,对抑郁和自杀倾向进行评估也至关重要。建议采用能够密切监测消极自杀想法的抑郁症状测量工具,如贝克抑郁量表-Ⅱ(BDI-Ⅱ)[34]等。对于有着较严重抑郁情绪和自杀倾向的患者,治疗师在整个治疗过程中应特别关注容易产生羞耻感的想法(例如,外表缺陷意味着他们自身普遍存在缺陷或无价值感;认为自己负担沉重)和行为(如社交退缩),因为这些想法和行为与自杀欲望的增加及其他不良后果有关[35]。下面介绍的许多技巧方法对这些目标也很有效,如正念、认知重构和行为激活。治疗师还需做到将 BDD 症状与其他常见共病(如社交焦虑、强迫症、进食障碍)区分开来,以便制订适当的治疗计划。

■ 心理教育

治疗师可首先向患者提供一些有关 BDD 的基本信息(如典型症状、发病率)。心理教育还包括治疗师向患者介绍 BDD 的 CBT 模式。然后,治疗师和患者共同为具体的 BDD 症状建立个体化模型,内容包括可能导致该疾病发展的假设因素(如对细节的选择性关注、完美主义、生物易感素质),以及当前维持症状的不良思维和行为模式[23,36]。治疗师可以通过一开始就构建整体治疗结构和流程,来帮助患者最大限度地发挥治疗的作用。治疗通常以简单的情绪和症状检查开始,再复盘之前布置的家庭作业;随后,治疗师和患者协作制订明确、具体的环节和治疗阶段(如采用暴露与反应预防治疗,让患者做到不戴墨镜走进商店);治疗结束阶段,治疗师和患者通常会制订下周的家庭作业(如患者不戴墨镜进入三个公共场所),并给患者时间对治疗进行总结,向治疗师提供反馈。应当强调定期参加治疗和在治疗间期完成家庭作业的重要性。在治疗间期练习 CBT 技巧,可以帮助患者在实际环境中应用新策略,并养成更实用的新习惯。完成家庭作业都与更好的 CBT 诊断目标上的效果有关,该关联性也存在于强迫症[37]和焦虑症[38]等相关疾病中。

■ 动机策略

包括动机访谈(MI)技巧[39]在内的动机策略,在 BDD 的 CBT 中经常使用。许多 BDD 患者对治疗存在矛盾的想法,他们可能会担心因接受治疗而丧失针对外表的信念和行为。譬如,患者可能会担心,他们如果不再花时间梳理自己的头发,那么就会完全失去对自己外表的掌控,变得蓬头垢面。动机策略通常从首次治疗开始,评估患者希望改变的原因和改变的潜在阻力(如自知力差、渴望手术等)[23]。治疗 BDD 的动机策略强调,治疗师在引导患者去提升改变的意愿和准备的程度时,应处在一个非评判性的立场。动机访谈的目标是引出并强化患者自我正向的陈述,以表明他们对自己的改变能力有信心并持乐观态度("改变言论";例如,"如果我不那么担心自己的皮肤状况,我可能会更快乐。")常见的技巧包括苏格拉底式提问;找出受 BDD 症状控制的生活与患者价值观和目标之间的差异,如要求患者展望未来(你希望自己 5 年后的生活是什么样的? 你想做什么现在没有做的事?)。治疗师可以利用这些对话来帮助患者制订清晰、可行且对个人有意义的治疗目标。

BDD 患者的自知力往往很差,他们坚信自己针对外表的信念是正确的(如"我百分之百确定自己看起来像个怪胎")。治疗的常见的误区包括试图说服患者相信自己的想法是错误的,或者安慰患者说缺陷并不像患者想象的那么明显(如"你很帅;你的皮肤没那么差")。这样的对话经常以争执告终,甚至可能会损害治疗关系或导致症状恶化,而且很少会使患者的信念或行为发生改变。治疗师可以在治疗一开始就说明,他们永远不会明确地对患者的外表发表评论,以防止与患者在外表相关信念的真实性上产生争论。与其质疑患者 BDD 信念的正确性,我们提倡治疗师围绕患者的痛苦与他们产生共鸣,并建立一个改善功能和生活质量的共同目标(如"你对外表的担忧似乎给自己带来了很多痛苦,让我们一起努力减轻你的痛苦吧")[23]。换言之,我们的目标是改变此人"思想"与"思想带来的痛苦"之间的关系。

■ 认知重构

认知重构包括识别、评估和重新表述不良的 BDD 自发性想法。治疗师可首先向患者介绍 BDD 中常见的认知扭曲,如"全或无思维"("这个痘痘让我整个人都变得恶心")、"读心术"("我知道妻子希望我的肌肉更结实")或"灾难化思维"("如果有人看到我没化妆,我会尴尬到无地自容")。然后,治疗师会鼓励患者在治疗时和治疗以外的时间中监督并发现自己这些关于外貌的想法,认识到这是认知扭曲,尤其是在极度痛苦或回避的情况下(如"为什么我和朋友出门时会如此焦虑? 我担心每个人都会盯着我的鼻子看")。认知扭曲是个体化的认知模式,认为什么事都"与我有关"。当患者能够自如地识别有关 BDD 的想法后,治疗师可帮助患者学会如何评估和修正这些想法[23,36]。虽然有时根据患者的自知力水平来评估不良想法的正确性是有帮助的(如"妻子认为我太瘦的证据是什么?"),但检验其有效性是有益的(如"我认为只有肌肉发达才能快乐,这种想法对我真的有用吗?")[23]。认知重构的目标是让患者理解自己的想法对情绪和行为的影响,练习有弹性地、更灵活地看待自己的外貌,并认识到自己会因为这些外表相关的创伤信念和想法而付出代价。

■ 暴露与反应预防治疗

在暴露与反应预防治疗之前,治疗师和患者应先回顾一下患者的 BDD 模型,以确定患者特定的仪式行为(如过度照镜子)和回避行为(如回避朋友),并一同讨论仪式和回避行为在 BDD 中的维持作用(如加剧担忧和痛苦、强化无益的习惯)。治疗师和患者应共同制订一个暴露等级清单,列举将引发焦虑或回避行为的情境(如与朋友共进晚餐、在海滩上穿泳装)。患者回避可能暴露自身缺陷的日常行为或其他活动是很常见的。患者可能会避免购物(如在更衣室更衣)、运动或休闲娱乐(如出汗)、亲密的性接触、上班或上课,以及参与社交活动,因为他们害怕因外貌而遭到社会排挤。旨在扩展患者整体社交经验的情况,也应纳入等级清单中。例如,如果患者认为自己的皮肤看起来非常"恶心",可以鼓励他每周与朋友外出两次,而不是在这些日子里躲避朋友。

首次暴露治疗的任务应具有轻度至中度挑战性,并且有较高成功的可能性。在此之后,治疗师可指导患者根据清单内容系统地完成暴露治疗的任务,从只引起少许焦虑的情境逐步进展到挑战性越来越强的情境。为了减少过度打扮或照镜子等仪式性行为,治疗师应鼓励患者监视以上行为出现的频率和情境。治疗师可以教授患者一些策略,来帮助他们抵抗仪式化,如拖延(在照镜子前等待比平时更长的时间)或减少仪式化动作(在公共场合少化妆),最终的目标是消除这些行为[23]。在进行暴露训练时,应提倡患者使用仪式阻止方法。治疗师可以鼓励患者将暴露行为视为一种"行为实验";在实验过程中,患者会评估负面预期(如"如果我不穿长袖衬衫,别人就会嘲笑我的胳膊太细")的真实有效性,以及他们应对负面情绪(如焦虑、躯体不适)的能力。暴露与反应预防治疗的目标是帮助患者在不进行安全感干预、仪式化或回避行为的情况下练习痛苦忍耐,并获得客观的信息来评估负面信念[23]。

■ 高级认知策略

一旦患者熟练掌握识别和重构与外表相关的自动思维,治疗师就可以引入高级认知策略来诊察根深蒂固的"核心信念"。常见的 BDD 核心信念包括"我不够格""我一文不值"或"我不可爱"[36]。这些核心信念会给患者的经历增添情感色彩,并自我维持,如果不加以解决,很可能会阻碍治疗推进和成果的长期保持。在治疗过程中,患者的核心信念往往会自然出现,但是也可以使用箭头向下技术来引出患者的核心信念。该技巧从患者自动出现的负性思维开始(如"人们会认为我的皮肤太红了"),之后治疗师会反复询问(就像坏掉的卡顿唱片一样)患者持有这种信念所认为的最坏后果或影响是什么(如"如果人们注意到你的皮肤太红了,这意味着什么"或"接下来会发生什么"),直到找到核心信念(如"如果人们注意到我的皮肤太红了,他们就不会喜欢我,并且这意味着我不可爱")[23]。负性的核心信念可以通过认知重构(如找出支持和反对该信念的证据,或者要求患者重新构思,就好像他们在回应持有该信念的朋友或孩子)、行为实验(如去见朋友时不遮掩红肿的皮肤)、绘制自我价值饼图等策略来解决。例如,绘制自我价值饼图可以用来帮助患者动摇"我没有价值"或"我不够格"的核心信念。治疗师会要求患者画一个饼图,图上应包含所有组成自信的部分,包括积极的个人特质。患者将学会如何拓展自我价值的基础,把除了外表的因素(如才能、成就、智力、道德价值观)也纳入其中。

■ 正念与知觉再训练

BDD 患者对镜子或能反光的物体表面有着矛盾的情感和关系。患者可能会花几个小时在镜子前端详自己、梳妆或挑选打扮，也可能会极力避免在镜子里看到自己的倒影。信息处理研究认为，BDD患者更倾向于过度关注视觉信息的细节而不是整体画面[24,25]。整体视觉处理方面的困难，尤其体现在对外表的过度关注上，不仅与疾病本身有关，还与自知力较差有关[40]。在临床上，患者表现为对自己认为丑陋不堪的身体部位有着高度选择性的关注（如聚焦于脸上的小雀斑而不是面部整体），这种模式维持了BDD的相关信念和行为。

对着镜子进行知觉再训练有助于患者看到"全局"，而不是盯着自己认为有问题的部分。该训练教会患者以客观、非评判性的方式看待自己的身体。患者需练习在离开镜子一定距离（如一臂之长或0.5~1米）的情况下，非评判性地观察和描述身体的不同部位（从头到脚）。站在离镜子一臂远的距离上可以让患者看到并描述自己的整体外貌。患者可以练习更客观地描述自己（如"我的眼睛是淡褐色的"），而不是使用刻薄的评判性语言（如"我有着像浣熊一样恶心的眼睛"）。患者还会被引导在所有部位上停留相同的时间，而不是专注于个别忧虑的部位。当患者关注自己的整体样貌并以中立、非评判性的语言进行描述时，BDD患者不太可能关注细节或对自己的外表有扭曲的认知，而是有可能会注意到自己忽略的其他积极方面[23]。在进行知觉（镜子）训练时，很重要的一点是，治疗师鼓励患者不去做他们通常会在镜子前进行的仪式性或"安全感"行为，如梳理或触摸身体的某些部位。知觉再训练也可用于任何患者会选择性关注自己和他人外表的环境（如社交场合、课堂、工作、社交媒体）。让患者练习将注意力转移到其他具体事物上（如正在进行的谈话、食物的味道），可能会对其有所帮助[23]。总之，患者会被要求从不同的角度看待自己的外貌，而正念是一种实用工具。患者练习以当下为中心，不加评判地觉察到自己的外貌和与此相关的情绪体验，当注意力转移到与BDD相关的想法或行为时，再重新集中注意力至当下。

■ 模块化干预

模块化干预可根据个体的需要，应用于整个BDD的CBT，包括搔抓皮肤或拔毛发、肌肉和体型或体重焦虑、整形美容及情绪管理[23]。超过1/3的BDD患者会强迫性地搔抓皮肤和拔毛发来美化外貌，并且许多患者认为这是最痛苦的症状[41]。模块化干预会使用习惯逆转训练来解决搔抓皮肤或拔毛发的问题。肌肉和体型或体重的模块不仅适用于有肌肉体像障碍和其他体型或体重焦虑的患者，还适用于对特定身体部位有担忧且担忧无法通过进食障碍来更好解释的患者[23]。针对这些特定的BDD问题，除了使用核心CBT技能外，治疗师还应适当提供有关饮食和运动的心理教育，并酌情介绍媒体在外表焦虑上的传播作用。大多数BDD患者在寻求治疗前都会先去寻求皮肤科或外科手术干预，许多患者甚至在开始治疗后仍会对CBT及其潜在益处有着矛盾的想法[23,42]。整形美容的模块干预结合了认知和动机激发策略，在解决患者坚信手术会带来益处的不良信念的同时，也帮助患者在非评判的环境中探讨整容手术的利弊[23]。情绪管理模块结合了活动安排和认知重构，适用于伴随抑郁的患者[23]。

■ 复发预防

在整个治疗过程中，尤其是在最后的疗程中，患者都应安排健康、有价值的活动（如兴趣爱好、志愿服务工作），用以代替与BDD相关的行为。治疗结束时，预防复发的重点是巩固CBT的技能和规划未来。治疗师帮助患者识别、预防、有效应对即将到来的挑战（如约会或求职面试）和挫折。治疗师通常会推荐患者进行自我治疗，每周留出时间回顾治疗策略并设定未来治疗BDD的目标。在治疗结束后，还可进行加强治疗，以定期评估进展、保持治疗效果，并根据需要复习CBT技能[23]。

认知行为治疗对躯体变形障碍的疗效

多项非对照和对照试验证实了CBT对BDD的疗效[43,44]。例如，早期开放试验显示，使用CBT的强化团体治疗可缓解BDD的症状[45,46]。威廉（Wilhelm）及其同事对36名患有原发性BDD的成年人进行了一项随机对照试验，与12周的替补治疗相比，该试验验证了为期24周的22次CBT模块化治疗对BDD的疗效[27]。第12周时，50%接受CBT的BDD患者被认为有效，而等候名单组仅有12%有效。第24周时，CBT组的BDD及相关症状得到明显改善（BDD-YBOCS量表得分平均减少55%），产生了较大的效应量。在后期的随访中发现症状改善效果也得以长久保持。同样，维尔及其同事比较CBT与焦虑管理治疗对BDD的治疗效果，发现CBT在减少BDD及相关症状（如妄想和抑郁症状）方面更加有效[47]。最近，威廉及其同事进行了迄今为止最大规模的BDD治疗试验，比较了CBT-BDD与目前最广泛使用的治疗BDD的方法——支持性心理治疗（supportive psychotherapy，SPT）的疗效[39]。该试验的结果进一步证实了，CBT对减轻BDD及相关症状（如抑郁）严重程度的疗效[28]。虽然两组被试都对治疗有一定的反应，但与SPT相比，CBT的积极疗效更加稳健、可靠，超过80%的个体在22次CBT后被视为治疗有效[28]。

近年来，针对BDD的数字精神卫生干预措施正在兴起。例如，针对BDD的互联网（BDD-NET）CBT（ICBT）开放试验结果表明，患者对这种方法的接受度很高，并已初步取得了令人鼓舞的疗效数据成果[48,49]。同时，一项单盲随机对照试验进一步表明，12周的BDD-NET疗效优于在线支持治疗[50]。值得注意的是，患者可以通过非同步信息与治疗师取得联系，以获得提醒、督促、鼓励、回顾家庭作业及答疑解惑。此外，在一项针对BDD患者、为期12周、使用智能手机应用程序的CBT早期研究中，患者可以通过安全信息传递和简要电话，与治疗师（"教练"）联系，结果表明在线CBT干预在接受度、参与度和潜在临床价值方面同样效果颇佳[51]。尽管仍需进行更大规模的试验，但这些研究表明，数字化工具，尤其是基于互联网或应用程序的指导性CBT，是提高BDD循证治疗可获得性和可用性的有效方法。

总体而言,这些研究为 BDD 的 CBT 疗效提供了强有力的实证证据支持。早期研究与更多近期研究之间确实存在一些差异之处,包括治疗疗程(7~30次)和疗程持续时间(1~3小时)[26,52]的长短差异很大。越来越多的证据表明,需要更长的 CBT 疗程(约 22 次)才能对 BDD 的治疗产生稳定的疗效[27,28]。最近一项关于治疗反应预测因素的研究发现,在开始接受 CBT 之前,更强的改变动力、更高的治疗期望和更好的自知力,预示着有更好的治疗结果[33]。这些研究结果强调了心理教育、共同制订治疗计划、提高治疗动力,以及尽早提高患者治疗期望的重要性。

药物与认知行为治疗

药物的使用,特别是选择性 5-羟色胺再摄取抑制剂(selective serotonin reuptake inhibitor, SSRI),可单独或联合 CBT 有效治疗 BDD[53],并且其对自知力较差或缺乏自知力的患者也同样有效。与抑郁症等其他疾病相比,BDD 的治疗需要相对较高的 SSRI 剂量和较长的用药时间才能充分获益。氟西汀、三环类抗抑郁药——氯丙咪嗪、艾司西酞普兰,是治疗 BDD 效果最好的药物。然而,所有的 SSRI 都可能有效[54]。增效或联合其他药物(如与抗精神病药物联合使用)可能会对疾病有所改善,但还需要更多的研究和大规模随机对照试验来进行验证[55]。在换用另一种药物之前,应先尝试目前使用的 SSRI 类药物的最高耐受剂量。如果患者的症状仍未得到改善,在转而使用其他更强效治疗之前,应先尝试换用另一种 SSRI 或氯丙咪嗪进行单药治疗。

特殊注意事项

■ 儿童和青少年

由于 BDD 通常在青春期首次起病,所以针对这一年龄段的治疗发展和检验至关重要。此外,与成人相比,青少年 BDD 患者通常有着更严重的症状和更差的自知力[56]。近年来,针对儿童和青少年 BDD 患者群体定制的 CBT 临床试验不断推陈出新。虽然还需要进行更多大样本的研究,但早期证据仍表明 CBT 对年轻患者治疗有效[57,58]。针对年轻人的治疗大纲与成人相似,更着重于心理教育、改变行为策略和预防复发。相比于成人患者,治疗师可能需要对年轻患者在前述模块上花费更多的时间,因为年轻患者需要在动力、自知力和理解内容方面得到指导、帮助,并且需要更多不同层级的暴露训练[59]。其他模块可能还包括认知技巧、正念、注意力或镜像知觉再训练等。其与成人治疗的主要区别包括注重父母在治疗中的作用、更多提升个性化治疗的方式(如适合不同年龄的语言和材料、干预厌学行为、关注社交能力和同伴关系),以及减少使用认知策略[59]。治疗通常会建议家长一同参与心理教育,不仅可以培养家庭对 CBT 模式的共同理解,并在整个治疗过程中为患者提供支持,以促进其技能发展(如进行暴露治疗),而且通过对家庭作业的完成和按计划参与治疗实施奖励制度，能够让家长认识和减少自己无益处的迁就行为和(或)批判行为(如减少安抚、设定切实的治疗期望)。家庭在治疗中的参与程度，如家长参与每次治疗的时长，可以根据临床医生的判断(如家庭对患者迁就的程度、家庭的存在对患者暴露的影响)、患者的年龄，以及患者和家庭的偏好而有所不同[57,58]。治疗师也可酌情考虑学校的参与对患者治疗的帮助。

■ 性别差异

在 BDD 的临床表现方面，不同性别间的相似之处似乎大于不同之处。例如，性别认同为男性的患者往往有着与性别认同为女性的患者相似的疾病严重程度、发病年龄、抑郁患病率、社交焦虑和其他情绪症状，以及选择的治疗方式[60,61]。然而，目前还没有针对非二元性别患者的 BDD 症状表现或治疗方法的研究，这仍然是未来实证研究的一个重要方向。性别认同为女性的患者更有可能共病进食障碍和焦虑障碍，而性别认同为男性的患者更有可能合并物质滥用[62]。治疗师可以考虑在治疗中加入可选模块，用以解决令人苦恼且有可能产生干扰的症状。此外，男性患者的某些表现可能需要额外的评估，以完善个案概念化的构建。首先，肌肉体像障碍和其他体形或体重焦虑与更严重的 BDD 症状和关于男性气概的潜在信念(如对使用暴力的积极态度)相关[5]。因此，我们会推荐治疗师在评估和治疗过程中考虑有关性别和男性气概的信念。其次，有性相关问题的男性可能比一般的 BDD 患者更难治疗。例如，行为实验的治疗对于这类患者可能颇有挑战(如测试有关性的恐惧)，SSRI 药物的副作用也可能影响性功能[63]。除此之外，性少数群体的 BDD 患病率也会更高[64]。与性少数群体身份相关的压力(如对排斥的高敏感性、性取向的隐瞒)，可能会导致 BDD 问题的产生和后续维持，所以应该对这些性向相关问题进行评估，并在治疗过程中酌情考量。最后，对所有患者而言，临床工作者必须将 BDD 相关的、对特定身体部位(如乳房或生殖器)的厌恶与性别焦虑区分开来。性别焦虑的核心问题是患者的性别认同(如男性)与其第一或第二性征(如乳房)之间的不一致，而不是所述性别特征(如乳房大小或形状)的外观问题。虽然不建议对 BDD 患者采取手术或其他干预措施，但这些措施可能对性别焦虑患者的情绪改善有所帮助。总的来说，虽然 CBT 仍被推荐用于这类 BDD 亚群患者，但还需要更多的研究加以证明治疗效果。

■ 文化方面的考虑

治疗师应当注意或敏感于文化对 BDD 症状的影响。最直观的一点是，在不同文化中关于特定躯体外表的问题存在着不同形式，即使 BDD 的发病率在不同文化中并无差异[20]。BDD 症状形式的差异受到大众审美标准、性别角色观念和其他社会文化的影响，而文化敏感性也有助于鉴别诊断。例如，东方文化中社交恐惧症的亚型——"他人凝视恐惧"，以害怕因外貌缺陷而冒犯他人为特征，它与社交焦虑症和 BDD 有许多共同之处，也可能合并存在，但两者截然不同，目前在

DSM-5中被归类为另一种特定的强迫及相关障碍[65]。总之,治疗师应以开放、不评判的方式讨论患者的身份和文化经历,然后利用这些背景进行个性化治疗。例如,在早期治疗过程中,治疗师可能会考虑并验证病耻感在患者的临床表现和主动求治行为中的作用。当治疗师想要调整暴露治疗策略使其对患者更有疗效时,文化认同可能是需要考虑的另一个维度。在整个治疗过程中,重要的是将扭曲的想法或理解释义与对实际受到歧视经历的回忆或担忧区分开。将两者混为一谈是无意义的,同样对治疗无效[66]。

案 例

杰西卡(为保护患者身份,姓名已做更改)是一名26岁的单身白种人女性,因过度忧虑自己的皮肤而前来就诊。杰西卡回忆道,她小的时候对自己的鼻子十分在意,后来在24岁的时候演变成了对皮肤的担心。别人经常称赞她的皮肤白得像瓷器一般,但她认为自己的皮肤"太红",以至于让她"看起来很丑"。杰西卡每天都要耗费很多时间在能找到的任何一面镜子上检查自己的外表,包括浴室的镜子、工作时的镜子和随身携带的一面小镜子。她经常拜访皮肤科医生,询问"最新"护肤产品。她尽量避免"温度太高",因为担心高温会损害皮肤情况。由于工作是一名私人教练,杰西卡无法避免运动,所以她会在运动时开着风扇,并每隔5～10分钟向皮肤喷洒纯净水,用以保持皮肤凉爽、脸上无汗。即使没有任何证据证明自己会对食物过敏,但她还是从饮食中减少某些食物,因为担心这些食物会导致痤疮。杰西卡会避免与朋友外出,因为她害怕别人对她评头论足或将她与"更漂亮的朋友"相比。在工作上,她最想从事销售,但由于害怕需要经常与陌生人打交道,她从未申请过这类工作。她频繁地向男友和母亲寻求自己皮肤方面无瑕的保证,但却无法相信他们的回答。这些行为已经严重影响了她的人际关系和工作表现。在开始治疗之前,我们采用了结构化诊断访谈来评估杰西卡的症状。她被诊断为BDD,并有广泛性焦虑症和强迫症病史。杰西卡的BDD-YBOCS得分为30分,严重程度属于中重度范围。

■ 治疗方案概述

杰西卡的治疗遵循CBT-BDD手册[23]中的方案。治疗师告诉她,她将接受为期6个月每周一次的治疗,并在必要时接受强化治疗,最终目标是"成为自己的治疗师"。治疗师首先向杰西卡宣教了BDD的相关知识。他们回顾了基因、大脑神经连接、个性特质及文化影响因素是如何增加个体患BDD的风险。她还了解到,环境因素和生活中的压力事件会提高易感性并加剧症状。杰西卡有一个非常支持她的家庭,且家庭并不强调美貌,然而她一直追求完美,一直是个焦虑的孩子。其他方面,在成长过程中,她经常担心自己的学习成绩,后来又担心自己在工作中的能力,现在她又把自己的外表加入永无止境的"担忧清单"中。杰西卡小时候还被诊断出患有癌症。幸运的是,疾病治疗有效,但这一经历给她造成了巨大的心理创伤,使她更加担心"不好的事情会发生在自己身上",并坚信"不好的事情会发生在自己身上"。

在回顾完BDD的起因后,治疗师开始向杰西卡讲授BDD患者常出现的思维认知错误,这样她就能在这些想法出现的时候更容易地识别和抵抗它们。她发现自己最常出现的是读心术思维("我就是知道别人觉得我很丑")和预言思维("如果我对皮肤做错了一件事,我的脸上就会长满痤疮和红血丝")。当接受行为治疗时,她开始学习如何反驳并验证这些负面想法。

接下来,杰西卡将针对性地对回避行为进行暴露。治疗师和杰西卡一起制订了回避情境等级,让她逐一面对。这些情境包括:与她认为比她漂亮的朋友约会、锻炼时不用风扇或用水泼脸、让别人给她拍照并将照片展示给朋友看、吃"不被允许的"食物(如巧克力)。杰西卡和治疗师重点选择对个人有意义的暴露场景。上述暴露情境的目的是改善杰西卡的社交和工作能力,并帮助她参加愉快的活动而不管外貌焦虑。杰西卡和治疗师还重新考量了仪式动作在强化BDD症状中的作用,并逐渐减少了她对仪式动作的使用。最终,杰西卡不再去看皮肤科医生,不再购买新的护肤品,不再执着于照镜子,也不再要求别人向她反复保证。

治疗师随后引入了知觉(镜子)再训练来教杰西卡如何与镜子建立更健康的关系。母亲也参加了这一阶段的治疗,这样治疗师就可以鼓励她不要纵容杰西卡且一直给予安慰,而是鼓励杰西卡使用新技能。最后,治疗师帮助杰西卡使用认知技巧来识别和修正更深层次的(核心)信念(如"我不值得被爱""我是无用的")。治疗师教给她更高级的认知策略,包括绘制自我价值饼图,帮助杰西卡拓宽自我价值的基础(如志愿活动、与家人和朋友的良好关系、才智)。杰西卡用更有意义、更能建立自尊的活动来填补新的空闲时间,如与她的狗嬉戏、在当地儿童医院做志愿者、阅读图书。

最后,杰西卡和治疗师讨论了治疗结束后如何维持治疗的效果,以及何时唤起强化治疗疗程。为了鼓励杰西卡"做自己的治疗师"并练习自我治疗,治疗师有意将最后几次随访间隔开来(两周一次)。杰西卡的BDD-YBOCS最终得分是10分,而生活质量的提高也印证了得分的下降。她提出申请并获得了一份销售的工作,同时在这份工作中表现出色。因为她可以有更多的时间与朋友待在一起,他们之间的友谊也得到了改善。她还鼓起勇气与男友分手,因为她无法想象与这个人在一起的婚后生活。在接受治疗之前,她一直害怕离开男友去和其他人约会,担心"因为我的外表,除他以外没有人会爱我"。她找到了冒险的勇气和与新朋友约会的动力。她还喜欢上了新活动,这些活动取代了BDD行为,尤其是做与癌症患儿在一起的工作。杰西卡说,有关自己外表的想法从未完全从脑海中消失,但却变得安静、不那么痛苦、更容易释怀,因此这些想法对工作和人际关系的伤害也变小了。

总结与未来展望

BDD是一种常见的会使人衰弱的精神障碍,有着严重的社会心理创伤和可观的发病率。对身体外表感到羞耻和尴尬,会阻碍患者寻求心理治疗,而较差的自知力往往会导致患者前往皮肤科或外科治疗,但对治疗的满意度又相对较低[42]。BDD 的高患病率和实际发病率凸显了适当筛查和合理治疗的必要性。目前,已有针对 BDD 的标准化评估和实证支持治疗。针对 BDD 的 CBT 源于 BDD 症状发展和维持的认知行为模型,已被证明可有效减轻 BDD 及相关症状(如抑郁、妄想信念[26,28,47])。针对 BDD 的 CBT 包括心理教育、认知干预(如解决与外貌相关的不良信念,即外貌十分重要这一想法)、暴露于被回避的情境和减少仪式化动作、正念和知觉再训练(如减少对外貌缺陷等细节的选择性关注)。其他组成部分可能包括动机访谈技巧和灵活的模块化干预措施,以解决患者特定的具体表现(如搔抓皮肤、寻求手术)[23]。某些 BDD 患者,如青少年、有紧急自杀倾向的患者,需要专门的评估和干预。抑郁症状可能需要在 BDD 治疗期间或之前就使用 CBT 技术或药物进行有针对性的干预。在整个治疗过程中,都应密切监测患者是否有自杀倾向,有紧急自杀倾向的患者可能需要转诊至更高级别的医疗机构。以下是为治疗师、患者和家属提供的推荐阅读资料。

未来的研究方向应包括明确治疗 BDD 的 CBT 技术的有效组成部分,这可能会带来更有效的治疗。旨在明确不同精神障碍的共同核心机制和对治疗响应的研究,也有助于为临床决策和针对性治疗提供依据。此外,当务之急是要开发、研究出更多适合患者特定身份的个性化治疗方法、利用互联网和智能手机等辅助工具来提供更多可扩展、更可及的治疗方案。总之,研究表明,针对 BDD 的 CBT 是一种可行的、可被接受的治疗方法,治疗师只需接受过少许 BDD 方面的培训,即可有效地实施治疗[23,26,28]。鉴于该疾病的严重性和现有治疗手段的匮乏,未来应努力广泛传播和普及基于实证的 BDD 治疗方法。

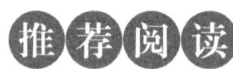

推荐阅读

组织机构与项目计划

1. 国际强迫症基金会(International OCD Foundation):www.iocdf.org.
2. 躯体变形障碍基金会(Body Dysmorphic Disorder Foundation):www.bddfoundation.org.
3. 麻省总医院强迫及相关障碍中心躯体变形障碍临床和研究项目(Massachusetts General Hospital's Center for OCD & Related Disorders' BDD Clinic and Research Program):www.mghocd.org/bdd.
4. 洛杉矶躯体变形障碍及身体形象诊所(Los Angeles BDD & Body Image Clinic):www.bddclinic.com.

图书与文章

1. Wilhelm S, Phillips KA, Steketee G. A cognitive-behavioral treatment manual for body dysmorphic disorder. Guilford Press; 2013.
2. Phillips KA. Body dysmorphic disorder: advances in research and clinical practice. Oxford University Press; 2017.
3. Phillips KA. Understanding body dysmorphic disorder: an essential guide. Oxford University Press; 2009.
4. Phillips KA. The broken mirror: understanding and treating body dysmorphic disorder (revised and expanded edition). Oxford University Press; 2005.
5. Pope HG, Phillips KA, Olivardia R. The adonis complex: the secret crisis of male body obsession. The Free

Press; 2000.
6. Greenberg JL, Mothi SS, Wilhelm S. Cognitive-behavioral therapy for adolescent body dysmorphic disorder: a pilot study. Behav Ther, 2016;47:213-224.
7. Phillips KA, Hollander E. Treating body dysmorphic disorder with medication: evidence, misconceptions, and a suggested approach. Body Image, 2008;5;13-27.
8. Crerand CE, Franklin ME, Sarwer DB. Body dysmorphic disorder and cosmetic surgery. Plast Reconstr Surg, 2006;118:167-180.

自助指南

1. Wilhelm S. Feeling Good about the way you look: a program for overcoming body image problems. Guilford Press; 2006.
2. Claiborn J, Pedrick C. The BDD workbook: overcome body dysmorphic disorder and end body image obsessions. New Harbinger Publications, Inc.; 2002.
3. Veale D, Wilson R, Clarke A. Overcoming body image problems including body dysmorphic disorder. Constable & Robinson Ltd.; 2012.

参考文献

[1] American Psychiatric Association. Diagnostic and statistical manual of mental disorders. 5th ed. Washington, DC: American Psychiatric Association; 2013.
[2] Phillips KA, Gunderson CG, Mallya G, McElroy SL, Carter W. A comparison study of body dysmorphic disorder and obsessive-compulsive disorder. J Clin Psychiatry. 1998;59:568-575.
[3] Phillips KA, Menard W, Fay C, Weisberg R. Demographic characteristics, phenomenology, comorbidity, and family history in 200 individuals with body dysmorphic disorder. Psychosomatics. 2005;46:317-325.
[4] Phillips KA. The broken mirror: understanding and treating body dysmorphic disorder. New York: Oxford University Press; 2005.
[5] Pope CG, Pope HG, Menard W, Fay C, Olivardia R, Phillips KA. Clinical features of muscle dysmorphia among males with body dysmorphic disorder. Body Image. 2005;2:395-400.
[6] Kittler JE, Menard W, Phillips KA. Weight concerns in individuals with body dysmorphic disorder. Eat Behav. 2007;8:115-120.
[7] Eisen JL, Phillips KA, Coles ME, Rasmussen SA. Insight in obsessive compulsive disorder and body dysmorphic disorder. Compr Psychiatry. 2004;45:10-15.
[8] Phillips KA, Menard W, Fay C, Pagano ME. Psychosocial functioning and quality of life in body dysmorphic disorder. Compr Psychiatry. 2005;46:254-280.
[9] Phillips K. Suicidality in body dysmorphic disorder: a prospective study. Am J Psychiatry. 2006;163:1280-1282.
[10] Phillips KA. Suicidality in body dysmorphic disorder. Prim Psychiatry. 2007;14:58-66.
[11] Phillips KA, Coles ME, Menard W, Yen S, Fay C, Weisberg RB. Suicidal ideation and suicide attempts in body dysmorphic disorder. J Clin Psychiatry. 2005;66:717-725.
[12] Buhlmann U, Glaesmer H, Mewes R, Fama JM, Wilhelm S, Brähler E, et al. Updates on the prevalence of body dysmorphic disorder: a population-based survey. Psychiatry Res. 2010;178:171-175.
[13] Veale D, Gledhill LJ, Christodoulou P, Hodsoll J. Body dysmorphic disorder in different settings: a systematic review and estimated weighted prevalence. Body Image. 2016;18:168-186.
[14] Schieber K, Kollei I, de Zwaan M, Martin A. Classification of body dysmorphic disorder — what is the advantage of the new DSM-5 criteria? J Psychosom Res. 2015;78:223-227.
[15] Gunstad J, Phillips KA. Axis I comorbidity in body dysmorphic disorder. Compr Psychiatry. 2003;44:270-276.
[16] Marques L, Weingarden HM, LeBlanc NJ, Wilhelm S. Treatment utilization and barriers to treatment engagement among people with body dysmorphic symptoms. J Psychosom Res. 2011;70:286-293.
[17] Feusner JD, Neziroglu F, Wilhelm S, Mancusi L, Bohon C. What causes BDD: research findings and a proposed model. Psychiatr Ann. 2010;40:349-355.
[18] Grace SA, Labuschagne I, Kaplan RA, Rossell SL. The neurobiology of body dysmorphic disorder: a systematic review and theoretical model. Neurosci Biobehav Rev. 2017;83:83-96.
[19] Buhlmann U, McNally RJ, Wilhelm S, Florin I. Selective processing of emotional information in body dysmorphic disorder. J Anxiety Disord. 2002;16:289-298.
[20] Bohne A, Keuthen NJ, Wilhelm S, Deckersbach T, Jenike MA. Prevalence of symptoms of body dysmorphic disorder and its correlates: a cross-cultural comparison. Psychosomatics. 2002;43:486-490.
[21] Neziroglu F, Khemlani-Patel S, Veale D. Social learning theory and cognitive behavioral models of body dysmorphic disorder. Body

Image. 2008;5:28-38.
[22] Veale D. Advances in a cognitive behavioural model of body dysmorphic disorder. Body Image. 2004;1:113-125.
[23] Wilhelm S, Phillips K, Steketee G. A cognitive behavioral treatment manual for body dysmorphic disorder. New York: Guilford; 2013.
[24] Deckersbach T, Savage CR, Phillips KA, Wilhelm S, Buhlmann U, Rauch SL, et al. Characteristics of memory dysfunction in body dysmorphic disorder. J Int Neuropsychol Soc. 2000;6:673-681.
[25] Feusner JD, Moody T, Hembacher E, Townsend J, McKinley M, Moller H, et al. Abnormalities of visual processing and frontostriatal systems in body dysmorphic disorder. Arch Gen Psychiatry. 2010;67:197-205.
[26] Wilhelm S, Phillips KA, Fama JM, Greenberg JL, Steketee G. Modular cognitive-behavioral therapy for body dysmorphic disorder. Behav Ther. 2011;42:624-633.
[27] Wilhelm S, Phillips KA, Didie E, Buhlmann U, Greenberg JL, Fama JM, et al. Modular cognitive-behavioral therapy for body dysmorphic disorder: a randomized controlled trial. Behav Ther. 2014;45:314-327.
[28] Wilhelm S, Phillips KA, Greenberg JL, O'Keefe SM, Hoeppner SS, Keshaviah A, et al. Efficacy and posttreatment effects of therapist-delivered cognitive behavioral therapy vs supportive psychotherapy for adults with body dysmorphic disorder: a randomized clinical trial. JAMA Psychiat. 2019;76:363-373.
[29] Phillips K, Atala K, Pope H. Diagnostic instruments for body dysmorphic disorder. In: New research program and abstracts from the 148th annual meeting of the American Psychiatric Association. Miami, FL; 1995.
[30] Phillips KA, Hollander E, Rasmussen SA, Aronowitz BR, DeCaria C, Goodman WK. A severity rating scale for body dysmorphic disorder: development, reliability, and validity of a modified version of the Yale-Brown obsessive compulsive scale. Psychopharmacol Bull. 1997;33:17-22.
[31] Wilhelm S. Feeling good about the way you look: a program for overcoming body image problems. New York: Guilford; 2006.
[32] Eisen JL, Phillips KA, Baer L, Beer DA, Atala KD, Rasmussen SA. The brown assessment of beliefs scale: reliability and validity. Am J Psychiatry. 1998;155:102-108.
[33] Greenberg JL, Phillips KA, Steketee G, Hoeppner SS, Wilhelm S. Predictors of response to cognitive-behavioral therapy for body dysmorphic disorder. Behav Ther. 2019;50:839-849.
[34] Beck AT, Steer RA, Brown GK. Manual for the Beck depression inventory-II. San Antonio, TX: Psychol Corp; 1996.
[35] Weingarden H, Renshaw KD, Wilhelm S, Tangney JP, Dimauro J. Anxiety and shame as risk factors for depression, suicidality, and functional impairment in body dysmorphic disorder and obsessive compulsive disorder. J Nerv Ment Dis. 2016;204:832-839.
[36] Veale D, Gournay K, Dryden W, Boocock A, Shah F, Willson R, et al. Body dysmorphic disorder: a cognitive behavioural model and pilot randomised controlled trial. Behav Res Ther. 1996;34:717-729.
[37] Simpson HB, Maher MJ, Wang Y, Bao Y, Foa EB, Franklin M. Patient adherence predicts outcome from cognitive behavioral therapy in obsessive-compulsive disorder. J Consult Clin Psychol. 2011;79:247-252.
[38] Glenn D, Golinelli D, Rose RD, Roy-Byrne P, Stein MB, Sullivan G, et al. Who gets the most out of cognitive behavioral therapy for anxiety disorders? The role of treatment dose and patient engagement. J Consult Clin Psychol. 2013;81:639-649.
[39] Miller W, Rollnick S. Motivational interviewing: preparing people for change, vol.25. 2nd ed. New York: Guilford; 2002. p.46.
[40] Li W, Lai TM, Loo SK, Strober M, Mohammad-Rezazadeh I, Khalsa S, et al. Aberrant early visual neural activity and brain-behavior relationships in anorexia nervosa and body dysmorphic disorder. Front Hum Neurosci. 2015;9:1-13.
[41] Grant JE, Menard W, Phillips KA. Pathological skin picking in individuals with body dysmorphic disorder. Gen Hosp Psychiatry. 2006;28:487-493.
[42] Crerand CE, Phillips KA, Menard W, Fay C. Nonpsychiatric medical treatment of body dysmorphic disorder. Psychosomatics. 2005;46:549-555.
[43] Greenberg JL, Wilhelm S. Cognitive-behavioral therapy for body dysmorphic disorder: a review and future directions. Int J Cogn Ther. 2011;4:349-362.
[44] Harrison A, Fernández de la Cruz L, Enander J, Radua J, Mataix-Cols D. Cognitive-behavioral therapy for body dysmorphic disorder: a systematic review and meta-analysis of randomized controlled trials. Clin Psychol Rev. 2016;48:43-51.
[45] Wilhelm S, Otto MW, Lohr B, Deckersbach T. Cognitive behavior group therapy for body dysmorphic disorder: a case series. Behav Res Ther. 1999;37:71-75.
[46] Neziroglu F, McKay D, Todaro J, Yaryura-Tobias JA. Effect of cognitive behavior therapy on persons with body dysmorphic disorder and comorbid axis II diagnoses. Behav Ther. 1996;27:67-77.
[47] Veale D, Anson M, Miles S, Pieta M, Costa A, Ellison N. Efficacy of cognitive behaviour therapy versus anxiety management for body dysmorphic disorder: a randomised controlled trial. Psychother Psychosom. 2014;83:341-353.
[48] Gentile AJ, La Lima C, Flygare O, Enander J, Wilhelm S, Mataix-Cols D, et al. Internet-based, therapist-guided, cognitive-behavioural therapy for body dysmorphic disorder with global eligibility for inclusion: an uncontrolled pilot study. BMJ Open. 2019;9:e024693.
[49] Enander J, Ivanov VZ, Andersson E, Mataix-Cols D, Ljótsson B, Rück C. Therapist-guided, internet-based cognitive-behavioural therapy for body dysmorphic disorder (BDD-NET): a feasibility study. BMJ Open. 2014;4:e005923.
[50] Enander J, Andersson E, Mataix-Cols D, Lichtenstein L, Alström K, Andersson G, et al. Therapist guided internet based cognitive behavioural therapy for body dysmorphic disorder: single blind randomised controlled trial. BMJ. 2016;4:e005923.
[51] Wilhelm S, Weingarden H, Greenberg JL, McCoy TH, Ladis I, Summers BJ, et al. Development and pilot testing of a cognitive-behavioral therapy digital service for body dysmorphic disorder. Behav Ther. 2020;51:15-26.
[52] Williams J, Hadjistavropoulos T, Sharpe D. A meta-analysis of psychological and pharmacological treatments for body dysmorphic disorder. Behav Res Ther. 2006;44:99-111.
[53] Phillips KA, Hollander E. Treating body dysmorphic disorder with medication: evidence, misconceptions, and a suggested approach.

Body Image. 2008;5:13-27.
[54] Hong K, Nezgovorova V, Uzunova G, Schlussel D, Hollander E. Pharmacological treatment of body dysmorphic disorder. Curr Neuropharacology. 2019;17:697-702.
[55] Sjogren M. An update on psychopharmacological treatment of body dysmorphic disorder (BDD). J Psychol Clin Psychiatry. 2019;10:228-232.
[56] Phillips KA. Body dysmorphic disorder in children and adolescents. In: Phillips KA, editor. Body dysmorphic disorder: advances in research and clinical practice. New York: Oxford University Press; 2017. p.173.
[57] Greenberg JL, Mothi SS, Wilhelm S. Cognitive-behavioral therapy for adolescent body dysmorphic disorder: a pilot study. Behav Ther. 2016;47:213-224.
[58] Mataix-Cols D, Fernández De La Cruz L, Isomura K, Anson M, Turner C, Monzani B, et al. A pilot randomized controlled trial of cognitive-behavioral therapy for adolescents with body dysmorphic disorder. J Am Acad Child Adolesc Psychiatry. 2015;54:895-904.
[59] Turner C, Cadman J. When adolescents feel ugly: cognitive behavioral therapy for body dysmorphic disorder in youth. J Cogn Psychother. 2017;31:242-254.
[60] Malcolm A, Pikoos TD, Castle DJ, Rossell SL. An update on gender differences in major symptom phenomenology among adults with body dysmorphic disorder. Psychiatry Res. 2020;113619.
[61] Schneider SC, Mond J, Turner CM, Hudson JL. Sex differences in the presentation of body dysmorphic disorder in a community sample of adolescents. J Clin Child Adolesc Psychol. 2019;48:516-528.
[62] Gazzarrini D, Perugi G. Gender and body dysmorphic disorder. In: Phillips KA, editor. Body dysmorphic disorder: advances in research and clinical practice. Oxford University Press; 2017. p.187.
[63] Veale D, Miles S, Read J, Troglia A, Carmona L, Fiorito C, et al. Phenomenology of men with body dysmorphic disorder concerning penis size compared to men anxious about their penis size and to men without concerns: a cohort study. Body Image. 2015;13:53-61.
[64] Gonzales M, Blashill AJ. Ethnic/racial and gender differences in body image disorders among a diverse sample of sexual minority U.S. adults. Body Image. 2021;36:64-73.
[65] Suzuki K, Takei N, Kawai M, Minabe Y, Mori N. Is taijin kyofusho a culture-bound syndrome? Am J Psychiatry. 2003;160:1358.
[66] Dixon L, Marques L. Cultural, racial, and ethnic aspects of body dysmorphic disorder and treatment implications. In: Phillips KA, editor. Body dysmorphic disorder: advances in research and clinical practice. Oxford University Press; 2017. p.195.

第15章
囤积障碍的认知行为治疗

Cognitive Behavioral Therapy for Hoarding Disorder

杰茜卡·拉斯马森
Jessica Rasmussen

汤皓云·译　俞天悦　陈剑华·校

引　言

囤积障碍（hoarding disorder，HD）的特征是持续地难以丢弃或放弃物品，无论他人如何评价其价值[1]。个体对收集物品的强烈渴望和对丢弃物品所致痛苦的回避，促使囤积行为的形成[2]。HD的另一个核心特征是由囤积行为所致的生活空间的杂乱不堪，并且极大限制了个体对生活空间的利用度[3]。HD会对个体造成负面影响，包括日常生活活动的困难和更大的受伤风险（如跌倒）或安全隐患（如火灾）[4,5]。人际关系也会受到影响，有HD患者的亲人表示他们强烈反对并且不堪忍受患者的囤积行为[6]。此外，HD还与不容小觑的经济负担（如无法工作）和社会负担（如社会孤立）有关[7,8]。传统观点认为，囤积行为与强迫症（obsessive-compulsive disorder，OCD）有关，并且是其症状之一[9,10]。然而，过去20年的研究表明，HD具有其独特的临床表现[11]、神经生物学机制[12,13]和治疗效果[14,15]。DSM-5随后将HD确立为一种独立的精神障碍，归类于强迫及相关障碍[1,10]。

J. Rasmussen (✉)
Department of Psychiatry, Massachusetts General Hospital, Boston, MA, USA
e-mail: jrasmussen@mgh.harvard.edu

HD 患者通常会囤积日常用品,如报纸、信件、衣服、图书及食物[16]。与正常人相比,他们并非在囤积物品的类型上有所差别,而是有更高的频率和更大的数量[9]。囤积和(或)难以丢弃物品的常见原因,包括物品的实用性(如"可能有一天我会需要这件物品")、记忆(如"如果没有这件物品我会忘记某些事情")、情感(如"我觉得这件物品是我的一部分")、美感(如"这件物品漂亮且独特")及害怕浪费(如"这件物品很完好,扔掉太浪费了")[17,18]。

当要丢弃个人物品时,HD 患者感到极度痛苦,需要更长时间做出丢弃的决定,并且在皮肤电导和心率等指标上表现出更高的心理生理唤醒[19,20]。杂乱的空间是 HD 的代表性特征,通常包括卧室、客厅、餐厅及厨房等主要生活区域。堆积的杂物经常妨碍 HD 患者进行日常活动,如做饭、打扫卫生、找东西或在床上舒适地睡觉。物品囤积可以是高度有序的(如按物品和季节等),也可以是完全无序的(如所有物品都在一堆)[3]。很大一部分存在过度囤积行为的个体,通过免费收集或购买来获得物品[21,22];然而,DSM-5 并未将其作为一条诊断标准[1]。弗罗斯特(Frost)等人 2011 年的一项研究发现,在 232 名 HD 患者中,78.3%的患者符合一种或多种与收集相关的冲动控制障碍(如购买、免费获取或盗窃)的诊断标准[23]。

HD 可以在青春期中后期起病,相比于物品丢弃困难和杂乱堆放,过度囤积行为的出现时间稍晚[24]。有假说推测,这可能与个体在成年早期阶段开始拥有独立购买物品的能力有关。与在青春期中后期发病的个体相比,较晚发病的个体似乎更有可能在经历压力事件后出现症状[24]。有趣的是,患者平均在症状出现的 10 年之后察觉到自己的囤积行为;并且,有研究表明,有囤积行为的强迫症患者比没有囤积行为的强迫症患者更可能在晚年接受治疗[3]。临床上,未经治疗干预的 HD 呈现一个稳定而慢性的发展过程[3]。

HD 患者一般平均年龄较大,以离婚/丧偶或未婚/独居者多见[11]。他们共病有更多的躯体疾病,给日常生活带来不便[11,25],以心血管/代谢疾病、高胆固醇和高血压史多见[25]。睡眠呼吸暂停和慢性疼痛在 HD 患者中的发生率也更高[25]。其主观睡眠质量较差[26]。研究调查发现的 HD 患病率为 1.5%~6%,但各项研究使用的研究方法有所不同[27,28]。一项纳入 11 项大型研究(采用严格的 HD 诊断标准,每项研究纳入超过 1 009 名参与者)的系统评价表明,HD 的混合估计患病率约为 2.5%[28]。其患病率似乎没有性别差异[27,28];然而,有研究发现,男性 HD 患者的强迫症和社交恐惧症的共病患病率更高,而女性 HD 患者的冲动控制障碍的共病患病率更高[23]。HD 患病率和严重程度可以随着年龄增长而增加 3 倍[27],每增长 5 岁,其患病率增长 20%[29]。

HD 的常见合并症,包括重性抑郁障碍(major depressive disorder,MDD)、社交恐惧症(social phobia)和广泛性焦虑症(generalized anxiety disorder,GAD)[23]。虽然 OCD 确实可以在原发性 HD 患者中出现,但其发生率比一般认为的更低(低于 20%),并且低于 MDD、社交恐惧症和 GAD[23]。注意缺陷多动障碍(attention deficit hyperactivity disorder,ADHD)也常与 HD 共病,并且已有研究表明注意力不集中可作为整个生命周期中与 HD 相关症状的预测因素[23,30]。

精神创伤也与 HD 有关，与 OCD 患者相比，HD 患者一生中更有可能经历过精神创伤事件[31]。HD 还与特定的轴Ⅱ人格障碍和特征的产生有关[23,32-34]。有研究发现，与仅患有非 HD 的 OCD 和其他精神障碍对照组相比，HD 患者有更高的回避型人格障碍的发生率[23]。此外，HD 还与米隆临床多轴问卷(MCMI-Ⅲ)中的回避、依赖、抑郁及精神分裂部分的得分升高有关[33]。

HD 的病因很复杂，可能有多种影响因素[35]，包括神经认知功能[13,36]、遗传[37]、对物品的依恋[38]、信仰[17]、回避、人格特质[39]及生活事件[31]。多个脑区的功能障碍被认为可能与 HD 患者的执行功能缺陷(如决策、分类、视觉注意及计划)有关[36,40-42]。有研究者提出，这些缺陷导致了不良适应信念的发展和维持、与物品相关的不利选择和决策时的痛苦[13]。已经发现 HD 患者存在神经网络异常，包括背侧前扣带回和前岛叶。该网络与认知控制和情感决策过程有关[13]。与不患有 HD 的人相比，HD 患者对如何处置自己的所有物感到更加困难，需要更长的时间来做决定，并且在此过程中感受到明显更强烈的焦虑[19,20]。一些研究发现，HD 患者对自己而不是他人的所有物进行归类时有很大的困难，耗费更多的时间，分出更多的类别[41,42]。此外，还有研究发现，HD 患者视觉注意力的维持更加困难，可能与其抑制性调节缺陷有关。对 HD 患者规划和组织能力的研究结果不一，一些研究发现 HD 患者的规划能力受损，而在另一些研究中没有体现[36,40]。HD 似乎与遗传因素关系密切，大量研究报告 HD 患者的一级或二级家庭成员也存在囤积行为[43,44]。一项关于 HD 的双胞胎研究发现，50% 的差异是由遗传因素造成的[44]，而 14 号染色体已经被初步认为是 OCD 家庭中 HD 的潜在遗传连锁因子[45]。对物品的强烈依恋，也被认为是 HD 的发病机制之一[38,46]。HD 患者会对新物品形成更强的初始依恋，这种关系的强度取决于患者坚信物品所具有的情感价值[38]。坚信物品具有实用性、回忆价值，认为丢弃是浪费，也是患者囤积和避免丢弃物品的因素[17]。对丢弃行为的主动回避、对焦虑更高的敏感性和情绪调节障碍，也可能促进并维持丢弃困难、过度获取和囤积物品的行为[35,39]。最后，创伤性生活事件可能与囤积行为的发展有关，HD 患者报告创伤性生活事件频率高于 OCD 患者，并且很大一部分在经历创伤性生活事件不久之后发病[24,31]。

囤积障碍的认知行为模型

HD 的四因素认知行为模型最初由弗罗斯特(Frost)和哈特尔(Hartl)于 1996 年提出[18]；之后斯特克蒂(Steketee)和弗罗斯特(Frost)在 2014 年对其进行修改，将基因易损性作为诱发因素之一，还考虑正性强化和负性强化对囤积行为的持续影响[47]。目前，HD 的认知行为模型表明，特定的易感因素(信息加工障碍、早期经历)会导致杂物堆积、丢弃困难和过量获取。感知、注意、记忆、分类及决策等方面的信息加工障碍，都可能导致杂物堆积[47]。例如，难以对个人物品做出取舍决定和进行归类，会导致个体对此类任务的回避，从而造成生活空间杂乱不堪。早期经历，如核心信念的形成(如"我不值得被爱"或"我不招人喜欢")、人格特质(如完美型、依赖型、焦虑型、敏感型、偏执型）、并发的情绪（如抑郁、焦虑）及共病（如社交恐惧症、创伤、健康问题），被认为会影响情感依恋、对财产的信念，以及对脆弱性的看法[47]。例如，认为自己不招人喜欢或不值得被爱的核心信念，可能助长对脆弱性的执念（如"我在这个世界上不安全或不被关心"），同时促使个体坚信财产是生活保障或安全感的来源（如"我需要这个东西才感到安全和舒适"）。情感依恋和对物品的执念，使 HD 患者在丢弃或获取物品时相应地产生消极（如悲伤/忧愁、焦虑/恐惧、愧疚/羞耻、愤怒）和积极（如愉悦、自豪、满足、兴奋）的情绪反应，随后出现 HD 的相关症状，如丢弃困难、收藏、获取及杂物堆积[47]。当积极情绪因获取或收藏行为而被激发，即为正性强化。当减少丢弃而避免了因失去财产所致的消极情绪，即为负性强化[47]。

囤积障碍的认知行为治疗

■ 概述

HD 的认知行为治疗包括 26 次会谈，每周 1 次，为期 6 个月。这是一个粗略的估计，会谈次数可以根据个人需求和囤积行为的严重程度进行调整，在数月至一年不等的时间段内进行最少 15 次、最多 30 次会谈[47]。最开始的两次会谈侧重于评估病情，尽可能使第 1 次会谈在诊室进行，第 2 次在家中进行[47]。许多 HD 患者在很长一段时间内都避免让家人和朋友进入他们的家，并且可能因他人的到来而感到非常焦虑[48]。如果无法在最开始的两次会谈时进行家访，建议在第 4 次会谈时进行第 1 次家访。此后，其余会谈将在诊室进行，每次 60 分钟，每 4 次进行一次持续大约 2 小时的家访。最开始的几次家访和连续的诊室会谈应当重点关注心理教育、个案构想、动机面谈和目标设定。认知技能训练、认知重构、高级认知策略、针对丢弃困难和过量获取的暴露与反应预防治疗，构成了治疗的核心部分[47]。治疗师将根据来访者的需求，调整治疗流程，在获取、管理和清除物品这三个主要问题上交替进行。根据需要，组织没有收获的经历体验（如练习去商店但不买东西）。治疗结束后，还应注意复发的预防[47]。

■ 评估

在开始 HD 的认知行为治疗之前，应该对患者的囤积症状，包括物品杂乱程度、丢弃困难和过量获取的情况进行全面评估。自知力缺乏、尴尬和羞耻感，可能导致 HD 患者避重就轻地描述其症状[48]。因此，使用多种能够在家中或诊室开展的自我评估和临床诊断量表，对患者进行一个综合评估是极其重要的。根据自知力水平和治疗积极性，如果 HD 患者可以接受由值得信赖的家庭成员或朋友进行协作评估，也可能对开展治疗有所帮助。HD 的结构化诊断评估包括 HD 结构化访谈（Structured Interview for Hoarding Disorder，SIHD）[49]、囤积评定量表（Hoarding Rating Scale，HRS）[50]和混乱物品影像评估量表（Clutter Image Rating Scale，CIR）[51]。SIHD

是与 DSM-5 中 HD 的诊断标准（如不受他人评价影响的持续性物品丢弃困难）共同开发的一种测量方法，以辅助评估者完成诊断流程[49]。SIHD 包括一个可选附录，用于原发性 HD 与 OCD 和孤独症谱系障碍（autism spectrum disorder，ASD）的鉴别。此外，它还包括辅助评估者对 DSM-5 中 HD 的两个特征，即自知力和过量获取进行询问的版块。SIHD 被设计为在家中进行，若无法实现，则强烈建议经患者同意后取得家庭成员或配偶等协作人员提供的信息[49]。HRS 是一种可靠、有效的简明五项半结构化访谈，需要 5~10 分钟来实施和评估 HD 的主要特征（杂物堆积、丢弃困难、过量获取、痛苦及损害）[50]。每个项目从 0 分（完全没有）到 8 分（极端）进行评分，总分是所有项目分数的总和。CIR 是一种可靠、有效的图像量表，由 9 张图片分别展示三个主要房间（即卧室、客厅和厨房）的不同杂乱程度[51]。CIR 在临床诊断评估和自我评估中都可以使用，并且其在家中和诊室的评分结果似乎是一致的。治疗师还被建议经患者同意，在第 1 次家访时，用相机拍摄生活空间的照片，将其作为在治疗过程中重复使用的可视化基线数据，并用于治疗进展的直观评估[47]。

除了 CIR，可使用的自我报告测量工具还包括囤积量表-修订版（Savings Inventory-Revised，SI-R）[52]、囤积认知量表（Savings Cognition Inventory，SCI）[17]和囤积行为的日常生活活动量表（Activities of Daily Living Scale for Hoarding，ADL-H）[53]。SI-R 是一种包含 26 个条目的囤积严重程度自评工具，评估 HD 的三个因素：难以丢弃、过度获取和堆积[52]。SCI 是一种包含 31 个条目的评估患者物品囤积信念强度的工具，采用李克特 7 级量表打分，要求患者预估在丢弃物品时信念有多强烈[17]。ADL-H 由 15 个与日常生活活动相关的条目组成，每个条目的评分范围为 1（容易做到）到 5（无法做到），得分越高表明越有可能存在 HD。该测量方法是根据患者反馈囤积对其日常生活的不利影响而开发的，旨在评估损害程度，而不是丢弃困难或过度获取[53]。ADL-H 包括与安全和卫生有关的条目，用于评估任何需要立即解决的安全和卫生隐患，在家访时开展可能特别有效。除了专用于评估囤积行为的工具，由于 HD 的高共病率，尤其是抑郁、焦虑和注意力不集中等，可以通过增加自评工具来进一步完善评估，如使用 BDI-Ⅱ[54]、DASS[55] 和 ADHD 自我报告症状量表[56]，分别评估抑郁、焦虑、压力及注意缺陷多动障碍。最后，与患者共同生活的家庭成员尤其可能会受到囤积行为的影响。他们也可能在不知不觉中促进亲人囤积症状的维持（如住所）[57]。囤积行为的家庭影响量表（Family Impact Scale for Hoarding，FISH）是一份包含 16 个条目的自我报告量表，用于评估家庭成员在与 HD 亲人的关系中感受到的适应和干扰程度[58]。

■ 心理教育、治疗计划和目标设定

囤积行为的治疗一般会先提供关于 HD 本质的心理教育和对 CBT 的总体认识；通常会对患者进行 HD 的本质、常见潜在病因和 CBT 的解释[47]。许多患者觉得心理教育特别有帮助，常会有一种解脱感。HD 患者通常会因囤积行为感到羞耻或尴尬。但对 HD 的潜在本质、症状的发生频率和可取的有效干预措施进行更多了解之后,能够减轻患者的自责和孤立感,并逐步产生希望。如果可以,家庭成员或配偶也应接受心理教育。治疗师可以在第1次诊室会面或家访结束时与家庭成员或配偶进一步交谈,了解他们对 HD 的认识、囤积行为对他们有何影响[47]。对 HD 的本质及其治疗进行心理教育,或许能帮助家庭成员理解患者,并提高他们在治疗过程中支持患者的意愿。治疗师可以评估和讨论适应行为(如替患者做分类任务、替患者做决定和丢弃、为患者购买物品),并询问家庭成员在治疗期间受到治疗师或患者要求时是否愿意克制囤积冲动[47,48]。最后,特定情况下,体贴和善解人意的家庭成员或配偶可以作为患者有效的"教练"。应该询问患者能否接受有人担任"教练"的角色,如果可以,能否由家庭成员担任。如果患者都接受,那么"教练"可能会与患者共同进行一次或更多次的治疗来帮助回顾治疗规则和策略[47]。

治疗开始时,还需先与患者一同建立 HD 的概念模型,从而提高他们对疾病的理解,并为 CBT 奠定基础[18,47]。治疗师应与患者一起回顾 HD 的空白 CBT 模型,并提出一些开放式问题,内容涉及易感因素、对财物的信念或情感依恋,以及与丢弃困难、过度获取和杂乱堆积相关的习得过程。治疗师还将在最初的几次会面开始时制订治疗计划和目标[47]。第1次家访时,治疗师一般会与患者一起考察不同的房间,商量在治疗开始后计划从哪个房间开始分类。治疗师可以帮助患者从该空间收集一小袋物品,并在下一次诊室会面时带来练习物品分类。大多数诊室会面中,患者会被要求带一袋物品来练习分类、管理和丢弃技能。治疗师也会帮助患者制订自己的个人治疗目标(如"我想在客厅里有地方坐在椅子上""我想用曾买来但找不到的材料做一些东西")。治疗师将仔细制订一套标准的治疗规范,旨在提高患者对控制自己囤积行为的信心(如完全由患者自己对财产做决定、未经明确许可不得触摸或移动物品、系统地进行治疗)[47]。

■ 动机访谈

HD 患者通常被认为缺乏对疾病的自知力,常被发现比身边的人更少受到囤积行为的困扰,并且比强迫症或其他焦虑症患者更晚接受治疗[3]。事实上,只有一小部分 HD 患者真正存在疾病感缺失,即对疾病的严重程度和后果缺乏认识。此类 HD 患者更有可能因为住房或法律问题而接受治疗(例如,如果不接受囤积行为治疗可能立即受到驱逐)[47]。研究者假设,大多数 HD 患者可以被认为具有"一般"或"良好"的自知力,但是对财产价值的高估与多年来因自身囤积行为受到指责和反对而形成的自我防卫,都可能导致患者寻求改变的动力减退。治疗师应了解自知力缺乏和动力减退之间的差异,并以此决定治疗方法[47]。对于真正存在疾病感缺失的患者,重要的是以解决他们眼前的问题作为治疗开始;例如,如何让房东不再打扰我?可以通过结合动机访谈(MI)和问题解决策略,优先处理迫在眉睫的问题,之后着手解决囤积症状。

用于治疗 HD 的动机访谈方法,改编自米勒(Miller)和罗尔尼克(Rollnick)的动机理论和动机访谈治疗[47,59]。动机访谈方法通常贯穿整个治疗过程,因为 HD 患者可能会发现他们的动机在整个治疗过程中时强时弱。衡量改变动机的标准是患者对改变重要性的认识和改变的信心。

向患者强调目前的生活方式和想要的生活方式之间的差异,可以提升改变的重要性[47,59]。可视化可能很有帮助,譬如患者目前家中缺少哪些功能,而他们又想改变哪些功能,或者患者想邀请谁到家中但目前无法做到[47];还可以进一步探讨患者的价值观和囤积行为对此造成的影响。治疗师必须帮助患者识别和理解任何与改变相矛盾的心理。但解决这种矛盾心理很容易演变成治疗师和患者之间的争论,以至于让患者更加抵触甚至可能破坏治疗关系。因此,建议治疗师积极去识别可能代表矛盾心理的语言和非语言行为,并相应开展动机访谈(如开放式问题、肯定性回复、反思式倾听、总结及经允许下提供建议)[47]。治疗师被鼓励使用上述方法化解患者的抵触情绪,而明确可能遇到的任何内部和外部的阻力都可以让患者对做出改变更有信心。治疗师可以帮助患者认识到他们的动机所受的影响并一同解决问题。举例而言,如果抑郁情绪对动机造成影响,治疗师可以帮助患者认识到这是改变的内在阻力,接着帮助缓解抑郁情绪(如行为激活、愉快事件)[47]。动机的外在阻力可能是家中来访者少,治疗师明确该问题后,可以开始鼓励患者邀请其他人到家中做客。其他 CBT 中可用于增强 HD 患者动机的方法包括问题解决策略、行为实验、暗示、与成功克服囤积行为的人交流,以及增强家庭作业依从性[47]。

■ 认知技能训练

HD 患者需要应对很多信息处理困难(如注意、分类和计划困难),从而导致杂物堆积、丢弃困难和过度获取等问题[36]。这些困难同样可能干扰治疗过程,使患者难以保持注意力和完成问题解决式任务,如整理和组织财产。这时,重新审视患者的原始认知行为模型并与其一起研究信息处理的困难可能会有所帮助[47]。根据模型和患者的个人目标,治疗师和患者可以聚焦于以下目标,诸如:学习问题解决策略来应对囤积行为治疗过程中出现的问题;增加注意力持续时间并减少分心;为想要保留和不想保留的物品建立分类;为物品的总体管理、分类和清理制订方案[47]。

治疗过程中的常见问题,包括没有时间完成任务和由于没有空间存放而不确定在分类时把家里的东西移动到哪里。这类问题应当同样被作为治疗目标,并由治疗师和患者共同采取问题解决策略来处理,而不是归咎于患者[47]。许多 HD 患者难以集中注意力[23];之后可以进行针对控制注意力和避免分神的认知技能训练,其中采用的技能改编自萨夫伦(Safren)等人[60]的 ADHD 认知行为治疗方案[47,60]。维持注意的能力在物品分类过程中尤为重要;建议治疗师随后帮助患者评估他们目前的注意持续时间(如在被分散注意力之前可以进行 5 分钟的分类),以此为基线并在治疗过程中尝试延长这段时间[47]。鼓励患者进行周密安排(如使用日历来安排分类任务、给分类时间设置计时器),也可能对减少注意困难有所帮助。应对注意困难的其他策略,包括时常进行事项优先级排序和将任务分解为可完成的各个部分[47]。培养组织技能,首先要确定不需要的物品的类别(如垃圾、赠送物、回收品)和一个能够跟进的行动计划(如每隔一天丢垃圾)。之后,鼓励患者为他们计划保留的物品确定分类和存放的位置,养成每件物品都应该有一个"家"的观念。要求患者思考执行管理计划需要的准备工作(如购买储物箱),接着鼓励他们实施[47]。要格外注意文件类的处理,因为它们通常具有更大的复杂性。患者需要接受针对重要文件的保存时间和文件归档的一般分类的心理教育;然后,治疗师要鼓励患者准备归档系统并开始定期使用[47]。

■ 认知重构

HD患者对财产有各种各样的信念,常见的主题包括实用性、浪费、控制权、记忆和依恋[17,61]。治疗师可以与患者一起分析这些信念及其可能存在的认知扭曲。治疗师还可以帮助患者检查证据、质疑信念,并重新形成更具适应性的信念。认知重构最好在患者和治疗师一起积极整理物品的情况下完成,在家或者诊室中都可以进行。认知扭曲常见于对财产的自动思维(如"如果放弃了这件东西,我就再也找不到类似的东西了")[47]。治疗师可以通过苏格拉底式提问(或称为究底式提问)来与患者一起反思常见的认知扭曲;接着鼓励患者检查支持和反对恐惧的证据,同时接受新的替代想法(如"如果我真的需要这个东西,在很多地方都可以找到")。记录想法可以帮助患者跟踪自动思维、认知扭曲和重构过程。除了自动思维,HD患者对自身和他人的潜在核心信念依赖于他们与物品的关系(如"如果我浪费了这些东西,我就不是一个有价值的人")[47]。治疗师可以使用箭头向下技术等标准策略来帮助患者发现核心信念,接着可以帮助患者质疑原有信念并形成新的信念。HD的CBT中可用的认知技能还包括帮助患者区分需求和欲望。认知扭曲(如情绪化推理、过度泛化)导致患者更有可能觉得好像所有东西都是需要的。区分真正的需求(如食物、住所、水)和欲望之间的差异,可以帮助患者从根本上动摇对财产的信念,并做出保留或丢弃这些物品的决定[47]。

■ 弃置和获取的暴露与反应预防治疗

HD的认知行为治疗的一个核心组成部分是帮助患者学会忍耐负性情绪和抵抗因放弃财产或无法获得渴望的物品而引发的消极信念[47]。首先,治疗师应该帮助患者了解暴露治疗的本质和目的(如习惯或能够忍耐消极影响、学会抵抗负性自动思维)。其次,治疗师应该让患者在诊室和家里进行暴露练习,找出一件他们预期比较难以丢弃的物品。在要求患者做出决定之前,鼓励他们对想到要丢弃该物品时预期的痛苦进行评分,然后给他们几分钟的时间进行清单式思考(如列出所有关于丢弃该物品的想法)。如果患者决定丢弃物品并执行了,那么在接下来的30分钟内,每隔5~10分钟使用主观痛苦程度评分量表评估其痛苦程度[47]。与其他暴露治疗方案类似,建议治疗师与患者共同建立一个随后在诊室和家中进行物品清理时都能够执行的等级分层。治疗师也可以鼓励患者形成何时保存及何时丢弃的一般原则。有些患者可能会感到太痛苦而无法立即进行实际的丢弃,可选其他方案进行练习,诸如在想象中进行丢弃,或在指定时间内将物品置于视线之外(如经患者允许由治疗师将物品在诊室保管一周)作为过渡[47]。虽然过度获取不被认为是囤积行为的核心特征,但大多数患者都饱受其困扰,并且需要相应的处理。在提升丢弃能力之前,先锻炼不获取的能力是倍受推荐的,因为这种方式可能更容易被患者接受。与丢弃一样,在真实环境暴露中锻炼不获取能力的效果最好(如到患者通常获取物品的地方锻炼不获取的能力)或在想象中不进行获取[47]。患者被鼓励去识别自己觉得较难不去获取的东西,列出其对获取的看法,随后记录不获取物品时的主观痛苦程度。对不用获取的物品也可以建立一个等级分层。在暴露环境之外,有控制过度获取的其他技术,包括限制过度获取的触发因素、挑战与过度获取相关的负性自动思维和核心信念,以及培养其他乐趣来源和应对策略[47]。

■ 特殊注意事项和预防复发

HD患者在治疗过程中往往会出现某些需要特别关注的情况[23]。HD与其他精神障碍共病十分常见,尤其是抑郁症、社交恐惧症和注意缺陷问题[23]。抑郁症状应该由治疗师进行评估,并使用相应的治疗抑郁症的认知和行为方法进行处理(如认知重构和行为激活)。通常,轻度至中度的抑郁可以通过清理杂物、改善丢弃和不获取行为来解决。然而,患者也可能从转用抗抑郁药物治疗中获益[47]。对于存在另一种常见合并症的患者,即合并社交恐惧症的HD患者,可能需要另外考虑人际关系会如何影响患者与财产的关系,以及患者允许他人进到家中的意愿。对于合并ADHD或注意缺陷的患者,可能需要强调认知技能的训练。相较于OCD患者,HD患者更可能在一生中经历过创伤性事件。无论患者是否符合PSTD的诊断标准,治疗师都应该仔细、充分地评估创伤,并了解创伤对患者与财产的关系的影响(如"财产保障我的安全")。在继续HD治疗(如丢弃)之前,创伤后应激症状可能需要有效治疗[47]。虽然原发性HD患者中强迫症的发生率低于抑郁和其他焦虑症,但也有必要给予特别关注(如果患者有污染性强迫想法,这可能会阻碍他们触摸物品,随后应该通过暴露治疗解决)[62]。其他可能需要特别关注的情况,包括合并症、经济压力、家庭行为,以及住房和安全问题[47]。

治疗结束阶段的重点应在于复发预防。治疗师应对治疗成果进行仔细回顾和总结,鼓励再次进行评估并拍照,以帮助反馈患者的变化。治疗师应该认真回顾治疗过程中涉及的所有治疗技术,并询问患者他们觉得哪些最有帮助[47]。治疗师还应与患者一起确定正在进行的和未来的目标,鼓励他们去实现目标,同时通过定期的自我治疗和必要的助力来保持已取得的进步。最后,治疗师应帮助患者认识到治疗后遇到阻碍是正常的,并与患者一起设想可能的潜在阻碍及其该如何克服[47]。

认知行为治疗对囤积障碍的疗效

针对OCD的传统CBT对HD的疗效较差,HD患者更有可能过早退出治疗[14,15]。针对HD设计的CBT治疗效果更好[63]。一项非盲和随机对照试验的初步结果显示,对HD患者进行26周的个体CBT取得显著疗效,由临床医生进行的总体评价中有50%～71%的完成者被评为"显著改善"或"改善"[64,65]。在对照试验中,41%的完成者在 SI-R 的结果上表现出显著的临床变化[65]。HD 的团体 CBT 也被证明治疗有效,并且可能是一种更经济和可及性更高的选择[63]。一项由托林(Tolin)等人于 2014 年开展的荟萃分析发现,在接受 CBT(包括个体和团体治疗)的 12 个不同 HD 样本中,丢弃困难对囤积症状严重程度的显著下降有最强的效应量[63],而对功能损害的效应量适中。分析发现,女性、更小的年龄、更多的 CBT 治疗和家访次数,能够预测更好的治疗结局[63]。虽然 HD 的表现在整个治疗过程中都有变化,但变化率并不显著,说明即使治疗过程中症状有所改善,但治疗后评分仍然更接近疾病状态,而非接近正常范围[63]。

案 例

德里克是一名 52 岁的已婚男子,因伴侣控诉他家里大量堆积的杂物使他们 25 年的婚姻面临困境而决定来寻求治疗。治疗开始先在诊室中对现存问题进行全面评估。德里克独自进入诊室,表明他觉得伴侣在"给他施加压力",并希望能先单独和治疗师谈谈。治疗师对德里克进行了几项评估来了解囤积行为的情况,运用的评估工具包括 SHID 和 HRS。德里克称家里的几个房间都堆满了杂物,包括客厅、书房、地下室、闲置卧室及办公室;并描述道,在这些房间里很难走动,即使已为此清出了通道,也很难实现它们的预期用途,比如坐在客厅的沙发上、在办公室完成工作,以及舒适地待在书房。家里的几个房间(如厨房和卧室)由伴侣维持,不允许他堆放杂物。德里克说很难放弃自己已经拥有的东西,后来又积累了更多,如邮件、文件、图书、衣服及电器。德里克报告说,他以前更加主动去收集东西,花钱购买的和免费获得的都有,后来逐渐减少为时而在路边注意到才免费收集(如一件家具或一台电器)。他说自己不想放手是由于对用途、浪费、依恋及记忆的信念。HD 给德里克带来的主要困扰是他与伴侣、目前正在上大学但有时会回家的儿子之间的矛盾。由于物品囤积,德里克经常拒绝任何人到家里,这对他自己和伴侣的社交生活都造成影响。经过进一步的评估,他承认囤积行为的潜在弊端包括不能轻易找到东西或如愿开展某些活动。在第 1 次治疗后,德里克愿意让治疗师到家中进行第 2 次治疗。治疗师和德里克一起到各个房间走动,并经过他的允许拍下各个房间的照片作为基线标准。治疗师还让德里克填写了几份自我报告,包括 CIR、SI-R 和 ADL-H。德里克也接受与治疗师和自己的伴侣一同进行最后的治疗。治疗师可以向德里克的伴侣提供心理教育并讨论伴侣在治疗过程中可以帮助他们的方法(如正性强化而不是指责)。治疗师和德里克还确定了希望从整理客厅的物品开始,并且德里克同意在下次去诊室时带上一袋物品进行分类。

在接下来诊室会面中,治疗师和德里克创建了一个针对囤积症状的认知行为模型。治疗师还让他参与了一个可视化练习,设想客厅里没有杂物时可能如何利用生活空间。他们花了一些时间讨论德里克寻求改变的动机(包括渴望改善与伴侣的关系、能够让其他人来家里)。接下来的治疗重点关注于认知技能训练,运用德里克带去诊室的物品,致力于开发物品分类和个人管理计划。接下来，德里克开始在家庭作业期间实施该计划，练习物品分类，并按照行动计划进行丢弃或归置。德里克和治疗师还着力于提高分类时保持专注的能力。治疗师在第 5 次治疗时完成了一次家访，观察德里克的进步，并通过分类加强认知技能训练。随后，治疗师与德里克一起探讨了关于财物的信念并进行了认知重构，还实施对财产做决定和丢弃的暴露训练。以上这些都通过分类练习和行为实验来实现。德里克后来开始掌握更多技能，能够在整理物品时更加熟练地提问有关财物的问题，并且更愿意放手处理。治疗师还教授了德里克一些不获取物品的技巧（如抵制在路边获取物品的冲动、列出储存的优点和缺点）。在治疗结束时，经过临床医生和自我报告工具的评估，德里克在丢弃困难和减少杂物堆积方面有明显改进。他还报告说，自己经受的痛苦有所减轻，与伴侣的关系也有所改善。在治疗结束时，临床医生应重点总结治疗成果并对治疗过程进行回顾，以预防复发。

总结与未来展望

HD 是一种较为常见的精神障碍，可导致日常生活的严重受损[3,4]，同时也会带来相当大的社会和经济负担[7]。HD 通常与家庭或朋友间亲密关系中增长的敌意和压力有关[6]。HD 患者经常因羞愧和尴尬、对财物的过度重视、对批评的防备，而回避或直到晚年才接受治疗[3,47]。由于 HD 对个人、家庭和社区的重大影响，恰当的评估和治疗是必要的。虽然传统上认为囤积行为与 OCD 有关，但近期研究已经确定它是一种独立的现象[9]。经验性心理治疗可用于治疗 HD[47,63]。

HD 的认知行为模型关注易感性、信念或情感依恋与对杂物堆积、丢弃困难和过度获取的积极或消极情绪之间的关系[18,47]。随着研究进展，人们对囤积行为的病因（如神经生物学和遗传学）有了更深入的了解，这也为之后 HD 认知行为模型和 CBT 提供了理论依据[13,36]。已证实 HD 的 CBT 能有效减少丢弃困难、杂物堆积和过度获取，同时也能有效减轻损害和改善生活质量[47,63]。整个 HD 的 CBT 包括诊室和家中的会面。治疗一般由心理教育、认知技能训练、认知重构，以及针对丢置和获取的暴露与反应预防治疗组成[47]。治疗过程中通常需要进行动机访谈，因为患者寻求改变的渴望可能在治疗开始时就产生变化，之后也会时有波动。重性抑郁障碍、社交恐惧症和 ADHD 等合并症在 HD 中很常见，可能成为治疗的障碍。因此，有必要识别潜在的合并症并进行治疗（如使用行为激活和 SSRI 治疗抑郁症）[47]。"推荐阅读"部分列出了可用于 HD 治疗的其他资源。未来的方向可能包括进一步了解导致 HD 核心特征的潜在神经认知机制，以改进治疗策略。研究 CBT 对 HD 的作用机制，可能有助于进一步关注最有效的策略。囤积行为不仅影响 HD 患者，也影响与其一起生活或有直接接触的人；HD 的家庭干预也显示出治疗前景[66]，未来应该扩展此方面的研究。最后，由于接受过 HD 的 CBT 训练的治疗师有限，应进一步推广这种治疗方法。

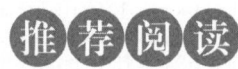

图书与文章

1. Steketee G, Frost R. Treatment for hoarding disorder: therapist guide. Oxford University Press; 2014.
2. Frost R, Steketee G. The Oxford handbook of hoarding and acquiring. Oxford University Press; 2013.
3. Muroff J, Underwood P, Steketee G. Group treatment for hoarding disorder: therapist guide. Oxford University Press; 2014.
4. Frost R, Steketee G. Stuff: compulsive hoarding and the meaning of things. Oxford University Press; 2010.

自助指南

1. Steketee G, Frost R. Treatment for hoarding disorder: workbook. Oxford University Press; 2013.
2. Tolin DF, Frost RO, Steketee G. Buried in treasures: help for compulsive acquiring, saving and hoarding. 2nd ed. Oxford University Press; 2013.

网站

1. 国际强迫症基金会：www.ocfoundation.org.
2. 麻省总医院囤积障碍临床研究项目（Massachusetts General Hospital Hoarding Clinic and Research Program）：mghocd.org/hoarding.
3. 马萨诸塞州住房囤积指南（Massachusetts Housing Hoarding Directory）：https://www.masshousing.com/programs-out-reach/community-services/housing-stability/hoarding.
4. 波士顿大学囤积障碍研究小组（Boston University Hoarding Research Team）：http://www.bu.edu/ssw/research/projects/hoarding/.

参考文献

[1] American Psychiatric Association. Diagnostic and statistical manual of mental disorders, DSM-5. 5th ed. Washington, DC: American Psychiatric Publishing; 2013.
[2] Frost RO, Kim HJ, Morris C, Bloss C, Murray-Close M, Steketee G. Hoarding, compulsive buying and reasons for saving. Behav Res Ther. 2008;36:657-664.
[3] Steketee G, Frost RO. Compulsive hoarding: current status of the research. Clin Psychol Rev. 2003;23:905-927.
[4] Frost RO, Steketee G, Williams L, Warren R. Mood, personality disorder symptoms and disability in obsessive-compulsive hoarders: a comparison with clinical and non-clinical controls. Behav Res Ther. 2000;38:1071-1081.
[5] Frost R, Steketee G, Williams L. Hoarding: a community health problem. Health Soc Care Community. 2000;8:229-234.
[6] Tolin DF, Frost RO, Steketee G, Fitch KE. Family burden of compulsive hoarding: results of an internet survey. Behav Res Ther. 2008;46:334-344.
[7] Tolin DF, Frost RO, Steketee G, Gray K, Fitch KE. The economic and social burden of compulsive hoarding. Psychiatry Res. 2007;15:200-211.
[8] Tolin DF, Das A, Hallion LS, Levy HC, Wootten B, Stevens MC. Quality of life in patients with hoarding disorder. J Obsessive Compuls Relat Disord. 2019;21:55-59.
[9] Pertusa A, Fullana MA, Singh S, Alonso P, Menchon JM, Mataix-Cols D. Compulsive hoarding: OCD symptom, distinct clinical syndrome, or both. Am J Psychiatry. 2008;165:1289-1298.
[10] Pertusa A, Frost RO, Fullana MA, Samuels J, Steketee G, Tolin D, et al. Redefining the diagnostic boundaries of compulsive hoarding: a critical review. Clin Psychol Rev. 2010;30:371-386.
[11] Nordsletten AE, Reichenberg A, Hatch SL, Fernadez de la Cruz L, Pertusa A, et al. Epidemiology of hoarding disorder. Br J Psychiatry. 2013;203:445-452.
[12] Anderson SW, Damasio H, Damasio AR. A neural basis for collecting behavior in humans. Brain. 2005;128:201-212.
[13] Stevens MC, Levy HC, Hallion LS, Wootton BM, Tolin DF. Functional neuroimaging test of an emerging neurobiological model of hoarding disorder. Biol Psychiatry Cogn Neurosci Neuroimaging. 2020;5:68-75.

[14] Mataix-Cols D, Marks IM, Greist JH, Kobak KA, Baer L. Obsessive-compulsive symptom dimensions as predictors of compliance with and response to behavior therapy: results from a controlled trial. Psychother Psychosom. 2002;71:255-262.

[15] Mataix-Cols D, Rauch SL, Manzo PA, Jenike MA, Baer L. Use of factor-analyzed symptom dimensions to predict outcome with serotonin reuptake inhibitors and placebo in the treatment of obsessive-compulsive disorder. Am J Psychiatry. 1999;156:1409-1416.

[16] Frost RO, Gross RC. The hoarding of possessions. Behav Res Ther. 1993;31:367-381.

[17] Steketee G, Frost RO, Kyrios M. Cognitive aspects of compulsive hoarding. Cognit Ther Res. 2003;27:463-479.

[18] Frost RO, Hartl TL. A cognitive-behavioral model of compulsive hoarding. Behav Res Ther. 1996;36:657-664.

[19] Levy H, Nett A, Tolin DF. Discarding personal possessions increases psychophysiological activation in patients with hoarding disorder. Psych Res. 2019;272:499-506.

[20] Tolin DF, Kiehl KA, Worhunsky P, Book GA, Maltby N. An exploratory study of the neural mechanisms of decision making in compulsive hoarding. Psychol Med. 2009;39:325-336.

[21] Frost RO, Tolin DF, Steketee G, Fitch KE, Selbo-Bruns A. Excessive acquisition in hoarding. J Anxiety Disord. 2009;23:632-639.

[22] Frost RO, Steketee G, Tolin DF, Sinopoli N, Ruby D. Motives for acquiring and saving in hoarding disorder, OCD and community controls. J Obsessive Compuls Relat Disord. 2015;4:55-59.

[23] Frost RO, Steketee G, Tolin DF. Comorbidity in hoarding disorder. Depress Anxiety. 2011;28:876-884.

[24] Grisham JR, Frost RO, Steketee G, Hood K. Age of onset of compulsive hoarding. J Anxiety Disord. 2006;20:675-686.

[25] Nutley SK, Camacho MR, Eichenbaum J, Nosheny RL, Weiner M, Delucchi KL, et al. Hoarding disorder is associated with self-reported cardiovascular/metabolic dysfunction, chronic pain and sleep apnea. J Psychiatr Res. 2021;134:15-21.

[26] Mahenke AR, Linkovski O, Timpano K, van Roessel P, Sanchez C, Varias AD. Examining subjective sleep quality in adults with hoarding disorder. J Psychiatr Res. 2021;137:597. https://doi.org/10.1016/j.jpsychires.2020.10.044.

[27] Samuels JF, Bienvenu OJ, Grados MA, Cullen B, Riddle MA, Liang K, et al. Prevalence and correlates of hoarding behavior in a community-based sample. Behav Res Ther. 2008;46:836-844.

[28] Postlethwaite A, Kellett S, Mataix-Cols D. Prevalence of hoarding disorder: a systematic review and meta-analysis. J Affect Disord. 2019;256:309-316.

[29] Cath DC, Nizar K, Boomsma D, Mathews CA. Age-specific prevalence of hoarding and obsessive-compulsive disorder: a population based study. Am J Geriatr Psych. 2017;25:245-255.

[30] Tolin DF, Villavicencio A. Inattention, but not OCD predicts the core features of hoarding disorder. Behav Res Ther. 2010;49:120-125.

[31] Cromer KR, Schmidt NB, Murphy DL. Do traumatic events influence the clinical expression of compulsive hoarding? Behav Res Ther. 2007;45:2581-2592.

[32] Mataix-Cols D, Baer L, Rauch SL, Jenike MA. Relation of factor-analyzed symptom dimensions of obsessive-compulsive disorder to personality disorders. Acta Psychiatr Scand. 2000;102:199-202.

[33] Dozier ME, Davidson EJ, Pittman JO, Ayers C. Personality traits in adults with hoarding disorder. J Affect Disord. 2020;276:191-196.

[34] Grisham JR, Steketee S, Frost RO. Interpersonal problems and emotional intelligence in compulsive hoarding. Depress Anxiety. 2008;25:1-9.

[35] Dozier ME, Ayers CR. The etiology of hoarding disorder: a review. Psychopathology. 2017;50:291-296.

[36] Woody SR, Kellan-McFarlane K, Welsted A. Review of cognitive performance in hoarding disorder. Clin Psychol Rev. 2014;34:324-336.

[37] Iervolino AC, Perroud N, Fullana MA, Guipponi MN, Cherkas L, Collier DA, et al. Prevalence and heritability of compulsive hoarding: a twin study. Am J Psychiatry. 2009;166:1156-1161.

[38] Grisham JR, Frost RO, Steketee G, Kim HJ, Tarkoff A, Hood S. Formation of attachment to possessions in compulsive hoarding. J Anxiety Disord. 2009;23:357-361.

[39] Fernandez de la Cruz L, Landau D, Iervolino A, Santo S, Pertusa A, Singh S. Experiential avoidance and emotion regulation difficulties in hoarding disorder. J Anxiety Disord. 2004;27:204-209.

[40] Grisham JR, Baldwin PA. Neuropsychological and neurophysiological insights into hoarding disorder. Neuropsychiatr Dis Treat. 2015;11:951-962.

[41] Wincze J, Steketee G, Frost RO. Categorization in compulsive hoarding. Behav Res Ther. 2007;45:63-72.

[42] Grisham JR, Norberg MM, Williams AD, Certoma SP, Kadib R. Categorization and cognitive deficits in compulsive hoarding. Behav Res Ther. 2010;48:866-872.

[43] Steketee S, Kelley AA, Wernick JA, Muroff J, Frost RO, Tolin DF. Familial patterns of hoarding symptoms. Depress Anxiety. 2015;32:728-736.

[44] Liang KY, Wang Y, Shugart YY, Grados M, Fyer AJ, Rauch S, et al. Evidence for a potential relationship between SLC1A1 and a putative genetic linkage region on chromosome 14q to obsessive-compulsive disorder with compulsive hoarding. Am J Med Genet. 2008;147B:1000-1002.

[45] Mataix-Cols D, Boman M, Mozani B, Ruck C, Serlachius E, Langstrom M, Lichenstein P. Population-based, multigenerational family clustering study of obsessive-compulsive disorder. JAMA Psychiatry. 2013;70:709-717.

[46] Mathes BM, Timpano KR, Raines AM, Schmidt NB. Attachment theory and hoarding disorder: a review and theoretical integration. Behav Res Ther. 2019;125:103549. https://doi.org/10.1016/j.brat.2019.103549.

[47] Steketee G, Frost RO. Treatment for hoarding disorder: therapist guide. 2nd ed. New York: Oxford University Press; 2014.

[48] Chou CY, Tsoh J, Vigil O, Bain D, Uhm SY, Howell G, et al. Contributions of self-criticism and shame to hoarding. Psychiatry Res.

2018;262:488-493.
[49] Nordsletten AE, Fernandez de la Cruz L, Pertusa A, Reichenberg A, Hatch SL, Mataix-Cols D. The structured interview for hoarding disorder: development, usage and further validation. J Obsessive Compuls Relat Disord. 2013;2:346-350.
[50] Tolin DF, Frost RO, Steketee GS. A brief interview for assessing compulsive hoarding: the hoarding rating scale — interview. Psychiatry Res. 2010;178:147-152.
[51] Frost RO, Steketee G, Tolin DF, Renaud S. Development and validation of the clutter image rating. J Psychopathol Behav Assess. 2008;30:193-203.
[52] Frost RO, Steketee G, Grisham J. Measurement of compulsive hoarding: saving inventory — revised. Behav Res Ther. 2004;42:1163-1182.
[53] Frost RO, Hristova V, Steketee G, Tolin DF. Activities of daily living scale in hoarding disorder. J Obsessive Compuls Relat Disord. 2008;2:85-90.
[54] Beck AT, Steer RA, Brown GK. Manual for the beck depression inventory Ⅱ. San Antonio, TX: Psychological Corporation; 1996.
[55] Lovibond SH, Lovibond PF. Manual for the depression anxiety stress scales. 2nd ed. Sydney: Psychology Foundation; 1995.
[56] Adler LA, Spencer T, Faraone SV, Kessler RC, Howes MJ, Biederman J, et al. Validity of pilot adult ADHD self report scale (ASRS) to rate adult ADHD symptoms. Ann Clin Psychiatry. 2006;18:145-148.
[57] Vorstenbosch V, Antony MM, Monson CM, Rowa K. Family accommodation in problem hoarding. J Obsessive Compuls Relat Disord. 2015;7:7-15.
[58] Nordsletten AE, Fernandez de la Cruz L, Drury H, Saleem S, Mataix-Cols D. The family impact scale for hoarding (FISH): measure development and initial validation. J Obsessive Compuls Relat Disord. 2014;3:29-34.
[59] Miller WR, Rollnick S. Motivational interviewing: helping people change. 3rd ed. New York: Guilford Press; 2013.
[60] Safren SA, Sprich S, Perlman CA, Otto MW. Mastering your ADHD: a cognitive behavioral treatment program: therapist guide. 2nd ed. New York: Oxford University Press; 2017.
[61] Frost RO, Gabrielson I, Deady S, Bonner Dernbach K, Guevara G, Peebles-Dorin M. Scrupulosity and hoarding. Compr Psychiatry. 2018;86:19-24.
[62] Pertusa A, Frost RO, Mataix-Cols D. When hoarding is a symptom of OCD: a case series and implications for DSM-V. Behav Res Ther. 2010;48:1012-1020.
[63] Tolin DF, Frost RO, Steketee G, Muroff J. Cognitive-behavior therapy for hoarding disorder: a meta-analysis. Depress Anxiety. 2015;32:158-166.
[64] Tolin DF, Frost RO, Steketee G. An open trial of cognitive-behavioral therapy for compulsive hoarding. Behav Res Ther. 2007;45:1461-1470.
[65] Steketee G, Frost RO, Tolin DF, Rasmussen J, Brown TA. Waitlist controlled trial of cognitive-behavior therapy for hoarding disorder. Depress Anxiety. 2019;27:476-484.
[66] Chasson GS, Carpenter A, Ewing J, Gibby B, Lee N. Empowering families to help a loved one with hoarding disorder: pilot study of family-as-motivators training. Behav Res Ther. 2014;63:9-16.

第16章
非体重过轻患者的短程认知行为治疗（进食障碍的CBT-T）

Brief Cognitive Behavioral Therapy for Non-Underweight Patients
(CBT-T for Eating Disorders)

P. 伊芙琳娜·坎巴尼斯　　海伦·伯顿·默里　　珍妮弗·J. 托马斯　　肯德拉·R. 贝克尔
P. Evelyna Kambanis　　Helen Burton Murray　　Jennifer J. Thomas　　Kendra R. Becker

曾艺欣·译　　黄欣欣　李雨婷·校

引 言

进食障碍是一种复杂的疾病，其特征包括认知歪曲（如过分关注食物或进食，高估体形和体重对自我价值的影响）和自我毁灭性行为（例如，暴食、防止体重增加或减轻体重的行为）。在DSM-5中，喂食及进食障碍包括神经性厌食症（anorexia nervosa，AN）、神经性贪食症（bulimia

---

P. E. Kambanis | J. J. Thomas (✉) | K. R. Becker
Eating Disorders Clinical and Research Program, Massachusetts General Hospital, Boston, MA, USA; Department of Psychiatry, Harvard Medical School, Boston, MA, USA
e-mail: pkambanis@mgh.harvard.edu; jjthomas@mgh.harvard.edu; kbecker@mgh.harvard.edu

H. Burton Murray
Eating Disorders Clinical and Research Program, Massachusetts General Hospital, Boston, MA, USA; Department of Psychiatry, Harvard Medical School, Boston, MA, USA; Division of Gastroenterology, Center for Neurointestinal Health, Massachusetts General Hospital, Boston, MA, USA
e-mail: hbmurray@mgh.harvard.edu
注：J. J. Thomas 和 K. R. Becker 是共同资深作者。

© The Author(s), under exclusive license to Springer Nature Switzerland AG 2023
S. E. Sprich et al. (eds.), *The Massachusetts General Hospital Handbook of Cognitive Behavioral Therapy*, Current Clinical Psychiatry, https://doi.org/10.1007/978-3-031-29368-9_16

nervosa，BN)、暴食症(binge-eating disorder，BED)、回避/限制性摄食障碍(avoidant/restrictive food intake disorder，ARFID)、异食症、反刍障碍及其他特定的喂食或进食障碍(other specified feeding or eating disorder，OSFED)[1]。本章节不会讨论 ARFID、异食症和反刍障碍，因为它们的维持机制和治疗方案不同于"典型的进食障碍"(即以对体形或体重的认知歪曲为特征的进食障碍)。下面，我们将简要地介绍每一种"典型的进食障碍"。

▪ 神经性厌食症

神经性厌食症(AN)的特征是限制进食导致体重过低(如成年人的体重指数低于 18.5 kg/m^2，儿童和青少年的体重指数低于第 5 个百分位数)。AN 有两种亚型——限制型和暴食/清除型。限制型 AN 包括严格的节食、禁食和(或)补偿性运动，而暴食/清除型 AN 的特征是反复的暴食和(或)清除行为(如自我引吐、滥用泻药或利尿剂)。AN 患者会对体重增加或变胖产生强烈的恐惧，或者持续进行阻止体重增加的行为，尽管他们当下的体重已经非常轻了。这些人还会高估体形和体重，或者持续地缺乏对目前低体重严重性的认知。

▪ 神经性贪食症

神经性贪食症(BN)的核心特征是暴食，即在短时间内摄入大量的食物，同时感到失去控制。为了抵消可预期的由暴食导致的热量摄入的影响(即体重增加)，BN 患者会进行代偿行为。代偿行为可以包括清除(即自我引吐、滥用泻药或利尿剂)或非清除(如禁食、代偿运动)的方法，目的是抵消体重增加或减肥。与 AN 患者必须体重过低不一样，BN 患者的体重指数处于正常范围或以上，这是与暴食/清除型 AN 进行区分的关键点。为了符合 BN 的诊断标准，暴食和代偿行为必须至少每周发生一次，至少持续 3 个月。与 AN 患者一样，BN 患者的自我评价过度地受身体的体型和体重的影响。

▪ 暴食症

与 BN 患者一样，暴食症(BED)患者也是至少每周出现一次暴食，至少持续 3 个月。BN 和 BED 之间的主要区别是 BED 患者不会使用代偿行为来防止体重增加。为了符合 BED 的诊断标准，暴食发作必须至少伴随下列三个特征：进食比正常情况快得多，进食直到感到不舒服的饱腹感，在没有感到身体饥饿时进食大量食物，因进食过多感到尴尬而单独进食，进食之后感到厌恶自己、抑郁或非常内疚。BED 患者对暴食行为有明显的困扰。尽管体形和体重对自我评价的过度影响不是 BED 诊断的必要条件，但是大约有 50% 的 BED 患者确实存在这种过度评价的情况。

▪ 其他特定的喂食或进食障碍

这个诊断类别适用于那些具有某种喂食或进食障碍症状并且给人带来痛苦或功能损害，但又无法完全符合任一喂食或进食障碍的全部标准的进食障碍表现。这些表现中的大部分会与AN、BN和BED具有类似的特征,并且也可以通过CBT-T来进行治疗。这些表现的例子包括非典型AN(具备AN的所有特征,个体的体重虽然明显下降了,但是还在正常范围内);无论是否有代偿行为,暴食症状的频率不够高(即在过去3个月内发生的次数少于每周一次),没有达到BN或BED的完整诊断标准;在没有暴食行为的情况下反复清除(也称作清除障碍[2])。

进食障碍的病因学

进食障碍的病因是复杂的,既包括遗传因素,也包括环境因素,它们都会影响患病的风险[3]。最近的研究突出强调,进食障碍具有很强的遗传性,并且与神经认知和神经内分泌异常相关,这些异常会增加患病的风险[3]。虽然目前还未形成一个全面的病因模型,但是对进食障碍进行有效治疗不必完全理解病因。事实上,CBT-T的目标是解决当前进食障碍的维持因素,而不是关注其起源和历史。

进食障碍的评估与测量

通常,对进食障碍患者进行评估的过程包括结构化临床访谈、自我报告评估和医学评估。DSM-5进食障碍评估(Eating Disorder Assessment for DSM-5,EDA-5)[4]是一种简短的(即10~15分钟)半结构化访谈,内容与DSM-5进食障碍诊断标准相匹配,通过移动应用程序就可以很方便地实施评估。在初始评估时、治疗结束时和随访时,采用进食障碍检查问卷(Eating Disorder Examination-Questionnaire,EDE-Q)[5]可以监测患者变化和治疗反应。ED-15[6]是一种用于监测每周进食障碍的认知、态度和行为变化的自评工具。这一测量工具有利于在CBT-T期间追踪进展。所有这些测量工具在网上均有免费版("推荐阅读"中提供了链接)。除了心理评估,患者在CBT-T前进行医学评估也十分重要,因为进食障碍可能会影响身体的各个器官系统,身体状况不稳定的患者可能需要住院稳定情况后,才能开始进行门诊治疗[7]。

进食障碍的CBT-T

■ 概述

进食障碍的CBT-T(其中第2个"T"代表10次治疗)是一种关注症状、每周一次、有时间限制的治疗,持续最多10次,并且有两次随访。其他有实证支持的进食障碍治疗方法包括:进食障碍的强化认知行为治疗[8,9]、神经性厌食症家庭治疗[10]、暴食症和贪食症的辩证行为治疗[11],以及人际心理治疗[12]。这些治疗方法对资源要求较高且成本昂贵,患者可能难以获得这些治疗。相比之下,CBT-T的疗程大约是其他这些治疗方法的一半,并且可以由不那么专业的临床工作者进行,这降低了对资源的要求,并提高了治疗的易得性。因此,我们选择在本章中重点介绍CBT-T。CBT-T的结构包括五个不同的阶段和两次关键的治疗(第1次和第4次;见表16-1)。在一开始时,会进行4次CBT-T,然后根据患者是否出现明显的改变,治疗可以延长到10次。越来越多的证据表明,前4次治疗中的暴食和(或)清除行为的快速减少,与CBT结束时获得积极结果的概率显著增加有关[13];因此,早期缺乏改变被看作为是否继续治疗的关键。CBT-T的核心干预方法是行为层面的。行为改变会推动认知改变(通过减少饥饿和完美主义并增强灵活性)、情绪改变和生活质量的改善。该治疗方案在实施上需要灵活处理,以适应每位患者的需求和病情。为了更好地实施该治疗方案,把它通过检查表的形式呈现了出来(http://cbt-t.group.shef.ac.uk/resources/),便于治疗师在进行治疗时勾选治疗要点。

表 16-1 · 进食障碍的认知行为治疗(CBT-T)五阶段

阶段	名称	治疗节次	目标	组成部分
1	早期饮食调整和暴露	1~4	教育、生理上的变化、焦虑下降、贪食行为减少	营养、心理教育、暴露、反应预防
2	关于食物的行为实验	3~6	认知调整	行为实验、认知重构
3	关于情绪的暴露和认知重构	5~7	情绪驱动的贪食行为减少	暴露、认知重构
4	身体意象	5~9	减少身体意象维持行为,加强身体意象接纳	调查、行为实验、暴露、意象重构
5	预防复发	9、10	保持改变、制订随访计划、巩固患者的归因转变	治疗蓝本

▪ CBT-T关于改变的假设机制

CBT-T的目标是消除维持的关键症状和行为,并挑战两个维持进食障碍的核心认知,即进食和体重之间损坏的认知连接,以及对进食、体形和体重的过度重视。进食和体重之间损坏的认知连接[14]是过度重视体型和体重的结果——患者会根据自己的进食和身体来评判自身的价值[8],这也表现了进食障碍患者失去食物摄入或排出与体重变化之间的正常关联的方式。

▪ 关键的第1次治疗

CBT-T的第1次治疗为随后的治疗过程奠定了基础。CBT-T的目标是显而易见的,这样治疗师在早期阶段就可以向患者展示所有干预措施和治疗风格,由此患者也可以获得相应的治疗预期。CBT-T 包括几个不可或缺的部分:①治疗师需要采取坚定的共情立场;②所有任务都是核心任务,必须完成才能使治疗成功,并使患者从完整的 CBT-T 中获益;③治疗师并不需要得到患者的喜欢,只要患者在治疗中有改善即可;④患者是自己的治疗师,治疗师只是充当教练的角色;⑤CBT-T 是一种简短的、聚焦的、有时间限制的治疗,一开始包括 4 次治疗,只有当患者出现明显的变化时才会延长到最多 10 次治疗。

第 1 次治疗的结构涵盖以下关键任务:①处理威胁生命的行为(如频繁的自杀倾向、导致电解质失衡的经常性清除行为)和干扰治疗的行为(如守时情况、不完成家庭作业);②完成 ED-15,并且一起进行核查,确定最坚固的维持信念和行为,然后计划如何与何时处理它们;③回顾以前的治疗,了解过去对患者有效的方法,并帮助患者投入 CBT-T 中;④设立 CBT-T 规则;⑤解释 CBT-T 模型(即关注此时此刻的情形,而不是进食障碍发病的起源和历史,行为和营养的改变对治疗至关重要,体重的最佳单一预测因素是患者吃了什么,而不是他们的感受或信念);⑥使用能量图(后文会介绍)检查患者目前的进食情况;⑦确定并记录患者的症状;⑧根据每位患者的症状选择心理教育材料(可参见 CBT-T 治疗手册;http://cbt-t.group.shef.ac.uk/resources/);⑨开启健康进食过程;⑩根据实施的饮食调整来预测接下来一周的体重;⑪布置家庭作业(如阅读相关心理教育资料、完成进食日记、制订饮食调整计划等)。

使用能量图检查当前的进食情况

和患者一起回顾自我监测日志,可以使用能量图这一工具。能量图的目的是展示暴食和清除行为是可以理解并可预测的,而不是呈现出患者是有问题的,或存在无法解决的不可控的迹象。此外,能量图可以帮助患者识别引发暴食的触发因素。正餐和点心时间点绘制在能量图的 x 轴上(即夜晚-不进食、早餐、点心、午餐、点心、晚餐、点心),能量/血糖水平绘制在 y 轴上,再画两条水平线表示"舒适区"。

- **正常能量图**:首先,治疗师以正常能量图举例,展示了规律摄入复合碳水化合物可以保证身体有足够的燃料来正常运作而不进入低血糖状态;低血糖状态会促使食欲增加,从而导致暴食。这张图类似一条锯齿线,能量/血糖水平随着每一次正餐和点心的摄入而增加,并在下一次进食前下降。所有图里的数据点都位于"舒适区"内。
- **能量图描绘贪食阶段**:在向患者介绍了正常能量图后,治疗师演示了患者的大多数贪食行为发生在饥饿的情况下。例如,早餐和上午的点心都没吃的患者可能会在午餐时吃高碳水化合物的食物,后来因为血糖水平非常低,所以出现了暴食症状。随后,患者对暴食症状后果(如体重增加)的担忧会导致其在晚上吃点心时限制自己进食,从而增加他们在第二天出现暴食的风险。
- **制订个性化的能量图**:最后,治疗师教患者绘制一张能量图来记录一天中的进食情况,这可以帮助患者在开始暴食之前识别风险。

开启健康饮食

治疗师和患者一起计划患者需要初步进行的饮食调整,改变食物摄入的结构和内容,以促进抑制性学习。结构是指在所有的正餐和点心时间都要吃东西,内容则是指在这些规律的进食时间里摄入足够多的食物来对抗饥饿和食欲,并且在必要时增加体重。抑制性学习是指患者要学会认识到以前他们认为某个特定刺激总是与可怕的结果相关联,其实可能并不总是这样[15]。对于进食障碍,患者可能担心在吃了甜点后不进行催吐会不可避免地导致体重快速增加。利用抑制性学习原理,患者在接下来的两周里每天都吃甜点而不进行催吐,并在同一时段内观察自己体重的微小变化,很快就会发现吃甜点并不一定导致体重增加。治疗师在建议患者改变进食结构和内容时,最关键的是要达到患者能够承受的最大焦虑程度,因为这将比采用渐进式的方法使患者更快、更有力地克服焦虑。其目标是在第 3 次和第 4 次治疗时,尽可能地使进食回归正常化。

■ 阶段 1:暴露、摄入营养和修复受损的认知连接

阶段 1 通常由 3 次治疗(第 2~4 次治疗)组成,涉及大量的行为、认知和情绪改变。阶段 1 的主题是帮助患者改变进食模式和内容,解决营养不平衡问题,通过暴露与反应预防来处理焦虑情绪,并解决进食或食物与体重之间损坏的认知连接。

改变进食模式和内容,解决营养不平衡问题

治疗师要强调改变患者进食的结构和内容。为了促进这些改变,CBT-T 手册为 CBT-T 治疗师提供了 *REAL*(Recovery from EAting disorders for Life)食物指南,这里提供了专门符合进食障碍患者需要和关注的食物及进食相关的核心信息摘要(http://cbt-t. group. shef. ac. uk/resources/)。治疗师会查看患者上周写的进食记录,确保患者已经按照前一次治疗中达成的共识,改变了其进食结构和(或)内容。

使用暴露与反应预防来解决焦虑

在阶段 1,治疗师实施暴露与反应预防(即让患者暴露在害怕的刺激中;例如,增加碳水化合物含量,并阻止患者使用回避或安全行为来防止体重增加或进行减肥,如限制进食),这为抑制性学习创造了关键的背景。通过使用暴露与反应预防,治疗师的目标是达到患者能最大容忍的焦虑水平,而不期望焦虑在治疗中减少。例如,治疗师可能鼓励患者在一天中增加碳水化合物的摄入量(暴露)。然后,患者要避免采取任何代偿行为来抵消增加的碳水化合物摄入的影响(反应预防)。通过每周重复称重,患者开始了解到仅仅每天增加几份碳水化合物摄入量不太可能导致体重发生大幅度的改变(抑制性学习)。暴露与反应预防方法使患者能够快速减少焦虑,从而提高自我效能感并快速进入治疗的后续阶段,包括为了促进认知改变的行为试验。

解决进食频率、营养平衡和体重之间损坏的认知连接

进食或食物与体重之间损坏的认知连接,指的是进食障碍患者普遍持有的一种信念——"无论吃什么,我都会增重"。通过CBT-T,特别是在治疗的阶段1,对快速、无法控制体重增加的恐惧感进行挑战,需要患者了解食物并不会产生他们所担心的增重效果。为了帮助患者挑战这种损坏的认知,有三项重要的任务要完成:①挑战患者的进食模式,改善结构和内容,以达到正常进食水平,并且在体重低于理想体重时,患者能达到正常功能水平的体重;②公开对患者进行称重,使他们能看到秤上的数字,并检验实际体重与预测体重之间的差异;③通过写进食日记,将患者的体重与其进食联系起来。

第4次治疗:回顾进展并决定是否继续

CBT-T的第4次治疗是对治疗进展进行回顾的节点。这次治疗的背后逻辑是,如果患者到该节点还没有取得实质性的进展,那么他们之后的进展可能也不会太大[8]。第4次治疗最理想的结果是患者已经取得了必要的改变,治疗可以继续进行。反之,如果患者的进展不够充分,治疗将会终止。这种终止并不是惩罚,治疗师现在终止治疗,其实是在为患者保留一次机会,如果日后患者能够完成治疗中必要的任务时,还能再从中获益。如果患者要求再给他们一次机会来看看是否会改变,治疗师会强调这是患者最后一次改变的机会,如果患者有机会进展到其他关键问题,治疗师必须在接下来的一周内(即CBT-T的第5次治疗)看到几乎赶上所有进度的治疗进展。

■ 阶段2:通过行为试验和认知重构解决关于食物、进食和体重的认知问题

在阶段2,治疗的关注重点从导致很多患者产生安全行为的焦虑转向认知,特别是进食或食物与体重之间损坏的认知连接。阶段2在阶段1充分完成之后开始,这样患者的焦虑情绪更易管理(不再从事安全行为),思维更加灵活,情绪更加稳定。阶段2的主题包括解决进食或食物与体重增加之间损坏的认知连接,通过行为试验来改变关于进食和体重的认知,以及通过认知重构来改变信念和态度。阶段2的总体目标是教会患者理解其体重的整体趋势是可预测的和明确的,并且体重每周波动是自然和正常的(而不是认为进食或食物会导致不可控制的体重增加)。

解决特定食物与体重或暴食之间损坏的认知连接

在阶段2,患者从改变进食模式转为使用"害怕"的食物进行进食试验。在这一点上,患者应该已经学到了适量进食并不会导致体重增加(对于正常体重的患者),或者他们在CBT-T中每周增加的体重并不像预计的那么多(对于体重过轻的患者)。

实施行为试验,改变关于进食或食物和体重的认知

在阶段 2,患者要解决与进食试验相关的信念。例如,如果患者想知道多吃一个饼干是否会导致其害怕的结果——体重增加,那么只有在他们不进行代偿行为(如通过自我催吐)的情况下,患者才能评估该预测。像往常一样,在 CBT-T 中,治疗师会督促患者进行改变,强有力地检测他们的信念,以便迅速学习结果(即抑制性学习)。例如,治疗师可能会鼓励患者进一步挑战自己,每天吃两片饼干以引发最大的焦虑,同时防止他们实施安全行为。

通过认知重构改变信念和态度

CBT-T 中的大多数认知重构是早期营养、暴露和心理教育的产物。然而,当涉及解决与进食、体重和身材相关的负面信念(如取笑)的起源及其现在的关联时,可以使用认知重构方法(如形成替代信念、减少非黑即白的思维方式、质疑信息来源的有效性)来作为行为试验的补充。在进行认知重构来解决这些信念之前,治疗师应该通过回顾历史来帮助患者理解关于食物、进食和体重的信念是如何发展和形成的。

■ 阶段 3:处理情绪触发因素和核心信念

如果阶段 1 的暴露工作没有消除暴食和(或)清除行为,则需要进行阶段 3 的治疗。在进行该阶段之前,必须排除饥饿可能会作为暴食的触发因素。如果患者的进食结构和内容是恰当的,但仍然出现暴食行为,那么其暴食可能就不是由饥饿或能量平衡不足导致的。在这种情况下,就要探索情绪和认知方面的触发因素。阶段 3 通常与行为试验同时进行。通过结合暴露方法和辩证行为治疗(DBT)[16]中的技术来处理情绪触发因素。使用转变归因方式的特定方法和意象重构来处理认知触发因素或核心信念。阶段 3 的主题包括识别和管理情绪触发因素,以及处理诱发进食障碍行为的情绪的核心信念(认知触发因素)。

识别和管理情绪触发因素

治疗师与患者一起检查是否使用了安全行为来管理情绪(如焦虑、无聊、愤怒)。识别和管理情绪触发因素会涉及一系列技术,特别要强调的是情绪与进食行为形成的关联可能在无意识里,因此第一步是要让患者意识到这些联系(通过心理教育或核心信念手册,并要求患者完成更详细的进食日记,以确定在进食症状出现前的潜在情绪或认知触发因素)。

处理诱发进食行为的情绪的核心信念(认知触发因素)

当意识和暴露无法改善剩余的进食障碍行为时,治疗师会关注导致进食障碍行为及其后果的事件序列(认知、情绪、情境、行为),特别是常常触发情绪的核心信念。核心信念是随着时间的

推移而发展形成的,并且会受到生活事件的影响,也是我们如何看待自己、他人、世界及未来的核心。有许多技术可以用来处理这些信念,包括使用暴露来挑战情绪(如悲伤、焦虑、罪恶感、羞耻感)并延迟使用非适应性的应对行为。当确定了情绪后,治疗师就可以开始进行暴露与反应预防治疗。例如,当患者出现进行某种行为的冲动,并确定了触发该行为的因素,治疗师可以要求他们将该行为延迟30~45分钟,并且强调在这之后他们仍然可以进行该行为(如果他们还想这么做的话)。如果纯粹的暴露太困难了,可以尝试使用分散注意力的方法。治疗师会要求患者想一些有用的延迟方法(如洗澡,或者改变回家的路线以避免经过患者经常购买暴食食物的店铺)。DBT[16]中的技术也可以用来减少情绪性反应;例如,通过改变影响生活质量的行为模式(如减少喝酒)和采取相反的行动(如果想要躲起来与世隔绝时,那就出去和朋友散步)来减少情绪的易感性。这些技术可以促进情绪调节、痛苦忍受和人际效能。

最后,可以使用归因转变和意象重构,处理核心信念并减少导致行为的情绪触发因素。归因转变允许患者看到他们长期持有的信念当时是怎么起作用的,以及在现今情况下已经不再适用了。意象重构这一技术,旨在通过促使患者重构自传记忆,减少早期令人难受的负面经历带来的痛苦。意象重构可以用来改变对过去经历的归因,允许患者作为一个成年人来理解他们以前只能从孩童的视角看到的事情。这些技术使患者能够调整核心信念并减少其带来的影响。

■ 阶段4:身体意象

CBT-T的阶段4通常在阶段2(通过行为试验和认知重构,处理与食物、进食和体重相关的认知)的后期开始。与CBT-T模型一致,该阶段着重关注负面身体意象的维持因素,而不是起源。治疗师或患者的目标应该是对身体的接纳,而不是对身体的满意。阶段4的主题包括处理对体型和体重的过度重视,讨论负面身体意象的起源,关注维持身体意象的行为,并通过认知行为干预来改善身体意象。

处理对体型的过度重视

处理对体型和体重的过度重视包括处理对患者特别重要的信念,并改变与焦虑管理密切相关的关于身体的安全行为。CBT-T关注的是身体意象的两个成分:①身体感知,即对自己身体大小的感知;②身体概念,即对自己身体的满意程度。

讨论负面身体意象的起源

导致负面身体意象的潜在因素(如来自同龄人和家庭的信息、媒体宣传、霸凌或嘲笑)因人而异。意象重构可以用来改变对当前事件赋予的意义和情绪,从而改变对这些情绪的行为反应(如下所述)。

关注维持身体意象的行为

导致身体意象的原因可以有很多种形式,人与人之间的差异很大;但是,与之相反,维持身体意象的行为比较少,而且有很多认知行为技术可以用来识别它们。在行为改变中,有四个关键的行为,具体如下。

- **读心**:是指患者假设其他人对他们的身体有负面的想法,但没有说出来。
- **身体检查**:是指以各种方式反复检查自己的身体(如照镜子、摸或掐身体部位),自我称重(与治疗中的称重不同,患者在家里自己称重,而且很可能每天进行多次),以及试穿各种衣服来确保其是合身的,以作为一种自我安慰的方式,用来确认自己没有增重或肌肉流失等。
- **身体比较**:是指患者通过与他人进行向上比较(与更有吸引力、身材娇小的人进行比较)或向下比较(与不那么有吸引力、身材更壮的人进行比较)来评判自己的身体。
- **身体回避**:是指患者不看自己的身体,并且尽一切努力来确保看不到自己的身体或者不让他人看到自己的身体(如避免照镜子、穿遮掩性强的衣服、避免像窗户这样反光的平面)。

对身体意象使用认知行为干预

运用认知行为干预来改善身体意象的目标是教会患者自己采用这些技术来减少他们对体型和体重的过度重视。这些技术包括心理教育、纠正对身体的错误认知、使用意象重构、使用调查法来处理读心问题、使用行为试验来处理身体比较、身体检查和身体回避,以及布置家庭作业。

- **心理教育**:①教育患者尽管有关脂肪的信息大多数是负面的,但是身体需要脂肪组织来储存能量和保暖;②正常化体重的波动;③体型感知会受到情绪的影响;④镜子的使用是因人而异的;⑤有的方法(如反复检查或回避)最终会导致身体意象更糟糕。
- **纠正对身体的错误认知**:关键目标是减少对体型的过度评价;通过识别错误的认知并给予正确的反馈,患者会了解到他们对自己体型的感知可能是不准确的。
- **意象重构**:在前文已经简要讨论过。
- **采用调查法来处理读心问题**:这一方法经常被用来帮患者明确他们认为别人可能对自己有看法的准确性。患者可以带来一些他们认为能够代表他们身体意象问题的关键照片(例如,如果患者认为自己肚子很大,他们可以带一张觉得突显自己肚子大小的照片),并确定关键的句子和问题,然后向别人展示,用来检验自己的读心情况(如"这个人的肚子很大")。患者需要预测别人可能会有的反应,并将预测与实际反应进行比较。
- **使用行为试验来处理身体比较、身体检查和身体回避**:此时,治疗师首先要确认在短期内维持安全行为的信念,并直接挑战这些信念。治疗师和患者还要共同努力确定可替代的信念。行为试验是围绕着这些信念来制订的。这些试验应该设定在相对较短的时间内,并在一周的时间内进行大量的测试。而且,行为试验应该根据具体的身体检查行为来定制,因为自我称重并不是对所有患者都适用。身体比较信念的行为试验也是类似。另一个是身体回避，它通过确保不让现有的负面身体概念和认知受到挑战来维持负面身体意象。对于身体回避，可以使用抑制性学习方法进行暴露与反应预防治疗。治疗师通过使用全身镜，指导患者进行镜子暴露。这个试验是基于满灌的理念，从一开始就进行高强度的暴露。患者穿着合身的衣服，站在全身镜前，花30~45分钟专注于自己的镜像，并每5分钟进行一次焦虑水平评分。

■ 阶段5：预防复发

阶段5是一个关键的阶段，通常涵盖第9次和第10次治疗（但是，和其他阶段一样，如果之前已经取得快速进展的话，可以提前进入该阶段），该阶段的功能是加强患者的主观能动性，减少习得性无助。阶段5的主题包括回顾迄今为止取得的进展，制订维持进展的计划，明确剩余的并发症并确定如何处理它们，以及最后的结束治疗。总体而言，阶段5主要是维持和发展在前几个阶段中学习到的技能。

回顾迄今为止取得的进展

患者和治疗师一起回顾自己迄今为止取得的进展（通过症状跟踪和ED-15的评分），看到在治疗刚开始时患者症状的严重程度，这会有助于将变化归因于患者本身（而非治疗师或偶然的巧合）。

制订计划来维持已有的进展

在CBT-T网站（http://cbt-t.group.shef.ac.uk）上可以找到"治疗蓝图"（therapy blueprint）这个资源，当患者进入自主治疗阶段时，可以将治疗蓝图作为基础来计划后续的治疗。治疗蓝图的目的是让患者总结和理解他们在治疗中的经验，这样未来就可以自己解决遇到的任何问题，甚至在必要时能够成功地重现一次治疗历程。治疗蓝图还有助于计划后续的治疗，这些治疗的目的是确保患者在CBT-T后继续保持实践练习并培养自己解决问题的能力，以减少复发的风险。

识别剩余的并发症并制订处理计划

在阶段5的这个环节，治疗师和患者一起评估是否需要治疗其他仍然影响患者的共病精神障碍。可以转介去治疗其他的精神障碍，但只有在患者完成了为期3个月的随访阶段中安排的2次会诊后才能进行。这也为患者提供了一次机会，看看CBT-T对功能的改善是否还能帮助解决一些其他方面的问题。

结束最后一次治疗

在最后一次治疗结束时，治疗师会强调患者目前的良好表现并对进展感到满意。治疗师会再次重申,治疗的好处都归功于患者自己所做的改变,并鼓励患者在随访期间使用治疗蓝图继续努力。

■ 治疗的积极部分:随访

在 CBT-T 中,随访被视为预防复发的积极部分,而不是被动的"追赶"机会。总共有 2 次随访,第 1 次在最后一次治疗之后的 1 个月进行,第 2 次在最后一次治疗之后的 3 个月进行(即随访之间会间隔 2 个月)。随访可以监测患者在自主治疗和任何自助工作方面的进展。这些随访会拓展阶段 5 中讨论过的预防复发和问题解决技巧。

CBT-T 的实证支持

CBT-T 在日常临床设置中经过了各种案例的测试[8,13,14]。佩利泽尔(Pellizzer)和同事发现[17],从最初的治疗到随访,进食障碍的症状、行为及其他相关的心理病理变量(如负性情绪、生活质量)都有显著的改善。沃勒(Waller)和同事也报告称[18],所有的症状有类似的积极结果。泰瑟姆(Tatham)和同事[19]将 CBT-T 与较长的 20 次治疗的 CBT 进行了比较[8],发现两者的疗效相当。关于患者对治疗的体验感也进行过定性的探索研究[20],霍斯金斯(Hoskins)和同事报告了 CBT-T 中患者体验的关键要素,包括治疗关系、治疗性质、具有挑战性但有益的部分、结束治疗及 CBT-T 的整体体验。在这些研究中,所有患者年龄都大于 16 岁,体重指数大于 $17.5\,\text{kg}/\text{m}^2$,因此这些结论不能推广到更年轻的患者群体(通常需要家庭治疗[21])或者有神经性厌食症的患者群体(他们仍然可以从 CBT 中获益,但需要更长的治疗时间,最多可达 40 次治疗[19])。然而,CBT-T 研究中报告的患者人口学特征可以代表大部分寻求服务的患者,因此这些发现具有广泛的相关性。这些临床试验的目的是证明 CBT-T 的疗效可以适用于大多数临床心理治疗师在常规临床工作中遇到的患者,证明这些发现是可重复的,并且证实 CBT-T 在多个临床设置中都是有效的。

案 例

■ CBT-T 治疗非清除型代偿行为的神经性贪食症

萨拉是一名 50 岁已婚的亚洲裔美国女性,来接受 BED 治疗。在治疗过程中,评估员要求萨拉报告她当前的进食障碍症状,包括常规的一天进食情况。萨拉表示,她在一个当地咖啡店工作,早上要 4:00 起床,4:30 离开家去上班,在到达工作地点后不久(大约 4:45)就会吃早餐,早餐通常只是一小杯冰拿铁。她的下一顿饭——午餐,是在 14:00 吃的。因此,萨拉在醒着的 10 小时内没有进食。萨拉表示,她是故意在这段时间内不吃东西的,这样可以抵消她暴食后可能导致的增重。她还报告称,在过去的 9 个月里,每天都会发生一次暴食。她的故意禁食和每天的暴食行为构成 BN 的诊断,表现为非清除型代偿行为。萨拉在 EDE-Q 和临床功能损害评估上的得分都符合临床意义范围,因此建议进行 CBT-T。由于治疗发生在 COVID-19 流行期间,所以所有的治疗都通过符合 1996 年《健康保险携带和责任法案》(*Health Insurance Portability and Accountability Act*,HIPAA)要求的远程医疗平台进行。

■ 关键的第 1 次治疗

评估员(在评估过程中)告知萨拉,治疗的第一部分是将健康的进食结构和内容融入她的饮食中,而她每天长时间的禁食可能会增加暴食的可能性。因此,萨拉在评估和第 1 次治疗之间的两周时间里成功将健康进食结构融入了自己的生活中,并且已经在过去两周里将暴食频次从每周 7 次减少到每周 3 次。萨拉完成了 ED-15 评估,并且治疗师与她讨论了分数,并将其绘制在图表上,以便萨拉和治疗师都能直观地看到分数。治疗师说明了可以怎么使用 ED-15 来追踪每周进食障碍的认知和行为变化,萨拉对该过程表示了同意。治疗师介绍了 CBT-T 模型并明确了治疗的规则。然后,治疗师讨论了治疗中不可或缺的称重问题,萨拉表示接受。萨拉在家里用自己的秤了体重,她的体重是 135 磅——约 61 kg(自我报告身高为 65 英寸——约 1.65 m;体重指数 $=22.5 \text{ kg/m}^2$,属于正常范围)。

通过能量图来回顾进食情况,帮助萨拉了解其暴食是可以预测的,而且会受到长时间禁食的刺激。治疗师和萨拉一起计划了第 1 次合规的饮食调整(即每天三餐和 2~3 次点心),并一起解决了萨拉在工作时间里如何加入正餐和点心时间的问题。萨拉预测,如果在接下来的一周执行进食结构,她会增重 7 磅(约 3.2 kg)。治疗师把萨拉的预测记录了下来。最后,治疗师布置了家庭作业,包括复习心理教育手册和完成进食日记(自我监测三餐和 2~3 次点心)。

■ 阶段 1:暴露、摄入营养和修复受损的认知连接

在接下来的一次咨询中,萨拉带来了一整周的进食记录。在回顾了记录后,萨拉和治疗师意识到,尽管在过去的一周里她每天都吃了三餐和 2~3 次点心,但正餐和点心的量都太少了(如早餐只有一片简单的土司,午餐只有一杯酸奶)。萨拉在下班回到家后感到很饿,特别容易暴饮暴食。萨拉和治疗师讨论了,在接下来的一周里她可以如何改变进食的模式,包括更均衡的正餐。在检查了进食日记之后,萨拉核对了自己的体重预测。治疗师要求她对体重再重新进行一次预测。在之前的两次治疗中,萨拉预测下周会增重 7 磅。在治疗会谈的称重之前,请萨拉预测一下自己的体重,她预测自己已经重了 5 磅——约 2.3 kg(体重变为 140 磅,约 63.5 kg),但萨拉的实际体重是 134.8 磅(约 61.1 kg)。治疗师和萨拉讨论了该差异,并计划了在接下来的一周里萨拉要做出的饮食调整。

第 4 次治疗：回顾进展并决定是否继续

在第 4 次治疗中，萨拉已经准备好要回顾她的进展。萨拉和治疗师讨论了她迄今为止的重大进展，包括减少暴食的频率和 ED-15 的分数。萨拉已经按照 CBT-T 的要求做出了必要的改变。治疗师和萨拉共同决定要继续进行后续阶段的治疗。

■ 阶段 2：通过行为试验和认知重构解决关于食物、进食和体重的认知问题

阶段 2 的治疗主要通过行为试验帮助萨拉面对害怕吃的食物，并检验她对这些食物的预测。萨拉分享说，她最害怕的食物是冰淇淋。她对冰淇淋的核心信念是："如果我每天吃一份（约 1/2 杯）冰淇淋，一周内我的体重会增加 7 磅。"萨拉也能提出其替代信念（即"如果我每天吃一份冰淇淋，它不会对我的体重有任何真正的影响"），所以她可以检验这些相互对立的信念。萨拉在下一次治疗时，非常焦虑地称了体重，体重是 135.8 磅（约 61.6 kg）。在治疗的该阶段，萨拉明白了体重波动是很正常的，并且很高兴地发现她可以吃冰淇淋而且不会增重。萨拉还注意到，在每天都吃冰淇淋后，她想狂吃冰淇淋的冲动减少了。

■ 阶段 3：处理情绪触发因素和核心信念

到了阶段 3，萨拉已经连续 3 周没有出现暴食行为。考虑到她已经消除了暴食问题，对情绪触发因素和核心信念的暴露就没有进行，因为这对她的表现来说是没必要的。

■ 阶段 4：身体意象

萨拉的身体意象工作主要集中在身体检查行为上，具体来说是测量手腕，并在镜子上检查自己的外表，特别是她的肚子。萨拉的治疗师首先就身体意象进行了心理教育，然后通过行为试验来处理身体检查问题。在首次身体意象治疗之后的一周里，萨拉的行为试验包括：在接下来的 3 天里，有机会就检查一下身体，并且评估一下自己的感受；然后在这之后的 3 天里完全不检查自己的身体，并且评估一下自己的感受。在完成这些行为试验的家庭作业之后，萨拉发现在自己没有反复检查身体的时候，情绪感受要好很多。由于萨拉没有报告其他维持身体意象的行为，并且在行为试验之后，ED-15 分数也得到显著下降，所以由此可见萨拉已经完成了对身体意象的必要干预。

■ 阶段 5：预防复发

在第 9 次治疗后，萨拉完成了家庭作业，并制作了治疗蓝图。在第 10 次治疗里，治疗师和她一起检查了治疗蓝图，回顾了 CBT-T 过程中的进展，并且制订了一个计划来维持进展，然后结束了最后一次治疗。完成治疗蓝图，使得萨拉能够总结和理解她在治疗中的经历。治疗师再次

赞扬了萨拉所做出的所有改变,强调将她每周的暴食次数从 7 次减少到 0 次是令人敬佩的,是她可以为此感到非常自豪的事情。萨拉对自己所做的改变感到自豪,并且有动力在随访期间(通过治疗蓝图)继续努力。

未来展望

鉴于 CBT-T 在近期才被发表,并且才刚有一些新的实证基础,目前 CBT-T 还没有广泛地实践。实际上,社区里的患者接受的治疗疗程通常要长得多,考虑到像 CBT-T 等短程治疗的疗效,这样做可能没有最有效地利用现在稀缺的治疗资源。尽管未来还需要研究来证实 CBT-T 的有效性,但是现在已有的证据表明,它是一种有效的治疗方法。因此,未来的一个重要的方向是研究和广泛传播 CBT-T,特别是传播到全球的资源匮乏地区;通过短程治疗,有助于解决长时间排队等待的问题。下一步的另一个关键是突出 CBT-T 疗效的调节因素和中介因素。在治疗之前识别出快速反应者,可以让临床医生能最有效地分配资源,并为那些不太可能从 CBT-T 中获益的人选择替代治疗。

总 结

CBT-T 是一种针对进食障碍的跨诊断治疗方案,每个疗程最多进行 10 次治疗。一开始会进行 4 次治疗,然后根据患者的改变和参与程度会延长至整个 10 次治疗。CBT-T 认为早期的改变对取得良好的治疗效果有较强的预测作用[21]。CBT-T 由接受临床督导的实习治疗师进行也是适宜的。进行 10 次治疗和可以由实习治疗师来实施,有助于解决进食障碍患者需要等待很长时间才能接受治疗的问题,还能满足快速进行评估和治疗的需求。成功的治疗师会运用跨精神障碍的基本认知和行为治疗原则(如暴露、行为试验)来处理进食障碍的特定精神病理症状(如受损的认知连接,对进食、体型和体重的过度重视)。具有创造性的治疗师可以根据不同个体的需求调整 CBT-T,采用与其相关的治疗成分,以此创造个性化的体验。

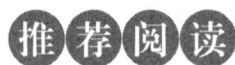

1. CBT-T 手册:Waller, G., Turner, H. M., Tatham, M., Mountford, V., & Wade, T. (2019). Brief cognitive behavioral therapy for non-underweight patients: CBT-T for eating disorders. Routledge.
2. CBT-T 资源链接:http://cbt-t.group.shef.ac.uk/resources/.
3. 针对治疗师的其他 CBT 图书
   (1) Fairburn, C.G. (2008). Cognitive behavior therapy and eating disorders. New York: Guilford Press.
   (2) Waller, G., Cordery, H., Corstorphine, E., Hinrichsen, H., Lawson, R., Mountford, V., & Russell, K. (2007). Cognitive behavioral therapy for eating disorders: a comprehensive treatment guide. Cambridge: Cambridge

University Press.

4. 针对患者的CBT图书

(1) Fairburn, C.G. (2013). Overcoming binge eating: the proven program to learn why you binge and how you can stop. New York: Guilford Press.

(2) Thomas, J.J., & Schaefer, J. (2013). Almost anorexic: is my (or my loved one's) relationship with food a problem? Center City, MN: Hazelden/Harvard Health Publications.

5. 针对患者的其他讲义链接：www.credo-oxford.com.

6. 自我评估工具的链接

(1) EDA-5：www.tinyurl.com/edadsm5.

(2) EDE-Q：https://www.corc.uk.net/media/1273/ede-q_quesionnaire.pdf.

(3) ED-15：http://cbt-t.group.shef.ac.uk/wp-content/uploads/2019/05/ED-15-Appendix-2.pdf.

参考文献

[1] American Psychiatric Association. Diagnostic and statistical manual of mental disorders. 5th ed. Washington, DC: American Psychiatric Association; 2013.

[2] Keel PK, Forney KJ, Kennedy G. Clinical handbook of complex and atypical eating disorders. Oxford: Oxford University Press; 2018.

[3] Becker AE, Keel P, Anderson-Fye EP, Thomas JJ. Genes and/or genes? Genetic and socio-cultural contributions to risk for eating disorders. J Addict Dis. 2004;23:81-103.

[4] Sysko R, Glasofer DR, Hildebrandt T, Klimek P, Mitchell JE, Berg KC, Peterson CB, Wonderlich SA, Walsh BT. The eating disorder assessment for DSM-5 (EDA-5): development and validation of a structured interview for feeding and eating disorders. Int J Eat Disord. 2015;48(5):452-463.

[5] Fairburn CG, Beglin SJ. Eating disorder examination questionnaire. In: Fairburn CG, editor. Cognitive behavioral therapy and eating disorders. New York: Guilford Press; 2008.

[6] Waller G, Turner HM, Tatham M, Mountford VA, Wade TD. Brief cognitive behavioral therapy for non-underweight patients: CBT-T for eating disorders. Oxfordshire: Routledge; 2019.

[7] Lemly DC, Dreier MJ, Birnbaum S, Eddy KT, Thomas JJ. Caring for adults with eating disorders in primary care. Prim Care Companion CNS Disord. 2022;24(1):20nr02887.

[8] Fairburn C. Cognitive behavior therapy and eating disorders. New York: Guilford Press; 2008.

[9] Waller G, Cordery E, Corstorphine H, Hinrichsen R, Lawson V, Mountford V, Russell K. Cognitive behavioral therapy for eating disorders. Cambridge: Cambridge University Press; 2007.

[10] Le Grange D, Lock J. Treatment manual for anorexia nervosa: a family-based approach. New York: Guilford Press; 2015.

[11] Safer DL, Telch CF, Chen EY. Dialectical behavior therapy for binge eating and bulimia. New York: Guilford Press; 2009.

[12] Burke NL, Karam A, Tanofsky-Kraff M, Wilfley DE. Interpersonal psychotherapy for the treatment of eating disorders. In: The Oxford handbook of eating disorders. Oxford: Oxford University Press; 2018.

[13] Linardon J, Brennan L, de la Piedad Garcia X. Rapid response to eating disorder treatment: a systematic review and meta-analysis. Int J Eat Disord. 2016;49(10):905-919.

[14] Waller G, Mountford VA. Weighing patients within cognitive-behavioral therapy for eating disorders: how, when, and why. Behav Res Ther. 2015;70:1-10.

[15] Craske MG, Treanor M, Conway CC, Zbozinek T, Vervliet B. Maximizing exposure therapy: an inhibitory learning approach. Behav Res Ther. 2014;58:10-23.

[16] Linehan MM. Cognitive-behavioral treatment of borderline personality disorder. New York: Guilford Press; 1993.

[17] Pellizzer ML, Waller G, Wade TD. A pragmatic effectiveness study of 10-session cognitive behavioral therapy (CBT-T) for eating disorders: targeting barriers to treatment provision. Eur Eat Disord Rev. 2019;27(5):557-570.

[18] Waller G, Tatham M, Turner H, Mountford VA, Bennetts A, Bramwell K, Dodd J, Ingram L. A 10-session cognitive-behavioral therapy (CBT-T) for eating disorders: outcomes from a case series of non-underweight adult patients. Int J Eat Disord. 2018;51(3):262-269.

[19] Tatham M, Hewitt C, Waller G. Outcomes of brief and enhanced cognitive-behavioural therapy for adults with non-underweight eating disorders: a non-randomized comparison. Eur Eat Disord Rev. 2020;28(6):701-708.

[20] Hoskins JI, Blood L, Stokes HR, Tatham M, Waller G, Turner H. Patients' experiences of brief cognitive behavioral therapy for eating disorders: a qualitative investigation. Int J Eat Disord. 2019;52(2):530-537.

[21] Lock J, Le Grange D. Treatment manual for anorexia nervosa: a family-based approach. New York: Guilford Press; 2015.

第17章
回避/限制性摄食障碍的认知行为治疗（CBT-AR）

Cognitive-Behavioral Therapy for Avoidant/Restrictive Food Intake Disorder（CBT-AR）

P. 伊芙琳娜·坎巴尼斯 | 劳伦·布赖特豪普特 | 拉扎罗·扎亚斯 | 卡姆琳·T. 埃迪 | 珍妮弗·J. 托马斯
P. Evelyna Kambanis | Lauren Breithaupt | Lazaro Zayas | Kamryn T. Eddy | Jennifer J. Thomas

陈彦中　孙根敏　李　岩·译　李雨婷·校

引　言

回避/限制性摄食障碍（avoidant/restrictive food intake disorder，ARFID）在DSM-5中被确定为一种新的摄食障碍[1]。ARFID以回避性和（或）限制性摄食为特征，同时导致如下医学和心理学后果：①显著的体重减轻（无法达到预期的体重增长目标或儿童生长发育缓慢）；②营养不良；③依赖肠内营养或口服营养补充剂；④明显影响社会心理功能[1]。ARFID可根据摄入量（即限制摄入的食物总量）或种类（即回避摄入特定食物或一类食物的品种）来判断。ARFID可发生于所有年龄的个体且与体重无关。ARFID与其他摄食障碍（如神经性厌食症、神经性贪食症）

相比，最核心的差异是此障碍中摄食、体型与体重对患者自我价值没有过度影响。因此，ARFID不能归类于以体像障碍作为突出特征的传统进食障碍（如神经性厌食症、神经性贪食症）之中。

DSM-5将ARFID分为三种表型：①感受灵敏型；②害怕不良反应型；③对食物或进食缺乏兴趣型[1]。感受灵敏型个体的核心特征为对食物的感官特性高度敏感，如味道、口感和（或）气味。这类人群通常只购买一小部分特定种类的食物，通常是最为常见的碳水化合物和乳制品。害怕不良反应型个体的核心特征为避免或限制食物，通常伴随与进食相关的创伤性事件（如哽噎、呕吐、过敏反应）。害怕不良反应的个体，一开始只回避与创伤性事件有关的食物（如曾被哽住的某一特定种类的肉类），但最终会回避非常多种类的食物，只吃小部分自认为安全的食物。缺乏对食物或进食兴趣的个体，常缺乏饥饿感或过早产生饱腹感。这会使他们忘记进食或在进食时只吃少量食物。越来越多的证据表明，这些表型的严重程度均会逐渐增加，且在同一个体身上可同时出现[2]。因此，我们团队提出了ARFID的三维神经生物学模型，以强调ARFID三个亚型之间的重合关系。例如，个体既可对食物的口感存在感受灵敏，也表现出对进食缺乏兴趣。

流行病学

ARFID的综合病因模型还没有被描绘出来。但类似于其他进食障碍[3]，ARFID的病因是多样化的，遗传因素和环境因素皆可能影响个体的患病风险。危险因素可能包括自儿童期起始的挑食、广泛性焦虑、胃肠道反应、食物相关性创伤性事件（如呕吐或哽噎），或食物过敏[4]。最新研究表明，食欲调节激素失衡，如生长激素释放肽，可能造成此障碍的延续存在[5]。也就是说，正因为治疗关注于患者目前的情况，所以ARFID的综合病因学模型对此障碍的治疗并非是必须的。

评估与测量

正如其他进食障碍的管理一样，ARFID的综合评估同样包括心理学评估及医学评估。心理学评估可由结构性临床访谈和自我报告实现。例如，DSM-5进食障碍评估（EDA-5）[6]是一个简短的（10～15分钟）依据DSM-5中喂食和进食障碍诊断标准而设计的半结构化访谈。这一评估可通过移动端应用程序便易进行。EDA-5可快速评估被试是否存在ARFID。为了获得更详细的临床资料以支持治疗计划，45分钟的异食症、ARFID和反刍障碍访谈（Pica, ARFID, and Rumination Disorder Interview, PARDI[7]；参见 https://doi.org/10.1002/eat.22958 网站"支持信息"栏内）均可评估是否存在ARFID，且可判断其严重程度，并进行亚型归类（即感受灵敏型、害怕不良反应型、对食物或进食缺乏兴趣型）。食物恐怖症等级量表（Food Neophobia Scale, FNS[8]；https://doi.org/10.1016/0195-6663(92)90014-W）和9项ARFID筛查量表（Nine-Item

ARFID Screen，NIAS[9]；https：//doi.org/10.1016/j.appet.2017.11.111)作为两种自我报告评估工具，可以为临床提供补充性信息。FNS运用于评估患者不愿尝试新食物的程度，而NIAS则可为ARFID的亚型分类提供进一步依据。NIAS尤其适用于没有足够时间进行PARDI的临床情况。值得注意的是，PARDI和FNS均在治疗前后具有可变性[10,11]，并且可在治疗开始前、治疗结束后使用，以评估治疗效果。

除了心理评估外，所有ARFID患者在开始进行门诊治疗前，均需进行全面的医学评估[12]。医生或执业护士可评估患者是否需要住院治疗或行肠内营养。如果患者的病情平稳、适宜门诊治疗，医务工作者应在门诊治疗中对患者行ARFID常见的营养状况检查(如维生素B2、维生素C、铁含量)，这对治疗计划的制订非常关键。医务工作者还可进行食物过敏原检测，这对担忧发生过敏反应而回避特定种类食物的患者而言尤为重要，这是由于食物过敏原检测可以筛选出患者真正过敏的食物。最后，医务工作者可对所有患者进行体重增长的需求性评估，或针对儿童及青少年身高增长的需求性评估，并为低于标准体重的患者制订合适的增重计划。

回避/限制性摄食障碍的认知行为治疗

■ 概述

ARFID的认知行为治疗(CBT-AR)[13]是一种目前被全球广泛运用于儿童、青少年及成人的灵活、模块化的治疗形式。在随机对照试验中，尽管其他针对儿童ARFID患者的治疗均未被证实有效，但CBT-AR是目前唯一已知的可用于成人的治疗方式[14-16]。CBT-AR是ARFID认知行为治疗的一种新形式，也是第一个有证据支持适用于所有ARFID亚型的治疗方式。针对每一种亚型，CBT-AR均有特异的模块进行治疗。CBT-AR在6～12个月中涵盖20～30次治疗，而治疗次数取决于个体的体重情况。具体而言，对于体重低于正常的个体，推荐进行30次治疗；对于体重未低于正常的患者，则可适当减少治疗次数。CBT-AR的适宜对象应生命体征平稳，目前至少经口摄取部分食物，且未行肠内营养。本治疗既可进行个体化治疗，也可进行家庭支持性治疗。针对儿童、青春早期(10～15岁)及成年早期(16岁以上)与家庭成员同住且有显著体重增长需求的患者，可行家庭支持性CBT-AR。

在本章中，我们将重点关注为青春晚期和16岁及以上成人设计的个体化CBT-AR。需强调的是，此治疗中家庭支持性版本和个体化版本最大的区别是谁参与了治疗，而在这两个版本的治疗中运用的干预措施是相似的。在家庭支持性CBT-AR中，患者家长或主要抚养者将与患者一同参与全部治疗，并为是否实现治疗进展承担主要责任。在个体化CBT-AR中，患者独立参与治疗，并为治疗效果负主要责任。CBT-AR共有四个阶段(表17-1)：第1阶段包括心理教育与早期改变；第2阶段则重点关注治疗计划；第3阶段主要解决导致每个ARFID亚型的维持机制；第 4 阶段重点关注复发预防。

表 17-1 · 回避/限制性摄食障碍认知行为治疗(CBT-AR)的四阶段

阶段	周期	干预措施
阶段 1	2～4 次治疗	有关 ARFID 和 CBT-AR 的心理教育、早期改变 • 自我监测及建立常规进食模式(摄入可接受的食物) • 增加进食量(针对体重低于正常的患者)和(或)增加可接受的食物种类 • 个性化分析致病机制
阶段 2	2 次治疗	制订治疗计划 • 持续性增加进食量和(或)种类 • 五大基本食物组及营养缺乏的心理教育 • 为阶段 3 的学习选择新的食物
阶段 3	14～22 次治疗	处理维持机制 • 感受灵敏型：对新食物的系统性脱敏 • 害怕不良反应型：对恐惧或回避进行分级，并分层暴露 • 对食物或进食缺乏兴趣型：内感受暴露；治疗中对可接受食物的暴露
阶段 4	2 次治疗	预防复发 • 评估治疗目标是否达成 • 选择可继续在家中实施的 CBT-AR 策略 • 结束 CBT-AR

注：ARFID，回避/限制性摄食障碍；CBT-AR，回避/限制性摄食障碍的认知行为治疗。

行为转变的可能机制

CBT-AR 的关键治疗目标包括实现并维持目标体重、解决营养缺乏、摄入全部五大食物组中的食物(即水果、蔬菜、蛋白质、乳制品、谷物)，并在社交场合更加自如地进食。CBT-AR 的行为转变机制是感受灵敏性的减退，对不良反应的害怕感减少，以及对食物或进食的兴趣增加。治疗所采用的处理这些致病机制的主要干预措施为暴露，如暴露于感受灵敏的食物、对害怕产生不良后果的食物进行分级并分层暴露、内感受暴露，以及在对食物或进食的兴趣缺乏的情况下暴露于可接受的食物。

CBT-AR 的四阶段及关键干预措施

第 1 阶段

CBT-AR 的第 1 阶段重点关注心理教育和早期行为变化。在此阶段中，治疗师将提供有关

ARFID 的心理教育,包括 ARFID 维持机制和 CBT-AR 的总体治疗原则。第1阶段的关键干预措施包括:①自我监测及建立规律的进食习惯;②增加可接受食物的进食量和(或)种类;③依据患者的维持机制创建个性化治疗计划。第1阶段通常包括2~4次治疗,主要依据个体是否低于正常体重而定(即第3次和第4次治疗只针对低于正常体重的患者)。

在第1阶段的第1次治疗中,治疗师应提供关于何谓 ARFID、如何治疗的心理教育,以及与每位患者表型有关的维持机制信息(即感受灵敏型、害怕不良反应型、对食物或进食缺乏兴趣型)。治疗师将提供可在 CBT-AR 工作手册上(https://www.cambridge.org/files/1015/4408/8646/CBT-AR_workbook_12.4.18.pdf)自由查询到的心理教育讲义。除了为所有患者解释"什么是 ARFID"和"ARFID 如何治疗"之外,治疗师还应依据致病机制选择额外的心理教育讲义。对于感受灵敏型的患者,治疗师将提供"当你只吃少量食物时,会发生什么"的讲义。对于害怕不良反应型的患者,治疗师将提供"当你在经历食物负性体验后并对进食变得更为谨慎时,会发生什么"的讲义。最后,对于对食物或进食缺乏兴趣型患者,治疗师将提供"当你摄入的食物量有限时,会发生什么"的讲义。对于三种维持机制并存的患者,治疗师将提供上述的所有讲义。

同样推荐建立规律的进食模式,这要求患者每天用三餐,并吃2~3次点心(对于体重低于正常的患者吃3次点心为必须),且上述进食间有规律间隔(即每3~4小时进食一次)。患者应对他们的进食用纸笔日志或手机软件进行自我监测。"恢复记录"(Recovery Record)软件则是自我监测的一个示例。此软件是专为进食障碍治疗设计的,治疗师可联入患者日志进行查看。在第1阶段中,当患者开始建立规律进食模式时,可先摄入其可接受的食物,后增加食物量(针对体重低于正常的患者)和(或)增加食物种类。例如,对于可接受摄入意大利面和黄油的患者,当需要增加食物量时,可2倍或3倍地增加意大利面和黄油的分量。又如,轻微改变可接受食物的类型(如用2~3份土豆煎饼替代炸薯条、用普通牛奶替代巧克力牛奶)、改变可接受食物的进食规律(如午餐吃早餐的食物)或重新开始摄入之前放弃的食物(如让已不再摄入草莓的患者吃一口草莓),均可促成早期行为转变。

在第1阶段的第2次治疗中,治疗师将基于 ARFID 的认知行为概念模型,合作性地建立患者回避/限制性摄食工作概念模型。依据 ARFID 的认知行为概念模型,ARFID 个体天生具有更易导致负性情绪和对进食后果进行预测的生物学易感性,这将维持其回避/限制性摄食模式[13]。如果个体无法建立更合适的进食行为,这种回避/限制性摄食模式将转为慢性,并最终导致个体产生诸如营养缺乏和极少尝试新食物等的一系列生理、心理性后果。这些结果反过来又强化了回避/限制性摄食模式。通过在治疗中对回避/限制性摄食模式直接干预,可减少这系列后果并最终中断这一循环。

ARFID 的认知行为概念模型可依据维持机制的不同而有所差异。例如,感受灵敏型个体的生物学易感性,可能是对食物的感官特性有更强的感知强度;对于害怕不良反应型个体,可存在焦虑气质或对身体感觉敏感;而对食物或进食缺乏兴趣型个体的生物学易感性,可能为低饥饿等级或胃口不佳。与此相似的是，负性情绪和对进食后果的预期同样存在差异；例如，感受灵敏型患者产生新食物恐怖症，害怕不良反应型患者对重复性创伤发生可能性的过高估计，对食物或进食缺乏兴趣型患者对食物做出不适的预测。鉴于这三种类型可能伴随严重程度的增加而连续发生，且不是互相排斥的，每个概念模型都应该依据不同个体可能表现出的一种、两种或三种类型的特点，进行个性化调整。

第1阶段的第3次和第4次治疗只针对体重低于正常的患者实施。第3次治疗包括一次治疗性进食。在此次治疗中，患者和治疗师将合作制订可纳入规律进食模式的策略，以增加患者进食摄入量。在治疗性进食期间，患者将被要求带高热量食物和一种新食物。治疗师将在治疗性进食期间指导患者，且一旦患者已摄入了一定量能接受的食物之后，治疗师会鼓励其尝一口新食物。在第4次治疗中，治疗师和患者将讨论可继续增加摄入量的策略。这一策略的目标为每日增加500卡路里热量，以实现体重每周增加1~2磅(0.5~1kg)，直至达到目标体重。

CBT-AR的第2阶段治疗可在患者达到以下标准时进行：①理解ARFID及其致病机制和CBT-AR；②已建立每日食物摄入自我监测；③按照规律间隔进食；④已开始增加进食量和(或)种类。若患者未能达到上述转入第2阶段的标准，可为患者增加额外治疗；例如，对于无法实现每日食物摄入自我监测的患者，可实施问题解决治疗。

■ 第2阶段

CBT-AR的第2阶段侧重于治疗计划的制订。第2阶段的主要干预措施包括：①继续增加食物摄入量和(或)种类；②关于五大基本食物组和营养缺乏的心理教育；③选择在第3阶段学习的新食物。无论患者的体重状况如何，第2阶段通常会持续2次治疗。

在第2阶段的第1次治疗中，设定议程后，治疗师会首先回顾家庭练习任务，包括规律饮食和患者对食物摄入量、种类的改变。对于体重过轻的患者，治疗师还会回顾其每日500卡路里的饮食摄入增加，并继续强调增加食物的摄入量(在增加种类之前)。第1次治疗还包括对患者的医学评估进行详细回顾，以识别宏观和微观营养素的缺乏，这些是ARFID的常见医学后遗症。发现的营养缺乏应与患者讨论，治疗师在讨论中应强调可能的治疗方法，包括医疗专业人员开具的治疗(如维生素补充剂)和通过多样化饮食摄入来纠正营养缺乏的措施。在第3阶段可能引入的食物应被识别。例如，有维生素C缺乏症的患者，可以选择在下一个治疗阶段学习关于柑橘类水果的知识。为接下来的治疗阶段计划学习的食物，有助于激发对可能在未来CBT-AR阶段增加的新食物的动机。在第2阶段的第2次治疗中，治疗师和患者共同回顾患者在五大基本食物组(即水果、蔬菜、谷物、蛋白质及乳制品)中的食物摄入情况。这次回顾旨在识别患者饮食中不足或过多的食物和(或)食物组。例如，哈什曼(Harshman)及其同事报道[17]，ARFID患者蔬菜和蛋白质摄入量低，而加工食品、总碳水化合物和糖的摄入量高。蔬菜和蛋白质可能是患者饮食结构中不足的两个食物组。为了替第3阶段做准备，治疗师应帮助患者从每个主要食物组中识别愿意学习的新食物,而这可以使用 CBT-AR 工作手册中提供的资源——"主要食物组构建模块"(https://www.cambridge.org/files/1015/4408/8646/CBT-AR_workbook_12.4.18.pdf)。这一资源提供了每个食物组内的广泛食物列表,并可以帮助患者识别他们以前吃过的和愿意学习的食物。将这些食物纳入治疗的下一阶段(第3阶段),可以有助于解决患者的营养缺乏,促进体重增加,减少社会心理障碍。

CBT-AR 的第3阶段可以开始于患者:①体重稳步增加(如果体重过轻);②已识别能够纳入饮食以纠正任何营养缺乏或减少社会心理障碍的食物;③通过食用稍有变化的偏爱食物或消除安全行为(如检查食物是否含有害成分)来继续增加饮食灵活性;④已确定要在第3阶段学习的食物组和食物时。

第3阶段

第3阶段是 CBT-AR 的核心,主要解决与患者 ARFID 表现相关的维持机制(即感受灵敏性、对不良反应的恐惧、对食物或进食的兴趣缺乏),从最主要或最具障碍性的机制开始。第3阶段的关键干预措施因处理的机制而异;然而,所有三种机制的共同元素是暴露治疗。关键干预措施包括:①对新食物的暴露和家庭练习任务的计划(感受灵敏性表现);②开发恐惧/回避等级并逐步暴露于该等级中的食物(对不良反应的恐惧表现);③内感受暴露和在治疗中对偏爱食物的暴露(对进食或食物兴趣缺乏的表现)。第3阶段通常持续14~22次治疗,占整个治疗的大部分。

对于感受灵敏性表现,治疗师会在会谈中引导患者暴露于新食物。通过这些暴露,患者练习非评判性地(即使用中性词语)描述至少五种新食物的外观、感觉、气味、味道及质地。在第3阶段的初始会谈中,重点是仅品尝新食物,以促进习惯化。对于家庭练习,治疗师要求患者在家中继续品尝任何他们愿意在治疗会谈后继续学习的新食物。在第3阶段的后期会谈中,重点转向将新食物纳入常规餐食和点心中,以满足卡路里和营养需求。纳入策略包括逐渐混合食物(如在偏爱的苹果酱中加入一些苹果块)、加入一些调料(如在西兰花上加奶酪或在蔬菜上加色拉酱)、通过食物链达到目标(如吃蔬菜薯片以帮助达到吃生蔬菜的目标)、改变食用形式(如烹饪食物与生食或加盐与不加盐),以及分解食物(如在吃比萨之前,先吃面包皮,然后加上奶酪,再加上奶酪和番茄酱,最后吃整片比萨)。

对于不良反应恐惧表现,治疗师首先提供关于回避和焦虑的心理教育,强调回避令人恐惧的食物和进食相关情境,只会长期增加焦虑。治疗师与患者共同创建令患者害怕的食物及进食相关情境的恐惧和回避等级,而患者担心这些情境可能会导致不良反应,如窒息、呕吐或过敏反应。为了创建恐惧和回避等级,治疗师介绍了主观痛苦程度评分量表(SUDS),该量表范围从0(无困扰)到100(最困扰)。治疗师询问患者每种食物或进食相关情境在 SUDS 上的等级。患者从 SUDS 评分中等的食物或进食情境开始(即足够高以引起焦虑,但又足够低以便于管理),并继续暴露，直到完成等级上最令人困扰的进食情境。等级较低的食物或进食情境可以在治疗会谈之间安排家庭练习。对于每个步骤，患者应描述他们认为暴露后会发生的害怕结果（如窒息、呕吐、过敏反应），并估计该害怕结果的发生概率（0%～100%）。然后，患者对其 SUDS 进行评分，并开始暴露，在暴露过程中定期提供 SUDS 评分。最后，完成暴露后，患者重新估计所害怕结果的发生概率。治疗师要求患者继续在家中练习这些暴露，记录其 SUDS 前后评分，类似于治疗会谈中的暴露方式。例如，治疗师要求患者在治疗间隙继续食用他们在治疗暴露期间尝试过的食物或饮料，以加强学习。家庭暴露，在后续治疗会谈开始时进行回顾，以加强习惯化和重复暴露的重要性。

对于兴趣缺乏表现，治疗师首先提供要充足进食的心理教育，如通过内感受暴露来减少进食后的不适感，通过识别饥饿信号来增加饥饿感，以及通过注意患者喜欢的食物特点来增加其进食乐趣。患者完成内感受暴露，以帮助习惯与进食和饱腹感相关的感觉。暴露可能包括推出腹部（模仿腹胀）、快速喝水（模仿饱腹感），或在椅子上旋转（模仿恶心）。对于每种暴露练习，患者都要做出一个 SUDS 评分。开始暴露后，治疗师询问患者是否体验到预期的感觉（如腹胀、饱腹感、恶心），并进行另一个 SUDS 评分。患者继续暴露 30 秒钟或再喝一杯水。每项练习完成后，治疗师会提出问题以增强处理（如询问推出腹部的感觉与进食后腹胀的感觉有多相似）。进一步的治疗是暴露于所偏爱的食物，以加强患者对进食的享受。例如，患者可能会回忆在生日派对或节日期间吃过的食物的愉快记忆。治疗师会安排自我监测任务，帮助患者增加对饥饿或饱腹信号的意识。

CBT - AR 的第 4 阶段可以开始于患者：①体重达到预期值；②按规律间隔进食并根据需要增加摄入量或种类；③定期摄入有助于解决营养缺乏和减少社会心理障碍的食物；④部分或完全解决 ARFID 维持机制时。

第 4 阶段

第 4 阶段是 CBT - AR 的最后阶段，通常包括 2 次治疗，在 4 周内完成，重点是预防复发。第 4 阶段的关键干预措施包括：①评估治疗目标是否已实现；②识别继续在家中实施的 CBT - AR 策略；③制订后续计划，继续学习并完全纳入新食物。

第 4 阶段的第 1 次治疗应在第 3 阶段完成后 2 周进行。这让患者有足够的时间在家独立继续第 3 阶段的暴露。第 1 次治疗的重点是回顾 CBT - AR 期间症状的变化。治疗师和患者检查在第 1 阶段共同确定的患者 ARFID 个案构想，以评估其治疗进展。还会对患者在饮食中纳入的五大基本食物组的食物进行回顾。最后，治疗师评估患者结束 CBT - AR 的准备情况。结束治疗的准备指标包括：①不再符合 ARFID 的诊断标准；②从每个主要食物组中摄入多种食物；③表现出预期的生长轨迹；④已解决营养缺乏问题；⑤减少了与 ARFID 相关的社会心理障碍。

第 4 阶段的第 2 次治疗应在第 1 次治疗后 2 周进行。在这次治疗中，治疗师和患者共同制订复发预防计划。复发预防帮助患者识别和减少他们康复过程中可能触发回避/限制性进食的情境。复发预防计划包含在 CBT-AR 工作手册中（https://www.cambridge.org/files/1015/4408/8646/CBT-AR_workbook_12.4.18.pdf）。该计划要求患者识别：①自治疗开始以来其进食方式的改善；②未来可能的复发触发因素；③可以用来应对这些行为的技术；④可能表明复发的警告；⑤在治疗完成后继续或尝试独立进行的 CBT-AR 技术（如智能手机提醒点心时间的信号）；⑥患者希望在治疗后继续改变的进食方式（如继续尝试"主要食物组构建模块"中的食物、尝试新食谱、参加更多包括食物的社交活动）。

CBT-AR 的实证支持

迄今为止，有两项研究报道了 CBT-AR 对儿童、青少年和成人 ARFID 门诊样本的治疗效果[10,11]。托马斯（Thomas）及其同事报道了 20 名患有相对轻度 ARFID 儿童的 CBT-AR 治疗效果[10]。通过意向性治疗分析，治疗师在治疗结束时对 85% 的患者评分为"显著改善"或"非常显著改善"。患者在饮食中平均增加了 17 种新食物。体重过轻的患者在治疗过程中显著增加了体重，平均从体重指数的第十百分位上升到第二十百分位。治疗后，大多数（70%）患者不再符合 ARFID 的诊断标准。在一项涉及 15 名成年 ARFID 患者的研究中，托马斯及其同事报道[11]，患者在首次 CBT-AR 会谈后对治疗的可信度和预期改善打了高分。此外，93% 的 CBT-AR 完成者在治疗结束时对此表示满意。患者在饮食中平均增加了 18 种新食物，体重过轻的患者在治疗后体重指数显著增加。重要的是，47% 的患者不再符合 ARFID 的诊断标准。这些研究的结果表明，CBT-AR 对各年龄段的 ARFID 个体是一种有前景、可信和有效的治疗方法，尽管还需要随机对照试验来进一步验证。

案 例

■ 对不良反应恐惧的 CBT-AR 治疗案例

卡尔是一名 20 岁的亚洲裔美国男性，由其初级保健医生转介而来，因为自上次体检以来，他一年内急性体重减轻了约 17 磅（约 7.7 kg）。卡尔提到了一次创伤经历，即因误食鱼骨而窒息。当时，卡尔正和朋友在餐厅吃鱼和薯条庆祝学期结束。卡尔吞下了鱼骨，喝了额外的水来帮助消化，除了不适外，没有出现其他医疗后遗症。窒息事件后，卡尔开始严重限制食物摄入，只吃有限种类的软食。他偏爱的食物包括土豆泥、苹果酱、花生酱、顺滑的汤（如豌豆汤）、酸奶及高热量的膳食补充剂（如 Boost、Ensure）。此外，卡尔完全不吃任何种类的肉和鱼，担心这些食物可能含有骨头。虽然窒息事件仅涉及一种特定食物，但卡尔对窒息的恐惧泛化到几乎所有固体食物。例如，尽管卡尔在窒息事件前是一个狂热的蔬菜爱好者，但现在他吃蔬菜前都会将其打成泥。卡尔还对自己未准备的食物不信任。自从窒息事件以来，他再也没有在餐厅吃过饭（尽管朋友们继续发出邀请），也避免去大学的食堂，宁愿独自在宿舍吃饭。卡尔在陈述这些情况时显得很悲伤，表示自己错过了大部分大四期间的社交活动。卡尔还表示难以集中注意力和感到疲劳，大学成绩也首次下滑。卡尔身高 5 英尺 10 英寸（约 1.78 m），体重 140 磅（约 63.5 kg；体重指数 BMI = $20.1 kg/m^2$；属于正常范围）。根据体重减轻和社会心理障碍的症状，卡尔符合 ARFID 的诊断标准。由于卡尔年龄超过 16 岁且住在大学宿舍，治疗师为他提供了 CBT-AR 的个体治疗。

■ 第 1 阶段

卡尔接受了关于 ARFID 的心理教育。他表示，了解 ARFID 让他感觉得到认可，并对治疗充满希望和动力。不幸的是，许多卡尔的朋友不理解他的饮食习惯，指责他过分担心食物的负面后果。在第 1 次治疗后，卡尔觉得自己可以更好地向朋友解释症状，并对朋友对他饮食习惯的评论做出回应。尽管卡尔有动力开始治疗，但他表示对在治疗中完成对恐惧食物的暴露感到焦虑。他不确定自己是否能再吃鱼或信任餐厅准备的食物。治疗师为卡尔提供了关于回避食物如何进一步增加对尝试这些食物的焦虑的心理教育，并强调了暴露是针对回避所必要的，卡尔对此表示了理解。接下来，治疗师介绍了建立规律进食模式（即每天三餐和 3 次点心）和自我监测，并开始讨论卡尔可以采取的步骤，以在依赖偏爱食物的同时增加热量摄入。卡尔建议他可以制作一种使用高热量膳食补充剂的奶昔，奶昔中包括两汤匙花生酱和香蕉。虽然自窒息事件以来卡尔没有喝过奶昔，但他表示自己肯定可以做到，因为他喜欢奶昔中的所有成分，而且它是一种软食。治疗师赞扬了他的想法，卡尔成功完成了，并且每周体重增加 1~2 磅（0.5~1 kg）。第 1 阶段遇到的一个挑战是，卡尔在大学上课，其中一门课由于有湿式实验设备，禁止在上课时间（12:00~16:00）进食。因此，他跳过了午餐和下午的点心。他和治疗师共同想办法来解决这一问题。卡尔决定与教授沟通，询问是否可以在 13:00 课间短暂离开湿实验室吃午餐，然后计划在 16:00 下课后吃零食；教授同意了该计划。

■ 第 2 阶段

在第 2 阶段，卡尔继续通过吃更多偏爱的食物来增重。在该阶段，卡尔开始在土豆泥中加入重奶油和额外的黄油，以增加热量。他还同意在蔬菜泥中加入橄榄油。在这个阶段，卡尔报告说，他在一天中精力增加，并注意到一些注意力集中的困难有所减少。在第 3 阶段的准备工作中，卡尔完成了"主要食物组构建模块"（https://www.cambridge.org/files/1015/4408/8646/CBT-AR_workbook_12.4.18.pdf）。他认为完成这项任务对他来说很有挑战性，因为在窒息事件之前，他几乎可以吃任何食物，并且没有感受到食物的感官属性方面的困难。事实上，在窒息事件之前，他非常享受食物和进食，并把自己描述为"美食家"。治疗师鼓励他识别出愿意在

CBT-AR 过程中尝试的食物。卡尔完成了构建模块，并表示除了一些例外（如洋蓟、生洋葱和芝麻菜），他愿意尝试任何食物——唯一的障碍是他对窒息的恐惧。治疗师请他识别出可能有挑战性的食物，并计划在第3阶段使用这些食物进行暴露。

■ 第3阶段

在第3阶段，卡尔的体重继续稳步增加。治疗师实施了不良反应恐惧模块，因为这是卡尔最严重（也是唯一）相关的 ARFID 表现。治疗师需要确保他理解恐惧和回避等级的原理。幸运的是，卡尔在大学上过一些心理学课程，对暴露治疗的原理有所了解。卡尔开始对在第2阶段识别出的更具挑战性的食物（更固态的食物或含有"未知"成分可能导致窒息的食物）进行排名，按其认为会引发窒息事件的可能性进行排序。卡尔和治疗师定期在治疗中回顾恐惧等级，并根据需要进行调整。在治疗中对恐惧食物的暴露期间，卡尔会在暴露前、暴露期间和暴露后对其 SUDS 进行评分，以监测他的焦虑习惯化。每次治疗暴露后，卡尔愿意在家中继续练习吃恐惧等级中的食物，他还愿意重新引入一些以前偏爱的食物，发现自己可以再次享受进食。第3阶段后期的治疗也专注于重新引入食物的暴露练习，以便卡尔进行多样化饮食。除了完成恐惧等级和治疗中的暴露，卡尔和治疗师还在每次治疗中回顾他的体重轨迹和自我监测记录，确保规律进食，安排家庭练习任务，并讨论作业。在这一阶段，卡尔取得了许多成就。一旦他发现预期的害怕结果（窒息）不太可能发生，他便开始在学校食堂吃饭，甚至和朋友出去吃饭，并在一年内首次点了鸡块。卡尔对自己的成就感到非常自豪，并有动力继续改变自己的行为。

■ 第4阶段

到了第4阶段，卡尔已经规律地每天吃三餐和至少3次点心。卡尔和治疗师回顾了 CBT-AR 期间的进展，识别出他在治疗中实施的最有利于促进变化的技能和工具。他们还列出了卡尔的下一步，以便他能维持治疗成果并继续做出改变。在第4阶段的第2次治疗期间，卡尔体重增加了19磅（约8.6 kg；BMI=22.8 kg/m²）。他不再避开进食机会，甚至邀请朋友出去餐厅庆祝在治疗中取得的进展。他还表示，规律进食解决了注意力不集中的问题，他感到"比以往任何时候都更有活力"。卡尔不再符合 ARFID 的诊断标准，且从吃软食过渡到吃32种曾经吃得舒适的食物（包括所有五个食物组）。卡尔对自己能够在治疗结束后继续纳入喜欢的所有食物充满信心。

未来展望

由于本书出版时间较近且证据基础尚在发展，CBT-AR 尚未得到广泛实践。尽管未来需要更多研究来确认 CBT-AR 的有效性，但初步研究已显示出其潜力。此外，它是目前唯一可用的基于证据的 ARFID 手册化治疗方法。除了在随机对照试验中进行评估之外,未来的重要方向还包括识别 CBT-AR 治疗效果的调节因子和中介因素。

总　结

　　CBT-AR 是一种为所有年龄段 ARFID 个体设计的 20~30 次治疗的模块化门诊治疗。此治疗包括四个阶段,重点是 ARFID 和 CBT-AR 的心理教育、早期行为改变、治疗计划、解决相关维持机制(即感受灵敏性、对不良反应的恐惧和对食物或进食的兴趣缺乏),以及预防复发。CBT-AR 的主要治疗目标包括达到或维持健康体重,纠正任何营养缺乏,从五大基本食物组(即水果、蔬菜、蛋白质、乳制品、谷物)中摄入食物,并在社交场合中感到更舒适。

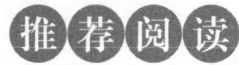

1. CBT-AR 治疗手册
   (1) Thomas, J.J., & Eddy, K.T. (2019). Cognitive-behavioral therapy for avoidant/restrictive food intake disorder: children, adolescents, and adults. Cambridge University Press.
   (2) CBT-AR workbook: https://www.cambridge.org/files/1015/4408/8646/CBT-AR_workbook_12.4.18.pdf.
2. CBT-AR 成人患者自助图书:Thomas, J.J., Becker, K.R., & Eddy, K.T. (2021). The picky eater's recovery book: overcoming avoidant/restrictive food intake disorder. Cambridge: Cambridge University Press.
3. 自我报告量表
   (1) 食物恐新症量表(Food Neophobia Scale, FNS): https://doi.org/10.1016/0195-6663(92)90014-W.
   (2) 九项回避/限制性摄食障碍筛查量表(Nine-Item ARFID Screen, NIAS): https://doi.org/10.1016/j.appet.2017.11.111.
4. 结构化临床访谈
   (1) 异食症、回避/限制性摄食障碍和反刍障碍访谈(Pica, ARFID, and Rumination Disorder Interview, PARDI): https://doi.org/10.1002/eat.22958.
   (2) DSM-5 进食障碍评估(Eating Disorder Assessment for DSM-5, EDA-5): https://eda5.org.

参考文献

[1] American Psychiatric Association. Diagnostic and statistical manual of mental disorders. 5th ed. Washington, DC: American Psychiatric Association; 2013.
[2] Thomas JJ, Lawson EA, Micali N, Misra M, Deckersbach T, Eddy KT. Avoidant/restrictive food intake disorder: a three-dimensional model of neurobiology with implications for etiology and treatment. Curr Psychiatry Rep. 2017;19(8):1-9.
[3] Becker AE, Keel P, Anderson-Fye EP, Thomas JJ. Genes and/or jeans? Genetic and socio-cultural contributions to risk for eating disorders. J Addict Dis. 2004;23:81-103.
[4] Fisher MM, Rosen DS, Ornstein RM, Mammel KA, Katzman DK, Rome ES, Callahan ST, Malizio RN, Kearney S, Walsh BT. Characteristics of avoidant/restrictive food intake disorder in children and adolescents: a "new disorder" in DSM-5. J Adolesc Health. 2014;55(1):49-52.
[5] Becker KR, Mancuso CJ, Asanza E, Breithaupt L, Dreier M, Slattery M, Plessow F, Micali N, Thomas JJ, Eddy KT, Misra M, Lawson EA. Ghrelin and PYY in low-weight females with avoidant/restrictive food intake disorder compared to anorexia nervosa. Psychoneuroendocrinology. 2021;129:105243.

[6] Sysko R, Glasofer DR, Hildebrandt T, Klimek P, Mitchell JE, Berg KC, Peterson CB, Wonderlich SA, Walsh BT. The eating disorder assessment for DSM-5 (EDA-5): development and validation of a structured interview for feeding and eating disorders. Int J Eat Disord. 2015;48(5):452-463.

[7] Bryant-Waugh R, Micali N, Cooke L, Lawson EA, Eddy KT, Thomas JJ. Development of the Pica, ARFID, and rumination disorder interview, a multi-informant, semi-structured interview of feeding disorders across the lifespan: a pilot study for ages 10-22. Int J Eat Disord. 2019;52(4):378-387.

[8] Pliner P, Hobden K. Development of a scale to measure the trait of food neophobia in humans. Appetite. 1992;19(2):105-120.

[9] Zickgraf HF, Ellis JM. Initial validation of the Nine Item Avoidant/Restrictive Food Intake disorder screen (NIAS): a measure of three restrictive eating patterns. Appetite. 2018;123:32-42.

[10] Thomas JJ, Becker KR, Kuhnle MC, Jo JH, Harshman SG, Wons OB, Keshishian AC, Hauser K, Breithuapt L, Liebman RE, Misra M, Wilhelm S, Lawson EA, Eddy KT. Cognitive-behavioral therapy for avoidant/restrictive food intake disorder: feasibility, acceptability, and proof-of-concept for children and adolescents. Int J Eat Disord. 2020;53(10):1636-1646.

[11] Thomas JJ, Becker KR, Breithaupt L, Murray HB, Jo JH, Kuhnle MC, Dreier MJ, Harshman S, Kahn DL, Hauser K, Slattery M, Misra M, Lawson EA, Eddy KT. Cognitive-behavioral therapy for adults with avoidant/restrictive food intake disorder. J Behav Cogn Ther. 2021;31:47-55.

[12] Brigham KS, Manzo LD, Eddy KT, Thomas JJ. Evaluation and treatment of avoidant/restrictive food intake disorder (ARFID) in adolescents. Curr Pediatr Rep. 2018;6(2):107-113.

[13] Thomas JJ, Eddy KT. Cognitive-behavioral therapy for avoidant/restrictive food intake disorder. Cambridge: Cambridge University Press; 2019.

[14] Dumon E, Jensen A, Kroes D, de Haan E, Mulkens S. A new cognitive behavior therapy for adolescents with avoidant/restrictive food intake disorder in a day treatment setting: a clinical case series. Int J Eat Disord. 2019;52(4):447-458.

[15] Lock J, Sadeh-Sharvit S, L'Insalata A. Feasibility of conducting a randomized clinical trial using family-based treatment for avoidant/restrictive food intake disorder. Int J Eat Disord. 2019;52(6):746-751.

[16] Zucker NL, LaVia MC, Craske MG, Foukal M, Harris AA, Datta N, Savereide E, Maslow GR. Feeling and body investigators (FBI): ARFID division — an acceptance-based interoceptive exposure treatment for children with ARFID. Int J Eat Disord. 2019;52(4):466-472.

[17] Harshman SG, Wons O, Rogers R, Izquierdo AM, Holmes TM, Pulumo RL, Asanza E, Eddy KT, Madhusmita M, Micali N, Lawson EA, Thomas JJ. A diet high in processed foods, total carbohydrates and added sugars, and low in vegetables and protein is characteristic of youth with avoidant/restrictive food intake disorder. Nutrients. 2019;11(9):2013.

第18章
成人注意缺陷多动障碍的认知行为治疗

Cognitive-Behavioral Therapy for Adult Attention-Deficit Hyperactivity Disorder

苏珊·E. 斯普里奇
Susan E. Sprich

蔡慧婷·译　曾艺欣　李雨婷·校

引　言

　　成年期的注意缺陷多动障碍（attention-deficit/hyperactivity disorder，ADHD）是美国最流行的精神障碍之一，在成人中的患病率为3%~4%[1]。人们曾经认为ADHD患儿会随着长大而痊愈。然而，随访研究表明，约有2/3 ADHD患儿的症状会持续到成年期[2]。ADHD在男孩中的发病率高于女孩，而且这种性别差异一直持续到成年期[1]。研究发现，成人ADHD患者在学业、行为和社交方面，普遍存在障碍[3]。具体而言，成人ADHD患者可能会在工作表现、婚姻关系、财务管理及健康活动参与等方面遇到困难[2]，并且发生驾驶事故的频率也会更高[2]。成人ADHD患者常与其他精神障碍共病[1]，其中最常见的共病是心境障碍、焦虑障碍、物质使用障碍及冲动控制障碍[1]。

S. E. Sprich (✉)
Department of Psychiatry, Massachusetts General Hospital, Boston, MA, USA
e-mail: ssprich@mgh.harvard.edu

本章概述了成人ADHD的诊断特点和临床表现,提供了由麻省总医院通过系列研究开发出来的认知行为治疗(CBT)概述,并通过一个案例来说明如何使用所描述的技术。

根据DSM-5[4]的细则,成人ADHD的核心特征是"持续的注意力不集中模式和(或)影响个体功能或个体发育的多动/冲动模式",表现为注意力不集中和(或)多动/冲动症状。成人ADHD主要分为两类:以注意力不集中为主的类型和以多动/冲动为主的类型。当个体满足注意力不集中的9种症状中的至少5种时(如"在任务或游戏活动中经常难以保持注意力""经常难以组织任务和活动"),就可以诊断为以注意力不集中为主的类型。当个体满足多动和冲动的9种症状中的至少5种时(如"经常坐立不安、轻拍手或脚、在座位上扭动""经常难以等待轮到自己"),就可以诊断为以多动/冲动为主的类型。如果个体同时存在至少5种注意力不集中症状和至少5种多动/冲动症状,则可以诊断为混合型ADHD。值得注意的是,成人和儿童的ADHD诊断标准是一样的,只是满足诊断所需的症状数量不同(成人至少需要满足5/9种症状,儿童和青少年则至少需要满足6/9种症状)。为了做出诊断,还需要确认患者的注意力不集中或多动症状是在12岁之前出现,并且在两种或多种情况下出现的[4]。此外,ADHD诊断还要求,必须有明确的证据表明这些症状干扰了患者的功能,而且这些症状并非来自精神分裂症或其他精神障碍,也不能由其他精神疾病来更好地解释[4]。

治　疗

虽然兴奋剂和其他药物已被证明可以减轻许多成人ADHD患者的核心神经生物学症状,但是,许多成人ADHD患者在服药期间仍会出现明显的残留症状,或是因为副作用而无法耐受药物[5]。即使是对药物有反应的患者,通常也会有明显的持续症状。例如,在大多数药物治疗研究中,"应答者"是指症状严重程度减轻30%的患者[6]。与任何症状群一样,30%的程度减轻并不是100%的减轻。根据治疗前的严重程度,即使症状减轻了30%,严重问题也可能持续[6]。

因此,许多患有ADHD的成年人可能需要社会心理治疗。传统上,可供临床工作者使用的资源相对较少。然而,在过去的几十年里,已经有一些治疗方法得到了实证支持[7-10]。

我们团队开发的方法是针对成人ADHD最早获得实证支持的个体社会心理治疗方法之一,并已通过随机对照试验得到证实[11-14]。该方法主要侧重于核心的补偿性执行技能训练和发展适应性思维,在后续章节中会有更详细的介绍。迄今为止,我们已经完成了两项针对成人干预的随机对照试验。首先是一项初步研究,主要针对已经接受药物治疗但仍有明显残余症状的成人ADHD患者[7]。药物治疗被定义为服用稳定的ADHD处方药物2个月,并且现有药物剂量变化在10%以内持续1个月。与继续接受单一药物治疗组(15人)相比,接受联合CBT干预组(16人)的成人自评和独立评分者评定的ADHD症状均显著减少。

第二项研究是一项全面的疗效试验,研究对象是86名成人ADHD患者,他们也在接受药物治疗，但仍有明显的残留症状[8]。为了最大限度地提高研究结果的普适性，该研究允许参与者使用精神科医生开具的任何治疗 ADHD 的药物。

参与者被随机分配到 CBT 干预组（43 人）或者放松加教育支持干预组（relaxation plus educational support, RES；43 人）作为基于技能培训的主动对照组。我们发现，与接受 RES 干预的参与者相比，接受 CBT 干预的参与者在临床总体印象量表（Clinical Global Impression Scale, CGI）[15] 和 ADHD 评定量表[16,17]上，获得更低的独立评分者评定的治疗后得分。而且，根据 CGI 和 ADHD 评定量表的结果，CBT 干预组的应答者多于 RES 干预组。这些干预成果在 6 个月和 12 个月的随访中保持不变。

其他研究人员也研究了针对成人 ADHD 患者的 CBT 方案。例如，索兰托（Solanto）等人在 88 名成人 ADHD 患者中对团体"元认知"治疗（meta-cognitive therapy, MCT）进行了随机对照试验[9]，将其与支持性心理治疗进行比较。在 88 名成人 ADHD 患者中，有 49 名受试者正在服用药物（兴奋剂或托莫西汀），39 名受试者没有服用药物。她发现，MCT 对 ADHD 的注意症状有明显改善作用。罗斯坦（Rostain）和拉姆赛（Ramsay）对 43 名被诊断为 ADHD 的成年人进行了一项 CBT 联合药物治疗的公开试验[18]。他们发现，参与者在临床医生评定的 ADHD 症状上，表现出显著的减少，在治疗后具有很大的效应量。最近的一项系统性综述发现，目前仅有 9 项针对成人 ADHD 进行 CBT 的随机对照试验。研究者对其中 8 项研究进行了荟萃分析[10]，发现 CBT 组的治疗效果优于等待对照组，具有中等至较大的效应量；CBT 组的治疗效果优于主动对照组，具有较小至中等的效应量。其他社会心理治疗也获得了越来越多的支持。例如，米切尔（Mitchell）等人进行了一项试点研究，将正念冥想训练组与等待对照组进行比较[19]。他们发现，接受正念冥想训练的个体在自我报告和临床医生报告的 ADHD 症状和执行功能评分方面均有所改善，在自我报告的情绪调节技能方面也有所提高。研究结论是，正念冥想训练是一种可接受且可行的治疗方法，研究结果支持初步疗效。不过，由于该研究的样本量较小，目前还需要进行更多的研究。综上所述，大量新出现的证据表明，CBT 和其他社会心理治疗方法均有助于治疗成人 ADHD。我们将在后文详细描述我们的治疗方法，并提供一个案例来演示如何将这些技术付诸实践。

评 估

与所有 CBT 一样，治疗过程应从临床评估开始，以获得有关 ADHD 症状、共病情况、社会心理史、家族史及病史的信息。评估 ADHD 症状的常用工具有很多。例如，巴克利（Barkley）的自我报告式的当前症状量表（Current Symptoms Scale, CSS）[20]，它既可以作为初步评估的一部分，也可以用于评估与治疗相关的症状变化。CSS 由 DSM-Ⅳ 中 18 个以第一人称表述的注意力不集中和多动/冲动症状条目组成，并根据成人情况对部分措辞进行了修改（如将"玩耍"改为

"从事休闲活动")。首先,患者用李克特四点量表(从不或很少、有时、经常、非常频繁)对每个症状进行 0～3 评分,因此 CSS 严重程度的评分范围(即所有症状总分)为 0～54。接着,患者需要指出对应症状的起病年龄。最后,患者评估这些症状对 10 项生活领域功能的干扰频率。布朗注意缺陷障碍症状评估量表-成人版(Brown Attention-Deficit Disorder Symptom Assessment Scale for Adults, BADDS)[21]是一种常用于评估成人 ADHD 的量表。BADDS 包含 40 个条目,询问与注意力、记忆力、努力程度、激活程度有关的问题,以及与生活方式和一般功能有关的问题。该问卷可作为独立问卷使用,也可在临床访谈后使用。

另一种常用的测量工具是成人注意缺陷多动障碍自评量表(Adult ADHD Self-Report Scale, ASRS)[16],由 18 个条目组成,是世界卫生组织开发的成人 ADHD 筛查工具。ASRS 有两个版本:由 6 个条目组成的简短筛查版本(量表的 A 部分)和包含所有 DSM-IV 症状内容的 18 个条目完整版(量表的 A 部分和 B 部分)。有越来越多的文献支持 ASRS 的可靠性和有效性,它可从网络上免费获取,并已被翻译成多种语言。ASRS 还有一个根据 DSM-5 更新的 6 个条目版本,也常用于筛查成人 ADHD[22]。

成人注意缺陷多动障碍的认知行为治疗

我们针对成人 ADHD 的 CBT 方案采用模块化的方法,更详细的描述可见已出版的治疗师指南和患者工作手册——《掌握你的成人 ADHD》(Mastering Your Adult ADHD)[11-14]。该方案有我们建议所有患者都需要完成的三个"核心模块"和两个"可选模块"。核心模块包括"心理教育与组织规划""应对分心"和"适应性思维"。可选模块是"将技能应用于拖延症"和"配偶或伴侣的参与"。我们将在后文简要介绍每个模块。

■ 核心模块:心理教育与组织规划

该模块通常包含四个课时,包括引导患者接受 CBT 模型,提供有关成人 ADHD 的心理教育,以及训练患者的组织规划技能。治疗师首先向患者介绍 CBT 模型,该模型假设患者预先存在一些核心的神经精神损伤,如注意和自我调节方面的缺陷(图 18-1[23])。该模型还假设患者可能存在失败史、成绩不佳史和人际关系困难史,并且没有学会应用补偿策略。此外,该模型还指出,患者可能已经形成了消极的思维模式,并可能经历着情绪困扰,包括抑郁、焦虑、内疚或愤怒等情绪。该模型还认为,所有这些因素加起来会导致功能受损。治疗的重点是通过传授补偿策略和技能,来改变消极或无益的思维模式,从而解决这些问题。治疗目标是复习这些技能,并帮助患者长期使用这些技能,使其成为新的"习惯"。

我们要求患者阐明具体的治疗目标。这些目标通常包括"让我家更有条理""减少拖延"和"更有效地利用时间"等。通过让患者设定目标,治疗师就能针对这些具体目标来调整治疗方法,

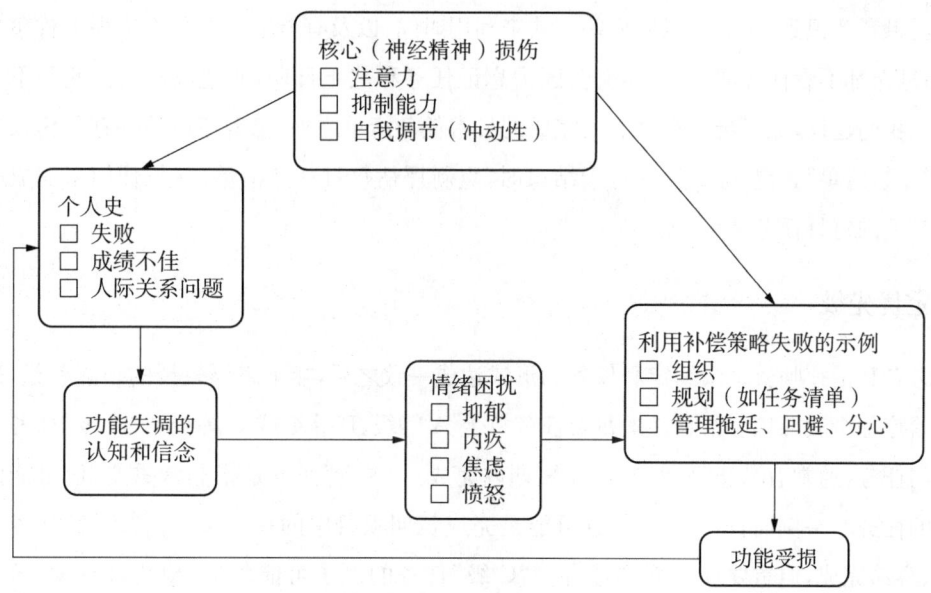

图 18-1·认知行为治疗模型假定患者预先存在核心神经精神障碍[23]

同时也能让患者更切实地感受到所期望的结果,从而增强治疗动机。对于一些患者,要改变长期以来的行为模式是非常困难的。因此,我们鼓励患者自行设定自己可控的目标,并要求他们确定短期和长期目标。

"组织规划"模块的第一组技能,是开发与规律使用日程表和任务清单,用于安排约会、日程和"待办事项"。我们认为,日程表和任务清单是后续技能的基础,也是整个治疗的核心。治疗师需要花一些时间来了解患者目前使用的表单(如果他们目前正在使用表单的话),以及哪种类型的表单可能最适合患者。例如,如果患者目前使用智能手机或平板电脑做其他事情,那么他们可能会适合使用电子设备来记录任务和约定。另一方面,如果患者不习惯使用电子设备,那么更有意义的做法可能是,在刚开始时先使用纸质表单,以后再过渡到技术更先进的表单。

一个可行的日程表和任务清单,是其余干预措施的基础。因为要在治疗中使用其他技能,患者必须首先意识到:他们必须做什么和什么时候需要去做。很少有患者根本没有日程表或任务清单。许多患者要么有一个并不常用的表单,要么有许多不同的表单,以至于不知道去哪里寻找他们需要做什么或需要去哪里。因此,治疗师可能经常需要帮助患者消除一些表单,以便他们使用单个日程表和任务清单。治疗师应强调,每天查看任务清单,并持续足够长时间使其成为一种习惯的重要性。许多患者会报告,他们制订了任务清单,但从来没有回顾过。有些患者觉得看任务清单会让他们心烦意乱、不知所措,因为清单会提醒要做的所有事情。他们可能会看着清单,对于立刻开始做所有事情感到有压力,然后回避关键任务。治疗师需要说明,任务清单的目标,是让患者在这种情况下最大限度地控制自己。每天查看任务清单是必要的行为,这有别于患者内在解读的那样——以为看到自己要做的事情,就意味着要马上完成所有事情。任务清单的目的只是让患者意识到，他们可以用哪些方式来利用时间，以及有能力选择是否去做某件事情。反之，如果每天都不看任务清单，个体就会因为忘记任务和截止日期，而造成不可预测和不可控制的压力。我们建议，除了希望在某一天完成的日常任务清单之外，患者还应该保存一份长期项目和任务的"总清单"。重要的是，在每天结束时，重新评估每日任务清单，并将任何未完成的项目移至第二天的每日任务清单。

确定优先级

当患者和治疗师就记录约定和任务的形式达成一致之后，接下来要教授的技能就是，确定优先级。治疗师会教导患者给自己的每日任务打上 A 等级、B 等级或 C 等级。"A 级"任务是指非常重要的任务，通常有截止日期，必须在短期内完成。"B 级"任务是指非常重要，但可能没有那么紧迫的任务。举例而言，"B 级"任务可能是完成长期项目中的一个步骤。"C 级"任务是指非常具体、容易完成，但重要性最低的任务。"C 级"任务的例子可能包括：预约做头发、送干洗衣物、查看电子邮件等。治疗师会与患者讨论，在确定优先级之后，患者应该尽量严格要求自己，在处理 B 级任务之前，先完成 A 级任务；在处理 C 级任务之前，先完成 B 级任务。治疗师可以通过患者的自我披露来检验其投入工作的倾向，并检查任务清单中已经完成的项目，是否先完成了 C 级任务（因为它们很具体，通常也很容易完成）。如果一个人经常先做 C 级任务，就有可能永远无法完成更重要的任务。有些患者觉得完成 A、B、C 评级之后，开始任务也很困难，因为他们还需要决定下一步该做哪项 A 级、B 级或 C 级任务。因此，有些患者喜欢简单地在每日任务清单上，按重要程度给任务编号，然后依次往下进行。

分解任务与问题解决

作为"组织规划"模块的一部分，患者将学习如何处理每天或每周都以被推迟而告终的任务。治疗师会要求患者提供这些任务中的一个例子，然后治疗师和患者会花一些时间来研究，患者是不是只是因为这个任务"太庞杂"而被压得喘不过气，或者患者是不是没有一个清晰的解决方案。当患者感到被任务压得喘不过气来，或者不知道如何去完成任务时，往往就会产生逃避心理。回避困难或难以承受的任务，往往会让患者在短期内感觉良好，但是长此以往就会造成问题。

如果治疗师和患者都认为，患者逃避的任务只是过于庞杂，治疗师就会提出将任务分解为"易处理的小组块"（manageable chunks）的选项。易处理的小组块是指有可能在一天内或一次性完成的任务。通常情况下，患者的清单上会有大量任务，如购买新房或申请研究生学校。由于这些任务包含许多不同的步骤，患者往往一看到这些任务，就会感到力不从心，然后决定把它推迟到以后再做。但是，如果患者能把任务分解成几个小步骤，他们就更有可能努力完成其中一个步骤。举例而言，如果患者直接把"购买新房"列在清单上，这可能会在清单上停留好几个月；但是，如果任务内容是"打电话给房地产经纪人"，他们完成任务的可能性就会大得多。治疗师需要与患者讨论将任务分解成小组块的不同方法，如设定用于完成任务的具体时间，或者帮助阐明每一个小步骤。通常情况下，逃避任务的时间越长，就需要越小的初始步骤。

在"组织规划"模块教授的另一项技能，是问题解决。这包括让患者阐明需要解决的问题（如我需要弄清楚周五如何到达机场），头脑风暴能想到的所有可能的解决方案，评估每个解决方案的利弊并打分。重要的是，要提醒患者将"保持现状"作为一种可能的解决方案，以便对其利弊进行评估。当患者没有采取问题解决策略时，"保持现状"最终会成为不采取行动的默认结果，因此应该与其他潜在的行动方案一起进行评估。特别指出，研究"不作为"的好处，是可以帮助患者识别可能使其"陷入"当前回避模式的障碍因素。这有时看起来只是一个简单的练习，但患者经常反馈，看到这些"数据"是非常有用的。在考虑完所有可能的解决方案之后，患者有时会发现，在问题解决工作表（problem-solving worksheet）中，会出现一个明确的解决方案；有时也会发现，这里有许多可能的解决方案，但没有一个是十全十美的。然后，治疗师会与患者一起选择一个"足够好"的替代方案，并明确如何实施所选方案。

整理文件或其他材料

在"组织规划"模块所教授的最后一项技能，与"物品"的组织有关。其原始概念是整理纸张和文件，但是在这个日益数字化的时代，我们现在将其概念化为整理包括实物（纸张）和电子文件。在该环节中，治疗师首先需要采取灵活的方法来确定每位患者的需求。有时，患者确实需要帮助来整理文件、办公桌、账单或衣柜。有时，患者需要帮助来整理电子文档、电子邮件或其他电子物品。本环节的目标，是帮助患者开发一个系统，使其能够归档物品，以便日后能很容易地检索到。治疗师要求患者根据"只做一次"（only handle it once，OHIO）的原则来处理物品。这种方法的理念是将物品立即分类（如归档、粉碎、回收、捐赠）。患者只需对每件物品处理一次，而不会将任何物品归入"我稍后再处理"的类别。每件物品，在分类后都应归入其最终目的地。在分类过程中，将大型任务分解成小步骤的策略，往往非常有用。举例而言，如果一个人有许多装满纸张的箱子，那么他在日常任务清单上写"整理纸张"，就不太可能成功完成。但是，如果任务清单上写着"整理20份文件"，他完成任务的可能性就会大得多。治疗师需要帮助患者对文件进行分类和归档，同样的策略也可以用于电子文件。

■ **核心模块：应对分心**

ADHD患者通常会表示，他们之所以无法完成任务，是因为其他不太重要的任务或干扰因素妨碍了他们。在开始本模块之前，我们首先要确定，患者在任何一项相对非刺激性的活动中，保持注意力的基线时长。一旦确定了基线时长，我们就可以运用在上一模块学到的问题解决技巧，将任务分解成适合在这一时间段内完成的单元。如果患者在工作期间分心，我们会教他们写下分心的原因，以便在完成任务后，系统地处理这些分心事项。这一程序，即"分心延迟"，改编自焦虑管理和忧虑控制程序中的类似技术[24]。通过把分心事项写下来，而不是立刻去处理，患者就能重新专注于手头的任务，而不用担心会忘记其他任务，以至于以后无法完成。通过延长从想到分心事项(如"我应该上网看看有关阿拉斯加游轮的信息")到采取行动之间的时间间隔，患者更有可能选择在短期内对分心事项不采取行动。在使用"分心延迟"技术时，患者需要设置一个特定时间长度的计时器(通常为20~30分钟)。在计时器计时期间，患者要做的，就是完成指定任务。如果突然想到分心的事情，就先把它记下来，然后回到手头的任务上。等计时器停止后，患者再去查看清单，并将分心事项分为三种类型："立即行动""列入清单，稍后再做"或"可忽略的分心事项"。接着，他们会采取适当的行动(完成需要立即行动的事情，或者放在任务清单上以后再做)，丢弃分心事项清单，再次设置定时器，并根据需要重复以上步骤。

在分心模块(两次治疗)，治疗师还需要向患者传授提示-控制程序(cue-control procedures)，以提醒他们意识到自己是否正在完成任务。患者需要学习使用手机、手表或其他设备，在一定的时间间隔内发出提醒声，或在容易分散注意的物体上使用视觉提示。每当提醒声响起，或看到视觉提示时，就能够引导患者，评估自己是否已经从手头的主要任务中分心。如果是，就回到手头的任务中。这一模块包括：教授患者如何在完成大量工作后安排休息时间，减少外部环境干扰(如网络、电话、窗户)，以及为钥匙、钱包、电脑、电话等必要物品建立专门的"家"，以避免错放这些重要物品。

■ 核心模块：适应性思维

适应性思维模块中，主要使用的是贝克的认知重构程序[25]，但考虑到ADHD引起的特定技能缺陷，对这些程序进行了相应的调整。正如麦克德莫特(McDermott)所述[26]，ADHD患者的认知重构训练，必须考虑到该群体产生适应不良想法的倾向，以帮助他们避免思维的"螺旋式下降"。所谓"螺旋式下降"，是指当一个人的适应不良想法迅速中过度消极的核心信念时。我们发现，认知重构在两个方面与ADHD患者息息相关。认知重构可以发挥作用的一个方面是低自尊和对自己未来成就能力的消极预测，而另一个方面是"过度积极"的想法，这可能是避免螺旋式下降的策略。通常情况下，成人ADHD患者会高估自己完成任务的能力，或高估在规定时间内完成任务的能力。当他们发现自己无法完成不切实际的目标时，就会对自己产生消极想法。米切尔(Mitchell)等人在一个大学生样本中发现[27]，ADHD症状预测了"ADHD特有的适应不良想法"，其中许多想法都过于乐观了。成人ADHD患者可能会高估自己在某些领域的表现，而实际上，他们在这些领域的技能并不如其他人[28]。因此，与这些患者的工作，涉及同时识别过度消极和过度积极的想法，以便制订更切合实际的目标，并提醒他们使用技能应对，而不是回避策略。这一过程包括：让患者在纸上、电脑上或使用智能手机应用程序完成想法记录，然后努力发展更现实、有效和有益的理性反应，以取代已识别出的有问题的自动想法。

■ 可选模块：将技能应用于拖延症

第一个可选模块（1次治疗）涉及如何将技能应用于拖延方面。患者需要确定一项一直在拖延的任务，然后回答一些有关为什么会拖延这项任务的问题。通常情况下，拖延是由于任务过于繁重和难以承受，在这种情况下，就需要运用分解任务的技巧。另一种情况是，患者确实不知道问题的"解决方案"，因此不知道从哪里开始完成任务。在这种情况下，患者需要完成问题解决工作表，以确定解决问题的最佳方案。患者还需要写出他们对任务的想法，这样患者和治疗师就可以寻找可能阻碍任务完成的不现实或无益的思维模式。

■ 可选模块：配偶或伴侣的参与

如果患者有配偶或亲密伴侣，强烈建议他们参加1次该治疗的可选模块。该模块旨在向患者的配偶或伴侣提供有关ADHD的心理教育。通常情况下，重要他人可能会对ADHD患者感到失望，可能会认为患者是懒惰或固执的，并导致关系紧张。如果伴侣更加了解ADHD造成的困难，他们往往会更加支持和理解患者，从而减轻患者的压力，并帮助治疗取得成功。在这一治疗中，治疗师需要促进伴侣之间进行讨论，内容包括治疗策略和非ADHD的伴侣如何在家中支持患者使用治疗策略。同许多CBT方案一样，家庭成员可以作为"治疗延伸"（treatment extenders），在治疗过程之外加强技能的一般化。

预防复发

与许多CBT方案一样，治疗的最后一个阶段侧重于预防复发的策略。治疗师会回顾所有不同的技能，要求患者对每种技能的有用程度进行评分，并记录他们计划如何继续运用这些技能。治疗师会给患者一份"疑难解答指南"，当他们遇到困难时，可以拿出来看看。治疗师还会指导患者每月进行一次自我会话，让患者自己检查技能的使用情况，并提醒自己要练习的技能。同样，正如在CBT中常见的那样，治疗师也会强调"失误"是常见的，并回顾患者可用于帮助自己回到正轨的策略，以避免在症状复发的第一时间就放弃。在CBT中，治疗师鼓励使用强化训练，所以会告诉患者，如果有需要，他们可以安排强化训练，从而排除故障、复习技能、帮助自己回到使用技能的轨道上来。

下面是一个案例，展示了本章所介绍的许多原则和技术。

案 例

戴夫是一名45岁的白人，顺性别者，异性恋的已婚男性，有两个孩子，儿子16岁，女儿13

岁。戴夫在 37 岁时,首次被诊断为 ADHD。当时是儿子被诊断为 ADHD,使得他意识到自己的症状并寻求评估。戴夫报告说,他在高中以前学习成绩一直很好,但在大学里却很吃力,因为他不得不自己来安排时间,而且长期作业也比青少年时期多。回想起来,他发现自己总是坐不住,注意力不集中。他经常不交家庭作业,但他不用做太多准备就能在考试中取得好成绩,因此成绩相当不错。戴夫表示,他在大学里会把写论文拖到最后一刻,但在论文截止提交前,会熬夜写论文,想方设法搞定论文,并取得"足够好"的成绩。他本来想上法学院,但是对申请过程感到不知所措,所以一直没有继续。在过去的 20 年里,他一直断断续续地在零售店担任经理助理。

目前,戴夫正在服用主治医生给他开的一种长效的兴奋剂药物,他认为这种药物对他有些帮助。他还报告,在大学期间曾见过一位心理咨询师,就他与女友分手后遇到的一些困难进行了几次讨论。但他说,他从未接受过任何针对 ADHD 症状的心理治疗,并且仍然在组织规划的问题上挣扎,而这在工作和家庭上都给他造成了困扰。他说自己有时在人际交往中容易冲动,会说出一些事后后悔的话;他很难安静地从事需要集中注意力的活动;他不注意细节,经常粗心出错。他觉得自己很聪明,足以成为商店经理甚至公司高管,但是在工作中却一直无法晋升到经理助理级别以上。他指出,妻子经常对他感到失望,因为他丢三落四,即使有足够的钱也迟迟不付账单,而且家里还有许多没做完的事情。

戴夫是在妻子的敦促下才来接受治疗的,尽管他能够看到 ADHD 症状给自己带来的困扰,并且也乐意参与治疗。本次治疗以治疗师提供有关 ADHD 的心理教育和讲解针对 ADHD 的 CBT 模型开始。治疗师解释,ADHD 患者通常缺乏应对分心和冲动性的补偿技能。

下一步,治疗师继续关注戴夫所记录的约定和任务的组织规划。戴夫报告说,他有许多不同的表单,但是没有一个是一直使用的。他描述道,家里有一张挂历,上面列出了所有家庭活动;工作时,电脑上有一个日程表;还有几个小笔记本,他会把想到的任务和约定都记录在上面。他经常随身携带一个小笔记本,但是把信息记录在笔记本之后,就很少再回顾。前两次治疗会谈的目的,是帮助戴夫建立一个统一的组织规划。由于戴夫总是随身携带手机,并且能够将工作的日程表同步到手机上,所以戴夫和治疗师决定,他应该使用手机的应用程序——"日历"来记录约定,并将主要任务列表和日常任务列表都保存在手机中。治疗师要求戴夫将所有任务和约定都保存在手机中,并制订一个固定的时间来查看这些信息。戴夫决定尝试在晚上准备睡觉前,查看约定和任务,然后在早上喝咖啡时再看一次。治疗师还指导戴夫,每天早上将日常任务排出优先顺序。

戴夫询问是否可以早点带妻子来参加会谈。因此,戴夫的妻子阿什莉被邀请参加第 3 次治疗。治疗师为阿什莉提供了有关 ADHD 的心理教育。戴夫、阿什莉和治疗师一起讨论了戴夫在治疗中将要学习的策略,并制订策略指导阿什莉如何在治疗中支持戴夫,同时又不唠叨戴夫使用他新学到的技能。在治疗过程中,戴夫和阿什莉同意每周召开一次"家庭会议",在会议期间,他们将讨论本周的日程安排，以及从完成任务的角度，讨论家庭本周的优先事项（如孩子们在学校要做的任务和需要完成的家务等）。

在第 4 次治疗中，治疗师要求戴夫拿出任务清单，并指出哪些任务是每天或每周都是"待完成"的。治疗师与戴夫讨论了没有完成这些任务的原因。治疗师解释，没有完成任务通常是因为任务太庞杂了，需要分解，或者是因为当事人不知道如何去完成任务。有一项被戴夫拖延的任务，是耙院子里的落叶。当被问及是否知道如何去做这件事时，戴夫笑着说，他确实知道如何耙落叶。但是，他指出，他家的院子很大，有很多树，他觉得这项工作太繁重了，就不断向自己保证下个周末一定会做完。戴夫和治疗师讨论了如何将任务分解为每天耙几个小时或装满一定数量的垃圾袋。戴夫表示，当任务以这种方式表达时，他觉得他更有可能开始耙地。

戴夫指出，另一项被搁置的任务是找一份新工作。他说在目前的工作岗位上感到不开心已经有一段时间了，但不知道该如何去找一份不同类型的工作。戴夫和治疗师一起完成了一份问题解决工作表，其中包括"留在现有工作岗位上"的选项。完成练习后，戴夫认为，由于工资相对较高，工作地点和工作时间也比较方便，目前留在现有工作岗位上似乎是一个合理的选择。不过，戴夫意识到，他非常想做一份需要更多体力活动的工作，因此他在任务清单中增加了一些项目，以便探索更符合兴趣的职业选择。

在"组织规划"模块的最后一个环节，戴夫和治疗师讨论了如何整理文件和其他物品。由于延迟支付账单是一个给家庭带来压力的问题，治疗师和戴夫讨论了如何设置账单的自动在线支付。戴夫还谈到家庭"办公室"是如何让他感到尴尬的。他说，在过去，他有时会让信件一次性堆积几周；然后，当有客来访时，就会试图把所有信件装在一个盒子里，放在办公室里"整理"一下。他们有十几个这样的箱子。他指出，大部分纸张可能都可以扔掉、回收或粉碎，但他觉得自己需要仔细检查每一个箱子，检查每一张纸，以确保没有重要的东西被丢弃。戴夫和治疗师讨论了如何建立一个组织规划，来处理每天收到的文件，以避免将来发生类似的情况。同时，将翻箱倒柜的任务分解成几个小步骤，并将这些步骤作为任务添加到任务清单中。

第 6 次和第 7 次治疗会谈的重点，是减少注意分散。戴夫被要求估算他能在一项无聊的任务上花费的时间，然后将任务分成花费相同时间的几个模块。他说，他通常可以集中注意力 30 分钟左右，而无须起身做其他事情。他被要求在手机上设置 30 分钟的计时器，并在计时器停止前使用"分心延迟"技术。连续几天使用这种策略，让他意识到，即使在很短的时间内，他也会经常分心。他还被要求选择一个特定的地方，用于每天放置手机、钱包和钥匙，以便在需要离开时可以找到它们。他请求孩子们和妻子，在发现手机、钱包或钥匙不在特定位置时，帮忙提醒自己。他报告说，这个策略大大缓解了家里的紧张氛围，因为这样他就不用在早上疯狂地找东西了，而这往往会导致上班迟到或送孩子上学迟到。他还被要求为自己设置提醒事项，这样他就可以检查自己是否已经分心。他说，这是在工作时尤其容易出现的问题，因此他在手机上设置了提醒功能，每 15 分钟响一次，这样就可以检查自己是否在执行任务。

第 8～10 次治疗会谈的重点，是获得适应性思维和认知重构。在介绍认知模型之后，治疗师与戴夫讨论了可能会出现的问题思维模式。戴夫指出，他有时会产生消极的想法，比如当想到买新房子的前景时，他经常会想"步骤太多了，我永远也不可能完成所有步骤"。他特别赞同"过度积极"的想法，因为他经常有这样的想法，如"这个周末我有足够的时间清理整个阁楼"。尽管他需要做所有的日常琐事、带孩子参加活动、去超市购物，并在周末的其中一天参加在教堂举行的全天会议。

治疗师要求戴夫完成一些自我监测，写出在一周内观察到的消极或无益思维的例子。当戴夫把这些例子带到下一次会谈时，治疗师与他讨论了如何使用苏格拉底式提问法来对各种情况提出一些更现实、更有益的思维方式。举例而言，当他们检查关于清理阁楼的想法时，治疗师鼓励戴夫将其标记为过度积极想法的一个例子，问问自己这是否现实，并想出一种更可能有效的替代思维方式。戴夫想到："我可能没有时间清理整个阁楼，但我会每天留出 1 小时来整理一些东西，这样我至少会在这个项目上有一个开始。"他们谈到，有了这种更现实的想法，戴夫就不那么容易感到焦虑和不知所措，也更有可能参与开始项目的行为中来。

在第 11 次会谈中，戴夫和治疗师谈到如何将以前学过的策略应用到拖延问题上。戴夫指出，这是婚姻中最棘手的问题。治疗师和戴夫一起写出了拖延的短期和长期利弊，这是动机访谈中使用的一种技术[29]。戴夫能看到，通过拖延，他在短期内使事情变得更容易、更舒适；但从长远来看，这样做会带来问题（没有足够的时间去做家人想做的事情，或者处理妻子的愤怒或沮丧）。随后，治疗师与戴夫一起将任务分解成几个小步骤，并找出导致他在该问题上无所作为的消极想法。

在治疗的最后一个阶段中，治疗师要求戴夫回顾使用技能的情况，并谈谈哪些策略最有用。戴夫报告说，最有用的技能是制订统一的任务清单，学会将任务分解成易于管理的小组块，确定重要物品的具体存放位置，以及识别导致拖延的思维模式。接着，他们讨论了有关戴夫接下来如何继续使用技能，以及如何应对技能使用中的"失误"。戴夫指出，他觉得治疗非常有益，并且妻子和孩子们也注意到了他在行为上的变化。

总　结

ADHD 是一种神经生物学疾病，通常在儿童期发病。过去，人们认为这种疾病会在患者成年后消失。然而，现在很明显，在大多数情况下，这种疾病会持续到成年，并造成严重的功能障碍。尽管药物已被证明可以有效减轻成人 ADHD 的症状，但通常会存在明显的残留症状。此外，有些人会因为副作用而无法耐受药物，或者由于个人偏好而不愿意服药。而社会心理治疗，特别是 CBT，已被证明有助于进一步减轻接受药物治疗的成人 ADHD 症状。这种治疗方法旨在教导个体提高组织规划能力，学习减少注意分散的策略，掌握识别无益或无事实根据的思维模式的技能,并将这些技能应用于拖延症等问题中。后续需要更多的研究,来评估社会心理治疗作为独立治疗方法相比其作为药物辅助治疗的疗效。希望未来的研究将继续改进和完善成人ADHD的社会心理治疗。

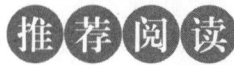

图书

1. Barkley RA. Taking charge of adult ADHD. New York: Guilford Press; 2010.
2. Ramsey R, Rostain A. Cognitive-behavioral therapy for adult ADHD: an integrative psychosocial and medical approach (practical clinical guidebooks). New York: Routledge; 2008.
3. Safren SA, Sprich SE, Perlman C, Otto M. Mastering your adult ADHD: therapist guide. 2nd ed. New York: Oxford University Press; 2017.
4. Safren SA, Sprich SE, Perlman C, Otto M. Mastering your adult ADHD: client workbook. 2nd ed. New York: Oxford University Press; 2017.
5. Solanto M. Cognitive-behavioral therapy for adult ADHD: targeting executive dysfunction. New York: Guilford Press; 2013.
6. Zylowaska L, Mitchell JT. Mindfulness for adult ADHD. New York: Guilford Press; 2021.

网站

1. www.chadd.org.
2. https://adhdinadults.com/wp-content/uploads/2019/09/AIA-Newsletter-V1No1-DSM-5-Screener-Review.pdf.

参考文献

[1] Kessler RC, Adler L, Barkley R, Biederman J, Conners CK, Demler O, et al. The prevalence and correlates of adult ADHD in the United States: results from the national comorbidity survey replication. Am J Psychiatr. 2006;163:716-723. https://doi.org/10.1176/appi.ajp.163.4.716.
[2] Barkley RA, Murphy KR, Fischer M. ADHD in adults: what the science says. New York: Guilford Press; 2008.
[3] Barkley RA, Fischer M, Smallish L, Fletcher K. Young adult outcome of hyperactive children: adaptive functioning in major life activities. J Am Acad Child Adolesc Psychiatry. 2006;45:192-202. https://doi.org/10.1097/01.chi.0000189134.97486.e2.
[4] American Psychiatric Association. Diagnostic and statistical manual of mental disorders (DSM-5). Washington, DC: American Psychiatric Association; 2013.
[5] Prince JB. Pharmacotherapy of attention-deficit hyperactivity disorder in children and adolescents: update on new stimulant preparations, atomoxetine, and novel treatments. Child Adolesc Psychiatr Clin N Am. 2006;15:13-50. https://doi.org/10.1016/j.chc.2005.08.002.
[6] Steele M, Jensen PS, Quinn DM. Remission versus response as the goal of therapy in ADHD: a new standard for the field? Clin Ther. 2006;28:1892-1908. https://doi.org/10.1016/j.clinthera.2006.11.006.
[7] Safren SA, Otto MW, Sprich S, Winett CL, Wilens TE, Biederman J. Cognitive-behavioral therapy for ADHD in medication-treated adults with continued symptoms. Behav Res Ther. 2005;43:831-842. https://doi.org/10.1016/j.brat.2004.07.001.
[8] Safren SA, Sprich S, Mimiaga MJ, Surman C, Knouse L, Groves M, Otto MW. Cognitive behavioral therapy vs relaxation with educational support for medication-treated adults with ADHD and persistent symptoms: a randomized controlled trial. JAMA. 2010;304(8):875-880.
[9] Solanto MV, Marks DJ, Wasserstein J, Mitchell K, Abikoff H, Alvir JM, Kofman MD. Efficacy of meta-cognitive therapy for adult ADHD. Am J Psychiatr. 2010;167(8):958-968.
[10] Young Z, Moghaddam N, Tickle A. The efficacy of cognitive behavioral therapy for adults with ADHD: a systematic review and meta-analysis of randomized controlled trials. J Atten Disord. 2020;24(6):875-888. https://doi.org/10.1177/1087054716664413.
[11] Safren S, Perlman C, Sprich S, Otto M. Mastering your adult ADHD: therapist guide. New York: Oxford University Press; 2005.
[12] Safren S, Sprich S, Perlman C, Otto M. Mastering your adult ADHD: therapist guide. 2nd ed. New York: Oxford University

Press; 2017.
[13] Safren S, Sprich S, Perlman C, Otto M. Mastering your adult ADHD: client workbook. New York: Oxford University Press; 2005.
[14] Safren S, Sprich S, Perlman C, Otto M. Mastering your adult ADHD: client workbook. 2nd ed. New York: Oxford University Press; 2017.
[15] NIMH. CGI: clinical global impression scale — NIMH. Psychopharmacol Bull. 1985;21:839-844.
[16] World Health Organization. Adult ADHD self-report scale (ASRS-v1.1) symptom checklist. Geneva: World Health Organization; 2003.
[17] DuPaul GJ, Power TJ, Anastopoulos AD, Reid R. ADHD rating scale IV: checklists, norms, and clinical interpretations. New York: Guilford Press; 1998.
[18] Rostain AL, Ramsay JR. A combined treatment approach for adults with ADHD — results of an open study of 43 patients. J Atten Disord. 2006;10(2):150-159.
[19] Mitchell JT, McIntyre EM, English JS, Dennis MF, Beckham JC, Kollins SH. A pilot trial of mindfulness meditation training for ADHD in adulthood: impact on core symptoms, executive functioning, and emotion dysregulation. J Atten Disord. 2017;21(13):1105-1120.
[20] Barkley RA, Murphy KR. Attention-deficit hyperactivity disorder: a clinical workbook. New York: Guilford Press; 2006.
[21] Davenport TL, Davis AS. Brown attention-deficit disorder scales. In: Goldstein S, Naglieri JA, editors. Encyclopedia of child behavior and development. Boston, MA: Springer; 2011. https://doi.org/10.1007/978-0-387-79061-9_439.
[22] Ustun B, Adler LA, Rudin C, Faraone SV, Spencer TJ, Berglund P, Gruber MJ, Kessler RC. The World Health Organization adult attention-deficit/hyperactivity disorder self-report screening scale for DSM-5. JAMA Psychiatry. 2017;74(5):520-526. https://www.ncbi.nlm.nih.gov/pubmed/28384801.
[23] Safren SA, Sprich S, Chulvick S, Otto MW. Psychosocial treatments for adults with ADHD. Psychiatr Clin N Am. 2004;27:349-360.
[24] Zinbarg RE, Craske MG, Barlow DH. Mastery of your anxiety and worry: therapist guide. 2nd ed. New York: Oxford University Press; 2006.
[25] Beck JS. Cognitive therapy: basics and beyond. New York: Guilford Press; 1995.
[26] McDermott SP. Cognitive therapy for adults with attention-deficit/hyperactivity disorder. In: Brown T, editor. Attention deficit disorders and comorbidity in children, adolescents, and adults. Washington, DC: American Psychiatric Press; 2000.
[27] Mitchell JT, Anastopoulos AD, Knouse LE, Kimbrel NA, Benson J. Evaluating potential mechanisms of change in the treatment of AD/HD in adulthood: an exploratory analysis of maladaptive thoughts. In: Paper presented at the annual conference. Orlando, FL: Association for Behavioral and Cognitive Therapies; 2008.
[28] Knouse LE, Bagwell CL, Barkley RA, Murphy KR. Accuracy of self-evaluation in adults with ADHD: evidence from a driving study. J Atten Disord. 2005;8:221-234. https://doi.org/10.1177/1087054705280159.
[29] Miller WR, Rollnick S. Motivational interviewing: helping people change. New York: Guilford Press; 2012.

第19章
精神分裂症及相关精神病性障碍的认知行为治疗

Cognitive-Behavioral Therapy for Schizophrenia and Related Psychoses

阿伦达蒂·纳根德拉	阿比盖尔·C.赖特	朱莉娅·布朗	彼得·H.马库斯	科琳娜·卡瑟
Arundati Nagendra	Abigail C. Wright	Julia Browne	Peter H. Marcus	Corinne Cather

姚　灏　陈剑华·译　钟莹彦　徐一峰·校

引　言

精神病性症状指的是妄想、幻觉或思维形式障碍。妄想是在缺乏支持性证据的情况下仍坚定地持有的信念,而幻觉是在缺乏外界刺激的情况下存在的感觉体验(幻听、幻视、幻味或幻嗅)。最常见的幻觉是幻听,即患者听到有别于思维的话语或噪声。思维形式障碍指的是思维过程的紊乱,如散漫、不连贯或破裂的口头表达,可能伴随着行为紊乱。

易感性(基因易感性)压力模型是理解精神病性障碍的最好方式。该模型认为,个体罹患精神病性障碍的风险是由生物风险和环境因素的相互作用所决定的。总体风险会受到应对技能、社

A. Nagendra | A. C. Wright | P. H. Marcus | C. Cather (✉)
Department of Psychiatry, Massachusetts General Hospital, Boston, MA, USA
e-mail: anagendra@mgh.harvard.edu; pmarcus1@mgh.harvard.edu; ccather@mgh.harvard.edu

J. Browne
Geriatric Research, Education and Clinical Center, Durham VA Health Care System, Durham, NC, USA
e-mail: julia.browne@duke.edu

© The Author(s), under exclusive license to Springer Nature Switzerland AG 2023
S.E. Sprich et al. (eds.), *The Massachusetts General Hospital Handbook of Cognitive Behavioral Therapy*, Current Clinical Psychiatry, https://doi.org/10.1007/978-3-031-29368-9_19

会支持和对有意义且有成效活动的参与的影响[1,2]。因此,宽泛的治疗目标通常包括优化抗精神病药物、减少问题性物质使用、促进行为激活、追求对于个人有意义的目标,以及增强应对技能和社会支持。

精神病性症状是一种可由躯体疾病或精神障碍所导致的跨诊断症状。谵妄患者经常会出现精神病性症状,使用某些药物(如LSD或大麻)的患者也可能会出现精神病性症状。精神病性症状可以出现在一系列精神障碍中,包括但不限于抑郁障碍或双相情感障碍(情感性精神病),或作为精神分裂症谱系障碍(包括精神分裂症、分裂情感性障碍、精神分裂症样障碍或妄想障碍)的一部分而出现。本章将重点关注精神分裂症谱系障碍。

■ 病因和风险因素

精神分裂症被认为是一种神经发育障碍,在发病前就存在认知和社会认知功能损害,同时还存在许多异常的大脑改变[3]。相对应地,生物学因素(包括遗传影响和围产期环境[4])的致病作用已经得到了长期认可。有关精神分裂症的大型分子遗传学研究,使用了全基因组关联研究(genome-wide association study,GWAS)来计算精神分裂症的估计风险[5,6]。补体系统(免疫系统的一部分,参与从机体中清除受损细胞)中的风险等位基因,已被证明与前额叶微胶质细胞引起的过度突触修剪有关[7]。

最近,人们越来越多地认识到,社会和环境因素在精神分裂症中的作用,这就指出了关注基因-环境相互作用的重要性。童年时期的创伤经历(如虐待、忽视、父母死亡及霸凌)、居住在城市地区、移民状况及文化压力,均与更高的精神分裂症风险相关[4]。

早期使用大麻、每日使用大麻和使用高效价大麻与更高的精神分裂症风险相关。研究表明,大麻使用发生在精神病性症状和精神病性障碍起病之前,相比于从未使用大麻的年轻人,使用高效价大麻的年轻人的精神病性障碍发病风险更高,而每天使用高效价大麻的年轻人则风险最高[8]。

■ 流行病学

精神病性症状是一种广泛存在于不同疾病的症状,其终生患病率为3%。但是,精神分裂症的患病率大约只有1%,这就意味着2/3的首发精神病性症状不会发展为精神分裂症。精神分裂症的平均起病年龄对男性来说是19~25岁,而女性的起病年龄则通常更晚,女性更好的病程也被归因于这一群体更晚的起病年龄[9]。

■ 临床表现

对于许多被诊断为成年期起病的精神分裂症(adult-onset schizophrenia)患者,这一疾病有三个不同的时期:前驱期(prodromal phase)、精神病性障碍急性发作期(acute psychosis phase)

和精神病性障碍发作后期(post-psychotic phase)。精神分裂症的前驱期只能通过回溯的方式才能确定,因为绝大多数被认定为精神病高危的患者不会发展为精神分裂症[10,11]。高危人群的特征有许多不同的标准,这些标准通常都会强调社会功能下降、轻微/短期的精神病性症状和(或)认知损害[12]。哈夫纳(Hafner)及其同事在前瞻性研究中发现,阴性症状(意志缺乏、社交退缩、思维贫乏、情感淡漠)和抑郁是阳性症状出现之前的前驱期症状[13]。与此一致的是,精神病性症状可以被认为是精神分裂症相对较晚的表现,而抑郁、阴性症状和认知损害在前驱期就已经明显存在[14]。但是,缩短精神病未治疗时间(duration of untreated psychosis,DUP)会导致更好的结果,努力减少治疗延误(无论是在个体层面还是公共卫生层面)有可能大大减少与精神分裂症相关的痛苦和残疾(在美国,精神分裂症患者的DUP通常大于1年[15])。

首发精神病性障碍的临床表现有着相当大的异质性。患者在有关精神病性症状的坦诚程度和疾病自知力方面存在着差异;此外,认知能力的差异、妄想信念的内容、其他精神疾病的共病及阴性症状,相比于阳性症状的突出程度都导致了临床表现的多样性。

精神病性障碍发作后期是由精神病性症状的缓解来加以定义的,即便在药物依从性良好的情况下,精神病性症状的缓解也可能需要数月至数年的时间才能实现[16,17]。考虑到精神分裂症有许多不同的症状,患者和临床工作者需要认识到抗精神病药物的局限性——抗精神病药物通常无法改善精神分裂症的阴性或认知症状,因此这些症状在精神病性障碍发作后期通常会持续存在。抑郁障碍、物质使用障碍和创伤后应激障碍往往会与精神分裂症共病,而精神分裂症的自杀率为5.6%[18]。

精神病性障碍的认知行为模型

妄想思维和幻觉的维持因素,可能包括过度警觉、安全行为(safety behaviors)(如听从幻听或迫害者的命令)、基于不可靠信息(如阴谋网站)的过度研究、负性情绪状态(如内疚和愤怒)及相关的负性核心信念、较少参与能够促进愉悦感或生产力的活动、思维反刍、社交隔离、睡眠不良。所有这些因素都为使用认知行为治疗(CBT)技术进行干预,提供了潜在途径。

■ 妄想

妄想被视为是对负面情感和(或)异常感觉体验进行理解的尝试[19],并可能起到赋予意义或保护自尊的作用。妄想的认知行为模型通常强调一系列社会认知因素在妄想形成中的作用。许多研究表明,精神分裂症患者存在情绪感知方面的损害[20]。同样,行为任务也显示,存在被害妄想的个体容易基于有限数据来进行决策(即"过早下结论"的认知偏误),同时还容易出现"慷慨接受"(liberal acceptance,LA)偏误[21],并表现出有限的认知灵活性,即出现"抗拒反证"偏误(bias against disconfirmatory evidence,BADE)[22]。帮助患者理解这些认知偏误,并学习适当的CBT

技术以纠正这些偏误,是一大治疗目标。

妄想思维通常是基于某个"核心真理"(kernel of truth),与患者一起重建妄想的演变过程有助于揭示触发妄想思维最初形成的关键事件的相关经历及解释。临床工作者如果花时间去了解偏执思维的起源,就可能会发现一段可理解的叙事。其中,患者在应对某个真实事件时的情绪失调在社会认知损害的基础上触发了一系列注意偏误(attentional bias),最终导致了妄想性的解释。随后,患者对于确证数据(confirmatory data)的找寻,可能触发了有问题的证据收集过程,这一过程又通过负性强化(即一旦患者发现了某个"匹配"的新证据,焦虑感就会暂时得到减轻)得到了维持。

■ 幻觉

在 CBT 框架中,令人痛苦的幻听被概念化为人的心智产物,反映出个体访问记忆、内化语言和负性核心信念并将其体验为声音的倾向。功能失调的元认知策略(如经验性回避或对内在体验进行负性评价和控制的倾向),以及个体对于所感知到的幻听的全能、全知和恶意的信念,被认为放大了与幻听体验相关的痛苦[23]。早期关于幻听的研究表明,能够良好应对幻听的人,通常对幻听有一定的掌控力[24]。相反,那些认为批评性幻听是可耻的、无法容忍的、无法控制的、强大的或说明了自己缺陷的个体,则可能会感到痛苦,并难以应对这些幻听。

精神病性症状认知行为治疗的实证支持

20 世纪 90 年代,有几个不同的因素共同推动了有关精神病性症状的认知行为治疗(cognitive-behavioral therapy for psychosis,CBTp)在精神分裂症治疗中的应用。首先,人们更加清楚地认识到,有必要解决在接受了抗精神病药物治疗之后仍旧存在难治性精神病性症状的患者的痛苦(这部分患者占到了 30%~45%)。其次,复元运动(recovery movement)在赋能精神分裂症患者方面发挥了重要作用,使其能够以更加主动且协作的方式参与自身的治疗过程,这与 CBT 方法的原则是一致的。再次,有关精神病性症状的维度概念(如认为精神病性症状与正常体验处于同一个连续谱上),提升了精神病性障碍个体对于能够从 CBT 中获益的乐观情绪。最后,对于精神病性症状与其他精神症状(CBT 是后者的一线治疗)之间的重叠(如侵入性思维与幻听之间的重叠)的认识,促成了治疗方面的创新,如将针对担忧(worry)的基于 CBT 的干预,应用于针对猜疑的治疗[25]。

迄今为止,绝大多数有关 CBTp 的随机对照试验,都是针对那些虽然在服用抗精神病药物(药物仍旧是精神分裂症治疗的基石)但仍旧存在幻觉和(或)妄想并因此而感到痛苦且愿意寻求帮助的精神分裂症谱系障碍患者所开展的。绝大多数研究都是在西欧针对那些有着较长病史(>10 年)的患者所开展的;在美国,虽然首发精神病性障碍的金标准治疗——协调专科照护

（coordinated specialty care，CSC）模式，也是基于 CBT 原则并采用了与 CBTp 相似的方法[26]（有关美国协调专科照护服务的目录见本章的"推荐阅读"部分），但是有关 CBTp 的研究则相对较少，少数研究也仅仅是在首发人群中开展的。

CBTp 通常是每周一次、每次 45 分钟的个体或团体治疗，持续至少 6 个月时间，结束之后可以选择继续接受更长间隔的增强治疗（booster sessions）。值得注意的是，团体和个体形式的 CBTp 似乎具有相似的疗效[27]。

2008 年，首个对 CBTp 的 34 项随机对照试验所进行的综合性荟萃分析显示，CBTp 治疗精神病性症状的效应值大约为 0.34，治疗阴性症状、抑郁和社会功能的效应值与之相似[28]。CBTp 领域的新进展则是针对特定问题[29]（如幻觉[30]、妄想[31]、睡眠问题[32]及社会复元[33]）开发的个体化定制治疗。2020 年的一项荟萃分析得到了与此前分析相似的效应值，并发现，与积极的对照组治疗相比，CBTp 对于幻觉的治疗效果更好（$g=0.34$），但对于妄想并没有显著优势[34]。因此，CBTp 的证据基础是稳定且充分的，在一系列症状的治疗方面都具有小到中等的效应，而在幻觉的治疗方面则可能要比在妄想的治疗方面具有更特定且更显著的效应。这些发现都为共识指南推荐将 CBT 用于精神分裂症治疗提供了基础[35]。

认知行为治疗的原则与技术

前几次的 CBT 会谈侧重于让患者熟悉治疗过程、提高参与度、提供有关精神病性障碍的心理教育，以及对精神病性症状进行正常化和去污名化。随后的会谈则进入评估、个案概念化和目标设定的阶段。个案概念化有助于细化问题和目标清单，而这一清单将成为下一阶段治疗中所采用的改变策略的焦点。

■ 参与

与正在经历精神病性障碍的个体进行工作时，需要特别关注让其参与进来（engagement）的这一过程，因为这些个体可能有与既往治疗相关的负面、强制甚至创伤性的经历。临床工作者的首要任务是以共情的方式进行引导，传递专业知识，并表达治疗会有帮助的希望[36]。许多个体有过隐瞒精神病性症状的经历，其动机可能是对非自愿住院感到恐惧，对加药的压力感到担心，或是来自幻听的直接指令——要求他们不要与其他人谈论这些症状。猜疑作为精神病性障碍最常见的表现之一，也会导致关系建立变得困难。因此，建议临床工作者在治疗初期应鼓励患者在产生多疑想法时，将这些想法告诉临床工作者[37]。特别是在治疗的早期阶段，临床工作者应保持对患者经历的好奇态度，询问的详细信息包括：有关特定信念体系是如何形成的、信念体系的各个部分是如何相互关联的，以及当前信息是如何用于强化这种思维方式的。这样做要求临床工作者保持开放的心态，许多新手治疗师可能会对这种治疗立场能够在不认同个体妄想信念的情况下得以维持而感到惊讶。有时,临床工作者和患者可能会"同意对方可以不同意自己的观点"(agree to disagree)[38],并选择"在妄想中工作"(work within the delusion)[39]。

■ 评估与个案概念化

虽然在一般的临床实践中可能不太常用半结构化的评估量表,但了解这些评估工具是有帮助的。阳性和阴性症状量表(Positive and Negative Symptom Scale,PANSS)[40]和简明精神病评定量表(Brief Psychotic Disorder Rating Scale,BPRS)[41]是精神分裂症最常用的综合性半结构化访谈工具。然而,这些量表在使用前需要接受相关培训,更加使用便捷的量表包括精神病评定量表(Psychotic Disorder Rating Scales,PSYRATS)[42];针对幻听的量表有幻听相关信念问卷-修订版(Beliefs About Voices Questionnaire-R,BAVQ-R)[43];针对猜疑的量表有20项自评猜疑量表(Paranoia Scale)[44]和5项猜疑担忧问卷(Paranoia Worries Questionnaire,PWQ)[45]。焦虑或抑郁的自评量表(如 GAD-7[46]和 PHQ-9[47])也是有用的。基于测量的照护(measurement-based care)是 CBT 的一部分,临床工作者应至少选择一种能反映患者治疗目标之一的量表进行纵向评估(至少每2~3个月评估一次),以评估治疗是否有效。

CBT 治疗师还对评估与精神痛苦或特定功能困难相关的情境、想法和行为感兴趣。这些信息最好通过询问、想法记录及其他自我监测日志,在会谈过程中和会谈过程外加以获取。基础的个案概念化,可能包括与精神病性症状发作或反应相关的常见诱因、想法、情绪及行为反应。更详细的个案概念化,则可能包括有关自我和他人的核心信念以及明确与某些负性核心信念的形成可能有关的生活经历[38]。

在进行个案概念化的同时,评估阶段还需要制作一张能够为 CBT 的治疗目标提供蓝图的问题和目标清单。理想情况下,患者和治疗师将能够提出一些功能性目标,如每周社交2次。社交导向的目标是重要的,这不仅是因为社会复元(social recovery)是许多精神分裂症个体的重要治疗目标之一[48],而且也是因为社会支持与常规参与有意义的活动可以减轻精神病性症状和困扰,并预防复发[49]。

■ 心理教育、正常化和去污名化

存在精神病性症状的患者通常很少对"精神病"一词的含义有清晰的认识。被诊断为精神分裂症的患者通常会表示,他们未被告知其诊断结果;而那些被告知其诊断结果的个体,则通常对自己能否拥有充实且有意义的生活缺乏有希望的和乐观的态度。心理教育可以减少这种无力感,提供清晰的认知,为改善应对策略奠定基础,并为症状的重新归因提供替代模式。

正常化是指帮助患者认识到精神病性症状与许多没有精神障碍的人的经历是相似的。一个常见的正常化策略是提供有关普通人群中精神病性体验的发生率的数据(如普通人群中4%的人报告有幻觉,10%的人存在妄想信念)[50]。去污名化则是通过旨在消除精神分裂症或精神病性障碍患者的负面看法的干预来实现的。策略可能包括向患者介绍有过精神分裂症亲身经历的同伴(如通过在线视频或与同伴专家建立联系)。注意力要集中在识别并纠正与精神病性障碍经历相关的有关自我的负性信念(即个体如何认识自己),以及有关个体生活机会的负性信念(即内化污名)。

■ 应对策略增强

优化针对精神病性症状的应对策略是CBT的重点,它使治疗师能够与患者合作,理解患者与困难经历有关的痛苦,并为其注入乐观的心态。CBT治疗师假定,存在精神病性症状的个体正在尽其所能地应对自己的症状,但是其应对技能通常还需要得到提升。值得注意的是,优化应对策略不需要治疗师和患者对于症状的起源有相同的理解,也不需要患者有疾病自知力。

开始的时候,治疗师可以与患者共同找出幻听体验或猜疑想法是如何引发痛苦并干扰其生活和工作的。例如,患者可能想要社交,但由于不断听到来自幻听的批评或威胁,而导致社交隔离。或者,患者可能认识到,他们会采用大声喊叫的方式来应对幻听,但这又会导致负面后果,如被驱逐或引起警察注意。研究表明,可以更有效地应对幻听的个体,往往更能够在与幻听和环境的关系中感到自己是有力量的,更能够给幻听设限,也更能够经常性地谈论幻听,并使用更少的注意力转移技巧[24],患者对于这些研究的结果往往也很有兴趣。动机访谈策略有助于明确并强化生活目标与回避行为之间的差异,从而在检验新的应对方式方面达成合作共识。患者和治疗师也许可以在这一点上达成共识,即患者当前的应对方法既是无效的,也是不利于患者实现其过上尽可能好的生活目标。需要注意的是,这种被称为"在妄想中工作"[39]的方法可以在治疗早期(在对患者的解释模型是否准确进行温和的分析之前)就使用,也可以等到患者和治疗师已经进行了这种分析并达成了"同意对方可以不同意自己的观点"的共识之后使用。

新的幻觉应对技术包括:幻觉日程安排技术(hallucination scheduling)[类似于担忧推迟技术(worry postponement)]、关注体验并使用痛苦忍受技术、对情境和诱因进行自我监测、给幻觉设限("我现在没有时间关注你")或者反驳贬低性的幻听内容(如"我是一个好人")。尽管这些技术通常是应用于幻听,但也有可能通过监测和评估潜在的非适应性应对方式(如社交回避、在阴谋网站上进行过度研究和过度警觉)来改善对猜疑想法的反应。

■ 认知重构和行为实验

关于精神病性障碍的认知重构,有一个关键点是,它不只是对患者妄想信念的真实性或虚假性进行"现实检验"。尽管温和地探讨信念之间的逻辑关系和相互关系,确实是CBT认知重构工作的一部分,但除了妄想信念的真实性或虚假性之外,还有许多其他潜在的认知重构目标。这些目标包括关于自己力量的信念、关于幻听或迫害者的信念(如"我没什么能力")、负性核心信念(如"我是一个失败者")、内化污名(如"我永远不会有什么作为,因为我有精神分裂症")、干扰治疗的信念（如"吃药和接受治疗是软弱无能的表现"），以及关于对信念做出特定行为反应模式的效用的信念。

对于精神分裂症患者，有些因素（包括认知缺陷、认知僵化和客观上困难的生活条件）可能会导致传统的思维记录在可行性和有用性上面临挑战。替代方法之一是使用由米泽尔（Mueser）及其同事开发的"5步法"。这种方法通过逐步引导的方式，帮助患者进行认知重构，且其中包含了一个决策点，治疗师会鼓励患者在这个决策点上制订一份行动计划，当患者在某个事件中发现支持其信念的证据时，可以相对应地采取行动[51]。针对功能失调的思维，还有其他版本的修正策略，如格兰霍姆（Grandholm）及同事开发的"抓住它、检查它、改变它"（catch it，check it，change it）方法[52]。

如前所述，归因偏误（attributional bias）和数据收集偏误（data gathering bias）已经在精神病性障碍患者中得到确认。认知重构和行为实验是可能用于修正这些被认为在妄想的发展和维持中发挥作用的偏误的技术[53]。

最近，人们的关注点已经转向识别那些常见于存在明显阴性症状的患者的认知扭曲。关于这些患者对成功的低期待、对快感的低期待、对做事情方面资源（能量或技能）有限的感知，人们已经发现了一个重要的信念三角[54]。与对抑郁和焦虑的治疗一样，认知治疗的焦点可能是逐渐修正这些偏误，目标是教给患者某些可以独立使用的技能，这些技能可用于减轻相关的痛苦，并帮助其变得更有功能性。

对于精神分裂症患者，另一个早已明确的偏误就是所谓的"过早下结论"偏误，这一偏误反映了患者在还没有收集到足够数据的情况之下过早做出决定的倾向[55]。当前可用于纠正该偏误的方法包括虚拟现实范式（virtual reality paradigm）；在这一范式中，患者会接受训练，学会在针对复杂的社交互动做出决定之前先收集更多的数据[56]。患者还可能会受益于有关在解释事件方面如何更具有创造性的技能培训，这一技术已经在抑郁障碍的CBT[57]和妄想信念的治疗[58]中得到了应用。

行为实验是CBT中用于收集数据的一种直接方式，可以用于将妄想信念作为假设来进行检验。例如，有位男性患者持有这样的妄想，他认为，自己最近被送进精神科封闭病房住院是在测试他是否应该成为一名医生。他认为，精神科病房里的工作人员都是演员，而不是医生。在离开医院并继续接受门诊治疗之后，他可能会与CBT治疗师讨论其信念，他们可能会决定收集证据（如在互联网上搜索有关医院工作人员的信息）并对结果进行评估，以评估这些结果是否支持其信念。

行为实验的另一个目的是评估特定的行为模式是否产生了预期的效果。患者对于猜疑、焦虑的强度及其与过度警觉行为之间关系的自我监测，可以有效检测过度警觉行为是否加重了猜疑或焦虑。最后，在"协作经验主义"（collaborative empiricism）的精神中开展行为实验，而不要否定患者，这绝对是很重要的一点。否定患者可能会破坏治疗关系，可能会借由心理阻抗的机制，导致患者的原初信念变得更加坚定。

特殊人群的 CBTp

本节综述了在治疗那些自我认定为有色人种和（或）LGBTQ＋人群（即性少数群体）的精神分裂症患者时需要注意的因素。基于以下理由，这些人群需要给予格外关注。由于遭受歧视和排斥的经历，属于少数群体的患者可能会经历与精神病性障碍相关的独特风险因素。这些类型的社会逆境与更高的精神病性障碍发病率相关[59]，并可能与猜疑症状（来自对环境威胁的高估）存在重叠[60]。长期以来，医疗卫生体系都难以让这些社群中的个体参与进来[61,62]，这就突显了提供个体化治疗以尽可能提高这些人群在治疗中的参与度和留存率的必要性。尽管存在这些因素，但是针对这些人群的 CBTp 相关研究仍旧匮乏。

■ 少数种族和族裔人群

相比白种人，有色人种更容易被诊断为精神分裂症[63,64]。其中的原因既包括评估方面的偏见，也包括这些人群所面临的更大社会劣势[64]。本节重点关注 CBTp 在文化方面需要注意的三点因素，因为这三点因素可能会关系到美国有色人种的患者，这三点因素分别是：种族和族裔歧视、宗教和精神信仰、集体主义。

种族和族裔歧视是有色人种个体的常见经历[65]，这可能会降低治疗参与度[66]，加重精神病性症状[67,68]，并影响幻觉和妄想的内容[69]。但是，服务提供者还必须注意，不要将由歧视所导致的合乎情理的警惕和恐惧心态，错误地解读为猜疑观念[70]。因此，有关歧视的讨论应该被整合进针对有色人种患者治疗的各个阶段，从 CBTp 的参与阶段开始就要讨论这一话题。此外，临床工作者应该熟悉那些可以减少由种族歧视所带来的不良影响的保护性因素，如积极的种族或族裔身份认同[71]。在此过程中，可用于促进对种族的理解并提高对抗种族偏见的韧性的工具包括：文化不信任量表（Cultural Mistrust Scale）[72]、黑人身份认同多维清单（Multidimensional Inventory of Black Identity）[73]。

在美国，有色人种相比白种人更有可能会是宗教或精神信仰（religious or spiritual，R/S）人士，并经常会使用宗教或精神信仰应对策略[74]。例如，75％的非洲裔美国人和 59％的拉丁美洲裔美国人都表示，宗教在生活中扮演着非常重要的角色，而美国白种人中则只有 49％这么表示[75]。临床工作者应该对有色人种患者的宗教或精神信仰及行为进行全面评估，包括宗教或精神信仰支持及实践，并与患者工作，以增强这些支持。在对精神病性障碍患者实施以宗教或精神信仰为基础的干预时，一个常见的担忧就是，这会不会加重患者的宗教妄想[66]。但是，有关宗教性（religiosity）与宗教妄想之间关系的研究显示出不一致的结果，并表明宗教或精神信仰应对策略对有色人种患者来说是很重要的，且未必会加重精神病性症状[66]。

在美国，有色人种社群往往会特别强调共同主义、集体主义和家庭凝聚力[76,77]。在治疗中，这可能会表现为对家庭和社会纽带的重视，而不只是关注个体的目标和需求。因此，相比于只关注患者个体（这也是 CBTp 的传统），有些患者可能会更倾向于让家庭成员也参与个案概念化和治疗过程中来。

■ LGBTQ+人群

由于 LGBTQ＋青年所经历的歧视、霸凌、社会支持缺乏及药物使用，自我认同为 LGBTQ＋的个体可能会更容易经历精神病性障碍[78-81]。尽管存在这些发现，但有关治疗诊断为精神病性障碍的 LGBTQ＋患者的研究仍旧匮乏[82]。本节将描述与 LGBTQ＋患者工作的某些关键注意事项。

第一，临床服务提供者应努力营造出一个肯定并接纳性别认同多样性的环境。如果患者表现出对性别肯定治疗（如激素和手术）的兴趣，那么临床工作者应当了解这些治疗，并予以支持。性取向和社会性别往往是隐藏起来的身份认同，认同为性少数者的患者可能会因为担心遭到来自临床服务提供者或医疗体系的歧视，或者因为自己内心深处对同性恋的恐惧，而选择不向临床服务提供者透露其身份认同[83,84]。除了其他的消极后果外，隐瞒自己的性别认同还可能与更严重的精神健康问题相关[85]，同时也可能会妨碍治疗联盟的建立。毫不奇怪的一点是，LGBTQ＋患者往往发现，与那些否定或主动侮辱其身份认同（如假定他们的精神健康问题来源于他们的 LGBTQ＋身份[82]）的临床服务提供者打交道是件令人沮丧的事情。针对性取向和性别认同的多样性，临床工作者应该表达开放和肯定的态度，这可以通过以下方式做到：明确表示肯定并欢迎 LGBTQ＋身份的媒体信息；呈现明确的不歧视和保密政策，并特别在政策中强调性别认同；在预访和评估表格中使用包容性的性别及性取向相关术语和语言[82]。

第二，身份认同为 LGBTQ＋的患者还报告称，他们很难找到一个可以接纳他们的社会群体。他们可能因为自己的精神健康问题而感到被排除在 LGBTQ＋社群之外，也可能因为他们的性取向或性别认同而在精神健康复元社群中遭到歧视[82]。因此，为了促进相互支持，为那些身份认同为 LGBTQ＋的患者提供参加 CBTp 团体的机会或提供相关转介，可能是特别有帮助的[82]。

第三，性少数身份和猜疑之间存在重叠[81]，这是因为 LGBTQ＋患者更有可能遭受躯体暴力，这可能会导致他们对他人产生不信任感。例如，2018 年报告给美国联邦调查局（Federal Bureau of Investigation，FBI）的仇恨犯罪中就有 19％是针对 LGBTQ＋社群的[86]。既往遭受暴力或暴力威胁的经历，可能会导致 LGBTQ＋个体在安全环境中也有很强的戒备心和被威胁感，这就会加重精神病性症状。治疗过程中，临床服务提供者在将不信任信念标记为病理性猜疑之前，应该特别留心去探讨并了解 LGBTQ＋群体既往所遭受的歧视、骚扰和暴力经历[87]。

新型方法与创新

数字技术的进步为临床工作者提供了在虚拟环境中或在进行面对面治疗的同时监测症状、

提供治疗并分发资源的机会。几种数字方法已经得到了研究，包括：①基于互联网的干预；②智能手机应用程序；③结合面对面治疗与其他数字支持的混合干预。这些方法吸引人的地方在于，它们或许可以克服 CBTp 在推广过程中所面临的某些挑战，如可及性问题、培训临床工作者的问题，以及参加线下治疗所面临的污名问题。

基于互联网的干预为精神病性障碍个体提供了成本效益高、不会导致污名并且是互动形式的支持。"HORYZONS"是一个在线平台，它结合了同伴之间的在线社交网络（采用优势视角来提高自尊和社会功能）、定制化的干预（聚焦心理教育、预警标志、抑郁、社交焦虑及压力管理）和站点上的专家审核（expert moderation）（提供指导并确保安全）。一项初步试验指出，HORYZONS 是安全且吸引人的，在为期 1 个月的试点研究中，被试的抑郁症状有所减轻[88]。

智能手机应用程序为患者提供了监测其困扰并针对受困扰症状得到及时干预的软件和技术。由布奇（Bucci）及其同事开发的"Actissist"应用程序[89]，会让用户选择一个要关注的症状域（如猜疑观念、幻听），并评估该症状域的严重程度以及对于该症状域的评价、感受和信念。作为回应，用户会在应用程序上收到有关该症状域的基于 CBT 的个性化信息。由本-泽埃夫（Ben-Zeev）及其同事开发的"FOCUS"智能手机应用程序，包含了一系列旨在改善用药依从性、情绪调节、社会功能及针对持续幻觉的应对策略的心理社会干预技术。用户需要每天登录该应用程序，通过简短评估，报告当前的症状。如果有任何评估被"标记"（flagged），应用程序就会鼓励用户使用疾病自我管理技术[90]。初步证据显示，在使用该应用程序 1 个月后，用户的精神病性症状、抑郁症状和一般症状均得到减轻[91]。这组研究人员还在严重精神障碍患者（主要来自少数族裔群体）中对比了基于智能手机的干预和更为传统的诊所治疗的效果，同样发现了有希望的结果[92]。

借助虚拟现实技术，面对面治疗可以得到强化。虚拟现实技术可以为患者提供一个有关受困扰经历和(或)症状的数字化表征，并在一个安全空间中测试应对策略。莱夫（Leff）及其同事发明了一种新的应对精神分裂症中令人困扰的听声体验的方法——虚拟化身治疗（Avatar therapy）。该治疗方法会帮助患者与一个被假定是幻听来源的数字化表征（虚拟化身）进行对话，这个虚拟化身的声音是由治疗师发出的。在整个治疗过程中，该虚拟化身（治疗师）会通过变得更加友好且柔和的方式来回应患者，从而帮助患者实现对其经历的接纳和掌控。虚拟化身治疗可以减少精神分裂症患者的幻觉[93-95]，还可能减轻其抑郁症状，并改善生活质量[94]。在结合社交技能训练的基础上，虚拟现实（virtual reality，VR）治疗也被证明可以改善精神病性障碍个体的社交技能[96,97]。与之类似，混合干预结合了面对面治疗与其他数字支持（如可以在治疗环境之外使用的移动应用程序），以支持策略和技术的实施，并在提高症状（如幻听）的应对能力方面取得了成功[98,99]。

局限性

尽管美国国家指南推荐将 CBT 作为一项循证实践用于所有存在难治性精神病性症状的个

体[35]，但在美国，精神病性障碍个体仍旧极难获得 CBT。这被归因于多种因素的影响，这些因素导致接受过相关培训的临床服务提供者相当稀缺（如临床服务提供者在研究生或毕业后阶段都很少能得到相关培训），也导致现有的治疗体系未能推广药物管理和循证心理社会治疗相整合的照护模式。阶梯式照护模式（stepped care model）[100]，通过培训具有各种不同受训背景的临床服务提供者，并通过提供团体 CBT 的方式，来增加低强度和高收益 CBT 干预（low-intensity/high-yield CBT intervention）的可得性，这两种干预模式都已被证明是有效的[98,99]。

案　例

请注意：以下案例涉及性暴力，可能会触发某些读者的不适感。

瓦莱丽是一名在美国出生并长大的 22 岁拉丁美洲裔女性，目前处在无业状态，与母亲生活在一起。她描述称，在自己 18 岁的时候出现了精神病性症状，并有 3 次精神科住院史，最近一次大约是在 3 周前。当时，瓦莱丽产生了自己被性侵的感觉，于是愤怒地将物品从母亲家的窗户扔了出去，因此被送入院。在过去的 4 年里，她已经见过好几位门诊医生；尽管医生多次建议她要接受治疗或使用抗精神病药，但她都没有遵从医生的建议。她目前报告称，每天都能听到声音，并且每周有 2~3 次会在没有其他人的情况下产生不舒适的性接触的躯体感觉（即躯体幻觉），她称之为"被强奸了"。她报告称，她存在情绪低落，除了周日要跟随母亲去教堂之外，其他日子里的睡眠作息都是颠倒的。此外，她也存在精力低下、注意力不集中，并考虑服用药物，这样她就可以"安心入睡"。她相信其他人能读出她的思想，并在她的头脑中植入某些想法。她确信自己正在遭到迫害者的性侵犯，其中有些迫害者她感到自己是认识的，还有些迫害者则不认识。她否认有伤害他人的想法，尽管在经历性侵的时候她会变得愤怒。

瓦莱丽回忆称，她首次听到声音是在高三（18 岁）的时候。当时，她与一个人约会（而这个人此前还与她一个朋友约会过），当结束约会坐在校车上的时候，她首次听到了声音。她说："那些声音是我曾经朋友的声音……这些人嘲笑我、辱骂我，并让我伤害自己。"为了让这些声音安静下来，她开始划、烧自己的皮肤。她说，这么做最开始能起效，但后来她开始听到威胁要强奸她的声音。她开始在同学的行为中觉察出某些含义；例如，要是有人朝着她的方向点头示意，她就会认为，这是一个信号，表示迫害者可以强奸她了。这些声音让她感到困惑，因为其中有些声音似乎对她和前男友的复合持积极、支持的态度，而另外一些声音则是辱骂性质的。她听到的一个声音是前男友的声音，这个声音称他爱她，并且他们注定会在一起，但为了今后能在一起，她必须经历这种"折磨"。

目前，瓦莱丽仍旧会听到这些声音，还有前男友的声音，这个声音叫她去他家见他，而她则通过在他家前门留纸条或小礼物的方式对这些声音予以回应。法院已经给瓦莱丽下达了限制令，瓦莱丽的母亲非常担心违反限制令可能带来的法律后果；然而，瓦莱丽却认为，这是"一个更大的计划"的一部分,这个"更大的计划"将引导她和前男友战胜一切,并最终走到一起。

她没有躁狂或轻躁狂发作史。她报告称,在高中的一次派对上曾经在醉酒时遭到性侵,她无法回忆起具体细节。她否认存在持续性的噩梦、闪回或过分警觉。她报告称,自从高一以来,她就偶尔会使用大麻(每月1~2次),但在过去的几个月里没有使用过大麻。访谈中,瓦莱丽显得很愉快,容易接触,并不时会通过言语的方式来回应所听到的声音。

■ 治疗总结

CBT治疗师每周与瓦莱丽会面。最开始的时候,治疗师试图更多地了解她,了解她迄今为止的治疗经历和她对于那些声音及性侵经历的想法。瓦莱丽同意在早期的几次会谈中让母亲参加,尽管母亲由于工作时间安排只能通过手机视频的方式加入。在第1次会谈中,母亲自发地指出了瓦莱丽的优势,并分享了她在瓦莱丽决定继续药物治疗并尝试心理治疗以来所感受到的变化。她感到瓦莱丽似乎没有那么容易走神和痛苦了,她变得更能专注于艺术项目了。这导致瓦莱丽在会谈期间与CBT治疗师分享了她正在制作的艺术作品照片。瓦莱丽称,她在最近一次住院期间感受到了关爱,并描述了自己对于幻听声音变小这件事情的矛盾感受,因为她想念前男友的声音,并且仍旧相信他们注定会在一起。她说,她以往之所以不想服药,是因为别人告诉她,吃了药以后,幻听会消失。

在最初的几次会谈之后,瓦莱丽为后续治疗制订了一份简要的问题和目标清单,包括学习如何以不伤害自己身体的方式来回应这些声音;理解这些经历,以便她可以决定该做什么;还有尝试更多与他人建立联系的活动和方式。第1次BAVQ-R测评显示,瓦莱丽在"恶意"(malevolence)和"全能"(omnipotence)两个维度上的得分较高,分别是14分(满分18分)和16分(满分18分)。瓦莱丽描述了幻听和性侵经历给她带来的困扰,而治疗师则以共情和乐观的态度给予了回应,治疗师表示他们可以共同找出更为有效的应对策略。瓦莱丽谈到幻听和自伤给她带来的问题,并同意尝试新的策略,包括运用痛苦忍受技能和自我悲悯的方式来回应这些经历[101]。

瓦莱丽表达了对了解其他人的幻听经历和应对困扰经历方式的兴趣。通过一种有关精神病性障碍的交互式心理教育方式,她了解了更多有关导致一个人容易患上精神病性障碍的一般因素的知识,并看到了这些知识与其个人经历之间的联系。她将自己在被朋友当作局外人对待之后所感到的孤立和悲伤,与幻听最初的出现联系在了一起。她表现出对了解创伤经历和幻听之间联系的兴趣,以及对了解大麻在造成并维持精神病性障碍中的潜在作用的兴趣。她同意,自己缺乏富有成效和愉悦的活动、社会接触,可能是造成她对当前生活不满意的原因,尽管与前男友复合仍旧是她的首要任务。她和母亲确定了,她的艺术才华以及她与一位艺术老师的持续联系,是实现康复的积极因素。

瓦莱丽和治疗师共同明确了她所珍视的有关他人的品质(如诚实、善良、耐心、开放),并将这些积极的品质与所听到的那些声音的品质进行了比较和对比。通过该练习，瓦莱丽能够确定声音什么时候在欺骗她（"如果你割伤自己，我们就会离开"），什么时候在做出虚假承诺（"做了这个，你就能结婚了"），并导致她伤害自己的。接着，瓦莱丽和CBT治疗师共同头脑风暴了应对虐待的方法。瓦莱丽得出结论说，"设定界限，提醒自己所拥有的优良品质，并对它们充耳不闻"是重要的策略，并且她也开始实践这些策略。同时，这些讨论还引出了一个问题，即那个像是前男友声音的幻听也曾经欺骗过她：例如，这个声音会叫她在特定时间和地点与他见面，但在"现实生活中"前男友却没有露面。（有趣的是，瓦莱丽开始能够区分"我头脑中"的和"现实生活中"的经历，尽管她仍旧坚信这一切都发生在现实生活当中。）治疗中，治疗师进行了相关工作，以明确相比现实生活中与某人的关系（如分享经历、身体接触、实际帮助和支持），"她头脑中"与前男友的关系能带来什么好处（如这个声音会说他爱她，并想要和她在一起）。

瓦莱丽同意，由于她的经历，身体经常非常紧张，并且生活在一种感到随时可能被那些在她看来是要迫害她的人的声音所性侵、攻击和诽谤的状态之中。她解释称，迫害者做这些事情的方式是通过控制她的身体。尽管她能够理解什么是"被控制感"，但她并不认同这是对于她经历的解释；但是，她愿意了解更多有关练习呼吸放松和正念技能的知识，以帮助缓解紧张感，并培养将自己的注意力从身体上转移出去的技能。母亲帮助她在家里搭建了一个空间，可以让她用来进行艺术创作，这样她就可以把注意力放在那些她觉得有趣和愉悦的活动上。

瓦莱丽和治疗师共同工作的另一个技能是认知重构。瓦莱丽开始在手机上记录她在感到困扰的时候所面临的情境和想法，她和CBT治疗师在会谈中使用"5步法"来处理这些情境。常见的主题包括：有关声音或迫害者权力的信念（"我不得不忍受这种虐待"）；有关自己的消极信念（"我不值得被爱""我是魔鬼"）；有关未来的绝望（"我到死，这都不会结束的"）。随着时间的推移，瓦莱丽在独立进行这些练习方面变得更加熟练，这使她对于替代性积极信念的信心得到了增强（"我是一个关心他人的好人"）。她还能够制订应对困扰想法的行动计划，如"我可以祈求上帝的祝福"。

瓦莱丽开始在教堂做义工，利用自己的艺术才能帮助设计教堂的公告板，并维护教堂的花卉布置。尽管CBT治疗师提出了让瓦莱丽与牧师共同讨论某些信念的可能性，但瓦莱丽并不愿意与牧师分享这些信念，尽管她确实开始重新领圣餐了。瓦莱丽也变得更愿意且能够参与家庭活动了；她开始与亲戚分享她的艺术作品，他们为她在教堂的义工活动感到自豪。在治疗了数月之后，瓦莱丽的母亲请求瓦莱丽同意让阿姨也定期参与CBT会谈。由于阿姨不会说英语，所以这些会谈使用了口译员。瓦莱丽认为，一旦阿姨对她近年来所经历的事情有更多的理解，阿姨就能做出更多努力来与她建立联系。

治疗的最后阶段侧重于技能的巩固，并利用在CBT中学到的知识来确定"保持健康的策略"、识别早期预警信号，并制订预防复发的具体计划。在经过为期12个月的CBT疗程之后，瓦莱丽仍旧每天会听到声音，但她感到自己被性侵的次数明显变少了，而且声音带来的困扰也减轻了。她感受到声音的力量也变弱了(BAVQ-R的"全能"维度得分减少了约40%),而她对于自己相比声音拥有更多力量的看法也增加了。她对于自己和自己的能力所持的看法也变得更加积极了。在治疗结束时,她不再自我伤害,也不再出现于她认为会见到前男友的地方;她有了一份兼职工作,也在做义工,投身创造性的追求,并感到与家人有了更多的联系。

总　结

CBT是一项适用于那些尽管持续接受抗精神病药物治疗仍旧存在与难治性精神病性症状相关的困扰的精神分裂症患者的循证实践。

CBT的早期阶段侧重于向患者(在可能的情况下还包括其家庭)介绍治疗和认知模型。有关精神病性障碍及其最佳管理策略的心理教育贯穿治疗始终,以促进对症状的再归因,并帮助患者做出有关治疗的知情决策。由于精神病性症状(如妄想)的性质,治疗过程中需要对治疗联盟的建立特别予以关注。

关键性的治疗要素包括对精神病性症状进行正常化和去污名化、增强应对策略,以及学习并发展增加认知灵活性的技术。总体目标是减少痛苦并改善社会功能。个体化的个案概念化,有助于理解患者当前对其精神病性症状发展过程的叙事方式,可能有助于将其叙事方式转变为更少责备、内疚和羞耻的叙事方式。

有关CBTp的一个误就是认为它归结为有关妄想信念的基本认知争论。认知重构还有其他目标,包括评估持有特定信念或坚持某种行为模式的效用。通常,治疗师和患者最终会"在妄想中工作",其目标是让患者过上尽可能好的生活,尽管他们还部分坚持其妄想信念。

创新的治疗模式会使用到技术,如基于虚拟现实技术的暴露范式或提供新颖CBTp方法的应对增强软件;然而,它们的可获得性可能还要取决于实施这些新方法所需要投入的成本和培训。

尽管CBT是一项循证的治疗方法,但在美国,它还没有普遍可得。与任何稀缺的治疗方法一样,在CBT的实施过程中有必要考虑其对于广泛的少数群体(包括但不限于有色人种及自我认同为LGBTQ+的人)的可及性,以及针对这些群体所做的有帮助的修改。针对各种不同类型的临床工作者,存在CBT技术培训方面的新模式,这些新模式有望缓解受到精神分裂症影响的个体及其家庭的痛苦并改善其功能。

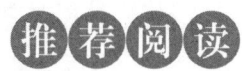

推荐阅读

临床工作者

1. Beck TA, Rector NA, Stolar N, Grant P. Schizophrenia: cognitive theory, research, and therapy. New York, NY:

2. Donoghue EK, Morris EMJ, Oliver JE, Johns LC. ACT for psychosis recovery: a practical manual for group intervention using acceptance and commitment therapy. Oakland, CA: Context Press/New Harbinger Publications; 2018.
3. Grandholm EL, McQuaid JR, Holden JL. Cognitive behavioral social skills training for schizophrenia: a practical treatment guide. New York, NY: Guildford Press; 2016.
4. Gumley A, Schwannauer M. Staying well after psychosis. A cognitive and interpersonal approach to recovery and relapse prevention. Chichester, England: Wiley; 2006.
5. Kingdon D, Turkington D. Cognitive therapy of schizophrenia. New York, NY: Guilford Press; 2005.
6. Morrison AP, Renton JC, Dunn H, Williams S, Bentall RP. Cognitive therapy for psychosis: a formulation based approach. New York, NY: Routledge; 2004.
7. Van der Gaag M, Nieman D, van den Berg D. CBT for those at risk of a first episode of psychosis. New York, NY: Routledge; 2013.

患者及家属

1. Amadour X. I am not sick and I don't need help! How to help someone with mental illness accept treatment. New York, NY: Vida Press, LLC; 2010.
2. Freeman D, Freeman J, Garety P. Overcoming paranoid and suspicious thoughts: a self-help guide using cognitive behavioural techniques. 2nd ed. London: Little, Brown Book Group; 2021.
3. Freudenreich O, Cather C, Stern T. Facing serious mental illness: a guide for patients and families. Octal Productions LLC; 2021.
4. Hayward M, Hazell C, Kingdon D, Strauss, C. An introduction to self-help for distressing voices. London: Little, Brown Book Group; 2018.
5. Mueser KT, Gingerich S. The complete family guide to schizophrenia: helping your loved one get the most out of life. New York, NY: Guilford Press; 2006.

网站

1. CBT 情况说明书：https://www.nasmhpd.org/sites/default/files/DH-CBTp_Fact_Sheet.pdf.
2. 临床治疗大师进行 CBTp 的视频演示：https://www.psychosisresearch.com/.
3. 美国早期精神病项目 SAMSHA 目录：https://www.samhsa.gov/esmi-treatment-locator.

参考文献

[1] Zubin J, Spring B. Vulnerability: a new view of schizophrenia. J Abnorm Psychol. 1977;86(2):103-126.
[2] Nuechterlein KH, Dawson ME, Gitlin M, Ventura J, Goldstein MJ, Snyder KS, et al. Developmental processes in schizophrenic disorders: longitudinal studies of vulnerability and stress. Schizophr Bull. 1992;18(3):387-425.
[3] Kahn RS, Keefe RSE. Schizophrenia is a cognitive illness: time for a change in focus. JAMA Psychiat. 2013;70(10):1107-1112.
[4] Stilo SA, Murray RM. Non-genetic factors in schizophrenia. Curr Psychiatry Rep. 2019;21(10):100.
[5] Purcell SM, Wray NR, Stone JL, Visscher PM, O'Donovan MC, Sullivan PF, et al. Common polygenic variation contributes to risk of schizophrenia and bipolar disorder. Nature. 2009;460(7256):748-752.
[6] Ripke S, Neale BM, Corvin A, Walters JTR, Farh KH, Holmans PA, et al. Biological insights from 108 schizophrenia-associated genetic loci. Nature. 2014;511(7510):421-427.
[7] Sekar A, Bialas AR, de Rivera H, Davis A, Hammond TR, Kamitaki N, et al. Schizophrenia risk from complex variation of complement component 4. Nature. 2016;530(7589):177-183.
[8] Sideli L, Quigley H, la Cascia C, Murray RM. Cannabis use and the risk for psychosis and affective disorders. J Dual Diagn. 2020;16(1):22-42.
[9] Manchanda R, Norman RMG, Malla AK, Harricharan R, Northcott S. Persistent psychoses in first episode patients. Schizophr Res. 2005;80(1):113-116.
[10] Cannon TD, Cadenhead K, Cornblatt B, Woods SW, Addington J, Walker E, et al. Prediction of psychosis in youth at high clinical risk: a multisite longitudinal study in North America. Arch Gen Psychiatry. 2008;65(1):28-37.

[11] Ruhrmann S, Schultze-Lutter F, Salokangas R, Heinimaa M, Linszen DH, Dingemans P, et al. Prediction of psychosis in adolescents and young adults at high risk: results from the prospective European prediction of psychosis study. Arch Gen Psychiatry. 2010;67(3): 241-251.
[12] Brewer WJ, Francey SM, Wood SJ, Jackson HJ, Pantelis C, Lisa Phillips FJ, et al. Memory impairments identified in people at ultra-high risk for psychosis who later develop first-episode psychosis. Am J Psychiatry. 2005;162(1):71-78.
[13] Häfner H, Maurer K, An Der Heiden W. ABC schizophrenia study: an overview of results since 1996. Soc Psychiatry Psychiatr Epidemiol. 2013;48(7):1021-1031.
[14] Phillips LK, Seidman LJ. Emotion processing in persons at risk for schizophrenia. Schizophr Bull. 2008;34(5):888-903.
[15] Srihari VH, Ferrara M, Li F, Kline E, Güloksüz S, Pollard JM, et al. Reducing the duration of untreated psychosis (dup) in a US community: a quasi-experimental trial. Schizophr Bull Open. 2022;3(1):sgab057.
[16] Emsley R, Rabinowitz J, Medori R. Remission in early psychosis: rates, predictors, and clinical and functional outcome correlates. Schizophr Res. 2007;89(1-3):129-139.
[17] Emsley R, Oosthuizen PP, Kidd M, Koen L, Niehaus DJH, Turner HJ. Remission in first-episode psychosis: predictor variables and symptom improvement patterns. J Clin Psychiatry. 2006;67(11):1707-1712.
[18] Palmer BA, Pankratz VS, Bostwick JM. The lifetime risk of suicide in schizophrenia: a reexamination. Arch Gen Psychiatry. 2005;62(3):247-253.
[19] Maher B. Delusional thinking and perceptual disorder. J Individ Psychol. 1974;30(1):98-113.
[20] Kring AM, Elis O. Emotion deficits in people with schizophrenia. Annu Rev Clin Psychol. 2013;9:409-433.
[21] McLean BF, Mattiske JK, Balzan RP. Association of the jumping to conclusions and evidence integration biases with delusions in psychosis: a detailed meta-analysis. Schizophr Bull. 2017;43(2):344-354.
[22] Ward T, Garety PA. Fast and slow thinking in distressing delusions: a review of the literature and implications for targeted therapy. Schizophr Res. 2019;203:80-87.
[23] Varese F, Morrison AP, Beck R, Heffernan S, Law H, Bentall RP. Experiential avoidance and appraisals of voices as predictors of voice-related distress. Br J Clin Psychol. 2016;55(3):320-331.
[24] Romme M, Escher S. Empowering people who hear voices. Cognitive-behavioural interventions with psychotic disorders. London: Routledge; 1996.
[25] Morrison AP, Haddock G, Tarrier N. Intrusive thoughts and auditory hallucinations: a cognitive approach. Behav Cogn Psychother. 1995;23(3):265-280.
[26] Wright A, Browne J, Mueser KT, Cather C. Evidence-based psychosocial treatment for individuals with early psychosis. Child Adolesc Psychiatr Clin N Am. 2020;29(1):211-223.
[27] Lecomte T, Leclerc C, Wykes T. Group CBT for early psychosis—are there still benefits one year later? Int J Group Psychother. 2012;62(2):309-321.
[28] Wykes T, Steel C, Everitt B, Tarrier N. Cognitive behavior therapy for schizophrenia: effect sizes, clinical models, and methodological rigor. Schizophr Bull. 2007;34(3):523-537.
[29] Peters E. An oversimplification of psychosis, its treatment, and its outcomes. Br J Psychiatry. 2014;205(2):159.
[30] Birchwood M, Dunn G, Meaden A, Tarrier N, Lewis S, Wykes T, et al. The COMMAND trial of cognitive therapy to prevent harmful compliance with command hallucinations: predictors of outcome and mediators of change. Psychol Med. 2018;48(12):1966-1974.
[31] Van der Gaag M, Valmaggia LR, Smit F. The effects of individually tailored formulation-based cognitive behavioural therapy in auditory hallucinations and delusions: a meta-analysis. Schizophr Res. 2014;156(1):30-37.
[32] Freeman D, Sheaves B, Goodwin GM, Yu LM, Nickless A, Harrison PJ, et al. The effects of improving sleep on mental health (OASIS): a randomised controlled trial with mediation analysis. Lancet Psychiatry. 2017;4(10):749-758.
[33] Turner DT, Burger S, Smit F, Valmaggia LR, van der Gaag M. What constitutes sufficient evidence for case formulation-driven CBT for psychosis? Cumulative meta-analysis of the effect on hallucinations and delusions. Schizophr Bull. 2020;46(5):1072-1085.
[34] Sitko K, Bewick BM, Owens D, Masterson C. Meta-analysis and meta-regression of cognitive behavioral therapy for psychosis (CBTp) across time: the effectiveness of CBTp has improved for delusions. Schizophr Bull Open. 2020;1(1):1-13.
[35] Kreyenbuhl J, Buchanan RW, Dickerson FB, Dixon LB. The schizophrenia patient outcomes research team (PORT): updated treatment recommendations 2009. Schizophr Bull. 2010;36(1):94-103.
[36] Frank J, Dietz P. Psychotherapy and the human predicament: a psychosocial approach. New York: Schocken Books; 1978.
[37] Nelson H, Nelson H. Cognitive-behavioural therapy with delusions and hallucinations: a practice. Cheltenham: Nelson Thornes; 2005.
[38] Kingdon DG, Turkington D. Cognitive therapy of schizophrenia, vol.14. New York: Guilford Press; 2008. p.55.
[39] Fowler D, Garety P, Kuipers E. Cognitive behaviour therapy for psychosis: theory and practice. Chichester: Wiley; 1995.
[40] Kay SR, Opler LA, Lindenmayer JP. The Positive and Negative Syndrome Scale (PANSS): rationale and standardisation. Br J Psychiatry Suppl. 1989;155(7):59-67.
[41] Ventura J, Nuechterlein KH, Subotnik KL, Gutkind D, Gilbert EA. Symptom dimensions in recent-onset schizophrenia and mania: a principal components analysis of the 24-item brief psychiatric rating scale. Psychiatry Res. 2000;97(2-3):129-135.
[42] Haddock G, McCarron J, Tarrier N, Faragher EB. Scales to measure dimensions of hallucinations and delusions: the psychotic symptom rating scales (PSYRATS). Psychol Med. 1999;29(4):879-889.
[43] Chadwick P, Lees S, Birchwood M. The revised beliefs about voices questionnaire (BAVQ-R). Br J Psychiatry. 2000;177(3):229-232.
[44] Fenigstein A, Vanable PA. Paranoia and self-consciousness. J Pers Soc Psychol. 1992;62(1):129-138.
[45] Freeman D, Bird JC, Loe BS, Kingdon D, Startup H, Clark DM, et al. The Dunn worry questionnaire and the paranoia worries questionnaire: new assessments of worry. Psychol Med. 2020;50(5):771-780.

[46] Spitzer R, Kroenke K, Williams J, Lowe B. A brief measure for assessing generalized anxiety disorder: the GAD-7. Arch Intern Med. 2006;166(10):1092-1097.
[47] Kroenke K, Spitzer RL, Williams JBW. The PHQ-9. J Gen Intern Med. 2001;16(9):606-613.
[48] Grant PM, Huh G, Perivoliotis D, Stolar N, Beck A. Randomized trial to evaluate the efficacy of cognitive therapy for low-functioning patients with schizophrenia. Arch Gen Psychiatry. 2012;69(2):121.
[49] Nuechterlein KH, Dawson ME. A heuristic vulnerability/stress model of schizophrenic episodes. Schizophr Bull. 1984;10(2):300-312.
[50] Johns LC, Van Os J. The continuity of psychotic experiences in the general population. Clin Psychol Rev. 2001;21(8):1125-1141.
[51] Pantelis C, Barnes TRE. Drug strategies and treatment-resistant schizophrenia. Aust N Z J Psychiatry. 1996;30(1):20-37.
[52] McQuaid JR, Granholm E, McClure FS, Roepke S, Pedrelli P, Patterson TL, et al. Development of an integrated cognitive-behavioral and social skills training intervention for older patients with schizophrenia. J Psychother Pract Res. 2000;9(3):149-156.
[53] Garety PA, Freeman D. Cognitive approaches to delusions: a critical review of theories and evidence. Br J Clin Psychol. 1999;38(2):113-154.
[54] Rector NA, Beck AT, Stolar N. The negative symptoms of schizophrenia: a cognitive perspective. Can J Psychiatr. 2005;50(5):247-257.
[55] Garety PA, Kuipers E, Fowler D, Freeman D, Bebbington PE. A cognitive model of the positive symptoms of psychosis. Psychol Med. 2001;31(2):189-195.
[56] Freeman D, Garety PA, Bebbington P, Slater M, Kuipers E, Fowler D, et al. The psychology of persecutory ideation Ⅱ. J Nerv Ment Dis. 2005;193(5):309-315.
[57] Beck JS. Cognitive behavior therapy: basics and beyond. New York: Guilford Press; 2011.
[58] Gottlieb JD, Cather C, Shanahan M, Creedon T, Macklin EA, Goff DC. D-cycloserine facilitation of cognitive behavioral therapy for delusions in schizophrenia. Schizophr Res. 2011;131(1-3):69-74.
[59] Selten JP, Van Der Ven E, Rutten BPF, Cantor-Graae E. The social defeat hypothesis of schizophrenia: an update. Schizophr Bull. 2013;39(6):1180-1186.
[60] Freeman D, Garety PA, Kuipers E, Fowler D, Bebbington PE. A cognitive model of persecutory delusions. Br J Clin Psychol. 2002;41(4):331-347.
[61] Lehman AF, Steinwachs DM. Patterns of usual care for schizophrenia: initial results from the schizophrenia patient outcomes research team (PORT) client survey. Schizophr Bull. 1998;24(1):11-32.
[62] Maura J, Weisman de Mamani A. Mental health disparities, treatment engagement, and attrition among racial/ethnic minorities with severe mental illness: a review. J Clin Psychol Med Settings. 2017;24(3):187-210.
[63] Olbert CM, Nagendra A, Buck B. Meta-analysis of black vs. white racial disparity in schizophrenia diagnosis in the United States: do structured assessments attenuate racial disparities? J Abnorm Psychol. 2018;127(1):104-115.
[64] Schwartz RC. Racial disparities in psychotic disorder diagnosis: a review of empirical literature. World J Psychiatry. 2014;4(4):133.
[65] Lee RT, Perez AD, Malik Boykin C, Mendoza-Denton R. On the prevalence of racial discrimination in the United States. PLoS One. 2019;14(1):e0210698.
[66] Weisman de Mamani A, Tuchman N, Duarte E. Incorporating religion/spirituality into treatment for serious mental illness. Cogn Behav Pract. 2010;17(4):348-357.
[67] Oh H, Cogburn CD, Anglin D, Lukens E, DeVylder J. Major discriminatory events and risk for psychotic experiences among Black Americans. Am J Orthopsychiatry. 2016;86(3):277-285.
[68] Oh H, Jacob L, Anglin DM, Koyanagi A. Perceived skin tone discrimination and psychotic experiences among Black Americans: findings from the national survey of American life. Schizophr Res. 2020;228:541.
[69] Whaley AL, Hall BN. Cultural themes in the psychotic symptoms of African American psychiatric patients. Prof Psychol Res Pract. 2009;40(1):75-80.
[70] Whaley AL. Confluent paranoia in African American psychiatric patients: an empirical study of ridley's typology. J Abnorm Psychol. 2002;111(4):568-577.
[71] Jones SCT, Neblett EW. Future directions in research on racism-related stress and racial-ethnic protective factors for black youth. J Clin Child Adolesc Psychol. 2017;46(5):754-766.
[72] Terrell F, Terrell SL. An inventory to measure cultural mistrust among blacks. West J Black Stud. 1981;5(3):180-184.
[73] Sellers RM, Rowley SAJ, Chavous TM, Shelton JN, Smith MA. Multidimensional inventory of black identity: a preliminary investigation of reliability and construct validity. J Pers Soc Psychol. 1997;73(4):805-815.
[74] Nguyen AW. Religion and mental health in racial and ethnic minority populations: a review of the literature. Innov Aging. 2020;4(5):1-13.
[75] Pew Research Center. The Religious Landscape Study (RLS-Ⅱ) — main survey of nationally representative sample of adults. Washington, DC: Pew Research Center; 2014.
[76] Wallace BC, Constantine MG. Africentric cultural values, psychological help-seeking attitudes, and self-concealment in African American college students. J Black Psychol. 2005;31(4):369-385.
[77] Campos B, Ullman JB, Aguilera A, Dunkel Schetter C. Familism and psychological health: the intervening role of closeness and social support. Cultural Divers Ethnic Minor Psychol. 2014;20(2):191-201.
[78] Hanna B, Desai R, Parekh T, Guirguis E, Kumar G, Sachdeva R. Psychiatric disorders in the U.S. trans-gender population. Ann Epidemiol. 2019;39:1-7.
[79] Gevonden MJ, Selten JP, Myin-Germeys I, de Graaf R, ten Have M, van Dorsselaer S, et al. Sexual minority status and psychotic symptoms: findings from The Netherlands Mental Health Survey and Incidence Studies (NEMESIS). Psychol Med. 2014;44(2):421-433.

[80] Chakraborty A, McManus S, Brugha T, Bebbington P, King M. Mental health of the non-heterosexual population of England. Br J Psychiatry. 2011;198(2):143–148.
[81] Qi R, Palmier-Claus J, Simpson J, Varese F, Bentall R. Sexual minority status and symptoms of psychosis: the role of bullying, discrimination, social support, and drug use — findings from the adult psychiatric morbidity survey 2007. Psychol Psychother Theory Res Pract. 2020;93(3):503–519.
[82] Kidd SA, Veltman A, Gately C, Chan KJ, Cohen JN. Lesbian, gay, and transgender persons with severe mental illness: negotiating wellness in the context of multiple sources of stigma. Am J Psychiatr Rehabil. 2011;14(1):13–39.
[83] Lucksted A. Lesbian, gay, bisexual, and transgender people receiving services in the public mental health system: raising issues. J Gay Lesbian Psychother. 2004;8(3–4):25–42.
[84] Pachankis JE, Hatzenbuehler ML, Hickson F, Weatherburn P, Berg RC, Marcus U, et al. Hidden from health: structural stigma, sexual orientation concealment, and HIV across 38 countries in the European MSM internet survey. AIDS. 2015;29(10):1239–1246.
[85] Pachankis JE, Mahon CP, Jackson SD, Fetzner BK, Bränström R. Sexual orientation concealment and mental health: a conceptual and meta-analytic review. Psychol Bull. 2020;146(10):831–871.
[86] Federal Bureau of Investigation. Hate crime statistics. Washington, DC: Federal Bureau of Investigation; 2018.
[87] American Psychological Association. Practice guidelines for LGB clients. Washington, DC: American Psychological Association; 2011.
[88] Alvarez-Jimenez M, Bendall S, Lederman R, Wadley G, Chinnery G, Vargas S, et al. On the HORYZON: moderated online social therapy for long-term recovery in first episode psychosis. Schizophr Res. 2013;143(1):143–149.
[89] Bucci S, Barrowclough C, Ainsworth J, Machin M, Morris R, Berry K, et al. Actissist: proof-of-concept trial of a theory-driven digital intervention for psychosis. Schizophr Bull. 2018;44(5):1070–1080.
[90] Ben-Zeev D, Kaiser SM, Brenner CJ, Begale M, Duffecy J, Mohr DC. Development and usability testing of FOCUS: a smartphone system for self-management of schizophrenia. Psychiatr Rehabil J. 2013;36(4):289–296.
[91] Ben-Zeev D, Brenner CJ, Begale M, Duffecy J, Mohr DC, Mueser KT. Feasibility, acceptability, and preliminary efficacy of a smartphone intervention for schizophrenia. Schizophr Bull. 2014;40(6):1244–1253.
[92] Ben-Zeev D, Brian RM, Jonathan G, Razzano L, Pashka N, Carpenter-Song E, et al. Mobile health (mHealth) versus clinic-based group intervention for people with serious mental illness: a randomized controlled trial. Psychiatr Serv. 2018;69(9):978–985.
[93] Craig TK, Rus-Calafell M, Ward T, Leff JP, Huckvale M, Howarth E, et al. AVATAR therapy for auditory verbal hallucinations in people with psychosis: a single-blind, randomised controlled trial. Lancet Psychiatry. 2018;5(1):31–40.
[94] du Sert O, Potvin S, Lipp O, Dellazizzo L, Laurelli M, Breton R, et al. Virtual reality therapy for refractory auditory verbal hallucinations in schizophrenia: a pilot clinical trial. Schizophr Res. 2018;197:176–181.
[95] Leff J, Williams G, Huckvale MA, Arbuthnot M, Leff AP. Computer-assisted therapy for medication-resistant auditory hallucinations: proof-of-concept study. Br J Psychiatry. 2013;202(6):428–433.
[96] Rus-Calafell M, Gutiérrez-Maldonado J, Ribas-Sabaté J. A virtual reality-integrated program for improving social skills in patients with schizophrenia: a pilot study. J Behav Ther Exp Psychiatry. 2014;45(1):81–89.
[97] Park K-M, Ku J, Choi S-H, Jang H-J, Park J-Y, Kim SI, et al. A virtual reality application in role-plays of social skills training for schizophrenia: a randomized, controlled trial. Psychiatry Res. 2011;189(2):166–172.
[98] Hazell CM, Hayward M, Cavanagh K, Strauss C. A systematic review and meta-analysis of low intensity CBT for psychosis. Clin Psychol Rev. 2016;45:183–192.
[99] Turkington D, Munetz M, Pelton J, Montesano V, Sivec H, Nausheen B, et al. High-yield cognitive behavioral techniques for psychosis delivered by case managers to their clients with persistent psychotic symptoms. J Nerv Ment Dis. 2014;202(1):30–34.
[100] Kopelovich SL, Strachan E, Sivec H, Kreider V. Stepped care as an implementation and service delivery model for cognitive behavioral therapy for psychosis. Community Ment Health J. 2019;55(5):755–767.
[101] Eicher AC, Davis LW, Lysaker PH. Self-compassion. J Nerv Ment Dis. 2013;201(5):389–393.

第20章
物质使用障碍及其并发心理健康问题的认知行为治疗

Cognitive-Behavioral Approaches for the Treatment of Substance Use Disorders and Co-occurring Mental Health Conditions

艾利森·K.拉韦　丹尼尔·P.约翰逊　托比·林奇　朱莉·D.叶特里安　约翰·F.凯利
Allison K. Labbe　Daniel P. Johnson　Toby Lynch　Julie D. Yeterian　John F. Kelly

蔡慧婷　李雨婷·译　曾艺欣　从恩朝·校

物质使用障碍的病因和发病率

物质使用障碍（substance use disorders，SUD）是由多种因素相互作用引起的疾病，包括遗

A. K. Labbe (✉)
Department of Psychiatry, Behavioral Medicine Program, Massachusetts General Hospital, Boston, MA, USA
e-mail: aklabbe@mgh.harvard.edu

D. P. Johnson
Private Practice, Newton, MA, USA
e-mail: dan@danielpjohnsonphd.com

T. Lynch
Department of Psychiatry, West End Clinic, Massachusetts General Hospital, Boston, MA, USA
e-mail: tlynch@mgh.harvard.edu

J. D. Yeterian
Clinical Psychology Department, William James College, Newton, MA, USA
e-mail: julie_yeterian@williamjames.edu

J. F. Kelly
Department of Psychiatry, Center for Addiction Medicine, Massachusetts General Hospital, Boston, MA, USA
e-mail: jkelly11@mgh.harvard.edu

传、生物、环境、发育因素,以及特定药物的暴露(即反复使用药物,会导致大脑发生变化,从而影响个体抵抗药物使用冲动的能力)。《精神障碍诊断与统计手册》(第 5 版)(DSM-5)中的 SUD 类别,涵盖了非常广泛的物质使用类型,涉及酒精和其他药物使用,严重程度从轻度到重度不等。成瘾(SUD 谱系中损害程度较严重的情况),具有很强的遗传倾向,遗传因素可解释大约 50% 的 SUD 患病风险[1,2]。当这种遗传倾向遇上诱发压力的环境因素,如童年创伤、贫困、失业、精神障碍及物质暴露(尤其是在青少年时期的暴露),会增加 SUD 的患病风险[3]。药物自身的药理作用,以及药物在给药后到达大脑的效力、浓度和速度,各个独立因素都会影响感知奖赏和 SUD 患病风险。药物进入大脑最快的途径是通过肺部(吸烟),其次是注射(静脉注射)、鼻腔(吸食)和口腔(饮用/进食)。

SUD 是大多数工业化国家的流行病和地方病,尤其在 1960 年以后出生的群体中,终生发病率大幅增加[4]。SUD 的患病率受到许多因素的影响,一些最重要的调节因素包括药物类型和可得性、性别、人生阶段、种族、地理位置及精神障碍共病情况。

酒精,由于其社会接受度和可得性较高,是最常被滥用的物质。并且,酒精使用障碍是美国最常见的 SUD 类型[3]。2019 年,在美国,估计有 2040 万人(占 12 岁及以上人口的 7.4%)在过去一年中达到了《精神障碍诊断与统计手册》(第 4 版)(DSM-Ⅳ)的酒精或药物使用障碍诊断标准[3,5]。其中,约 830 万人(占 12 岁及以上人口的 3.0%)符合至少一种药物使用障碍的诊断标准,1450 万人(占 12 岁及以上人口的 5.3%)符合酒精使用障碍的诊断标准。男性 SUD 患病率约为女性的两倍,不过自 20 世纪 70 年代以来,这一性别差距正在逐步缩小[6]。根据 2011 年的数据显示,往年 SUD 患病率最高的群体是 18~25 岁的群体(约 19%),最低的是 65 岁及以上的群体(<2%)。酒精和其他药物使用障碍的患病率因种族而异,亚洲人的 SUD 12 个月患病率(3.2%)低于美洲印第安人和阿拉斯加原住民(21.8%)、报告两个及以上种族的人(10.1%)、非洲裔美国人(8.9%)、西班牙裔(8.8%)、白种人(8.7%)及夏威夷原住民或其他太平洋岛民(5.4%)[6]。

并发症及其患病率

SUD 患病群体普遍存在心理健康问题。有 40%~50% 的成人 SUD 患者,在过去一年中同时存在另一种心理健康问题[3,7]。常见的并发症包括:心境障碍(在 SUD 患者中占比 20%[8])、焦虑障碍(在 SUD 患者中占比 18%[8]),以及创伤暴露和创伤后应激障碍(分别占 SUD 患者的 57% 和 6%[9])。在人格障碍患者中,有 31% 同时患有酒精使用障碍,11% 同时患有药物使用障

© The Author(s), under exclusive license to Springer Nature Switzerland AG 2023
S. E. Sprich et al. (eds.), *The Massachusetts General Hospital Handbook of Cognitive Behavioral Therapy*, Current Clinical Psychiatry, https://doi.org/10.1007/978-3-031-29368-9_20

碍[10]。在精神障碍患者中,问题性物质的使用率也明显升高[11]。过去一年,在 SUD 共病心理健康问题的患者群体中,只有大约一半患者接受过治疗[3]。虽然与单纯心理健康问题或单纯 SUD 的患者群体相比,SUD 共病心理健康问题的患者更有可能会接受治疗[7]。但是,已有研究发现,共病心理健康问题的成年人治疗效果较差,完成治疗的可能性也较低[12-14]。

当治疗伴有并发症的患者时,重要的是确定并发症和 SUD 的相对发病时间及两者的独立或相互依赖程度,以制订有效的治疗计划。常见的并发症情况包括自我给药行为,此时,物质使用被视为个体应对或逃避心理痛苦(如焦虑、侵入性记忆、内疚相关认知)的一种表现形式[15]。在这种模式中,心理问题被认为是物质使用的诱因,因此治疗的主要目标是心理问题。精神症状或问题也有可能是物质诱发的,即症状是由物质中毒或戒断的影响直接引起的[16]。换句话说,物质诱发的精神障碍在物质影响或其戒断综合征结束后不久就会自行缓解,这就表明治疗 SUD 应该能有效地改善其并发症。然而,无论并发症的实际病因是什么,精神健康症状和物质使用之间往往存在相互影响的关系;例如,持续的物质使用会使心理健康症状恶化,而心理健康症状恶化又会导致物质使用加剧[17,18]。这说明,对于并发症的治疗方法需要基于对精神健康和 SUD 症状之间相互影响的综合理解,并提供对应主题的综合干预措施。为此,我们将在后文介绍三种具有实证支持的针对 SUD 及其并发精神健康问题的综合治疗方法。

辩证行为治疗

辩证行为治疗(dialectical behavior therapy,DBT)是一种"第三次浪潮"的 CBT,最初是针对被诊断为边缘型人格障碍(borderline personality disorder,BPD)的长期自杀者开发的[19]("第一次浪潮"和"第二次浪潮"分别被认为是行为治疗和认知治疗)。标准的 DBT 是由个体 DBT 心理治疗、团体技能培训、电话技能辅导及 DBT 治疗师咨询团队组成。DBT 是第一种通过临床试验证明的对 BPD 治疗有效的心理治疗方法。从那时起,多项临床试验证明了 DBT 对包括 SUD 在内的各种精神健康问题的有效性[20-24]。

DBT 技能培训旨在改变情绪调节、冲动控制、人际关系及自我形象方面的功能失调模式。这是通过教授和促进采用新的、更有效的行为、情绪和思维模式来实现的[25],最终是为了帮助个体减少痛苦,建立有价值的生活。技能培训的重点是教授四个技能模块:正念、痛苦忍受、情绪调节及人际效能[26]。为了更好地展示这些技能在 SUD 患者身上的应用,我们将以一位完成了两个完整周期的 DBT 技能培训团体的患者为例。

■ 举例

马特是一名有工作、有伴侣的 40 岁顺性别男性。最初参加 DBT 技能培训团体时,他符合 DSM-5 的以下诊断标准:①酒精使用障碍,中度;②大麻使用障碍,中度;③重性抑郁障碍,复发性，重度；④广泛性焦虑症；⑤创伤后应激障碍。他报告了人际交往方面的困难，如难以有效地向伴侣提出要求，难以拒绝他人，难以与朋友、家人和工作设定边界。马特确定了导致其物质滥用的几个诱因，包括独处、作息不规律、强烈的情绪（尤其是焦虑），以及自我价值感低下。他表示，治疗目标是脱瘾，提高自己管理情绪的能力，更好地注意当下的压力源，学习如何在冲动或渴求、负面情绪和压力发生时更好地忍受它们，并提高整体自我价值感。在整个 DBT 技能培训团体学习期间，马特每周都会接受以 CBT 和 DBT 为导向的个体心理治疗，同时还接受药物治疗。

治疗设置

治疗设置主要是指治疗前的任务，即在个体参与 DBT 技能培训工作之前，应该先完成五项任务[26]。第一，进行治疗前评估，并决定 DBT 技能训练对于个体的适用性。第二，决定个体所需的技能训练强度和类型。第三，引导个体了解 DBT 技能训练的具体内容。第四，制订共同进行技能训练的合作承诺。最后，开始与患者建立治疗联盟。

■ 评估

可以利用自我报告测量来追踪治疗过程中技能的掌握、练习和有效性。情绪调节困难量表（Difficulties in Emotional Regulation Scale, DERS）[27]可以评估情绪调节方面的困难。五维度正念问卷（Five Facet Mindfulness Questionnaire, FFMQ）[28]可以评估个体的正念和自我意识水平。最后，辩证行为治疗应对方式核查表（Dialectical Behavior Therapy Way of Coping Checklist, DBT - WCCL）[29]可以评估个体应对困难情况的适应性和适应不良反应。

■ 技能单元

核心正念技能

正念是一种有目的的练习，即不加评判地、在当下、有效地（即熟练地）观察、描述和参与（即当前时刻）。当以正念行事时，我们会意识到并有目的地参与当下的时刻，而不是卷入自动化或习惯化的行为中。练习正念技能的目的是帮助个体实现理性思维和感性思维的综合：在理性思维中，个体主要遵循逻辑和理性来思考和行动，缺乏情感和同理心；而在感性思维中，个体主要遵循情感来思考和行动，缺乏理性因素。这两种心智的综合体就是"智慧心念"（Wise Mind）。核心正念技能是 DBT 的核心内容，也是用来帮助人们进入"智慧心念"的技能，分为"做什么"和"如何做"两方面技术。"做什么"描述了练习正念时使用的技能，包括："观察"，即把自己的意识带到当下正在发生的任何事情上；"描述"，即使用不带评判性的语言来描述当下的时刻；"参与"，即有意识地投入当下的时刻。"如何做"描述了练习"做什么"的精神，这些技能包括"非评判地"和"一心一意",即在当下做一件事,并且强调"有效",其重点是在当下娴熟地运用技能。

- **核心正念技能实践**:马特在有目的地关注自己的想法和感受(包括冲动和渴望)时感到非常不适。他说自己喝酒或吸大麻的主要原因之一就是因为难以忍受痛苦的想法和感受。冲动驾驭法(urge surfing),最初是由艾伦·马拉特(Alan Marlatt)提出的一种预防复吸策略[30,31],是正念的一种形式(明确呈现在"痛苦忍受"技能模块中)。练习正念的核心技能,尤其是"冲动驾驭",让马特学会了如何以一种无牵挂的方式观察和描述消极的想法或感受,以及渴求和冲动,而不对它们做出反应、判断或行动。马特意识到,他可以获得一些空间,并从不加评判的立场出发,想出如何才能有效地(即充分运用技能地)在不使用药物的情况下保持当下的状态。

痛苦忍受技能

DBT强调,学习巧妙地忍受痛苦之所以重要,是因为痛苦和困扰是生活的一部分,无法完全消除或避免。学会如何忍受痛苦是试图改变自己的必要组成部分,否则,每个人都会持续努力地远离或避免痛苦和困扰。为此,痛苦忍受技能分为基于改变的技能(即危机生存技能)和接受现实技能。

- **危机生存技能**:该技能的目的是使痛苦的情况变得更容易忍受,从而使人能够避免做出可能会让情况变得更糟的冲动行为。DBT所教授的危机生存技能种类繁多,所有这些技能都旨在暂时转移人们对强烈痛苦的注意力,使其能够从"智慧心念"的立场出发,思考如何更有效地处理当下的情况。这些技能包括"STOP"技能、智慧心念"接纳"技能、五种感官自我舒缓、"改善"当下技能、"TIP"技能及利弊分析。

- **接受现实技能**:该技能的目标是帮助个体减少因拒绝现实(即期望与当下现实不同)而产生的痛苦,并在无法改变痛苦事实的情况下,增强自主权(即采取有效行动的意愿)。接受现实(不等同于认同)是认识或承认当下的情况就是如此,即使自己不喜欢这种现实。以不做评判的方式承认当下的现状,就能留出发生改变的空间。DBT会传授各种基于接受的技能,其中包括彻底接纳(从内心深处完全彻底地接受现实)、转换思路(朝着选择接受现实的方向去思考)、意愿、半微笑、愿意的双手(以身体姿势接受现实),以及关于当下想法的正念(观察作为想法的想法,而非作为事实的想法)。

- **成瘾的痛苦忍受技能**:当个体所面临的危机是成瘾时,还有一套额外的危机生存技能可供使用。这些技能包括:"辩证戒断",旨在教导个体如何在完全投入戒断的同时,制订减少伤害的计划,以预防微小失误转向复吸行为;"清醒头脑",类似于"智慧心念",其重点在于聚焦成瘾的戒断行为的同时,也能够意识到失足或复吸是有一定发生可能的;"烧旧桥建新桥",侧重于消除可能退回成瘾行为的触发因素和路径,以及寻找身体感觉和创造心理意象用于对抗物质使用冲动;"社区强化",侧重于调整个人所处的环境,使其强化节制而不是成瘾行为;"替代性反叛和适应性否认",侧重于寻找更安全的替代性反叛方式,以及在出现成瘾行为时有目的地否认其冲动。

- **痛苦忍受技能实践**：马特解释说，几乎所有的情绪和冲动都让他感到危机四伏。通常，他的反应是独处、躲避和（或）喝酒。他也很难理解，有冲动或渴求并不意味着他必须喝酒。为了解决该问题，马特开始练习"STOP"技能，这可以帮助他在发现自己处于危急时刻时及时停下来，从正在做的事情中后退一步，观察这种体验，同时尽量不执着于这种体验，然后全身心地继续前进（即不喝酒、给他的保证人打电话、深呼吸）。最终，他意识到自己有能力不对强烈的情绪和冲动做出冲动反应，这也让他开始实施一些额外的危机生存技能。马特发现"脸部温度的提示"（来自"TIP"技能）特别有效。他注意到，用冷敷袋敷脸或脖子，几乎能立即让他从极端情绪中解脱出来或立即减少使用特定物质的冲动。这对马特来说非常有效，以至于他养成了随身携带速冻包的习惯。对马特来说，最具挑战性的技能之一就是彻底接受。起初，他对承认当下现实的想法很抵触，很难接受"承认并不意味着认同"的概念。然而，在与个体治疗师密切合作并在小组设置中持续讨论该问题后，马特开始"尝试"接受当下的现实。他了解到，接受现实可以让他放下一些情绪上的痛苦，或者减少了用物质使用来应对渴求的恐惧，并思考如何在那一刻更有效地管理自己的情绪或感受。最终，马特意识到，彻底接受现实是一个不断重复的过程，他开始善于定期练习"转换思路"。在该技能模块练习了两个周期后，马特报告说，他忍受痛苦的能力大大提高了，危急时刻也减少了，即使危机真的发生了，他也不那么害怕了。重要的是，通过坚持练习这些技能，马特的酒精使用障碍得到了完全持续的缓解。

情绪调节技能

自我给药假说认为，药物使用障碍患者的情绪处于极端状态，要么感觉太强烈，要么根本感觉不到，因此他们会使用药物来缓解痛苦的情绪或体验缺失的情绪[15]。从 DBT 的角度来看，情绪失调是指无法改变或调节自己的情绪线索、体验、行为及认知，从而导致各种各样的挑战。因此，产生功能失调行为，如物质使用行为，是人类应对痛苦情绪、经历和认知的行为解决方案。为此，情绪调节技能旨在提高个体的以下能力：①抑制与强烈情绪相关的冲动和（或）不当行为；②以不依赖情绪的方式行事；③自我安抚情绪和感受的生理唤醒；④在强烈情绪面前重新集中注意力。

因此，情绪调节技能分为四个方面，分别对应四个目标：理解和命名情绪；使用"检查事实""问题解决"和"反向行动"等技能，改变不想要的情绪；使用"积累积极情绪-短期""积累积极情绪-长期""建立掌控感""提前应对"及"PLEASE"技能，减少情绪脆弱性；通过练习当前情绪的正念来管理极端情绪。

- **情绪调节技能实践**：马特对自己忍受负面情绪和物质使用冲动的能力有许多歪曲的认知。他报告说，他对自己的情绪和渴求有这样的想法："我现在只需要喝酒""这种感觉太不舒服了""我不知道还有其他什么方法来应对这种感觉"。通过反复练习核心正念技能，马特学会了如何以更专注的方式意识到自己何时会产生情绪，之后他开始练习"检查事实"。这项技能旨在教会个人不带评判地注意和消除对情境的解释和判断，并对当下做出更准确的评估。马特意识到，一旦他能够检查自己的想法是否准确地反映了当时的事实，情绪反应就会减少，渴求也会减少。他能够形成更准确的评价，如"我以前也有过这种感觉，但我会好的""这种感觉不会永远持续下去，我能挺过去""我有应对这种感觉的技能，就不必酗酒"。马特还发现，"反向行动"对改变自己不想要的焦虑情绪非常有用。这项技能的前提是改变不想要情绪的动作和表达成分，使其与情绪相反或不一致。为了实施相反行动，马特开始练习识别和命名想要改变的情绪（即焦虑）。然后，他结合检查事实，以确保没有误解情况，并努力识别和描述因焦虑而产生的行动冲动。最后，他练习采取与焦虑相反的行动，对他来说，这包括参与放松活动，如听音乐、做引导意向练习和深呼吸。随着时间的推移，马特学会了控制自己的情绪反应，增强了自我效能感，减少了负面情绪带来的困扰。

马特经历了无数的社会心理压力，这使他很容易受到情绪心理和物质使用的影响。他认识到，要想降低自己受情绪心理影响的脆弱程度，就需要有目的地参与一些能激发积极情绪的活动。为此，马特与个体治疗师合作，确定了他可以参与的令自己感到愉悦的活动，并将这些活动安排在日程表中。他注意到，有一些值得期待的事情可以帮助更有效地忍受挑战时刻，他也更经常地体验到更多的积极情绪。此外，他开始确定自己想要努力实现的价值观和优先事项，以帮助创造值得过的生活。这一点在他向女友求婚、结婚和寻找更符合自己价值观的工作中体现得淋漓尽致。

人际效能技能

核心人际效能技能的重点是传授如何有效地提出要求和表达拒绝（"DEAR MAN"技能），同时还要努力维护人际关系（"GIVE"技能），保持或增强自尊（"FAST"技能）。虽然大多数人通常都掌握了有效的人际交往技能，但有些人在特定情况下，如在情绪强烈亢奋或非常担心使用技能可能会导致情绪失调时，很难有效地实施技能。因此，学习这些技能的人必须与个体治疗师密切合作，进行角色扮演并练习这些技能，这样他们才能在当下有效地运用技能。

- **人际效能技能实践**：马特参加 DBT 技能培训的主要目的之一是改善自我价值感。马特对自己主动参与物质滥用的行为感到非常内疚和羞愧。因此，他的自尊和自我价值感受到了负面影响，这通常会导致使用更多的药物。FAST 技能是专门为帮助增强个人的自尊和自我价值感而设计的。因此，这套技能特别适合马特。他发现自己经常将他人的需求置于自己的需求之上，从而强化了自己低价值的信念，导致自尊感降低。具体来说，他通过确认自己的感受和练习"DEAR MAN"技能来拒绝别人的要求，从而做到公平地对待自己。此外，他还在练习不为自己的存在或有个人观点而道歉，坚持自己的价值观，实事求是。马特在团体开始时的家庭作业检查中反映，当专注于优先考虑自己和确认自己的感受时，他慢慢开始对自己有了更好的感觉，这促使他继续练习技能。此外，坚持自己的价值观意味着保持一种清醒的生活，增强自尊感让他相信自己值得过一种清醒的生活。

接纳与承诺治疗

接纳与承诺治疗（acceptance and commitment therapy，ACT）认为，心理痛苦（即精神病理、无效行为、有问题的思维和情感模式）与心理僵化（psychological inflexibility，PI）或僵化地将心理反应（即思想、情绪）和对这些反应的处理置于价值观和直接经验之上有关。ACT 的核心是处理这些心理僵化机制，促进发展心理灵活性（psychological flexibility，PF）。心理灵活性被定义为个体即使陷入困难的想法和感受之中也能充分把握当下（即接纳）并根据自己的价值观和情境因素来选择行为（即承诺）的能力[32]。换句话说，心理灵活性和更广义的 ACT 是指在任何情况下都要做重要的事和有效的事。心理灵活性的组成包括 6 个相互影响和相互依赖的过程，它们可以浓缩为三个模块，在本节中被称为"当下"（与当下和作为情境的自我接触）、"开放"（接受和化解）和"参与"（价值观和承诺行动）模块[32]。ACT 过程的综合测量量表（Comprehensive Measure of ACT Processes，CompACT）[33]是经过实证验证的几种 ACT 过程测量工具之一，可以获得以下三个分量表的得分：对体验的开放性、行为意识和有价值的行动。

近 40 年的研究表明心理僵化是多种精神病理形式的基础，而以靶向心理僵化机制和促进心理灵活性为核心的 ACT，是许多精神障碍和不良行为（包括 SUD）的有效干预措施[34,35]。关于临床如何使用 ACT 的指导手册，读者可以参考哈里斯（Harris）[36]、卢莫阿（Luomoa）及其同事[37]的工作，以及情境行为科学协会（Association for Contextual Behavioral Science）网站（https://contextualscience.org），该网站提供了许多 ACT 的免费资源。

■ 使用接纳与承诺矩阵确定治疗方向

在采用 ACT 治疗 SUD 及其并发症时，ACT 矩阵[38]是一种宝贵的工具，可用于引导患者接受治疗，提供心理教育，以及对个体的价值观、与价值观一致的行为、回避行为及相关心理因素进行评估。该矩阵可以作为一种互动、体验式练习来完成，在练习中，临床医生向患者提问，然后帮助患者将其回答"分类"到图中的不同象限（图 20-1）。临床医生可以将 ACT 矩阵作为初始评估工具或作为回归治疗议程的主要框架。

ACT 矩阵是一种适用于 SUD 患者的多功能工具。首先，它以体验的方式，让患者认识到物质使用的功能（即经验性回避），以及成瘾精神病理学背后的负强化模式。其次，它通过将患者逃避不适的冲动普遍化、在一系列回避行为中将物质使用情境化、关注患者基于价值观的行为及其挣扎，来减少患者的病耻感。再次，对"远离行为"和"趋近行为"的功能进行简要评估（即"这种行为对你有什么作用？该行为的代价是什么？"）将干预重点放在患者物质使用和其他行为的功能和影响上，从而促进合作性治疗的目标。最后，ACT 矩阵练习强调了患者对自身经历的觉察，并为以"有效性"

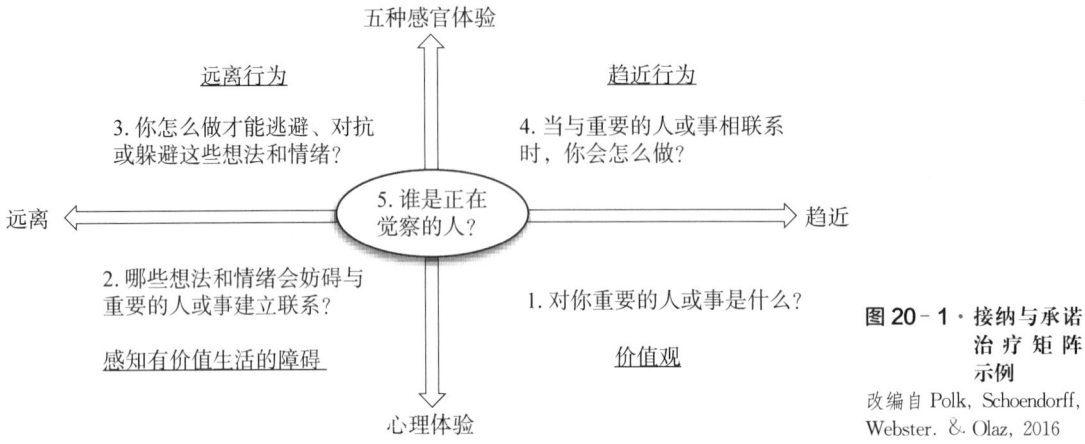

图 20-1·接纳与承诺治疗矩阵示例

改编自 Polk, Schoendorff, Webster. & Olaz, 2016

(workability)为重点的干预奠定了基础,同时激发患者对基于接纳的治疗干预(如"创造性绝望")产生更强的参与动力[32]。

■ 物质使用障碍及其并发症的核心接纳与承诺治疗干预措施

ACT 的干预措施是灵活的,可以根据患者的具体情况进行调整,以满足患者的需要。ACT 没有标准的"操作顺序",而是由临床医生根据与患者共同设定的治疗目标,针对治疗过程中出现的想法、情绪和行为,灵活运用一系列核心干预措施。尽管如此,在大多数患者的生活中,经验性回避无处不在,这使得识别并放弃"控制议程"成为 ACT 中常见的初始治疗目标。

ACT 的一个显著特点,以及它在关系框架理论(relational frame theory,RFT)中的科学基础,就是关注人类心灵在制造痛苦时的力量、语言的局限性,以及心理(即基于语言的)经验与直接的生活经验之间的差异。为了达到干预的目的,ACT 最初的出发点是强调"控制议程"的作用(和局限性),或者说患者的倾向(以及全人类的倾向!)是试图控制、避免或被自己的想法和感觉控制,以极力去减少不适感。适合患有 SUD 及相关并发症个体的体验式练习包括:ACT 矩阵中的"远离行为"成分、"卡片内容"练习(描述在下面的案例中),以及"人在洞中"的隐喻[32]——该隐喻引导患者在情感上联系自己深陷洞中的意象,并用"铲子"将自己无益的、行不通的行为挖得更深。这些练习的反馈极其重要,应包括以下内容:处理患者对练习的"现场"反应,包括想法、情绪和行为反应;强调患者对其"控制议程"策略的局限性和代价的直接体验;培养患者考虑另一种方法的意愿(即接纳)。

另一种方法是让患者在一张纸上写两份清单,一栏写"不在我控制范围内的事情",另一栏写"在我控制范围内的事情"。然后,可以和患者一起保持好奇地对此进行审查。临床医生可以就患者的经历,分享一种有用的 ACT 观点:患者唯一能够控制的事情就是自己的行为,以及选择如何对外部经历(即行为和环境背景)和内部经历(即情绪、思想、感觉)做出反应。

这些干预措施以"有效性"为主题。临床医生帮助患者识别并优先考虑那些与自己价值观相联系的,可以帮助自己实现目标的,并让自己感到有意义和有回报的"有用"行为,并限制那些不起作用的行为。因此,对物质使用行为的评估是非评判性的,是基于其现实功能和其对患者及患者生活的影响而评估的,而非基于社会期望、诊断标准或患者生活中其他人的意愿。"有效性"的评估可归纳为五个问题:①你尝试过什么?②效果如何?③花费多少?④当我们现在谈论它时,是什么情绪和想法正在显现出来?⑤你是否愿意接受"控制议程"之外的其他选择?在整个治疗过程中,我们可以且应该努力放弃控制议程,把重点放在有效性上。

当下、开放和参与模块

这些模块可以根据治疗目标和个案概念化,以任何顺序引入。通常情况下,"当下"模块会先于其他模块引入,强调觉察自身内部和外部体验的能力,以培养灵活应对这些体验的能力。

为了说明这些模块的干预措施,请看理查德的案例。理查德是一名51岁的西班牙裔同性恋者,顺性别男性,有伴侣,患有甲基苯丙胺使用障碍,共病重性抑郁障碍,存在与他人拒绝和评价相关的焦虑。理查德的心理僵化过程表现如下:他报告说,当情绪低落或感到孤独时,使用药物是为了让自己"感觉更好"(经验性回避)。他在醉酒后与不知名的伴侣发生性行为(这有悖于他的价值观),以感受到他人对他的需要,并阻断他关于自己职业生涯、年龄和人际关系失败的持续的自我谴责想法(与想法融合或被想法"迷住";行为动机是回避和控制议程)。最后,他对改变感到绝望,因为他"只是一个'冰毒脑袋'"(被思想、感觉、自我标签所迷惑),并且对于戒掉甲基苯丙胺也表示犹豫,因为"我知道当我清醒时,抑郁就会淹没我"(与此时此刻失去联系)。

· **当下模块**:这些干预措施的重点是提高患者觉察其内部和外部体验的能力,并培养他们对自己作为一个人的体验的灵活视角。在该过程中,传统的正念技巧(正念呼吸、身体、声音、思想、情绪)会有所帮助。ACT中的"当下"技巧与其他正念策略的不同之处在于,这些技巧的引入和应用背景。ACT的行为分析框架的核心目标是减少厌恶控制下的行为(即"远离行为"),避免缩窄个体的行为库;同时,增加奖赏控制下的行为(即"趋近行为"),以扩大个体的行为库并促进经验性学习。这种观点对于SUD患者尤其重要,因为他们通常都有大量基于厌恶控制的习得史,这些习得史与药物使用、创伤、药物使用后果及避免戒断症状相关。本节介绍了在ACT中培养正念的技能,通过增强患者的能力,让他们能够不加评判地意识到环境因素、与这些因素的相互作用,以及其行为和体验的后果,从而促进其行为选择。

活在当下的这一重要功能,可以通过ACT矩阵中间的问题"谁是正在觉察的人"来强调。患者会注意到自己是在向远离还是趋近的方向行动,是面临着心理体验还是五种感官体验。患者可以觉察自己的体验,并通过练习加强这种技能。让患者追踪或监测其远离和趋近行为,是在会谈之间和会谈期间训练这种技能的有效方法。例如,"当你对伴侣说那句话时,你觉得那是一个远离行为,还是一个趋近行为?"或者,在治疗过程中,"我注意到你刚才开了一个听起来很痛苦的玩笑,那是一种远离行为吗?"

在 ACT 中,构建活在当下的功能的另一种方式,是对"有效性"主题的延伸,即讨论个体在生活中没有留心注意和觉察的代价。常见的主题包括:由于分心或"退缩"而导致人际交往不如意、犯错误或表现不佳、忘记重要的职责、感到无聊和与活动脱节。介绍正念技能可以作为解决这些困难的方法,增加与有意义的、充实的体验的联系,从而提高练习的积极性。

当理查德的临床医生提到"当下"和正念时,理查德说:"我已经学会了所有的呼吸练习,但它们对我不起作用。"他们一起盘点了理查德在生活中与他人隔绝、错过生活或者由于分心或"退缩"而表现不佳的领域[36]。理查德列出了许多他的真实情况。当分享自己被梦想中的工作解雇时,他潸然泪下,因为他在因反刍和强迫性思维(关于药物使用和匿名性行为)而分心时犯了错误。临床医生向他介绍了"当下"的技能(包括一些相同的"呼吸练习"),作为帮助理查德非评判地注意自己的想法并重新集中注意力的策略,这样他就能更好地与他人沟通,享受生活,并预防粗心大意的错误。

- **开放模块**:利用 ACT 中"开放"模块的干预措施,可以帮助患者从想法和感受中"脱钩"(即认知融合),并在日常生活中为其情绪和想法"腾出空间"(即接纳)。这些策略是从治疗初期对控制议程的讨论中自然延伸出来的,并提供了一种对内部和外部体验做出反应的替代方式。脱钩策略(也称为"融合策略")并不试图改变想法的内容,也不评估其准确性。相反,脱钩强调想法的功能,旨在减少想法对行为的影响。有多种方法可以教授和促进脱钩技能[36],其中大多数策略都能帮助患者:①注意到这种想法及其对行为的影响;②在这种想法出现时"退后一步";③选择削弱这种想法的力量。这些技术对于那些陷于与物质使用相关的自我谴责、污名化和羞耻感的人,以及那些反复出现的与物质使用相关的想法、冲动和渴求体验,可能尤其有效。

理查德的临床医生通过"卡片内容"练习[40],向他介绍了与使用甲基苯丙胺的想法和对产生这些想法的恐惧有关的脱钩方法。与所有体验式练习一样,临床医生在开始投入练习前,征求了理查德的知情同意。理查德在卡片上写下了他在经历物质使用的渴求或冲动时的想法。然后,临床医生开始把卡片扔向理查德的方向,并指示理查德像在日常生活中一样,通过想尽一切办法避免卡片落在自己身上,来避免产生物质使用的念头。理查德跳了起来,扫开卡片,大喊"走开!"最后,为了躲避扑克牌,他踮起脚尖站在椅子上。这从体验上说明,当理查德试图回避关于物质使用的想法时,他的生活是什么样的:他生活在恐惧中,所有的注意力都集中在阻止这些想法上。然后,他们尝试了一种不同的方法,临床医生把卡片扔给理查德,理查德让卡片落在任何地方,接受卡片的存在,同时把注意力集中在治疗师和周围的环境上。事后的情况反馈强调了这两种应对想法方式的不同之处,以及理查德如何能够注意到自己的想法和恐惧,而不让它们支配自己在生活中的行为。

SUD 患者通常很难接受自己的情绪体验,尤其是与其物质使用行为史相关的情绪[41]。许多 SUD 患者曾广泛使用药物或其他行为来预防、麻痹或应对其情绪体验,以至于他们对情绪的认知("我无法承受悲伤")可能比情绪本身更容易被接受。因此,接纳工作,与"从认知中脱钩"相配合,可以包括关于情绪、情绪功能的心理教育,以及对患者在人际关系中体验情绪的相关学习史进行简要评估。然后,患者和临床医生可以结合患者公开的回避行为,压抑或"屈服"于情绪的表现,协作确定患者对他们可能使用的情绪的心理规则清单。与 ACT 的行为基础一致,接纳工作可以被看作是一个暴露于情绪的过程,在该过程中,脱钩策略和治疗关系被用来防止回避,同时鼓励患者在治疗过程中接触唤起情绪的刺激物,这些刺激物可以是自然产生的,也可以是利用暴露等级设计出来的。这为体验和有效应对困难情绪,创造了新的学习机会。

- **参与模块**:该模块强调根据自己的价值观有意识地参与行为,并对行动中产生的学习经验保持开放的态度。价值观是 ACT 的核心,但许多 SUD 患者可能对自己的价值观没有清晰的认识。他们可能会感受到来自家庭或社会的压力,要求他们"应该"持有什么样的价值观,或者他们曾有过对自己和他人造成伤害的行为,或者他们可能持有自我污名的信念,如"我的需求和价值观并不重要"。ACT 干预可以通过对阻碍价值观探索的信念采用脱钩策略(如前所述)、提供有关价值观的心理教育及展示痛苦与价值观之间的联系,来解决价值观工作中的这些障碍。

价值观是个体对持续行动的总体质量的期望,或者说是个体对如何做人的最深切的渴求。参与 ACT 的患者会了解到,价值观是个人选择的,与当下(而非未来)相关,具有内在的有效性,是行动的指南,而不是僵化的规则。这些基本信息,再加上价值观与行为之间的明确区分(即你过去的行为并不能定义你或你的价值观),可以为与 SUD 患者探讨价值观创造灵活性。使用隐喻是向患者介绍价值观的重要工具。例如,罗盘隐喻有助于确定价值观——"它们就像一个罗盘,指引着一个人生活的方向",并将价值观与目标("就像地图上的目的地")区分开来。像隐喻这样的功能可以帮助患者以一种接地气的体验方式接触诸如价值观这类的复杂概念[37]。

关于价值观的心理教育在理查德的治疗中引发了一场重要的讨论,涉及他的边缘化身份和物质使用史如何影响了他对价值观的看法。理查德学会了将自己的价值观与他人的期望和要求区分开来,并学会了如何根据具体情况灵活地安排价值观的优先次序(例如,在某些情况下,将自我同情置于关心他人之上是可行的)。通过脱钩技能,他还学会了识别自己关于如何"弥补"过去错误的心理规则何时被伪装成了价值观(如"我必须善待每一个人,因为我伤害了那么多人")。在治疗过程中,理查德与临床医生一起利用 ACT 矩阵和价值观卡片排序练习,以澄清和明确其最重要的价值观。

"痛苦和价值观是一枚硬币的两面",是促进价值观工作的另一个关键信息。通常情况下,患者在接受治疗时,会明显感受到物质使用、同时出现的精神病理和过去行为的后果所带来的痛苦,这些痛苦会阻碍患者获得自己的价值观。ACT 治疗师不会将这种痛苦视为价值观工作的障碍,而是可以利用它的力量来促进价值观的澄清。患者可以学习这样一种观点,即疼痛可以向我们发出信号,表明我们正在错过、失去或伤害我们深爱的东西,并将此作为当下行动的指南。葬礼练习或"撰写自己的讣告"练习,是展示这一概念的有用工具。即使是一份简单的物质使用和逃避行为的代价清单,也可以用来评估痛苦和损失的"反面",即患者最重要的人际关系、价值观和期望的存在方式。一旦解决了价值观探索的障碍,临床医生和患者就可以利用现有的多种价值观探索技术,来确定患者最重要的价值观清单(如价值观卡片分类、价值观评估评级表),从而指导其承诺行动。

承诺行动,或"做重要的事",就是将价值观转化为具体行为。在探索和澄清价值观的基础上,承诺行动技术强调目标设定、行为规划、使用暴露法通过行动探索价值观,以及练习采取行动,"即使"出现困难的想法、感受或来自他人的反应[36]。

ACT患者被要求定期练习"当下""开放"和"参与"技能,每当他们被回避、物质使用冲动、对物质使用的自我谴责或其他远离行为所钩住时,就回到"放下控制议程"的状态。在放手的同时,患者会就如何参与世界做出明智的选择,并反复练习"做重要的事和有效的事",以养成坚定行动和以价值观为基础的新生活习惯。

利用长期暴露同时治疗创伤后应激障碍和物质使用障碍

针对创伤后应激障碍的"长期暴露治疗"(prolonged exposure,PE)让患者直接体验与创伤相关的安全但又恐惧的线索——这些线索通常会增加患者对逃避的渴求或冲动,而不会做出逃避行为(如使用酒精或其他物质进行自我治疗)[15]。情绪处理理论(emotion processing theory)认为[42],随着反复接触安全但令人恐惧的创伤相关线索,患者就会产生习惯,在会谈内和会谈间都能观察到对该线索的情绪反应减弱。随着习惯化的产生,我们就有机会否定那些可能支撑着SUD的信念(如恐惧是危险的,或恐惧会永远持续下去)。使用长期暴露同时治疗创伤后应激障碍和物质滥用(concurrent treatment of PTSD and substance abuse using prolonged exposure,COPE)[43],是将长期暴露治疗与物质滥用的CBT相结合,增加了有关创伤后应激障碍症状与物质使用之间相互关系的心理教育,识别渴求的诱发因素(包括与创伤相关的诱发因素),以及预防复吸训练。PE和COPE似乎都优于顺序模式,以及整合的、以创伤为重点的非暴露模式,如寻求安全(seeking safety)[39,43]。尽管60分钟的PE议程与传统的90分钟PE议程的结果并无不同,但PE和COPE的基本设置都是,以12次会谈为一个疗程,每次会谈持续90分钟。

■ 评估

在开始PE或COPE治疗之前,应根据结构化临床访谈对创伤后应激障碍进行诊断。PTSD症状量表-DSM-5访谈版(PTSD Symptom Scale-Interview for DSM-5,PSS-I-5)[44]或临床医生专用PTSD量表-DSM-5版(Clinician-Administered PTSD Scale for DSM-5,CAPS-5)[45],在这方面得到了很好的验证。创伤后认知量表(Posttraumatic Cognitions Inventory,PTCI)[46],虽不是PE或COPE的一部分,但也可用于评估与创伤有关的信念。在治疗过程中,

可以使用PTSD检查表-DSM-5版(PTSD Checklist for DSM-5，PCL-5)[47]，评估疗程之间的变化。最后,对于有过量物质使用史的患者,可能有必要进行问卷调查(如过量吸食风险评估量表),或询问并通过干预措施解决已知的风险因素(如在不同环境下吸食毒品、单独吸食毒品、向不同的人购买毒品)。在评估过程中,同样重要的是,要记住,新入院的PTSD-SUD患者可能缺乏足够的应对技能来排解痛苦。临床医生应该随时提供稳定心境(grounding)或节奏呼吸等技能教学。

在评估创伤后遗症时,重要的是认识到,创伤经历是多方面的,在PTSD-SUD的群体中,具有多个标准A事件①的情况更为常见。PTSD-SUD的病因可能是单向的(如通过物质使用来自我治疗PTSD),但更常见的是双向的(如缺乏应对技能导致酗酒,从而增加了创伤风险;同样,缺乏应对技能也会导致创伤后应激障碍,进而使用更多药物进行自我治疗)。

■ 治疗计划

大多数患者对暴露本身不会产生不良反应,但PTSD-SUD患者可能会因为人际创伤史而很难建立牢固的治疗联盟。在这种情况下,患者可能会将过早暴露认为是创伤相关的线索。此外,与单纯PTSD患者相比,PTSD-SUD患者更有可能出现医疗紧急情况、自杀或杀人行为的潜在威胁、严重的自伤行为、持续的家庭暴力和(或)对创伤事件缺乏清晰的记忆或记忆不足,这些都是开始PE的禁忌证[48]。通常情况下,有必要采取分阶段的方法[49]，同时或在暴露前进行稳定治疗,以解决上述禁忌证和(或)其他可能影响患者从PE中获益或其PE依从性的因素。为此,可采用以应对技能为基础的治疗方法,如寻求安全治疗、辩证行为治疗、情绪与人际关系调节技能训练(skills training for affective and interpersonal regulation，STAIR)。另外,如果患者居住在避难所、住院治疗机构或"清醒"之家,除了会加剧过度警觉的情况,还可能给没有耳机的患者带来隐私问题(患者需要在两次治疗之间收听录播的想象暴露练习)。

出勤率

低出勤率和高退出率是治疗SUD群体中的一个常见问题,对于PE和COPE治疗也是如此,这会导致治疗效果较为有限或没有显著效果[50]。事实证明,对鸦片类SUD患者来说,对出勤率进行有条件的金钱激励是有效的。接受有关PE或COPE的培训和教育,与治疗师团结一致,与康复教练和(或)临床团队成员(如精神药理学家)合作,也可以减少类似问题。

时间限制

PE和COPE都是90分钟的会谈设置,这可能在许多SUD治疗环境中是不切实际的。尽管

---

① 译者注:标准A是指DSM-5诊断标准中的内容。"标准A(需要1项),即该人以下列方式暴露于死亡、死亡威胁、实际或威胁严重伤害,或实际或威胁性暴力:直接暴露;目睹创伤;得知创伤发生在近亲或密友身上。"

在 PE 中已经证明较短的想象暴露同样有效，但是 COPE 目前尚无此类研究结果。对于需要 COPE 的患者，可以考虑使用针对 SUD 的团体治疗。

使用活性物质和处方药

PE 和 COPE 并不排除持续使用药物，即使使用会反映出 SUD 倾向。但是，在想象暴露或现实暴露练习之前、期间或之后立即使用药物，可能会干扰习惯化的过程。治疗师应建议，仍在使用药物但适合 PE 或 COPE 的患者，记录其渴求程度和（或）主观痛苦程度评分量表（SUDS）得分，并将任何药物使用推迟到渴求或主观痛苦程度至少减少 50% 之后。苯二氮䓬类药物等，既可作为处方药，也可能涉及非法使用；这类处方药似乎也会降低 PE 的疗效，而且在 SUD 治疗环境中很常见。患者仍可继续进行 PE，但建议他们推迟服药，直到练习暴露后和 SUDS 得分下降至少 50%。提前与处方医生进行咨询和协调也至关重要。在开始 PE 之前，必须明确界定与使用任何药物相关的危险行为（如驾驶能力受损、使用药物过量可能导致死亡的高风险行为），并将其作为停止治疗的理由。治疗药物，如纳曲酮、双硫仑、阿坎酸、美沙酮及丁丙诺啡，不会干扰暴露治疗。

案 例

珍妮是一名 47 岁、有伴侣的白人顺性别女性，在住院戒毒后接受个体治疗。接受治疗时的诊断包括：酒精使用障碍，严重型；创伤后应激障碍；广泛性焦虑症。珍妮报告说，她在 14 岁时开始首次饮酒，最近一次饮酒是在本次治疗的 7 天前。她指出，在 15 岁时，她被一名同学当着围观者的面性侵，而围观者却没有采取任何制止措施；此后，她酗酒的频率和数量都有所增加。她说自己会用酒精来应对这件事带来的"屈辱和耻辱"。酗酒导致人际关系出现问题，一直持续到成年早期，当时她接受了戒酒住院治疗，并接受了支持性咨询。在接下来的 10 年中，她再也没有酗酒。在接受本次治疗的 7 个月前，她作为间接证人参与了在其工作场所进行的一项性侵案件调查，在此背景下她恢复了饮酒。得知工作场所发生的性侵犯事件，激活了她自己遭受性侵犯的侵入性记忆。她又开始通过酗酒来应对，很快每天要喝 10~12 杯酒，并对家人、朋友和同事隐瞒这件事。

珍妮还报告说，她变得更加易怒、疲劳、注意力不集中、精力不足，以及感觉自己一无是处。她报告说，她回避拥挤的环境和社交聚会，在这些地方她也注意到自己会过度焦虑。她的治疗目标，包括控制焦虑、减少侵入性记忆、继续戒酒及"做回原来的自己"。治疗师帮助珍妮理解了她酗酒和向他人隐瞒的冲动，这都是创伤的常见反应。治疗师将 PE 描述为一种治疗 PTSD 的方法，得到了珍妮的认可。这让珍妮想起了匿名戒酒互助会（Alcoholics Anonymous, AA）发起人提出的一个口号：面对恐惧，代表面对一切并从中复原。

在 PE 的第 3 次治疗会谈的第 1 次想象暴露中，珍妮回忆起的细节比她预想的要多得多。她担心自己对事件"记得不够"，也许是因为在事件发生时"喝醉了"或"被下药了"。她报告说，在开始第 1 次重温创伤记忆之前，SUDS 为 90 分。在第 1 次重温时，SUDS 达到了峰值——100 分。第 1 次重温后，当被要求再次重复叙述时，她报告的总体 SUDS 较低（会谈内的习惯化信号）。在随后的想象暴露会谈中，她回忆起了更多的细节，这些细节是令人苦恼。她有时会停顿一下，摸摸头发，谈论一些无关的细节，开始使用过去时而不是现在时。治疗师将这些解释为她试图摆脱记忆（即回避）。治疗师向她保证她是安全的，并要求她继续叙述，而不要有这些行为。

每次通过想象暴露重温创伤记忆后，珍妮都会与治疗师一起处理这段经历。治疗师引导珍妮自己理解创伤记忆，并且不要试图直接挑战任何认知歪曲。通过评估，珍妮开始意识到她并不想让侵犯事件发生，尽管她已经尽力了，但没有能力阻止侵犯事件的发生。她注意到自己的自责少了，自豪感多了。珍妮还报告说，她在治疗过程之外进行了现实暴露，每天至少听一次她的想象暴露录音。她注意到，在"复发预防团体"中学到的"冲动驾驭"技能，对她的现实暴露练习很有帮助。这些练习包括去创伤事件发生的小镇，让她感觉自己更有能力，扩大了社交网络，减少了障碍。到第 12 次治疗会谈时，珍妮已经完全习惯了对性侵事件的记忆，这表现在她较低的 SUDS 评分中，而且她也没有回避行为和表示痛苦的情感变化。

在最后一次治疗的最后一次想象暴露之后，珍妮回顾了自己在 PE 上取得的进步。在与孩子们一起玩耍时，她感觉自己"终于卸下了盔甲"。她进一步指出，这件事现在对她来说似乎"非常遥远"，她把 PE 的经历描述为"像驱魔一样"。虽然她承认自己"永远不会忘记被强奸的经历"，但她说她不必再"生活在恐惧中"了。完成 PE 治疗后，珍妮和治疗师继续合作。今后的治疗重点是将"面对回避技能"应用到仍在进行的职场性侵调查中。珍妮感到特别"自豪"的是，她能够在不喝酒的情况下，为自己在工作场所中目睹的事情作证。

总　结

物质使用障碍（SUD）是一种普遍存在的复杂病症。SUD 患者在临床严重程度、伴随的药物后遗症和功能障碍程度方面差异很大，而且往往存在其他精神障碍共病。针对 SUD 及其合并症患者的基于认知行为的治疗，已被证明可以有效减少精神病理症状和物质使用程度，并增加病情缓解的机会。鉴于在 SUD 完全缓解和康复的过程中可能会有一段复发期，使用 CBT 方法进行持续的行为管理和监测可能会有所帮助。

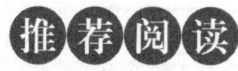

网站

1. 国家循证项目与实践注册系统（National Registry of Evidence-Based Programs and Practices，NREPP）：www.nrepp.samhsa.gov.
2. 康复研究所（Recovery Research Institute）：www.recoveryanswers.org.

治疗手册/治疗师资源

1. Linehan MM. DBT skills training manual. 2nd ed. New York: Guilford Press; 2015.
2. Hayes SC, Strosahl KD, Wilson KG. Acceptance and commitment therapy: the process and practice of mindful change. 2nd ed. New York: Guilford Press; 2012.
3. Harris R. ACT made simple: an easy-to-read primer on acceptance and commitment therapy. 2nd ed. Oakland, CA: New Harbinger Publications; 2019.
4. Luoma JB, Hayes SC, Walser RD. Learning ACT: an acceptance and commitment therapy skills training manual for therapists. 2nd ed. Oakland, CA: New Harbinger Publications; 2017.
5. Carroll KM, Cotton BD, Foa EB, Brady KT, Teesson M, Back SE, Killeen TK, Mills KL. Concurrent treatment of PTSD and substance use disorders using prolonged exposure (COPE): patient workbook. United Kingdom: Oxford University Press; 2014.

互助资源

SMART 康复（基于 CBT 的互助计划）：www.smartrecovery.org.

参考文献

[1] Schuckit MA. An overview of genetic influences in alcoholism. J Subst Abus Treat. 2009;36:S5-14.
[2] Urbanoski KA, Kelly JF. Understanding genetic risk for substance use and addiction: a guide for non-geneticists. Clin Psychol Rev. 2012;32(1):60-70. https://doi.org/10.1016/j.cpr.2011.11.002.
[3] Substance Abuse and Mental Health Services Administration. Key substance use and mental health indicators in the United States: results from the 2019 National Survey on Drug Use and Health (HHS Publication No. PEP20-07-01-001, NSDUH Series H-55). Rockville, MD: Center for Behavioral Health Statistics and Quality, Substance Abuse and Mental Health Services Administration; 2020. Retrieved from https://www.samhsa.gov/data/.
[4] Johnson RA, Gerstein DR. Initiation of use of alcohol, cigarettes, marijuana, cocaine, and other substances in US birth cohorts since 1919. Am J Publ Health. 1998;88(1):27-33. https://doi.org/10.2105/AJPH.88.1.27.
[5] American Psychiatric Association. Diagnostic and statistical manual of mental disorders. 5th ed. Washington, DC: Author; 2013.
[6] Substance Abuse and Mental Health Services Administration. Results from the 2012 national survey on drug use and health: summary of national findings, NSDUH series H-46, HHS publication No. (SMA) 13-4795. Rockville, MD: Substance Abuse and Mental Health Services Administration; 2013.
[7] Han B, Compton WM, Blanco C, Colpe LJ. Prevalence, treatment, and unmet treatment needs of US adults with mental health and substance use disorders. Health Aff. 2017;36(10):1739-1747. https://doi.org/10.1377/hlthaff.2017.0584.
[8] Grant BF, Stinson FS, Dawson DA, Chou SP, Dufour MC, Compton W, Pickering RP, Kaplan K. Prevalence and co-occurrence of substance use disorders and independent mood and anxiety disorders: results from the National Epidemiologic Survey on Alcohol and Related Conditions. Arch Gen Psychiatry. 2004;61(8):807-816. https://doi.org/10.1001/archpsyc.61.8.807.
[9] Mills KL, Teesson M, Ross J, Peters L. Trauma, PTSD, and substance use disorders: findings from the Australian National Survey of Mental Health and Well-Being. Am J Psychiatry. 2006;163(4):652-658. https://doi.org/10.1176/appi.ajp.163.4.652.
[10] Trull TJ, Jahng S, Tomko RL, Wood PK, Sher KJ. Revised NESARC personality disorder diagnoses: gender, prevalence, and comorbidity with substance dependence disorders. J Personal Disord. 2010;24(4):412-426. https://doi.org/10.1521/pedi.2010.24.4.412.
[11] Hartz SM, Pato CN, Medeiros H, Cavazos-Rehg P, Sobell JL, Knowles JA, Bierut LJ, Pato MT. Comorbidity of severe psychotic disorders with measures of substance use. JAMA Psychiatry. 2014;71(3):248-254. https://doi.org/10.1001/jamapsychiatry.2013.3726.
[12] Adamson SJ, Sellman JD, Frampton CM. Patient predictors of alcohol treatment outcome: a systematic review. J Subst Abus Treat. 2009;36(1):75-86. https://doi.org/10.1016/j.jsat.2008.05.007.
[13] Kodl MM, Fu SS, Willenbring ML, Gravely A, Nelson DB, Joseph AM. (2008). The impact of depressive symptoms on alcohol and cigarette consumption following treatment for alcohol and nicotine dependence. Alcohol Clin Exp Res. 2008;32(1):92-99. https://doi.org/10.1111/j.1530-0277.2007.00556.
[14] Krawczyk N, Feder KA, Saloner B, Crum RM, Kealhofer M, Mojtabai R. The association of psychiatric comorbidity with treatment completion among clients admitted to substance use treatment programs in a U.S. national sample. Drug Alcohol Depend. 2017;175:157-163. https://doi.org/10.1016/j.drugalcdep.2017.02.006.
[15] Khantzian EJ. The self-medication hypothesis of substance use disorders: a reconsideration and recent applications. Harvard Rev Psychiat. 1997;4(5):231-244. https://doi.org/10.3109/10673229709030550.

[16] American Psychiatric Association. Substance-related and addictive disorders. In: Diagnostic and statistical manual of mental disorders, 5th ed. 2013.
[17] Nickerson A, Barnes JB, Creamer M, et al. The temporal relationship between posttraumatic stress disorder and problem alcohol use following traumatic injury. J Abnorm Psychol. 2014;123(4):821-834. https://doi.org/10.1037/a0037920.
[18] Read JP, Wardell JD, Colder CR. Reciprocal associations between PTSD symptoms and alcohol involvement in college: a three-year trait-state-error analysis. J Abnorm Psychol. 2013;122(4):984-997. https://doi.org/10.1037/a0034918.
[19] Linehan MM. Cognitive-behavioral treatment of borderline personality disorder. New York: Guilford Press; 1993.
[20] Linehan MM, Schmidt H, Dimeff LA, Craft JC, Kanter J, Comtois KA. Dialectical behavior therapy for patients with borderline personality disorder and drug-dependence. Am J Addict. 1999;8:279-292. https://doi.org/10.1080/105504999305686.
[21] Dimeff L, Rizvi SL, Brown M, Linehan MM. Dialectical behavior therapy for substance abuse: a pilot application to methamphetamine-dependent women with borderline personality disorder. Cogn Behav Pract. 2000;2000(7):457-468. https://doi.org/10.1016/S1077-7229(00)80057-7.
[22] Linehan MM, Dimeff LA, Reynolds SK, Comtois KA, Welch SS, Heagerty P. Dialectical behavior therapy versus comprehensive validation therapy plus 12-step for the treatment of opioid dependent women meeting criteria for borderline personality disorder. Drug Alcohol Depend. 2002;37:13-26. https://doi.org/10.1016/s0376-8716(02)00011-x.
[23] Maffei C, Cavicchiolo M, Movalli M, Cavallaro R, Fossati A. Dialectical behavior therapy skills training in alcohol dependence treatment: findings based on an open trial. Subst Use Misuse. 2018;53(14):2368-2385. https://doi.org/10.1080/10826084.2018.1480035.
[24] Flynn D, Joyce M, Spillane A, Wrigley C, Corcoran P, Hayes A, Flynn M, Wyse D, Corkery B, Mooney B. Does an adapted dialectical behavior therapy skills training program result in positive outcomes for participants with a dual diagnosis? A mixed methods study. Addict Sci Clin Pract. 2019;14(1):28-38. https://doi.org/10.1186/s13722-019-0156-2.
[25] Linehan MM. Skills training manual for treating borderline personality disorder. New York: Guilford Press; 1993.
[26] Linehan MM. DBT skills training manual. 2nd ed. New York: Guilford Press; 2015.
[27] Gratz KL, Roemer L. Multidimensional assessment of emotion regulation and dysregulation: development, factor structure, and initial validation of the difficulties in emotion regulation scale. J Psychopathol Behav Assess. 2004;26(1):41-54. https://doi.org/10.1023/B:JOBA.0000007455.08539.94.
[28] Bohlmeijer E, ten Klooster PM, Fledderus M, Veehof M, Baer R. Psychometric properties of the five facet mindfulness questionnaire in depressed adults and development of a short form. Assessment. 2011;8(3):308-320. https://doi.org/10.1177/1073191111408231.
[29] Neacsiu AD, Rizvi SL, Vitaliano PP, Lynch TR, Linehan MM. The dialectical behavior therapy ways of coping checklist: development and psychometric properties. J Clin Psychol. 2010;66(6):563-582. https://doi.org/10.1002/jclp.20685.
[30] Marlatt GA, Witkiewitz K, Dillworth TM, Bowen S, Parks GA, MacPherson LM, et al. Vipassana medication as a treatment for alcohol and drug use disorders. In: Hayes SC, Follette VM, Linehan MM, editors. Mindfulness and acceptance: expanding the cognitive-behavioral tradition. New York: Guilford Press; 2004. p.261-287.
[31] Marlatt GA, Larimer ME, Witkiewitz K. Harm reduction: pragmatic strategies for managing high-risk behaviors. 2nd ed. New York: Guilford Press; 2012.
[32] Hayes SC, Strosahl KD, Wilson KG. Acceptance and commitment therapy: the process and practice of mindful change (2nd edition). New York: Guilford Press; 2012.
[33] Francis AW, Dawson DL, Golijani-Moghaddam N. The development and validation of the Comprehensive assessment of Acceptance and Commitment Therapy processes (CompACT). J Contextual Behav Sci. 2016;5(3):134-145. https://doi.org/10.1016/j.jcbs.2016.05.003.
[34] Lee EB, An W, Levin ME, Twohig MP. An initial meta-analysis of Acceptance and Commitment Therapy for treating substance use disorders. Drug Alcohol Depend. 2015;155:1-7. https://doi.org/10.1016/j.drugalcdep.2015.08.004.
[35] Gloster AT, Walder N, Levin ME, Twohig MP, Karekla M. The empirical status of acceptance and commitment therapy: a review of meta-analyses. J Contextual Behav Sci. 2020;2020(18):181-192. https://doi.org/10.1016/j.jcbs.2020.09.009.
[36] Harris R. ACT made simple: an easy-to-read primer on acceptance and commitment therapy. 2nd ed. Oakland, CA: New Harbinger Publications; 2019.
[37] Luoma JB, Hayes SC, Walser RD. Learning ACT: an acceptance and commitment therapy skills training manual for therapists. 2nd ed. Oakland, CA: New Harbinger Publications; 2017.
[38] Polk KL, Schoendorff B, Webster M, Olaz FO. The essential guide to the ACT matrix: a step-by-step approach to using the ACT matrix model in clinical practice. Oakland, CA: New Harbinger Publications; 2016.
[39] Foa EB, Yusko DA, McLean CP, Suvak MK, Bux DA, Oslin D, Volpicelli J. Concurrent naltrexone and prolonged exposure therapy for patients with comorbid alcohol dependence and PTSD: a randomized clinical trial. JAMA. 2013;310:488-495. https://doi.org/10.1001/jama.2013.8268.
[40] Smout MF. Psychotherapy for methamphetamine dependence: a treatment manual. Adelaide: Drug and Alcohol Services South Australia; 2008.
[41] Luoma JB, Platt MG. Shame, self-criticism, self-stigma, and compassion in acceptance and commitment therapy. Curr Opin Psychol. 2015;2:97-101. https://doi.org/10.1016/j.copsyc.2014.12.016.
[42] Foa EB, Kozak MJ. Emotional processing of fear: exposure to corrective information. Psychol Bull. 1986;99(1):20-35. https://doi.org/10.1037/0033-2909.99.1.20.
[43] Back SE, Foa EB, Killeen TK, Mills KL, Teesson M, Cotton BD, Carroll KM, Brady KT. Treatments that work. Concurrent treatment of PTSD and substance use disorders using prolonged exposure (COPE): therapist guide. Oxford University Press; 2015.

[44] Foa EB, McLean CP, Zang Y, Zong J, Rauch S, Porter K, Kauffman B. Psychometric properties of the Posttraumatic Stress Disorder Symptoms Scale Interview for DSM-5 (PSSI-5). Psychol Assess. 2016;28:1159-1165. https://doi.org/10.1037/pas0000259.

[45] Weathers FW, Blake DD, Schnurr PP, Kaloupek DG, Marx BP, Keane TM. The clinician-administered PTSD scale for DSM-5 (CAPS-5). 2013. Available from www.ptsd.va.gov.

[46] Foa EB, Ehlers A, Clark DM, Tolin DF, Orsillo SM. The Posttraumatic Cognitions Inventory (PTCI): development and validation. Psychol Assess. 1999;11(3):303-314. https://doi.org/10.1037/1040-3590.11.3.303.

[47] Weathers FW, Litz BT, Keane TM, Palmieri PA, Marx BP, Schnurr PP. The PTSD checklist for DSM-5 (PCL-5). 2013. Available from www.ptsd.va.gov.

[48] van Minnen A, Harned MS, Zoellner L, Mills K. Examining potential contraindications for prolonged exposure therapy for PTSD. Eur J Psychotraumatol. 2012;2012(3):1880. https://doi.org/10.3402/ejpt.v3i0.18805.

[49] Herman JL. Trauma and recovery: the aftermath of violence-from domestic abuse to political power. Basic Books; 1992.

[50] Najavits LM. The problem of dropout from "gold standard" PTSD therapies. F1000Prime Rep. 2015;7:43. https://doi.org/10.12703/P7-43.

第21章
边缘型人格障碍的治疗

Treatment of Borderline Personality Disorder

丽贝卡·哈莉 | 钟玮珍 | 埃伦·普拉里
Rebecca Harley | Wei-Jean Chung | Ellen Prairie

周如祺 陈如梦·译 李雨婷 陈剑华·校

引 言

辩证行为治疗(dialectical behavior therapy，DBT)是认知行为治疗(CBT)的一种形式，最常被用于治疗边缘型人格障碍患者[1]。接受、认可、正念、辩证治疗已经被加入标准的CBT策略中，形成了全面的治疗方法。通过个体治疗、技能培训团体、电话辅导及治疗师咨询团队的方法，DBT帮助患者学习减少冲动、适应不良行为，并教给他们更有效地应对强烈情绪的新方法。

边缘型人格障碍

在历史上，"边缘性"(borderline)一词最初是用于临床上既不是神经症，也不是精神病的麻烦患者[2]。现代边缘型人格障碍(borderline personality disorder，BPD)的诊断指的是一组以长期情绪混乱和自杀倾向为特征的患者。尽管有证据表明BPD是一种维度分布的结构，但目前为止大多数 BPD 诊断采用的是分类模型[3]。根据《精神障碍诊断与统计手册》(第 5 版)(DSM-5),要符合 BPD 诊断标准,患者必须表现出"人际关系、自我形象和情感普遍不稳定的模式,以及从成年早期开始的显著冲动",且这种模式在多种情况下都存在[4]。具体来说,患者必须表现出 9 项标准中至少 5 项标准。

玛莎·莱恩汉(Marsha Linehan)[1]将 9 种 BPD 症状标准重新归纳为五类失调类型。这五类涵盖了人格的每一领域——情绪失调、行为失调、人际关系失调、认知失调及自我失调。在情感领域,患者可能会经历极端的情绪反应和不恰当或强烈的愤怒。行为失调,可能表现为反复出现的自杀行为、威胁和尝试,以及非自杀性自伤行为(non-suicidal self-injury, NSSI;也被称为准自杀行为),如割伤、烧伤或抓伤自己。患者可能存在一些潜在的自伤冲动行为,包括物质滥用、过度消费、不安全的性行为、暴饮暴食或鲁莽驾驶。在人际关系领域中,BPD 患者可能会努力避免被遗弃和失去亲人,或在激烈紧张的人际关系中出现于理想化和贬低之间交替的倾向。自我意识失调的特点是长期的空虚感,以及不稳定且分散的自我形象。这与任何和轴 I 共病的悲伤和快感缺失不同。最后,认知症状可以在压力下出现,并且可能表现为短暂的偏执观念和分离症状。

BPD 在普通人群中的时点患病率为 1%～2%[3,4],但 BPD 的患病率在临床环境中要高得多,约为精神科门诊患者的 12%,精神科住院患者的 22%。在临床上,诊断为 BPD 的患者大多为女性,但一些研究发现,在普通人群中,BPD 的患病率在男性和女性上无明显差异[4-6]。

BPD 患者往往是门诊治疗服务、急诊室就诊和精神科医院住院的高使用者[2]。他们的自伤行为很常见,60%～70% 的 BPD 患者至少有过一次自杀企图[7],大约有 10% 的 BPD 患者自杀成功,这也使得 BPD 成为最致命的精神障碍之一[8,9]。

BPD 经常共病轴 I 的精神障碍。有 96% 的患者在其一生中会患有情绪障碍[10]。PTSD、焦虑障碍和物质使用障碍的共病也很普遍。可能是因为 BPD 与其他精神障碍的症状有重合,抑或是 BPD 的诊断历来被视作是耻辱的,导致 BPD 在临床中是诊断不足的。一些研究表明,那些不使用专业的评估工具来筛查 BPD 的普通临床医生往往会漏诊[11,12]。

值得注意的是,BPD 的严重程度和患病率会随着年龄的增长而降低[13]。当症状最严重时,管理高危行为和维持一个积极的治疗同盟所面临的挑战,可能会导致诊疗错误和反复治疗失败的风险增加[14]。

BPD 的发展是同时由生物因素和心理因素驱动的。双生子研究的证据表明,遗传因素在 BPD 的发展中起着重要作用,以及在情绪不稳定性和冲动性等核心症状中发挥着作用[15]。另外,家系研究也表明,BPD 的一级家属有更大的概率患有以冲动为特征的其他精神障碍疾病。尽管整个疾病没有确定的特异性生物标志物,但 5-羟色胺能的功能缺陷与冲动性有关,而冲动是边缘型人格障碍的一个关键特征[16]。多重心理社会因素也可能导致 BPD 的发生,如功能失调的家庭、童年时期频发的创伤性事件、无效的环境,以及性虐待和躯体虐待史。

生物社会理论

辩证行为治疗是一种认知行为治疗方法,最初是为了治疗慢性自杀患者,现在已经成为 BPD 最突出的治疗方法。DBT 是基于生物社会理论(biosocial theory)的理论框架。这种人格功能理论将 BPD 概念化为情绪调节系统的功能障碍[1]。根据生物社会理论,先天的情绪脆弱性和较差的情绪调节能力与无效环境相互作用,共同驱动 BPD 的发展。情绪脆弱性有三个特征:对情绪刺激高度敏感,反应强烈、情绪恢复到基线水平的速度缓慢。换句话说,情绪脆弱的人很容易对情绪线索做出反应,然后经历强烈的情绪反应。一旦被激起,情绪反应会缓慢消散。如果不是因为情绪调节能力差,这种模式本身可能不会有什么问题。情绪调节能力是指体验情绪,准确标记情绪,以及减少重新激活或维持情绪刺激的能力。BPD 患者经常在这一方面挣扎,他们无法注意、理解和有效地应对正在经历的情绪。生物社会理论认为,情绪脆弱性与较差的情绪调节能力结合在一起,会导致普遍的情绪失调模式。

该理论进一步提出,不良情绪调节可能是无效环境的结果:想象一下,一个孩子的强烈情绪反应与其原生家庭环境格格不入,当他们试图交流内心的情绪体验时,孩子更有可能得到无效的回应;这种回应传递的信息是,在对方看来,这种反应是不可接受的、不恰当的或不可理解的。无效反应可能是惩罚性的("别像个孩子一样")、轻描淡写的("没什么好怕的")、过于简单化的("冷静下来"),也可能是以负面的方式描述孩子("你过于敏感了")。这些反应与孩子自身的感受体验不一致,而且随着时间的积累,会阻碍孩子发展有效的情绪调节能力。例如,如果孩子因强烈的负面情绪而屡次受罚,可能会导致孩子害怕产生情绪,或者导致孩子在出现强烈情绪反应时惩罚自己。总之,情绪无效的结果是,孩子无法学会如何准确地标记情绪、调节情绪唤起的水平、忍受痛苦,或相信自己的情绪反应是对事件的有效解释。

在无效的环境中,孩子的行为可能会在无意中被塑造成更强烈的情绪表达。当孩子试图适度地表达愤怒、沮丧、恐惧或悲伤的情绪,但这些情绪却被忽视或最小化时,孩子可能会无意识地加强情绪表达(如尖叫、发脾气、威胁),以让他人相信其情绪反应是有效的。这种"大声"表达行为毫无疑问会让照料者感到厌恶,但这种行为往往最终会使他们得到更多的帮助或关注。因此,随着时间的推移,儿童的行为可能会在不经意间被他们所学习到的基本原则所塑造,即当强烈的情绪表达伴随着高度失调的行为被强化,而尝试更有技巧的交流却被忽视或受到惩罚时,未来出现强烈情绪和失调行为的可能性就会增加。这种塑造的结果可以在成年后显现出来。BPD 患者在情绪反应上表现出"全或无"的特质。他们的情绪要么是不存在的,要么是"四级警报",很少有在两者之间适度的情绪。

童年无效环境的另一个后果是成年后的自我否定。个人会通过否定自己的感受和体验、过度简化解决问题的必要步骤或寻找自身以外的信息来解释自己的内在体验,从而延续无效环境的特征[1]。

边缘型人格障碍的专业治疗

在过去的 20 年中,有几种专门的心理治疗方法在治疗 BPD 方面显示出了疗效。以心智化为基础的治疗方法[17]和以移情为重点的心理治疗方法[18]都是心理动力学取向的治疗方法,而 DBT 可以被视为最初的认知行为治疗"第三次浪潮"之一[19]。在这种方法中,传统的认知行为策略与正念和接纳策略相结合,并以原则驱动而非规则驱动的方式加以应用。在专门针对 BPD 的治疗方法中,DBT 是研究最多、传播最广的一种。本章其余部分将详细介绍 DBT 方法,并以一个案例说明 DBT 方法的过程。

辩证行为治疗

■ 疗效

DBT 旨在应对 BPD 患者治疗过程中固有的挑战,通常由一个团队提供服务。DBT 为门诊心理治疗提供了一种全面的系统方案[1,20]。关于 DBT 整套方案(即个体治疗、技能团体、电话指导及治疗师咨询团队)的研究,已经证明了 DBT 对治疗 BPD 的有效性。在独立研究团队进行的大量对照良好的随机临床试验(randomized clinical trials,RCT)中,DBT 被证明可以减少 BPD 相关症状,包括自伤行为、自杀企图、自杀意念、绝望感及抑郁[21-26]。与被心理健康领导提名为西雅图地区最佳非行为治疗师的专家们进行的社区治疗相比,DBT 治疗展示出明显更好的留存率[23]。在 2010 年的一项荟萃分析中,与常规治疗、综合验证加 12 步治疗、西雅图地区专家进行的社区治疗相比,DBT 显示出中等效应量[27]。

最近,一些试验将 DBT 与其他严格的 BPD 特异性治疗方法进行了比较[7,28,29]。在迄今为止规模最大的这类研究中,麦克梅因(McMain)及其同事将 180 名自伤型 BPD 患者分配到 DBT 组或他们为试验开发的积极、标准化的对比治疗组中。他们把对比治疗命名为"综合精神科管理"(general psychiatric management,GPM)。它是根据美国精神病学协会(American Psychiatry Association,APA)《边缘型人格障碍患者治疗实践指南》(*Practice Guideline for the Treatment of Patients with Borderline Personality Disorder*)开发的,包括个案管理、心理动力学治疗、针对症状的药物治疗管理及每周一次的治疗师督导会议,并由擅长治疗 BPD 的临床医生提供服务。DBT 和 GPM 条件下,患者自杀与非自杀性自伤行为的频率和严重程度均有显著降低,精神科急诊和住院的就诊次数减少,BPD 症状和人际功能得到改善[7]。在为期两年的随访中,两组患者的病情都得到了类似的改善[28]。研究者强调了在各种治疗方法中成功治疗 BPD 的关键因素，即针对 BPD 的心理治疗方法。在这种方法中，接受过 BPD 培训和专业知识的临床医生在提供治疗的同时，也得到临床团队的充分支持。

■ 辩证行为治疗技能培训部分的疗效

在文献和临床实践中，对标准 DBT 进行改良的趋势越来越明显。这其中一部分原因是，在现实世界、资源有限的临床环境中，提供完整的、多成分的 DBT 并不总是可行的。当无法提供下述所有四种 DBT 模式时，相对常见的情况是提供 DBT 团体技能，作为非 DBT 个体治疗的辅助手段，或作为一种独立的干预措施。

在标准 DBT 中，提高行为技巧已被证明是改变自杀行为、抑郁和愤怒控制的一种机制[30]，最近的研究也支持改良后 DBT 技能训练的价值。在一项随机对照试验中比较了针对 BPD 患者的独立支持小组治疗和独立 DBT 技能训练小组，索莱尔（Soler）及其同事发现 DBT 技能训练团体的退出率更低，临床结果改善更大[31]。此外，在最近的一项成分分析中，莱恩汉及其同事比较了标准 DBT、DBT 技能训练团体加个案管理、不含技能训练的 DBT 个体治疗，观察到包含 DBT 技能训练的两种情况，即标准 DBT 和 DBT 团体加个案管理，比不含技能训练的 DBT 个体治疗，在减少 BPD 患者非自杀性自伤、改善抑郁和焦虑方面更有效[32]。

在上述成分分析研究中，所有的临床医生都接受了 DBT 自杀风险评估和管理方案（suicide risk assessment and management protocol，LRAMP）的培训[33]。研究者认为，危机管理方面的具体培训和对自杀倾向的持续监测，对于有效治疗 BPD 至关重要[32]。在提供 DBT 技能培训，而没有下文中其他标准 DBT 组成部分时，确定如何评估自杀倾向和管理危机是非常重要的。

■ 治疗概述

DBT 理论认为，情绪调节问题是 BPD 核心问题。因此，在边缘型患者身上经常观察到的许多适应不良行为，包括自杀行为，都可以理解为试图控制强烈的情绪。在治疗的第一阶段，DBT 使用三种服务提供模式，个体心理治疗（individual psychotherapy）、团体技能训练（group skills training）和电话指导（telephone coaching），通过教患者更有效方法来管理情绪。第四种模式是治疗师咨询团队，帮助临床工作者保持对治疗的忠诚度、保持积极性并防止倦怠。

个体治疗

在开始任何可能的 DBT 治疗前，都必须进行全面的评估，并在治疗前对会谈的结构和目标进行指导。由于 DBT 对患者和治疗师的要求都很高，所以双方都必须记住一个清晰完整的初始约定,以便在出现困难时可以参考。

评估应包括全面的病史采集和对当前BPD症状的详细回顾。DSM-5人格障碍结构化临床访谈(Structured Clinical Interview for DSM-5 Personality Disorders,SCID-5-PD)[34],是一种半结构化访谈,可用于评估BPD症状。边缘症状清单(Borderline Symptom List,BSL)[35],是一种有助于评估BPD症状和常见共存问题(如情绪低落、羞愧、物质使用、暴饮暴食)的自我报告测量方法。BSL要求患者对过去一周中每个项目的频率或强度进行评分。这些回答可以帮助治疗师确定在评估过程中需要详细讨论的关注点。一个全面的评估还应包括探究患者对治疗所能达到效果的希望,以及他们改变的动机。在全面了解患者目前的问题和希望改变的方面之后,治疗师和患者就可以将DBT作为一种潜在的治疗方法。

治疗师应该解释DBT是根据重要性等级来排列潜在治疗目标的。这可以让治疗师和患者双方在给定的会谈过程中及整个治疗过程中,对如何安排时间有共同的认识。在治疗的第一阶段,威胁生命的行为(包括非自杀性自伤行为)是首要目标,其次是干扰治疗的行为(定义为患者或治疗师干扰治疗进行或治疗效果的行为),然后是干扰生活质量的行为。确定目标的优先次序对治疗BPD尤其有用,因为患者同时出现多个问题的情况很常见,并且很难决定在会谈期间将宝贵的时间集中在哪个问题上。例如,如果一名患者在咨询中提出了最近的自残行为、经济和育儿问题、暴食行为发作及近期与男友的争吵,但她随后拒绝在咨询中交谈,那么自残行为(威胁生命的行为)和拒绝交谈(干扰治疗的行为)将是最优先的治疗目标。任何可能妨碍患者参加下一次会谈的经济或育儿问题也会成为简要的目标,因为这些问题也可能立即干扰治疗。更长期的经济或子女照顾问题、暴食症状、与重要他人的争吵,被认为是影响生活质量的行为,如果时间允许的话,将在最后处理。确定目标的优先顺序也能促进行为改变。减少危及生命和干扰治疗的行为的频率,增加了会谈中可用于讨论影响生活质量的问题,而这些问题往往是患者更有兴趣讨论的。

评估BPD患者过去的治疗经验(如通过询问"什么是有效的?什么阻碍了?"等问题)是非常有用的,因为作为该障碍特征的人际关系问题和情感调节问题很可能会以某种形式出现在治疗过程中。作为治疗指导的一部分,治疗师应告知患者DBT期望并接受治疗过程中会出现问题。此时,治疗师可以向患者进一步阐述针对干扰治疗行为的概念,因为治疗师和患者开始讨论如何有效地应对治疗中出现的困难并从中学习。治疗师还应该回顾患者自我监测日记卡的使用情况,以及在治疗期间通过电话指导进行技能归纳的情况(见后文)。此时,患者和治疗师可以决定是否继续进行DBT。在全面评估和指导阶段结束时,治疗师和患者如果达成明确的治疗协议,就能确保患者从一开始就了解治疗结构,以及在治疗中与治疗目标保持一致。随着时间的推移,追求这些目标的动机不可避免地会减弱,但如果治疗所建立的基础是牢固的,就最有可能回到正轨。

DBT开始后,治疗师应与患者合作,使用标准的CBT技术,如自我监测、暴露和认知重构。在典型的会谈中，患者和治疗师会一起查看患者的每周自我监测表，也被称为"日记卡"。患者会在该表上记录并追踪他们正在努力改变的行为。日记卡上可能记录的行为包括自杀意念、自伤行为或冲动、物质使用或冲动、愤怒爆发、不按时服药或回避行为。回顾日记卡，可以为治疗设定会谈议程。治疗师和患者根据上面所讨论目标的轻重缓急，从日记卡中找出一种行为，然后对该行为进行链式分析（chain analysis）。在链式分析中，治疗师和患者会一步一步地查看导致目标事件发生的想法、感觉、行动冲动及行动，然后观察目标事件发生期间发生的事情，最后观察其后果。他们在事件链中寻找可能采取更有效行为的点，然后一起集思广益，即解决方案分析（solution analysis），讨论患者如何在这些不同的节点上利用技能来取得更理想的结果。更重要的是，他们还要排除在未来的目标行为中，可能干扰所选解决方案实施的因素。作为解决方案分析的一部分，治疗师可能会鼓励患者在治疗过程中通过想象暴露或角色扮演来演练新的、更有技巧的行为。下面的案例包含了链式分析和解决方案分析的示例。

在整个治疗过程中，DBT 治疗师都会牢记影响行为的学习原则。例如，治疗师可能会在患者的环境和（或）治疗师自身的反应中，寻找可能强化患者不良行为的因素。一旦确定这些强化因素，治疗师和患者就可以努力消除它们。此外，DBT 治疗师会有意识地持续、频繁地对患者的技能性行为给予积极的强化（如表达兴趣、喜悦或对出色完成工作的赞美）。在理想的情况下，DBT 患者即使是在很小程度上改善应对方式，或者在很短的时间内表现出更娴熟的技能行为，DBT 治疗师也会观察到并给予积极的回应，以促进新的学习。有时，治疗师可能会利用这种关系，通过撤回温暖或者表现出一定程度的不赞同，来降低适应不良行为发生的可能性，但应非常谨慎地使用此策略。

电话指导

我们鼓励 DBT 患者在会谈间期通过电话联系治疗师，以获得必要的指导。就像钢琴学生只在课堂上练习就无法学好钢琴一样，如果患者只在会谈中练习新技能，他们也不太可能学会如何过上更令人满意的生活。技能指导电话旨在帮助患者使用 DBT 技能，而不是进行适应不良的目标行为。这样便可将技能的使用从治疗会谈推广到日常生活中。电话指导的突发情况是在治疗开始时与患者讨论并精心设置的。电话指导的通话时长较短，重点放在技能上，或在需要时用来修复治疗关系中的裂痕。DBT 治疗师会留意将这些主题之外的其他主题重新转到下一次 DBT 个人治疗中。

为了防止与治疗师的联系无意中强化危机行为，我们鼓励 DBT 患者在做出自伤行为之前给治疗师打电话。治疗师强调，在目标行为发生后，技能指导电话的作用就会大打折扣，因为已经错过了用更多技能行为进行干预的机会。例如，在与一位有自伤冲动但尚未采取行动的患者进行技能指导电话沟通时，DBT 治疗师会简要评估患者已经尝试了哪些技能，积极指出对技能行为的任何尝试,并头脑风暴下一步可以尝试的其他技能或技能链。相比之下,治疗师应明确告知,在患者进行自残后 24 小时内的任何电话都将仅评估安全问题。然后,提醒患者,治疗师和患者将在下一次单独的 DBT 会谈中对该行为进行链式分析。这种策略有助于塑造患者的行为,使其在目标行为出现时就注意到它们,然后在危机发生之前的事件链中更早地寻求帮助。在使用或误用技能指导电话时,遇到的任何困难都应在下一次 DBT 个人会谈中作为治疗干扰行为进行讨论。

团体技能训练

DBT 作为一种治疗模式,假设 BPD 患者遇到的困难在一定程度上是由技能缺陷造成的,这意味着解决生活问题所需的技能不在患者个人的行为范围内。我们的目标是帮助患者制订有效的应对措施,以替代面对问题时的不适应性和破坏性反应。除了每周一次的个体治疗外,患者还参加每周一次的团体技能训练,重点是掌握和加强技能。患者接受正念(mindfulness)、人际效能(interpersonal effectiveness,IE)、情绪调节(emotion regulation,ER)及痛苦忍受(distress tolerance,DT)这四个技能模块的直接练习。这些模块是针对 BPD 的行为、情绪、人际、自我及认知失调的特征[20]。

团体被设计为由两名 DBT 治疗师共同领导,并且高度结构化,重点是以类似课堂的形式教授和开始新技能的练习。每次团体活动都包括正念练习、每位成员的技能练习作业回顾和新材料的教学。除了回顾在团体外使用的技能,团体小组形式还能让患者在与组长和组员的互动中实践技能。莱恩汉的综合技能训练手册[20]和配套的讲义、工作手册[36],是容易获得的,其中包含每种技能的详细教学说明、每个模块可复现的技能讲义。DBT 团体小组教授的许多技能与标准的 CBT 技术是一致的。例如,在 ER 模块中,教授了如何安排令人愉悦的活动、如何精通一项活动、如何进行认知重构;在 IE 模块中,教授了如何自信表达自己。此外,非正式的认知重构技能贯穿于每个模块。

首先教授的技能是核心正念技能,这也是所有技能的基础。这些技能有助于解决边缘型个体的自我和认知失调问题。如果没有积极的觉察,BPD 患者往往容易做出冲动、情绪依赖性行为。正念技能的培养能让他们有意识地选择如何应对生活中的问题,而不是被动地做出反应。鉴于正念在整个 DBT 实践中的核心地位,我们将在下一节详细讨论正念。

IE 模块包括提出或拒绝要求、维持关系和保持自尊的技能[20]。在这一模块中,患者将获得一种结构化的形式来指导人际沟通。此外,患者还将学会对干扰其人际交往能力的人际关系信念及可能阻碍其使用技能的因素提出挑战。

在 ER 模块中,患者学会识别和标记自己的情绪,学习减轻负面情绪脆弱性的技能,避免情绪依赖行为并增加愉悦的体验[20]。这些技能对 BPD 患者来说至关重要,因为他们经常试图通过告诉自己不要感受情绪来管理情绪,从而使无效环境永久化。例如,在本模块中,患者学会识别并接受自己的感受,然后与伴随这种感受的行动冲动"反其道而行之",而不是做出依赖情绪的行为。这种行为上的改变也能起到改变情绪的作用。为了减少受到负面情绪强烈影响的脆弱性,ER 模块教授了培养积极情绪技能和"提前应对"(coping ahead)技能。"提前应对"技能是通过想象预演所需技能来应对即将到来的压力情境。此外,还有 PLEASE 技能,它是用于监测和改善自我照顾的方法的缩写。它包括注意治疗躯体疾病、健康饮食、避免物质滥用、改善睡眠,以及定期锻炼。

最后,DT 模块解决了 BPD 患者特有的行为失调特征:他们往往会对令人痛苦的情况做出冲动反应,从而使情况变得更糟。该模块提供一套极为重要的技能,教导患者如何在没有解决方案或无法立即解决问题的情况下,承受情绪上的痛苦[20]。例如,该模块鼓励患者审视适应不良行为与运用技能应对的行为之间的利弊,使患者认识到物质使用、自伤、冲动消费等行为在短期内可以避免痛苦,但长期而言会加剧痛苦。DT 模块介绍了可以替代上述行为的自我安慰和冲动控制技能,称为"危机生存技能"(crisis survival skills)。STOP 技能提供了一个框架,用于在可能导致冲动行为的时刻减缓冲动行为的发生,并有意识地行事。DT 模块还会包括降低情绪超负荷生理表现的策略,使认知策略更容易使用。TIP 技能是通过用冷水敷脸、剧烈运动、有节奏的呼吸或双侧肌肉放松的方式,迅速作用于神经系统,减少情绪的激发。这种技能不需要经过深思熟虑,可以在情绪亢奋影响思考和决策时使用。DT 模块的另一个主要部分是从禅宗哲学中借鉴而来,即"彻底接受"(radical acceptance)的概念。彻底接受的前提是痛苦在生活中是不可避免的,但当痛苦出现时,人们却经常与现实抗争。彻底接受是一个过程,它以不同的方式对待当下的痛苦经历,放下与现实的对抗,转而接受"木已成舟"。虽然患者一开始可能很难理解和接受,但一旦开始练习,它就有可能带来实质性的缓解。

■ DBT 与标准 CBT 的区别

在应用标准 CBT 治疗 BPD 患者时,很快就会出现一些挑战。例如,CBT 强调用新技能取代适应不良行为,但这可能会让 BPD 患者觉得其对自己的现实问题和真正的情感痛苦是无效的。这种无效感可能会(而且经常会)导致干扰治疗行为的产生。例如,患者可能会中途退出治疗、辱骂治疗师或拒绝完成指定的家庭作业。DBT 的独特之处在于,它通过在治疗中加入辩证法(dialectics)、正念(mindfulness)、认可(validation)及治疗师咨询团队(therapist consultation team)来解决这些潜在问题。

辩证法

辩证哲学的一个核心思想是,相互矛盾的真理可以而且确实同时存在[1]。DBT 认为,BPD 患者处于辩证困境中,无法调和这些对立的情感、欲望、力量或观点。DBT 治疗师的任务是帮助患者走向综合,让对立的双方都能存在于患者自己的思维过程和治疗互动中。为了说明这一点,请考虑一下辩证法是如何在以下每个案例中发挥作用的：一位患者难以接受自己内心所爱和所厌恶的品质；一位患者既想活，但也想死；一位患者对自己曾在最近的战争中服役感到既自豪又羞愧。在与这些患者的每一次治疗互动中，DBT治疗师都会尝试保持一种平衡的立场，既接受患者当下的状态，又强调患者需要朝着治疗目标前进。开放、同时地承认接纳和改变的需要，是DBT中众多辩证法的第一步，它能让患者摆脱具有BPD特征的非此即彼、极端的思维、行为和情感。

强调认可

如前所述，BPD患者往往会将自己的情绪反应视为无效。BPD患者也会对治疗师感知到的或实际的认可非常敏感，而且如果不加以修复，这种时刻可能会危及治疗。出于这些原因，认可是DBT的核心策略。认可是指治疗师承认患者的观点，并向患者传达他们的反应是有意义的[1]。这种沟通对于平衡以改变为导向的策略（如链式分析），帮助患者保持对DBT艰苦治疗过程的动力是至关重要的。正如柯纳（Koerner）和迪梅夫（Dimeff）写的：

几乎在所有情况下，DBT治疗师都可能认可患者的问题是重要的；任务是困难的；情绪上的痛苦或失控感是可以理解的；患者的最终目标是明智的，即使他或她可能不会使用特定的手段来实现这些目标……除非患者相信治疗师真的理解他们……否则他或她不会相信治疗师的解决方案是适合他们的或充分的……在这种情况下，认可对改变至关重要，即治疗师必须同时深刻理解患者的观点，并对如何实现改变保持有希望的态度和清楚的认识[14]。

在患者的陈述中寻找有效的内容并与之对话，也有助于DBT治疗师在辩证地理解患者时保持平衡。这一点很重要，因为在临床上具有挑战性的时刻，治疗师可能会无意中陷入自己片面的非黑即白的思维。最后，DBT治疗师的反复验证让患者开始验证自己，为改善情绪调节和潜在的"智慧心念"创造条件，这将在下一节中介绍。

正念

DBT是最早将正念纳入治疗的CBT方法之一。现在已有很多关于正念对心理健康的实践和益处的论述[37,38]。正念是一种特殊的关注方式，它起源于东方的冥想，是有目的地觉察当下的一切，而对当下的一切又都不做任何评判[39]。正念技能是所有其他技能的基础。正念技能会在培训团体中教授给DBT患者，并尽可能由DBT治疗师进行示范。DBT中的正念技能分为三个部分[20]："智慧心念"、"什么"技能（描述正念的基本练习——觉察、描述和参与）和"如何"技能（描述非评判性、一心一意和有效的内部立场）。"智慧心念"被定义为一种"发自内心深处"的认识方式，它综合了感觉和逻辑思维，使患者能够认识到自己的内在真理并接受其指导。通过练习，患者学会了在困境中咨询自己的"智慧心念"，为自己做出最佳选择。通过帮助患者与内心体验建立一种非评判性的观察距离，练习"什么"技能和"如何"技能，可以培养一种更宽广的意识，使患者能够更准确地标记感受,识别行动冲动,做出有效的选择。

DBT 治疗师与患者一起练习正念。日常正念练习是每次咨询团队会议开始时的一个重要内容。此外,DBT 模式强调治疗过程中灵活性和流动性的重要性。如果某一特定策略不起作用,我们鼓励治疗师有意识地认识到这一点,并尝试不同的方法。如果为了理解行为维持而提出的假设似乎得不到支持,则可以放弃该假设。莱恩汉将治疗比作舞蹈,在舞蹈中你必须对舞伴的动作做出反应。这种适应性的流畅性需要积极运用正念。越来越多的研究表明,治疗师的正念练习对治疗师的幸福感和治疗结果都有积极影响[40]。

咨询团队

DBT 的框架要求使用该治疗方法的临床医生必须每周召开一次团队小组会议,讨论病例,提供和接受支持,保持对治疗模式的忠实性,并相互警惕潜在的"辩证失败"[1]。正如大多数与 BPD 患者合作过的临床工作者所知道的,这项工作充满挑战和压力。在不知不觉中,治疗师可能会陷入非黑即白的思维模式,让干预产生于情绪反应而非临床智慧(即 DBT 所谓的"情绪心念"而非"智慧心念")。这会无意中强化了患者的不良行为,使治疗突然或过早终止。咨询团队为临床医生提供了互相帮助的机会,使他们能够注意到这些陷阱,同时对正在进行的艰难咨询工作给予肯定。团队成员也会相互鼓励,以确定并坚守自己的界限,从而避免倦怠。辩证地看,团队还可以帮助团队成员考虑在特定的临床情况下,何时有意识地扩宽界限。总之,咨询团队鼓励临床医生"言传身教",要求他们在自己的职业生活中运用 DBT 技能。

案 例

蕾切尔是一位 40 岁的高加索女性,最初是因为抑郁和焦虑问题寻求治疗。在最初评估时,她述说童年和成年的创伤经历使她难以应对日常的子女教育问题,并导致抑郁和焦虑。她说,她有时宁愿死去,但是从未制订过具体的自杀计划。她幻想着逃离现在的生活,并且有日常的自伤行为。

蕾切尔在原生家庭的成长经历与莱恩汉对于无效环境的描述是一致的。蕾切尔的父亲在童年的大部分时间里,对她和弟弟妹妹进行躯体虐待。母亲知道丈夫虐待他们,但是从未干预过。作为三个孩子中最年长的,蕾切尔承担着做饭和照顾弟弟妹妹的责任。她经常生活在恐惧之中,尤其是在无法预见父亲的需求时。她记得有一次,因为没有及时找到父亲的外套而被掐着脖子按在墙上。蕾切尔清楚地记得,在整个童年时期,美国儿童与家庭服务局(Department of Children and Families)曾多次拜访她家,她一再否认虐待的存在,同时又急切地希望得到帮助。在蕾切尔的青春期中期,父亲因虐待儿童而入狱,她和弟弟妹妹被安置在寄养机构。值得注意的是,在成年后,蕾切尔和弟弟妹妹都与父母保持着相对密切的关系。在父亲去世后,母亲现在独自生活,但依靠蕾切尔和妹妹来照顾她的医疗需求。

蕾切尔在 19 岁时成了第一个孩子的母亲。她形容自己是致力于成为她年轻时希望的母亲——尽自己的一切力量不让孩子经历悲伤或恐惧。蕾切尔在嫁给第二个孩子的父亲之前一直从事着全职工作。在这段 13 年的婚姻中,丈夫对蕾切尔进行了情感上、语言上和躯体上的虐待。在离婚后,蕾切尔开始频繁地回忆起家庭暴力,以及梦见父亲"回来找她"。另外,她还对身体亲密接触高度警惕,挣扎在对自我和他人扭曲的意识中,并以一种回避和疏离的方式与世界相处。

蕾切尔与现任丈夫结婚后,在他的要求下,他们进行了长期的试管婴儿治疗,终于怀上并产下了蕾切尔最小的孩子。在艰难养育孩子们和操持家务的过程中,她开始产生逃离的幻想,也就是在这时,蕾切尔开始频繁地做出自伤行为,并很快发展成每晚的日常。

治疗从全面的评估开始。蕾切尔被诊断为 BPD(根据 SCID-5-PD)和创伤后应激障碍,并接受了关于这两个诊断的心理教育。随后,蕾切尔会接受一个有关 DBT 结构和假设的预治疗指导。她同意参加每周一次的个体治疗和 DBT 技能团体。确定的行为目标包括减少自伤行为、减少抑郁和自杀意念、减少对孩子们和丈夫大喊大叫,以及解决长期入睡困难的问题。蕾切尔同意在日记卡中记录这些行为,并在每周的个人治疗过程中带上日记卡。

在蕾切尔治疗的第一阶段,当危及生命的行为在日记卡中出现时,它们会在治疗过程中被优先考虑。蕾切尔的日记卡见图 21-1。蕾切尔有间断性的自杀意念,并且每天存在自伤行为。日记卡记录的自杀意念在进一步的评估中决定了蕾切尔是否存在自杀的高风险。进一步的评估很快揭示了她自杀意念的被动性。因此,"逃离的想法"随后被添加到日记卡中,作为单独的但可能更准确反映她痛苦的指标。

当某周里出现自伤行为时,蕾切尔和治疗师会一起对该行为进行链式分析。链式分析的示例见图 21-2。在该示例中,当回顾导致自伤行为的事件时,蕾切尔报告说她因为照顾孩子们而感到力不从心,其中一个孩子正处在发育阶段的极限测试(limit-testing)和付诸行动(acting out)的年龄。蕾切尔描述了她对确保家里所有人是快乐的渴望是如何让她充满担忧的,就像"大脑中打开了一百万个(电脑)标签"。这使得她晚上至少要在床上躺 3 小时才能入睡。蕾切尔和治疗师发现,对作为一位母亲和妻子"失败"的担忧和睡眠质量差,是影响她当晚准备晚餐并坐下与家人吃饭时内心感受的易感因素。一入座后,丈夫评论不喜欢晚餐的选择。蕾切尔开始感到伤心和对自己失望。接着,孩子们开始互相争吵,当她尝试让他们停下来时,争吵却愈演愈烈,而丈夫也不会介入帮忙。她开始感到无助和沮丧,并斥责孩子们安静下来,这使得她认为"我是一个不称职的妈妈和不合格的妻子",随之而来的是一种强烈的自责和想割伤自己的冲动。蕾切尔飞快地跑上楼,想着在床头柜里的剪刀,她想通过割自己来惩罚自己。她割了自己左手臂 5 次。她说当割自己时,感受到一种分离感,接着是解脱的感觉。感到解脱之后,她又对自己的行为充满了内疚和羞耻。她清理并包扎了手臂,然后躺在床上。当丈夫来找她时,她假装睡着了,不想告诉他有关自伤的事。

辩证行为治疗日记卡									开始日期：2020年4月4日	
日期	自伤		斥责	自杀意念		逃离的想法		抑郁情绪	焦虑	睡眠	技能使用	本周哪些技能对你有帮助？

日期	次数	持续时间（分钟）	是/否	是/否	强度（0~5）	是/否	强度（0~5）	（0~5）	（0~5）	睡觉时长（小时）	（0~7）*	
周一	1	15	是	是	1	是	0	3	4	3	0	
周二	1	20	是	否	0	否	0	4	4	3	0	
周三	1	15	否	否	0	是	1	3	4	4	0	
周四	2	10/15	是	否	0	是	5	4	4	3	2	TTP
周五	1	20	否	是	4	是	5	5	3	4	4	自我安慰
周六	1	20	是	是	2	是	1	3	4	4	0	
周日	1	15	否	否	0	否	0	3	4	3	5	分散注意力

*
0 = 没有考虑或使用过
1 = 想过，没用过，不想用
2 = 想过，没用过，想尝试
3 = 尝试过，但用不到
4 = 尝试过，可以用，没帮助
5 = 尝试过，可以用，有帮助
6 = 没试过，曾用过，没帮助
7 = 没试过，曾用过，有帮助

技能日记卡								姓名：蕾切尔　　日期：10月25日	
说明：圈出你学习每项技能的日子。									是否强化
1. 智慧心念	周一	周二	周三	周四	周五	周六	周日		
2. 观察：只是注意	周一	周二	周三	周四	周五	周六	周日		
3. 描述：用语言表达	周一	周二	周三	周四	周五	周六	周日		
4. 参与：进入体验	周一	周二	周三	周四	周五	周六	周日		
5. 非评判立场	周一	周二	周三	周四	周五	周六	周日		
6. 一心一意：当下	周一	周二	周三	周四	周五	周六	周日		
7. 有效性：关注有效的方法	周一	周二	周三	周四	周五	周六	周日		
8. 客观有效性：DEAR MAN	周一	周二	周三	周四	周五	周六	周日		
9. 关系有效性：GIVE	周一	周二	周三	周四	周五	周六	周日		
10. 自尊的有效性：FAST	周一	周二	周三	周四	周五	周六	周日		
11. 减少脆弱性：PLEASE	周一	周二	周三	周四	周五	周六	周日		
12. 建立掌控感	周一	周二	周三	周四	周五	周六	周日		
13. 积累积极经验	周一	周二	周三	周四	周五	周六	周日		
14. 释放情感痛苦的正念	周一	周二	周三	周四	周五	周六	周日		
15. 相反的行动	周一	周二	周三	周四	周五	周六	周日		
16. 分散注意力	周一	周二	周三	周四	周五	周六	（周日）		是
17. 自我安慰	周一	周二	周三	周四	（周五）	周六	周日		否
18. 改善当下	周一	周二	周三	周四	周五	周六	周日		
19. 利与弊	周一	周二	周三	周四	周五	周六	周日		
20. 转变想法	周一	周二	周三	周四	周五	周六	周日		
21. 彻底接受	周一	周二	周三	周四	周五	周六	周日		
22. 愿意	周一	周二	周三	周四	周五	周六	周日		
用0~7给每天评分：				2	4		5		

0 = 没有考虑或使用过
1 = 想过，没用过，不想用
2 = 想过，没用过，想尝试
3 = 尝试过，但用不到
4 = 尝试过，可以用，没帮助
5 = 尝试过，可以用，有帮助
6 = 没试过，曾用过，没帮助
7 = 没试过，曾用过，有帮助

图 21-1 · 辩证行为治疗日记卡示范

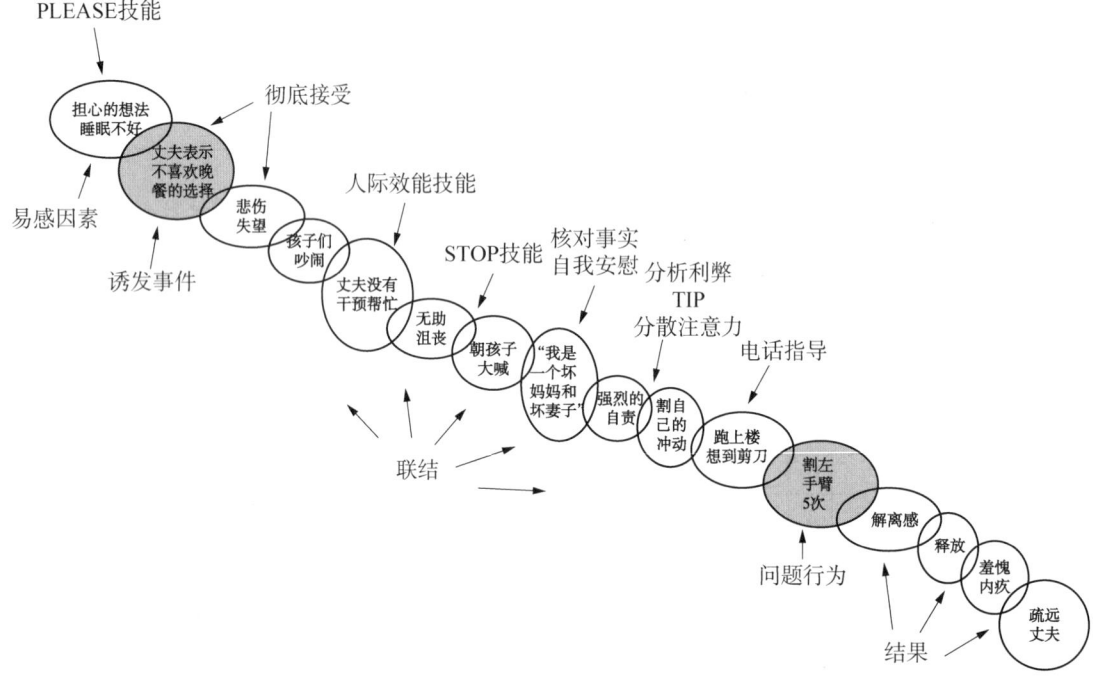

图 21-2·行为链分析示意图(附带解决方案分析)

在治疗的过程中,蕾切尔和治疗师一起确定了自伤行为的作用和后果。尽管蕾切尔认为割自己对她来说是一种巨大的情感释放,但她同样意识到这样的行为带来了严重的负面影响。在这种情况下,她会感到内疚、羞愧并疏远丈夫。

接着,蕾切尔和治疗师进行了解决方案的分析,在行为链分析中寻找蕾切尔可以使用技能的不同地方,这些技能可能会引导她走向不同的结果。蕾切尔发现她本可以使用"核对事实"(check the facts)来质疑"家人很沮丧意味着她失败了"这个想法。治疗师还建议,在对孩子们发火之前使用正念和STOP技巧。具体来说,蕾切尔可以先离开餐桌,觉察自身的沮丧和无助感,只有当自己准备好接受后才继续。这样,她也许可以对自己的选择有更多的认识,进而选择使用痛苦忍受技能来安抚自己,并最终冷静下来,以更有效的方式重新与孩子们相处。接下来,蕾切尔和治疗师探讨并比较了割自己与使用痛苦忍受技能(如 TIP 技能、玩手机游戏或者听音乐)的利弊。蕾切尔认识到,尽管割自己在短时间内缓解了情绪,但长远来看,这通常会让她觉得自己无法很好地应对生活中的压力,从而更加看不起自己。在可能的情况下,治疗师会为蕾切尔提供机会,让她演练正在学习的技巧。治疗师会在解决方案分析过程中的某些时间点暂停,让蕾切尔去详细地想象在该情景下使用技能会是什么样子。同样重要的是,要排除蕾切尔可能发现的任何阻碍,这些障碍可能会妨碍她在未来相似场景下使用技能。最后,蕾切尔和治疗师指出了这样一个事实,即蕾切尔并没有在自伤之前向治疗师寻求技能辅导,而这是一种干扰治疗的行为。随后,他们就如何减少未来使用电话指导的障碍进行了探讨。

几次会谈的链式分析显示了两类自伤行为的明显区别：一类是在白天出现独特诱发事件（即情绪危机）后发生的自伤行为，另一类是在睡前发生的夜间自伤行为。在随后的会谈中，如果自伤行为是在一周内发生的，则优先考虑发生在独特诱发事件之后的自伤行为，如前文所示的例子。如果没有报告其他日间事件，则对夜间自伤进行链式分析。夜间自伤模式的特点是：蕾切尔在一天中疲惫不堪，躺在床上试图入睡，但开始感到被烦恼压得喘不过气来，强烈渴望退缩到一个"黑暗、安静的地方"。然后，她会开始抠自己的皮肤，最后用剪刀剪，这会让她的头脑冷静下来，使她感到舒畅，并能够入睡。对这些夜间事件的解决方法分析，与白天的例子类似，都是在整个行为链中找出可以使用技能的点，为将来使用这些技能制订计划，每周对需要进一步改进技能使用的地方进行完善。

一旦自杀意念和自伤在每次治疗中都得到充分解决后，干扰治疗的行为就成了首要任务。虽然蕾切尔一直参加个体治疗和团体治疗，但她有时会觉得"不堪重负"，并且回避讨论有挑战性的话题。这成为 DBT 个体治疗师和技能小组负责人共同的目标行为，目的是提高她对治疗的投入度和参与度。首先，蕾切尔和治疗师反思了过去在抑郁恶化时，蕾切尔不愿意参与治疗的模式，并将这个被动倾向确定为一个易感因素。接着，她努力应用正念技术，注意自己"回避"的冲动，然后指导自己调整呼吸，重新参与正在讨论的主题中。在 DBT 个体治疗中，蕾切尔和治疗师使用链式分析，发现她经常进行严厉的自我评判，使自己处于无助和自我否定中，这降低了她积极参与治疗的可能性。例如，当其他团体成员分享自己避免了自我伤害并使用了技能性行为时，蕾切尔会想"我永远也不会做到，我让丈夫和孩子们失望了"。在每周的咨询组会中，团体负责人和个人治疗师与蕾切尔通过定期探讨，帮助她接受自己的治疗进展轨迹，并认可自己正非常努力地远离自伤行为。事实证明，这正是辩证法概念发挥作用的地方。蕾切尔正在尽她所能地做最好的事情，但为了实现目标，她需要做得更好。

在影响生活质量的行为方面，蕾切尔的焦虑和抑郁对其稳定性和功能性都造成了破坏。为了治疗焦虑和抑郁，蕾切尔和治疗师开始合作，加深她对 DBT 情绪描述模型的理解。例如，蕾切尔对于情感的错误观念（myth），如"负性情感是不好的、具有破坏性的"或者"让别人知道我感到不安是一个弱点"，常常导致她对自己的负面评价。蕾切尔逐渐认识到，相信这些谬误导致她倾向于忽视自己的痛苦和需求。她和治疗师制订了"智慧心念"陈述，比如"感觉没有好坏之分；无论我此刻感觉如何，都没关系"，她可以向自己提供这些陈述，而不是进行苛刻的自我评判和回避自己的感觉。彻底接受的概念是这些治疗对话的关键部分。彻底接受是承认和允许消极情绪的时刻，而不是抵制它们，我们可以防止不可避免的痛苦变成不必要的痛苦，这是这些治疗对话的一个关键部分。为了进一步解决抑郁症状，治疗师和蕾切尔将注意力转向了增加愉悦的活动。蕾切尔发现，做拼图游戏、购买和使用最喜欢的香水、与最好的朋友通电话等各种活动，都有助于减少她面对强烈负面情绪状态的脆弱性。

DBT 的第一阶段治疗，为蕾切尔提供了一个框架以稳定自伤行为，并建立有效管理任何可能由更多创伤治疗导致情绪失调的技能。因此，她现在已经准备好进入 DBT 工作的第二阶段。

第二阶段的创伤治疗,将使蕾切尔能够更系统地解决与童年和成年时期遭受的情感和躯体虐待有关的PTSD持续症状。

蕾切尔的案例说明了,在治疗有共病诊断的BPD患者时常面临的问题,以及临床需求的复杂性。在DBT原则和结构的帮助下,在咨询团队帮助治疗师保持对治疗的忠诚性的指导下,治疗师对如何组织治疗目标和阶段,以及如何在每次谈话中确定工作的优先级有明确的方向。

对任何实践都适用的辩证行为治疗观点

DBT强调的一些观点值得在临床实践中被牢记,即使它们不是专门用于进行DBT的。

(1)考虑到BPD患者较高的自杀率和非自杀性自伤率,在整个治疗过程中维持良好的风险管理策略是非常重要的:定期、持续地评估自杀风险;按照治疗目标的等级,优先处理危及生命的行为;如果压力已经阻碍了临床的决策,必要时可寻求咨询。

(2)治疗师应该考虑到,患者适应不良的一些行为可能是由于尝试控制强烈的情感,而不能被看作是为了操纵或者故意不遵守治疗的证据。从这个角度看待这些行为,有助于治疗师保持同理心,承认患者的痛苦和维持治疗关系。

(3)治疗师需要了解学习原则:虽然从长期来看,患者的问题行为往往是无效的情绪管理方式,但它们可能会在短期内得到强化,即更有可能再次发生。例如,割伤自己的患者通常会描述自己的强烈情绪在割伤后立即得到了暂时的缓解,并经常因为这种行为而受到重要他人或治疗师的关注。自伤行为的这些及其他后果会增强其复发的可能性。在考虑患者的行为时,治疗师不妨问:"是什么在维持这种行为?我(或患者生活中的其他人)可能在不知不觉中做了什么来强化这种行为?"此外,治疗师应该记住,强化和惩罚是双向的——患者的言行会强化或惩罚其提供者,从而在不知不觉中影响他们对患者的行为。

(4)治疗师在经常强调患者需要改变的同时,也要传达对患者的认可和接纳。在这两极中保持平衡的立场,可以维护治疗关系!

(5)治疗师需要牢记辩证法的价值——治疗师通过在会谈过程中的用词和选择,可以告诉患者相矛盾的真理,如"我完全接受当下的自己"和"我必须改变",是可以并存的。

(6)对于治疗BPD患者的临床医生,组建"咨询团队"势在必行;对于从事疑难病患治疗的临床工作者,支持和同伴监督的重要性再怎么强调都不为过。

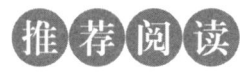

在线资源

1. http://behavioraltech.org.

2. http://linehaninstitute.org.

应用软件

DBT 应用软件为用户提供交互式数字格式，可以加强 DBT 技能知识并监测目标行为。用户可以实时记录行为，根据需要访问技能信息，记录一段时间内的进展，并向治疗师提供数据。DBT Coach 由 Resiliens 公司开发；DBT Card & Skills Coach 由 Durham DBT 公司开发。

DBT 图书

1. Linehan MM. Cognitive-behavioral treatment of borderline personality disorder. New York: Guilford Press; 1993.
2. Linehan MM. DBT skills training manual. 2nd ed. New York: Guilford Press; 2015.
3. Linehan MM. DBT skills training handouts and worksheets. 2nd ed. New York: Guilford Press; 2015.
4. Dimeff LA, Rizvi SL, Koerner K, editors. Dialectical behavior therapy in clinical practice: applications across disorders and settings. 2nd ed. New York: Guildford Press; 2021.
5. Koerner K. Doing dialectical behavior therapy: a practical guide. New York: Guildford Press; 2012.
6. Miller AL, Jill H. Rathus JH, Linehan MM. Dialectical behavior therapy with suicidal adolescents. New York: Guildford Press; 2007.
7. Swenson CR. DBT principles in action: acceptance, change and dialectics. New York: Guildford Press; 2016.
8. Rizvi SL. Chain analysis in dialectical behavior therapy. New York: Guildford Press; 2019.

正念与接纳相关图书

1. Hanh TN. The miracle of mindfulness: an introduction to the practice of meditation. Boston (MA): Beacon Press; 1975, 1976.
2. Kabat-Zinn J. Wherever you go, there you are: mindfulness meditation in everyday life. New York: Hachette Books; 1994.
3. Brach T. Radical acceptance: embracing your life with the heart of a buddha. New York: Bantam Dell; 2003.
4. Chodron P. When things fall apart: heart advice for difficult times. Boulder, CO: Shambhala Publications; 1997.
5. Germer CK, Salzberg S. The mindful path to self-compassion: freeing yourself from destructive thoughts and emotions. New York: Guildford Press; 2009.

参考文献

[1] Linehan MM. Cognitive-behavioral treatment of borderline personality disorder. New York: Guilford Press; 1993.
[2] Gunderson JG. Borderline personality disorder: a clinical guide. Washington, DC: American Psychiatric Publishing; 2001.
[3] Ellison WD, Rosenstein LK, Morgan TA, Zimmerman M. Community and clinical epidemiology of borderline personality disorder. Psychiatr Clin N Am. 2018;41(4):561-573.
[4] American Psychiatric Association. Diagnostic and statistical manual of mental disorders, 5th ed. Washington, DC; 2013.
[5] Coid J, Yang M, Bebbington P, Moran P, Brugha T, Jenkins R, et al. Borderline personality disorder: health service use and social functioning among a national household population. Psychol Med. 2009;39(10):1721-1731.
[6] Lenzenweger MF, Lane MC, Loranger AW, Kessler RC. DSM-IV personality disorders in the National Comorbidity Survey Replication. Biol Psychiatry. 2007;62(6):553-564.
[7] McMain SF, Links PS, Gnam WH, Guimond T, Cardish RJ, Korman L, et al. A randomized trial of dialectical behavior therapy versus generalized psychiatric management for borderline personality disorder. Am J Psychiatry. 2009;166:1365-1374.
[8] Black DW, Blum N, Pfohl B, Hale N. Suicidal behavior in borderline personality disorder: prevalence, risk factors, prediction, and prevention. J Personal Disord. 2004;18:226-239.
[9] Paris J. Chronic suicidality among patients with borderline personality disorder. Psychiatr Serv. 2002;6:738-742.
[10] Biskin RS, Paris J. Comorbidities in borderline personality disorder. Psychiatric Times. 2013;30.
[11] Zimmerman M, Mattia J. Psychiatric diagnosis in clinical practice: is comorbidity being missed? Compr Psychiatry. 1999;40:182-191.
[12] Comtois KA, Carmel A. Borderline personality disorder and high utilization inpatient psychiatric hospitalization: concordance between research and clinical diagnosis. J Behav Health Serv Res. 2016;43:272-280.

[13] Zweig-Frank H, Paris J. Predictors of outcome in a 27-year follow-up of patients with borderline personality disorder. Compr Psychiatry. 2002;43:103-107.
[14] Koerner K, Dimeff LA. Overview of dialectical behavior therapy. In: Dimeff LA, Koerner K, editors. Dialectical behavior therapy in clinical practice. New York: Guilford Press; 2007. p.1-18.
[15] Torgersen S, Lygren S, Oien PA, Skre I, Onstad S, Edvardsen J, et al. A twin study of personality disorders. Compr Psychiatry. 2000;41:416-425.
[16] Paris J. The development of impulsivity and suicidality in borderline personality disorder. Dev Psychopathol. 2005;17(4):1091-1104.
[17] Bateman A, Fonagy P. Mentalization-based treatment of BPD. J Personal Disord. 2004;18:36-51.
[18] Clarkin JF, Yeomans FE, Kernberg OF. Psychotherapy for borderline personality disorder: focusing on object relations. Washington, DC: American Psychiatric Publishing; 2006.
[19] Hayes SC, Hoffman SG. The third wave of cognitive behavior therapy and the rise of process-based care. World Psychiatry. 2017;16:245-246.
[20] Linehan M. DBT skills training manual. 2nd ed. New York: Guilford Press; 2015.
[21] Koons CR, Robins CJ, Tweed JL, Lynch TR, Gonzalez AM, Morse JQ, et al. Efficacy of dialectical behavior therapy in women veterans with borderline personality disorder. Behav Ther. 2001;32:371-390.
[22] Linehan MM, Armstrong HE, Suarez A, Allmon D, Heard HL. Cognitive-behavioral treatment of chronically parasuicidal borderline patients. Arch Gen Psychiatry. 1991;48:1060-1064.
[23] Linehan MM, Comtois KA, Murray AM, Brown MZ, Gallop RJ, Heard HL, et al. Two-year randomized controlled trial and follow-up of dialectical behavior therapy vs therapy by experts for suicidal behaviors and borderline personality disorder. Arch Gen Psychiatry. 2006;63:757-766.
[24] Linehan MM, Dimeff LA, Reynolds SK, Comtois KA, Welch SS, Heagerty P, et al. Dialectical behavior therapy versus comprehensive validation therapy plus 12-step for the treatment of opioid dependent women meeting criteria for borderline personality disorder. Drug Alcohol Depend. 2002;67:13-26.
[25] Linehan MM, Schmidt HI, Dimeff LA, Craft JC, Kanter J, Comtois KA. Dialectical behavior therapy for patients with borderline personality disorder and drug-dependence. Am J Addict. 1999;8:279-292.
[26] Verheul R, van den Bosch LMC, Koeter MWJ, de Ridder MAJ, Stijnen T, van den Brink W. Dialectical behaviour therapy for women with borderline personality disorder: 12-month, randomised clinical trial in The Netherlands. Br J Psychiatry. 2003;182:135-140.
[27] Kliem S, Kroger C, Kosfelder J. Dialectical behavior therapy for borderline personality disorder: a meta-analysis using mixed-effects modeling. J Consult Clin Psychol. 2010;78:936-951.
[28] McMain SF, Guimond T, Streiner DL, Cardish RJ, Links PS. Dialectical behavior therapy compared with general psychiatric management for borderline personality disorder: clinical outcomes and functioning over a 2-year follow-up. Am J Psychiatry. 2012;169:650-661.
[29] Clarkin JF, Levy KN, Lenzenweger MG, Kernberg OF. Evaluating three treatments for borderline personality disorder: a multi-wave study. Am J Psychiatry. 2007;164:922-928.
[30] Neacsiu AD, Rizvi SL, Linehan MM. Dialectical behavior therapy skills use as a mediator and outcome of treatment for borderline personality disorder. Behav Res Ther. 2010;48:832-839.
[31] Soler J, Pascual JC, Tiana T, Cebria A, Barrachina J, Campins MJ, et al. Dialectical behavior therapy skills training compared to standard group therapy in borderline personality disorder: a 3-month randomised controlled clinical trial. Behav Res Ther. 2009;47:353-358.
[32] Linehan MM, Korslund KE, Harned MS, Gallop RJ, Lungu A, Neacsiu AD, et al. Dialectical behavior therapy for high suicide risk in individuals with borderline personality disorder: a randomized clinical trial component analysis. JAMA Psychiatry. 2015;72:475-482.
[33] Linehan MM, Comtois KA, Ward-Ciesielski EF. Assessing and managing risk with suicidal individuals. Cognit Behav Pract. 2012;19:218-232.
[34] First MB, Williams JBW, Benjamin LS, Spitzer RL. User's guide for the SCID-5-PD (Structured Clinical Interview for DSM-5 Personality Disorder). Arlington, VA: American Psychiatric Association; 2015.
[35] Bohus M, Limberger M, Frank U, Chapman AL, Kuhler T, Stieglitz RD. Psychometric properties of the Borderline Symptom List (BSL). Psychopathology. 2007;40:126-132.
[36] Linehan MM. DBT skills training handouts and worksheets. 2nd ed. New York: Guilford Press; 2015.
[37] Baer RA. Mindfulness training as a clinical intervention: a conceptual and empirical review. Clin Psychol Sci Pract. 2003;10:125-143.
[38] Germer CK, Siegel RD, Fulton PR, editors. Mindfulness and psychotherapy. New York: Guilford Press; 2005.
[39] Kabat-Zinn J. Wherever you go, there you are: mindfulness meditation in everyday life. New York: Hachette Books; 1994.
[40] Davis DM, Hayes JA. What are the benefits of mindfulness? A practice review of psychotherapy-related research. Psychotherapy. 2011;48(2):198-208.

第 22 章
失眠认知行为治疗

Cognitive-Behavioral Therapy for Insomnia

丹尼尔·L. 霍尔 | 马克·J. 戈尔曼 | 露西·芬克尔斯坦-福克斯
Daniel L. Hall | Mark J. Gorman | Lucy Finkelstein-Fox

萨拉·威曼 | 海伦·米兹拉克 | 埃莉丝·R. 帕克
Sarah Wieman | Helen Mizrach | Elyse R. Park

胡前英　陈如梦·译　李雨婷　徐一峰·校

引　言

失眠的特征包括难以入睡、无法保持睡眠状态,以及早上醒来睡眠质量差或缺乏恢复性[1]。失眠可分为急性或慢性。急性失眠症状的持续时间不超过 3 个月,通常是由明确的生活压力或事件引起。如果失眠症状持续 3 个月以上,则被认为是慢性失眠[1]。若要符合《精神障碍诊断与统计手册》(第 5 版)(DSM-5)中关于失眠障碍的诊断标准,失眠症状在临床上必须引起显著的痛苦或功能障碍,每周至少出现三晚失眠症状,至少持续 3 个月,并且不能被医学或精神障碍、其他睡眠障碍(如睡眠呼吸暂停、嗜睡症)所解释[1]。在成年人中,失眠障碍的患病率为 10.8%[2]。

与失眠障碍相比，失眠患者可出现继发性失眠（也称共病性失眠），其特征是由其他障碍诱发或加重的失眠症状。另一种障碍可能是医学或精神病学上的，它可能由物质或药物引起。与失眠作为一种独立的诊断实体相比，归因于医学或精神障碍的失眠更为常见。过去的研究表明，失眠在慢性疼痛、慢性阻塞性肺病、乳腺癌等疾病中的患病率为19%～64%[3-5]，在抑郁、焦虑、物质使用障碍等精神障碍中的患病率为32%～84.7%[6-8]。由医学或精神障碍引起的失眠并不意味着失眠是次要的。失眠可以作为医学和精神障碍的一种独立诊断实体。

四因素模型

失眠的四因素模型抓住慢性失眠的病因，强调了急性失眠发作是如何由某些长期行为转变成慢性失眠的[9]。模型中涉及的四个因素包括：①易感因素；②诱发因素；③维持因素；④过度唤醒/条件反射。四因素模型是失眠行为模型的延伸[10]，后者是一种三因素素质-应激模型，强调在慢性失眠症的发展和维持中易感因素、诱发因素和维持因素的相互作用。四因素模型对失眠行为模型进行扩展，整合了布茨因（Bootzin）的刺激控制对失眠的原理，并引入了过度唤醒/条件反射反应作为额外的维持因子[10,11]。

在四因素模型和失眠行为模型中，急性失眠发生是易感因素和诱发因素共同作用的结果[10,11]。易感因素包括生物、心理或社会因素，这些因素使人更容易患上失眠。这可能包括失眠的遗传易感性、对失眠的担心或反刍倾向。同时，诱发因素是可以触发急性失眠症状发作的特定事件，可能包括出现医学疾病或损伤（生物）、急性应激反应或出现精神障碍（心理），以及可能扰乱或改变睡眠的社会环境变化（社会）。当易感因素与诱发因素相互作用时，会引起睡眠启动或维持困难的急性发作。面对急性失眠，个体采取特定的行为，被称为维持因素，这些因素维持失眠症状，从而导致慢性失眠。在四因素模型中，有两种行为被认为是维持因素：①在床上的时间过长；②在卧室中增加与睡眠无关的行为。失眠认知行为治疗（cognitive-behavioral therapy for insomnia，CBT‐I）通过限制睡眠和刺激控制，直接针对这些行为。在实施睡眠限制和刺激控制的急性治疗期间，CBT‐I平均能使失眠症状减少50%，表明这两种行为可能不是导致慢性失眠的全部原因[12,13]。此外，研究表明，经CBT‐I后，个体的失眠症状持续得到改善[12,14]，这表明，随着时间的推移，患者的"条件唤醒"可能会通过反复强化而消失，使得急性治疗阶段之后的睡眠持续改善。

失眠的危险因素

有些人群特别容易患失眠。性别和年龄是两个最明显的社会人口学风险因素，即女性和老年人更容易出现失眠[15,16]。女性从青少年时期开始，失眠发病率显著增高，在绝经期达到高峰[17,18]。有很多可能导致老年失眠的风险因素，包括睡眠控制系统功能随着时间的推移而下降、女性更年期开始和较高的共病率[19]。其他社会人口学风险因素还有较低的受教育程度、收入水平，以及分居、离婚或丧偶[20,21]。

精神障碍或医学疾病也会增加个体失眠的风险。失眠在重性抑郁障碍、广泛性焦虑症、物质使用障碍中尤为常见[22-24]。一些医学疾病也与失眠风险增加有关，包括慢性疼痛、心脏病、糖尿病及癌症[25]。慢性疼痛和癌症等疾病，会导致一些维持失眠症状的行为，如待在床上的时间过长、作息不规律、打盹，以及在卧室里从事与睡眠无关的活动等[26-29]。接下来，我们将结合实例强调CBT-I在原发性失眠障碍患者（一般情况下）和特殊人群（如癌症幸存者）中的应用。

失眠及失眠认知行为治疗的适宜性评估

评估的主要目的是更好地了解患者目前是否有CBT-I适应证或是否有任何禁忌证。这是通过收集调查问卷、评估指标和临床访谈来完成的。表22-1列出了通常用于评估失眠患者的问卷和测量工具。

表22-1 · 失眠认知行为治疗中常用的评估方法

测量工具	测量目的	引用（如果适用）
一般资料		
一般信息问卷	人口学问卷	
医疗史信息表	医疗史	Perlis et al.[9]
医学症状清单	医疗史	Perlis et al.[9]
心理测量		
贝克抑郁量表（BDI）	抑郁	Beck et al.[30]
患者健康问卷（PHQ-9）	抑郁	Kroenke et al.[31]
贝克焦虑量表（BAI）	焦虑	Beck and Steer[32]
广泛性焦虑症7项量表（GAD-7）	焦虑	Spitzer et al.[33]
宾夕法尼亚州立大学焦虑问卷（PSWQ）	焦虑	Meyer et al.[34]
医院焦虑抑郁量表（HADS）	焦虑、抑郁	Zigmond and Snaith[35]
36项健康调查简表（SF-36）	生活质量	Ware et al.[36]
施瓦茨结果量表-10（SOS-10）	心理健康质量	Blais et al.[37]

(续表)

测量工具	测量目的	引用（如果适用）
睡眠测量及相关问卷		
改变动机指数（MFCI）	改变动机	Perlis et al.[9]
睡眠障碍症状检查表-25（SDS-CL-25）	睡眠障碍症状	Klingman et al.[38]
失眠病史表	失眠病史	
睡眠用药史表	睡眠用药史	
匹兹堡睡眠质量指数（PSQI）	睡眠质量	Buysse et al.[39]
失眠严重程度指数（ISI）	对失眠症状的感知	Bastien et al.[40]
睡眠环境问卷（SEQ）	睡眠环境	Perlis et al.[9]
爱泼沃思嗜睡量表（ESS）	日常生活中的睡眠倾向	Johns[41]
多维疲劳量表（MFI）	疲劳	Smets et al.[42]
柏林问卷（BQ）	阻塞性睡眠呼吸暂停	Netzer et al.[43]
其他行为医学评估		
多维疼痛量表（MPI）	慢性疼痛	Kerns et al.[44]
癌症复发恐惧量表（FCRI）	癌症复发恐惧	Simard and Savard[45]
美国国家综合癌症网络心理痛苦温度计	痛苦水平	National Comprehensive Cancer Network[46]
入侵反应问卷（RIQ）-反刍子量表	反刍	Clohessy and Ehlers[47]
医疗支出小组调查（MEPS）	保健服务利用	Lynn et al.[48]
无法忍受不确定性量表（IUS-12）	对不确定性/模糊性的反应	Carleton et al.[49]
健康行为问卷	健康行为（如吸烟、体育活动）	
愉悦体验时间量表（TEPS）	预期和完成方面的愉悦	Gard et al.[50]
睡眠日记		
匹兹堡睡眠日记（PghSD）	睡眠日记	Monk et al.[51]
"一周一瞥"睡眠日记	睡眠日记	Perlis et al.[9]

■ 患者评估

在初次被安排纳入时，患者被要求填写一份一般信息和社会人口学表。建议还要添加医疗史调查（医疗史信息表）和医学症状清单，以获取患者的医疗和心理健康史。用一份单独的表格来收集睡眠药物史（包括处方和非处方）是有帮助的，以避免错过任何可能的睡眠辅助试验（睡眠用药史表）。

典型的纳入 CBT-Ⅰ 组的测量方法包括心理评估和睡眠测量。心理评估或简要筛选可以提供患者的抑郁（PHQ-9）和焦虑（GAD-7）症状总体概况，进而为最初的临床访谈中需要做进一步评估的维度提供信息[31,33]。有的可能还会选择收集心理健康质量（SOS-10）和生活质量（SF-

36)信息。特定的睡眠测量是必要的,因为它们建立了基线数据来指导治疗建议[36,37]。一份回顾大量睡眠行为的睡眠障碍症状检查表(SDS-CL-25)和一份睡眠史问卷(失眠病史表)也有助于诊断。了解失眠的严重程度(ISI)和失眠对日常生活警惕性的影响(ESS),是建立基线数据以告知是否需要治疗的关键[40,41]。患者也被要求完成一份问卷或检查表,来评估整体睡眠环境(SEQ),并确定睡眠卫生教育的治疗目标[9]。其他问卷也可以整合到初始评估组中,根据需要评估睡眠质量(PSQI)、疲劳(MFI)和阻塞性睡眠呼吸暂停(BQ)[39,42,43]。

除了传统的一系列测量外,一些专家发现增加常见的医学后遗症评估是有帮助的,如疼痛(MPI)或害怕癌症复发(FCRI),这些都可能会导致睡眠问题[44,45]。医学诊断或损伤常被报告为失眠的诱发因素,而无益的想法、行为和应对方式则是持续性睡眠困难的维持因素。例如,在一项针对癌症幸存者的CBT-I干预试验中[29],其他测量包括痛苦(美国国家综合癌症网络心理痛苦温度计)、反刍(RIQ)、医疗保健利用(MEPS)、对不确定性的无法忍受(IUS-12)及愉悦维度(TEPS)[46-50]。

这些问卷和评估工具有助于临床访谈。临床访谈的主要目的是完成纳入过程,评估心理或精神问题和睡眠紊乱,以确定受访者或患者是否适合CBT-I作为一线干预,或将其与其他类型的治疗相结合。图22-1阐明了2005年佩利(Perlis)等人的评估算法,即用来筛选适合CBT-I候选人的流程图[9]。

■ 临床纳入适应证和禁忌证

在纳入期间,临床医生首先要确定是否有临床适应证或考虑针对以下情况进行治疗:①睡眠连续性;②未确诊的疾病;③现有疾病。这包括患者是否有睡眠连续性问题(难以入睡,在夜间难以保持睡眠,每周至少3次),这些问题严重影响日间功能。此外,要确定是条件唤醒还是行为因素导致失眠维持。临床医生还要评估CBT-I的禁忌证,如未诊断或控制不良的医学或精神疾病,可能会干扰CBT-I。由于CBT-I可能会加剧某些现有疾病,它可能不适用于癫痫、双相情感障碍、异态睡眠、阻塞性睡眠呼吸暂停或日间过度嗜睡等患者。最后,值得注意的是,现有疾病可能在一定程度上引起失眠,一旦稳定下来,失眠也可能消失。在建立融洽关系的同时,询问患者的病史是否以及如何影响其睡眠。当发现与疾病相关的睡眠障碍(如与癌症相关的担忧或疼痛)时,考虑有针对性的方案(如生存睡眠计划[29])。

如果患者有入睡或维持睡眠困难(大于或等于每晚30分钟,每周至少3个晚上),无昼夜节律紊乱,有维持失眠的因素,既往没有可以加重失眠的疾病,在医学或精神上是稳定的,而且没有可能因治疗而加重已存在的疾病,他们将适合进行CBT-I。

■ 治疗评估和监测

一旦开始治疗,就会通过睡眠日记和心理测量,持续评估患者的心境、焦虑和睡眠(PHQ-9,

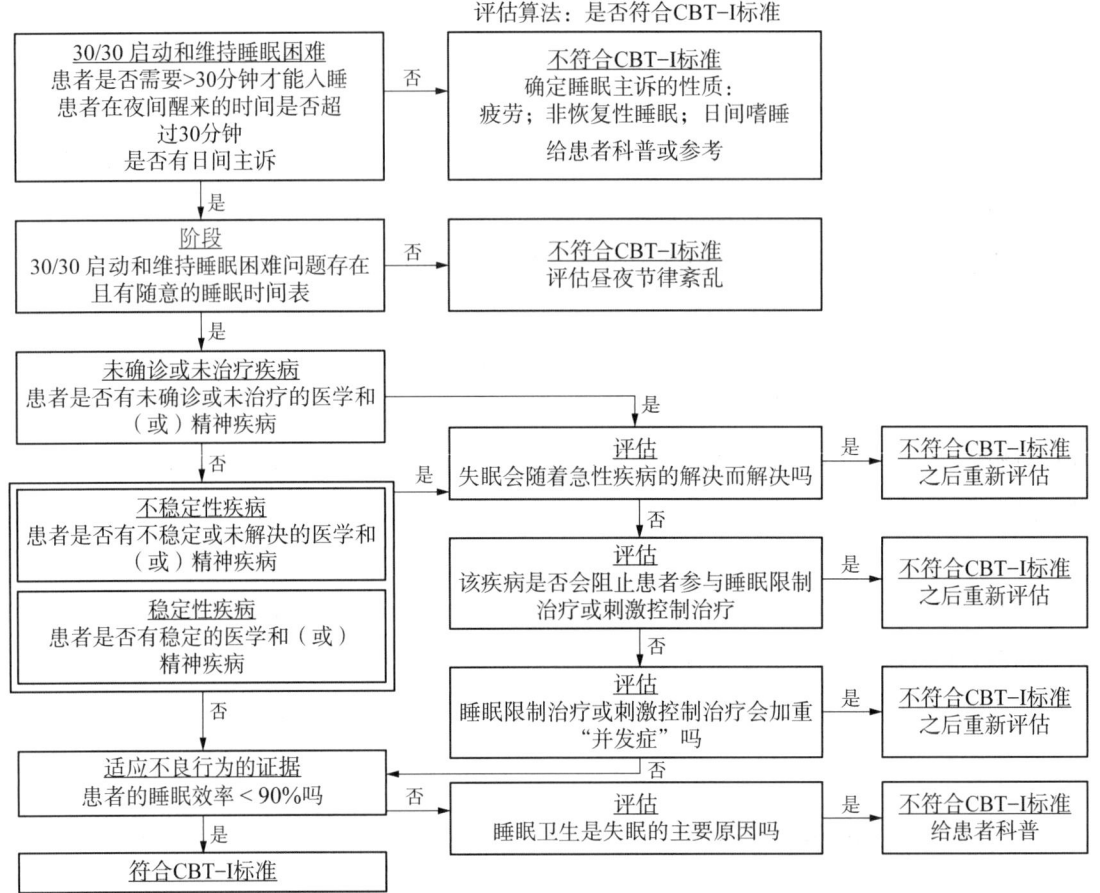

图 22-1 · 适合失眠认知行为治疗的候选人(经许可转载[9])

GAD-7, ESS)[31,33,41]。

通过测量睡眠效率(睡眠时间/床上时间),睡眠日记为指导治疗提供必要的数据。患者被要求自我监测床上时间、下床时间、入睡时间(睡眠潜伏期)、夜醒时间(睡眠开始后觉醒),以及总睡眠时间。这些数据有助于临床医生制订最初的睡眠处方,并在治疗过程中调整患者的睡眠处方时间表。从睡眠日记中获得的其他数据可以帮助解决导致失眠或导致昼夜节律失调的行为(如离开床的时间、服用药物、疼痛、饮酒、运动)。有许多手写睡眠日记可供选择(如匹兹堡睡眠日记、"一周一瞥"睡眠日记)[9,51]。患者也可以选择通过可用的应用程序或网站,在线监测自己的睡眠时间表。在某些情况下,患者可以使用电子设备来测量睡眠时身体或大脑的活动(如多导睡眠记录仪、活动记录仪),但对这些设备的讨论超出了本章的范围。虽然抑郁和焦虑不是CBT-I的具体目标,但随着睡眠的改善,抑郁和焦虑通常也会得到改善。因此,在治疗结束时重新评估心理状态,可以了解睡眠改善对心理健康的影响。最后,应在选定的时间(如每3个月一次)和治疗结束时,重新实施初始睡眠测量,以确保在失眠严重程度、疲劳和嗜睡方面取得进展。

失眠认知行为治疗

失眠认知行为治疗(CBT-I)被多个专业组织推荐为失眠的一线治疗方法,包括美国医师学会、美国国家癌症研究所和美国国家综合癌症网络[52-54]。短期来看,CBT-I在降低失眠严重程度方面与催眠药物一样有效;长期来看,CBT-I在持续减轻失眠症状方面优于药物治疗[55]。由于CBT-I包括多种成分,与单独用药相比,治疗效果的持久性可能存在多种机制(如经典条件反射和操作性条件反射)。CBT-I通常由五个部分组成:刺激控制、睡眠限制、睡眠卫生、放松训练及认知治疗。此外,患者经常被要求完成睡眠日记或日志,以评估治疗进展,并根据"睡眠处方"(即上床和离开床的时间)做出调整,以最大限度地提高睡眠效率。

CBT-I通常由一名训练有素的心理健康临床医生在4~10次治疗会谈中提供,并已被证明通过不同媒介提供都是有效的(对个人和群体通过面对面交流或者通过远程医疗、网站和应用程序进行远程治疗)。此外,这些媒介可以用于同步或非同步地传递内容[56-58]。总之,治疗方式需要符合患者的偏好并可获取,这可能需要在开始治疗前询问患者对于治疗的任何主观或实际障碍的看法[29,59]。CBT-I已被证明在各种人群中都是有效的,包括青少年、成人、老年人及共病躯体疾病(如癌症)或精神障碍(如抑郁症)的患者[29,57-67]。

接下来将描述CBT-I的组成部分及其实证支持。

■ 刺激控制

刺激控制治疗(stimulus control therapy,SCT)的首要目标是训练患者将床和卧室与睡眠重新联系起来,而不是将床和卧室与清醒相联系。有一系列与SCT相关的指令被设计来限制个体醒着或在卧室里做其他活动的时间。这使得失眠患者可以将床和卧室与休息和高质量睡眠的地方重新联系起来。SCT指令通常包括:①困倦时才上床;②无法入睡时离开卧室;③困倦时才回到床上;④在卧室内不做任何除睡眠或性活动以外的行为或活动;⑤每周7天保持固定的起床时间,无论已经睡了多少时间[9,68]。可能会包括额外的说明,具体的说明会根据具体情况量身定做,以满足患者的需求。

布特津(Bootzin)等人将SCT作为行为条件反射的直接应用来治疗失眠[11]。SCT指令允许患者重新建立一种联系和条件反射模式,以确保他们不会花很长时间在床上或卧室中从事任何除睡眠以外的行为。这些引导是为了强化这种联系,当患者回到床上并能够很快入睡时,这种联系将会保持下去。

SCT是美国睡眠医学学会(American Academy of Sleep Medicine,AASM)推荐的一种独立治疗慢性失眠的重要的条件反射行为治疗方法之一[9,69]。SCT可用于睡眠开始和维持问题,已在2020年AASM临床实践指南中被有条件地推荐(建议使用临床专业知识,并强烈考虑患者的价值观和偏好)[9,69]。与对照组相比,单一使用 SCT 已被证明在临床上可显著改善睡眠结果,但需要注意的是,许多 SCT 研究的样本量都较小[9,69]。

禁忌证

SCT 的耐受性一般较好,但对某些患者可能存在禁忌,因此 AASM 鼓励临床医生在实施此项治疗前,应具备临床知识和经验[69]。SCT 可能导致的睡眠缺失可诱发躁狂或降低躁狂和癫痫患者的发作阈值。SCT 相关的睡眠缺失也可能导致有异态睡眠的患者睡眠过度,增加部分唤醒现象,如夜惊、梦游和说梦话[9]。

■ 睡眠限制

睡眠限制治疗(sleep restriction therapy,SRT)是一种行为治疗方法,旨在通过诱导部分睡眠剥夺来改善睡眠质量和连续性。例如,如果有失眠患者报告说,尽管在床上躺了 9 个小时,但每晚平均睡眠时间为 5 小时,那么一开始建议的床上睡眠时间窗口(从熄灯到早上离开床)将被限制在 5 小时[9,68]。建议"卧床时间"窗口不小于 4.5 小时[9]。根据睡眠效率,对该睡眠窗口进行周期性调整(即增加 15 分钟),直到达到最佳睡眠时间。根据每位患者的平均总睡眠时间设定一个目标时间,要做到这一点,临床医生必须与患者合作:①确定固定的就寝时间;②确定固定的苏醒时间;③根据基线睡眠日记的报告,将患者的总卧床时间限制在与平均总睡眠时间相等的范围内,从而减少睡眠机会。一旦设定了目标睡眠时间,启动此受控的睡眠剥夺过程,应该会减少睡眠潜伏期和夜醒时间。患者可能会睡得更少,但其睡眠会得到巩固,这样他们会很快入睡,并保持更长时间的睡眠。随着睡眠效率的提高,临床医生应该与患者一起逐步增加其"卧床时间"窗口,直到达到目标总睡眠时间。

对于临床医生,让一位报告睡眠不足的患者减少在床上的时间似乎是令人生畏的,但随着时间的推移,SRT 已被证明在改善睡眠的数量和质量方面都有效果。之所以有效,可能是因为延长患者的卧床时间会导致整晚睡眠质量差、睡眠片断化,而 SRT 则成为他们应对失眠的方法。此外,这种方法导致的初期睡眠缺失,被认为会增加个体睡眠自我平衡驱动力,从而产生更短的睡眠潜伏期,更少的夜醒问题,以及更高的睡眠效率[9]。

一项使用 SRT 作为独立干预手段的临床研究综述发现,对于治疗慢性失眠症,SRT 通过提高睡眠日记中的连续性变量(如夜醒和睡眠效率),以改善睡眠是有效的[70]。SRT 也可能比 CBT-I 的其他成分更有效。直接比较 SRT 与放松治疗(relaxation therapy,RLT)在社区老年失眠症患者上的干预效果,发现患者接受 SRT 的睡眠改善程度约为 RLT 组的两倍[71]。AASM 的研究小组得出结论,与对照组相比,SRT 可能在几个关键的睡眠结果方面产生显著的改善,尽管患者可能会出现不良影响,但这些不良影响是很小的,利弊分析后的结果是强烈支持继续使用该治疗的[69]。

禁忌证

由于 SRT 会导致睡眠剥夺，对于有躁狂症、阻塞性睡眠呼吸暂停、癫痫、异态睡眠或有跌倒危险的患者，该方法可能是禁忌的。AASM 也警告，限制卧床时间可能会导致总睡眠时间减少，反过来会增加白天的困倦感，降低清醒[69]。应鼓励患者在不需要长途驾驶、操作重型机械、从事需要高清醒和认知表现的任务时进行 SRT。许多患者会发现一开始坚持 SRT 计划很有挑战性，可能会犹豫是否要进行治疗。能够耐受 SRT 副作用的患者，应与 CBT-I 临床医生合作，在治疗期间逐渐增加指定的卧床时间。随着睡眠时间的增加，患者可能会发现 SRT 更容易接受，也更能坚持治疗提议[69]。

■ 睡眠卫生

睡眠卫生是指一套关于个体的生活方式、卧室环境和日常生活习惯的一般性提议或习惯，这些提议或习惯可能会促进或者阻碍睡眠，通常以讲义或建议清单的形式提供给患者。生活方式建议通常包括适当使用咖啡因、酒精、饮食及锻炼。环境建议通常涉及卧室环境的温度、光线和噪声。常见的睡眠卫生建议也包括调整自己的日常生活习惯，如限制看电子屏幕的时间，设置稳定的睡眠或觉醒时间。虽然一些睡眠卫生建议可能适用于所有患者，但它们应该根据患者的特殊情况或病史进行定制；例如，一些患者可能需要在半夜喝水来服用所需的药物。因此，睡眠卫生建议需要有相应的调整。针对患者量身定制睡眠提议可以增强睡眠卫生的价值，允许患者在增加睡眠知识同时，通过增强治疗联盟来进行治疗[9]。

与其他 CBT-I 技能不同，AASM 工作组并不提倡将睡眠卫生作为慢性失眠症患者的独立治疗方法。与对照组相比，睡眠卫生的潜在益处被认为是微乎其微的。先前的研究表明，患者更喜欢睡眠卫生，而不是 CBT-I 的其他部分，但尽管如此，单靠睡眠卫生似乎并不能在临床上显著改善失眠症状[69]。睡眠卫生被认为是 CBT-I 的一个组成部分，当与其他 CBT-I 技能一起作为综合方法的一部分来提供时，它是最有用的。

禁忌证

实践睡眠卫生通常具备较好的耐受性，并且被认为是安全的。在治疗有共病的患者时，睡眠卫生教育可能需要针对疾病或治疗的影响，提出量身定制的提议；例如，在讨论理想的夜间室温时，应考虑癌症患者接受激素治疗的情况。

■ 放松训练

放松训练是指一系列减少可能干扰睡眠的躯体紧张的临床程序[68]。这种类型的训练可能最适合因无法放松而导致失眠的患者（即在就寝时心跳加速、思维加速），或出现多种躯体疾病的患者[9]。CBT-I通常包括以下四种放松训练形式的组合：渐进式肌肉放松、腹式呼吸、自我暗示训练及冥想或想象训练。躯体紧张可能会导致长期的睡眠问题，有组织的放松练习旨在减少躯体紧张（如腹式呼吸、渐进式肌肉放松、自我暗示训练）和认知唤醒（如引导想象训练、冥想）[68]。放松训练对于失眠患者是可以接受的，有近25%的有失眠症状的成年人在日常生活中使用放松技能[72]。临床医生可以鼓励患者尝试不同的放松技能，以确定哪一种技能对他们来说是最容易学习的，并将其纳入白天和夜间的日常活动中。

一项1998—2004年的37项治疗研究的系统综述发现，放松训练改善睡眠效果优于对照组和非治疗组[68]。AASM特别工作组提出了一项条件反射建议，将放松训练作为单独治疗失眠的方法。事实证明，它能产生适度的好处，超过任何潜在的危害或负担。此外，放松训练的潜在好处不仅包括改善睡眠，还包括减轻疼痛和管理压力[69]。

禁忌证

有惊恐障碍、创伤后应激障碍或焦虑障碍病史的患者，可能不太愿意尝试放松，或将放松的体验描述为不愉快的，因此放松训练的建议应做相应调整。

■ 认知治疗

认知治疗包括多种心理学方法，旨在挑战和改变对失眠、睡眠和睡眠紊乱的白天后果的误解[68]。这种类型的干预最适合那些主诉有侵入性想法或担忧的患者，或者那些专注于失眠潜在后果的患者。认知治疗旨在减少与这些认知过程有关的焦虑和觉醒。有几种认知治疗已经被开发出来，用于治疗对睡眠有负面想法或担心睡眠不良后果的失眠患者。认知技术可能有一个教育焦点，使用矛盾的意图，防止过度监测，或使用认知重构[9,68]。认知重构是最常用的技术之一，它挑战了关于睡眠和缺乏睡眠的无益思维，以及睡眠的非适应性假设和信念（如"我永远都睡不着"），将这些信念识别出来后，继而使用认知重构来应对[9]。在应对无益睡眠信念的认知重构中，我们建议形成的评价相对更平衡（即不那么极端）、对患者更公平（即转移责任、鼓励灵活性）和更有益（即促进对CBT-I技术的坚持）。

大多数CBT-I干预都包括认知治疗成分；然而，很少有研究将认知治疗作为减轻失眠严重程度的一个独立成分进行评估[68,69]。2014年，哈维（Harvey）对失眠进行了行为治疗、认知治疗和认知行为治疗的随机对照试验。在试验中，认知行为治疗组和行为治疗组的治疗应答者比例明显高于认知治疗组。然而，6个月后，与其他组相比，认知治疗组在治疗反应方面取得了显著的进展[73]。由于缺乏单独分离认知治疗对失眠症状影响的研究，AASM工作组认为没有足够的证据来评估在不采用行为治疗的情况下认知治疗对失眠的疗效[69]。

禁忌证

此方法没有任何禁忌证；然而，与更普遍的认知行为治疗一样，显著认知障碍的存在可能会限制患者从认知治疗中完全获益的能力。

失眠认知治疗的改变机制

CBT-I的治疗结果有许多可能的行为、生理和认知机制上的改变。如前所述,CBT-I通过SCT和SRT来应对四因素模型中概述的行为维持因素(如刺激失控和过多的卧床时间)。虽然这些维持因素的行为是在短期内造成睡眠不足的,但它们可能会通过降低内稳态睡眠驱动力和降低昼夜节律强度而使失眠症状长期存在,这两个机制对于调节睡眠至关重要[74,75]。

在白天清醒状态下,睡眠压力或睡眠驱动力不断积累,决定了夜间睡眠的数量和质量[76,77]。此外,昼夜节律是人体的生物钟,可以根据环境时间线索(如明暗周期)调节睡眠-觉醒模式[76,77]。当个体每天在同一时间睡觉和起床时,这些行为会加强睡眠驱动力,并调整昼夜节律,可能会出现更稳固和有效的睡眠。睡眠驱动力增加和昼夜节律调整,可能是CBT-I治疗结果的两个机制。

CBT-I可以针对四因素模型中的另一个维持因素——条件反射心理唤醒。CBT-I帮助患者消除与睡眠相关的信号所引起的最初非适应性状态,这种信号被认为是导致慢性失眠的原因之一。许多研究表明,CBT-I在治疗后和随访中,与等待列表对照组和药物对照组相比,主观唤醒指标的降低幅度更大[78-80]。急性治疗期间和治疗后,过度唤醒的降低可能是CBT-I改变的重要机制。

此外,认知过度唤醒是CBT-I通过认知重构和放松技术针对失眠的一个重要维持因素。失眠认知模型提出,对睡眠的过度担忧和反刍会引发心理生理觉醒和情绪压抑,进而抑制睡眠[81]。实证研究支持这一模型,强调了反刍、与睡眠相关的担忧和提高自主唤醒之间的联系[82-85]。与对照、放松、正念及睡眠卫生干预相比,CBT-I已被证明能更有效地减少与睡眠有关的担忧[14,86-88]。与此同时,支持CBT-I减少反刍思维功效的证据也不一致[86,88,89]。减少与睡眠相关的担忧,可能是CBT-I治疗结果改变的关键认知机制,但需要进一步研究来证明减少反刍在CBT-I中的作用。

案 例

安妮是一名34岁的女律师,初级保健医生提到,自从去年完成法学院学业以来,她每晚的睡眠时间一直难以超过3~4小时,于是她就向CBT-I项目求助。安妮向医生报告,白天嗜睡妨碍了她在新工作中的表现,担心如果情况没有改善,她会在工作中遭受负面影响。安妮的工作要求很高,有时需要她每天在办公室待12小时。安妮形容自己天生是一个"多虑者",但她之前从未因任何精神健康问题寻求过治疗。在接受CBT-I的18个月前,安妮接受了膝关节前十字韧带重建手术,这需要她在床上花大量时间恢复,同时学习司法考试。

在接受 CBT-I 时,安妮估计她 23:30 上床后通常要花 30 分钟左右才能入睡。她说几乎每晚都在凌晨 1:30 醒来,辗转反侧,似乎睡了至少 3 小时。安妮告诉治疗师,她担心打扰正在睡觉的丈夫,所以通常会一直躺在床上,直到再次入睡。安妮需要把闹钟定在早上 6:00,以确保在早上 8:00 前到达办公室,但她经常按下闹钟的"贪睡按钮",直到 6:30。安妮的 ISI(18 分)和 ESS(12 分)得分表明,她有中度失眠症状,白天有轻度嗜睡,与自我报告的睡眠困难相一致。尽管安妮以前从未与失眠作过斗争,但她在大学和法学院经常通宵学习,用长时间的打盹来"弥补"睡眠不足。

安妮估计,她通常每天至少要喝三杯咖啡,以帮助自己集中注意力,有时甚至要喝到 17:00 或 18:00。安妮通常在 20:30 到家,然后和丈夫一起吃晚饭。晚饭后,安妮和丈夫一边看电视,一边喝上一两杯红酒放松一下。在周末,安妮经常会在床上待到 13:00—14:00,看电视、读新闻或回复电子邮件。自从前十字韧带受伤后,安妮就不能参加高强度的体育活动了,但她之前是一个狂热的跑步者;她对治疗师说,她想念过去从长跑中获得的内啡肽的爆发。

在完成 CBT-I 的纳入后,安妮和治疗师同意开始为期 8 周的治疗。治疗师介绍了睡眠日记,回顾了睡眠潜伏期、夜醒时间、在床总时间、总睡眠时间等概念。在第 1 次治疗结束时,安妮同意在接下来的一周继续监测"正常睡眠",然后再做其他额外的改变。

在第 2 次治疗的时候,安妮和治疗师回顾了这一周完成的睡眠记录。确定她的平均睡眠潜伏期为 15 分钟;平均醒后时间为 2.25 小时;平均在床时间——工作日为 7 小时,周末为 13 小时;平均睡眠时间——工作日为 4.5 小时,周末为 6 小时。治疗师向安妮展示了如何计算过去一周的总睡眠效率(工作日为 64%,周末为 46%)。

接下来,治疗师分享了"四因素模型"的概述,即易感因素、诱发因素、维持因素及巴甫洛夫条件反射因素对睡眠的影响。他认为安妮长期以来倾向于思考问题,或担心如何解决问题,这可能导致她出现睡眠问题,尤其是在接受手术后,当时她正在准备律师资格考试和申请工作。安妮和治疗师还讨论了安妮的一些行为是如何对睡眠周期产生影响的;例如,整天喝咖啡以避免打盹,睡前 1 小时喝一大杯红酒,这些行为可能是导致睡眠困难的维持因素。此外,他们还讨论了安妮周末在床上花额外时间的习惯,以及她晚上一直躺在床上直到再次入睡的习惯,这也可能使她的身体难以维持一致的昼夜节律。最后,治疗师解释了巴甫洛夫条件反射的概念,每当面对睡眠问题的相关条件,安妮便会处于习得的高唤醒状态,安妮也同意她每晚睡觉前就开始感到不安和担心。

在第 2 次治疗的结尾,安妮和治疗师讨论了下周的睡眠限制计划。他们一致同意,安妮计划在凌晨 1:30 上床睡觉,以使上床时间与实际睡眠时间一致(即 4.5 小时),同时继续在早上 6:00 起床上班。他们还谈到了刺激控制,同意安妮只在睡觉时使用她的床。当安妮发现自己晚上躺在床上超过 15 分钟无法入睡时,治疗师鼓励她起床,在回到床上之前进行 30 分钟的放松活动。

安妮同意在接下来的一周继续使用睡眠日记来记录睡眠计划进展。

在第 3 次治疗时,安妮和治疗师回顾了睡眠日记,并一起排除障碍,帮助她坚持新睡眠时间表。例如,有两个晚上,安妮下班回家后感到非常疲惫,以至于她允许自己在 23:30 和丈夫一起上床睡觉。为了防止下周发生这种时间表上的改变,她和治疗师谈到要给自己准备一个关于改变睡眠习惯的原因"便条",以便在疲惫的时候阅读。安妮仍然发现自己在大多数晚上会醒 30 分钟左右(也就是说,在床上待 4.5 小时,睡 4 小时,或 89% 的睡眠效率),所以他们同意她在接下来的一周保持同样的睡眠时间表,直到睡眠效率有所提高。

在第 4 次治疗时,安妮兴奋地报告,过去一周,她几乎每晚都从凌晨 1:30 睡到 6:00,几乎没有夜醒的时间。因此,她和治疗师一致同意,下一周将就寝时间向前调 15 分钟,新的就寝时间为凌晨 1:15。他们还谈论了提高清晨唤醒度的方法,如快步走、吃早餐和听欢快的音乐。

在第 5~7 次治疗中,安妮和治疗师继续回顾睡眠日志;随着睡眠效率的提高,逐渐将就寝时间再提前 15 分钟。他们还谈了一些无益于睡眠的想法,这些想法对安妮担心自己睡眠产生了长期影响,因此讨论了一些减少夜间反刍的方法。例如,安妮开始利用简短的冥想(如身体扫描或引导意象)来降低夜间的过度兴奋。她还把闹钟从床上移走,这样夜醒时就看不到时间了,她发现这对减少灾难性的想法很有用,如"如果我不能很快入睡,明天会很可怕"。安妮偶尔还会翻来覆去睡不着 15 分钟以上,她就去到客厅,做一些简单的针线活,直到犯困。

到第 8 次治疗,安妮报告说大多数 00:00—6:00 睡得很舒服,夜醒次数很少。在将她的 ISI(7 分,之前是 18 分)和 ESS(5 分,之前是 12 分)评分,与治疗开始时的表现进行比较后,她和治疗师高兴地注意到,失眠症状在临床水平上不再显著,白天嗜睡在正常水平内。他们讨论了预防复发的方法,如关注和挑战与睡眠有关的自动思维(如"今晚我少睡 1 小时也不是世界末日")。安妮还提到,她开始在白天感到更有精力,并且在周末和丈夫一起尝试新的、有趣的活动,而不是花几个小时躺在床上。

总 结

失眠是最普遍的令人衰弱的问题之一。CBT-I 是治疗慢性失眠的黄金标准治疗方法,这些慢性失眠并非主要由器质性睡眠障碍或疾病引起。如本章所述,使用经过验证的测量工具和临床面谈的组合,来评估对于确定患者是否适合 CBT-I 是至关重要的。CBT-I 主要包括五项技能:刺激控制(SCT)、睡眠限制(SRT)、睡眠卫生、放松训练及认知治疗。越来越多的患者可以使用多种方式进行 CBT-I,包括使用非同步(如网站)和同步(如视频会议)媒介进行远程治疗。如案例所示,耐心地完成睡眠日记是至关重要的,以便监测睡眠模式,并根据需要做出调整,以提高睡眠效率和睡眠质量。本章总结了给临床医生和患者的推荐阅读资料,包括 CBT-I 的一般信息和培训信息。

推荐阅读

名称	媒介	受众	描述
认知行为失眠治疗手册（Edinger/VAMC）	网站	临床医生	本手册提供了失眠认知行为治疗会谈和治疗程序的详细概述 https://www.med.unc.edu/neurology/files/2018/05/jdedingrCBTManual.pdf
失眠认知行为治疗（CBT-I）（2016年萨斯喀彻温省药学协会年会）	网站	临床医生	这些幻灯片提供了对失眠认知行为治疗背景、组成部分和示例会话的描述 https://www.slideshare.net/PASaskatchewan/cognitive-behavorial-therapy-for-insomnia-k-jensen-f-remillard
失眠认知行为治疗：逐疗程指南（Michael Perlis）	图书	患者和临床医生	本手册详细描述了失眠认知行为治疗的课程，并提供了相关技能的讲义和示例
军队失眠认知行为治疗（CBTI-M）	网站	患者和临床医生	本网站对失眠认知行为治疗进行了调整，以满足特定的军事需求，并为临床医生和患者提供资源 http://insomnia.arizona.edu/CBTI-M
成瘾、康复和睡眠的快速指南	网站	患者和临床医生	本网站为医疗保健临床医生提供有关成瘾、康复和睡眠的信息建议；它还提供关于睡眠卫生的信息，这是失眠认知行为治疗的核心组成部分之一 https://www.originsrecovery.com/addiction-recovery-sleep/
失眠认知行为治疗教练	应用程序	患者	本应用程序给患者科普了关于睡眠和改善睡眠的技能，可以单独使用，也可以与失眠认知行为治疗项目联合使用
国家癌症研究所：睡眠障碍和癌症治疗	网站	患者	本网站提供了关于睡眠、睡眠障碍和癌症治疗之间关系的信息 https://www.cancer.gov/about-cancer/treatment/side-effects/sleep-disorders-pdq
宾夕法尼亚大学失眠认知行为治疗培训课程	网站	普通人群	该网站提供失眠认知行为治疗研讨会的信息和行为睡眠医学的教育资源 https://www.med.upenn.edu/cbti/
亚利桑那大学行为睡眠医学诊所	网站	普通人群	本网站提供了关于行为睡眠医学诊所的详细信息和预约信息 https://psychiatry.arizona.edu/patient-care/behavioral-sleep-medicine-clinic
塔克（Tuck）睡眠资源	网站	普通人群	本网站提供了几个常见睡眠问题的答案 https://www.tuck.com/sleep-resources/

(续表)

名称	媒介	受众	描述
失眠认知行为治疗	博客	普通人群	关于失眠、认知行为治疗和其他与睡眠相关的问题或技能的博客文章 https://www.cbtforinsomnia.com/blog/

培训参考资料

1. 行为睡眠医学认证考试——https://www.behavioralsleep.org/
2. 行为睡眠医学委员会：获得认证——https://www.bsmcredential.org/index.php/certification
3. 宾夕法尼亚大学精神病学：失眠认知行为治疗培训（继续教育）——https://www.med.upenn.edu/cbti/cont_ed.html
4. 失眠认知行为治疗的原则和实践：失眠认知行为治疗（继续教育）——https://catalog.pesi.com/sales/bh_c_21838_cbtinsomnia_organic-16677

参考文献

[1] American Psychiatric Association. Diagnostic and statistical manual of mental disorders. In: Diagnostic and Statistical Manual of Mental Disorders, 5th ed. American Psychiatric Association; 2013.
[2] Chung K-F, Yeung W-F, Ho FY-Y, Yung K-P, Yu Y-M, Kwok C-W. Cross-cultural and comparative epidemiology of insomnia: the Diagnostic and statistical manual (DSM), International classification of diseases (ICD) and International classification of sleep disorders (ICSD). Sleep Med. 2015;16(4):477-482.
[3] Bahouq H, Allali F, Rkain H, Hmamouchi I, Hajjaj-Hassouni N. Prevalence and severity of insomnia in chronic low back pain patients. Rheumatol Int. 2013;33(5):1277-1281.
[4] Budhiraja R, Parthasarathy S, Budhiraja P, Habib MP, Wendel C, Quan SF. Insomnia in patients with COPD. Sleep. 2012;35(3):369-375.
[5] Desai K, Mao JJ, Su I, et al. Prevalence and risk factors for insomnia among breast cancer patients on aromatase inhibitors. Support Care Cancer. 2013;21(1):43-51.
[6] Brower KJ, Krentzman A, Robinson EAR. Persistent insomnia, abstinence, and moderate drinking in alcohol-dependent individuals. Am J Addict. 2011;20(5):435-440.
[7] Bélanger L, Morin CM, Langlois F, Ladouceur R. Insomnia and generalized anxiety disorder: effects of cognitive behavior therapy for gad on insomnia symptoms. J Anxiety Disord. 2004;18(4):561-571.
[8] Sunderajan P, Gaynes BN, Wisniewski SR, et al. Insomnia in patients with depression: a STAR*D report. CNS Spectr. 2010;15(6):394-404.
[9] Perlis ML, Jungquist C, Smith MT, Posner D. Cognitive behavioral treatment of insomnia: a session-by-session guide, vol. 1. Springer; 2005.
[10] Spielman AJ, Saskin P, Thorpy MJ. Treatment of chronic insomnia by restriction of time in bed. Sleep. 1987;10(1):45-56.
[11] Bootzin RR. Stimulus control treatment for insomnia. Proc Am Psychol Assoc. 1972;7:395-396.
[12] Morin CM, Colecchi C, Stone J, Sood R, Brink D. Behavioral and pharmacological therapies for late-life insomnia: a randomized controlled trial. JAMA. 1999;281(11):991-999.
[13] Smith MT, Perlis ML, Park A, et al. Comparative meta-analysis of pharmacotherapy and behavior therapy for persistent insomnia. Am J Psychiatry. 2002;159(1):5-11.
[14] Edinger JD, Wohlgemuth WK, Radtke RA, Marsh GR, Quillian RE. Cognitive behavioral therapy for treatment of chronic primary insomnia: a randomized controlled trial. JAMA. 2001;285(14):1856-1864.
[15] Jaussent I, Dauvilliers Y, Ancelin M-L, et al. Insomnia symptoms in older adults: associated factors and gender differences. Am J Geriatr Psychiatry. 2011;19(1):88-97.
[16] Roth T. Insomnia: definition, prevalence, etiology, and consequences. J Clin Sleep Med. 2007;3(5 Suppl):S7-S10.
[17] Johnson EO, Roth T, Schultz L, Breslau N. Epidemiology of DSM-IV insomnia in adolescence: lifetime prevalence, chronicity, and an emergent gender difference. Pediatrics. 2006;117(2):e247-e256.
[18] Suh S, Cho N, Zhang J. Sex differences in insomnia: from epidemiology and etiology to intervention. Curr Psychiatry Rep. 2018;20(9):69.
[19] Patel D, Steinberg J, Patel P. Insomnia in the elderly: a review. J Clin Sleep Med. 2018;14(6):1017-1024.
[20] Gellis LA, Lichstein KL, Scarinci IC, et al. Socioeconomic status and insomnia. J Abnorm Psychol. 2005;114(1):111.
[21] Sutton DA, Moldofsky H, Badley EM. Insomnia and health problems in Canadians. Sleep. 2001;24(6):665-670.
[22] Brower KJ. Assessment and treatment of insomnia in adult patients with alcohol use disorders. Alcohol. 2015;49(4):417-427.

[23] Franzen PL, Buysse DJ. Sleep disturbances and depression: risk relationships for subsequent depression and therapeutic implications. Dialogues Clin Neurosci. 2008;10(4):473.

[24] Ohayon MM. Epidemiology of insomnia: what we know and what we still need to learn. Sleep Med Rev. 2002;6(2):97-111.

[25] Bhaskar S, Hemavathy D, Prasad S. Prevalence of chronic insomnia in adult patients and its correlation with medical comorbidities. J Fam Med Prim Care. 2016;5(4):780.

[26] Induru RR, Walsh D. Cancer-related insomnia. Am J Hospice Palliat Med. 2014;31(7):777-785.

[27] Jungquist CR, Tra Y, Smith MT, et al. The durability of cognitive behavioral therapy for insomnia in patients with chronic pain. Sleep Disord. 2012;2012:679648.

[28] Savard J, Morin CM. Insomnia in the context of cancer: a review of a neglected problem. J Clin Oncol. 2001;19(3):895-908.

[29] Hall DL, Arditte Hall KA, Gorman MJ, et al. The survivorship sleep program (SSP): a synchronous, virtual cognitive behavioral therapy for insomnia pilot program among cancer survivors. Cancer. 2022;128(7):1532-1544. https://doi.org/10.1002/cncr.34066. Epub 2021 Dec 16. PMID: 34914845; PMCID: PMC8917089.

[30] Beck AT, Steer RA, Brown GK. Manual for the beck depression inventory-II. San Antonio, TX: Psychological Corporation; 1996.

[31] Kroenke K, Spitzer RL, Williams JBW. The PHQ-9: validity of a brief depression severity measure. J Gen Intern Med. 2001;16(9):606-613.

[32] Beck AT, Steer RA. Beck anxiety inventory manual. San Antonio, TX: Psychological Corporation; 1993.

[33] Spitzer RL, Kroenke K, Williams JBW, Löwe B. A brief measure for assessing generalized anxiety disorder: the GAD-7. Arch Intern Med. 2006;166(10):1092-1097.

[34] Meyer TJ, Miller ML, Metzger RL, Borkovec TD. Development and validation of the Penn State Worry Questionnaire. Behav Res Ther. 1990;28:487-495.

[35] Zigmond AS, Snaith RP. The hospital anxiety and depression scale. Acta Psychiatr Scand. 1983;67:361-370.

[36] Ware JE, Kosinski M, Keller S. SF-36 physical and mental health summary scales. A user's manual. Boston, MA: The Health Institute, New England Medical Center Hospitals; 1994.

[37] Blais MA, Lenderking WR, Baer L, et al. Development and initial validation of a brief mental health outcome measure. J Pers Assess. 1999;73(3):359-373.

[38] Klingman KJ, Jungquist CR, Perlis ML. Introducing the sleep disorders symptom checklist-25: a primary care friendly and comprehensive screener for sleep disorders. Sleep Med Res. 2017;8(1):17-25.

[39] Buysse DJ, Reynolds Iii CF, Monk TH, Berman SR, Kupfer DJ. The Pittsburgh Sleep Quality Index: a new instrument for psychiatric practice and research. Psychiatry Res. 1989;28(2):193-213.

[40] Bastien CH, Vallières A, Morin CM. Validation of the Insomnia Severity Index as an outcome measure for insomnia research. Sleep Med. 2001;2(4):297-307.

[41] Johns MW. A new method for measuring daytime sleepiness: the Epworth sleepiness scale. Sleep. 1991;14(6):540-545.

[42] Smets EMA, Garssen B, Bonke B, De Haes J. The Multidimensional Fatigue Inventory (MFI) psychometric qualities of an instrument to assess fatigue. J Psychosom Res. 1995;39(3):315-325.

[43] Netzer NC, Stoohs RA, Netzer CM, Clark K, Strohl KP. Using the Berlin Questionnaire to identify patients at risk for the sleep apnea syndrome. Ann Intern Med. 1999;131(7):485-491.

[44] Kerns RD, Turk DC, Rudy TE. The West Haven-yale Multidimensional Pain Inventory (WHYMPI). Pain. 1985;23(4):345-356.

[45] Simard S, Savard J. Fear of Cancer Recurrence Inventory: development and initial validation of a multidimensional measure of fear of cancer recurrence. Support Care Cancer. 2009;17(3):241-251.

[46] National Comprehensive Cancer Network. NCCN practice guidelines for the management of psychosocial distress. Oncology (Williston Park). 1999;13(5a):113-147.

[47] Clohessy S, Ehlers A. PTSD symptoms, response to intrusive memories and coping in ambulance service workers. Br J Clin Psychol. 1999;38(3):251-265.

[48] Lynn A, Blewett JA, Drew R, Griffin R, Williams KCW. IPUMS health surveys: medical expenditure panel survey, Version 1.1. IPUMS. 2019. https://meps.ipums.org.

[49] Carleton RN, Norton MAPJ, Asmundson GJG. Fearing the unknown: a short version of the Intolerance of Uncertainty Scale. J Anxiety Disord. 2007;21(1):105-117.

[50] Gard DE, Gard MG, Kring AM, John OP. Anticipatory and consummatory components of the experience of pleasure: a scale development study. J Res Pers. 2006;40(6):1086-1102.

[51] Monk TH, Reynolds Iii CF, Kupfer DJ, et al. The Pittsburgh sleep diary. J Sleep Res. 1994;3(2):111-120.

[52] Qaseem A, Kansagara D, Forciea MA, Cooke M, Denberg TD. Management of chronic insomnia disorder in adults: a clinical practice guideline from the American College of Physicians. Ann Intern Med. 2016;165(2):125-133.

[53] National Cancer Institute. Follow-up medical care. 2021. https://www.cancer.gov/about-cancer/coping/survivorship/follow-up-care. Accessed 26 Feb 2021.

[54] National Comprehensive Cancer Network. Survivorship care for cancer-related late and long-term effects. 2020. https://www.nccn.org/patients/guidelines/content/PDF/survivorship-crl-patient.pdf. Accessed 26 Feb 2021.

[55] Morin CM, Vallières A, Guay B, et al. Cognitive behavioral therapy, singly and combined with medication, for persistent insomnia: a randomized controlled trial. JAMA. 2009;301(19):2005-2015.

[56] Laurel Franklin C, Walton JL, Raines AM, et al. Pilot study comparing telephone to in-person delivery of cognitive-behavioural therapy for trauma-related insomnia for rural veterans. J Telemed Telecare. 2018;24(9):629-635.

[57] Gehrman P, Barilla H, Medvedeva E, Bellamy S, O'Brien E, Kuna ST. Randomized trial of telehealth delivery of cognitive-behavioral

treatment for insomnia vs. in-person treatment in veterans with PTSD. J Affect Disord Rep. 2020;1:100018.
[58] Holmqvist M, Vincent N, Walsh K. Web-vs telehealth-based delivery of cognitive behavioral therapy for insomnia: a randomized controlled trial. Sleep Med. 2014;15(2):187-195.
[59] Cvengros JA. One size does not fit all: matching patients with insomnia treatment modality. 2014.
[60] Geiger-Brown JM, Rogers VE, Liu W, Ludeman EM, Downton KD, Diaz-Abad M. Cognitive behavioral therapy in persons with comorbid insomnia: a meta-analysis. Sleep Med Rev. 2015;23:54-67.
[61] Zachariae R, Lyby MS, Ritterband LM, O'Toole MS. Efficacy of internet-delivered cognitive-behavioral therapy for insomnia: a systematic review and meta-analysis of randomized controlled trials. Sleep Med Rev. 2016;30:1-10.
[62] Ho FY-Y, Chung K-F, Yeung W-F, et al. Self-help cognitive-behavioral therapy for insomnia: a meta-analysis of randomized controlled trials. Sleep Med Rev. 2015;19:17-28.
[63] Johnson JA, Rash JA, Campbell TS, et al. A systematic review and meta-analysis of randomized controlled trials of cognitive behavior therapy for insomnia (CBT-I) in cancer survivors. Sleep Med Rev. 2016;27:20-28.
[64] Luo C, Sanger N, Singhal N, et al. A comparison of electronically-delivered and face to face cognitive behavioural therapies in depressive disorders: a systematic review and meta-analysis. E Clinical Medicine. 2020;24:100442.
[65] Ma Y, Hall DL, Ngo LH, Liu Q, Bain PA, Yeh GY. Efficacy of cognitive behavioral therapy for insomnia in breast cancer: a meta-analysis. Sleep Med Rev. 2021;55:101376.
[66] Morin CM. Cognitive behavioral therapy for chronic insomnia: state of the science versus current clinical practices. Ann Intern Med. 2015;163(3):236-237.
[67] van Straten A, van der Zweerde T, Kleiboer A, Cuijpers P, Morin CM, Lancee J. Cognitive and behavioral therapies in the treatment of insomnia: a meta-analysis. Sleep Med Rev. 2018;38:3-16.
[68] Morin CM, Bootzin RR, Buysse DJ, Edinger JD, Espie CA, Lichstein KL. Psychological and behavioral treatment of insomnia: update of the recent evidence (1998-2004). Sleep. 2006;29(11):1398-1414.
[69] Edinger JD, Arnedt JT, Bertisch SM, et al. Behavioral and psychological treatments for chronic insomnia disorder in adults: an American Academy of Sleep Medicine clinical practice guideline. J Clin Sleep Med. 2021;17(2):255-262.
[70] Miller CB, Espie CA, Epstein DR, et al. The evidence base of sleep restriction therapy for treating insomnia disorder. Sleep Med Rev. 2014;18(5):415-424.
[71] Friedman L, Bliwise DL, Yesavage JA, Salom SR. A preliminary study comparing sleep restriction and relaxation treatments for insomnia in older adults. J Gerontol. 1991;46(1):P1-P8.
[72] Bertisch SM, Wells RE, Smith MT, McCarthy EP. Use of relaxation techniques and complementary and alternative medicine by American adults with insomnia symptoms: results from a national survey. J Clin Sleep Med. 2012;8(6):681-691.
[73] Harvey AG, Bélanger L, Talbot L, et al. Comparative efficacy of behavior therapy, cognitive therapy, and cognitive behavior therapy for chronic insomnia: a randomized controlled trial. J Consult Clin Psychol. 2014;82(4):670-683.
[74] Carney CE, Edinger JD, Meyer B, Lindman L, Istre T. Symptom-focused rumination and sleep disturbance. Behav Sleep Med. 2006;4(4):228-241.
[75] Edinger JD, Means MK. Cognitive-behavioral therapy for primary insomnia. Clin Psychol Rev. 2005;25(5):539-558.
[76] Borbély AA. A two process model of sleep regulation. Hum Neurobiol. 1982;1(3):195-204.
[77] Webb WB. An objective behavioral model of sleep. Sleep. 1988;11(5):488-496.
[78] Wu R, Bao J, Zhang C, Deng J, Long C. Comparison of sleep condition and sleep-related psychological activity after cognitive-behavior and pharmacological therapy for chronic insomnia. Psychother Psychosom. 2006;75(4):220-228.
[79] Vincent N, Lewycky S. Logging on for better sleep: RCT of the effectiveness of online treatment for insomnia. Sleep. 2009;32(6):807-815.
[80] Vincent N, Walsh K. Hyperarousal, sleep scheduling, and time awake in bed as mediators of outcome in computerized cognitive-behavioral therapy (cCBT) for insomnia. Behav Res Ther. 2013;51(3):161-166.
[81] Harvey AG. A cognitive model of insomnia. Behav Res Ther. 2002;40(8):869-893.
[82] Carney CE, Harris AL, Moss TG, Edinger JD. Distinguishing rumination from worry in clinical insomnia. Behav Res Ther. 2010;48(6):540-546.
[83] Lancee J, van Straten A, Morina N, Kaldo V, Kamphuis JH. Guided online or face-to-face cognitive behavioral treatment for insomnia: a randomized wait-list controlled trial. Sleep. 2016;39(1):183-191.
[84] O'Kearney R, Pech M. General and sleep-specific worry in insomnia. Sleep Biol Rhythms. 2014;12(3):212-215.
[85] Palagini L, Ong JC, Riemann D. The mediating role of sleep-related metacognitive processes in trait and pre-sleep state hyperarousal in insomnia disorder. J Psychosom Res. 2017;99:59-65.
[86] Ebert DD, Berking M, Thiart H, et al. Restoring depleted resources: efficacy and mechanisms of change of an internet-based unguided recovery training for better sleep and psychological detachment from work. Health Psychol. 2015;34:1240.
[87] Garland SN, Rouleau CR, Campbell T, Samuels C, Carlson LE. The comparative impact of mindfulness-based cancer recovery (MBCR) and cognitive behavior therapy for insomnia (CBT-I) on sleep and mindfulness in cancer patients. Explore. 2015;11(6):445-454.
[88] Kalmbach DA, Cheng P, Arnedt JT, et al. Treating insomnia improves depression, maladaptive thinking, and hyperarousal in postmenopausal women: comparing cognitive-behavioral therapy for insomnia (CBTI), sleep restriction therapy, and sleep hygiene education. Sleep Med. 2019;55:124-134.
[89] Norell-Clarke A, Tillfors M, Jansson-Fröjmark M, Holländare F, Engström I. How does cognitive behavioral therapy for insomnia work? An investigation of cognitive processes and time in bed as outcomes and mediators in a sample with insomnia and depressive symptomatology. Int J Cogn Ther. 2017;10(4):304-329.

# 第23章
焦虑和抑郁的跨诊断认知行为治疗

Transdiagnostic CBT for Anxiety and Depressive Disorders

克里斯滕·K.埃拉德　　凯特·H.本特利　　约瑟夫·S.马伊莫内　　索菲娅·乌里贝
Kristen K. Ellard　　Kate H. Bentley　　Joseph S. Maimone　　Sofia Uribe

胡前英　从恩朝·译　李雨婷　陈剑华·校

引　言

在过去的15年里,人们对精神障碍的概念化、病因学和治疗的跨诊断方法越来越感兴趣。这种朝向维度、跨诊断方法的运动受到两个主要因素的启发:第一,疾病共病往往是规律而非例外的。在临床实践中,个体通常符合两种或更多《精神障碍诊断与统计手册》(DSM)的诊断标准[1]。第二,焦虑、抑郁及相关障碍往往有很多共同的因素。例如,在情绪低落(或过高)的情况下,

K. K. Ellard (✉)
Division of Neuropsychiatry, Massachusetts General Hospital and Harvard Medical School, Boston, MA, USA
e-mail: kellard@mgh.harvard.edu

K. H. Bentley
Department of Psychiatry, Massachusetts General Hospital and Harvard Medical School, Boston, MA, USA
e-mail: kbentley@mgh.harvard.edu

J. S. Maimone
Department of Psychiatry, Massachusetts General Hospital, Boston, MA, USA
e-mail: jmaimone@mgh.harvard.edu

S. Uribe Department of Psychology, Southern Methodist University, Dallas, TX, USA

© The Author(s), under exclusive license to Springer Nature Switzerland AG 2023
S.E. Sprich et al. (eds.), *The Massachusetts General Hospital Handbook of Cognitive Behavioral Therapy*, Current Clinical Psychiatry, https://doi.org/10.1007/978-3-031-29368-9_23

患者倾向于经历频繁的、持续的、难以调节的强烈情绪,出现如注意力、专注力和记忆受损的认知缺陷;患者也有非适应性行为反应的倾向,如社交或情境退缩和回避;在狂躁症的情况下,患者表现出过度的、与途径相关的行为和冲动。这些障碍的一个共同主题是情绪处理不良,这往往以有效的认知处理为代价,进而干扰适应性和目标导向的行动。因此,为了方便,我们在这里把焦虑、抑郁及相关障碍一起称为"情绪障碍"。

巴洛(Barlow)及其同事提出了一种病因学框架来研究情绪障碍的共性,被称为"三重脆弱性"理论("triple vulnerability" theory)。根据这一理论,情绪障碍是由先天的生物脆弱性(如情绪反应的阈值较低)和后天习得的心理脆弱性(如感觉世界不可预知和不可控制)共同形成的。根据个体的成长背景和具体的学习经验,这些生物和心理脆弱性会导致特定的脆弱性(如社交相关的焦虑、害怕污染、害怕与自主神经有关的身体感觉、无法忍受不确定性),这些都是 DSM 分类障碍所定义的症状(详见完整的概念概述[2,3])。因此,特定的脆弱性只是更广泛的核心基础脆弱性的表面体现。

巴洛等人从理论上认为,针对这些核心基础的脆弱性进行干预,最终将缓解特定的脆弱性,从而导致症状减少[4]。通过针对共同的潜在脆弱性,临床医生可以使用单一的治疗方案同时治疗多种疾病。情绪障碍跨诊断治疗统一方案(unified protocol for transdiagnostic treatment of emotional disorders,UP)[5,6]是根据情绪科学的经验和现有的认知行为治疗概念化框架而制订的,可适用于所有类型的情绪障碍。具体来说,虽然基于认知行为治疗的原则,但 UP 的重点在于情绪的进化适应性功能。情绪障碍的精神病理机制被认为是对适应性情绪处理的背离。因此,UP 的目标是帮助患者改变对情绪反应的非适应性模式,并帮助他们发展适应性功能。UP 强调对情绪的本质和适应性功能的心理教育,重点是帮助患者改变对情绪的非适应性反应,提高更有效的情绪调节能力,从而让情绪更有效、更具适应性地引导行动。通过关注情绪处理,UP 可以将治疗与基础的核心精神病理紧密联系起来。除了对病因学和理论的关注,UP 还提供了一个实际的临床优势,因为它允许临床医生集中训练单一的治疗方案,而不是承担学习和掌握许多不同疾病的具体方案的负担。UP 还使同时治疗多种疾病成为可能,使治疗计划在共病的背景下更有效。

本章首先介绍了诊断和结果评估的跨诊断方法,然后描述了完整 UP 治疗模块和现有支持 UP 疗效的实证证据。最后,我们通过一个临床案例来说明 UP 的应用。

情绪障碍的跨诊断评估

UP 的焦点是共享的跨诊断机制,并非局限于一种或另一种 DSM 诊断。因此,人们假设,在 UP 的背景下进行彻底的诊断评估可能是多余的。然而,为了促进治疗计划和个案概念化,以及治疗提供者和保险公司之间的沟通,建议在治疗开始时进行全面的诊断评估。除了监测与个别疾病相关的症状外，在 UP 治疗过程中，还建议监测与核心基础跨诊断机制变化相关的进展。在这里，我们提供诊断和跨诊断评估工具的建议，并对这些工具进行描述。

■ 诊断评估

· **焦虑障碍访谈表(Anxiety Disorders Interview Schedule, ADIS - Ⅳ)**[7]：ADIS - Ⅳ 是半结构化的临床访谈，用于评估 DSM - Ⅳ 对焦虑、强迫症、创伤后应激障碍及相关障碍的诊断。ADIS - Ⅳ 采用维度方法进行评估，为特定症状的发生频率和对生活的干扰程度提供连续刻度。诊断被划分为不同临床严重程度等级(clinical severity rating, CSR)，从 0(无症状)到 8(非常严重)，CSR 的临床截断点为 4 分，CSR<4 被认为是亚临床诊断。该访谈可以评估每种障碍的症状严重程度和临床病程，具有较高的信度和效度[8]。

· **DSM - 5 结构化临床访谈-临床医生版(Structured Clinical Interview for DSM - 5 Disorders-Clinician Version, SCID - 5 - CV)**[9]：SCID - 5 - CV 是被广泛应用的半结构化访谈，用于评估 DSM - 5 对抑郁障碍、精神病性障碍、物质使用障碍、焦虑障碍、躯体变形障碍、进食障碍及当前适应障碍的诊断。其目的是通过评估当前和终生诊断，使用二分(是/否)量表对精神病理学进行分类评估。SCID 通过关注症状计数获得了较高的评分者信度，并且其信度有很强的实证支持。

■ 一般症状评估

· **汉密尔顿焦虑评定量表(Hamilton Anxiety Rating Scale, HAM - A)**[10]：HAM - A 是临床医生评定的问卷，用于评估焦虑相关的心理和躯体症状。它由 14 个症状定义的要素组成，包括紧张、恐惧、失眠和抑郁情绪，分数从 0(不存在)到 4(严重)。虽然 HAM - A 本身并不是一种诊断工具，但它可以作为一种监测工具来监测一般的焦虑症状。比较两个样本被试的焦虑和抑郁时，它的信度和同时效度是足够的[11]。

· **汉密尔顿抑郁评定量表(Hamilton Depression Rating Scale, HAM - D)**[12]：HAM - D 是广泛应用于临床研究和临床实践的抑郁严重程度评估量表。最初的 21 项版本有 4 项旨在对抑郁障碍进行分类的条目，但经常被错误地用于评估严重程度。更常用的 17 项版本侧重于抑郁障碍的抑郁症状和躯体症状。虽然总分被广泛使用，但它是多维的，其临床意义可能不明确。9 个条目按照李克特 0～2 分制进行评分，其余 8 个条目按照 0～4 分制进行评分。它评估抑郁情绪、内疚感、睡眠、与焦虑相关的躯体症状、胃肠症状、一般症状，以及其他领域的症状。

· **总体焦虑严重程度和损害量表(Overall Anxiety Severity and Impairment Scale, OASIS)**[13]：OASIS 是有 5 个条目的自我报告评估，旨在评估与焦虑障碍相关的跨诊断症状和功能。它适应于多种语言，具有良好的内部一致性、重测信度和效度[13,14]。

· **总体抑郁严重程度和损害量表(Overall Depression Severity and Impairment Scale, ODSIS)**[15]：ODSIS 是 OASIS 的一个改编版本，旨在评估与抑郁相关的跨诊断症状和功能。这也

是有 5 个条目的自我报告评估,0~4 分的李克特量表,用于评估抑郁相关症状的严重程度和损害。OASIS 和 ODSIS 都是关注过去一周症状的严重程度和损害,这使得监测整个治疗过程中的变化成为可能。

■ 跨诊断评估

在实施 UP 时,除了监测一般症状变化外,评估核心基础跨诊断维度的变化也是被推荐的,核心基础跨诊断维度的变化也可作为治疗反应的机制。下面,我们提出了可以用来捕获 UP 结构的一般测量方法,包括情绪和情绪加工(模块 2)、正念觉察(模块 3)、认知加工(模块 4)、行为趋近与回避(模块 5),以及对情绪生理感觉的反应(模块 6)。下一节将详细介绍 UP 治疗模块的相关内容。

- 积极和消极影响量表(Positive and Negative Affect Schedule,PANAS)[16],**模块 2**:PANAS 有 20 个条目,是可靠、广泛使用且自我报告式的量表,用于测量积极和消极的情感失调障碍。它通过 20 个与情感相关的形容词(如"害怕""骄傲"),评估与环境的愉悦接触和一般困扰维度。给个体一个时间框架,如"一般情况下",然后根据从 1(完全不)到 5(非常)的 5 分范围来打分。

- 情绪反应量表(Emotion Reactivity Scale,ERS)[17],**模块 2**:ERS 是自我报告量表,共 21 个条目。测量情绪的敏感性、强度和持续性。患者根据自己对情绪的反应,使用李克特量表对所有项目进行打分,从 0 分(一点也不像我)到 4 分(完全像我)。

- 情绪调节困难量表(Difficulties in Emotion Regulation Scale,DERS)[18],**模块 2**:DERS 旨在评估情绪失调,是基于一个模型,该模型聚焦于情感体验回避作为情绪相关障碍中情绪障碍发生和维持的一个促进因素。DERS 是一种自我报告量表,共 36 个条目,包括情绪调节的 6 个方面,即不接受情绪反应、难以从事目标导向行为、冲动控制困难、缺乏情绪觉察、有限的情绪调节策略、缺乏情绪清晰性。每一个条目都按照 1(几乎从不)到 5(几乎总是)的分数范围来打分。

- 南安普顿正念问卷(Southampton Mindfulness Questionnaire,SMQ)[19],**模块 3**:SMQ 是包含 16 个条目自我报告问卷,用于测量在情绪障碍中很常见的痛苦想法和痛苦画面的正念觉察。该问卷起始于"通常当我经历痛苦的想法和画面时,……"的描述,然后是 8 个正面的构建(如"我在……之后很快就平静了")和 8 个负面的构建(如"发生在我身上的事让我很生气……")。这些条目的得分范围是从 0(非常不同意)到 6(非常同意)。

- 宾夕法尼亚州立大学焦虑问卷(Penn State Worry Questionnaire,PSWQ)[20],**模块 4**:PSWQ 是一种广泛使用的、用于评估焦虑的特定特征的自我报告测量方法,它应用于许多临床和非临床人群中,具有良好的内部一致性、结构效度和重测信度。PSWQ 由 16 个条目组成,按照李克特量表进行评分,范围从 1(对我而言一点也不典型)到 5(非常典型的我)。这些条目评估了焦虑的发生、侵入性、普遍性及其他特征,如"一旦完成了一项任务,我就开始担心要做的其他所有事情"。

- 思维反刍反应量表(Ruminative Responses Scale,RRS)[21],**模块 4**:RRS 是一种有 22 个条目

的自我报告量表,具有可接受的内部一致性水平。RRS包括以症状为中心("想想集中注意力有多难")和以自我为中心("我想'为什么我总是这样反应?'")的思维反刍。这些条目按照4点计分的李克特量表进行打分,即从1分(从不)到4分(总是)。

· **行为趋近和行为抑制系统量表(Behavioral Approach System and Behavioral Inhibition System Scale,BAS/BIS Scale)**[22],**模块5**:BAS/BIS量表是一种自我报告量表,旨在测量个体在行为趋近和回避敏感性方面的差异。共24个条目,趋近性条目主要评估欲望动机的调节,而抑制性条目主要评估厌恶动机。采用李克特量表评分,满分为4分,从1(对我来说非常正确)到4(对我来说非常错误)。BAS/BIS量表有4个分量表,用于评估驱动力(如"当想要某样东西时,我通常会全力以赴去得到它")、乐趣寻求(如"我渴望刺激和新感觉")、奖励反应(如"赢得比赛会让我兴奋")及抑制行为(如"批评或责骂会让我很受伤")。

· **焦虑敏感性指数-3(Anxiety Sensitivity Index-3,ASI-3)**[23],**模块6**:ASI-3是含18个条目的自我报告量表,用于测量对焦虑感受的反应。它评估身体方面(如"心跳加速时我感到害怕")、认知方面(如"当思维似乎加快时,我担心自己可能会疯掉")和社交方面(如"不显得紧张对我来说很重要")的担忧。每个项目都用李克特量表打分,范围从0(我不同意)到4(我非常同意)。该量表具有良好的内部一致性信度和因子效度,并对治疗效果比较敏感。

情绪障碍跨诊断治疗模块

情绪障碍跨诊断治疗统一方案(UP)由5个核心治疗模块、3个用于介绍和结束会谈的额外模块组成(详见完整的治疗师指南)[6]。UP包含12~18次治疗,每次50~60分钟,每周提供一次。治疗开始于动机增强模块,以增加患者在后续治疗过程中的参与(模块1:设定目标和维持动机),随后是关于情绪的性质和功能的心理教育(模块2:理解情绪)。在介绍性模块之后,我们将介绍针对情绪处理关键方面设计的核心处理模块(参见下面对模块内容的完整描述)。其中包括:加强关注当前的意识,用于帮助观察、标记和改变现有的情绪反应(模块3:正念情绪觉察);识别和处理对情绪体验意义的非适应性解释,增加认知解释和反应的灵活性(模块4:认知灵活性);识别并处理回避情绪或参与非适应性情绪驱动行为的非适应性行为(模块5:应对情绪行为);提高对与情绪相关的生理、内脏感觉的觉察和耐受性(模块6:理解和面对身体感觉)。模块4~6中的每一个概念都代表了情感体验的一个核心组成部分,并建立在彼此的基础上,通过模块3学习的技能,支持在每个核心组成部分中增强对适应性和非适应性反应的觉察和监测。

尽管现有的临床试验已经按顺序提出了三个核心模块(模块4~6),但在实践中,这些核心模块的提出顺序可以根据患者的具体需求更灵活地处理(即与回避行为相关损伤较大的患者可以先使用模块5,然后是模块4和模块6)。模块7侧重于在真实情境中的实践,即通过参与意象设计的情绪暴露,巩固模块3~6中学习到的技能。最后一个治疗模块(模块8)侧重于回顾在整个治疗过程中学到的概念和策略,并提供预防复发的策略。

■ 模块1:设定目标和维持动力

为了帮助患者做出行为改变,并为随后的治疗做好准备,模块1借鉴了动机访谈(MI)[24]。通过MI方法,治疗师与患者一起制订具体的治疗目标,提高患者的自我效能感[25,26]。两个具体的动机练习包括:①决策平衡练习,直接解决矛盾的变化与否,通过识别和权衡利弊,决定变与不变;②目标设定练习,帮助患者确定简明的改变目标,并将实现改变所需的具体、可操作和可实现的步骤分解。

■ 模块2:理解情绪

在模块2中,患者将接受关于积极和消极情绪的重要革新的适应性功能的心理教育,并为全面的情绪体验提供有用的理论基础。具体来讲,该模块讨论了破碎情绪的自适应性;特别是负面情绪的价值和有用性,这些情绪通常被患者视为厌恶和不想要的,包括恐惧、焦虑、悲伤及愤怒。使用情绪的三成分模型,给患者提供了一个框架来理解情绪体验,它包括三个主要领域之间的动态交互作用:生理反应或"感受状态",特定的想法和注意过程,以及行为反应。这三个领域是如何相互作用以产生情感体验的,可以通过患者自己生活中的一个近期事件来加以演示说明。本章引入了习得性联想(learned associations)的概念,即特定的情感模式对外部或内部线索的反应是通过经验习得的,并作为内隐的、自动的反应编码在记忆中。尤其是讨论了特定的生理感觉、思维模式和行为反应是如何相互关联和"配对"在一起的。这些习得反应可能在一个不好的环境或时间里有一定的适应性,或者它们可能代表了最好的应对努力。然而,通常情况下,这些习得的反应却不再适应患者当前的生活环境,因此需要通过情绪暴露来"忘却"。同时也引入了负强化的概念,即反应的非适应性,通常是回避模式在短期内通过抑制强烈情绪的体验而得到强化,但在长期内由于其有限的影响而变得非适应性。例如,避免社交场合在短期内是有效的,因为它可以防止这些场合引起的焦虑,但这种回避也阻止了积极或纠正经验的机会,助长了社会孤立,并强化了社会环境是无法忍受或令人厌恶的想法。最后,在模块2中,通过"监测情境中的情绪和情绪驱动行为"(ARC)形式,介绍了监测和记录情绪体验的实践,鼓励患者开始更多地觉察想法、感受和行为是如何对内部或外部线索做出反应的,以及应对这些经历的长期和短期结果。"ARC"指的是记录情绪体验的前期触发因素(Antecedent triggers),对该体验的生理、认知和行为反应(Response),以及该反应的短期和长期结果(Consequence)。患者记录在此表格上的反应,可以成为后续治疗模块中演示概念的基础。

■ 模块3:正念情绪觉察

模块3被认为是4个核心处理模块中的第一个。在该模块中,患者被教导如何使用专注于当下的觉察策略来增加对情绪体验的客观意识,从而开始理解他们独特且灵活的相关生理、认知和行为反应模式。这种客观意识也有助于评估特定的习得反应模式是否仍然"适合"或在患者当前的生活环境下仍然具有适应性,或者是否需要更新。特别强调的是,自动触发的情绪及其本身没有问题,而是对情绪的次级反应,也就是"对情绪的情绪"需要加强觉察。这些反应往往充满了评判(如将焦虑视为灾难即将发生的信号),而且往往不是基于当前环境中的实际信息,因此阻碍了对可能导致情绪反应变化的纠正性信息的处理。研究表明,患者的强烈情感体验通常会因对过去或未来的内在关注而加剧,通常是通过思维反刍或担忧,而不考虑患者当前的生活中发生了什么。值得注意的是,非评判的觉察训练是通过在会谈期间的身体扫描练习来呈现的。患者还要接受一项简短的正念练习,其中深沉的腹式呼吸与将注意力转移到感官线索(如声音、味道或触摸)相配合,从而将注意力从内部处理转移到外部处理,以促进客观观察和意识化。通过反复地将呼吸与注意力转移到"此时此刻"发生的感官线索相结合,患者可以调整呼吸,以提示这种注意力转移。一旦这种转变发生,就可以鼓励患者客观、不加评判地观察他们当下发生的生理感觉、想法和行为,并评估这些反应在当前环境下是适应性的还是非适应性的。这将成为未来模块中使用的一个工具,帮助评估在三个核心领域(生理、认知、行为)中哪些自动反应是自适应的,以及哪些需要"更新"和修正的。我们鼓励患者自己进行至少1周的正念身体扫描练习(可以选择将其作为日常练习),以体会参与客观意识的觉察。我们也鼓励患者反复训练简短的"当下锚定"练习(深呼吸,然后将注意力转移到环境中的感官事物上),以调节呼吸和注意力转移之间的联系。我们还鼓励患者开始跟随这种注意力的转移,客观地觉察当下正在发生的感受、想法和行为,以及它们与当前环境的关系。

■ 模块4:认知灵活性

模块4的重点是情绪的三成分模型中的"想法"领域。我们自动处理和解释信息的方式也将被讨论,同时引入自适应心理过滤(adaptive mental filtering)的概念。具体来说,因为我们不断地被各种感官和知觉信息轰炸,所以必须过滤这些信息,这样与维持我们当前状态和幸福相关的信息就会被筛选出来,而无关的信息就会被过滤掉。这种过滤机制是通过学习和编码对事件和经历的特定评价而形成的,这样我们就会知道,当"这种情况发生时",我会有"这种感觉",这意味着"这与我和世界有关",并相应地做出"这种反应"。这些评估的图式或模式被编码在记忆中,并在情绪体验时自动被激发出来。这在本质上是适应性的,这样我们就不必在每次遇到什么东西时都要重新定义这个世界的意义。然而,当这些自动评估模式以一种不再符合当前环境的方式被引出时,它们可能变得非适应性。例如,如果一个孩子被有虐待倾向、不可捉摸的酗酒父母抚养长大,那么在某个时刻,对他人对自己行为的威胁性评判保持高度警惕可能是很重要的,因为这样的评判可能决定着是否会遭受躯体虐待。然而,如果这个人现在生活在安全的环境中,并且正在以一种旨在提供建设性反馈的方式对其工作表现进行评估,那么将这些反馈评价视为威胁自己安全或构成威胁的想法就过于夸张了，并不符合当前情境的真实情况。在该模块中，患者被教导识别自动思维模式，先通过进行治疗会谈内的练习，要求患者解释一幅模糊图片背后的含义。接着，要求患者识别图片的其他替代评价，然后区分反射性、自动的评价与其他可能的替代评价之间的区别。通过标记"红色"思维或思维陷阱（如灾难化思维、心灵阅读），患者被要求使用两种核心策略来挑战这些自动评价：首先，评估特定含义或解释的可能性或概率。其次，评估即使最坏的情况发生，患者仍能应对的可能性。患者被要求对这些事件产生不同的解释或意义。此外，使用苏格拉底式提问的"箭头向下"技术，鼓励患者识别影响自动评估的潜在核心主题和信念，如害怕被拒绝或孤独，"不可爱"或"不够好"。这种联系建立在生理感觉状态和特定核心信念的激活之间，而这些潜在的核心信念和信息被过滤和解释的方式之间也建立了联系，从而鼓励患者产生不同的评价，以"忘记"这些自动联想。

■ 模块 5：应对情绪行为

模块 5 侧重于情绪三成分模型中的"行为"领域，识别和修正情绪体验中引发的行为反应模式。具体而言，该模块侧重于识别和纠正两种类型的问题行为：①回避行为，或旨在防止情感体验发生的特定行为；②非适应性的情绪驱动行为，或在情绪体验的背景下自动诱发的特定行为模式。回避行为可以包括一系列的行为。显性回避行为是个体为了避免经历厌恶情绪而采取的行动，如回避社交聚会以避免与社会评价相关的焦虑，或者回避公共交通以避免对污染的恐惧或对恐慌发作的恐惧。回避行为也可以是隐性的，如社交焦虑症患者在谈话时避开视线，或者确保自己坐在出口或逃生路线附近，以避免与恐慌或过去创伤相关的焦虑。逃避在本质上也可以是认知层面上的，比如压抑想法、担忧，或者最小化和合理化导致痛苦的事件的重要性或意义。回避也可能以"安全行为"的形式出现，即只有在与特定的人在一起或携带特定的东西（如药物、水瓶）时，个体才会进入特定的环境。这些逃避行为会被强化和重复，因为可以让患者在当下减轻痛苦。然而，这些行为也阻止了新学习的发生，强化了人们的信念，即被回避的情境或话题确实令人厌恶，或者个人无法应对该情境。使用"白熊"练习[27]，展示了回避的讽刺效果：在该练习中，患者被要求想任何希望的东西，但不要想白熊；具有讽刺意味的是，这通常会导致人们想到白熊的频率增加，从而证明了这种策略的低效。

模块 5 的第二个重点是识别反射性的、自动的行为模式，即患者对情绪体验做出的反应。例如，在焦虑时无意识地吃不健康的食物，在悲伤或失望时待在床上，孤立自己，在尴尬或恐惧时抨击所爱的人。患者被要求监测和记录在强烈情绪背景下的回避行为和自动的行为模式，记录下与特定生理感觉或思维模式的联系。处理逃避行为和自动行为模式的一个关键策略是进行相反的行动[28]，或者从事与非适应性行为完全相反的行为。例如，与其躺在床上应对悲伤，不如鼓励患者去散步。鼓励患者静坐，让其注意到此刻他们是安全的，而不是通过踱步或无意识地进食来应对焦虑。与待在家里来避免社交活动相反，鼓励患者允许自己参加社交活动。采取相反的行动,可以在情绪和随后的反应之间形成新的联系,让患者开始更准确地"解读"自己的情绪想要传达的一些信息(包括当情绪本质上是错误的警报时,如与当前环境不相称的强烈焦虑),从而选择更适应的行为反应。

■ 模块6:理解和面对身体感觉

继模块4的想法和模块5的行为之后,模块6的目标是情绪三成分模型的最后一个领域:身体感觉。本模块的首要目标是提高患者对与情绪相关的身体不适感觉的意识和耐受性;这是通过一系列系统的内感受暴露练习来完成的,在此过程中,患者练习面对(理性的、非评判的)与情感体验相关的身体感觉。尽管从历史上看,内感受暴露通常局限于治疗惊恐障碍,但越来越多的研究支持这种方法也适用于广泛的情绪障碍[29,30],正如在UP所做的那样。此外,因为生理感觉是情绪体验的一个组成部分,所以对于所有患者,理解生理感觉与认知和行为反应模式之间的关系是很重要的,无论诊断如何,也不管生理感觉是否是痛苦的主要来源。生理感觉通常提供了启动特定思维和行为模式的"背景",因此提高对生理感觉反应的意识是纠正对情绪反应的非适应性模式的一个重要部分。

在模块6中,首先向患者介绍内感受暴露的基本原理,即个体对身体感觉的理解在情感体验的强度和持续时间中发挥重要作用。然后,内感受暴露练习,可能会引起与焦虑(如用一根细吸管呼吸或过度呼吸)、抑郁(如手腕或脚踝上戴着重物)或愤怒(如握紧拳头、穿着厚外套坐在暖气旁)相关的身体感觉,在治疗会谈和家庭作业中都要进行。通过内感受暴露,患者最终开始注意到在"真实世界"的情感体验中产生的身体感觉,而没有评判和厌恶的反应(如"这种感觉必须停止""其他人会注意到我脸涨红、心跳加快");相应地,学会更适应地管理情绪体验,即不要逃避。此外,生理感觉和特定的思维和行为模式之间的习得联系被强调并带入意识,这样患者就可以开始处理对生理感觉的非适应性自动反应。

■ 模块7:情绪暴露

最后一个"核心"UP模块是情绪暴露,即识别并系统地参与各种旨在诱发中度至强烈情绪水平的活动或任务。有几个关键的原因可以解释为什么UP会以情绪暴露告终。首先,像行为练习或传统CBT中的类似练习一样,患者有机会测试他们(通常是负面的)在情绪刺激的情况下(或者更广泛地说,如果强烈且经常回避的情绪发生了)可能会发生什么。通过参与情绪暴露练习,患者了解到情绪往往不会永远持续下去,他们可以在没有回避的情况下容忍和应对令人厌恶的甚至是强烈的情绪。情绪暴露也允许患者在情绪体验的背景下练习迄今为止学到的技能(如理解情绪、锚定当下、认知灵活性、应对情绪驱动的逃避冲动),从而当这些技能在现实世界中最相关且最需要的时候得以发挥作用。

在介绍情绪暴露的基本原理之后,治疗师和患者可以合作制订一个暴露等级,包括可能引发患者中度到强烈情绪水平的情况和活动，按预期的痛苦和回避水平进行组织。暴露可以包括情境性、想象性或内感受性练习（或一些组合）。理想情况下，治疗师和患者将在治疗会谈中一起进行至少一次暴露练习，这样患者就可以学习如何在不回避的情况下进行这些练习，并记录其体验和处理新的学习，然后继续完成自己的家庭作业。UP工作簿提供了一个工作表，用于在练习之前、期间和之后记录关键UP技能和概念的使用情况。

■ 模块8：复发预防

最后一个UP模块侧重于预防复发。具体来说，模块8用于回顾患者的进展（通常部分进展是通过治疗期间定期进行的自我报告问卷来进行记录）和复习治疗材料（学习的关键技能和治疗概念），并为未来的技能实践制订计划。在进展回顾期间，患者经常被鼓励，如果继续实施在治疗中所学到的技能，他们很可能会继续获得治疗进展。患者可能会产生新的短期或长期目标（或确定他们愿意继续朝着治疗开始时设定的目标努力），然后与治疗师合作，以确定他们可以继续提醒自己并应用UP技能和概念的具体方式，以最大化实现这些目标的可能性。模块8还可能涉及讨论未来症状增加的潜在诱因，以及鼓励患者不加评判地看待即将到来的情绪和症状的自然波动，这与UP框架一致。

情绪障碍跨诊断治疗统一方案的实证支持

UP也许是目前为情绪障碍提供的最广泛测试的跨诊断、共享机制治疗。UP针对的核心功能机制——频繁且强烈的负性情绪、回避反应、努力避免或缓解令人不悦的情绪状态（被认为是各种情绪障碍的根源），使其成为一个吸引人的治疗方法。UP可以进行严格的实证测试，主要有两个原因。首先，它是少数几种心理干预方法之一，采用了功能性（而不是诊断性）方法来解决一个领域中过多的单一诊断方案（single-diagnosis protocols，SDP）导致的推广困难[31-33]。其次，这种方法使UP具有高度灵活性，并能够应对常见的复杂患者病症，包括多种共病[34]。下面，我们总结了迄今为止支持UP作为治疗情绪障碍有效方法的证据。

要确定UP的有效性，一个关键问题是，UP是否与现有的"金标准"单一诊断方案一样有效。为了解决该问题，巴洛及其同事[33]随机分配了223名主要患有焦虑相关障碍（惊恐障碍、广泛性焦虑症、社交焦虑症或强迫症）的参与者，让他们接受UP、SDP，或等待列表控制对照。结果显示，在治疗后和6个月随访中，基于临床医生评估和自我报告的结果测量，UP组和SDP组的诊断严重程度和焦虑、抑郁症状在统计上具有相同的变化，UP组和SDP组都优于等待列表控制对照组。最近的一项荟萃分析强调了UP组和SDP组治疗效果相等，该荟萃分析对15个UP组和非对照研究进行了分析（总人数为1244人），发现UP组的疗效大小与之前单诊断CBT方案的荟萃分析结果相似[35]。这些发现意味着UP提供了一种简便的方法，以单一的治疗方案来治疗多种疾病,从而不牺牲患者的临床利益。

有充分的证据支持 UP 在治疗、诊断和模式方面的有效性。在上述的荟萃分析中,萨基里斯(Sakiris)和巴利(Berle)观察到 UP 对抑郁、焦虑症状减轻,以及对特定焦虑相关障碍和边缘型人格障碍疗效的大效应量[35]。UP 已被证实对一系列情绪相关障碍的治疗具有中等到较大的效应量,包括单相抑郁症[36]、双相情感障碍共病焦虑[37]、失眠[38]及慢性疼痛[39]。在使用增加自适应情绪调节策略和减少非适应情绪调节策略方面,UP 组也具有中等的效应量。重要的是,症状的改善通常在 3 个月[40,41]、6 个月[33,42,43],甚至 18 个月[44]后随访期间也保持良好。11 个国家的研究也报告了类似的结果,包括门诊、医院和住院治疗在内的各种临床环境,以及个体和团体的治疗环境[34]。在这些环境设置中,UP 通常以改良后的形式予以应用,强调了 UP 的适应性。例如,翻译成其他语言,模块重新排序或省略等,仍然显示出有效的治疗效果。最后,当 UP 应用于各种临床和亚临床人群时,这些患者显示出症状减少和生活质量改善,包括多种情绪障碍共病和至少部分由情绪驱动过程维持障碍的患者(如物质使用障碍、进食障碍、失眠)[34]。

案 例

下面是一个说明性的案例,描述了应用 UP 到一位患者的焦虑和单相抑郁。身份信息已被删除或修改,以保护患者隐私。

丽贝卡由精神科医生转诊进行单独的 CBT。她是一名 41 岁的异性恋白人女性,在一家以门诊医院为基础的心理健康诊所接受了 24 次门诊心理治疗。丽贝卡完成了包括 DSM-5 结构化临床访谈[9]在内的初步诊断评估。在治疗过程中,每 4 周进行一次简短的自我报告症状测量,以评估治疗反应,包括 ODSIS[15]、OASIS[13]、PHQ-9[45]、GAD-7[46]。

丽贝卡的身体一直很健康。她认为之前的三次心理治疗会谈对她是有帮助的,所有这些治疗在本质上都是支持性的或精神动力的。丽贝卡有抑郁症和酒精滥用的家族史。她报告了"断断续续"的精神药物治疗史(从 20 岁出头开始),包括抗抑郁药和抗焦虑药。具体来说,她之前有三次服用抗抑郁药物的经历,在治疗开始前,她已经服用了稳定剂量的氟西汀和安非他酮约 3 个月。丽贝卡在一家医院的医疗部门做兼职护士,结婚近 15 年,有两个孩子(一个 7 岁,一个 10 岁)。她说,之前她很喜欢自己的工作,还参加了当地图书馆和健身房的社区项目。然而,在过去的 6 个月里,她逐渐停止参加这些活动和其他非工作活动,包括偶尔的健身课和每月一次的"妈妈小组"。丽贝卡还表示,她通常对做饭和跟家人玩棋盘游戏感兴趣,但她发现这些活动对她来说需要更多的努力,总的来说,她花在这些活动上的时间更少了。

丽贝卡认可她的症状与重性抑郁障碍的初步诊断一致:易复发,中等程度,包括严重且持续的情绪低落、快感缺失、睡眠障碍(入睡和维持睡眠的问题)、普遍的无价值感、罪恶感、绝望感,以及偶尔且短暂的被动性自杀意念。丽贝卡表示,她"绝不会"结束自己的生命,这主要是因为她对家庭负有责任。她还否认目前有自杀计划或行为,否认有自杀、自残史。丽贝卡也符合广泛性焦虑症的二级诊断标准,她陈述自己有过度和无法控制的担忧(关于工作表现、人际关系、所爱之人的健康和安全),且容易疲劳、感到肌肉紧张、难以集中注意力和睡眠困难。自我报告问卷组的基线得分见表23-1。

表23-1·自我报告问卷结果(案例报告)

评估时间 问卷	基线	第4次会谈后	第8次会谈后	第12次会谈后	第16次会谈后	第20次会谈后	第24次会谈后
ODSIS	15	16	11	10	8	7	7
OASIS	14	13	12	10	6	5	6
PHQ-9	20	19	14	12	9	8	7
GAD-7	15	15	12	10	9	7	6

注:ODSIS,总体抑郁严重程度和损害量表(范围为0~20分;临床临界点为8分);OASIS,总体焦虑严重程度和损害量表(范围为0~20分;临床临界点为8分);PHQ-9,患者健康问卷(范围为0~27分;5、10、15、20=轻、中、比较重、重度抑郁);GAD-7,广泛性焦虑症7项量表(范围为0~21分;5、10、15=轻度、中度、重度焦虑)。

■ 个案概念化

丽贝卡描述说,她在当下重度抑郁发作之前,她有过反复思考和担忧,这促使精神科医生考虑转诊,让她进行CBT。丽贝卡报告说,家庭和工作中的日常责任越来越让她感到不堪重负,这导致她对自己不再是"曾经的母亲或妻子"(如准备家常饭菜、在与家人相处时专注于当下),且在工作中没有发挥出潜力,而感到内疚和失望。丽贝卡指出,她最近被考虑晋升到护理部门的领导职位,但最终没有被选中。丽贝卡开始逐渐远离家庭(包括与丈夫的亲密情感联系和身体接触)和社会活动,并在工作中承担的责任越来越少,越来越依赖于认知和行为形式的逃避。她报告说,由于难以集中注意力、容易疲劳和自信心下降,她的工作表现已经开始下降,而自信心下降反过来又增加了负罪感和无用感,造成进一步的逃避(如拒绝接受新任务、避免与患者和同事进行"不必要的"人际交往),并产生对自己能力进行批判的负面想法。

与UP框架相一致的是,丽贝卡的抑郁和焦虑被认为是由认知和行为回避(包括过度思维反刍和担忧)、适应不良且刻板的自我导向评价所维持的。这些形式的逃避起到了消极的强化作用,在短期内提供了一些缓解或逃避痛苦的方法,但随着时间的推移,会维持甚至恶化消极情绪和抑郁、焦虑症状。丽贝卡的回避也限制了积极强化或否定自己消极想法的机会的数量和范围(即纠正性学习)。

■ 治疗总结

UP 的治疗过程始于增强动机(模块 1),即目标设定和利弊分析练习。丽贝卡确定了以下主要的治疗目标:"像以前一样做曾经喜欢的事情"和"停止所有的担忧"。为实现这些目标,相应的小而具体的步骤主要包括学习和实施新的 CBT 技能和可能重新融入之前活动的具体方式(如给小组里的另一位妈妈发短信,问她是否可以重新加入)。在权衡了变与不变的利(如增加工作满意度、增加与家人的亲密感、身体健康和幸福)和弊(如投入时间和精力、如果 CBT 不起作用会增加绝望的风险)之后,丽贝卡发现,至少在治疗开始时,她改变的理由远远超过保持不变的理由。

然后,治疗转变为关于情绪的性质和功能的心理教育(模块 2),对丽贝卡来说,心理教育主要关注悲伤、内疚和焦虑。在接受了三成分情绪模型的指导后,作为家庭作业,丽贝卡开始监测一周与情绪经历相关的想法、身体感觉和行为,以及相关反应的任何明确的前因(触发)和结果(影响)。这些监测活动显示,丽贝卡倾向于体验强烈的悲伤和内疚,以及相关的身体感觉(如感觉心情沉重、胃痛)。在面对涉及作为母亲的家庭情境或事件时,她会对这些模棱两可甚至微不足道的情境或事件产生自动思维和假设,因此强化了对自己越来越批判性、整体性的看法(如"我怎么能忘记儿子的选拔赛呢?"),从而觉得自己是个失败的母亲("我对不起儿子""也许他们会更好地与另一位妈妈在一起")。丽贝卡还注意到焦虑和担忧发作的常见诱因是晚上无法入睡,以及在工作休息时间观察同事与患者愉快的互动。

在模块 3 中,丽贝卡练习了一系列的正念练习(正念冥想、音乐情绪引导和锚定当下),以学习如何成为一名更关注当下、不做评判的观察者,只是观察自己的情绪体验和外部环境(通常作为触发因素的刺激)。最终,丽贝卡发现,与强烈的悲伤或内疚相比,焦虑发作时更容易将注意力转移到当下,并努力减少对自己体验的评判。例如,当工作中的焦虑开始累积时,她越来越发现"锚定当下"是有帮助的,因为她经常注意到自己的想法会被拉到过去的经历中(如思维反刍于病房里感受到的医生轻视)或未来的可能性里(如收到老板的负面年度评估)。但当她感到强烈的内疚或悲伤时,尤其是独自一人或晚上躺在床上时,丽贝卡发现自己很难保持专注或不做评判,她很快就被对自己的悲观看法所消耗。

模块 4 包括通过识别负性自动想法和产生替代评价来提高认知灵活性。丽贝卡很快开始注意到刻板的认知评估模式,这些模式的主题经常围绕着她作为一个母亲和妻子的无能,以及糟糕的工作表现。她认为这两种情况对别人来说都是显而易见的,而且是永久性的,会对她、她与家人的关系,以及家人的幸福产生长期的负面影响。这些评价模式加上非常强烈的消极情绪,会导致丽贝卡产生消极的自杀念头,如"如果我继续让家人失望,那还有什么意义?"丽贝卡也很容易地掌握了产生替代的、更平衡的、聚焦当下的评价的概念,尽管她常常仍然认为自己最初的自动解读是"最真实的",但她发现了有趣的其他观点,尤其是在情绪激动的时候。这对她很有帮助,既可以将其注意力转移到现在(远离潜在的"最坏情况"),也可以防止负面情绪经历继续升级。

然后，治疗集中在系统地处理非适应性的、情绪驱动的行为（模块 5），对丽贝卡来说，即认知和行为回避。例如，与其思维反刍或担忧（两者都被定义为认知回避的无效形式），治疗师更鼓励丽贝卡练习正念和稳定心境，或从事专注当下的活动（如白天的轻度锻炼或晚上的阅读）。与其早早上床睡觉，或者向家人撒谎说需要加班以避免晚上和他们在一起，更建议丽贝卡在与家人共进晚餐或参加夜间活动（如一起看节目）之前，可以在沙发上进行不超过 20 分钟的短暂休息。丽贝卡还要求自己在一天内回复姐姐或朋友的短信或电话，因为她已经陷入了一种等几天或几周以后再回复（或根本不回复）的模式。

模块 6 和模块 7 让丽贝卡参与内感受暴露和情绪暴露相结合的练习。内感受暴露训练旨在诱发与抑郁或焦虑相关的身体感觉，主要用于增加其他（情境性或想象性）暴露练习的强度。例如，丽贝卡在做饭或与家人在一起的时候，会在脚踝和手腕上佩戴小型负重物；在年度评估中，老板告诉她由于工作表现不佳，她将被解雇。在这种想象暴露之前（和期间），她练习了过度呼吸。对丽贝卡来说，其他的暴露和相关的"行为实验"练习，包括当感到沮丧时和朋友一起去上健身课；安排与丈夫的约会之夜；冒险表达在工作中对新主管角色的兴趣；在阅读了关于她儿子这个年龄的孩子被诊断出患有慢性疾病的新闻报道后，她开始锚定当下的练习。总的来说，丽贝卡从这些暴露练习中获得了在抑郁时对自己完成艰难任务所需能力的信心（一般来说，她觉得这些任务不像想象的那么讨厌），并练习了更多的适应性、替代性行为，而不是逃避、思维反刍和担忧。

预防复发（模块 8）侧重于为丽贝卡制订具体的方法，让她继续练习在治疗期间学到的技能，保留她仍然希望自己解决的暴露练习，并确定剩下的长期目标。在治疗结束时，丽贝卡报告抑郁和焦虑的临床症状显著减少（见表 23-1），并且在工作和家庭中的功能也有所改善（但尚未恢复到基线水平）。

总　　结

治疗焦虑、抑郁和相关疾病的跨诊断方法，提供了一种更简便的治疗方案，直接处理共病和共存疾病的临床现实。UP 特别侧重于针对情绪障碍中普遍存在且潜在的核心精神病理过程，这些过程是诊断症状的基础，从而使得在单一治疗方案下同时治疗共同发生的疾病成为可能。通过帮助患者理解情绪的适应功能和构成情绪体验的具体成分，可以识别和修正其情绪反应的非适应性模式。UP 培养了患者对情绪的更大容忍度，增强了其管理情绪体验的自我效能感，并学会更加灵活地运用情绪调节策略。这些核心情绪相关反应的改善与焦虑、抑郁或相关症状都是相关的。

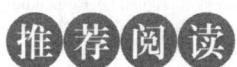

1. 网站：统一方案研究所（Unified Protocol Institute；http://www.unifiedprotocol.com/Products/50/）.

2. 工作手册和治疗师指南
  (1) Barlow DH, Sauer-Zavala S, Farchione TJ, Murray-Latin H, Ellard KK, Bullis JR, Bentley KH, Boettcher HT, Cassiello-Robbins C. Unified protocol for transdiagnostic treatment of emotional disorders: patient workbook. 2nd ed. New York: Oxford University Press; 2017.
  (2) Barlow DH, Farchione TJ, Sauer-Zavala S, Murray-Latin H, Ellard KK, Bullis JR, Bentley KH, Boettcher HT, Cassiello-Robbins C. Unified protocol for transdiagnostic treatment of emotional disorders: therapist guide. 2nd ed. New York: Oxford University Press; 2017.
3. 其他应用：Barlow DH, Farchione TJ, editors. Applications of the unified protocol for transdiagnostic treatment of emotional disorders. New York: Oxford University Press; 2017.
4. 背景理论：Barlow DH, Sauer-Zavala S, Carl JR, Bullis JR, Ellard KK. The nature, diagnosis, and treatment of neuroticism: back to the future. Clin Psychol Sci. 2014;2(3):344-365.

参考文献

[1] American Psychiatric Association. Diagnostic and statistical manual of mental disorders: DSM-5. Arlington, VA; 2013.

[2] Barlow DH, Ellard KK, Sauer-Zavala S, Bullis JR, Carl JR. The origins of neuroticism. Perspect Psychol Sci. 2014;9:481-496. https://doi.org/10.1177/1745691614544528.

[3] Barlow DH, Sauer-Zavala S, Carl JR, Bullis JR, Ellard KK. The nature, diagnosis, and treatment of neuroticism: back to the future. Clin Psychol Sci. 2014;2:344-365. https://doi.org/10.1177/2167702613505532.

[4] Barlow DH, Allen LB, Choate ML. Toward a unified treatment for emotional disorders. Behav Ther. 2004;35:205-230.

[5] Barlow DH, Farchione TJ, Fairholme CP, Ellard KK, Boisseau CL, Allen LB, Ehrenreich May JT. Unified protocol for transdiagnostic treatment of emotional disorders. 2010. https://doi.org/10.1093/med:psych/9780199772667.001.0001.

[6] Barlow D, Farchione T, Sauer-Zavala S, Murray-Latin H, Ellard K, Bullis J, Bentley K, Boettcher H, Cassiello-Robbins C. Unified protocol for transdiagnostic treatment of emotional disorders: therapist guide. 2nd ed. New York: Oxford University Press; 2017.

[7] DiNardo PA, Brown TA, Barlow DH. Anxiety disorders interview schedule for DSM-IV: lifetime version: client interview schedule. Oxford: Oxford University Press; 1994.

[8] Grisham JR, Brown TA, and Campbell LA. The Anxiety Disorders Interview Schedule for DSM-IV (ADIS-IV). In Hilsenroth MJ, Segal DL. (Eds.), Comprehensive handbook of psychological assessment, Personality assessment. John Wiley & Sons, Inc. 2004;2:163-177.

[9] First M, Williams J, Karg R, Spitzer R. Structured clinical interview for DSM-5 disorders, clinician version (SCID-5-CV). American Psychiatric Association; 2016.

[10] Hamilton M. The assessment of anxiety states by rating. Br J Med Psychol. 1959;32:50-55. https://doi.org/10.1111/j.2044-8341.1959.tb00467.x.

[11] Maier W, Buller R, Philipp M, Heuser I. The Hamilton Anxiety Scale: reliability, validity and sensitivity to change in anxiety and depressive disorders. J Affect Disord. 1988;14:61-68. https://doi.org/10.1016/0165-0327(88)90072-9.

[12] Hamilton M. A rating scale for depression. J Neurol Neurosurg Psychiatry. 1960;23:56-62. https://doi.org/10.1136/jnnp.23.1.56.

[13] Norman SB, Hami Cissell S, Means-Christensen AJ, Stein MB. Development and validation of an Overall Anxiety Severity and Impairment Scale (OASIS). Depress Anxiety. 2006;23:245-249. https://doi.org/10.1002/da.20182.

[14] Hermans M, Korrelboom K, Visser S. A Dutch version of the Overall Anxiety Severity and Impairment Scale (OASIS): psychometric properties and validation. J Affect Disord. 2015;172:127-132. https://doi.org/10.1016/j.jad.2014.09.033.

[15] Bentley KH, Gallagher MW, Carl JR, Barlow DH. Development and validation of the Overall Depression Severity and Impairment Scale. Psychol Assess. 2014;26:815-830. https://doi.org/10.1037/a0036216.

[16] Watson D, Clark LA, Tellegen A. Development and validation of brief measures of positive and negative affect: the PANAS Scales. J Pers Soc Psychol. 1988;54:1063-1070.

[17] Nock MK, Wedig MM, Holmberg EB, Hooley JM. The Emotion Reactivity Scale: development, evaluation, and relation to self-injurious thoughts and behaviors. Behav Ther. 2008;39:107-116. https://doi.org/10.1016/j.beth.2007.05.005.

[18] Gratz KL, Roemer L. Multidimensional assessment of emotion regulation and dysregulation: development, factor structure, and initial validation of the Difficulties in Emotion Regulation Scale. J Psychopathol Behav Assess. 2004;26:41-54. https://doi.org/10.1023/B:JOBA.0000007455.08539.94.

[19] Chadwick P, Hember M, Symes J, Peters E, Kuipers E, Dagnan D. Responding mindfully to unpleasant thoughts and images: reliability and validity of the Southampton Mindfulness Questionnaire (SMQ). Br J Clin Psychol. 2008;47:451-455. https://doi.org/10.1348/014466508X314891.

[20] Meyer T, Miller M, Metzger R, Borkovec TD. Development and validation of the Penn State Worry Questionnaire. Behav Res Ther. 1990;28:487-495. https://doi.org/10.1016/0005-7967(90)90135-6.

[21] Treynor W, Gonzalez R, Nolen-Hoeksema S. Rumination reconsidered: a psychometric analysis. Cognit Ther Res. 2003;27:247-259. https://doi.org/10.1023/A:1023910315561.

[22] Carver CS, White TL. Behavioral inhibition, behavioral activation, and affective responses to impending reward and punishment: the BIS/BAS Scales. J Pers Soc Psychol. 1994;67:319-333. https://doi.org/10.1037/0022-3514.67.2.319.

[23] Taylor S, Zvolensky MJ, Cox BJ, Deacon B, Heimberg RG, Ledley DR, Abramowitz JS, Holaway RM, Sandin B, Stewart SH, Coles M, Eng W, Daly ES, Arrisdell WA, Bouvard M, Cardenas SJ. Robust dimensions of anxiety sensitivity: development and initial validation of the anxiety sensitivity Index-3. Psychol Assess. 2007;19:176-188. https://doi.org/10.1037/1040-3590.19.2.176.

[24] Miller WR, Rollnick S. Motivational interviewing: helping people change. 3rd ed. New York: Guilford Press; 2012.

[25] Westra HA, Dozois DJA. Preparing clients for cognitive behavioral therapy: a randomized pilot study of motivational interviewing for anxiety. Cognit Ther Res. 2006;30:481-498. https://doi.org/10.1007/s10608-006-9016-y.

[26] Westra HA, Arkowitz H, Dozois DJA. Adding a motivational interviewing pretreatment to cognitive behavioral therapy for generalized anxiety disorder: a preliminary randomized controlled trial. J Anxiety Disord. 2009;23:1106-1117. https://doi.org/10.1016/j.janxdis.2009.07.014.

[27] Wegner DM, Schneider DJ, Carter SR, White TL. Paradoxical effects of thought suppression. J Pers Soc Psychol. 1987;53:5-13. https://doi.org/10.1037/0022-3514.53.1.5.

[28] Shearin E, Linehan M. Dialectical behavior therapy for borderline personality disorder: theoretical and empirical foundations. Acta Psychiatr Scand. 1994;89:61-68. https://doi.org/10.1111/j.1600-0447.1994.tb05820.x.

[29] Boswell JF, Farchione TJ, Sauer-Zavala S, Murray HW, Fortune MR, Barlow DH. Anxiety sensitivity and interoceptive exposure: a transdiagnostic construct and change strategy. Behav Ther. 2013;44:417-431. https://doi.org/10.1016/j.beth.2013.03.006.

[30] Boswell JF, Anderson LM, Anderson DA. Integration of interoceptive exposure in eating disorder treatment. Clin Psychol. 2015;22:194-210. https://doi.org/10.1111/cpsp.12103.

[31] McHugh RK, Barlow DH. The dissemination and implementation of evidence-based psychological treatments: a review of current efforts. Am Psychol. 2010;65:73-84. https://doi.org/10.1037/a0018121.

[32] McHugh RK, Murray HW, Barlow DH. Balancing fidelity and adaptation in the dissemination of empirically-supported treatments: the promise of transdiagnostic interventions. Behav Res Ther. 2009;47:946-953. https://doi.org/10.1016/j.brat.2009.07.005.

[33] Barlow DH, Farchione TJ, Bullis JR, Gallagher MW, Murray-Latin H, Sauer-Zavala S, et al. The Unified Protocol for Transdiagnostic Treatment of Emotional Disorders compared with diagnosis-specific protocols for anxiety disorders. JAMA Psychiatry. 2017;74:875. https://doi.org/10.1001/jamapsychiatry.2017.2164.

[34] Cassiello-Robbins C, Southward MW, Tirpak JW, Sauer-Zavala S. A systematic review of Unified Protocol applications with adult populations: facilitating widespread dissemination via adaptability. Clin Psychol Rev. 2020;78:101852. https://doi.org/10.1016/j.cpr.2020.101852.

[35] Sakiris N, Berle D. A systematic review and meta-analysis of the Unified Protocol as a transdiagnostic emotion regulation based intervention. Clin Psychol Rev. 2019;72:101751. https://doi.org/10.1016/j.cpr.2019.101751.

[36] Sauer-Zavala S, Bentley KH, Steele SJ, Tirpak JW, Ametaj AA, Nauphal M, Cardona N, Wang M, Farchione TJ, Barlow DH. Treating depressive disorders with the Unified Protocol: a preliminary randomized evaluation. J Affect Disord. 2020;264:438-445. https://doi.org/10.1016/j.jad.2019.11.072.

[37] Ellard KK, Bernstein EE, Hearing C, Baek JH, Sylvia LG, Nierenberg AA, Barlow DH, Deckersbach T. Transdiagnostic treatment of bipolar disorder and comorbid anxiety using the Unified Protocol for Emotional Disorders: a pilot feasibility and acceptability trial. J Affect Disord. 2017;219:209-221. https://doi.org/10.1016/j.jad.2017.05.011.

[38] Doos Ali Vand H, Gharraee B, Asgharnejad Farid A-A, Ghaleh Bandi MF, Habibi M. Investigating the effects of the Unified Protocol on common and specific factors in a comorbid insomniac sample: a single-case experimental design. Iran J Psychiatry Behav Sci. 2018. https://doi.org/10.5812/ijpbs.14452.

[39] Allen LB, Tsao JCI, Seidman LC, Zeltzer LK. A unified, transdiagnostic treatment for adolescents with chronic pain and comorbid anxiety and depression. Cogn Behav Pract. 2011;19:56-67.

[40] Khakpoor S, Mohammadi Bytamar J, Saed O. Reductions in transdiagnostic factors as the potential mechanisms of change in treatment outcomes in the Unified Protocol: a randomized clinical trial. Res Psychother. 2019. https://doi.org/10.4081/ripppo.2019.379.

[41] González-Robles A, García-Palacios A, Baños R, Quero S, Botella C. Upregulating positive affectivity in the transdiagnostic treatment of emotional disorders: a randomized pilot study. Behav Modif. 2019;43:26-55. https://doi.org/10.1177/0145445517735631.

[42] Ellard KK, Fairholme CP, Boisseau CL, Farchione TJ, Barlow DH. Unified protocol for the transdiagnostic treatment of emotional disorders: protocol development and initial outcome data. Cogn Behav Pract. 2010;17:88-101. https://doi.org/10.1016/j.cbpra.2009.06.002.

[43] Tulbure BT, Rusu A, Sava FA, Sălăgean N, Farchione TJ. A web-based transdiagnostic intervention for affective and mood disorders: randomized controlled trial. JMIR Ment Health. 2018;5:e36. https://doi.org/10.2196/mental.8901.

[44] Farchione TJ, Fairholme CP, Ellard KK, Boisseau CL, Thompson-Hollands J, Carl JR, Gallagher MW, Barlow DH. Unified protocol for transdiagnostic treatment of emotional disorders: a randomized controlled trial. Behav Ther. 2012;43:666-678. https://doi.org/10.1016/j.beth.2012.01.001.

[45] Kroenke K, Spitzer RL, Williams JBW. The PHQ-9: validity of a brief depression severity measure. J Gen Intern Med. 2001;16:606-613. https://doi.org/10.1046/j.1525-1497.2001.016009606.x.

[46] Spitzer RL, Kroenke K, Williams JBW, Löwe B. A brief measure for assessing generalized anxiety disorder. Arch Intern Med. 2006;166:1092-1097. https://doi.org/10.1001/archinte.166.10.1092.

第24章
医疗环境下的行为医学策略

Behavioral Medicine Strategies in Medical Settings

维多利亚·A. 格伦伯格　詹姆斯·D. 多尔利　米拉·赖希曼　伊桑·莱斯特
Victoria A. Grunberg　James D. Doorley　Mira Reichman　Ethan Lester

萨拉·班农　乔纳森·格林伯格　贾法尔·巴赫沙伊　安娜玛丽亚·弗兰恰努
Sarah Bannon　Jonathan Greenberg　Jafar Bakhshaie　Ana-Maria Vranceanu

龙彦希·译　李雨婷　徐一峰·校

引　言

行为、认知、情绪及社会因素影响了医学疾病的发展和管理。因此，关注患者的心理健康问题及其具身症状，对于提高治疗效果至关重要。事实上，约50%频繁就诊的病患都会并发心理健康问题[1]。其中，抑郁和焦虑不仅在慢性疾病患者中特别常见[2]，还与多种疾病较差的医疗依从性有关[3]，如HIV[4]、心血管疾病[5]和糖尿病[6]。同样，在癌症人群中，抑郁、焦虑、预期恶心及对复发的恐惧也很常见，且这些"并发症"还可能会降低患者对化疗的依从性[7-9]。

慢性心理困扰可能会损害心理健康，影响总体幸福感、生活质量和长期身体健康。以往研究指出，抑郁和焦虑与患者的身体功能恶化[10]、生活质量下降[11]和医疗保健使用增加[12]有关。在各种疾病人群中,抑郁症状也与较高的死亡率有关[13-15]。在罹患神经系统疾病的人群中(如癫痫、偏头痛、多发性硬化症、中风),抑郁和焦虑是导致其健康生活质量和身体健康指标水平降低的主要诱因[16]。可见,生活方式因素有助于解释患者心理困扰与健康指标之间的联系[17]。可调节的保健行为,包括吸烟、体育活动、饮酒及饮食行为等,均会影响患者的生活预期和慢性疾病的发病率[18]。此外,心理社会性因素,如应激、人格特质、应对能力及社会环境等,也会增加罹患各种疾病的风险[19]。

在此基础上,建构一个有关疾病的生物心理社会模型而非传统的生理医学模型,越来越受到临床研究者们的关注[20]。这一思潮的转变促使行为医学干预的实证研究日益增多,其目的均是探究疾病管理中的心理社会性因素。最近,这一类研究重在提出一系列的干预策略和能提高护理可及性的方法,以达到优化健康效果的目的[21]。随着医疗技术的进步,上述措施和方法的可及性越来越高,这有助于医护人员为难以接触的患者人群提供护理[21]。

综上,在本章中,我们将对行为医学进行概述,具体内容包括行为医学在住院和门诊医疗环境中的应用。首先,我们阐述行为医学的定义,综述行为医学干预的实证研究,并探讨该干预策略的成本与效益。其次,我们深入阐述心理社会性因素在患者对既定治疗方案的依从性和健康生活方式行为中的作用。再次,我们对行为医学技术、对医疗环境的创新性实证干预措施及与上述方法相关的技术逻辑适应性等进行介绍。最后,我们以一个案例来说明如何在临床中应用这些策略。

行为医学:定义、实证依据及成本与效益

行为医学学会(Society of Behavioral Medicine)在25年前首次定义了行为医学(behavioral medicine)。从那时起,该领域随着生物心理社会性研究和整合医疗的兴起而逐渐发展。行为医学最近被定义为一个多学科领域,关注生理医学以及与健康和疾病相关的行为知识的开发和整合,并将这些上述研究结果应用于预防、健康促进、诊断、治疗、康复及护理等临床领域[22]。尽管行为医学的研究成果在过去30年中呈指数级增长,但其原理和方法仍在不断更新发展。从历史沿革上看,行为医学领域的重点是帮助患者解决问题,减少病理症状和痛苦。现阶段,疾病预防和有意义的活动卷入,也是该领域的主要目标[23]。

接受行为医学服务的人群通常包括:①出现发展性临床或心理健康问题风险的患者;②需要更好地管理自己医疗条件的患者;③需应对自身医疗条件及其相关心理健康问题的患者[24];④难以应对自身特发性、非特异性临床症状并为此寻求治疗的患者。行为医学服务可以帮助患者应对新的诊断,提高治疗依从性,控制临床症状,以此提升健康水平和生活质量。鉴于已有研究认为家庭成员的功能性会对患者健康效果产生影响,行为医学服务现已扩展至患者的家庭环境[25]。换言之,随着人们日益重视患者所处的社会环境,将行为医学支持服务拓展至患者的亲人和非正式医疗人员,是一条能促进积极健康结果的前景之路。

行为医学干预主要由临床心理学家或其他在健康心理学和健康行为改变领域具有专业知识的心理健康专业人员提供。临床心理学家可以使用各种测量工具为不同患者提供个性化的个案概念化和治疗计划。标准化的测量评估有助于确定患者的心理健康问题，与健康有关的生活质量和生理功能中断，以及相关的心理社会性因素（如应对策略、社会支持等）。表24-1列举了一些可用的测量工具。从定义来看，行为医学是一个多学科的领域；因此，将测量评估手段与医疗团队相协调，对于确定医患共同目标和提高疗效非常重要。

已有大量研究验证了行为医学干预对不同临床疾病的有效性[40-42]。行为医学干预还可以通过改善预防慢性疾病的生活习惯，减少相应的医疗保健使用率、成本和药物使用[43]。最近的一项系统性综述表明，无论患者的年龄大小，只要通过自我监测、反馈、行动计划及目标设定来针对性地改善其自我调节能力和自我效能感，都可减少相应的医疗保健的使用及成本[44]。另外，心理干预已被证明可将患者的住院时间缩短约2.5天，且每人可节省2205美元（约合人民币16000元）。更进一步说，整合医疗团队在各种专业医疗环境中都具有成本效益，包括儿科[45]、初级医疗[46]、胃肠道诊所[47]及康复中心[48]。

表24-1·行为医学环境中评估患者心理社会功能的测量工具

测量工具	使用说明
依从性评估量表[26] （Adherence Rating Scale）	1个题项，评估患者过去一个月自我报告的药物依从性，评分范围从1（非常差）到6（非常好）；可适用于更短的评估时间跨度；已用于HIV、糖尿病和癫痫人群
简版应对方式量表[27] （Brief COPE）	28个题项的自我报告量表，用于评估不同应对策略的使用；包括15个分量表（如自我分心、积极应对、否认、发泄、计划、接纳）
认知和情感正念量表-修订版[28] （Cognitive and Affective Mindfulness Scale-Revised, CAMS-R）	12个题项的量表，用于评估正念的四个维度（注意力、当前焦点、自我意识、接纳/不评判）
慢性疾病咨询-疲劳功能性评估量表 （Functional Assessment of Chronic Illness Therapy-Fatigue Scale, FACIT-Fatigue） http://www.facit.org/FACITOrg/Questionnaires	40个题项的自我报告问卷，用于测量疲劳以及生活质量的身体、社会、情感及功能方面
广泛性焦虑症7项量表[29] （Generalized Anxiety Disorder 7-item Scale, GAD-7）	7个题项的量表，用于评估成人广泛性焦虑症
医院焦虑抑郁量表[30] （Hospital Anxiety and Depression Scale, HADS）	14个题项的量表，用于评估患者自我报告的抑郁和焦虑；适用于医院和医疗环境
医疗社会支持量表[31] （Medical Outcomes Study Social Support Survey, MOS-SSS）	18个题项的量表，包含四个独立的社会支持分量表，即信息与情绪性支持、工具性支持、情感性支持、社会互助性合作支持

(续表)

测量工具	使用说明
患者报告结局测量信息系统 (NIH Patient-Reported Outcomes Measurement Information System Instruments, PROMIS) http://www.nihpromis.org/about/overview	自我报告的健康指标,包括疼痛、疲劳、身体功能、认知、情绪功能、社会功能及物质使用;适用于儿童和成人;可通过简版量表或计算机自适应测试的形式进行施测
疼痛焦虑敏感性量表[32,33] (Pain Anxiety Sensitivity Scale, PASS)	测量与疼痛有关的焦虑的四个方面,即认知焦虑、逃避行为、对疼痛的恐惧、焦虑的生理症状;量表分为简版(PASS-20)和长版
患者健康问卷[34] (Patient Health Questionnaire, PHQ-9)	9个题项,用于在初级医疗中评估抑郁
疼痛灾难性量表[35] (Pain Catastrophizing Scale)	13个题项的自我报告量表,用于测量疼痛灾难性,包括反刍、放大、无助
匹兹堡睡眠质量指数[36] (Pittsburgh Sleep Quality Index, PSQI)	19个题项的自我报告量表,用于评估患者前一个月的睡眠质量,以及辨别睡眠质量的好与坏
应激感知量表[37] (Perceived Stress Scale, PSS-10)	14个题项的自我报告量表,用于评估对生活状况的应激感知
心理韧性量表[38] (Resilience Scale, RS)	25个题项的自我报告量表,用于评估应激应对能力;两个分量表,即个人能力、对自我和生活的接受度
生活质量量表[39] (SF-36)	36个题项的量表,用于测量患者的功能性健康和幸福感;共8个分量表,分别为身体活动、社交活动、社会角色活动、疼痛、一般心理健康、健康知觉

行为医学干预的依从性

世界卫生组织的数据表明,在发达国家的成年人中,对慢性疾病长期治疗的依从性平均只有50%[49]。例如,约1/3的心肌梗死(myocardial infarction)病史患者和一半没有心肌梗死病史的患者未能遵循医嘱服用预防心血管疾病的药物[50]。一项荟萃分析表明,有37.8%的2型糖尿病成人患者的药物依从性低[51]。实际上,依从性行为不止体现在药物服用方面,还包括健康饮食行为、锻炼、非久坐行为、睡眠及减少物质滥用等一系列健康行为,这些行为对于维持患者的健康(如大脑健康)[52-55],以及预防常见慢性疾病[56]至关重要。有研究表明,只有14.5%的美国人遵循初级医疗的建议,维持健康的生活行为方式(充足的体育活动、健康的饮食、不吸烟及最少化饮酒),而有44.3%的人坚持上述四分之三的健康行为[57]。综上,前述研究强调了当前较多患者对药物和健康生活行为方式的依从性均较差,值得进一步的临床和研究关注。

从事行为医学工作的临床医生,特别适合通过实证认知行为治疗(CBT)技术,提升患者的药物治疗和健康行为依从性。首先,分别从患者、卫生专业人员(如物理治疗师、心理学家)和更广泛的系统、文化背景层面,了解导致不依从性的因素,对于行为医学工作很重要。就药物依从性而言,与不依从性相关的患者因素包括低健康素养和对自身疾病的了解有限、对药物安全性和有效性的知觉、心理健康和其他社会心理因素(如低自我效能感、对依从性的歪曲信念)、社会支持不足,以及疾病本身的并发症[58,59]。导致不依从性的卫生专业因素包括医嘱方案的复杂性,未能充分向患者解释清楚医嘱的效益和副作用,治疗提供者和患者之间沟通不畅,以及未能从患者、文化和系统层面评估并解决不依从性行为(如心理社会因素、有限的财政资源)[60,61]。文化和系统因素可能被误认为是易改变的患者因素,但实际上二者有区别。文化和系统因素包括药物信念、补偿和替代治疗的选择、对医疗系统的歧视、语言或沟通障碍、与治疗成本相关的不依从性、缺乏实际社会支持,以及由于贫困和歧视医疗系统导致的其他后果等(如长期压力、交通效率低、工作时间长)[62-65]。

临床医生必须考虑如何将前述因素融合起来,更全面地影响患者的思想、信念、情绪,并最终影响患者的依从行为。例如,在进行针对药物信念的行为干预(可能受到文化影响)时,临床医生可通过书面的形式制订行为计划来保证短期的疗效[66]。多模式行为干预,通过对整个治疗过程中不依从性的各种因素进行干预(如早期教育、行为规划、电话或线上随访)[67],因此可能助益于资源有限的患者,但会更耗费时间和资源。动机访谈(MI)在提高药物依从性方面是有效的,尤其是以电话的形式进行访谈时[68]。已有研究还表明,当与旨在增强自信和自我效能感、促进寻求社会支持、挑战干扰依从性的认知等认知行为策略相结合时,MI 也是有效的[69]。

虽然药物依从性至关重要,但许多需要服用药物来治疗的慢性疾病也可通过健康的生活行为方式来预防。因此,关注健康行为依从性对行为医学的临床医生来说同等重要。与健康行为依从性相关的患者层面的心理社会因素包括:行为控制感或自我效能感[70]、动机[71]、感知社会支持[72],以及对健康行为改变益处的感知[73]。行为医学干预可通过自我监测[74]、问题解决能力和预防复发的技能[75]、定期电话随访[76]、提高伴侣的一致性(即鼓励患者伴侣采取相似的健康行为改变)[77]等来提高患者的依从性。整合 MI 也可增强对健康行为的依从性[57]。干预措施及目标必须根据患者对改变的准备程度和对干预过程复杂性的理解来制订[78]。临床医生还应尊重患者的自主性,在适当的时候根据患者的偏好,调整健康行为干预措施(如让患者自由选择其喜欢的锻炼方法[79])。

综上所述,临床医生评估影响患者健康行为依从性的内外因素至关重要。例如,临床医生可综合考虑患者对健康行为变化、动机、背景和社会文化经历(如性别、年龄、社会经济地位)、后勤障碍及当前责任(如职业层面、家庭层面)等的信念。临床医生也应谨慎,不可随意将研究结果应用于不同的患者群体。例如,大多数研究发现,减肥的自我监测干预措施非常有效,可这些研究都是以白人群体和女性群体患者为研究对象进行的[80]。因此，未来研究需更好地了解临床医生如何根据患者的不同需求和背景定制健康生活行为的干预措施。

行为医学策略概述

行为医学治疗通常是短期的（住院患者≥1次，门诊患者4～20次），持续时间根据住院时间（住院患者）、症状严重程度、症状持续时间及患者动机水平不同而不同。由于成功的长期治疗取决于持续保持的干预技能实践，所以可在住院环境中提供转诊服务，也可在门诊环境中提供加强治疗（如审查干预技能和对干预实施的计划）。存在复杂问题（如消极预期）的患者可能需要20多次治疗。

行为医学策略是兼具说教式（即心理教育）和苏格拉底式（即提出问题以引导患者自己做出改变）的干预策略。仅凭提供客观的信息是不足以让患者做出与健康相关的行为改变[81]，还需要激发患者足够的动机、自我效能感，使其掌握足够的行为技能；若患者有共发的心理健康问题，那么前述所有这些促使改变的必备条件都可能被破坏。因此，行为医学治疗策略倾向于将MI与CBT技术结合起来，以最大限度地增强患者行为改变的动机。临床医生经常使用技能培训来提升相关的行为技能（如适应性应对、自我效能感），以及增强对共发心理健康问题的诊断。以下介绍了几种通用模块，无论患者的医疗条件和背景如何均适用。

评估、心理教育和治疗社会化是行为医学干预的基本组成部分。生物心理社会性的评估包括访谈法、自我报告法和电子病历审查法。根据患者的治疗背景不同（住院患者或门诊患者），评估过程可能是简短的（＜30分钟）或深入的（＞45分钟）。鉴于患者通常是由药物提供者介绍转诊而来，故与患者建立融洽关系和提供信息是关键。建立一段强有力的医患关系，并从改善健康行为和提高适应性应对的角度加强患者的认同和理解，是非常必要的。

临床医生应经常向患者提供心理社会性因素（如思想、情绪和健康行为）对医疗疾病影响的信息。在初次会谈中，治疗师和患者应共同决定行为医学干预是否有用，并讨论对后续治疗的期望。然后，患者和治疗师共同制订在治疗过程中要实现的真实且具体的目标。

若上述过程顺利的话，接下来，临床医生便可帮助患者辨别自身思想、行为、情感及感觉之间的关系。根据患者的描述，临床医生可介绍和应用不同的CBT方法，以帮助患者应对自身的困难内部经历，开展更有价值的生活，并增强健康行为或提升自我关怀。临床医生必须具有灵活性和适应性，才能量身定制干预方法，以满足患者的不同背景和独特需求。下面我们将介绍对医学群体有用的CBT相关技能。

■ 行为医学中第二次浪潮的认知行为治疗

在行为医学中，第二次浪潮或传统的CBT方法，关注的是改变行为、非适应性的想法和生理唤醒（如下例），所需的技能具有价值性，并且能持续在医疗环境中发挥作用。

应对自身疾病的个体会因治疗的副作用（如疲劳、恶心）、对当前自身行为的误解（如慢性疼痛患者避免锻炼）或情绪压力，往往表现出活动的减少；而这会反过来加剧其身心健康症状[82]。活动安排和活动节奏是帮助患者以最大限度参与愉快活动的行为技术[83,84]。在活动安排中，患者可以列出以前喜欢但由于疾病或抑郁情绪而不得不放弃的活动。例如，"积极事件清单"[85]等工具，可以帮助个体辨别愉快的事件，并努力提高对这些活动的参与度。活动节奏包括学会劳逸结合，将活动与休息交替进行，而不是当患者自我感觉良好时过多活动，或是自我感觉不好时过少活动，这些节奏最终都会降低患者的活动性[86]。此外，自我监测是一种用于行为矫正的常见技术[87]。患者需每天记录自身所需的行为（如锻炼、饮食、睡眠），以及行为的前因（发生在行为之前的事件）和结果（对事件结果的强化），这有助于进行功能性分析和量身定制的治疗。

认知重构是一种传统的CBT技术，它帮助患者识别消极自动思维和思维模式（即认知错误或歪曲），并学会重构它们以发展出更具适应性的思维及方式。首先，患者经常使用思维记录的方法来自我监测自身想法，并确定自身卷入的消极思维模式。然后，患者开始挑战这些可能与自身疾病和（或）相关的心理困扰有关（如"我因为疼痛而无法锻炼"）的消极思维。这一过程的目标是让患者在能引发消极思维或干扰依从性、积极健康行为的情境下对消极思维进行重构。另外，问题解决治疗（problem-solving therapy，PST）[88]，包括两个对医疗人群有效的关键认知工具包[89]。其中一种策略是计划性问题解决，包括：①定义问题；②识别障碍（情绪层面、逻辑层面、身体层面）；③生成解决方案（创造性头脑风暴）；④评估解决方案；⑤对解决方案进行评级；⑥实施和验证解决方案。此外，"多任务处理"认知工具包，通过教授以下技能来帮助患者管理复杂信息，以此应对压力事件：外化（通过列表、图表、日记等形式在"外部"显示信息）、可视化（使用视觉图像来澄清问题及其解决方案），以及简化（将问题分解为小问题）[89]。当患者认为待解决的目标过于复杂，且对于这些心理困扰的认知干扰了其健康行为时，上述PST工具包很有帮助。

放松策略有助于患者产生放松反应（relaxation response，RR）[90]，这是一种以交感神经系统觉醒减少和副交感神经活动增加为特征的生理状态。在患有生理疾病的个体中诱发RR有助于其应对压力反应，并提高健康水平（如减少氧气消耗和二氧化碳排出，降低心率、呼吸频率和血压）[91-93]。因此，放松策略可用来促进问题解决，并减少患者对就诊或手术的焦虑，是医疗疾病行为治疗的关键组成部分[94-97]。常见的技术包括：腹式呼吸、引导想象、生物反馈及渐进式肌肉放松。腹式呼吸[98]，教患者使用膈肌进行深、慢、放松的呼吸，而不是用胸部肌肉。在引导想象[99]中，患者被引导尽可能生动地想象一个特定放松情境下的所有细节。生物反馈[100]，为患者提供生理信号的即时反馈，从而提供身心联系的明确证据。渐进式肌肉放松（progressive muscle relaxation，PMR）[101]教患者系统地放松全身肌肉群，以减少紧张和焦虑。上述技术对住院医疗环境尤其有价值，因为在住院的情境下可利用生物反馈法，且患者的生理唤醒很高。

■ 从第二次浪潮向第三次浪潮过渡的认知行为治疗

尽管 CBT 具有广泛的益处,但现有研究也强调了其在行为医学背景应用下的不足。其中包括:CBT 关注改变负面想法但该想法可能是真实的(如与疾病有关);CBT 改变和维持健康行为的效果有限;CBT 以综合征为主而非跨诊断框架。因此,为了更好地满足医疗患者的独特需求,第三次浪潮的 CBT 方法越来越流行。

第三次浪潮 CBT 方法侧重于改变个体与情绪和想法的关系,而不是改变情绪和思维的内容[102]。患者需学会注意并接受这些想法,将其视为人类体验中正常的内在体验[103]。为了保持健康行为的改变,第三次浪潮 CBT 技术鼓励患者将付诸的行为与其价值观保持一致[104]。为促进患者对上述行为活动的参与,治疗师通常鼓励患者对自身行为(意愿)过程中可能出现的消极情绪和负面身体体验持开放态度。可见,这些技术更适合于解决行为医学中常见的复杂精神共病。鉴于第三次浪潮 CBT 方法从行为改变的机制角度出发进行干预,其适用于基于过程的照护模型,即关注的是患者"健康"本身,而非对与健康相关的认知、情绪和行为的过程进行诊断[105]。

■ 第三次浪潮的认知行为治疗模块

第三次浪潮的 CBT 方法通常包括正念、认知解离、接纳、价值观及辩证法。这些技能在不同程度上应用于诸多实证干预措施,包括正念减压治疗[106,107]、正念认知治疗[106-109]、接纳与承诺治疗(ACT)[110-113]、辩证行为治疗(DBT)[114-116]等。接下来,我们将介绍上述技能如何应用于医疗人群。

正念

正念是指"有目的地将注意力集中于当下,且对当下的一切事物都不做评判的意识"[106]。一种常见的对正念的理解包括两个部分:一是将注意调节至对当下的体验中(如思想、情绪、身体感觉);二是倾向于对体验的开放、接纳和不评判,而无论这些体验是积极的还是消极的[107]。因此,正念需要患者暴露在其自身的厌恶体验中,同时需保持一定程度的脱离或距离[108]。这种脱离的特征通常是个体以非反应的方式将自身的体验视为瞬态现象,这一过程也被称为"去中心化"[109]。例如,在工作场所受到批评后,个体可能会产生诸如"我是个失败者"或"我可能会被解雇"之类的想法。对该情况的一种正念方法可以是将注意力集中在当下自身身体的变化上(如急促的呼吸、出汗),或者观察此刻思想的出现和消失起伏,就像它们是天空中的云或溪流中的树叶一样,同时努力保持对当下经历的好奇心,而不是拘泥于当下经历的实际内容或伴随的"故事"。

认知解离

认知解离类似于正念,主要涉及个体在自己和思想之间创造出一定的空间(即与思想"不那么融合")。通过改变思维发生的情境,患者可培养出如何对这些思维做出反应的选择感[110]。其中一种策略是让个体将自己的思想视为一个独立于自己而存在的外部实体。人们可能会对自己说:"我的想法又来了,它告诉我我永远不会把这件事做好。"或者,人们可以一遍又一遍地重复令其困扰的想法或词语,直到它们相关的含义被去除,这一策略被称为"语义饱和"[111];或者以讽刺的方式不断重复这些困难的想法,比如用逗乐的声音说出来、唱出这些想法、用慢动作的形式慢慢把它们说出来等。上述这些策略旨在帮助个体区分何为思想和真实,削弱对某些特定想法的消极联想,并最终减少某些思想与非适应性回避行为之间的联系。

接纳

接纳策略通常用于当个体的消极想法或经历是真实的,但过分专注于它们会导致个体体验消极情绪、减少活跃度或导致身体症状等情况。患者在接受医学诊断时常常感到震惊。他们可能会产生自动化反刍思维;比如,"为什么是我"或者"我不得不在余生中持续监测我的血糖了"。此时,应鼓励患者为失去和变化感到哀伤,努力接受当前自身的医疗状况,以便适应新的常态。接纳可以帮助患者认识到疾病可能无法治愈,帮助其在缓和治疗与可延长生命但高强度的治疗之间做出明智的决定,并最大限度地提高其生活质量。虽然接纳实际上是正念的一个组成部分,但它本身已被用作多种治疗方法中的一种认知策略,包括 ACT、DBT 和 CBT。

自我价值和承诺行动

自我价值和承诺行动这一技术经常用于 ACT,有助于提高行为改变策略的动机和参与度[112]。ACT 将治疗改变概念化为个体开始逐渐转向有自我价值的生活并做出以自我价值为驱动的行为,而不再是习惯性或情绪驱动的行为[112]。自我价值是指基于功能性而非基于目标或需求的行为的方向或质量[112]。患者可从自我价值探索开始治疗,帮助其在生活的各个方面(如职业、与家人或朋友的关系)中,识别出自我价值并"选择有价值的方向"[113]。然后,通过发展以自我价值驱动的行为模式,促进患者的行为改变[113]。例如,患者可能会确定一个自我价值的陈述,如"我重视与家人的关系",并应用该陈述来指导其行为,包括"我可以通过在与家人的互动中表现出同情、尊重和关心来实现这一价值观"。随着时间的推移,患者学会将这些自我价值转化为承诺行动这一广泛的行为模式,即由核心价值观驱动和指导的行为,而这些核心价值观在不同环境下具有灵活性。承诺行动包括以下四个步骤:①确定一个具有高优先改变的生活方面;②确定该方面要追求的自我价值;③以自我价值观为指导,策略性地确定目标;④使用正念技术付诸行为实践。

辩证法

辩证法主要用于 DBT,既是一种理论立场,也是一种行为改变策略[114]。辩证法理论认为,现实是由各种相互关联的世界观组成的,包括对立和改变的力量。辩证法意味着对立的观点可以同时存在[115]。治疗师通常采取辩证的立场,同时持有多种对立的观点,帮助患者摆脱困境。此技术尤其助益于对看似矛盾的观点或信念感到紧张或冲突的患者。例如"我想死"对"我想活下去",或者"我想清醒"对"继续使用药物"。DBT强调的是接纳对改变的主要辩证法,这对必须接纳疾病并参与相应的健康行为改变的医疗人群至关重要。综上,辩证法有助于患者的行为改变,增强其对自我和现实的接纳[116]。

技术适应性护理

行为干预技术(behavioral intervention technologies,BIT)可以帮助个体管理自身的行为、认知和情绪。最常见的应用是使用电子健康APP、治疗和预防网站、活动追踪设备中的传感器,以及智能手表[117]。BIT可以帮助患者监测身体生理症状,为决策提供信息,并加强对护理的协调。BIT还帮助患者克服如旅行、日程安排和耻辱感等进行护理的障碍,以此增强护理的可及性。BIT有助于提高患者的治疗效果,帮助治疗师与难以接触的患者人群建立联系,并降低医疗保健成本[118]。这些工具可用于记录和(或)促进与健康(如饮食、体育活动、睡眠)和幸福感(如积极活动、日常心境、技能练习)相关的目标实现。它们还可以提供教育,促进目标的设定,监测变化,提供实时反馈,以及增强动机[119]。目前,在临床应用中有不同类型的BIT。有些BIT设定为仅供患者使用(如MoodGYM[120]),而其他BIT则被当作由提供者主导的干预措施的辅助手段(如CBTi Coach[121])。因此,在临床上确定患者是否适合在行为医学干预中使用BIT时,考量干预工具的设定、患者自身的特征及其目的是很重要的。

有研究表明,BIT能有效改善多种行为健康状况,包括抑郁、失眠、物质使用障碍、糖尿病及高血压[122]。尽管该类工具在临床疗效试验中取得了一定的成效,但其在日常医疗实践环境中的实施与效用仍值得进一步考察。在采用BIT的临床治疗试验中,通常检测该类工具的可用性,或该类工具在多大程度上实现了预期干预计划目标的准确性、完整性、效率和满意度,以及干预结果(可接受性、可行性和适当性)[118]。最近一项系统性的综述研究结果表明,此类工具干预结果的可接受性是临床治疗试验中最常用的评估指标[123]。综上所述,BIT是一种极具应用前景的干预工具,可以加强医疗保健的落实,提升医疗和精神障碍患者的健康状况。未来需据此进行更系统深入的研究,以了解哪些因素有助于在医疗人群和环境中成功实施BIT。

创新性行为医学干预

为探讨如何在当前医疗背景下整合新的行为医学干预方法,后文将着重阐述我们为医疗患者及其家人提供的一些创新性干预措施。我们采用不同的研究方法,分阶段进行了一系列基于行为干预发展的临床研究[124]——前瞻性研究、系统性文献综述、定性数据收集,以及试点和可行性测试。上述研究中所采用的干预措施将 CBT 技能与放松反应和正念技能、积极心理学技能、ACT 技能相结合,促进患者获得积极的身心健康结果、幸福感和基于自我价值的生活。下面我们以三种行为医学干预措施为例:急性神经系统疾病患者和照护者的共同康复、神经纤维瘤病的心理韧性干预、骨科损伤后的最佳康复工具包。

■ 急性神经系统疾病的共同康复

共同康复是一项针对急性神经系统疾病患者及其非正式照护者(即提供大部分护理的家庭成员或朋友;统称为"照护二元组")开展的 6 次治疗、7 个模块的技能性弹性干预策略,旨在预防慢性情绪困扰[125]。急性神经系统疾病(如中风、创伤性脑损伤、脑积水)的发病通常是突然的,且危及生命,对患者自身及其照护者都可能造成创伤,甚至导致长期的精神后遗症[125]。共同康复是一项跨诊断干预计划,旨在解决异质性急性神经系统疾病患者及其照护者的抑郁、焦虑和创伤后压力的共病现象。共同康复主要是通过患者、照护者和医疗团队的反馈,进行反复的开发和优化[126-128]。

共同康复的干预治疗始于入院后不久,一般是在神经重症监护病房的床边进行。前两次基础治疗是需要患者和照护者亲身参与,然后再进行 4 次虚拟治疗。该项目重在传授 CBT 技能(如问题解决、适应性思考),以支持照护二元组在住院后的适应生活,并解决相关的挑战性想法、行为、情绪及身体感觉。为了解决照护二元组对疾病复发的常见恐惧,该项目还传授了决策应对树,以帮助其辨别自身可控制和不可控制的事情,并相应地调整反应——问题解决与接纳。该项目还结合了正念技能(如深呼吸、专注当下)、人际交往技能(如有效沟通、应对角色变化)和其他应对技能(如辩证法、意义创造),从而支持照护二元组应对情绪困扰,促进基于自我价值的生活。当前最新的共同康复干预策略已被验证具有可行性和可接受性,以及在改善患者和照护者的抑郁、焦虑和创伤后应激等方面的有效性[125]。

■ 神经纤维瘤病的心理韧性干预

神经纤维瘤病(neurofibromatosis, NF)的心理韧性干预是一种针对 NF 患者的八阶段小组式虚拟心理韧性干预策略,旨在提高患者应对 NF 症状和压力的能力,以及其身体和心理生活质量[129,130]。NF 是一组导致神经系统上生长良性肿瘤的神经疾病,可导致患者产生疼痛、听力损失、耳聋及平衡困难等症状。考虑到上述患者所承受的生理负担,NF 与患者较低的生活质量和心理社会性痛苦有关。NF 的心理韧性干预是根据成人(8 周,每次 90 分钟)和青少年(8 周,每次 45 分钟)患者的反馈,在放松反应心理韧性计划[131]的引导下进行反复调整,并可针对相应患者人群的需求和该人群中常见的认知或学习障碍,对干预阶段和内容进行定制。

这一干预项目主要是传授 CBT 技能(如适应性思维),以帮助患有 NF 的成年人和青少年主动辨别与 NF 生理症状、生活质量、自我形象相关的无益想法，并培养更积极的想法。该项目还结合了放松反应、正念技能（如深呼吸、身体扫描）和积极心理技能（如感恩、社会支持），帮助 NF 成人和青少年患者应对焦虑和压力，促进积极情绪和幸福感。该干预项目已被验证具有可行性和初步疗效[129,130,132]，且其全面疗效试验正在进行中[133,134]。

■ 骨科损伤后的最佳康复工具包

最佳康复工具包(toolkit for optimal recovery，TOR)是一个针对急性肌肉骨骼损伤（如骨折、脱臼）患者的四阶段虚拟（实时视频）身心干预程序，旨在预防慢性疼痛和残疾。TOR 是基于恐惧回避模型[135]而建构的，该模型解释了疼痛焦虑和对疼痛的灾难性思考是如何导致患者的活动回避、症状持续、慢性残疾。因此，TOR 是专门为那些忍受着高度疼痛焦虑和对疼痛的灾难性思考的患者设计的，这类患者所体验的消极认知与情绪会增加其持续疼痛和残疾的风险[136]。在骨科损伤后的 1~2 个月，此时患者的活动限制已被解除，故可通过实时视频向患者提供 TOR。TOR 不只是以恐惧回避模型为理论基础，还会根据骨科患者和药物提供者的反馈进行更新[137]。

TOR 主要向患者传授 CBT 技能（如适应性思维、活动节奏），以帮助其面对关于疼痛的灾难性思考和其他无益的想法，让其即使在疼痛时也能进行适当的活动。该干预项目还结合了正念、放松技能（如呼吸意识、身体扫描）和 ACT 技能（如基于自我价值的目标），旨在帮助患者应对焦虑，促进整体健康和基于自我价值的生活。TOR 现已被验证具有良好的可行性和可接受性，并与疼痛、残疾、情绪困扰和治疗目标等的持续改善有关[137]。

案　例

下文阐述了一位医疗患者的案例，该患者接受的是第三次浪潮 CBT 方法的虚拟治疗。该案例展示了医生与治疗师如何在临床上应用不断发展的行为医学方法。

■ 背景

约翰是一名 54 岁的西班牙裔（墨西哥裔美国人）男性，神经科医生推荐他进行"认知行为治疗"，以解决 3 个月前罹患短暂性脑缺血发作(transient ischemic attack，TIA；即中风)后的情绪困扰。约翰记得 TIA 发生前的几个小时，并能回忆起 TIA 发作后自己意识改变、意识模糊和行动不便的症状表现。约翰住进了神经科学重症监护病房(neurosciences intensive care unit，neuro-ICU)4 天，并接受了挽救生命的治疗。当医生获得积极的诊断结果后（无功能限制、恢复活动、言语完整），便让约翰出院了，尽管此时他已经表现出明显的抑郁（精神不振、兴趣缺失、反刍思维）、焦虑（烦躁不安、担忧）和创伤后应激（高度警觉、侵入性思维、睡眠障碍）的症状。在最近的一次神经疾病随访中，检测显示约翰已无其他异常病理的症状。然而，他的妻子萨莉在参加此次随访中提及,约翰自中风后就跟以前不一样了。采用患者健康问卷(PHQ-9)和广泛性焦虑症7项量表(GAD-7)对约翰进行测量,发现其具有中度抑郁症状和轻度焦虑症状。故其神经科医生向约翰提供了行为医学(CBT)和精神病学的转诊。

CBT临床医生在约翰和萨莉都在场的情况下,通过安全的视频平台(由于COVID-19的限制)进行了全面的心理社会性评估(临床访谈、电子医疗记录审查和自我报告测量)。约翰知晓自身所表现出的抑郁和焦虑症状,并担忧这些症状可能会在日后变得更严重。他也承认自己经常考虑之前住院治疗的经历,非常担心自己未来的健康状况。萨莉补充道,自从住院以来,约翰一直脾气暴躁且易怒,很难与人交谈。萨莉说:"他看起来总是在想其他事情。"约翰实际上有抑郁病史(大约5年前),这与之前的失业有关。但约翰否认现在有自杀意念、欲望、意图及计划。在中风之前,约翰曾通过"散步和花时间思考"并寻求妻子的支持来应对痛苦。约翰表现得沉默寡言,回答问题时的反应有延迟。他给人的印象是机警、有方向和目标、仪容整洁,但不太投入。

■ 个案概念化

约翰在生命中相对稳定的时期经历了TIA(即中风)。他有一段稳固且有着高支持感的婚姻,最近在工作中还得到了晋升,且在中风前没有其他经济或法律上的压力。然而,自中风发生以来,约翰完全被这一疾病发作后的情绪体验所消耗,并发现这些心理症状非常令人痛苦,损害了其心理健康。尽管几周前医疗团队批准了约翰的出院,但他仍迟迟未返回工作岗位。他经历了睡眠困难、食欲低下、动力不足、较少参与医疗保健康复、难以与妻子沟通,以及对担心未来可能再次中风的恐惧。上述这些症状常常让约翰感到精疲力竭、脾气暴躁、情绪低落。约翰产生了一些歪曲的认知,包括"我的生活将永远不一样""这样不好的事情都会发生的,那么现在照顾好自己还有什么意义"等。约翰也几乎要"崩溃"了,一直陷入"我太老了""我病得太重"和"我是一个糟糕的丈夫"等负面想法而无法自拔,导致他非常痛苦。

在整个评估过程中,CBT临床医生观察到,尽管妻子萨莉给予了支持,但她的做法是完全接管约翰本应承担的个人责任,并安抚他的焦虑;这反而加剧了他的抑郁和焦虑水平。约翰对妻子参加本次线上会议持开放态度,认为妻子一同参加可以促进对经历TIA后身心健康状况的调整,并增强他自身恢复的动力、参与度和沟通技巧。因此,临床医生进行了"二元治疗",即包括患者本人及其非正式照护者的行为医学治疗[125,138]。临床医生使用了一种灵活的个性化CBT方法,旨在TIA适应背景下增强患者的心理韧性(正念、应对、人际关系、沟通)。经过与患者的协商,该治疗采用简洁且基于技能的干预方法(6~8次治疗),并根据之后的治疗效果再确定是否需要长期护理。

■ 治疗过程

约翰和萨莉参加了为期6周的基于技能的二元治疗。该治疗依据的是我们的"共同康复"干预策略（即采用正念和接纳策略且基于创伤知情原则），并利用了灵活的第二次浪潮和第三次浪潮CBT方法。第1次治疗的重点是帮助约翰管理自身困难的情绪及其生理唤醒。约翰和萨莉学习了腹式呼吸、正念等技能。临床医生还提供了关于自我保健实践活动（饮食、锻炼、睡眠）和目标设定的心理教育知识。在第2次治疗中，临床医生专注于辩证法、承诺行动和问题解决，从而帮助约翰解决自身产生的无用或不可行的思维模式，并强调有效行为改变的重要性。此时，约翰发现辩证法特别有帮助："我承认TIA确实对我产生了影响，但是我正在努力地过上更健康的生活方式。"

接下来的四个模块是根据约翰和萨莉的具体需求而量身定制的。第3次治疗的重点是使用接纳和认知解离的技能来适应TIA。临床医生提出了一个简短的认知模型（即关注思想、情感、身体感觉和行为之间的相互关系），以帮助约翰和萨莉清晰识别他们自身以及彼此的内部经历。第4次治疗重在讨论他们作为伴侣的互动（如角色转换、人际效能）。他们描述了经历中风后各自身份的变化（如丈夫/患者、妻子/照护者），然后临床医生让他们完成自我形象饼图练习（要求约翰和萨莉分别指出包含其特定身份的饼图百分比）。约翰在讨论他转化为新"角色"后的挑战和优势时，忍不住泪流满面。

在第5次治疗时，迎来了本次治疗中的一个重要决定点，即约翰是否要专注于坚持原本的医疗方案（模块5），还是进行管理恐惧和担忧的干预（模块6）。考虑到约翰缺乏动力、焦虑、抑郁，以及这些症状可能影响医疗依从性，临床医生决定将上述两个治疗合并。临床医生着重于约翰的行为矫正和激活，并引入SMART目标来帮助约翰设定具体且可实现的目标。临床医生使用了"手即担忧"的练习（认知解离）来向约翰说明担忧实则是有助益的（如促使个体在紧急情况下去医院），但当影响了个体对现在和未来的愿景时却是无益的。最后一次治疗的重点，是从创伤知情的角度帮助约翰进行意义创造。这位临床医生故意没有对约翰的TIA经历进行"积极解读"，而是强调了这一经历的辩证本质。在治疗结束时，临床医生给约翰留出时间，让他来处理对本次治疗的回顾与结束，审查所习得的认知和行为技能，并提供转诊。

■ 治疗结果

在本次治疗结束时，约翰自我报告的情绪困扰（包括焦虑和抑郁）已显著减轻，他目前已经开始重返工作岗位。他所产生的侵扰性想法和担忧不仅减少了，也更容易被控制。当出现新的身体症状（如头痛、刺痛）时，约翰偶尔会感到痛苦；然而，他和萨莉都认为自己更有能力来应对这些症状。他不再回避以前喜欢的活动，并开始与朋友和家人重新建立联系。他重新开始做家务，定期锻炼，吃健康的食物，而且他和萨莉之间的夫妻关系也发生了积极的变化。

总 结

行为、认知、社会交互、生活方式的改变，可以有效改善患者的健康，减轻其症状负担，提高其生活质量。临床实践和研究表明,行为医学干预可以帮助人们在身体和情绪情感上感觉更良好,增强其健康状况,提高如坚持医疗治疗等自我护理技能,并提高他们与慢性疾病共存的能力。灵活的 CBT 干预措施,包括第三次浪潮的 CBT 方法,均可以提高医疗干预的有效性,降低医疗保健成本。

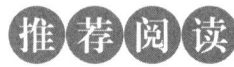

推荐阅读

网站

1. 情境行为科学协会(Association for Contextual Behavioral Science):https://contextualscience.org/resources.
2. 行为医学学会(Society of Behavioral Medicine):http://www.sbm.org/.
3. 美国心身医学会(American Psychosomatic Society):https://psychosomatic.org/specialty-resources/.
4. 健康心理学学会(Society for Health Psychology):https://societyforhealthpsychology.org/.

治疗手册

1. Vowles KE, Sorrell JT. Life with chronic pain: an acceptance-based approach (therapist guide and patient workbook). 2007.
2. Nezu AM, Nezu CM. Emotion-centered problem-solving therapy: treatment guidelines. Springer; 2018.
3. Safren S, Gonzalez J, Soroudi N. Coping with chronic illness: a cognitive-behavioral approach for adherence and depression therapist guide. Oxford University Press; 2007.
4. Miller WR, Rollnick S. Talking oneself into change: motivational interviewing, stages of change, and therapeutic process. J Cognit Psychoth. 2004;18(4):299-308.
5. Safren S, Gonzalez J, Soroudi N. Coping with chronic illness: a cognitive-behavioral approach for adherence and depression therapist guide. Oxford University Press; 2007.
6. Carlson M. CBT for chronic pain and psychological well-being: a skills training manual integrating DBT, ACT, behavioral activation and motivational interviewing. Wiley; 2014.
7. Nezu CM, Nezu AM, Geller PA, Weiner IB. Handbook of psychology, Volume 9: Health psychology. Wiley; 2003.

自助图书

1. The Happiness Trap: How to Stop Struggling and Start Living (by Russ Harris, MD).
2. The Reality Slap: Finding Peace and Fulfillment when Life Hurts (by Russ Harris, MD).
3. Get Out of Your Mind and Into Your Life (by Steven C. Hayes, PhD).
4. How to Be Nice to Yourself: The Everyday Guide to Self-Compassion (by Laura Silberstein-Tirch, PsyD).
5. Radical Acceptance: Embracing Your Life With the Heart of a Buddha (by Tara Brach, PhD).

寻求心理援助

1. 查阅下方网站链接,助您寻找附近的心理学家或咨询师
   (1) 美国心理学会"心理学家定位"平台(American Psychological Association Psychologist Locator):http://locator.apa.org/.
   (2) 美国行为与认知治疗协会"寻找治疗师"平台(Association for Behavioral and Cognitive Therapies Find a Therapist):http://www.abct.org/Members/?m=FindTherapist&fa=FT_Form&nolm=1.
2. 美国国家自杀预防热线:1-800-273-8255(全天 24 小时)

参考文献

[1] Jadhakhan F, Lindner OC, Blakemore A, Guthrie E. Prevalence of medically unexplained symptoms in adults who are high users of health care services: a systematic review and meta-analysis protocol. BMJ Open. 2019;9(7):e027922.

[2] Katon WJ. Epidemiology and treatment of depression in patients with chronic medical illness. Dialogues Clin Neurosci. 2011;13(1):7-23.

[3] DiMatteo MR, Lepper HS, Croghan TW. Depression is a risk factor for noncompliance with medical treatment: meta-analysis of the effects of anxiety and depression on patient adherence. Arch Intern Med. 2000;160(14):2101-2107.

[4] Gonzalez JS, Batchelder AW, Psaros C, Safren SA. Depression and HIV/AIDS treatment nonadherence: a review and meta-analysis. J Acquir Immune Defic Syndr. 2011;58(2):181-187.

[5] Kronish IM, Rieckmann N, Halm EA, Shimbo D, Vorchheimer D, Haas DC, et al. Persistent depression affects adherence to secondary prevention behaviors after acute coronary syndromes. J Gen Intern Med. 2006;21(11):1178-1183.

[6] Gonzalez JS, Peyrot M, McCarl LA, Collins EM, Serpa L, Mimiaga MJ, et al. Depression and diabetes treatment nonadherence: a meta-analysis. Diabetes Care. 2008;31(12):2398-2403.

[7] Greer JA, Pirl WF, Park ER, Lynch TJ, Temel JS. Behavioral and psychological predictors of chemotherapy adherence in patients with advanced non-small cell lung cancer. J Psychosom Res. 2008;65(6):549-552.

[8] Mitchell AJ, Chan M, Bhatti H, Halton M, Grassi L, Johansen C, et al. Prevalence of depression, anxiety, and adjustment disorder in oncological, haematological, and palliative-care settings: a meta-analysis of 94 interview-based studies. Lancet Oncol. 2011;12(2):160-174.

[9] Traeger L, Greer JA, Fernandez-Robles C, Temel JS, Pirl WF. Evidence-based treatment of anxiety in patients with cancer. J Clin Oncol. 2012;30(11):1197-1205.

[10] Stegenga BT, Nazareth I, Torres-González F, Xavier M, Švab I, Geerlings MI, et al. Depression, anxiety and physical function: exploring the strength of causality. J Epidemiol Community Health. 2012;66(7):e25.

[11] Rapaport MH, Clary C, Fayyad R, Endicott J. Quality-of-life impairment in depressive and anxiety disorders. Am J Psychiatry. 2005;162(6):1171-1178.

[12] McLaughlin TP, Khandker RK, Kruzikas DT, Tummala R. Overlap of anxiety and depression in a managed care population: prevalence and association with resource utilization. J Clin Psychiatry. 2006;67(8):1187-1193.

[13] Cook JA, Grey D, Burke J, Cohen MH, Gurtman AC, Richardson JL, et al. Depressive symptoms and AIDS-related mortality among a multisite cohort of HIV-positive women. Am J Public Health. 2004;94(7):1133-1140.

[14] Katon WJ, Rutter C, Simon G, Lin EHB, Ludman E, Ciechanowski P, et al. The association of comorbid depression with mortality in patients with type 2 diabetes. Diabetes Care. 2005;28(11):2668-2672.

[15] Carney RM, Freedland KE, Miller GE, Jaffe AS. Depression as a risk factor for cardiac mortality and morbidity: a review of potential mechanisms. J Psychosom Res. 2002;53(4):897-902.

[16] Gold SM, Köhler-Forsberg O, Moss-Morris R, Mehnert A, Miranda JJ, Bullinger M, et al. Comorbid depression in medical diseases. Nat Rev Dis Primer. 2020;6(1):1-22.

[17] Li Y, Pan A, Wang DD, Liu X, Dhana K, Franco OH, et al. Impact of healthy lifestyle factors on life expectancies in the US population. Circulation. 2018;138(4):345-355.

[18] Li Y, Schoufour J, Wang DD, Dhana K, Pan A, Liu X, et al. Healthy lifestyle and life expectancy free of cancer, cardiovascular disease, and type 2 diabetes: prospective cohort study. BMJ. 2020;368:l6669.

[19] Smith TW, Kendall PC, Keefe FJ. Behavioral medicine and clinical health psychology: introduction to the special issue, a view from the decade of behavior. J Consult Clin Psychol. 2002;70(3):459-462.

[20] Alonso Y. The biopsychosocial model in medical research: the evolution of the health concept over the last two decades. Patient Educ Couns. 2004;53(2):239-244.

[21] Kazdin AE. Addressing the treatment gap: a key challenge for extending evidence-based psychosocial interventions. Behav Res Ther. 2017;88:7-18.

[22] Dekker J, Stauder A, Penedo FJ. Proposal for an update of the definition and scope of behavioral medicine. Int J Behav Med. 2017;24(1):1-4.

[23] McCracken L. Contextual cognitive-behavioral therapy for chronic pain, vol.33. The Pain Clinic; 2005.

[24] Gorman M, Safren S, Handelsman P, Masek M. Behavioral medicine strategies. In: Roberts L, editor. Essentials of clinical psychiatry. Philadelphia: Lippincott Williams & Wilkins; 2008.

[25] Martire LM, Lustig AP, Schulz R, Miller GE, Helgeson VS. Is it beneficial to involve a family member? A meta-analysis of psychosocial interventions for chronic illness. Health Psychol. 2004;23(6):599.

[26] Lu M, Safren SA, Skolnik PR, Rogers WH, Coady W, Hardy H, et al. Optimal recall period and response task for self-reported HIV medication adherence. AIDS Behav. 2008;12(1):86-94.

[27] Carver C. You want to measure coping but your protocol's too long: consider the brief COPE. Int J Behav Med. 1997;4(1):92-100.

[28] Feldman G, Hayes A, Kumar S, Greeson J, Laurenceau J-P. Mindfulness and emotion regulation: the development and initial validation of the cognitive and affective mindfulness scale-revised (CAMS-R). J Psychopathol Behav Assess. 2007;29(3):177-190.

[29] Spitzer RL, Kroenke K, Williams JBW, Löwe B. A brief measure for assessing generalized anxiety disorder: the GAD-7. Arch Intern Med. 2006;166(10):1092-1097.

[30] Zigmond AS, Snaith RP. The hospital anxiety and depression scale. Acta Psychiatrica Scandinavica. 1983;67(6):361-370.

[31] Sherbourne CD, Stewart AL. The MOS social support survey. Soc Sci Med. 1991;32(6):705-714.

[32] McCracken LM, Zayfert C, Gross RT. The Pain Anxiety Symptoms Scale: development and validation of a scale to measure fear of pain. Pain. 1992;50(1):67-73.
[33] McCracken LM, Dhingra L. A short version of the Pain Anxiety Symptoms Scale (PASS-20): preliminary development and validity. Pain Res Manag J Can Pain Soc J Société Can Pour Trait Douleur. 2002;7(1):45-50.
[34] Kroenke K, Spitzer RL, Williams JBW. The PHQ-9. J Gen Intern Med. 2001;16(9):606-613.
[35] Sullivan MJ, Bishop SR, Pivik J. The pain catastrophizing scale: development and validation. Psychol Assess. 1995;7(4):524.
[36] Buysse DJ, Reynolds CF Ⅲ, Monk TH, Berman SR, Kupfer DJ. The Pittsburgh Sleep Quality Index: a new instrument for psychiatric practice and research. Psychiatry Res. 1989;28(2):193-213.
[37] Cohen S, Kamarck T, Mermelstein R. A global measure of perceived stress. J Health Soc Behav. 1983;24(4):385-396.
[38] Wagnild GM, Young HM. Development and psychometric evaluation of the Resilience Scale. J Nurs Meas [Internet]. 1993 [cited 2014 Apr 1]. Available from: http://psycnet.apa.org/psycinfo/1996-05738-006.
[39] Ware JE Jr, Sherbourne CD. The MOS 36-item shortform health survey (SF-36): I. Conceptual framework and item selection. Med Care. 1992;30(6):473-483.
[40] Martire LM, Schulz R, Helgeson VS, Small BJ, Saghafi EM. Review and meta-analysis of couple-oriented interventions for chronic illness. Ann Behav Med. 2010;40(3):325-342.
[41] Tsai AC, Morton SC, Mangione CM, Keeler EB. A meta-analysis of interventions to improve care for chronic illnesses. Am J Manag Care. 2005;11(8):478-488.
[42] Viswanathan M, Golin CE, Jones CD, Ashok M, Blalock SJ, Wines RCM, et al. Interventions to improve adherence to self-administered medications for chronic diseases in the United States: a systematic review. Ann Intern Med. 2012;157(11):785-795.
[43] Feliu-Soler A, Cebolla A, McCracken LM, D'Amico F, Knapp M, López-Montoyo A, et al. Economic impact of third-wave cognitive behavioral therapies: a systematic review and quality assessment of economic evaluations in randomized controlled trials. Behav Ther. 2018;49(1):124-147.
[44] Wilson DK, Sweeney AM. The role of behavioral medicine in integrated healthcare. In: Duckworth MP, O'Donohue WT, editors. Behavioral medicine and integrated care: efficient delivery of effective treatments [internet]. Cham: Springer; 2018. p.9-27. https://doi.org/10.1007/978-3-319-93003-9_2.
[45] Shafran R, Bennett SD, McKenzie Smith M. Interventions to support integrated psychological care and holistic health outcomes in paediatrics. Healthcare. 2017;5(3):44. Available from: https://www.ncbi.nlm.nih.gov/pmc/articles/PMC5618172/.
[46] Lanoye A, Stewart KE, Rybarczyk BD, Auerbach SM, Sadock E, Aggarwal A, et al. The impact of integrated psychological services in a safety net primary care clinic on medical utilization. J Clin Psychol. 2017;73(6):681-692.
[47] Lores T, Goess C, Mikocka-Walus A, Collins KL, Burke ALJ, Chur-Hansen A, et al. Integrated psychological care reduces health care costs at a hospital-based inflammatory bowel disease service. Clin Gastroenterol Hepatol Off Clin Pract J Am Gastroenterol Assoc. 2021;19(1):96-103.e3.
[48] Shields GE, Wells A, Doherty P, Heagerty A, Buck D, Davies LM. Cost-effectiveness of cardiac rehabilitation: a systematic review. Heart. 2018;104(17):1403-1410.
[49] Sabatáe E. Adherence to long-term therapies: evidence for action [Internet]. World Health Organization; 2003 [cited 2013 Oct 10]. Available from: http://books.google.com/books?hl=en&lr=&id=kcYUTH8rPiwC&oi=fnd&pg=PR5&dq=who+2003+chronic+illness+adherence&ots=tz7Jir1gpV&sig=opfhTIP7uVHPind_fg3L7J8Z4X8.
[50] Naderi SH, Bestwick JP, Wald DS. Adherence to drugs that prevent cardiovascular disease: meta-analysis on 376,162 patients. Am J Med. 2012;125(9):882-887.e1.
[51] Khunti K, Seidu S, Kunutsor S, Davies M. Association between adherence to pharmacotherapy and outcomes in type 2 diabetes: a meta-analysis. Diabetes Care. 2017;40(11):1588-1596.
[52] Baumgart M, Snyder HM, Carrillo MC, Fazio S, Kim H, Johns H. Summary of the evidence on modifiable risk factors for cognitive decline and dementia: a population-based perspective. Alzheimers Dement J Alzheimers Assoc. 2015;11(6):718-726.
[53] Larsson SC, Akesson A, Wolk A. Healthy diet and lifestyle and risk of stroke in a prospective cohort of women. Neurology. 2014;83(19):1699-1704.
[54] Mander BA, Winer JR, Jagust WJ, Walker MP. Sleep: a novel mechanistic pathway, biomarker, and treatment target in the pathology of Alzheimer's disease? Trends Neurosci. 2016;39(8):552-566.
[55] Ngandu T, Lehtisalo J, Solomon A, Levälahti E, Ahtiluoto S, Antikainen R, et al. A 2 year multidomain intervention of diet, exercise, cognitive training, and vascular risk monitoring versus control to prevent cognitive decline in at-risk elderly people (FINGER): a randomised controlled trial. Lancet Lond Engl. 2015;385(9984):2255-2263.
[56] Arnett DK, Khera A, Blumenthal RS. 2019 ACC/AHA guideline on the primary prevention of cardiovascular disease: part 1, lifestyle and behavioral factors. JAMA Cardiol. 2019;4(10):1043-1044.
[57] Pronk NP, Anderson LH, Crain AL, Martinson BC, O'Connor PJ, Sherwood NE, et al. Meeting recommendations for multiple healthy lifestyle factors. Prevalence, clustering, and predictors among adolescent, adult, and senior health plan members. Am J Prev Med. 2004;27(2 Suppl):25-33.
[58] Brown MT, Bussell JK. Medication adherence: WHO cares? Mayo Clin Proc. 2011;86(4):304-314.
[59] Shumaker SA, Ockene JK, Riekert KA, editors. The handbook of health behavior change. 3rd ed. Springer; 2008. 860 p.
[60] Kripalani S, LeFevre F, Phillips CO, Williams MV, Basaviah P, Baker DW. Deficits in communication and information transfer between hospital-based and primary care physicians: implications for patient safety and continuity of care. JAMA. 2007;297(8):831-841.
[61] Osterberg L, Blaschke T. Adherence to medication. N Engl J Med. 2005;353(5):487-497.
[62] Forsyth J, Schoenthaler A, Chaplin WF, Ogedegbe G, Ravenell J. Perceived discrimination and medication adherence in black

hypertensive patients: the role of stress and depression. Psychosom Med. 2014;76(3):229-236.

[63] Frankenfield DL, Wei II, Anderson KK, Howell BL, Waldo D, Sekscenski E. Prescription medication cost-related non-adherence among Medicare CAHPS respondents: disparity by Hispanic ethnicity. J Health Care Poor Underserved. 2010;21(2):518-543.

[64] Kronish IM, Diefenbach MA, Edmondson DE, Phillips LA, Fei K, Horowitz CR. Key barriers to medication adherence in survivors of strokes and transient ischemic attacks. J Gen Intern Med. 2013;28(5):675-682.

[65] McQuaid EL, Landier W. Cultural issues in medication adherence: disparities and directions. J Gen Intern Med. 2018;33(2):200-206.

[66] Farmer A, Hardeman W, Hughes D, Prevost AT, Kim Y, Craven A, et al. An explanatory randomised controlled trial of a nurse-led, consultation-based intervention to support patients with adherence to taking glucose lowering medication for type 2 diabetes. BMC Fam Pract. 2012;13:30.

[67] Haynes RB, Ackloo E, Sahota N, McDonald HP, Yao X. Interventions for enhancing medication adherence. Cochrane Database Syst Rev. 2008;(2):CD000011.

[68] Palacio A, Garay D, Langer B, Taylor J, Wood BA, Tamariz L. Motivational interviewing improves medication adherence: a systematic review and meta-analysis. J Gen Intern Med. 2016;31(8):929-940.

[69] Easthall C, Song F, Bhattacharya D. A meta-analysis of cognitive-based behaviour change techniques as interventions to improve medication adherence. BMJ Open. 2013;3(8):e002749.

[70] Strecher VJ, DeVellis BM, Becker MH, Rosenstock IM. The role of self-efficacy in achieving health behavior change. Health Educ Q. 1986;13(1):73-92.

[71] Ng JYY, Ntoumanis N, Thøgersen-Ntoumani C, Deci EL, Ryan RM, Duda JL, et al. Self-determination theory applied to health contexts: a meta-analysis. Perspect Psychol Sci. 2012;7(4):325-340.

[72] Harvey IS, Alexander K. Perceived social support and preventive health behavioral outcomes among older women. J Cross Cult Gerontol. 2012;27(3):275-290.

[73] Rhodes RE, Martin AD, Taunton JE, Rhodes EC, Donnelly M, Elliot J. Factors associated with exercise adherence among older adults. An individual perspective. Sports Med Auckl NZ. 1999;28(6):397-411.

[74] Peterson ND, Middleton KR, Nackers LM, Medina KE, Milsom VA, Perri MG. Dietary self-monitoring and long-term success with weight management. Obesity. 2014;22(9):1962-1967.

[75] Perri MG, Nezu AM, McKelvey WF, Shermer RL, Renjilian DA, Viegener BJ. Relapse prevention training and problem-solving therapy in the long-term management of obesity. J Consult Clin Psychol. 2001;69(4):722-726.

[76] Martinez-Rico S, Lizaur-Utrilla A, Sebastia-Forcada E, Vizcaya-Moreno MF, de Juan-Herrero J. The impact of a phone assistance nursing program on adherence to home exercises and final outcomes in patients who underwent shoulder instability surgery: a randomized controlled study. Orthop Nurs. 2018;37(6):372-378.

[77] Falba TA, Sindelar JL. Spousal concordance in health behavior change. Health Serv Res. 2008;43(1 Pt 1):96-116.

[78] Prochaska JO, Velicer WF. The transtheoretical model of health behavior change. Am J Health Promot. 1997;12(1):38-48.

[79] Bennell KL, Dobson F, Hinman RS. Exercise in osteoarthritis: moving from prescription to adherence. Best Pract Res Clin Rheumatol. 2014;28(1):93-117.

[80] Burke LE, Wang J, Sevick MA. Self-monitoring in weight loss: a systematic review of the literature. J Am Diet Assoc. 2011;111(1):92-102.

[81] Jepson RG, Harris FM, Platt S, Tannahill C. The effectiveness of interventions to change six health behaviours: a review of reviews. BMC Public Health. 2010;10(1):538.

[82] Cederberg KLJ, Jeng B, Sasaki JE, Braley TJ, Walters AS, Motl RW. Physical activity, sedentary behavior, and restless legs syndrome in persons with multiple sclerosis. J Neurol Sci. 2019;407:116531.

[83] Nielson WR, Jensen MP, Karsdorp PA, Vlaeyen JWS. Activity pacing in chronic pain: concepts, evidence, and future directions. Clin J Pain. 2013;29(5):461-468.

[84] Lai FH-Y, Yan EW-H, Tsui W-S, Yu KK-Y. A randomized control trial of activity scheduling for caring for older adults with dementia and its impact on their spouse care-givers. Arch Gerontol Geriatr. 2020;90:104167.

[85] Safren SA, Soroudi N, Gonzalez JS. Coping with chronic illness a cognitive-behavioral therapy approach for adherence and depression: therapist guide. New York: Oxford University Press; 2008. Available from: http://site.ebrary.com/id/10233610.

[86] Abonie US, Sandercock GRH, Heesterbeek M, Hettinga FJ. Effects of activity pacing in patients with chronic conditions associated with fatigue complaints: a meta-analysis. Disabil Rehabil. 2020;42(5):613-622.

[87] Butryn ML, Phelan S, Hill JO, Wing RR. Consistent self-monitoring of weight: a key component of successful weight loss maintenance. Obes Silver Spring Md. 2007;15(12):3091-3096.

[88] Nezu AM, Maguth Nezu C, D'Zurilla TJ. Problem-solving therapy: a treatment manual. Springer; 2012. 333 p.

[89] Nezu AM, Nezu CM, Gerber HR. (Emotion-centered) problem-solving therapy: an update. Aust Psychol. 2019;54(5):361-371.

[90] Benson H, Klipper MZ. The relaxation response [Internet]. HarperCollins; 1976 [cited 2013 Oct 11]. Available from: http://books.google.com/books?hl=en&lr=&id=ejdK2XEiGSQC&oi=fnd&pg=PA1&dq=relaxation+response+benson&ots=8YXNUTCTMy&sig=Kt5c5HGERq7uSBrvxGGQvA4bQ5U.

[91] Benson H, Alexander S, Feldman Charles L. Decreased premature ventricular contractions through use of the relaxation response in patients with stable ischemic heart-disease. Lancet. 1975;306(7931):380-382.

[92] Benson H, Dryer T, Hartley LH. Decreased [Vdot]O2 consumption during exercise with elicitation of the relaxation response. J Hum Stress. 1978;4(2):38-42.

[93] Benson H, Marzetta B, Rosner B, Klemchuk H. Decreased blood-pressure in pharmacologically treated hypertensive patients who regularly elicited the relaxation response. Lancet. 1974;303(7852):289-291.

[94] Jacobs GD, Rosenberg PA, Friedman R, Matheson J, Peavy GM, Domar AD, et al. Multifactor behavioral treatment of chronic sleep-onset insomnia using stimulus control and the relaxation response. A preliminary study. Behav Modif. 1993;17(4):498-509.

[95] Buse DC, Andrasik F. Behavioral medicine for migraine. Neurol Clin. 2009;27(2):445-465.

[96] Cohen M, Fried G. Comparing relaxation training and cognitive-behavioral group therapy for women with breast cancer. Res Soc Work Pract. 2007;17(3):313-323.

[97] Blanchard EB, Greene B, Scharff L, Schwarz-McMorris SP. Relaxation training as a treatment for irritable bowel syndrome. Biofeedback Self-Regul. 1993;18(3):125-132.

[98] Russell MEB, Scott AB, Boggero IA, Carlson CR. Inclusion of a rest period in diaphragmatic breathing increases high frequency heart rate variability: implications for behavioral therapy. Psychophysiology. 2017;54(3):358-365.

[99] Menzies V, Taylor AG, Bourguignon C. Effects of guided imagery on outcomes of pain, functional status, and self-efficacy in persons diagnosed with fibromyalgia. J Altern Complement Med N Y N. 2006;12(1):23-30.

[100] Frank DL, Khorshid L, Kiffer JF, Moravec CS, McKee MG. Biofeedback in medicine: who, when, why and how? Ment Health Fam Med. 2010;7(2):85-91.

[101] Carlson CR, Hoyle RH. Efficacy of abbreviated progressive muscle relaxation training: a quantitative review of behavioral medicine research. J Consult Clin Psychol. 1993;61(6):1059-1067.

[102] Hayes SC, Hofmann SG. The third wave of cognitive behavioral therapy and the rise of process-based care. World Psychiatry. 2017;16:245-246.

[103] Churchill R, Moore TH, Davies P, Caldwell D, Jones H, Lewis G, et al. Mindfulness-based 'third wave' cognitive and behavioural therapies versus treatment as usual for depression. Cochrane Database Syst Rev [Internet]. 2010 [cited 2021 Feb 24];(9). Available from: https://www.ncbi.nlm.nih.gov/pmc/articles/PMC4110888/.

[104] Juarascio AS, Manasse SM, Schumacher L, Espel H, Forman EM. Developing an acceptance-based behavioral treatment for binge eating disorder: rationale and challenges. Cogn Behav Pract. 2017;24(1):1-13.

[105] Hofmann SG, Hayes SC. Modern CBT: moving toward process-based therapies. Rev Bras Ter Cogn. 2018;14(2):77-84.

[106] Kabat-Zinn J. Coming to our senses. New York: Hyperion; 2005.

[107] Bishop SR, Lau M, Shapiro S, Carlson L, Anderson ND, Carmody J, et al. Mindfulness: a proposed operational definition. Clin Psychol Sci Pract. 2004;11(3):230-241.

[108] Shapero BG, Greenberg J, Pedrelli P, de Jong M, Desbordes G. Mindfulness-based interventions in psychiatry. Focus. 2018;16(1):32-39.

[109] Bernstein A, Hadash Y, Lichtash Y, Tanay G, Shepherd K, Fresco DM. Decentering and related constructs: a critical review and meta-cognitive processes model. Perspect Psychol Sci. 2015;10(5):599-617.

[110] Masuda A, Hayes SC, Sackett CF, Twohig MP. Cognitive defusion and self-relevant negative thoughts: examining the impact of a ninety year old technique. Behav Res Ther. 2004;42(4):477-485.

[111] Amster H. Semantic satiation and generation: learning? Adaptation? Psychol Bull. 1964;62(4):273-286.

[112] Hayes SC, Luoma JB, Bond FW, Masuda A, Lillis J. Acceptance and commitment therapy: model, processes and outcomes. Behav Res Ther. 2006;44(1):1-25.

[113] Hofmann SG, Asmundson GJG. Acceptance and mindfulness-based therapy: new wave or old hat? Clin Psychol Rev. 2008;28(1):1-16.

[114] May JM, Richardi TM, Barth KS. Dialectical behavior therapy as treatment for borderline personality disorder. Ment Health Clin. 2016;6(2):62-67.

[115] Rizvi SL, Steffel LM, Carson-Wong A. An overview of dialectical behavior therapy for professional psychologists. Prof Psychol Res Pract. 2013;44(2):73-80.

[116] Swenson CR. How can we account for DBT's widespread popularity? Clin Psychol Sci Pract. 2000;7(1):87-91.

[117] Mohr DC, Cheung K, Schueller SM, Brown CH, Duan N. Continuous evaluation of evolving behavioral intervention technologies. Am J Prev Med [Internet]. 2013 [cited 2021 Feb 24];45(4). Available from: https://www.ncbi.nlm.nih.gov/pmc/articles/PMC3828034/.

[118] Hermes ED, Lyon AR, Schueller SM, Glass JE. Measuring the implementation of behavioral intervention technologies: recharacterization of established outcomes. J Med Internet Res. 2019;21(1):e11752.

[119] Mohr DC, Schueller SM, Riley WT, Brown CH, Cuijpers P, Duan N, et al. Trials of intervention principles: evaluation methods for evolving behavioral intervention technologies. J Med Internet Res. 2015;17(7):e166.

[120] Twomey C, O'Reilly G. Effectiveness of a freely available computerised cognitive behavioural therapy programme (MoodGYM) for depression: meta-analysis. Aust N Z J Psychiatry. 2017 Mar;51(3):260-269.

[121] Kuhn E, Weiss BJ, Taylor KL, Hoffman JE, Ramsey KM, Manber R, et al. CBT-I coach: a description and clinician perceptions of a mobile app for cognitive behavioral therapy for insomnia. J Clin Sleep Med JCSM Off Publ Am Acad Sleep Med. 2016;12(4):597-606.

[122] Sander L, Rausch L, Baumeister H. Effectiveness of internet-based interventions for the prevention of mental disorders: a systematic review and meta-analysis. JMIR Ment Health. 2016;3(3):e38.

[123] Wozney L, McGrath PJ, Gehring ND, Bennett K, Huguet A, Hartling L, et al. eMental healthcare technologies for anxiety and depression in childhood and adolescence: systematic review of studies reporting implementation outcomes. JMIR Ment Health [Internet]. 2018 [cited 2021 Feb 24];5(2). Available from: https://www.ncbi.nlm.nih.gov/pmc/articles/PMC6039769/.

[124] Onken LS, Carroll KM, Shoham V, Cuthbert BN, Riddle M. Reenvisioning clinical science: unifying the discipline to improve the public health. Clin Psychol Sci J Assoc Psychol Sci. 2014;2(1):22-34.

[125] Vranceanu A-M, Bannon S, Mace R, Lester E, Meyers E, Gates M, et al. Preventing chronic emotional distress and post-traumatic

symptoms in survivor-caregiver dyads admitted to the Neuroscience-Intensive Care Unit and their informal caregivers: the Recovering Together pilot randomized clinical trial. JAMA. 2020.

[126] Bannon S, Lester EG, Gates MV, McCurley J, Lin A, Rosand J, et al. Recovering together: building resiliency in dyads of stroke patients and their caregivers at risk for chronic emotional distress: a feasibility study. Pilot Feasibility Stud. 2020;6(1):75.

[127] McCurley JL, Funes CJ, Zale EL, Lin A, Jacobo M, Jacobs JM, et al. Preventing chronic emotional distress in stroke survivors and their informal caregivers. Neurocrit Care. 2019;30(3):581-589.

[128] Meyers EE, McCurley J, Lester E, Jacobo M, Rosand J, Vranceanu A-M. Building resiliency in dyads of patients admitted to the Neuroscience Intensive Care Unit and their family caregivers: lessons learned from William and Laura. Cogn Behav Pract. 2020;27(3):321-335.

[129] Lester EG, Gates MV, Vranceanu A-M. Mind-body therapy via videoconferencing in patients with neurofibromatosis: analyses of 1-year follow-up. Ann Behav Med Publ Soc Behav Med. 2020;55(1):77-81.

[130] Vranceanu A-M, Riklin E, Merker VL, Macklin EA, Park ER, Plotkin SR. Mind-body therapy via videoconferencing in patients with neurofibromatosis. Neurology. 2016;87(8):806-814.

[131] Park ER, Traeger L, Vranceanu A-M, Scult M, Lerner JA, Benson H, et al. The development of a patient-centered program based on the relaxation response: the Relaxation Response Resiliency Program (3RP). Psychosomatics. 2013;54(2):165-174.

[132] Funes CJ, Zale EL, Luberto CM, Vranceanu AM. Home practice and quality of life among patients with neurofibromatosis randomized to a mind-body intervention. Complement Ther Med. 2019;42:114-118.

[133] Reichman M, Riklin E, Macklin E, Vranceanu A-M. Virtual mind-body treatment for adolescents with neurofibromatosis: study protocol for a single-blind randomized controlled trial. Contemp Clin Trials. 2020;95:106078.

[134] Vranceanu A-M, Zale EL, Funes CJ, Macklin EA, McCurley J, Park ER, et al. Mind-body treatment for international english-speaking adults with neurofibromatosis via live videoconferencing: protocol for a single-blind randomized controlled trial. JMIR Res Protoc. 2018;7(10):e11008.

[135] Vlaeyen JWS, Linton SJ. Fear-avoidance model of chronic musculoskeletal pain: 12 years on. Pain. 2012;153(6):1144-1147.

[136] Vranceanu A-M, Bachoura A, Weening A, Vrahas M, Smith RM, Ring D. Psychological factors predict disability and pain intensity after skeletal trauma. J Bone Joint Surg Am. 2014;96(3):e20.

[137] Vranceanu A-M, Jacobs C, Lin A, Greenberg J, Funes CJ, Harris MB, et al. Results of a feasibility randomized controlled trial (RCT) of the Toolkit for Optimal Recovery (TOR): a live video program to prevent chronic pain in at-risk adults with orthopedic injuries. Pilot Feasibility Stud. 2019;5:30.

[138] National Alliance for Caregiving (NAC). Caregiving in the U.S. 2015. Bethesda, MD: AARP Public Policy Institute; 2015.

第25章
儿童和青少年认知行为治疗

Cognitive Behavioral Therapy with Children and Adolescents

奥德·埃宁	艾拉娜·卡根	米凯拉·维尔鲍尔特	迪娜·希什菲尔德贝克尔
Aude Henin	Elana Kagan	Mikayla Ver Pault	Dina Hirshfeld-Becker

李雨婷 从恩朝·译 曹 慧 陈剑华·校

引 言

认知行为治疗（CBT）对儿童和青少年的一些精神障碍非常有效。过去几十年的研究表明，CBT可用于治疗焦虑障碍、抑郁障碍、破坏性行为障碍、注意缺陷多动障碍（ADHD）、排泄障碍（elimination disorders）、抽动和习惯（分离）障碍，以及社交技能缺陷（请参阅相关综述）[1]。CBT的效用在于它能够针对整个儿童年龄段的症状和障碍：它有一种以问题为中心的方法，旨在以高效、有时间限制的方式提供治疗。它是经验性的评价，来自不同背景和培训的从业人员可以系统和灵活地使用标准化、手册化的干预措施。

在本章中，我们将详细介绍儿童和青少年CBT干预中通常包含的CBT模型和技术，通过一个案例说明其中一些技术的应用，并简要阐述了当前研究证据对儿童和青少年CBT的实证支持。只要有可能，我们强调CBT技术在不同年龄段的发展适应性。

A. Henin (✉) | E. Kagan | M. Ver Pault | D. Hirshfeld-Becker
Department of Psychiatry, Child Cognitive Behavioral Therapy Program, Massachusetts General Hospital, Boston, MA, USA
e-mail: ahenin@mgh.harvard.edu; ekagan@partners.org; mverpault@mgh.harvard.edu; dhirshfeld@partners.org

© The Author(s), under exclusive license to Springer Nature Switzerland AG 2023
S.E. Sprich et al. (eds.), *The Massachusetts General Hospital Handbook of Cognitive Behavioral Therapy*, Current Clinical Psychiatry, https://doi.org/10.1007/978-3-031-29368-9_25

理论模型

在过去十年左右的时间里,人们越来越重视制订和实施跨障碍的 CBT 干预措施,而不是针对特定障碍(如统一方案[2-4])。这种方法对临床医生和患者都有许多优势,并反映了临床实践中的典型做法。然而,这些跨诊断方法的有效实施,需要对 CBT 有很强的理论理解和周密的个案概念化。如图 25-1 所示,CBT 模型在个案概念化和治疗计划中纳入了个体内部和外部的因素。利用从初始评估中获得的信息,临床医生做出诊断并确定治疗方案,其中考虑了可能导致适应不良症状发展的因素,而这些因素可能导致症状的维持或恶化。对于被认为是儿童内部的因素,CBT 检查儿童症状的生理、认知和情感方面,以及这些因素可能导致的行为。此外,CBT 模型考察了儿童经历的前因事件和儿童行为的结果。然后,所有这些因素都可以作为治疗的目标。

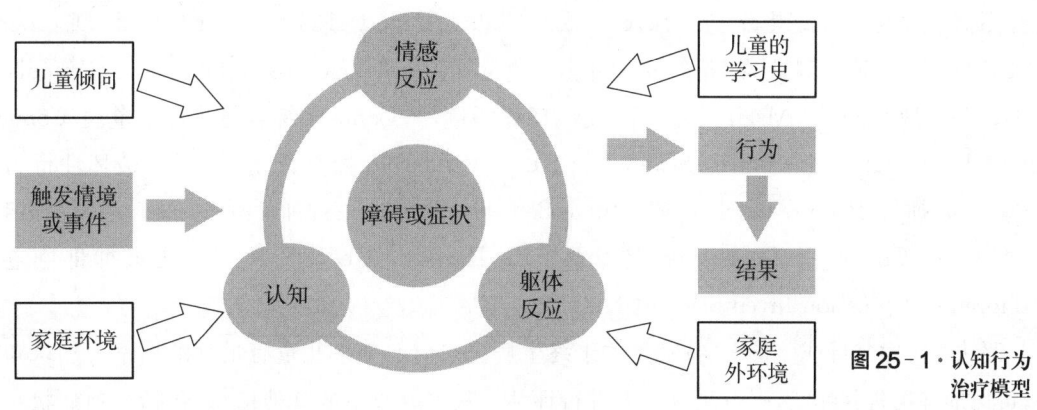

图 25-1·认知行为治疗模型

CBT 将这些个体因素放在可能影响儿童的更广泛变量的背景下考虑,这些变量包括儿童倾向(如家庭遗传因素、气质、神经心理因素、学习史)、家庭因素(如家庭力量、家庭压力、亲子冲突、父母障碍、创伤)、家庭外因素(如学校环境、同伴关系),以及社区和文化因素。即使在治疗中没有明确的目标,了解这些因素在儿童陈述中所起的作用,将有助于了解如何以及何时实施 CBT 技术。

临床医生与儿童和家庭一起确定具体的、可衡量的治疗目标,并定期评估这些目标的进展情况。在可能的情况下,采用客观措施评估症状的初始严重程度和治疗进展。建立良好的医患关系是很重要的。在 CBT 中,临床医生、孩子和家庭积极地学习技能,在治疗间隙也通过"家庭作业"练习来学习。然而,重要的是,要避免将 CBT 视为一系列一成不变的技能;更确切地说,CBT 的艺术在于实施经过验证有效的技能或程序,并以个性化和敏感的方式满足每个孩子和家庭的需求。

评估

治疗通常始于对孩子及其家人的仔细评估。最初的评估通常包括结构化或半结构化的诊断评估,检查儿童和青少年大多数主要精神障碍的当前症状和终生病史。常用的诊断性访谈包括焦虑障碍访谈表-儿童和父母版(Anxiety Disorders Interview Schedule-Child and Parent Version,ADIS-IV C/P)[5]、儿童情感障碍和精神分裂症访谈表-流行病学版(Kiddie Schedule for Affective Disorders and Schizophrenia-Epidemiologic Version,K-SADS-E)[6]。通常,包括针对症状或障碍的措施非常有用,以获得儿童目前症状的严重程度的评级;然后,在治疗期间可以定期重新实施这些措施,以评估症状领域的进展。对于儿童和青少年,有许多经过充分验证的措施。这些措施包括:更广泛的儿童症状测量方法,如儿童行为检查表及其教师报告版(Child Behavior Checklist and Teacher Report Form,CBCL/TRF)[7];更具体的儿童焦虑测量,如儿童多维焦虑量表(第2版)(Multidimensional Anxiety Scale for Children,2nd edition,MASC)[8]、儿童焦虑和抑郁量表-修订版(Revised Children's Anxiety and Depression Scale,RCADS)[9],以及儿童焦虑相关障碍筛查(Screen for Child Anxiety Related Emotional Disorders,SCARED)[10];强迫症测量,如耶鲁-布朗儿童强迫量表(Child Yale-Brown Obsessive Compulsive Scale,CY-BOCS)[11];ADHD和破坏性行为障碍测量,如Conners综合行为评定量表(Conners Comprehensive Behavior Rating Scale,CBRS)[12]、Vanderbilt家长评定量表[13]、破坏性行为量表-家长/教师版(Parent/Teacher Disruptive Behavior Scale)[14];抑郁症测量,如儿童抑郁评定量表-修订版(Children's Depression Rating Scale-Revised,CDRS-R)[15]、儿童抑郁问卷2(Children's Depression Inventory 2,CDI2)[16]。

评估通常由父母或监护人(特别是关于终生病史)进行,如果儿童有足够的洞察力和认知能力,可以准确报告其症状,则由儿童本人进行评估。从家庭收集的其他信息,包括当前症状对一系列领域(即学校、同伴、家庭、课外活动)的干扰、家族障碍史、家庭功能、其他当前或终生的社会心理压力源、病史、既往治疗及治疗反应。在某些情况下,如果临床医生怀疑神经认知问题可能影响当前症状,那么对儿童进行认知、学术或神经心理学评估可能是有益的。

通常,行为的功能分析对于澄清特定儿童行为和症状的前因和结果很重要。此外,在课堂上(如果可能的话,在学校等自然环境中),对孩子的观察可以产生重要的临床信息。然而,值得注意的是,由于社会需求、会谈结构或对观察的反应,许多儿童在评估过程中可能没有表现出任何症状或有问题的行为。只要可能,临床医生应努力从多个信息提供者和多个来源获得信息。将评估视为一个持续的过程,而不是治疗开始时的静态评估,这也很有帮助;在整个治疗过程中,临床医生收集信息以完善诊断,并为个案概念化和治疗计划提供信息。

心理教育

心理教育是其他策略建立的基础。虽然人们可能会急于研究CBT的其他方面,但重视对儿童、父母或照顾者的心理教育是必不可少的。在整个治疗过程中重新进行心理教育,以确保儿童和家庭与临床医生保持共同的概念理解,这一点通常很重要。最初,心理教育侧重于与年龄相适应的基本原理,涵盖了一般的 CBT 模型,并包括有关儿童症状(或障碍,如果适当的话)的信息。临床医生通常会提出症状的三成分模型,其中对事件的反应可以分解为:①感觉(生理和情感);②思想;③行为。这些成分以周期性的方式相互作用,可能导致症状加剧。根据儿童的发展水平、认知功能和兴趣,这种解释可以提供不同程度的细节和复杂性。无论年龄大小,心理教育的目的是消除症状的污名化,使儿童和家庭参与治疗,并引导儿童将负面情绪作为积极实施应对策略的信号。

■ 放松

痛苦的情绪,如强烈的焦虑或愤怒,通常与交感神经系统的激活("战斗-逃跑-冻结反应")有关。放松技能,通过减少身体唤醒和激活副交感神经系统,可以减少痛苦情绪。一旦平静下来,儿童可能会获得额外的应对技能来处理引起情绪的情况。如果经常练习放松技能,作为持续的自我护理和压力管理的一部分,放松技能也会有所帮助,这样就起到了预防的作用。放松确实有其局限性,不应该在暴露时使用,因为它可能成为一种安全行为或情绪回避策略。

放松技能可分为四种涉及副交感神经系统的一般方法。根据儿童的喜好或情况的要求,技能可以单独使用或组合使用。在腹式呼吸中,儿童被教导进行缓慢、深的"腹式"呼吸,而不是更浅的胸式呼吸。通过扩张膈膜,迷走神经被激活,然后激活副交感神经系统。专注于减慢呼气可以通过减慢心率来增强放松反应的激活。这种类型的呼吸示例,包括"方形呼吸"或"4-7-8"呼吸。可以通过呼气时"吹泡泡"和吸气时"嗅花"等意象来教儿童这种方法。在渐进式肌肉放松中,儿童被指示依次紧张和缓慢放松主要肌肉群。对于年幼的儿童,可以使用广泛应用的脚本来教授这项技能[17],该脚本建议儿童进行富有想象力的活动来紧张和放松肌肉(如假装是一只进出壳的乌龟来紧张和放松肩膀)。图像和可视化,可以让儿童想象自己处于一个平静、轻松的"特殊"地方,同时关注与场景相关的感官信息,从而强化放松体验。正念包括将注意力集中在特定的刺激上(如吸气和呼气,或慢慢品尝食物的味道),并只关注该刺激,同时对其他想法、情绪、感觉或外部干扰保持中立的态度。正念已被整合到多种 CBT 方法中,作为忍受急性痛苦和克制自我伤害冲动的一种手段[18,19]。

■ 认知重构

认知技术基于这样的理论:情绪和行为反应是通过思想或解释来调节的。由于不同的思维模式会导致不同的情绪和行为反应,所以根据事件改变思维可以有效改变儿童的反应。

对于年龄较大的青少年,可以按照与成人相同的方式进行认知重构,如第 3 章所述;教导患儿监测与负面情绪相关的自动想法,识别可能的认知错误,并通过考虑支持和反对这些想法的证据或通过去灾难化来挑战这些想法(考虑最坏和最好的可能结果,以及如果发生时如何有效应对)。例如,临床医生可能会教患儿"思维陷阱",并要求其"成为一名侦探",寻找这些想法是否准确的线索。最近,针对青少年的 CBT 方法也侧重于反映成人第三次浪潮方法的认知策略[20]。这些方法不是关注思想的内容,而是强调对思想和情感的观察和接纳,将其视为不可避免的经历,鼓励自我同情和自我肯定,并将目标和价值观作为行为指南[20,21]。

挑战自动思维的过程,既需要对自己的想法有很好的洞察力,也需要对自己的想法进行抽象思考的能力。年龄较大的儿童和青少年通常能够参与这一过程;并且在临床实践中,许多 CBT 临床医生会针对该年龄段,实施这些认知策略。对于年幼的孩子,认知重构的重点是用更有帮助或适应性强的想法取代适应性较差的想法,而不是挑战无用的想法[22,23]。例如,治疗幼儿焦虑的 CBT 临床医生,可能会用木偶表演情景,并指出哪些自我陈述会让木偶感觉更勇敢[24,25]。临床医生还可能创造一些字符来说明无益和有益的想法(如"害怕的苏"和"勇敢的贝拉"),以教授积极的自我对话。值得注意的是,年幼孩子所产生的有益想法,可能不像大孩子那样合乎逻辑,但仍然可能对其有帮助。例如,孩子们可能会发现诸如"就去做吧"之类的想法,或适合发展的想法(如"床下的怪物还没有伤害我,所以也许它是一个友好的怪物"),以助于面对其恐惧。

认知技能通常是在会谈中引入的,要么通过角色扮演,要么通过探索可能伴随孩子在治疗中产生的情绪的"热门"想法。通过治疗间练习(有时借助书面或图片提醒)来强化认知技能,特别是在引起痛苦的情况下。通过反复练习,孩子最终将能够识别并消除无益的想法,而无须进行正式的认知重构。

■ 行为激活

行为激活(愉快活动安排)是治疗成人抑郁的一线干预措施。研究表明,行为激活是治疗青少年抑郁的关键有效成分[26,27]。抑郁的年轻人经常经历快感缺乏、精力不足、绝望和(或)消极的自我认知,这可能导致他们减少参与那些令人愉快和有意义的活动,或者培养掌控感的活动。反过来,这种退缩限制了积极事件的发生机会,并加剧了孤独、悲伤和快感缺乏的感觉[28]。为了对抗这种消极循环,重要的是让孩子逐渐重新参与积极的日常活动,这些活动要么是愉快的,要么是与成就感相关的。虽然孩子在参与这些活动时最初可能不会体验到快乐,但这样做会丰富日常活动结构,并随着时间的推移,会增加积极的影响,减少对消极思维模式的脆弱性,并扭转抑郁的消极循环。鼓励定期参与积极或有意义的活动,通常被纳入以儿童为中心的 CBT 方法中,无论诊断如何,它都是减少对负面情绪的脆弱性、增强动机和整体幸福感的一种手段。

为了实施行为激活,通过仔细的自我监测,鼓励孩子注意到各种活动对情绪的影响,重点是那些可能导致更积极情绪状态的活动。然后,指导孩子有意识、有规律地安排一系列愉快的、培养掌握能力的活动。重点在于设定现实的、容易实现的目标,并在会谈中解决实现这些目标的障碍。

■ 采取与情绪相反的行动和行为暴露

CBT 有很长的历史，它鼓励人们接触具有挑战性的环境，以建立掌握能力。最近的方法更明确地强调了"与情绪相反的行动"的概念[29,30]，以加强对各种情绪及其组成部分的理解，包括与不同情绪相关的行为冲动（例如，焦虑与逃避或逃避的冲动有关，愤怒与猛烈抨击的冲动有关），并鼓励积极选择有效且与青少年目标相符合的行为反应。

以暴露为基础的干预措施，是治疗青少年焦虑障碍的最有力工具之一。暴露是基于经典条件反射和操作性条件反射的原则。它针对的是在恐惧情境中维持焦虑的回避行为，以及对回避行为本身的负面强化。在暴露中，儿童逐级面对恐惧情境，而不采取回避或其他安全行为，并一直处于这种情境中，直到焦虑显著减少。它被认为是通过以下方式发挥作用：①创造新的学习，让孩子把这种情况与掌握（而不是焦虑和回避）联系起来；②促进焦虑情绪的习惯化；③否定任何焦虑的想法或信念；④演练应对焦虑的技能。

暴露始于对孩子和父母的心理教育。面对恐惧的想法可能是违反直觉的，对孩子和家庭来说是可怕的。为了让孩子和父母参与进来，减轻对该过程的任何最初恐惧，重要的是要提供暴露背后的理由，并详细说明如何实施。同样重要的是，在会谈间隙与父母讨论他们对暴露练习的预期参与，并解决父母对回避行为的任何参与。接下来，建立一个恐惧等级来详细描述可能引起焦虑的各种情况，并对每种情况的困难程度进行评级。恐惧等级和评估系统的复杂程度取决于孩子的年龄和成熟度。在创建恐惧等级时，重要的是要获得有关一系列焦虑触发因素的信息，并收集足够的细节，以便了解可能增加或减少焦虑的情境差异。理想情况下，孩子将能够识别各种困难的情况。

初次暴露应该相对容易，这样做的目的是让孩子体验并建立一种掌握和自信的感觉。孩子应该面对令其有些焦虑的情况，并保持在这种情况下，直到焦虑减少，而不做出回避或其他安全行为。临床医生应该促进和鼓励暴露，并提供"啦啦队"的言论来激励孩子，但要避免过度的安慰。通常，临床医生会参与暴露练习，为孩子（以及父母，如果他们在房间里的话）树立积极应对的榜样，并促进合作意识。临床医生可能会定期要求孩子在暴露过程中标记情绪体验，并对焦虑程度进行评分，绘制出焦虑在暴露过程中逐渐减少的图表。如果时间允许，相同（或类似）的暴露练习可以在治疗期间重复多次，以确保在治疗结束前有足够的时间处理暴露。为了加强新的学习，临床医生也可能检查孩子的期望与他们的经验和结果之间的差异。临床医生应在接下来的一周内安排类似的暴露，以鼓励自然的暴露体验。儿童应每天或尽可能多地进行接触；治疗之间的暴露越频繁，孩子就会进步得越快，对自己的进步也会越满意。随着治疗的继续，暴露会变得越来越困难，这些治疗的节奏取决于孩子对之前暴露内容的掌握程度。

通过将暴露变成游戏或使用幽默，并为尝试暴露的人提供奖励，可能有助于让暴露变得"有趣"。这对年幼的儿童尤其重要，因为他们可能对暴露治疗背后的原理理解有限，注意力持续时间较短，或动机水平不一。例如，患有分离焦虑症的孩子可能会参加寻宝游戏，使他们逐渐远离父母；或者，患有社交焦虑症的孩子可能会玩一个游戏，从而对别人最喜欢的颜色进行调查。

■ 问题解决技能训练

问题解决可能是最常用的 CBT 技能之一，因为它可以应用于治疗许多不同的儿童疾病。它可以由孩子单独进行，也可以由孩子和父母一起进行。

问题解决的技能训练教给孩子一系列系统的步骤，使他们可以在面对任何问题时使用。首先，孩子被教导准确而具体地定义问题，并以一种有助于自己找到潜在解决方案的方式。在第二步，孩子头脑风暴几种可能的解决方案，而不评估或自动排除它们。这样做的目的是避免僵化地认为哪些解决方案是可行的，同时也不会冲动地跳到脑海中出现的第一个解决方案。如果孩子不能独立做到这一点，临床医生可能会帮助他们集思广益，并鼓励孩子积极参与。在第三步，孩子和临床医生可以一起评估每个解决方案的"优点"和"缺点"。一旦每个潜在的解决方案被评估，临床医生可以问孩子是否有任何方案，因其弊大于利而希望排除。对于剩下的解决方案，医生和孩子合作制订解决问题的计划（"你会先选择什么解决方案？如果那个不奏效，你接下来想做哪一个？"）。然后，指导孩子在接下来的几周内实施该计划，并向临床医生报告计划的成功（或失败）。挑选一些与孩子日常生活直接相关的问题来解决是特别有用的；然而，如果孩子不能识别任何相关的问题，临床医生应该自由地提出从之前的会谈或最初的访谈中获得的想法。

对于年龄较小的儿童、有发育障碍的儿童，或有认知僵化的儿童，问题解决的练习可能需要以更具体的方式实施。例如，年幼的孩子可能会制订一个只涉及 2~3 个步骤的计划，以一首歌曲或一首短诗等朗朗上口、易于记忆的方式呈现。临床医生和家长也可能更多地参与计划的制订和实施。对于年龄较大的儿童和青少年，通常期望他们在制订解决方案和实施计划方面具有更大的独立性。

■ 组织技能训练

组织技能训练已经用于 ADHD 的治疗有一段时间了，特别是在学校干预中。然而，它最近通过系统的 CBT 手册（见第 18 章）为成人制订，随后向下适用于青少年和中学生[31-34]。这些技能训练手册通常侧重于教授时间管理、物品组织、分心管理、减少拖延症，以及识别消极或无益的认知。第一个组织技能通常是通过日历和任务列表，跟踪任务、分配和截止日期。为了建立这一基本技能，孩子们被教导如何优先处理多个任务，使用提醒来提示任务的及时完成，实现目标的自我奖励，将大任务分解成更容易管理的小任务，以及为重要的目标建立简单的组织规划。为了控制分心，孩子们被教导"分心延迟"，这包括将任务分成与孩子典型的注意力持续时间相匹配的小任务，为这段时间设置计时器，并避免其他分心，直到计时器响起。分心也可以通过确定分心的主要来源和解决问题的方法来控制。认知重构和问题解决的策略贯穿于整个治疗过程，以增强这些其他技能的实施，并减少拖延症。

■ 额外技能培训

临床医生经常借鉴其他CBT方法，如辩证行为治疗（DBT），来解决情绪反应、自伤或自杀行为、社会或人际关系困难等问题。这些技能建立在正念技能的基础上，以减少对负面情绪和冲动反应的脆弱性。痛苦忍受技能用于从强烈的痛苦中"生存"，而不参与可能提供短期缓解但导致长期伤害的行为（如自伤或自杀行为）。人际效能技能包括建立和维持积极的社会互动、表现果断、管理冲突的技能。

■ 父母参与治疗

大多数儿童和青少年的CBT需要父母的参与，以使父母了解治疗目标和进展，讨论如何更好地抚养孩子。在整个治疗过程中，父母通常会陪同年幼的孩子，这样他们就可以加强治疗之外学到的CBT技能的使用。父母可能较少参与年龄较大的儿童和青少年的治疗，参与的程度通常在治疗早期进行协商。例如，一些父母可能会在每次治疗结束时来，而另一些父母可能会被邀请参加间断的或根据需要的治疗会谈。临床医生也可以进行父母专属会谈，以解决任何育儿或家庭问题，并教授父母管理孩子行为的策略。对于任何年龄组，如果所处理的行为发生在学校，临床医生也应该与学校工作人员沟通，以支持孩子在学校做出应对。

对于治疗7~9岁或以下儿童的焦虑，以家庭为基础的CBT是唯一一种行之有效的治疗方法，这种方法需要父母积极参与[35]。在治疗幼儿焦虑时，父母被教导有关焦虑CBT模型的知识，以及如何建立和促进应对计划来管理焦虑。鼓励父母支持孩子做出良好的应对，避免加剧焦虑，并进行逐级暴露；在这种暴露中，孩子逐渐面对引发焦虑的情况，并得到奖励。

此外，由于所有年龄段焦虑儿童的父母可能会无意中加强孩子的焦虑或焦虑回避（通过善意的努力来减少孩子的痛苦），所以教授培养适应性应对的策略是很重要的。父母可以学习如何用语言来表达有用的想法，有选择地加强适应性应对，同时减少对焦虑表达的关注，或者通过承认焦虑并促使孩子使用应对策略来对这些表达做出反应。父母可能需要被教导减少对孩子焦虑的善意但无益的迁就[36]。在某些情况下，仅针对父母的干预措施[37]，可以有效地针对父母的迁就。

破坏性行为障碍的治疗通常侧重于教导父母行为管理策略[38-40]。父母被教导要监控孩子的行为，特别注意目标行为的前因和结果，并识别和改变对孩子来说特别有压力的触发情况。对于有破坏性行为的孩子，父母也被鼓励通过短时间的非指令性的创造性游戏，与孩子增加积极的互动[38,39]。他们被教导以肯定的语气给出明确的指示，使用赞美和积极的关注（或者，在某些情况下，使用象征性的奖励系统），鼓励孩子可取的行为，并通过积极忽视这些行为来消除不良行为。对于不安全或不能轻易忽视的行为，父母被教导使用"超时"的程序，即作为不受欢迎行为的后果，将注意力从孩子身上移开。使用这些方法，可以打破或消除亲子互动的恶性循环。对于年龄较大的儿童和青少年,行为契约列出了期望、奖励和后果,这可能是在治疗中共同发展起来的。

实证支持

对于儿童和青少年出现的一系列问题,使用 CBT 方案获得了显著的实证支持。下面,我们简要回顾了跨诊断 CBT 方案的研究证据,以及针对特定儿童障碍(包括焦虑、抑郁、ADHD 及破坏性行为障碍)的证据。如需更广泛地回顾儿童 CBT 的实证支持,建议阅读詹姆斯(James)等人[41]和西尔弗曼(Silverman)等人[42]的文献。

■ 跨诊断治疗方法

虽然对特定疾病的研究不如 CBT 广泛,但最近的研究表明,跨诊断方法在治疗儿童和青少年的内化障碍方面是有效的。例如,统一方案的两项对照试验发现,与等待名单对照条件相比,青少年焦虑和抑郁患者的障碍严重程度和功能损害有所改善[4]。在最近的一项研究中,将统一方案与针对儿童焦虑障碍患者(其中大约一半患有抑郁障碍)的以焦虑为中心的干预进行了比较,两种干预在焦虑障碍缓解率或焦虑症状减轻率方面没有差异。然而,在统一方案条件下的儿童在随访评估中有更高的治疗反应率,并且在抑郁症状、悲伤失调和认知重构方面有更大的改善[43]。最近一项针对 396 名 6~16 岁青少年的研究发现,在减少家长报告的症状、改善功能和学校出勤率方面,跨诊断 CBT 干预比常规治疗更有效[44]。

■ 焦虑及相关障碍

有广泛的研究支持对患有一系列焦虑障碍的年轻人使用 CBT,超过 30 项随机对照试验证明了它的有效性。以暴露和反应预防(ERP)为中心的 CBT,在治疗焦虑[45]和强迫症[46,47]方面得到了广泛的认可。CBT 也被证明对暴露于各种创伤经历的青少年的创伤症状有效[48-50]。CBT 也可以作为儿童和青少年焦虑的一种有效的一级或二级预防干预措施,在包括学校和线上在内的多种环境中,以团体和个体治疗形式被提供[51-57]。

最著名的人工干预之一是"应对猫计划"(coping cat program)[58]。该治疗方法适用于 9~13 岁的广泛性焦虑症、社交恐惧症和(或)分离焦虑症儿童患者。它通常是被单独提供的,尽管它也显示出作为团体治疗[59]或作为家庭干预[60]的疗效。一般来说,在接受这种治疗的儿童中,有 50%~65%不再符合其原发性焦虑诊断标准[61-63],治疗效果在长期随访中基本保持不变。CBT 也被证明对社交恐惧症[64]、拒绝上学[65]、特定恐惧症[66,67]、惊恐障碍[68]、强迫症[69-71]、广泛性焦虑症或分离性焦虑症[72,73]的儿童和青少年患者有效。通过改编,CBT 可有效治疗孤独症谱系障碍青少年的焦虑障碍,其治疗反应与神经型青少年相似[74,75]。荟萃分析表明,CBT 对焦虑障碍的一般功能有很大的影响,对治疗后和随访期间的抑郁症状有小到中等的影响[76]。一项大规模研究也表明,对于中重度焦虑的青少年患者,CBT与舍曲林等药物联合治疗,在减轻焦虑症状和促进儿童期焦虑障碍缓解方面尤其有效[77,78]。

根据几项调查CBT对焦虑儿童预后长期影响的研究,CBT治疗效果在1年后继续维持[79],有益的变化持续时间更长(2.5~13年)[80-83]。

父母参与治疗也被认为是儿童焦虑治疗结果的调节因素,其结果与个体CBT相当,甚至往往优于CBT[60,84-86]。如果父母一方或双方也有焦虑,那么基于家庭的CBT便更为有效[87]。

虽然大多数关于儿童焦虑的CBT研究都集中在7~14岁的儿童身上,但越来越多的良好对照研究表明,学龄前和小学早期的焦虑儿童从CBT中获益的比例与年龄较大的儿童相似[24,35,88,89]。在7~9岁及以下的年龄段,基于家庭的CBT是唯一一种符合焦虑障碍"公认治疗标准"的干预方法[35];5项随机对照试验发现它优于另一种积极治疗,6项随机对照试验发现它与另一种积极治疗相当,7项随机对照试验发现它优于等候名单对照条件。

■ 抑郁

个体和团体CBT对抑郁儿童和青少年的疗效在很大程度上得到了研究的支持,包括将CBT与替代治疗(即家庭治疗或非指导性支持性治疗)进行比较的研究[90-92],以及与等待名单或无治疗对照的研究[93-96]。事实上,调查抑郁儿童和青少年治疗结果的荟萃分析发现,治疗后的疗效大小适中,随访时的疗效大小中等[27,97,98]。

让父母参与治疗对抑郁儿童和青少年有好处[95,99],因为它可以解决父母的抑郁[90],改善父母与孩子的沟通,增加在家中的积极互动,并提高育儿技能。

精神药物干预也可以增强CBT的效果。青少年抑郁治疗研究(treatment of adolescents with depression study,TADS)调查了氟西汀和CBT对12~17岁(439人)重性抑郁障碍青少年的影响。治疗12周后,接受CBT和氟西汀联合治疗的参与者表现出比单独接受CBT(61%)或氟西汀(43%)治疗的参与者更大的改善(71%)[100]。最近的研究比较了联合使用选择性5-羟色胺再摄取抑制剂(SSRI)+CBT与单独使用SSRI对抑郁和焦虑的年轻患者的治疗有效性[101],发现在治疗的第12周,观察到CBT优于SSRI,这表明CBT会随着时间的推移发挥作用。年轻、基线症状较轻和抑郁障碍的患者,对CBT+SSRI联合治疗反应更快。

■ 破坏性行为

总的来说,CBT在治疗攻击性方面只被发现是适度有效的。在一项调查攻击性或反社会儿童CBT的荟萃分析中,对41项研究进行了比较,尽管年龄较大的儿童往往比年龄较小的儿童获益更多,但治疗后症状改善的加权效应大小仅为0.35,随访评估时的加权效应小到了0.31(未指定随访时间范围)[102]。然而,这些结果不适用于专门的CBT项目,如洛克曼(Lochman)及其同事的应对能力项目(coping power program;一项针对有攻击性行为的小学儿童的校本干预)[103]

和卡兹丁(Kazdin)等人的问题解决技能培训(problem-solving skills training,PSST;一项针对7~13岁儿童的个体CBT方案)[104]。这些干预措施已被发现可以减少攻击性和破坏性行为[103-105],尤其是在父母参与该计划的情况下[105-107]。然而,最近的一项研究发现,尽管将父母管理培训(parent management training,PMT)与针对对立违抗性障碍青少年的团体CBT相结合,最初在儿童情绪调节和社交沟通技能方面显示出益处,但两年多后的随访发现,与单独的PMT相比,加上CBT团体的干预并没有产生额外的益处[108]。这一发现与总体建议一致,即CBT对青少年行为问题的影响超过了父母培训方法[109]。

■ 注意缺陷多动障碍

早期的研究发现,CBT在治疗儿童ADHD症状上的益处有限,特别是与哌醋甲酯等兴奋剂相比[110,111]。然而,最近的几项研究表明,专注于执行功能技能培训的有针对性的CBT方案,可能对解决ADHD的核心症状有效[31,33,112-114]。例如,艾比科夫(Abikoff)等人将158名3~5年级的儿童随机分组,接受以儿童为中心的技能培训、以家长和教师为中心的技能培训,或不接受培训(候补名单对照);两种有效的治疗方法在组织技能方面优于候补名单对照组,并在下一学年的后续评估中保持该结果[112]。

案 例

■ 背景和问题提出

杰登是一名11岁的男孩,患有广泛性焦虑症(GAD)、ADHD,并存在一些抑郁症状。他的父母指出,杰登一直是一个焦虑的孩子,但在过去一年左右的时间里,他在各种各样的情况下变得更加焦虑。杰登指出,他几乎每天都担心自己在学校的成绩、按时交作业和犯错,有时一次担心几个小时。杰登还担心遇到麻烦、让父母失望、迟到或违反规则。他经常问父母,"你疯了吗?"或"我这样做可以吗?"即使这些问题以前已经回答过很多次了。杰登指出,由于担心房子会被抢,飓风可能会来,或者父母可能会在晚上生病,所以大多数晚上都很难入睡。杰登在紧张的时候经常会感到胃痛,有时还会问父母是否可以在考试日待在家里不上学,说他很紧张。

除了焦虑之外,杰登还报告了ADHD的症状。杰登的父母报告说,他很难集中注意力,很容易分心。这在学校通常不是一个问题,在学校里,杰登被安排在老师附近的优先座位上,并通过提醒帮助他完成任务,但在家庭作业和家务方面,这是一个很大的问题。杰登很难记住自己的任务是什么,也很难坚持执行任务,而且组织混乱,经常会忘记已经完成的任务。父母试图通过复习他的家庭作业、帮他收拾背包、反复提醒他需要完成的任务,帮助杰登保持条理和完成任务。然而,这种模式导致了家庭中的冲突和挫折。杰登的父母不想提出会增加杰登焦虑的不合理要求,但也觉得他在这个年纪应该承担更多的责任。

最后,杰登认可了一些抑郁症状,因为他经常变得悲伤或无精打采,且持续几个小时甚至一整天。这通常是在他忘记了一项重要任务或把事情搞砸了,并担心让父母失望之后。在这些事件中,杰登似乎对平时的游戏和玩具不太感兴趣,远离其他家庭成员,没有动力,表现出低能量。他还发表了很多负面的自我声明,如"我什么都没做对"和"我是个失败者"。

杰登和父母都没有报告任何暗示躁狂或轻躁狂、精神病、行为问题、抽搐/抽动秽语综合征或孤独症谱系障碍的症状。杰登是独生子,在学校和邻居中有很多亲密的朋友,他经常见到他们。这个家庭是完整的,没有证据表明有重大的家庭压力或创伤事件。报告了强迫症、ADHD 和双相情感障碍的家族史。在现有的支持下,杰登在学校总体上表现良好,尽管家长们指出,他们相信,如果没有他们的努力,他就不会在学业上取得成功。大约一年前,杰登曾尝试与另一位治疗师进行过几次治疗,但家人停止了,因为他们觉得这种治疗没有帮助。

■ 反馈和治疗目标

杰登的陈述是 CBT 的典型案例。他有中度 GAD,合并 ADHD(注意缺陷型)和一些新出现的抑郁症状。在初步评估结束时,治疗师提供了诊断反馈,并提供了治疗方案的概述。治疗师简要介绍了 CBT,包括焦虑的三成分模型(思想、感觉、行为),以及 CBT 策略(认知重构、行为暴露和自我奖励策略)在利用认知针对焦虑的这三个组成部分中的作用。治疗师讨论了这些策略如何有助于解决杰登在各种情况下的焦虑。治疗师还建议,组织技能培训可能有助于帮助杰登控制 ADHD 症状,并减少相关的压力、悲伤和家庭冲突。治疗师讨论了治疗 ADHD 药物的可能性,并向家人推荐了精神科医生,以进一步探索这种治疗方式。

此外,还讨论了父母参与治疗的情况。治疗师和家人一致认为,让父母参与一些治疗会有帮助,可以让他们熟悉治疗策略。治疗师还建议,父母可以学习育儿策略,在每次治疗之间充当杰登的"教练",帮助他更适应地控制自己的症状。最后,家人讨论了他们的治疗目标,与治疗师一起决定,最重要的是首先关注杰登的 GAD 症状,因为这些症状最具干扰性,然后在治疗中处理其ADHD 症状。治疗师预计杰登的抑郁症状可以通过针对 GAD 和 ADHD 来解决,所以家人同意随着治疗的进展对此进行评估。杰登和父母都表示相信 CBT 是有益的,并决定寻求治疗师的治疗。

■ 初始会谈

最初的治疗侧重于提供有关焦虑的心理教育。治疗师帮助杰登识别与焦虑相关的身体感觉,并将这些感觉定义为他的身体在有压力但不危险的情况下经历的"假警报"。杰登学习了放松技能来"调低警报的音量",包括深呼吸和渐进式肌肉放松。杰登指出,他发现这些技能既放松又有帮助,并开始在睡前使用它们。杰登学会了在紧张的情况下识别自己自动产生的焦虑想法,并承认这些想法可能并不准确。治疗师将这些想法比作电台播音员,并与杰登一起"收听"到一个更积极、更有帮助的电台。杰登还学会了识别自动焦虑思维中的"思维陷阱",包括在预测未来时倾向于做最坏的打算。

杰登能够发展出许多"应对想法"来解决他对成绩差和惹麻烦的担忧,包括告诉自己"我以前从来没有考过差分""即使搞砸了一项作业,我也不会不及格"以及"如果我犯了错误,父母会理解的"。治疗师还帮助杰登识别和挑战导致抑郁的消极想法。他注意到一种全有或全无的思维模式,并采用了诸如"没有人是完美的,一些错误并不会使我成为失败者"的解释方式。父母被动员起来,帮助杰登寻找机会,实践他在治疗中学到的策略。

■ 暴露会谈

在杰登学会了一些应对技能后,治疗师介绍了渐进式暴露练习的重要性,以提高其对技能的掌握,并进一步减少焦虑和回避。杰登表示希望先解决他对学业的恐惧,治疗师与杰登和父母一起建立了一个焦虑等级。他们确定了一些逐步暴露的方法来解决这些恐惧,包括不检查就交作业,故意在作业中犯一个小错误,并向父母展示该错误。家长们也被鼓励减少向杰登保证他已经正确完成的作业。随着暴露的进展,杰登报告对学业的焦虑也减少了。然后,治疗师帮助家庭将这些技能应用到其他方面,如迟到和违反规则。杰登也进行了想象暴露练习;由于对抢劫、飓风和疾病比较恐惧,他写了一些关于恐惧结果的故事,一遍又一遍地读,直到它们不再引起焦虑。

父母帮助杰登计划和实施治疗之间的暴露。他们还为杰登的暴露练习设置了一个奖励清单,其中包括父母的特别关注和活动(如去吃冰淇淋、与爸爸玩游戏、与妈妈去看电影)。通过这种方式,杰登获得了父母的积极关注,因为他积极地管理自己的焦虑,而不是逃避行为,他的勇敢一直受到关注和鼓励。

■ 组织技能会谈

在杰登对焦虑进行治疗后,家人表示希望把注意力集中在 ADHD 治疗上。虽然暴露减轻了杰登在忘记任务或义务时的紧张不安,但他在执行功能方面仍然很吃力。治疗师专注于制订一种跟踪家庭作业的策略,杰登选择在每次治疗结束时把作业写在日程上。杰登的老师同意在适当的时候提醒他在日程上写下来,这一策略得到了杰登老师的配合。治疗师帮助杰登确定了拖延症和易分心是如何影响他完成家庭作业的。制订工作计划、安排休息时间、使用计时器等策略,有助于减少拖延症。杰登还学会了使用问题解决技能来识别和减少主要的分心来源。

父母继续参与治疗,以帮助杰登练习每次治疗中教授的技能。杰登的奖励系统扩展到对执行功能任务的奖励,包括记住写下并完成作业、在指定的时间开始作业,以及在作业期间保持任务。治疗师鼓励父母提示特定的目标行为,监控杰登的依从性;如果他分心或偏离任务,冷静地引导他,并热情地赞扬他的依从性和完成性。随着时间的推移,父母能够减少监督和参与,因为杰登越来越能够利用组织策略。随着组织能力的提高,杰登对自己完成任务能力的焦虑和抑郁想法也有所减少。

在治疗的这个阶段,杰登、父母和治疗师一致认为,他已经取得了足够的进步,可以开始减少治疗频率了。随着杰登的焦虑和 ADHD 症状减轻,抑郁症状基本上消失了。治疗师通过识别潜在的复发迹象,预测杰登进展中的失误,并讨论家人如何继续治疗,以及与家人一起预防复发。

治疗逐渐减少到每隔一周一次,然后是每月一次。每月随访持续 3 个月后,无明显症状复发,各方同意结束治疗。治疗师回顾了杰登所做的工作和取得的进步,并提出如果将来需要的话,可以和他见面。

总 结

CBT 是一种实证支持的对一系列儿童和青少年精神障碍患者的高度有效干预形式。CBT 干预植根于多方面的概念模型,包括针对儿童表现问题的不同方面的综合、个性化技能和干预。CBT 可以应用于不同发展阶段的儿童(包括学龄前儿童),可以单独实施,也可以与家庭、团体或通过基于互联网的平台实施。在过去的 30 年里,大量的文献支持这种干预的有效性,并且根据所呈现问题的性质和严重程度,CBT 可以单独使用或与其他治疗方式联合使用。

推荐阅读

呈现的问题	手册化治疗
焦虑	应对猫(Coping Cat;7～13 岁)[115,116] C. A. T. 计划(14～17 岁)[117] 勇敢面对(Being Brave;4～7 岁)[24] 青少年惊恐控制治疗(Panic Control Treatment for Adolescents;PCT‑A)[68] 统一方案(Unified Protocol)[4] FIRST 项目[118]
强迫	儿童和青少年强迫症:认知行为治疗手册[119] 年幼儿童强迫症家庭治疗(5～9 岁)[120]
抑郁	应对抑郁(团体治疗)[28] 青少年抑郁短程个体 CBT 项目[121] 统一方案[4] FIRST 项目[118]
厌学/拒学(school refusal)	当孩子拒绝上学:一种认知行为治疗方法[122]

(续表)

呈现的问题	手册化治疗
对立行为(儿童治疗)	应对能力(Coping Power;青春期前/青春期早期)[123] 问题解决技能训练[124] FIRST 项目[118]
对立行为(家长管理)	违抗性儿童:临床医生评估和家长培训手册(2~12 岁)[38] 亲子互动治疗[39]
情绪失调	协作式问题解决[125] FIRST 项目[118] 青少年 DBT 技能手册[29]
抽动秽语综合征	治疗抽动秽语综合征和持续性抽动障碍(9 岁以上)[126]

参考文献

[1] Hofmann SG, Asnaani A, Imke JJV, Sawyer AT, Fang A. The efficacy of cognitive behavioral therapy: a review of meta-analyses. Cognit Ther Res. 2013;36(5):427-440.

[2] Ehrenreich JT, Goldstein CM, Wright LR, Barlow DH. Development of a unified protocol for the treatment of emotional disorders in youth. Child Fam Behav Ther. 2009;31(1):20-37.

[3] Bilek EL, Ehrenreich-May J. An open trial investigation of a transdiagnostic group treatment for children with anxiety and depressive symptoms. Behav Ther. 2012;43(4):887-897.

[4] Ehrenreich-May J, Rosenfield D, Queen AH, Kennedy SM, Remmes CS, Barlow DH. An initial waitlist-controlled trial of the unified protocol for the treatment of emotional disorders in adolescents. J Anxiety Disord. 2017;46:46-55.

[5] Silverman WK, Albano AM. Anxiety disorders interview schedule (ADIS-IV) child/parent version. New York: Oxford University Press; 2004.

[6] Orvaschel H. Schedule for affective disorder and schizophrenia for school-age children epidemiologic version. 5th ed. Ft Lauderdale, FL: Nova Southeastern University, Center for Psychological Studies; 1994.

[7] Achenbach TM, Rescorla LA. Manual for the ASEBA school-age forms and profiles. Burlington, VT: University of Vermont, Research Center for Children, Youth, and Families; 2001.

[8] March JS. Multidimensional anxiety scale for children 2nd edition (MASC 2). North York, ON: Multi Health Systems, Inc.; 2012.

[9] Weiss DC, Chorpita BF. Revised children's anxiety and depression scale. Materials available on the UCLA Child First Site: www.childfirst.ucla.edu. 2011.

[10] Birmaher B, Khetarpal S, Cully M, Brent D, McKenzie S. Screen for child anxiety related disorders (SCARED). Pittsburgh, PA: Western Psychiatric Institute and Clinic, University of Pittsburgh; 1995. www.psychiatry.pitt.edu/sites/default/files/Documents/assessments/SCARED Child.pdf.

[11] Scahill L. The Yale-Brown Obsessive-Compulsive Scale. Arch Gen Psychiatry. 1989;1997(46):1006-1011. Children's Yale-Brown Obsessive Compulsive Scale (CY-BOCS). Adapted from Goodman, W.K., Price, L.H., Rasmussen, S.A., et al.

[12] Conners CK. Conners comprehensive behavior rating scales. North York, ON: Multi-Health Systems; 2008.

[13] Wolraich ML, Lambert W, Doffing MA, Bickman L, Simmons T, Worley K. Psychometric properties of the Vanderbilt ADHD diagnostic parent rating scale in a referred population. J Pediatr Psychol. 2003;28(8):559-568.

[14] Pelham WE, Gangy E, Greenslade K, Milich R. Teacher ratings of DSM-III-R symptoms for the disruptive behavior disorders. J Am Acad Child Adolesc Psychiatry. 1992;31:210-218.

[15] Poznanski EO, Mokros HB. Children's depression rating scale, revised (CDRS-R). Los Angeles, CA: WPS Publishing; 1996.

[16] Kovacs M. Children's depression inventory 2. North York, ON: Multi-Health Systems; 2010.

[17] Koeppen A. Relaxation training for children. Elem Sch Guid Couns. 1974;9:521-528.

[18] Goldberg SB, Tucker RP, Greene PA, Davidson RJ, Wampold BE, Kearney DJ, et al. Mindfulness-based interventions for psychiatric disorders: a systematic review and meta-analysis. Clin Psychol Rev. 2018;59:52-60.

[19] Raj S, Ghosh D, Verma SK, Singh T. The mindfulness trajectories of addressing suicidal behaviour: a systematic review. Int J Soc

Psychiatry. 2021;67(5):507-519.

[20] Coyne LW, McHugh L, Martinez ER. Acceptance and commitment therapy (ACT): advances and applications with children, adolescents, and families. Child Adolesc Psychiatr Clin N Am. 2011;20(2):379-399.

[21] Merwin R, O'Rourke S, Ives L, Harstad S, Brooks J. Chapter 16-third-wave cognitive-behavioral therapies for the treatment of anxiety among children and adolescents. In: Compton SN, Villabø MA, Kristensen H, editors. Pediatric anxiety disorders. New York: Academic; 2019. p.335-357.

[22] Dadds MH, Spence SH, Holland DE, Barrett PM, Laurens KR. Early intervention and prevention of anxiety disorders: a controlled trial. J Consult Clin Psychol. 1997;65:627-635.

[23] Kendall P, Kane M, Howard B, Siqueland L. Cognitive-behavioral therapy for anxious children: clinician manual. Ardmore, PA: Workbook Publishing; 1992.

[24] Hirshfeld-Becker DR, Masek B, Henin A, Blakely LR, Pollock-Wurman R, McQuade J, et al. Cognitive-behavioral therapy for 4-7-year-old children with anxiety: a randomized clinical trial. J Consult Clin Psychol. 2010;78(4):498-510.

[25] Pahl KM, Barrett PM. Preventing anxiety and promoting social and emotional strength in preschool children: a universal evaluation of the fun FRIENDS program. Adv Sch Ment Health Promot. 2010;3(3):14-25.

[26] Malik K, Ibrahim M, Bernstein A, Venkatesh RK, Rai T, Chorpita B, et al. Behavioral activation as an "active ingredient" of interventions addressing depression and anxiety among young people: a systematic review and evidence synthesis. BMC Psychol. 2021;9(1):1-150.

[27] Oud M, de Winter L, Vermeulen-Smit E, Bodden D, Nauta M, Stone L, et al. Effectiveness of CBT for children and adolescents with depression: a systematic review and meta-regression analysis. Eur Psychiatry. 2019;57:33-45.

[28] Clarke G, Lewinsohn P, Hops H. Adolescent coping with depression course. Portland: Center for Health Research; 1990. http://www.kpchr.org/.

[29] Rathus JH, Miller AL, Linehan MM. DBT skills manual for adolescents. 1st ed. New York: Guilford Press; 2014.

[30] Girio-Herrera E, Ehrenreich-May J. Using flexible clinical processes in the unified protocol for the treatment of emotional disorders in adolescence. Psychotherapy. 2014;51(1):117-122.

[31] Sprich SE, Safren SA, Finkelstein D, Remmert JE, Hammerness P. A randomized controlled trial of cognitive behavioral therapy for ADHD in medication-treated adolescents. J Child Psychol Psychiatry. 2016;57(11):1218-1226.

[32] Sprich S, Safren SA. Overcoming ADHD in adolescence: a cognitive behavioral approach, therapist guide. Oxford: Oxford University Press; 2020.

[33] Vidal RP, Castells JM, Richarte VMD, Palomar GMD, Garcia MMD, Nicolau RM, et al. Group therapy for adolescents with attention-deficit/hyperactivity disorder: a randomized controlled trial. J Am Acad Child Adolesc Psychiatry. 2015;54(4):275-282.

[34] Bikic A, Reichow B, McCauley SA, Ibrahim K, Sukhodolsky DG. Meta-analysis of organizational skills interventions for children and adolescents with attention-deficit/hyperactivity disorder. Clin Psychol Rev. 2017;52:108-123.

[35] Comer JS, Hong N, Poznanski B, Silva K, Wilson M. Evidence base update on the treatment of early childhood anxiety and related problems. J Clin Child Adolesc Psychol. 2019;48(1):1-15.

[36] Kagan ER, Frank HE, Kendall PC. Accommodation in youth with OCD and anxiety. Clin Psychol Sci Pract. 2017;24(1):78.

[37] Lebowitz ERMC, Martino A, Shimshoni Y, Silverman WK. Parent-based treatment as efficacious as cognitive-behavioral therapy for childhood anxiety: a randomized noninferiority study of supportive parenting for anxious childhood emotions. J Am Acad Child Adolesc Psychiatry. 2020;59(3):362-372.

[38] Barkley RA. Defiant children, third edition: a clinician's manual for assessment and parent training. New York: Guilford Press; 2013.

[39] Hembree-Kigin T, McNeil C. Parent-child interaction therapy. New York: Plenum Press; 1995.

[40] Mcmahon RJ, Forehand R. Helping the noncompliant child, second edition: family-based treatment for oppositional behavior. New York: Guilford Press; 2005.

[41] James AC, Reardon T, Soler A, James G, Creswell C. Cognitive behavioural therapy for anxiety disorders in children and adolescents. Cochrane Database Syst Rev. 2020;11:CD013162.

[42] Silverman WK, Pina AA, Viswesvaran C. Evidence-based psychosocial treatments for phobic and anxiety disorders in children and adolescents. J Clin Child Adolesc Psychol. 2008;37:105-130.

[43] Kennedy SM, Bilek EL, Ehrenreich-May J. A randomized controlled pilot trial of the unified protocol for transdiagnostic treatment of emotional disorders in children. Behav Modif. 2019;43(3):330-360.

[44] Jeppesen P, Wolf RT, Nielsen SM, Christensen R, Plessen KJ, Bilenberg N, et al. Effectiveness of transdiagnostic cognitive-behavioral psychotherapy compared with management as usual for youth with common mental health problems: a randomized clinical trial. JAMA Psychiat. 2021;78(3):250-260.

[45] Bilek E, Tomlinson RC, Whiteman AS, Johnson TD, Benedict C, Phan KL, et al. Exposure-focused CBT outperforms relaxation-based control in an RCT of treatment for child and adolescent anxiety. J Clin Child Adolesc Psychol. 2021;51:1-9.

[46] Reid JE, Laws KR, Drummond L, Vismara M, Grancini B, Mpavaenda D, et al. Cognitive behavioural therapy with exposure and response prevention in the treatment of obsessive-compulsive disorder: a systematic review and meta-analysis of randomised controlled trials. Compr Psychiatry. 2021;106:152223.

[47] McGuire JF, Piacentini J, Lewin AB, Brennan EA, Murphy TK, Storch EA. A meta-analysis of cognitive behavior therapy and medication for child obsessive-compulsive disorder: moderators of treatment efficacy, response, and remission. Depress Anxiety. 2015;32(8):580-593.

[48] Cohen JA, Mannarino AP. Trauma-focused cognitive behavioral therapy for children and families. Child Adolesc Psychiatr Clin N Am. 2022;31(1):133-147.

[49] Xiang Y, Cipriani A, Teng T, Del Giovane C, Zhang Y, Weisz JR, et al. Comparative efficacy and acceptability of psychotherapies for post-traumatic stress disorder in children and adolescents: a systematic review and network meta-analysis. Evid Based Ment Health. 2021;24(4):153-160.

[50] Yohannan J, Carlson JS, Volker MA. Cognitive behavioral treatments for children and adolescents exposed to traumatic events: a meta-analysis examining variables moderating treatment outcomes. J Trauma Stress. 2022;35(2):706-717.

[51] Barrett PM, Pahl KM. School-based intervention: examining a universal approach to anxiety management. Aust J Guid Couns. 2006;16(1):55-75.

[52] Barrett P, Turner C. Prevention of anxiety symptoms in primary school children: preliminary results from a universal school-based trial. Br J Clin Psychol. 2001;40(4):399-410.

[53] Masia-Warner C, Nangle DW, Hansen DJ. Bringing evidence-based child mental health services to the schools: general issues and specific populations. Educ Treat Child. 2006;29(2):165-172.

[54] Mifsud C, Rapee RM. Early intervention for childhood anxiety in a school setting: outcomes for an economically disadvantaged population. J Am Acad Child Adolesc Psychiatry. 2005;44(10):996-1004.

[55] Morgan AJ, Rapee RM, Salim A, Goharpey N, Tamir E, McLellan LF, et al. Internet-delivered parenting program for prevention and early intervention of anxiety problems in young children: randomized controlled trial. J Am Acad Child Adolesc Psychiatry. 2017;56(5):417-425.e1.

[56] Morgan AJ, Rapee RM, Tamir E, Goharpey N, Salim A, McLellan LF, et al. Preventing anxiety problems in children with cool little kids online: study protocol for a randomised controlled trial. Trials. 2015;16(1):507.

[57] Scaini S, Rossi F, Rapee RM, Bonomi F, Ruggiero GM, Incerti A. The cool kids as a school-based universal prevention and early intervention program for anxiety: results of a pilot study. Int J Environ Res Public Health. 2022;19(2):941.

[58] Kendall PC. Treating anxiety disorders in children: results of a randomized clinical trial. J Consult Clin Psychol. 1994;62(1):100-110.

[59] Kendall P, Chansky T. Considering cognition in anxiety-disordered children. J Anxiety Disord. 1991;5:167-185.

[60] Barrett PM, Dadds MR, Rapee RM. Family treatment of childhood anxiety: a controlled trial. J Consult Clin Psychol. 1996;64(2):333-342.

[61] Kendall P, Flannery-Schroeder E, Panichelli-Mindel S, Southam-Gerow M, Henin A, Warman M. Therapy for youths with anxiety disorders: a second randomized trial. J Cons Clin Psychol. 1997;65:366-380.

[62] Kendall PC, Safford S, Flannery-Schroeder E, Webb A. Child anxiety treatment: outcomes in adolescence and impact on substance use and depression at 7.4 year follow-up. J Consult Clin Psychol. 2004;72:276-287.

[63] Kendall PC, Southam-Gerow MA. Long-term follow-up of a cognitive-behavioral therapy for anxiety disordered youth. J Consult Clin Psychol. 1996;64(4):724-730.

[64] Beidel DC, Turner SM, Young BJ. Social effectiveness therapy for children: five years later. Behav Ther. 2006;37(4):416-425.

[65] King NJ, Tonge BJ, Heyne D, Pritchard M, Rollings S, Young D, et al. Cognitive-behavioral treatment of school refusing children: a controlled evaluation. J Am Acad Child Adolesc Psychiatry. 1998;37(4):395-403.

[66] Cornwall E, Spence S, Schotte D. The effectiveness of emotive imagery in the treatment of darkness phobia in children. Behav Change. 1996;13:223-229.

[67] Silverman WK, Kurtines WM, Ginsburg GS, Weems CF, Lumpkin PW, Carmichael DH. Treating anxiety disorders in children with group cognitive-behavioral therapy: a randomized clinical trial. J Consult Clin Psychol. 1999;67(6):995-1003.

[68] Pincus DB, May JE, Whitton SW, Mattis SG, Barlow DH. Cognitive-behavioral treatment of panic disorder in adolescence. J Clin Child Adolesc Psychol. 2010;39(5):638-649.

[69] Franklin ME, Sapyta J, Freeman JB, Khanna M, Compton S, Almirall D, et al. Cognitive behavior therapy augmentation of pharmacotherapy in pediatric obsessive-compulsive disorder: the pediatric OCD treatment study II (POTS II) randomized controlled trial. JAMA. 2011;306(11):1224-1232.

[70] March JS, Franklin M, Nelson A, Foa E. Cognitive-behavioral psychotherapy for pediatric obsessive-compulsive disorder. J Clin Child Psychol. 2001;30(1):8-18.

[71] Watson HJ, Rees CS. Meta-analysis of randomized, controlled treatment trials for pediatric obsessive-compulsive disorder. J Child Psychol Psychiatry. 2008;49:489-498.

[72] Bernstein GA, Layne AE, Egan EA, Tennison DM. School-based interventions for anxious children. J Am Acad Child Adolesc Psychiatry. 2005;44(11):1118-1127.

[73] Flannery-Schroeder EC, Kendall PC. Group and individual cognitive-behavioral treatments for youth with anxiety disorders: a randomized controlled trial. Cognit Ther Res. 2000;24:251-278.

[74] Van Steensel F, Bögels S. CBT for anxiety disorders in children with and without autism spectrum disorders. J Consult Clin Psychol. 2015;83(3):512.

[75] Wood JJ, Kendall PC, Wood KS, Kerns CM, Seltzer M, Small BJ, et al. Cognitive behavioral treatments for anxiety in children with autism spectrum disorder: a randomized clinical trial. JAMA Psychiat. 2020;77(5):474-483.

[76] Kreuze LJ, Pijnenborg GHM, de Jonge YB, Nauta MH. Cognitive-behavior therapy for children and adolescents with anxiety disorders: a meta-analysis of secondary outcomes. J Anxiety Disord. 2018;60:43-57.

[77] Ginsburg GS, Kendall PC, Sakolsky D, Compton SN, Piacentini J, Albano AM, Walkup JT, Sherrill J, Coffee KA, Rynn MA, Keeton CP, McCracken JT, Bergman L, Iyengar S, Birmaher B, March J. Remission after acute treatment in children and adolescents with anxiety disorders findings from the CAMS. J Consult Clin Psychol. 2011;79:806-813.

[78] Walkup JT, Albano AM, Piacentini J, Birmaher B, Compton SN, Sherrill JT, Ginsburg GS, Rynn MA, McCracken J, Waslick B, Iyengar S, March JS, Kendall PC. Cognitive behavioral therapy, sertraline, or a combination in childhood anxiety. N Engl J Med. 2008;359:2753-2766.

[79] Compton SN, March JS, Brent D, Albano AM V, Weersing R, Curry J. Cognitive-behavioral psychotherapy for anxiety and depressive disorders in children and adolescents: an evidence-based medicine review. J Am Acad Child Adolesc Psychiatry. 2004;43(8):930-959.

[80] Nevo GA, Manassis K. Outcomes for treated anxious children: a critical review of long-term-follow-up studies. Depress Anxiety. 2009;26(7):650-660.

[81] O'Leary EM, Barrett P, Fjermestad KW. Cognitive-behavioral family treatment for childhood obsessive-compulsive disorder: a 7-year follow-up study. J Anxiety Disord. 2009;23(7):973-978.

[82] Saavedra LM, Silverman WK, Morgan-Lopez AA, Kurtines WM. Cognitive behavioral treatment for childhood anxiety disorders: long-term effects on anxiety and secondary disorders in young adulthood. J Child Psychol Psychiatry. 2010;51(8):924-934.

[83] Swan AJ, Kendall PC, Olino T, Ginsburg G, Keeton C, Compton S, et al. Results from the child/adolescent anxiety multimodal longitudinal study (CAMELS): functional outcomes. J Consult Clin Psychol. 2018;86(9):738-750.

[84] Shortt AL, Barrett PM, Fox TL. Evaluating the FRIENDS program: a cognitive-behavioral group treatment for anxious children and their parents. J Clin Child Psychol. 2001;30(4):525-535.

[85] Spence SH, Donovan C, Brechman-Toussaint M. The treatment of childhood social phobia: the effectiveness of a social skills training-based, cognitive-behavioural intervention, with and without parental involvement. J Child Psychol Psychiatry. 2000;41(6):713-726.

[86] Wood JJ, Piacentini JC, Southam-Gerow M, Chu BC, Sigman M. Family cognitive behavioral therapy for child anxiety disorders. J Am Acad Child Adolesc Psychiatry. 2006;45(3):314-321.

[87] Cobham V, Dadds M, Spence S. The role of parental anxiety in the treatment of childhood anxiety. J Consult Clin Psychol. 1998;66(6):893-905.

[88] Hirshfeld-Becker DR, Micco JA, Mazursky H, Bruett L, Henin A. Applying cognitive-behavioral therapy for anxiety to the younger child. Child Adolesc Psychiatr Clin N Am. 2011;20:349-368.

[89] Zhang H, Zhang Y, Yang L, Yuan S, Zhou X, Pu J, et al. Efficacy and acceptability of psychotherapy for anxious Young children: a meta-analysis of randomized controlled trials. J Nerv Ment Dis. 2017;205(12):931-941.

[90] Brent DA, Holder D, Kolko D, Birmaher B, Baugher M, Roth C, et al. A clinical psychotherapy trial for adolescent depression comparing cognitive, family, and supportive therapy. Arch Gen Psychiatry. 1997;54(9):877-885.

[91] Wood A, Harrington R, Moore A. Controlled trial of a brief cognitive-behavioural intervention in adolescent patients with depressive disorders. J Child Psychol Psychiatry. 1996;37(6):737-746.

[92] Walter D, Buschsieweke J, Dachs L, Goletz H, Goertz-Dorten A, Kinnen C, et al. Effectiveness of usual-care cognitive-behavioral therapy for adolescents with depressive disorders rated by parents and patients — an observational study. BMC Psychiatry. 2021;21(1):423.

[93] Clarke GN, Rohde P, Lewinsohn PM, Hops H, Seeley JR. Cognitive-behavioral treatment of adolescent depression: efficacy of acute group treatment and booster sessions. J Am Acad Child Adolesc Psychiatry. 1999;38(3):272-279.

[94] Kahn J, Kehle T, Jenson W, Clark E. Comparison of cognitive-behavioral, relaxation, and self-modeling interventions for depression among middle-school students. School Psych Rev. 1990;19(2):196-211.

[95] Lewinsohn P, Clarke G, Hops H, Andrews J. Cognitive-behavioral treatment for depressed adolescents. Behav Ther. 1990;21:385-401.

[96] Weisz JR, Thurber CA, Sweeney L, Proffitt VD, LeGagnoux GL. Brief treatment of mild-to-moderate child depression using primary and secondary control enhancement training. J Consult Clin Psychol. 1997;65(4):703-707.

[97] Reinecke MA, Ryan NE, DuBois DL. Cognitive-behavioral therapy of depression and depressive symptoms during adolescence: a review and meta-analysis. J Am Acad Child Adolesc Psychiatry. 1998;37(1):26-34.

[98] Arnberg A, Öst L-G. CBT for children with depressive symptoms: a meta-analysis. Cogn Behav Ther. 2014;43(4):275-288.

[99] Asarnow J, Scott C, Mintz J. A combined cognitive-behavioral family education intervention for depression in children: a treatment development study. Cognit Ther Res. 2002;26:221-229.

[100] Glass R. Fluoxetine, cognitive-behavioral therapy, and their combination for adolescents with depression: treatment for adolescents with depression study (TADS) randomized controlled trial. JAMA. 2004;292:807-820.

[101] Strawn JR, Mills JA, Suresh V, Peris TS, Walkup JT, Croarkin PE. Combining selective serotonin reuptake inhibitors and cognitive behavioral therapy in youth with depression and anxiety. J Affect Disord. 2022;298(Pt A):292-300.

[102] McCart MR, Priester PE, Davies WH, Azen R. Differential effectiveness of behavioral parent-training and cognitive-behavioral therapy for antisocial youth: a meta-analysis. J Abnorm Child Psychol. 2006;34(4):527-543.

[103] Lochman JE, Burch PR, Curry JF, Lampron LB. Treatment and generalization effects of cognitive-behavioral and goal-setting interventions with aggressive boys. J Consult Clin Psychol. 1984;52(5):915-916.

[104] Kazdin AE, Esveldt-Dawson K, French NH, Unis AS. Problem-solving skills training and relationship therapy in the treatment of antisocial child behavior. J Consult Clin Psychol. 1987;55(1):76-85.

[105] Lochman JE, Wells KC. The coping power program for preadolescent aggressive boys and their parents: outcome effects at the 1-year follow-up. J Consult Clin Psychol. 2004;72(4):571-578.

[106] Kazdin AE, Siegel TC, Bass D. Cognitive problem-solving skills training and parent management training in the treatment of antisocial behavior in children. J Consult Clin Psychol. 1992;60(5):733-747.

[107] Kazdin AE, Wassell G. Therapeutic changes in children, parents, and families resulting from treatment of children with conduct problems. J Am Acad Child Adolesc Psychiatry. 2000;39(4):414-420.

[108] Helander M, Enebrink P, Hellner C, Ahlen J. Parent management training combined with group-CBT compared to parent management training only for oppositional defiant disorder symptoms: 2-year follow-up of a randomized controlled trial. Child Psychiatry Hum Dev. 2023;54(4):1112-1126.

[109] Matthys W, Schutter DJLG. Increasing effectiveness of cognitive behavioral therapy for conduct problems in children and adolescents: what can we learn from neuroimaging studies? Clin Child Fam Psychol Rev. 2021;24(3):484-499.
[110] Bernstein GA, Shaw K. Practice parameters for the assessment and treatment of children and adolescents with anxiety disorders. J Am Acad Child Adolesc Psychiatry. 1997;36(10 Suppl):69S-84S.
[111] Brown RT, Wynne ME, Medenis R. Methylphenidate and cognitive therapy: a comparison of treatment approaches with hyperactive boys. J Abnorm Child Psychol. 1985;13(1):69-87.
[112] Abikoff H, Gallagher R, Wells KC, Murray DW, Huang L, Lu F, et al. Remediating organizational functioning in children with ADHD: immediate and long-term effects from a randomized controlled trial. J Consult Clin Psychol. 2013;81(1):113-128.
[113] Antshel KM, Faraone SV, Gordon M. Cognitive behavioral treatment outcomes in adolescent ADHD. J Atten Disord. 2012;18:483.
[114] Boyer BE, Geurts HM, Prins PJ, Van der Oord S. Two novel CBTs for adolescents with ADHD: the value of planning skills. Eur Child Adolesc Psychiatry. 2015;24(9):1075-1090.
[115] Kendall PC, Hedtke K. Cognitive-behavioral therapy for anxious children: clinician manual. 3rd ed. Philadelphia, PA: Workbook Publishing; 2006.
[116] Kendall PC, Hedtke K. The coping cat workbook. 2nd ed. Philadelphia, PA: Workbook Publishing; 2006.
[117] Kendall PC, Choudhury MS, Hudson JL, Webb A. The C. A. T. project manual: manual for the individual cognitive-behavioral treatment of adolescents with anxiety disorders. Ardmore, PA: Workbook Publishing; 2002.
[118] Weisz JR, Bearman SK. Principle-guided psychotherapy for children and adolescents: the FIRST program for behavioral and emotional problems. New York: Guilford Press; 2020.
[119] March JS, Mulle K. OCD in children and adolescents: a cognitive-behavioral treatment manual. New York, NY: Guilford Press; 1998.
[120] Freeman JB, Garcia AM. Family based treatment for young children with OCD: clinician guide (treatments that work). New York: Oxford University Press; 2009.
[121] Clarke G, DeBar L, Ludman E, Asarnow J, Jaycox L. Collaborative care, cognitive-behavioral program for depressed youth in a primary care setting. Portland: Center for Health Research; 2002. http://www.kpchr.org/public/acwd/acwd.html.
[122] Kearney CA, Albano AM. When children refuse school: a cognitive-behavioral therapy approach. New York: Oxford University Press; 2007.
[123] Lochman JE, Wells K, Lenhart L. Coping power (child group Facilitator's guide; parent group Facilitator's guide; child group workbook; parent group workbook). New York: Oxford University Press; 2008.
[124] Kazdin AE. Problem-solving skills training for children and adolescents. New Haven, CT: Yale University Parenting Center Store; 2009.
[125] Greene RW, Ablon JS. Treating explosive kids: the collaborative problem-solving approach. New York: Guilford Press; 2005.
[126] Woods DW, Piacentini JC, Walkup JT. Treating tourette syndrome and tic disorders: a guide for practitioners. New York: Guilford Press; 2007.

第26章
老年人认知行为治疗

Cognitive Behavioral Therapy with Older Adults

雷切尔·扎克·石川 | 瑞安·A. 梅斯
Rachel Zack Ishikawa | Ryan A. Mace

黄欣欣　李雨婷·译　姚灏　徐一峰·校

引　言

预计到2060年,美国老年人的比例将增加近一倍,达到9 500万人,占总人口的24%[1]。据估计,20%~25%的老年人符合当前精神科诊断的标准[2],而患有亚临床障碍的人数更多。然而,只有1/3有心理健康问题的老年人接受了治疗[3],并且在有色人种老年人中,接受治疗的比例甚至更低[4]。未经治疗的精神障碍给老年人、他们的家庭和医疗系统造成的负担令人惋惜,因为这些疾病大多是可以治疗的。对于患有各种疾病的老年人,CBT是安全、有效和易接受的。遗憾的是,许多治疗师由于缺乏培训、对老龄化持消极态度或对治疗的消极预期等原因,而不愿治疗这类人群[5,6]。

在本章中,我们将介绍CBT对老年人治疗有效的证据,检验CBT原理和过程在该类人群中的应用,并讨论相关的生物心理社会因素。目的是为有兴趣在这一领域发展技能的临床工作者提供指导,并强调与这类人群合作的诸多益处。

R. Z. Ishikawa (✉) | R. A. Mace
Department of Psychiatry, Massachusetts General Hospital, Boston, MA, USA
e-mail: rzishikawa@mgh.harvard.edu; rmace@mgh.harvard.edu

© The Author(s), under exclusive license to Springer Nature Switzerland AG 2023
S. E. Sprich et al. (eds.), *The Massachusetts General Hospital Handbook of Cognitive Behavioral Therapy*, Current Clinical Psychiatry, https://doi.org/10.1007/978-3-031-29368-9_26

老年精神障碍

老年人并不是一个单一的群体,他们在种族、祖籍、语言、教育、生活环境、就业、经济状况及技术知识等方面各不相同。肥胖、残疾、歧视、日益加剧的经济差距、社会隔离及痴呆发病率的上升等挑战,威胁着老年人的身心健康[7]。老年人的境遇和需求也因年龄的不同有很大差异。"老年人"一词本身包括许多年龄段的人,从55~64岁的"年轻老人"到85岁及以上的"高龄老人"。在这些年纪里,人们会发生重大的变化和转型。虽然许多老年人表示随着年龄的增长,他们的满意度和情感成长都有所增加;但也有些人遭受了可能导致或加剧精神障碍的重大损失,其中包括身体和(或)认知能力下降、身份和人际关系的改变、经济困难,以及失去爱人和社群。

与常见的看法相反,大多数老年人都没有心理和认知障碍;与年轻人相比,许多老年人的情绪和观点更积极乐观。但与此同时,晚年生活中精神障碍的负担也很沉重,尤其是在未经治疗的情况下。遗憾的是,很少有精神卫生临床工作者专门从事对这类人群的治疗,更加剧了治疗上的差异。专科人士比例低的原因包括对老龄化的污名化和自我污名化、培训机会有限、支持和指导不足,以及缺乏针对该专科的经济激励[8]。其他阻碍因素还包括感到老年医学专科的地位低、对老龄化的刻板印象、偏见,以及医疗服务提供者之间的歧视[9]。本章旨在让治疗师熟悉对老年患者使用CBT的依据和实操注意事项,并鼓励治疗师在合适的时候为老年患者提供治疗。

老龄化理论

在探讨CBT在老年人中的应用之前,我们首先简要介绍两个相关的老龄化理论。这些理论将老龄化过程概念化为一种辩证关系:一方面是接受生理衰老和死亡,另一方面是追求满足、意义和联系。巴尔特斯(Baltes)及其同事[10]和埃里克森(Erikson)及其同事[11]的老龄化理论都认为,对衰老和死亡实事求是(即既不过分悲观也不过分乐观)的信念必然会影响成年晚期的整体幸福感。这一概念就是巴尔特斯所称的"成功老龄化"(successful aging),以及埃里克森及其同事所称的"智慧"(wisdom)。

巴尔特斯的选择、优化和补偿(selection, optimization and compensation, SOC)理论将成功老龄化视为"收益最大化和丧失最小化"[11](p. 367)。衰老的生理现实使这一目标变得更加复杂,因为衰老限制了身体的机能和能力。然而,随着身体的衰老,人们对文化的需求和渴望也同时增加,巴尔特斯将其定义为"心理、社会、物质及象征性知识资源的总和"[11](p. 368)。因此,随着年龄的增长,需求、欲望和能力之间存在斗争。

SOC理论是对这一困境的一种解答,它假设成功老龄化涉及:目标的选择,承认与年龄相关的资源丧失;优化机能潜力,或获取新的或未使用的资源;补偿丧失,以确保在特定机能或功能水平上发挥最佳功能。因此,成功老龄化的老年人能够接受并适应与年龄有关的丧失,同时确定并努力实现新的、现实的目标。例如,一个曾经是运动员的人希望继续锻炼,但现在无法达到以前的强度,他可能会选择可控的锻炼方式和强度(选择),在乐于社交的环境中减少锻炼天数(优化),用游泳代替跑步以保护关节(补偿)。这些选择需要一种接受丧失的认知框架,一种通过个人控制和能动性、行为激活和动机来构想未来的思维框架。

爱利克·埃里克森(Erik Erikson)的成人发展理论将老年期描述为完整与绝望的对立力量之间的冲突,即努力使"一种持久的完整感与一种对立的……恐惧和无望感"达到平衡[11](p.56)。或者,也有人将绝望的含义解释为对死亡和生命终结的感悟[12]。在生物衰老的背景下,这种存在于已经历和仍将经历的生命的整合与对生命终结的认识之间的冲突,对于创造力、活力和积极成长是必要的。当成功应对这种冲突时,就会产生智慧:"以超然的态度对待生活和死亡本身"[11](p.39)。因此,智慧能在接受与改变之间保持平衡,并允许实际发生但却有意义的衰老。正如埃里克森写道:"老年的问题,或许也是人生的问题,是如何凭借在老年时积累的信任和能力,适应并平静地对待不可避免的身体衰老"[11](p.334)。

老龄化背景与认知行为治疗的适应性

老年患者会因为一系列压力(包括悲伤、疼痛、虚弱、残疾、依赖、孤独、代际冲突、生活转变或对死亡的恐惧)来寻求治疗[12]。这些压力的特点是如马克·阿格罗宁(Marc Agronin)所说的身体与心灵、成长与衰退、性爱与死亡(对性的追求与死亡的不可避免)之间的冲突关系[12]。成长与衰老之间的冲突对心理健康有着深刻的影响。尽管一些老年人会试着接受"积极老龄化",但治疗师在临床实践中看到更多的是当他们面对晚年的现状,尤其是精神障碍带来的额外负担时,往往很难塑造一种所谓成长、完整和满足的生活。

晚年生活的挑战会影响 CBT 策略的实施和利用。例如,与孤独、被遗弃或无用有关的想法可能反映了一些患者无益的自动思维,但对于独自生活并经历失去同事、职业目标或理想的退休老年人,这些想法可能有很强的现实基础。同样地,医学共病、身体残疾和感官障碍,也会成为实现行为激活目标的现实阻碍。为了使 CBT 适用于老年人,治疗师识别和确认内部经验和外部环境的能力是关键。与此同时,治疗师还要创造性地发现机会,让患者体验到成长而不是绝望,在老年患者的经历限制下应用 CBT 概念和策略。

在图 26-1 中,我们提出了影响情绪体验和功能的老龄化因素。图 26-1 中心所示的 CBT 情绪模型认为,情绪反应由想法、身体感觉和行为等相互关联的部分组成,这些部分是对情境压力的反应。例如,一名患者回避看医生,害怕随着年龄的增长而变得依赖他人。面对即将到来的预约,患者可能会出现胃部不适等身体感觉。这些感觉可能会引发对健康的担忧(如"医生会说我的检查结果很糟糕"),进而引发焦虑、绝望和其他与衰老有关的想法(如"随着年龄的增加我的病情只会越来越严重,我未来需要依赖他人")。为了减少与这些想法相关的情绪和生理不适,患者可能会回避预约。这样的确可以减少生理不适,但同时也强化了与依赖相关的恐惧规则:"最好不去看医生,我感觉不那么焦虑,不会听到任何坏消息,也不必向任何人求助。"

在图 26-1 的外层,我们提出了影响情绪表达和体验的老龄化相关因素。就刚才讨论的患者而言,社会对衰老的预期、患者退休后的价值感、从独立者到依赖者的转变及对老龄化刻板印象的抵制,都可能形成患者认为自己是负担和不值得帮助的想法。回避医生是一种行为表现,可能源于对生活目标感减弱、机能下降、难以获得支持、孤独感与陪伴感程度差异的担忧。焦虑和绝望的身体表现可能会因共病、身体能力、疼痛、听觉或视觉等感觉功能的变化而加剧。最后,患者情绪表达的质量受到代际、性别、情绪表达的文化规范、对自身死亡的认识,以及之前在丧失、悲伤和依赖方面经历的影响。另一方面,与老龄化相关的积极特征,如韧性、成长、好奇心及勇气[12],可能会提高患者有效应对老龄化相关压力的能力,并防止情绪失控。

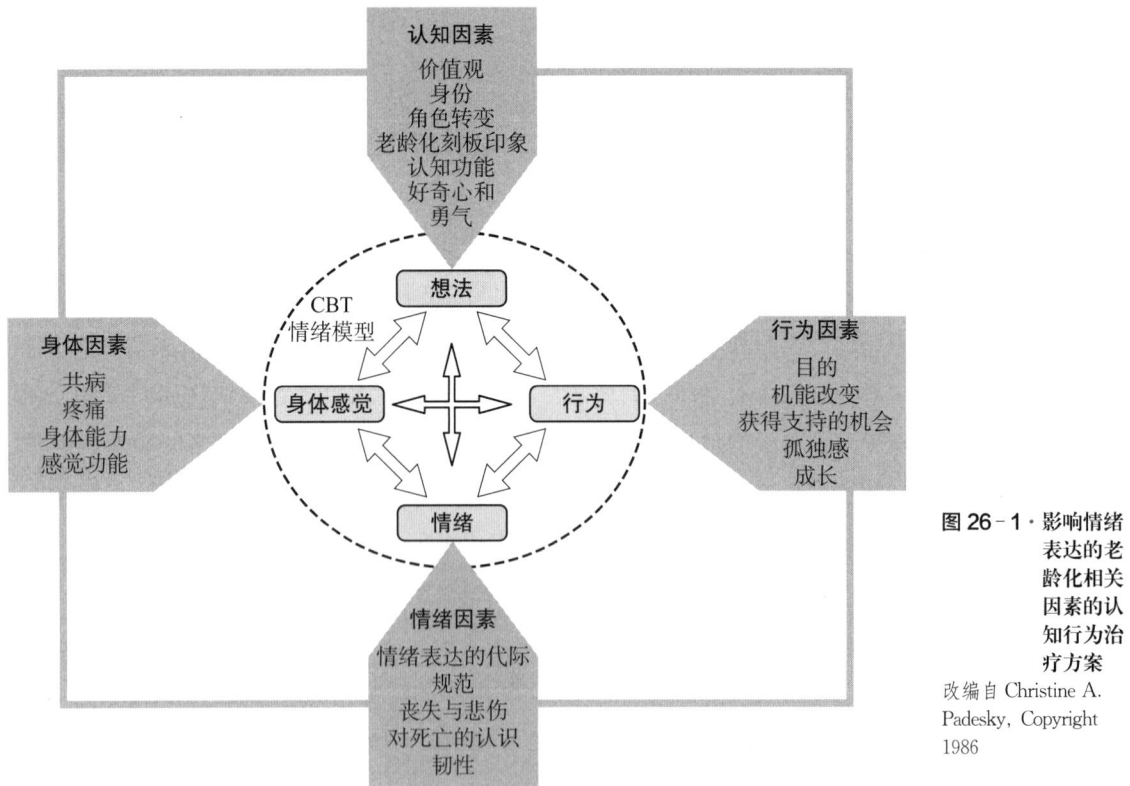

图 26-1 · 影响情绪表达的老龄化相关因素的认知行为治疗方案

改编自 Christine A. Padesky, Copyright 1986

CBT 是一种积极的、高要求的治疗方法,当患者具备某些特质和能力时,CBT 的治疗效果最佳。有文献表明,患者的特征(如应对压力的自我效能感[13]、自尊[14]、学习能力[15]及自信心的增长[16]等)可以预测大多数成年人的积极治疗结果。在临床实践中,我们看到了自我效能感在 CBT 强调患者能动性中的重要性。要使治疗有效,患者必须认识到他们是如何塑造自己的情绪体验的,而不是仅仅将困扰的来源外在化。学习能力是一个先决条件,因为 CBT 涉及用新的和更有效的策略替代现有的认知和行为习惯,而所有这些都必须通过学习来实现。当患者认识到他们熟悉但消极的自我认知可能存在缺陷,并开始矫正自我信念使其更具同情心时,他们的自我信念就会发生积极的变化。需要注意的是,这些特征本身可能就是治疗中的成长目标。然而,如果这些特征一开始就存在,CBT 就会最有效。

正如莱德劳(Laidlaw)所指出的[6],问题不仅在于老年患者是否具备必要的能力,还在于他们是否有可能从 CBT 中获益。他指出,治疗师在很大程度上决定了如何通过协作经验主义的观点和"共同发现的过程",让 CBT 更容易被老年患者接受。

认知行为治疗组成部分和过程

CBT 由认知过程和功能过程组成,每种过程都旨在通过重构个体自身习惯性思维模式、不想要的情绪和逃避行为之间的关系,以及创造新的认知、情绪反应和行为方式,以增加积极的情绪状态和自尊。

与年轻人一样,对于与精神障碍作斗争的老年人,CBT 采用治疗策略来帮助患者更有效地应对外部因素,并更好地管理适应不良模式时出现的情绪困扰。治疗师采用改变和接受的平衡策略,识别和确认许多老年人在老龄化过程中所经历的丧失,同时帮助他们调动以改变为导向的技能,并发现自己勇气、成长和韧性的来源。表 26-1 分析了 CBT 的一些基本过程,并指出了每个过程与老年人特殊需求的关系。

表 26-1 · 认知行为治疗过程及其在老龄化相关挑战的应用

CBT 过程	描述	在老年人中的应用
行为激活	• 让个体参与符合其价值观的活动或行为[17],这些活动或行为极有可能成功完成 • 塑造考虑未来行为目标时产生的想法,使过去的成功成为未来成功的潜力预测 • 通过对未来成功可能带来的益处进行更平衡的思考,减少悲观的无望想法,增强参与行为目标的动力	• 直面缺乏动力、孤独和缺乏运动的问题 • 增强社会联系 • 参与能提供目标感和效能感的活动 • 保持精心组织、自我护理和日程安排
认知重构	• 重新解释刺激的含义以改变情绪反应 • 目标是认知灵活性,它是指:①无论自己的想法如何,都能完全活在当下并参与有价值的活动[18];②用更现实、更准确的思维取代适应不良的自动认知模式 • 包括认知解离(在自己与想法或感觉之间创造空间)和认知重构(产生替代观点) • 帮助患者评估自己的思维方式,并发展出感知情境、他人和自己的替代方法	• 识别维持不想要的情绪状态和适应不良的行为模式的习惯性思维陷阱 • 挑战对老龄化的内在刻板印象或预期 • 识别阻碍独立、人际关系和身份认同等晚年生活转变的长期核心信念 • 减少对疾病和丧失的灾难性预期

(续表)

CBT 过程	描述	在老年人中的应用
正念	• 通过正念和冥想练习来进行 • 专注于建立对当下的非评判性意识和关注 • 减少焦虑和抑郁,提高老年人的认知能力[19] • 由正念认知治疗(mindfulness based cognitive therapy, MBCT)、接纳与承诺治疗(acceptance and commitment therapy, ACT)、辩证行为治疗(dialectical behavioral therapy, DBT)及基于接受的行为治疗(acceptance based behavioral therapies, ABBT)组成	• 提高对当下的容忍度和接受度,即使当它涉及不确定性、疾病、残疾或丧失时也是如此 • 解决过去的遗憾和与未来相关的焦虑,识别不可改变或不可知的情况 • 学习如何在面对压力、疾病和转变时运用放松反应 • 提高会改善执行功能、工作记忆和情感调节的认知表现 • 通过减少维持不良习惯的压力反应来促进健康行为的参与
自我管理	• 改变条件,使目标行为比不期望行为更有可能发生[20] • 基于对导致行为的情境和条件以及行为结果的功能评估 • 帮助患者确定目标行为、可实现的期望和现实的条件	• 通过将目标分解为易于管理且切实可行的部分来帮助实现行为目标 • 适用于与工作效率、整理、锻炼、日常生活活动等相关的可衡量目标
暴露	• 患者反复面对恐惧刺激,目的是减少与恐惧刺激相关的恐惧、焦虑和生理反应 • 提高痛苦承受能力,使患者在痛苦或焦虑加剧的情况下仍能参与任务 • 允许习惯化和消退,让患者明白即使刺激会引起痛苦,它也是安全的	• 区分生理性焦虑和由心肺症状引起的类似症状[21] • 减少因担心生理症状而出现的隔离状态和广场恐怖症 • 挑战对新活动乐趣和实用性的悲观预测

一般来说,研究支持"连续性立场"[22](p.277),即就像对年轻人一样地对老年人采用CBT。然而,海尔(Hyer)、克雷默(Kramer)和索内尔(Sohnle)建议在四个方面对CBT进行调整[22],以便适用于老年人来发展和培养治疗联盟,最大限度地提高治疗效果。

■ 社会化(或心理教育)

在治疗的早期阶段,治疗师会邀请患者参与治疗过程,并解释即将进行的治疗原则和程序。对于老年人,这个过程需要确认患者的顾虑、尊重患者并给予其尊严。在整个心理教育会谈中,治疗师需要反复强调一些步骤和原则以促进患者的记忆,并解释患者和治疗师的角色。这些步骤有助于建立积极的关系并为技能的运用奠定基础。

■ 认知重构和行为激活

海尔及其同事指出,想法、情绪和行为之间的相互联系是一个很难把握的概念。老年人几十年来一直使用着相同的习惯性思维和行为模式,而改变这些模式可能最好采用研究者所称的"间接方法"[22](p.285);例如,关注患者的情绪、人际功能和动机冲突,而不是坚持刻板地应用结构化技能。

■ 选择、优化和补偿背景下的心理资源建设

CBT治疗师必须认识到老龄化涉及问题、疾病和丧失,同时促进对问题的理解和平衡。通过制订案例提纲,治疗师将患者的核心信念和人格视为基础,帮助患者发展之前缺失的内部和外部资源。建立对老龄化的接受度,可以让患者正视而不是回避其恐惧,并运用新的技能来进行最佳应对。

认知行为治疗评估

针对老年人的评估方案类似于标准的CBT评估,特别强调老年患者的表现、风险因素、共病及治疗需求。评估首先要对当前症状进行诊断性回顾,并收集有关患者的精神障碍史和治疗史的信息。结构化或半结构化访谈应重点关注患者存在的慢性疾病,以便了解病因(如晚发性抑郁可能是痴呆的前驱期表现)。针对特定疾病的问卷调查,有助于量化症状的严重程度和频率,为诊断提供信息,建立基线并选择适当的治疗方案。老年人更有可能认同与躯体疾病重叠的症状(如疲劳、疼痛、认知改变),也更容易忽视情绪症状,用年轻人的常规筛查工具可能会导致混淆[23]。因此,最好使用专门为老年人开发和验证的自我报告测量方法,如老年焦虑量表(Geriatric Anxiety Inventory)[24]和老年抑郁量表(Geriatric Depression Scale)[25]。当患者不能可靠地报告自身症状或需要额外的证据时,可使用报道人调查问卷,如康奈尔痴呆抑郁量表(Cornell Scale for Depression in Dementia)[26]、功能活动问卷(Functional Activities Questionnaire)[27]。

鉴于慢性疾病(如慢性疼痛、神经系统疾病、癌症、心血管疾病、营养不良)会增加精神障碍的风险,所以评估时应询问患者的身体健康状况。老年人通常有多个专科医疗服务提供者,因此咨询和了解同时进行的治疗和用药,对于排除药物副作用导致目前的问题非常重要。

对社会史的探索应包括有关随着老龄化而发生的角色转变所导致的生活方式变化的问题,如退休、搬家或裁员、最近的丧失。了解患者的社会网络是识别家庭结构、支持、照护及高冲突关系的关键。有关患者生活状况、当前功能和经济保障的问题,对于评估安全感和确定基本需求是否得到满足(如自我照护、卫生、日常活动、食物及住房保障)是必要的。治疗师应定期评估老年人的自杀风险、获得致命手段的机会和弹性因素,并增加对具有多种风险因素[28]和缺乏社会支持[29]的患者的支持。治疗师必须对可能存在的虐待、忽视、剥削和欺诈老年人的迹象以及认知衰退和孤独等心理迹象保持警惕,因为这些迹象会增加老年人遭受虐待的可能性[30]。

与对待所有患者一样,治疗师应将社会文化背景考虑在内,探究患者贯穿于身心健康以及获得治疗资源途径的身份独特性。例如,年龄歧视、区别对待、世代或文化群体信仰的经历,可能会影响心理健康病耻感,以及治疗期望值、可及性和利用率。

评估的某些方面是在整个治疗过程中反复进行的。功能分析技术系统地评估老年患者当前功能障碍的前因后果。自我监测工具,包括思维记录表和日常活动日志,可帮助识别认知、情绪

和行为之间的联系。同样,治疗目标的确定和重新评估也是一个反复的过程。随着治疗的进展,将持续进行的功能评估、自我监测和自我报告测量的数据整合在一起,治疗师可以对症状的核心机制提出工作假设,确定治疗障碍,并根据患者不断变化的心理健康需求做出调整。

老年认知行为治疗的实证支持

对患有各种精神障碍的老年人使用 CBT 有实证支持。下面我们总结了在门诊环境中最常见的问题。值得注意的是,与年轻人相比,老年人在随机临床试验中的代表性不足,这限制了我们对可能影响治疗反应的老龄化相关因素的了解,包括老龄化过程、治疗师与患者之间的代际不匹配、药物相互作用,以及医学共病[31,32]。此外,老龄化研究本身对少数民族、文化和性少数群体老年人的代表性往往不足,这也限制了以下研究结果的可推广性。

■ 焦虑

与年轻人相比,焦虑障碍在老年人中的发生率较低(14%~17%)[33,34];然而,焦虑障碍是老年人中最常见的精神障碍[35],对 CBT 反应良好。广泛性焦虑症是晚年最常见的焦虑障碍之一[36],治疗广泛性焦虑症的疗效为中等以上,可与精神科药物治疗相媲美,但却没有通常作为一线治疗处方的短效抗焦虑药的风险特征[37-39]。大量研究表明,CBT 的暴露治疗能有效治疗老年人的惊恐障碍、广场恐怖症和特定恐怖症[24,36,40,41],老年人对 CBT 治疗焦虑障碍的应答率与年轻人相似[36,42]。CBT 还可以解决与老龄化有关的担忧,如对患上痴呆症的恐惧、对老龄化的不确定性[43,44],以及对跌倒的恐惧,这是该年龄段最常见的特定恐怖症[45]。

■ 抑郁

据估计,社区中有 15% 的老年人有临床意义的抑郁症状[46],其患病率低于年轻人[47]。虽然还需要更多的研究来比较 CBT 和其他治疗抑郁障碍的方法,但系统综述和荟萃分析已经证明了 CBT 对减少老年抑郁障碍的疗效[37,48-51]。针对 23 项轻度和重性抑郁障碍或心境恶劣的住院和门诊研究的元分析发现,在干预后和长期随访中,CBT 治疗抑郁障碍的疗效大于等待组或常规治疗组[31]。大量证据支持将 CBT 联合抗抑郁治疗对晚年抑郁障碍的疗效[52]。最近,互联网支持的 CBT(internet-supported CBT,iCBT)已成为一种有效且高效的治疗模式,可为老年人的抑郁和焦虑提供方便且个性化的治疗[53,54]。

■ 认知损害

与老龄化过程或神经退行性病变相关的认知损害,对有效治疗精神障碍带来了许多挑战。例如,执行功能障碍可能与老年抑郁和焦虑同时发生,且已被证明会抑制对心理治疗[55]和抗抑郁治疗[56]的应答。认知损害患者可能难以参与CBT的任务。尽管如此,CBT仍有望改善轻度认知损害(mild cognitive impairment,MCI)或轻度痴呆老年人的一系列心理结果,包括抑郁、焦虑、对疾病的适应及生活质量[57,58]。最近,研究人员开始探讨CBT通过解决包括慢性压力、抑郁和高风险生活方式(如久坐不动、睡眠不足或饮食不规律)等风险因素来预防认知功能衰退的潜在可能性[59]。

照护者参与、记录会谈、延长治疗时间、强调行为而非认知策略等增强措施,与痴呆老年人抑郁的显著减少有关[55,60]。问题解决治疗(problem-solving therapy,PST)是CBT一种特别有效的辅助手段,可减少执行功能障碍老年患者的残疾程度[61]。

■ 创伤后应激障碍

与焦虑和抑郁一样,创伤后应激障碍(posttraumatic stress disorder,PTSD)的患病率随着年龄的增长而下降。据报道,PTSD终生患病率约为2.5%,而年轻人的则接近7%[62]。尽管如此,考虑到亚临床PTSD的发生率和临床场景中的低检出率,创伤的晚年负担可能更高[63,64]。很少有随机对照试验,研究CBT对老年PTSD的疗效。现有的证据主要来自老年退伍军人的案例研究[65],表明CBT是安全的、可接受的,并与老年PTSD的减少有关[66,67]。一项随机对照试验[68]和案例研究[63]表明,延长暴露(prolonged exposure,PE)治疗对老年人是可行的,并与PTSD症状的减轻有关。一项针对患有PTSD共病早期痴呆的老年退伍军人进行的PE案例研究表明,在PTSD症状显著减轻的同时,认知功能也得到改善[69]。

尽管有大量证据表明认知加工治疗(cognitive processing therapy,CPT)对年轻人有效,但对该治疗方法的研究还很有限[70]。将生活叙事回顾与CBT相结合是治疗老年PTSD的一种很有前景的方法[71],另一种很有前景的方法则是以阶梯式照护为特色的在治疗师指导下的在线干预[72]。未来需要开展更多针对PTSD关键人群的CBT研究,包括文化和少数族裔群体、女性、非退伍军人群体及认知障碍群体。

■ 酒精和物质使用障碍

虽然酒精和物质使用障碍(alcohol and substance use disorders,AUD/SUD)的发病率在青年期之后有所下降,但需要接受AUD/SUD治疗的老年人总数已从2000年的170万增至2020年的440万[73]。尽管实证证据有限,但CBT常被用于老年人的AUD/SUD临床治疗[74]。与年轻人相比,CBT与老年人更长的戒酒时间和更少的酗酒有关[75],并提高了长期戒酒的可能性[76,77]。

实证经验通常建议进行联合治疗。例如,药物辅助治疗(medication-assisted treatment,MAT)结合心理治疗已被证明可以减少渴求和复发[78],动机访谈(motivational interviewing,MI)结合CBT可能对解决老年人的酒精和物质滥用问题特别有利[79,80]。无论采用哪种治疗方式,人们一致认为延长治疗时间可改善AUD/SUD老年患者的治疗效果[80-83]。

■ 慢性疾病和身体残疾

80%的老年人至少有一种慢性疾病,70%的有两种或两种以上[84]。CBT 联合正念和接纳策略是一种有效的治疗方法,可以治疗许多常与精神障碍相关的疾病,如失眠[85,86]、慢性疼痛和慢性疾病。系统综述和荟萃分析表明,CBT 可降低疼痛强度,改善对关节炎、癌症、背痛及头痛相关疼痛的适应[87-90]。CBT 已被证明可以降低一系列慢性疾病的症状严重程度和抑郁、焦虑症状,如帕金森病[91]、慢性阻塞性肺病[21,92]、心血管疾病[93]及中风[42]。CBT 策略也被证明可以通过促进糖尿病患者的药物依从性和自我照护行为来有效促进慢性疾病管理[94]。

案 例

■ 背景和当前问题

安东尼奥是一位 72 岁的已婚巴西人,曾任私人教练,有重度抑郁病史,在初级保健医生的建议下寻求治疗。他与妻子、女儿和两个孙子(女)多代同堂,住在马萨诸塞州波士顿郊区的一个工人居住区。另一个女儿和她的伴侣住在附近。他在初次评估中表示,他对自己感到失望,担心自己辜负了家人,担心随着年龄的增长他会成为家人的负担。他符合重性抑郁障碍和广泛性焦虑症的诊断标准,症状包括情绪低落、快感缺失、食欲下降和睡眠障碍、动力不足、注意力不集中、自责和内疚、难以控制的过度担忧、坐立不安、肌肉紧张及易怒。他还患有慢性背痛和感觉神经性耳聋。

安东尼奥曾经拥有一个牢固的社会网络,但由于身体机能的限制、精神淡漠和快感缺失的植物性神经系统症状、对目前状况的羞耻感,他已经远离了朋友和家人。安东尼奥向治疗师表示,虽然家人很爱他,也很支持他,但他觉得自己必须在他们面前"戴上面具"来掩盖自己的症状。而且,尽管他非常努力地与他们接触,但他感觉自己与家人的关系越来越疏远。他渴望成为家庭中强有力的家长,但又觉得自己做得不够。他承认有间歇性的和消极的自杀意念,但否认有自杀意图、计划或曾经尝试过。

入院时,安东尼奥表现出严重的抑郁(BDI-Ⅱ=42)和焦虑(GAD-7=18)。由于他报告了注意力难以集中且主观记忆力减退,所以对他进行了蒙特利尔认知评估(Montreal Cognitive Assessment,MoCA)。他的得分是 28/30,在延迟回忆方面丢了两分,但他可以根据提示进行回忆。由于没有证据表明他在认知能力方面存在重大问题,所以没有建议对他进行进一步评估,而是对他进行了有关正常年龄记忆力衰退的教育。

■ 治疗过程

安东尼奥完成了 12 次个体 CBT 会谈。起初,他很难坚持参加治疗。治疗师使用了动机访谈策略，如决定和准备"尺子"，以及使用改变谈话来引出参与治疗的利弊，并建立其治疗动机和做好预期的治疗准备。治疗师还提供了关于 CBT 合理预期的心理教育。作为治疗的一部分，安东尼奥和治疗师讨论了针对他所报告的注意力和集中力问题的调整方法，包括对会谈进行录音、使用视觉资料和彩笔做记号来补充书面材料、设置休息时间、个性化治疗内容，以及记下分散注意力的想法。这些调整提高了安东尼奥的治疗出勤率和理解能力，但在整个治疗过程中，坚持完成家庭作业仍然是一个挑战。

第 1 次和第 2 次会谈是关于 CBT 模型和情绪组成成分的心理教育，通过日常实例来理解安东尼奥的抑郁症状。他找出了与抑郁和焦虑相关的情景、身体反应、情绪、想法及行为。安东尼奥认为需要压抑情绪（"戴面具"）的情境，如与成年子女的互动和与邻居的交谈，通常会唤起他对自己所认为的失败、焦虑和身体紧张的自动且无益的想法，进而导致他要么回避这种互动，要么不顾这种互动对情绪和身体造成的伤害而强迫自己参与其中。安东尼奥还认可"我应该有一个完美的家庭"这一核心信念，以及包括"谈论自己的问题是不合适的"在内的假设。对身心虚弱的病耻感强化了他对社交情境和参加团体的回避。

在第 3~5 次会谈中，行为干预包括通过行为激活和行为实验来强化自我照护和人际界限。安东尼奥承认存在为了努力补偿脱离家庭的感觉而过度重视家庭的倾向，并表示由于疲劳、紧张、焦虑和悲伤，他忽视了自我照护。尽管他预期自我照护只会增加他对忽视家人的内疚感，但锻炼、阅读和参加回避的医疗预约等活动还是改善了他的情绪，并减轻了压力。其他间歇练习的行为干预措施包括放松和正念技能，如盒式呼吸和引导可视化。在第 5 次会谈结束时，治疗师再次对他进行了 BDI-Ⅱ 和 GAD-7 的评估，安东尼奥的得分分别为 32 和 15。

在第 6~8 次会谈中，治疗重点转移到了认知评估技术上。安东尼奥利用日常思维记录表来识别与自我评价和低自尊有关的无益自动思维。他注意到，有问题的思维模式，如灾难性的或跳跃式的结论，会导致对自己产生不切实际的期望。治疗师示范了一种思维记录表模式，以确定在他抱有过高期望的情况下（如在大家庭聚会上人们会如何看待他），是如何引发无益的想法（如"我是一个年老体弱的人"）、行为（如孤立和回避谈话，或者相反，通过强迫自己参与来过度补偿）、身体反应（如疲惫、疲劳、紧张）及情绪（如悲伤、后悔、羞耻）的。

其他认知策略包括箭头向下技术，治疗师使用该技术来识别安东尼奥的假设，即与衰老有关的限制、焦虑和抑郁意味着软弱和无法支持家人。安东尼奥能够识别形成这些信念的早期经历和文化价值观。治疗师向安东尼奥展示了如何通过识别支持性和矛盾的证据以及寻找替代的含义，来挑战这些无益想法的准确性。为了探索与家庭义务相关的自我施加的压力，他画了一个责任饼图，以考虑影响其家庭幸福感的非他所能控制的因素。安东尼奥表示完成思维记录表有助于反思那些让他陷入自我评判心态的无益假设，从而减轻了焦虑和抑郁。

治疗的最后一部分是在第 9~11 次会谈中进行暴露，让他有机会重新学习行为与情绪之间的相互联系。与陌生人和熟人进行社交互动的行为暴露，帮助他认识到孤立和回避社交的代价。

其他暴露包括在与他人相处时展现脆弱,如当他觉得无法参加家庭活动时告诉家人;取而代之的是主动与老朋友聊天或散步,以及尽管刚开始会感到不适,但仍坚持对他的背部进行物理治疗。关于家人,他开始更公开地与他们谈论他的需求,并提出需要自我照顾的时间。安东尼奥表示,他在自己的墙上"加了一道门"——这是他平衡自我保护与人际关系的方式。

治疗结束时,安东尼奥在家里举办了一次有20人参加的烧烤会。他表示对社交活动感到高兴。安东尼奥也开始体会到平衡的价值,通过行为暴露,他了解到当拒绝别人的请求时,他不必害怕别人的反应;当情绪低落时,他也不必回避朋友。安东尼奥开始重新考虑关于必须"独自完成所有事情"的假设,转而在需要时请求别人的帮助。他表示,当表达了自己的局限性并开始接受他人的支持和同情时,他感到自己在家庭中的角色更加强大和自信了。

CBT在13周后结束治疗。安东尼奥的抑郁和焦虑症状在BDI-Ⅱ和GAD-7中分别降至轻度和轻微范围,得分分别为18和4。复发预防计划包括复习和练习最有用的技能,制订每周技能复习计划,以及识别早期复发迹象。

总　结

CBT是一种实证支持的、针对老年人的高效干预方法。CBT可用于解决老年人的一系列问题,包括针对衰老相关压力的非病理性适应、精神障碍和躯体疾病后遗症。CBT包括针对患者对压力的习惯性和适应不良反应进行有理论依据的概念化,以及协同患者学习新的反应,尽量减少不必要的情绪,增加适应性行为。虽然与针对中青年人的证据基础相比,针对老年人的CBT研究数量仍然较少,但越来越多的文献支持了这种方法的有效性。随着老年人口的不断增长,我们可能会看到针对有效利用CBT方法的持续研究。

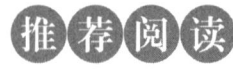

临床工作者

1. American Psychological Association. (2014). Guidelines for psychological practice with older adults. American Psychologist, 65, 34-65. https://www.apa.org/pubs/journals/features/older-adults.pdf.
2. Knight, B. G., Karel, M. J., Hinrichsen, G. A., Qualls, S. H., & Duffy, M. (2009). Pikes Peak model for training in professional geropsychology. American Psychologist, 64(3), 205-214.
3. American Psychological Association Office on Aging: https://www.apa.org/pi/aging.
4. Gallagher Thompson, D., Steffen, A., Thompson, L. (2008). Handbook of behavioral and cognitive therapies with older adults. New York: Springer.
5. Stefan, A., Thompson, L., Gallagher-Thompson, D. (2022). Treating later-life depression: a cognitive-behavioral therapy approach. New York: Oxford University Press.

患者

1. 美国国家精神健康与老龄化联盟(National Coalition on Mental Health and Aging):https://www.ncmha.org/.

2. 美国国家精神卫生研究所老年人精神卫生资源页面(National Institutes of Mental Health Older Adults and Mental Health Resource Page):https://www.nimh.nih.gov/health/topics/older-adults-and-mental-health.
3. ENGAGED——美国国家老年人参与资源中心(The National Resource Center for Engaging Older Adults):https://www.engagingolderadults.org.
4. Flett, Mary. (2021). Valuing ourselves as we grow older: explorations of meaning and purpose. Sonoma, CA: Five Pillars of Aging Press.

参考文献

[1] Colby SL, Ortman JM. Projections of the size and composition of the U.S. population: 2014 to 2060. Population estimates and projections. Current population reports. P25-1143. Washington, DC: US Census Bureau; 2015. https://eric.ed.gov/?id=ED578934.

[2] Andreas S, Schulz H, Volkert J, Dehoust M, Sehner S, Suling A, et al. Prevalence of mental disorders in elderly people: the European MentDis_ICF65+study. Br J Psychiatry. 2017;210(2):125-131.

[3] Choi NG, DiNitto DM, Marti CN. Treatment use, perceived need, and barriers to seeking treatment for substance abuse and mental health problems among older adults compared to younger adults. Drug Alcohol Depend. 2014;145:113-120.

[4] Jimenez DE, Cook B, Bartels SJ, Alegria M. Disparities in mental health service use of racial and ethnic minority elderly adults. J Am Geriatr Soc. 2013;61(1):18-25.

[5] Karel MJ, Gatz M, Smyer MA. Aging and mental health in the decade ahead. Am Psychol. 2012;67(3):184-198.

[6] Laidlaw K. CBT for older people. Los Angeles, CA: Sage Publications; 2015.

[7] Roberts AW, Ogunwole SU, Blakeslee L, Rabe MA. The population 65 years and older in the United States. Washington, DC: United States Census Bureau; 2016. p.1-25.

[8] Committee on the Mental Health Workforce for Geriatric Populations, Board on Health Care Services, Institute of Medicine. The mental health and substance use workforce for older adults. In: Whose hands? Washington, DC: National Academies Press; 2012.

[9] Wyman MF, Shiovitz-Ezra S, Bengel J. Ageism in the health care system: providers, patients, and systems. In: Ayalon L, Tesch-Römer C, editors. Contemporary perspectives on ageism. Cham: Springer; 2018.

[10] Baltes P, Baltes M. Psychological perspectives on successful aging: the model of selective optimization with compensation. In: Baltes M, editor. Successful aging: perspectives from the behavioral sciences. New York: Cambridge University Press; 1990.

[11] Erikson EH, Erikson JM, Kivnick HQ. Vital involvement in old age. New York: W.W. Norton & Co.; 1986.

[12] Agronin M. Therapy with older clients: key strategies for success. New York: W.W. Norton & Co.; 2010.

[13] Hundt NE, Renn BN, Sansgiry S, Petersen NJ, Stanley MA, Kauth MR, et al. Predictors of response to brief CBT in patients with cardiopulmonary conditions. Health Psych. 2018;37(9):866-873.

[14] Schwartz C, Hilbert S, Schubert C, Schlegl S, Freyer T, Löwe B, et al. Change factors in the process of cognitive-behavioural therapy for obsessive-compulsive disorder. Clin Psychol Psychother. 2017;24(3):785-792.

[15] Bruijniks SJE, DeRubeis RJ, Hollon SD, Huibers MJH. The potential role of learning capacity in cognitive behavior therapy for depression: a systematic review of the evidence and future directions for improving therapeutic learning. Clin Psychol Sci. 2019;7(4):668-692.

[16] Gregory B, Wong QJJ, Marker CD, Peters L. Maladaptive self-beliefs during cognitive behavioural therapy for social anxiety disorder: a test of temporal precedence. Cogn Ther Res. 2018;42(3):261-272.

[17] Martell C. Behavioral activation. In: Hayes SC, Hofmann SG, editors. Process-based CBT. Oakland, CA: Context Press; 2018.

[18] Wenzel A. Cognitive reappraisal. In: Hayes SC, Hofmann SG, editors. Process-based CBT. Oakland, CA: Context Press; 2018.

[19] Chiesa A, Calati R, Serretti A. Does mindfulness training improve cognitive abilities? Clin Psychol Rev. 2011;31:449-464.

[20] Sarafino EP. Self-management. In: Hayes SC, Hofmann SG, editors. Process-based CBT. Oakland, CA: Context Press; 2018.

[21] Livermore N, Sharpe L, McKenzie D. Prevention of panic attacks and panic disorder in COPD. Eur Respir J. 2009;35(3):557-563.

[22] Hyer L, Kramer D, Sohnle S. CBT with older people: alterations and the value of the therapeutic alliance. Psychother Theory Res Pract Train. 2004;41(3):276-291.

[23] Balsamo M, Cataldi F, Carlucci L, Padulo C, Fairfield B. Assessment of late-life depression via self-report measures: a review. Clin Interv Aging. 2018;13:2021-2044.

[24] Pachana NA, Byrne GJ, Siddle H, Koloski N, Harley E, Arnold E. Development and validation of the geriatric anxiety inventory. Int Psychogeriatr. 2007;19(1):103-114.

[25] Yesavage JA, Brink TL, Rose TL, Lum O, Huang V, Adey M, et al. Development and validation of a geriatric depression screening scale: a preliminary report. J Psychiatr Res. 1982;17(1):37-49.

[26] Alexopoulos GS, Abrams RC, Young RC, Shamoian CA. Cornell scale for depression in dementia. Biol Psychiatry. 1988;23(3):271-284.

[27] Pfeffer RI, Kurosaki TT, Harrah CH, Chance JM, Filos S. Measurement of functional activities in older adults in the community. J Gerontol. 1982;37(3):323-329.

[28] Diggle-Fox BS. Assessing suicide risk in older adults. Nurse Pract. 2016;41(10):28-35.

[29] Heisel MJ. Suicide and its prevention among older adults. Can J Psychiatr. 2006;51(3):143-154.
[30] Lachs MS, Pillem K. Elder abuse. Lancet. 2004;364(4):1263-1272.
[31] Gould RL, Coulson MC, Howard RJ. Cognitive behavioral therapy for depression in older people: a meta-analysis and meta-regression of randomized controlled trials. J Am Geriatr Soc. 2012;60(10):1817-1830.
[32] Shenoy P, Harugeri A. Elderly patients' participation in clinical trials. Perspect Clin Res. 2015;6(4):184-189.
[33] Flint AJ, Peasley-Miklus C, Papademetriou E, Meyers BS, Mulsant BH, Rothschild AJ, et al. Effect of age on the frequency of anxiety disorders in major depression with psychotic features. Am J Geriatr Psychiatry. 2010;18(5):404-412.
[34] Welzel FD, Stein J, Röhr S, Fuchs A, Pentzek M, Mösch E, et al. Prevalence of anxiety symptoms and their association with loss experience in a large cohort sample of the oldest-old. Results of the AgeCoDe/AgeQualiDe study. Front Psychiatry. 2019;10:1-10.
[35] Byers AL, Yaffe K, Covinsky KE, Friedman MB, Bruce ML. High occurrence of mood and anxiety disorders among older adults: the National comorbidity survey replication. Arch Gen Psychiatry. 2010;67(5):489-496.
[36] Hendriks GJ, Oude Voshaar RC, Keijsers GPJ, Hoogduin CAL, Van AJLM B. Cognitive-behavioural therapy for late-life anxiety disorders: a systematic review and meta-analysis. Acta Psychiatr Scand. 2008;117(6):403-411.
[37] Pinquart M, Duberstein PR. Treatment of anxiety disorders in older adults: a meta-analytic comparison of behavioral and pharmacological interventions. Am J Geriatr Psychiatry. 2007;15(8):639-651.
[38] Gonçalves DC, Byrne GJ. Interventions for generalized anxiety disorder in older adults: systematic review and meta-analysis. J Anxiety Disord. 2012;26(1):1-11.
[39] Benitez CIP, Smith K, Vasile RG, Rende R, Edelen MO, Keller MB. Use of benzodiazepines and selective serotonin reuptake inhibitors in middle-aged and older adults with anxiety disorders: a longitudinal and prospective study. Am J Geriatr Psychiatry. 2008;16(1):5-13.
[40] Swales PJ, Solfvin JF, Sheikh JI. Cognitive-behavioral therapy in older panic disorder patients. Am J Geriatr Psychiatry. 1996;4(1):46-60.
[41] Westen D, Morrison K. A multidimensional meta-analysis of treatments for depression, panic, and generalized anxiety disorder: an empirical examination of the status of empirically supported therapies. J Consult Clin Psychol. 2001;69(6):875-899.
[42] Kishita N, Laidlaw K. Cognitive behaviour therapy for generalized anxiety disorder: is CBT equally efficacious in adults of working age and older adults? Clin Psychol Rev. 2017;52:124-136.
[43] An Q, Wang K, Sun F, Zhang A. The effectiveness of modified, group-based CBT for dementia worry among Chinese elders. J Affect Disord. 2020;274:76-84.
[44] Kwak YT, Yang Y, Koo M-S. Anxiety in dementia. Dement Neurocogn Disord. 2017;16(2):33-39.
[45] Whipple MO, Hamel AV, Talley KMC. Fear of falling among community-dwelling older adults: a scoping review to identify effective evidence-based interventions. Geriatr Nur. 2018;39(2):170-177.
[46] Blazer DG. Depression in late life: review and commentary. J Gerontol A Biol Sci Med Sci. 2003;58(3):249-265.
[47] Fiske A, Wetherell JL, Gatz M. Depression in older adults. Annu Rev Clin Psychol. 2009;5:363-389.
[48] Cuijpers P, van Straten A, Smit F. Psychological treatment of late-life depression: a meta-analysis of randomized controlled trials. Int J Geriatr Psychiatry. 2006;21(12):1139-1149.
[49] Krishna M, Jauhari A, Lepping P, Turner J, Crossley D, Krishnamoorthy A. Is group psychotherapy effective in older adults with depression? A systematic review. Int J Geriatr Psychiatry. 2011;26(4):331-340.
[50] Peng X-D, Huang C-Q, Chen L-J, Lu Z-C. Cognitive behavioural therapy and reminiscence techniques for the treatment of depression in the elderly: a systematic review. J Int Med Res. 2009;37(4):975-982.
[51] Wilson KCM, Mottram PG, Vassilas CA. Psychotherapeutic treatments for older depressed people. Cochrane Database Syst Rev. 2008;(1):CD004853.
[52] Areán PA, Cook BL. Psychotherapy and combined psychotherapy/pharmacotherapy for late life depression. Biol Psychiatry. 2002;52(3):293-303.
[53] Silfvernagel K, Westlinder A, Andersson S, Bergman K, Diaz Hernandez R, Fallhagen L, et al. Individually tailored internet-based cognitive behaviour therapy for older adults with anxiety and depression: a randomised controlled trial. Cogn Behav Ther. 2018;47(4):286-300.
[54] Staples LG, Fogliati VJ, Dear BF, Nielssen O, Titov N. Internet-delivered treatment for older adults with anxiety and depression: implementation of the well-being plus course in routine clinical care and comparison with research trial outcomes. BJPsych Open. 2016;2(5):307-313.
[55] Mohlman J, Gorman JM. The role of executive functioning in CBT: a pilot study with anxious older adults. Behav Res Ther. 2005;43(4):447-465.
[56] Alexopoulos GS, Raue P, Areán P. Problem-solving therapy versus supportive therapy in geriatric major depression with executive dysfunction. Am J Geriatr Psychiatry. 2003;11(1):46-52.
[57] Regan B, Varanelli L. Adjustment, depression, and anxiety in mild cognitive impairment and early dementia: a systematic review of psychological intervention studies. Int Psychogeriatr. 2013;25(12):1963-1984.
[58] Spector A, Orrell M, Lattimer M, Hoe J, King M, Harwood K, et al. Cognitive behavioural therapy (CBT) for anxiety in people with dementia: study protocol for a randomised controlled trial. Trials. 2012;13:197.
[59] Reid LD, Avens FE, Walf AA. Cognitive behavioral therapy (CBT) for preventing Alzheimer's disease. Behav Brain Res. 2017;334:163-177.
[60] Teri L, Logsdon RG, Uomoto J, McCurry SM. Behavioral treatment of depression in dementia patients: a controlled clinical trial. J Gerontol B. 1997;52B(4):159-166.

[61] Gustavson KA, Alexopoulos GS, Niu GC, McCulloch C, Meade T, Areán PA. Problem-solving therapy reduces suicidal ideation in depressed older adults with executive dysfunction. Am J Geriatr Psychiatry. 2016;24(1):11-17.

[62] Kessler RC, Chiu WT, Demler O, Merikangas KR, Walters EE. Prevalence, severity, and comorbidity of 12-month DSM-IV disorders in the national comorbidity survey replication. Arch Gen Psychiatry. 2005;62(6):617-627.

[63] Cook JM, McCarthy E, Thorp SR. Older adults with PTSD: brief state of research and evidence-based psychotherapy case illustration. Am J Geriatr Psychiatry. 2017;25(5):522-530.

[64] Pietrzak RH, Schechter CB, Bromet EJ, Katz CL, Reissman DB, Ozbay F, et al. The burden of full and subsyndromal posttraumatic stress disorder among police involved in the world trade center rescue and recovery effort. J Psychiatr Res. 2012;46(7):835-842.

[65] Owens GP, Baker DG, Kasckow J, Ciesla JA, Mohamed S. Review of assessment and treatment of PTSD among elderly American armed forces veterans. Int J Geriatr Psychiatry. 2005;20(12):1118-1130.

[66] Clapp JD, Beck JG. Treatment of PTSD in older adults: do cognitive-behavioral interventions remain viable? Cogn Behav Pract. 2012;19(1):126-135.

[67] Dinnen S, Simiola V, Cook JM. Post-traumatic stress disorder in older adults: a systematic review of the psychotherapy treatment literature. Aging Ment Health. 2015;19(2):144-150.

[68] Thorp SR, Stein MB, Jeste DV, Patterson TL, Wetherell JL. Prolonged exposure therapy for older veterans with posttraumatic stress disorder: a pilot study. Am J Geriatr Psychiatry. 2012;20(3):276-280.

[69] Duax JM, Waldron-Perrine B, Rauch SAM, Adams KM. Prolonged exposure therapy for a Vietnam veteran with PTSD and early-stage dementia. Cogn Behav Pract. 2013;20(1):64-73.

[70] Asmundson GJG, Thorisdottir AS, Roden-Foreman JW, Baird SO, Witcraft SM, Stein AT, et al. A meta-analytic review of cognitive processing therapy for adults with posttraumatic stress disorder. Cogn Behav Ther. 2019;48(1):1-14.

[71] Böttche M, Kuwert P, Knaevelsrud C. Posttraumatic stress disorder in older adults: an overview of characteristics and treatment approaches. Int J Geriatr Psychiatry. 2012;27(3):230-239.

[72] Knaevelsrud C, Böttche M, Pietrzak RH, Freyberger HJ, Kuwert P. Efficacy and feasibility of a therapist-guided internet-based intervention for older persons with childhood traumatization: a randomized controlled trial. Am J Geriatr Psychiatry. 2017;25(8):878-888.

[73] Gfroerer J, Penne M, Pemberton M, Folsom R. Substance abuse treatment need among older adults in 2020: the impact of the aging baby-boom cohort. Drug Alcohol Depend. 2003;69(2):127-135.

[74] Sorocco KH, Ferrell SW. Alcohol use among older adults. J Gen Psychol. 2006;133(4):453-467.

[75] Rice C, Longabaugh R, Beattie M, Noel N. Age group differences in response to treatment for problematic alcohol use. Addiction. 1993;88(10):1369-1375.

[76] Carstensen LL, Rychtarik RG, Prue DM. Behavioral treatment of the geriatric alcohol abuser: a long term follow-up study. Addict Behav. 1985;10(3):307-311.

[77] Schonfeld L, Dupree LW, Dickson-Euhrmann E, Royer CM, McDermott CH, Rosansky JS, et al. Cognitive-behavioral treatment of older veterans with substance abuse problems. J Geriatr Psychiatry Neurol. 2000;13(3):124-129.

[78] Le Roux C, Tang Y, Drexler K. Alcohol and opioid use disorder in older adults: neglected and treatable illnesses. Curr Psychiatry Rep. 2016;18(9):87.

[79] Cooper L. Combined motivational interviewing and cognitive-behavioral therapy with older adult drug and alcohol abusers. Health Soc Work. 2012;37(3):173-179.

[80] Kuerbis A, Sacco P. A review of existing treatments for substance abuse among the elderly and recommendations for future directions. Subst Abus. 2013;7:13-37.

[81] Lemke S, Moos RH. Treatment and outcomes of older patients with alcohol use disorders in community residential programs. J Stud Alcohol. 2003;64(2):219-226.

[82] Oslin DW, Pettinati H, Volpicelli JR. Alcoholism treatment adherence: older age predicts better adherence and drinking outcomes. Am J Geriatr Psychiatry. 2002;10(6):740-747.

[83] Satre DD, Mertens JR, Areán PA, Weisner C. Five-year alcohol and drug treatment outcomes of older adults versus middle-aged and younger adults in a managed care program. Addiction. 2004;99(10):1286-1297.

[84] National Council on Aging. Healthy Aging Fact Sheet [Internet]. 2018. https://www.ncoa.org/resources/fact-sheet-healthy-aging/.

[85] Irwin MR, Olmstead R, Carrillo C, Sadeghi N, Breen EC, Witarama T, et al. Cognitive behavioral therapy vs. tai chi for late life insomnia and inflammatory risk: a randomized controlled comparative efficacy trial. Sleep. 2014;37(9):1543-1552.

[86] Wu M-K, Lu Y-T, Huang C-W, Lin P-H, Chen N-C, Lui C-C, et al. Clinical significance of cerebrovascular biomarkers and white matter tract integrity in Alzheimer disease. Medicine. 2015;94(28):e1192.

[87] Dixon KE, Keefe FJ, Scipio CD, Perri LM, Abernethy AP. Psychological interventions for arthritis pain management in adults: a meta-analysis. Health Psychol. 2007;26(3):241-250.

[88] Keefe FJ, Porter L, Somers T, Shelby R, Wren AV. Psychosocial interventions for managing pain in older adults: outcomes and clinical implications. Br J Anaesth. 2013;111(1):89-94.

[89] Rains JC, Penzien DB, McCrory DC, Gray RN. Behavioral headache treatment: history, review of the empirical literature, and methodological critique. Headache. 2005;45(Suppl 2):S92-S109.

[90] de ACC W, Eccleston C, Morley S. Psychological therapies for the management of chronic pain (excluding headache) in adults. Cochrane Database Syst Rev. 2012;11:CD007407.

[91] Dobkin RD, Menza M, Allen LA, Gara MA, Mark MH, Tiu J, et al. Cognitive-behavioral therapy for depression in Parkinson's disease: a randomized, controlled trial. Am J Psychiatry. 2011;168(10):1066-1074.

[92] Baraniak A, Sheffield D. The efficacy of psychologically based interventions to improve anxiety, depression and quality of life in COPD: a systematic review and meta-analysis. Patient Educ Couns. 2011;83(1):29-36.

[93] Glozier N, Christensen H, Naismith S, Cockayne N, Donkin L, Neal B, et al. Internet-delivered cognitive behavioural therapy for adults with mild to moderate depression and high cardiovascular disease risks: a randomised attention-controlled trial. PLoS One. 2013;8(3):e59139.

[94] Safren SA, Gonzalez JS, Wexler DJ, Psaros C, Delahanty LM, Blashill AJ, et al. A randomized controlled trial of cognitive behavioral therapy for adherence and depression (CBT-AD) in patients with uncontrolled type 2 diabetes. Diabetes Care. 2014;37(3):625-633.

第27章
科技应用和分级诊疗

Use of Technology and Stepped Care

保拉·佩德雷利	凯特·H. 本特利	迈克尔·A. 皮特曼	阿什利·K. 迈耶	劳伦·B. 费希尔
Paola Pedrelli	Kate H. Bentley	Michael A. Pittman	Ashley K. Meyer	Lauren B. Fisher

李雨婷　吴世豪·译　陈如梦·校

引　言

　　精神障碍是一个非常普遍的全球性问题,给人们带来了巨大的痛苦。据估计,2017年全球有7.92亿人患有精神障碍,相当于每10人中就有1人患有精神障碍[1]。值得注意的是,抑郁障碍是造成全球总体疾病负担的三大主要原因之一[2]。在美国,近1/5的成年人患有精神障碍[3],而在精神和行为健康分类中,重性抑郁障碍(major depressive disorder,MDD)的占比最重,占所有伤残调整寿命年(disability-adjusted life years,DALY)的3.7%[4]。

　　尽管存在循证治疗方法,但大多数有精神健康问题的人并没有接受治疗[5]。在美国,34%～

P. Pedrelli (✉) | K. H. Bentley | L. B. Fisher
Depression Clinical and Research Program, Massachusetts General Hospital, Boston, MA, USA; Harvard Medical School, Boston, MA, USA
e-mail: ppedrelli@mgh.harvard.edu; KBENTLEY@mgh.harvard.edu; Fisher.Lauren@mgh.harvard.edu

M. A. Pittman
Depression Clinical and Research Program, Massachusetts General Hospital, Boston, MA, USA

A. K. Meyer
Depression Clinical and Research Program, Massachusetts General Hospital, Boston, MA, USA; Harvard Medical School, Boston, MA, USA; The Division of Digital Psychiatry, Beth Israel Deaconess Medical Center, Boston, MA, USA
e-mail: AKMEYER@mgh.harvard.edu

© The Author(s), under exclusive license to Springer Nature Switzerland AG 2023
S. E. Sprich et al. (eds.), *The Massachusetts General Hospital Handbook of Cognitive Behavioral Therapy*, Current Clinical Psychiatry, https://doi.org/10.1007/978-3-031-29368-9_27

53%的抑郁障碍患者没有接受心理健康服务[6-8]。此外,据估计,仅有13%的MDD患者接受了最低限度的咨询或心理治疗,其中男性、年轻人和城市居民的比例更高[7]。

心理健康障碍患者在获得适当的心理健康护理方面可能面临巨大障碍。获得适当治疗的主要障碍包括:污名化、与求助相关的羞耻感、缺乏时间(包括在正常办公时间内赴约的问题)、缺乏交通工具、直接和间接费用高昂、感知需求低[9,10]、患者所在地区的临床医生数量不足,以及在心理健康诊所的等待时间过长。例如,受过充分培训的治疗师相对较少,这阻碍了CBT的推广[6,11-13]。此外,心理健康服务提供者的短缺,尤其是接受过充分CBT培训的治疗师短缺,也削弱了患者获得充分护理的能力[13,14]。

■ 干预措施类型

互联网连接和移动设备(如现在96%的美国人都拥有智能手机)[9]的日益普及具有巨大的潜力来帮助人们解决上述许多障碍,有更多机会获得高质量的心理健康护理。鉴于CBT的结构化和手册化性质,CBT尤其适合数据形式传播。在此,我们将简要介绍利用科技,提供CBT以治疗常见精神障碍的四种方法,这些方法既能提高CBT的可及性,又能潜在地提高CBT的有效性。

科技用于提高CBT可及性的长久以来的方法,是利用科技协助专业人员提供CBT,也被称为远程医疗(telemedicine)。远程医疗是指医疗服务者通过电话或电脑远程为患者提供治疗(通常只有少量的治疗矫正需要面对面进行);尽管这种心理健康治疗方式已经存在多年,随着COVID-19的流行,其使用量激增[15]。近几十年来,越来越多的证据表明,远程医疗是一种可行、有效的心理治疗方式,包括在CBT的应用中[10,16]。

计算机化CBT(Computerized CBT,cCBT)涉及通过计算机界面或互联网提供CBT,即使没有临床医生或指导的协助。cCBT提供结构化的治疗课程,通常包括阅读治疗(bibliotherapy;侧重于心理教育或阅读CBT策略的书面材料)、视频剪辑、录音和(或)互动部分。迄今为止,许多针对抑郁、焦虑和相关精神障碍的cCBT项目已被开发和评估,并得到广泛传播,因此一些国家组织建议将cCBT作为一种循证的、强度相对较低的干预措施用于治疗抑郁等常见疾病[17]。

在过去15年中,心理健康应用程序,包括那些使用CBT或其组成部分的应用程序,出现了真正意义上的激增。基于CBT的应用程序都易于获得,价格低廉,方便使用(如随时随地你都可以使用它),事实上,心理健康应用程序的潜力被概括为"将便携式治疗师装进每个人的口袋"[18]。CBT应用程序非常灵活,既可以作为一种独立的、自我指导的干预手段,也可以作为一种辅助治疗或远程医疗的手段。例如,接受CBT的患者可以在治疗间隙使用应用程序来跟踪自己的症状和经历(如思想、身体感觉、情感、行为),或者在日常生活中遇到困扰时,帮助其练习在治疗中学到的技能。智能手机CBT应用程序正得到越来越多的研究和验证,并作为一种很有前景的心理健康护理手段不断受到关注[19,20]。

最后,可穿戴设备(如健身追踪器或智能手表)是迄今为止提到的最新技术辅助干预措施,可用于增强CBT(无论是面对面、远程还是通过计算机或基于应用程序的设备进行)。可穿戴设备可以收集加速度计和全球定位系统等数据流,用于测量身体活动和运动模式,以及收集睡眠、心率和皮肤电导的数据,用于测量情绪唤醒或压力。鉴于通过各种CBT技术(详见后文)调整身体和社交活动、睡眠和压力水平是CBT治疗疾病的关键部分,使用可穿戴设备客观跟踪治疗过程中这些指标的变化,有可能提高CBT的效率和效果。例如,持续跟踪患者身体活动水平和睡眠模式的设备,可用于增强抑郁障碍的CBT或其他社会心理治疗,这些治疗通常包括强调提高患者的活动水平(如通过行为激活,详见后文)[21-23]和稳定睡眠;本章的案例提供了这方面的一个例子。这是目前CBT研究的一个发展领域,需要更多的实证支持。关于如何将可穿戴传感器与CBT相结合,还有很多需要学习和改进的地方;例如,必须以患者和医疗服务提供者都能支持和采取行动的方式汇总大量数据。

认知行为治疗具体内容

在此,我们将对现有cCBT或基于应用程序的CBT中通常包含的关键CBT要素进行非详尽的概述。

■ 心理教育和自我监测

与传统形式的CBT一样,基于计算机或应用程序的CBT通常包括某种形式的心理教育和自我监测;事实上,这些关键的CBT组成部分特别适合以自我指导为主的干预。例如,心理教育侧重于情绪的本质,包括思想、身体感觉和行为是如何相互作用和相互影响(如三成分模型),或者侧重于所针对症状的流行程度、原因和症状,这可以帮助消除这些问题的神秘感和耻辱感。自我监测通常包括定期(如每天)观察和记录自己的症状、行为模式(如睡眠、药物使用、饮食失调)或情绪体验。这可能包括在情绪激烈的时刻或关键的日常事件中(如对于与睡眠作斗争的患者,睡前1小时),系统地分解自己的想法、身体感觉和行为(如相应的触发因素和结果)。自我监测还可用于帮助评估各种干预措施的效果;例如,患者可以在行为激活过程中,监测自己对积极活动的兴趣和喜爱程度;或者在行为实验或暴露练习过程中,监测自己的痛苦程度。然后,此类程序能够以图表(或类似形式)的形式展示这些数据,帮助患者直观地了解自己随着时间推移而发生的变化或取得的进展。

■ 正念

正念越来越多地被纳入当前基于CBT的干预措施中,用于治疗各种心理健康问题,基于计算机或应用程序的程序也不例外。正念一般是指不做评判、好奇地关注当下的意识。通过学习并练习正念,让患者更能立足于当下并接受当下,同时也能意识到自己的情绪,并能从容面对不舒服的情绪。人们普遍认为，正念可以减少情绪反应，促进对自身当前经历更灵活的看法，减少反刍和担忧，从而加强情绪调节。一些被广泛使用和研究的应用程序（如 Headspace）主要或完全专注于正念，而其他应用程序（如 Happify）则将正念策略作为其中的一个组成部分来教授。正念的具体侧重点和练习方法各不相同；例如，正念练习可能包括正式的引导式冥想、正念呼吸和身体扫描、正念活动（如散步或进食）和瑜伽，也可能包括更非正式的练习，如在情绪体验中立足于当下（关注思想、身体感受和行为）。

■ 认知重构

顾名思义，认知重构涉及识别和修改认知（即想法）。在 CBT 中，思想通常被认为是解释或评价，而不是事实。首先可以向患者介绍这样一个概念，在模棱两可或充满情绪的情况下，即使个人最初的自动想法被感觉是真实的（并可能导致不适应的行为反应或不必要的负面情绪增加），几乎总是可能有多种解释。包括认知重构在内的计算机化或基于应用程序的项目（如 CBT-I、Deprexis 和 Beating the Blues），通常首先会教患者开始注意到有关内部和外部经历的僵化、消极的自动思维模式，这些模式可能会导致他们情绪低落、焦虑或其他问题（如睡眠）。患者还可能学会各种常见的无益思维模式，如"妄下结论"（在证据不足的情况下预测负面结果）、"灾难化"（假设最坏的结果或怀疑自己的应对能力）和"全或无思维"（极端思维，如认为自己是成功者或失败者）。CBT 中的认知重构还可能包括识别消极的核心信念（如关于自己、他人或世界的潜在广泛信念，如"世界是不安全的"）。

然后，认知重构涉及产生替代的、灵活的想法。计算机程序或应用程序可能会教患者一些特定的问题，他们可以用这些问题来探究其自动想法的准确性、极端性或实用性，如："我有什么证据证明或证实我的想法是正确的？""我有什么证据支持或反对这种想法？""如果发生这种情况，我该如何应对？"某些形式的 CBT 或认知治疗可能会强调用更积极或中性的想法取代"不准确"或"消极"的想法，而另一些形式的 CBT 或认知治疗可能会更强调认知的灵活性，即与强烈情绪相关的最初想法只是许多可能解释中的一种，同时鼓励更现实、更平衡、更注重当下的解释。

■ 行为改变

行为策略是几乎所有 CBT 干预治疗方法的关键部分，包括基于计算机和应用程序的方案。根据所针对的疾病或问题（如抑郁、焦虑、睡眠、药物使用），具体的行为改变练习可能会有所不同，但实施更具适应性的行为模式和常规的目标——通常是通过长期的小目标和小步骤来实现，仍然是相同的。

对于专门针对抑郁障碍的计划，行为激活可能会被用来监测个体当前的活动，并系统地安排和实施更多符合其价值观的积极活动，即那些能引起乐趣或掌握感的活动。抑郁障碍患者行为改变的重点还可能集中在改善所有可能因情绪低落和退缩而出现的睡眠、饮食和运动问题，并使之更有规律。许多以 CBT 为基础的项目(无论其具体目标是什么),可能还包括某种形式的行为实验。在这些实验中,患者会尝试一种适应性更强的替代行为,以取代可能会维持或加重其痛苦的回避(或其他有问题的)行为,记录他们的经历,并处理新的学习成果(如"这并没有我想象的那么糟糕")。特别是针对焦虑障碍的项目,可能会将此类行为实验设计为"暴露"练习,旨在接近害怕或回避的情境,或激发令人痛苦的想法和感受(特别是身体感觉,称为"内感受暴露"),目的是让患者养成习惯或学习新知识(如可以容忍和应对不舒服的感觉)。广泛使用的 CBT 应用程序,如 Dartmouth Path、MoodFit、CogniFit 和 NOCD,都包括各种形式的行为激活、行为实验或暴露,指导患者选择、实施和处理与个人相关的活动。myStrength、RR Eating Disorder Management 和 Sleepio 等应用程序,则针对减少物质使用或饮食失调和改善睡眠等问题制订了相应的行为策略。

■ 其他内容

其他各种基于 CBT 的技能和干预内容,也可能非常适合纳入计算机化或基于应用程序的计划中。例如,在治疗开始时,可以加入促进行为改变和目标设定动机的策略,并作为项目其他部分的基础(包括例行检查和回顾实现目标的进展情况)。教学与练习能够改善情绪调节或人际沟通的说教技能(如辩证行为治疗中的一个例子)[24],是一些现有的基于 CBT 应用程序的关键点(如 MyLife Meditation 和 Sanvel)。一些程序在开发时可能只考虑了一种诊断或问题,而另一些程序的设计则可能适用于多种诊断或问题——例如,跨诊断 CBT 方法或那些主要侧重于一种技能或干预措施但适用于多种问题的程序(如用于正念的 Headspace);或者,让患者有机会选择某些模块或组件,其中包含专门针对特定诊断或问题的技能(如患者可以选择"焦虑"和"睡眠"模块,而取消不适用的"抑郁"模块)。

分级诊疗方法的运用

鉴于目前对 cCBT 和心理健康应用程序的支持,数字心理健康已作为独立的治疗方法来开展实施,并被整合到分级诊疗方法中。有人提出分级诊疗模式是解决循证治疗普及率低的潜在方案。在分级诊疗方法中,根据患者症状的严重程度,为其匹配干预措施[25]。对症状较轻的患者采取强度较低、资源较少的方法,如指导性或非指导性自助治疗或基于计算机的治疗。相反,对症状较重或对强度较低的治疗无效的患者采取更费劳力的干预措施,如面对面治疗。

值得注意的是,鉴于 cCBT 获得了越来越多的实证支持,目前一些国家的医疗系统正在支持使用 cCBT。加拿大情绪和焦虑治疗网络(Canadian Network for Mood and Anxiety Treatments,CANMAT)建议,将 cCBT 项目作为"一线治疗不适用、无法使用或一线治疗无效"情况下的二线治疗方法[26]。同样,英国国家卫生与临床优化研究所(UK National Institute for

Health and Clinical Excellence，NICE)的"改善心理治疗获取途径计划"(Improving Access to Psychological Therapies，IAPT)，是在英国范围内实施的心理健康分级诊疗模式的一个范例，包括数字心理健康治疗。在 IAPT 的第 2 步，向轻度至中度抑郁和(或)焦虑症状的患者，提供包括 cCBT 在内的低强度干预[17]。值得注意的是，一项实用的临床试验对转诊至 IAPT 的患者进行了 cCBT 检查，发现 cCBT 的长期成本效益高于等待名单对照组。鉴于 cCBT 在 IAPT 中的使用率仅为 7%，所以有必要在 IAPT 的分级诊疗模式中增加 cCBT 的使用[27]。cCBT 项目在澳大利亚得到了广泛应用，由澳大利亚国立大学国家心理健康研究所开发的 cCBT 项目在全球已有超过 100 万注册用户。此外，荷兰的医疗服务者已开始使用混合护理模式，治疗师在使用数字健康工具的同时，也会亲自或远程提供标准的心理治疗[28]。公共卫生组织也越来越接受使用心理健康应用程序来治疗心理健康问题。例如，世界卫生组织在其《2013—2020 年精神健康行动计划》(*Mental Health Action Plan 2013 - 2020*)中，建议"通过使用电子和移动健康技术来促进自我保健"[29]。此外，英国国家医疗服务体系(National Health Service，NHS)——由政府资助的国家医疗保健系统，将应用程序称为有用的心理健康自助工具，并在其网站上推荐了几款在线心理健康应用程序[30]。

初步证据表明，包括数字心理健康治疗在内的分级诊疗方法，可能与常规治疗同样有效或更有效[31,32]。然而，关于分级诊疗方法相对于常规治疗的成本效益，研究结果不一[27,33,34]。

实证支持

如前所述，在过去 20 年中，随着电脑、平板电脑和智能手机变得越来越容易获取，人们对在移动医疗环境中的潜在临床应用也越来越感兴趣。例如，最近对 2013—2018 年期间以智能手机应用程序对心理健康的有效性为中心的文章进行了系统性回顾，共包括 158 项研究[35]。值得注意的是，这些研究中最常针对的疾病是抑郁障碍(19.6%)，其次是焦虑障碍(11.4%)。

与面对面或基于互联网的 CBT 相比，移动应用程序提供的 CBT 增加了治疗的可及性和即时性[36]。提供 CBT 的移动医疗应用程序与积极的心理健康结果息息相关，如抑郁症状的改善[8,20,37-39]，以及焦虑和压力的减轻[8,37,38]。此外，一项系统综述还分析了基于智能手机的 CBT 对成人重性抑郁障碍患者的疗效，发现干预组和候补对照组的抑郁症状都有显著改善；但是，与其他基于智能手机的治疗形式或与临床医生面对面的治疗等积极对照组相比，基于智能手机的 CBT 似乎没有更大的优势[40]。

尽管围绕移动医疗 CBT 应用治疗抑郁和焦虑的证据很有前景，但这一研究领域仍面临三大威胁：①随机对照试验严重缺乏[35]；②大多数商用智能手机移动医疗应用未经临床验证[8]；③移动医疗研究的参与者脱落率往往很高，影响这些试验的有效性[41]。总之，移动医疗 CBT 应用在改善抑郁、焦虑和压力方面取得了可喜的成果，但仍需进一步研究。

评 估

在数字心理健康干预方面,"评估"一词可以概念化为对患者症状的评估,以及临床医生对将要推荐或开具的数字健康工具的评估。

■ 症状评估

与面对面治疗一样,患者的症状也应在数字心理健康中得到监测。在个人完成数字健康干预时,自我报告评估可能比临床医生实施的评估更可行。如果数字健康工具是在混合框架中与面对面治疗一起使用,则可以考虑由临床医生进行评估。因此,症状监测可以通过患者使用的技术平台来实施(要求完成在线或手机上的调查);如果数字心理健康工具具有辅导功能,也可以由临床医生或治疗教练来进行。症状评估采用实证验证的测量方法。例如,对于抑郁患者,患者健康问卷(PHQ-9)[42]和贝克抑郁量表-Ⅱ(BDI-Ⅱ)[43,44]通常在线上干预和应用程序中用于监测变化[45-50]。同样,广泛性焦虑症7项量表(GAD-7)[51]也经常被用于评估焦虑症状的变化[45,46,49,52];而失眠严重程度指数和匹兹堡睡眠质量指数则被个体用于参与旨在改善睡眠质量的数字健康工具评估[53]。

■ 工具的临床评估

在评估使用哪种数字健康工具时,必须比选择面对面治疗时考虑更多的因素。美国精神病学协会(American Psychiatric Association,APA)开发了一个由五个部分组成的"应用程序评估模型",该模型提供了一个分级评分系统,供临床医生和患者在搜索选择合适的应用程序时使用[54]。应用程序评估模型包括对"访问和背景"(access and background)的强调,这可以确保获得有关数字工具的有用信息,如对所收集信息的所有者、利益冲突或离线可用性的说明。"隐私和安全"(privacy and security)评估了与使用应用程序相关的风险,包括数据费用和可能导致社交记录曝光或保险利益损失的数据泄露。APA建议评估隐私政策是否明确,是否说明了如何存储数据,以及是否会与其他实体共享数据。评估应用程序有无说明是否会与其他实体共享任何个人健康信息(personal health information,PHI)也至关重要。

该模型的第三个方面被称为"临床基础"(clinical foundation),涉及对应用程序披露的有效性进行评估。评估的重点是应用程序所包含的内容,以及是否有来自可靠来源的证据支持其可行性和有效性或疗效。第四个方面被称为"可用性"(usability),指的是对应用程序是否易于使用、是否吸引人、是否可定制进行评估。评估的最后一个方面称为"治疗目标"(therapeutic goals),指的是该应用程序在治疗过程中是否易于使用。例如,在这一步骤中,应评估应用程序的数据是否能与电子病历轻松整合,或是否能下载,以便患者和医疗服务者在治疗过程中轻松检查。

Psyberguide是一个提供各种心理健康应用程序的信息并得到广泛使用的平台,它根据以下标准对应用程序进行评估:可信度、用户体验和透明度[55]。美国焦虑与抑郁协会(Anxiety and Depression Association of America,ADAA)也提供了有关心理健康应用程序的信息,并根据以下标准进行评估:易用性、有效性、个性化、互动与反馈、研究证据[56]。另一种移动健康应用程序评估方法是采用移动应用程序评级量表(Mobile Application Rating Scale,MARS)[57],该量表根据参与度、功能性、美观度、信息质量及一个主观质量子量表,对应用程序进行评估。

案　例

莎拉是一名36岁的女性,她被推荐参加一项研究,该研究试行针对颅脑损伤(traumatic brain injury,TBI)患者的抑郁认知行为治疗(CBT),并通过视频会议进行治疗。莎拉是由门诊语言病理学家推荐而来的,语言病理学家称莎拉的抑郁症状似乎影响了她在认知康复方面的进展。在转诊前一年左右,莎拉遭遇了一场危及生命的车祸,需要住院治疗一个月,其中包括在专门为颅脑损伤患者提供住院康复治疗的医院接受治疗的时间。出院后,莎拉继续接受强化门诊康复治疗,包括物理治疗、职业治疗和认知康复治疗。一年后,莎拉从颅脑损伤中获得了显著的康复,但是她仍在与残留的认知障碍和抑郁症状作斗争。

使用简明国际神经精神障碍访谈(Mini-International Neuropsychiatric Interview,MINI)[58],对抑郁症状进行的初步评估表明,莎拉正处于重度抑郁发作期,表现为以下症状:情绪低落、兴趣减退、失眠、乏力、食欲下降和体重减轻、注意力难以集中、有无用感和负罪感,以及对死亡和垂死的消极想法。使用抑郁症状量表(Inventory of Depressive Symptomatology,IDSC)[59]对抑郁的严重程度进行了测量,结果表明她患有中度抑郁障碍。在Rivermead脑震荡后症状问卷(Rivermead Post-Concussion Symptoms Questionnaire,RPQ)[60]中,莎拉还表示自己头痛、对光线敏感、记忆力和注意力不集中、思考问题的时间较长、易怒,以及感到抑郁和沮丧。神经心理学测试结果表明,莎拉的记忆力、注意力、处理速度及执行功能都受到了损害,这表明她的认知功能与基准相比明显下降。在转诊时,莎拉处于长期残障状态,无法从事律师工作,也无法全职返回自己的公司,这也是导致她持续抑郁的一个重要因素。

在开始为期12周的个体心理咨询治疗后,研究人员向莎拉提供了Fitbit Charge 3(一种可穿戴的活动追踪器),并要求她下载Fitbit移动应用程序,以实现无线数据同步和研究人员对其遵循情况的实时监控。在第一个疗程中,莎拉被要求尽可能多地佩戴设备,以捕捉其基准活动水平。最初的CBT侧重于心理教育和治疗研究介绍,其中包括说明在治疗之间提供短信提醒以促进完成目标(结果在未来的治疗中生成)和加强技能练习的活动(如思维工作表)的理由。莎拉报告说,过去她很难坚持使用闹钟和日历提醒来完成重要任务和兑现约定,但当她想起来使用它们时,它们就非常有用。

在治疗介绍之后，第 3～5 次治疗的重点是行为干预，即增加愉悦活动和目标设定。莎拉对 Fitbit 提供的实时数据充满热情，这促使她在整个研究过程中制订了以活动为基础的目标。莎拉认识到，频繁的运动、社交活动和工作，让她以前每天都要站立好几个小时。莎拉报告说，在活跃的时候，情绪会更加积极；相反，在一次骨科损伤后，她的抑郁发作了，而那次损伤严重阻碍了她几个月的行动能力。她报告说，在佩戴 Fitbit 的第一周，当观察到每天平均步数为 2500 步（大约每天 1600 米）时，她感到十分沮丧和低落。随着正式目标设定的引入，莎拉的第一个行为目标是每隔几天增加 1000 步，最终在几周后达到每天 7500 步的目标。莎拉和治疗师共同确定了增加体育锻炼的新方法，同时也考虑了限制功能的颅脑损伤残留症状。莎拉表示，佩戴 Fitbit 可以每天提醒她完成活动目标，并有助于提高积极性。

首先针对行为干预，然后侧重于识别、挑战和重构不适应或无益的思维的认知方法，随着莎拉在 CBT 中取得进展，研究表明量身定制的短信提醒能带来更大的益处。在每次治疗中，莎拉和治疗师都会回顾下一次治疗前要完成的活动，并确定接收研究人员短信提醒的最佳日期和时间。经过反复试验，莎拉和治疗师终于确定了发送短信的最佳时间，从而在治疗过程中提高了行为目标和技能练习的跟进率。莎拉表示，在记忆辅助工具的帮助下，她对自己完成任务的能力增强了信心。在研究的最后几周，她决定设定一个新的每周目标，即在日历中预留时间，为重要任务生成自己的日历和闹钟提醒，以仿照她在整个研究期间收到的短信提醒。

在完成了 12 周的针对因颅脑损伤导致认知障碍而调整的抑郁 CBT 个体治疗后，莎拉报告说抑郁症状明显减轻。鉴于其残留症状的严重程度，她仍然无法重返工作岗位；但是，抑郁症状已经不再阻碍认知康复的进展，这是促进她从颅脑损伤中康复并最终重返工作岗位的一个重要因素。

总结与未来展望

数字健康工具有可能克服目前的治疗障碍，为众多与心理健康问题作斗争的人提供帮助。为了促进这些工具的应用，我们应考虑采取一些策略。首先，鉴于数字心理健康工具在混合方法中往往更有效且更吸引人（当其与辅导人员或临床医生的面对面检查一起使用时），所以支付方应参与进来，并考虑报销其使用费用。其次，需要提供关于哪些工具最有效的明确指导。虽然有一些平台可以提供有关数字心理健康的相关信息，但这些并不为消费者所熟知。此外，如何将这些工具整合到医疗系统中的明确方针也是下一步工作的关键。如前所述，英国和澳大利亚的医疗系统在整合心理健康项目数字工具方面走在了前列。美国也需要做出更多努力，利用这些工具来帮助有心理健康问题的人。未来的一个重要方向是利用被动监测症状来提供照护。

■ 数字化监控

未来的研究方向可以通过协调使用智能手机应用程序和辅助技术来研究治疗方法，甚至是复发预测。目前，正在开发基于传感器的新技术，可嵌入智能手机或可穿戴设备中，通过全球定位系统（GPS）和加速度计收集活动和运动信息、睡眠时间和质量，通过录音收集发声和说话模式信息，以及通过心率和皮肤电导等生理标记收集情绪唤醒信息，从而被动地实时估计症状严重程度[25]。应用程序可以提供生态瞬时评估（ecological momentary assessment，EMA），评估自我报告的症状；而手腕传感器等可穿戴技术，则可用于被动评估与个体心理健康状况相关的生理症状。将这两种数据收集方法结合起来，可以分析症状的变化，并有可能预测症状的复发。这种模式可以让临床医生在患者需要的时候，准确地指导治疗干预措施的实施。更多的研究可以利用机器学习算法，来估算个体可能会对哪些智能手机应用程序组件产生最佳反应，并在适当的时候提供此类治疗以防止复发。从这个意义上说，这些数字引导的干预措施可以帮助人们填补在获得所需的心理健康护理方面的空白，并提供个性化治疗以满足每个人的需求。

推荐资源

鉴于数字心理健康工具和应用程序在不断发展，而搜索循证工具可能会耗费大量时间，我们在此不推荐特定的工具，而是鼓励临床医生关注定期进行评估的平台。例如，Psyberguide（https://onemindpsyberguide.org/）是一个对最常用的心理健康应用程序进行评估的网站，Beacon（https://beacon.anu.edu.au/）是一个对心理健康应用程序和在线治疗项目进行评估的网站，而美国焦虑与抑郁协会（https://adaa.org/finding-help/mobile-apps）则为心理健康应用程序提供建议。

参考文献

[1] Ritchie H, Roser M. Mental health — Our World in Data. Our World in Data. ourworldindata.org/mental-health.
[2] James SL, Abate D, Abate KH, Abay SM, Abbafati C, Abbasi N, et al. Global, regional, and national incidence, prevalence, and years lived with disability for 354 diseases and injuries for 195 countries and territories, 1990 – 2017: a systematic analysis for the global burden of disease study 2017. Lancet. 2018;392(10159):1789 – 1858. https://linkinghub.elsevier.com/retrieve/pii/S0140673618322797.
[3] SAMHSA, Center for Behavioral Health Statistics, Quality. National survey on drug use and health: methodological summary and definitionsle. Rockville: SAMHSA; 2019.
[4] Murray CJL. The state of US health, 1990—2010. JAMA. 2013;310(6):591. https://doi.org/10.1001/jama.2013.13805.
[5] Kohn R, Ali AA, Puac-Polanco V, Figueroa C, López-Soto V, Morgan K, et al. Mental health in the Americas: an overview of the treatment gap. Rev Panam Salud Pública. 2018;42:e165. http://iris.paho.org/xmlui/handle/123456789/49540.
[6] Eisenberg D, Hunt J, Speer N. Help seeking for mental health on college campuses: review of evidence and next steps for research and practice. Harv Rev Psychiatry. 2012;20(4):222 – 232. https://journals.lww.com/00023727-201208210-00006.
[7] Puyat JH, Kazanjian A, Goldner EM, Wong H. How often do individuals with major depression receive minimally adequate treatment? A population-based, data linkage study. Can J Psychiatry. 2016;61(7):394 – 404. https://doi.org/10.1177/0706743716640288.
[8] Wang K, Varma DS, Prosperi M. A systematic review of the effectiveness of mobile apps for monitoring and management of mental health symptoms or disorders. J Psychiatr Res. 2018;107:73 – 78. https://linkinghub.elsevier.com/retrieve/pii/S0022395618308288.
[9] Pew Research Center. Demographics of mobile device ownership and adoption in the United States Title. 2019. https://www.pewresearch.org/internet/fact-sheet/mobile/.
[10] Nelson E-L, Duncan AB. Cognitive behavioral therapy using televideo. Cogn Behav Pract. 2015;22(3):269 – 280. https://linkinghub.elsevier.com/retrieve/pii/S1077722915000231.

[11] Mojtabai R, Olfson M, Sampson NA, Jin R, Druss B, Wang PS, et al. Barriers to mental health treatment: results from the national comorbidity survey replication. Psychol Med. 2011;41(8):1751-1761. http://www.ncbi.nlm.nih.gov/pubmed/21134315.

[12] Andrade LH, Alonso J, Mneimneh Z, Wells JE, Al-Hamzawi A, Borges G, et al. Barriers to mental health treatment: results from the WHO World mental health surveys. Psychol Med. 2014;44(6):1303-1317. https://www.cambridge.org/core/product/identifier/S0033291713001943/type/journal_article.

[13] Cavanagh K. Geographic inequity in the availability of cognitive behavioural therapy in England and Wales: a 10-year update. Behav Cogn Psychother. 2014;42(4):497-501. https://www.cambridge.org/core/product/identifier/S1352465813000568/type/journal_article.

[14] Department of Health and Human Services, Health Resources and Services Administration B of HW. Designated health professional shortage areas statistics. 2020.

[15] Moreno C, Wykes T, Galderisi S, Nordentoft M, Crossley N, Jones N, et al. How mental health care should change as a consequence of the COVID-19 pandemic. Lancet Psychiatry. 2020;7(9):813-824. http://www.ncbi.nlm.nih.gov/pubmed/32682460.

[16] Backhaus A, Agha Z, Maglione ML, Repp A, Ross B, Zuest D, et al. Videoconferencing psychotherapy: a systematic review. Psychol Serv. 2012;9(2):111-131. http://www.ncbi.nlm.nih.gov/pubmed/22662727.

[17] Clark DM. Implementing NICE guidelines for the psychological treatment of depression and anxiety disorders: the IAPT experience. Int Rev Psychiatry. 2011;23(4):318-327. http://www.ncbi.nlm.nih.gov/pubmed/22026487.

[18] Anthes E. Mental health: there's an app for that. Nature. 2016;532(7597):20-23. http://www.ncbi.nlm.nih.gov/pubmed/27078548.

[19] Bakker D, Kazantzis N, Rickwood D, Rickard N. Mental health smartphone apps: review and evidence-based recommendations for future developments. JMIR Ment Heal. 2016;3(1):e7. http://mental.jmir.org/2016/1/e7/.

[20] Huguet A, Rao S, McGrath PJ, Wozney L, Wheaton M, Conrod J, et al. A systematic review of cognitive behavioral therapy and behavioral activation apps for depression. PLoS One. 2016;11(5):e0154248. https://doi.org/10.1371/journal.pone.0154248.

[21] Sharp KJ, South CC, Chin Fatt C, Trivedi MH, Rethorst CD. Pilot studies to evaluate feasibility of a physical activity intervention for persons with depression. J Sport Exerc Psychol. 2020;42(6):443-451. https://journals.humankinetics.com/view/journals/jsep/42/6/article-p443.xml.

[22] Abrantes AM, Blevins CE, Battle CL, Read JP, Gordon AL, Stein MD. Developing a Fitbit-supported lifestyle physical activity intervention for depressed alcohol dependent women. J Subst Abuse Treat. 2017;80:88-97. https://linkinghub.elsevier.com/retrieve/pii/S0740547217301083.

[23] Naslund JA, Aschbrenner KA, Barre LK, Bartels SJ. Feasibility of popular m-health technologies for activity tracking among individuals with serious mental illness. Telemed J E-Health. 2015;21(3):213-216. https://doi.org/10.1089/tmj.2014.0105.

[24] Linehan MM. Cognitive-behavioral treatment of borderline personality disorder. 1st ed. New York: Guilford Press; 1993.

[25] Firth N, Barkham M, Kellett S. The clinical effectiveness of stepped care systems for depression in working age adults: a systematic review. J Affect Disord. 2015;170:119-130. http://www.ncbi.nlm.nih.gov/pubmed/25240141.

[26] Parikh SV, Segal ZV, Grigoriadis S, Ravindran AV, Kennedy SH, Lam RW, et al. Canadian network for mood and anxiety treatments (CANMAT) clinical guidelines for the management of major depressive disorder in adults. II. Psychotherapy alone or in combination with antidepressant medication. J Affect Disord. 2009;117:S15-S25. https://linkinghub.elsevier.com/retrieve/pii/S0165032709003292.

[27] Richards D, Enrique A, Eilert N, Franklin M, Palacios J, Duffy D, et al. A pragmatic randomized waitlist-controlled effectiveness and cost-effectiveness trial of digital interventions for depression and anxiety. NPJ Digit Med. 2020;3(1):85. http://www.nature.com/articles/s41746-020-0293-8.

[28] Kenter RMF, van de Ven PM, Cuijpers P, Koole G, Niamat S, Gerrits RS, et al. Costs and effects of internet cognitive behavioral treatment blended with face-to-face treatment: results from a naturalistic study. Internet Interv. 2015;2(1):77-83. https://linkinghub.elsevier.com/retrieve/pii/S2214782915000020.

[29] World Health Organization. Mental health action plan 2013-2020 [Internet]. https://www.who.int/publications/i/item/9789241506021.%0A.

[30] NHS UK. NHS apps library.

[31] Härter M, Watzke B, Daubmann A, Wegscheider K, König H-H, Brettschneider C, et al. Guideline-based stepped and collaborative care for patients with depression in a cluster-randomised trial. Sci Rep. 2018;8(1):9389. http://www.nature.com/articles/s41598-018-27470-6.

[32] Mohr DC, Lattie EG, Tomasino KN, Kwasny MJ, Kaiser SM, Gray EL, et al. A randomized noninferiority trial evaluating remotely-delivered stepped care for depression using internet cognitive behavioral therapy (CBT) and telephone CBT. Behav Res Ther. 2019;123:103485. https://linkinghub.elsevier.com/retrieve/pii/S0005796719301718.

[33] Brettschneider C, Heddaeus D, Steinmann M, Härter M, Watzke B, König H-H. Cost-effectiveness of guideline-based stepped and collaborative care versus treatment as usual for patients with depression — a cluster-randomized trial. BMC Psychiatry. 2020;20(1):427. https://doi.org/10.1186/s12888-020-02829-0.

[34] Kaltenthaler E, Brazier J, De Nigris E, Tumur I, Ferriter M, Beverley C, et al. Computerised cognitive behaviour therapy for depression and anxiety update: a systematic review and economic evaluation. Health Technol Assess. 2006;10(33):1-168. https://www.journalslibrary.nihr.ac.uk/hta/hta10330/.

[35] Miralles I, Granell C, Díaz-Sanahuja L, Van Woensel W, Bretón-López J, Mira A, et al. Smartphone apps for the treatment of mental disorders: systematic review. JMIR Mhealth Uhealth. 2020;8(4):e14897. https://mhealth.jmir.org/2020/4/e14897.

[36] Mantani A, Kato T, Furukawa TA, Horikoshi M, Imai H, Hiroe T, et al. Smartphone cognitive behavioral therapy as an adjunct to pharmacotherapy for refractory depression: randomized controlled trial. J Med Internet Res. 2017;19(11):e373. http://www.jmir.org/2017/11/e373/.

[37] Donker T, Petrie K, Proudfoot J, Clarke J, Birch M-R, Christensen H. Smartphones for smarter delivery of mental health programs: a systematic review. J Med Internet Res. 2013;15(11):e247. http://www.jmir.org/2013/11/e247/.

[38] Rathbone AL, Prescott J. The use of Mobile apps and SMS messaging as physical and mental health interventions: systematic review. J Med Internet Res. 2017;19(8):e295. http://www.jmir.org/2017/8/e295/.

[39] Rathbone AL, Clarry L, Prescott J. Assessing the efficacy of Mobile health apps using the basic principles of cognitive behavioral therapy: systematic review. J Med Internet Res. 2017;19(11):e399. http://www.jmir.org/2017/11/e399/.

[40] Hrynyschyn R, Dockweiler C. Effectiveness of smartphone-based cognitive behavioral therapy among patients with major depression: systematic review of health implications. JMIR Mhealth Uhealth. 2021;9(2):e24703. http://mhealth.jmir.org/2021/2/e24703/.

[41] Torous J, Lipschitz J, Ng M, Firth J. Dropout rates in clinical trials of smartphone apps for depressive symptoms: a systematic review and meta-analysis. J Affect Disord. 2020;263:413-419. https://linkinghub.elsevier.com/retrieve/pii/S0165032719326060.

[42] Kroenke K, Spitzer RL, Williams JBW. The PHQ-9. J Gen Intern Med. 2001;16(9):606-613. https://doi.org/10.1046/j.1525-1497.2001.016009606.x.

[43] Hur J-W, Kim B, Park D, Choi S-W. A scenario-based cognitive behavioral therapy Mobile app to reduce dysfunctional beliefs in individuals with depression: a randomized controlled trial. Telemed J E Health. 2018;24(9):710-716. https://doi.org/10.1089/tmj.2017.0214.

[44] Watanabe N, Horikoshi M, Yamada M, Shimodera S, Akechi T, Miki K, et al. Adding smartphone-based cognitive-behavior therapy to pharmacotherapy for major depression (FLATT project): study protocol for a randomized controlled trial. Trials. 2015;16(1):293. https://doi.org/10.1186/s13063-015-0805-z.

[45] Bakker D, Kazantzis N, Rickwood D, Rickard N. A randomized controlled trial of three smartphone apps for enhancing public mental health. Behav Res Ther. 2018;109:75-83. https://linkinghub.elsevier.com/retrieve/pii/S0005796718301244.

[46] Bakker D, Rickard N. Engagement with a cognitive behavioural therapy mobile phone app predicts changes in mental health and wellbeing: MoodMission. Aust Psychol. 2019;54(4):245-260. https://doi.org/10.1111/ap.12383.

[47] Birney AJ, Gunn R, Russell JK, Ary DV. MoodHacker Mobile web app with email for adults to self-manage mild-to-moderate depression: randomized controlled trial. JMIR Mhealth Uhealth. 2016;4(1):e8. http://mhealth.jmir.org/2016/1/e8/.

[48] Deady M, Glozier N, Calvo R, Johnston D, Mackinnon A, Milne D, et al. Preventing depression using a smartphone app: a randomized controlled trial. Psychol Med. 2020;52:1-10. https://www.cambridge.org/core/product/identifier/S0033291720002081/type/journal_article.

[49] Fitzpatrick KK, Darcy A, Vierhile M. Delivering cognitive behavior therapy to young adults with symptoms of depression and anxiety using a fully automated conversational agent (Woebot): a randomized controlled trial. JMIR Ment Health. 2017;4(2):e19. http://mental.jmir.org/2017/2/e19/.

[50] Torous J, Staples P, Shanahan M, Lin C, Peck P, Keshavan M, et al. Utilizing a personal smartphone custom app to assess the patient health questionnaire-9 (PHQ-9) depressive symptoms in patients with major depressive disorder. JMIR Ment Health. 2015;2(1):e8. http://mental.jmir.org/2015/1/e8/.

[51] Spitzer RL, Kroenke K, Williams JBW, Löwe B. A brief measure for assessing generalized anxiety disorder. Arch Intern Med. 2006;166(10):1092. https://doi.org/10.1001/archinte.166.10.1092.

[52] Roepke AM, Jaffee SR, Riffle OM, McGonigal J, Broome R, Maxwell B. Randomized controlled trial of SuperBetter, a smartphone-based/internet-based self-help tool to reduce depressive symptoms. Games Health J. 2015;4(3):235-246. https://doi.org/10.1089/g4h.2014.0046.

[53] Reilly ED, Robinson SA, Petrakis BA, Kuhn E, Pigeon WR, Wiener RS, et al. Mobile app use for insomnia self-management: pilot findings on sleep outcomes in veterans. Interact J Med Res. 2019;8(3):e12408. http://www.i-jmr.org/2019/3/e12408/.

[54] American Psychiatric Association. The app evaluation model [Internet]. https://www.psychiatry.org/psychiatrists/practice/mental-health-apps/the-app-evaluation-model.

[55] Mental health app guide. Onemindpsyberguideorg. 2017.

[56] Anxiety and Depression Association of America. ADAA reviewed mental health apps.

[57] Stoyanov SR, Hides L, Kavanagh DJ, Zelenko O, Tjondronegoro D, Mani M. Mobile app rating scale: a new tool for assessing the quality of health mobile apps. JMIR Mhealth Uhealth. 2015;3(1):e27. http://mhealth.jmir.org/2015/1/e27/.

[58] Sheehan DV, Lecrubier Y, Sheehan KH, Amorim P, Janavs J, Weiller E, et al. The mini-international neuropsychiatric interview (M.I.N.I.): the development and validation of a structured diagnostic psychiatric interview for DSM-IV and ICD-10. J Clin Psychiatry. 1998;59(Suppl 2):22-33, quiz 34-57. http://www.ncbi.nlm.nih.gov/pubmed/9881538.

[59] John Rush A, Giles DE, Schlesser MA, Fulton CL, Weissenburger J, Burns C. The inventory for depressive symptomatology (IDS): preliminary findings. Psychiatry Res. 1986;18(1):65-87. https://linkinghub.elsevier.com/retrieve/pii/0165178186900600.

[60] King NS, Crawford S, Wenden FJ, Moss NEG, Wade DT. The Rivermead post concussion symptoms questionnaire: a measure of symptoms commonly experienced after head injury and its reliability. J Neurol. 1995;242(9):587-592. https://doi.org/10.1007/BF00868811.

第28章
初级保健环境中的认知行为治疗

Cognitive Behavioral Therapy in Primary Care Settings

萨拉·扬　　克里斯蒂娜·M. 特梅斯
Sarah Young　　Christina M. Temes

姚　灏　陈剑华·译　钟莹彦　从恩朝·校

引　言

　　目前，绝大多数的行为健康服务都不是在专科治疗中寻求的，而是在初级保健中寻求的[1]。此外，79%的抗抑郁药物都是由初级保健提供者（primary care provider，PCP）出具处方的[2]。趋势表明，初级保健诊所识别出的患者需求正在变得越来越复杂，许多患者都存在行为健康问题或存在带有行为成分的健康问题[1]。因此，医疗机构正在越来越多地采用最早由乔治·恩格尔（George Engel）在1977年提出的生物心理社会模式[3]，以考虑对健康产生影响的生物、心理和社会因素。然而，PCP的责任很多，由于更为紧迫的需求或由污名和其他阻碍所导致的患者报告缺乏，精神障碍常常被忽视。即使识别出了精神障碍，也有50%被转诊到精神科专科治疗的患者不会完成首诊[4]。许多初级保健机构通过在诊所中嵌入心理学家或社会工作者等行为健康临床工作者（behavioral health clinician，BHC）的方式来应对这些阻碍。考虑到认知行为方法的结构性和有效性，BHC最常采用的就是认知行为方法。本章旨在为初级保健环境中的认知行为治疗

(cognitive behavioral therapy，CBT)提供一个概述。值得注意的是,虽然成人初级保健和儿童初级保健都在实施CBT,但本章重点关注的是成人初级保健。

首先,我们会详细介绍该框架中有关照护提供的理论模型,并说明在专科环境(如精神科门诊)和在初级保健环境中提供的CBT之间的一些区别。其次,我们会讨论初步接触与评估的过程,描述这一环境中动机的作用、常用的评估方法和风险管理。再次,我们会概述各种认知行为干预和实施方法。最后,我们会分享一个案例,以说明这些技能和整合式的照护方法。

照护提供的理论模型

过去20年,医疗体系中的一些系统性变革为更多地将行为健康整合到初级保健环境中铺平了道路。"患者为本的医疗之家"(patient centered medical home，PCMH)这一理念最早是由四个初级保健专业团体在2007年提出的,这四个团体是美国家庭医师学会(American Academy of Family Physicians，AAFP)、美国儿科学会(American Academy of Pediatrics，AAP)、美国内科医师学会(American College of Physicians，ACP)及美国骨科医师协会(American Osteopathic Association，AOA)[5]。PCMH旨在提供以患者为本的、综合的、协调的、可及的且致力于质量和安全的照护,以满足医疗改善研究所(Institute of Healthcare Improvement)的"三重目标"(triple aim),即降低成本、通过结果衡量来改善人群健康,以及改善患者体验[5]。在某些领域还提出了"四重目标"(quadruple aim)的概念,即增加了改善工作环境的目标,因为在要求越来越高的初级保健系统中,医生的耗竭率正在不断上升[6]。在初级保健背景中整合行为健康照护的方法与PCMH的目标是一致的。

在初级保健中获得行为健康服务的形式有很多种,下面列出了其中的许多形式。行为健康临床工作者(BHC),有时也被称为行为健康提供者(behavioral health providers，BHP),能够以顾问或联络人的角色参与初级保健环境中。作为顾问,BHC会独立工作,会见患者或回顾个案,并向初级保健提供者(PCP)提供建议,而无须与患者建立持续的临床关系[7]。与此同时,联络人则会作为照护团队的一员提供建议,并至少参与患者治疗的一部分中来[7]。

初级保健中的行为健康协作存在三个主要的层面,包括协调式照护(coordinated care)、搭配式照护(colocated care)和整合式照护(integrated care)。在协调式照护中,PCP和BHC继续在他们各自的体系中工作,两个体系的服务提供者根据需要进行沟通,通常是通过电子邮件或其他非同步(asynchronous)的方法。信息分享的频率和内容通常是有限的,但可以由此分享症状变化、治疗过程,以及临床医生视为必要的其他重要进展[8]。不同体系在有关语言、沟通风格和对照护期望的文化方面存在明显的差异[9]。双方的沟通程度在很大程度上取决于个体从业者的偏好。

在搭配式照护中,BHC在初级保健环境内提供照护。各自实践的记录、治疗计划和其他方面,在搭配中仍旧是保持分开的。但是,共享的物理空间促进了对彼此角色和需求的更深入了解,同时也提供了更加频繁的"非正式咨询"(curbside consult)和照护协调的机会[8]。这种模式还可能允许 PCP 根据 BHC 的可得性,主动给 BHC "见面打招呼";比如,在转诊时,PCP 在首次门诊之前向患者介绍 BHC。搭配式实践已被证明可以降低行为健康评估的爽约率[10]。

相比之下,整合式照护是指与初级保健团队的其他人员有着密切合作的嵌入型精神健康服务。在这种模式中,BHC 被视为初级保健团队的一个重要成员,会共享医疗记录系统、治疗计划和初级保健资源,如空间和支持人员[1]。

两种最广泛使用的整合式照护模式包括"初级保健行为健康"(primary care behavioral health,PCBH)和"协作式照护"(collaborative care)。PCBH 将一名 BHC(通常是心理学家或持证临床社会工作者)嵌入初级保健环境中,与初级保健团队进行合作。BHC 可进行温暖的"插手"(hand-off),即在患者就医期间给患者提供实时咨询,并从一名多面手的视角为患者提供简短的、以症状为中心的治疗[11]。当患者病情好转后,患者会被转回给 PCP,如有需要,BHC 仍旧可以提供咨询。这种模式已被证明可以改善临床结局[12],提高照护的可及性[13],降低成本[13],减少与寻求行为健康治疗相关的社会污名[14]。

"协作式照护"是由华盛顿大学设计的一种针对特定疾病(如抑郁和焦虑)的整合式照护模式。"协作式照护"基于一份登记表来跟踪那些面临着这些疾病风险的患者,定期通过循证措施来评估症状,并提供治疗来处理这些症状。精神科医生直接为 PCP 提供有关药物和其他治疗建议的咨询。在某些环境中,精神科医生也可能会进行短程治疗。照护管理员(通常是本科水平的临床工作者)会负责管理登记表,针对患者开展外展工作,并进行简短干预(如行为激活或问题解决治疗),我们将在本章的后续部分详细介绍这些内容[4]。这一模式在多项研究中得到了广泛的实证支持。在对 79 项随机对照试验进行的荟萃分析中,阿切尔(Archer)等人得出结论:与常规照护相比,"协作式照护"能够显著改善患者的抑郁和焦虑结局[15]。

初级保健和传统门诊环境之间的差异

在提供直接照护时,初级保健环境与传统的行为健康门诊有几个方面的差异。正如前面提到的,患者通过初级保健接受服务的方式与自主转诊的过程是不同的。照护的提供也与传统的 CBT 有所不同,如干预往往包括更少的会谈次数和较低的会面频率。此外,干预往往也更具针对性,旨在教授特定的策略以减轻症状和稳定病情,而不是进行完整疗程的 CBT。由于环境的特殊要求(如可能出现紧急转诊或评估、更加迫切的医疗需求),会谈在进行过程中更有可能会被中断,然后在可能时恢复。当干预发生在初级保健环境中时,患者也可能会更加适应医疗环境,并以类似于与照护团队其他成员交流的方式,与 BHC 进行交流,这会导致潜在的治疗文化之间的剧烈转变。例如,讨论近期手术对于情绪的影响,导致患者向 BHC 展示其手术瘢痕,就像向其他医务人员展示一样。因此,明确讨论行为健康治疗的边界和方向可能是有助益的。为了澄清这些问题,在治疗开始时与患者讨论治疗框架(包括治疗的预期持续时间和范围、患者和临床工作者的期待、有关临床工作者在患者治疗团队中的角色,以及团队间的沟通界限的说明)是有帮助的。

初级保健环境中,BHC 的角色也是独特的,并且在某些方面比提供一对一 CBT 的独立从业者要更加复杂。重要的是,这些临床工作者处于一个跨学科团队之中,需要不同专业和培训背景的成员之间进行持续的互动,以优化患者照护。担任这样的角色需要对精神病理学和所提供的干预有专业知识,同时对医学及相关术语有一定了解,以便促进沟通和记录回顾。在某些方面,这是一种独特的技能组合,在许多现有的心理学或精神健康培训项目中都没有得到广泛教授[16],但它正作为一种亚专业在这些项目中具有了越来越多的代表性。

初步参与和评估

■ 初级保健中的评估

鉴于初级保健环境中患者量的庞大,常规筛查和评估是识别可能受益于行为健康干预的患者的重要途径。筛查能够实现早期识别,有助于改善患者结局,并降低医疗成本[17]。

初级保健环境中用于评估行为健康状况的最常用的工具是患者健康问卷(Patient Health Questionnaire,PHQ),它具有较高的特异性和敏感性[17]。患者健康问卷(Patient Health Questionnaire-9,PHQ-9)[18]和广泛性焦虑症 7 项量表(7-item Generalized Anxiety Disorder Instrument,GAD-7)[19]分别用于评估抑郁和焦虑。其他筛查工具则主要适用于特定人群,包括用于产后患者的爱丁堡产后抑郁筛查量表(Edinburgh Postnatal Depression Scale,EPDS)[20],以及用于老年人的老年抑郁量表(Geriatric Depression Scale,GDS)[21]。惊恐障碍、特定恐惧症和创伤后应激障碍,则可能需要另外的焦虑筛查工具来进行筛查,因为 GAD-7 用于这些障碍的敏感性较低[17]。这些问卷也有更短的筛查版本,即 PHQ-2 和 GAD-2,并且可以由患者自行填写或由临床医生填写,这在初级保健环境中可能特别有用[17]。

除了用于最初识别存在抑郁和焦虑风险的患者之外,PHQ-9 和 GAD-7 也被广泛用于在整合环境的干预期间以"治疗达标"(treatment-to-target)为目的来衡量治疗进展[4]。除了允许团队在治疗过程中跟踪患者的症状之外,这些评估本身也可以作为治疗中的一项干预手段,使患者能够以具体的方式来可视化并监测其进展。

为了筛查酒精及物质使用,酒精使用障碍识别测试(Alcohol Use Disorder Identification Test,AUDIT-10)[22]、药物滥用筛查测试(Drug Abuse Screen Test,DAST-10)[22],以及酒精、吸烟和物质使用筛查工具(Alcohol, Smoking, and Substance Involvement Screening Tool,

ASSIST)[23],已被证明具有最好的信效度,并且在初级保健中得到了最为广泛的使用[17]。

■ 初级保健中的风险管理

研究表明,完成自杀的患者中约有45%的人,在过去一个月里曾拜访过他们的PCP[24]。这表明初级保健环境为评估自杀风险提供了关键性的机会。然而,初级保健环境也给自杀评估带来了多种挑战。患者往往会因为共病而带着多种主诉来到初级保健就诊,这常常会给精神科风险评估造成障碍[25]。通常只有15分钟的初级保健就诊时间、大数量的患者、更长的就诊间隔时间[25],也使得PCP和BHC难以采取彻底的风险评估和风险管理策略。

识别存在自杀风险患者的方式之一是进行常规筛查,如前文所介绍的PHQ-9。PHQ-9在第9个条目中特别询问了消极或自杀想法。筛查阳性(1分或更高分),表明需要由BHC或照护团队的其他成员来进行更加深入的评估。

哥伦比亚自杀严重性评定量表(Columbia Suicide Severity Rating Scale, C-SSRS)是一种经过验证的自杀风险筛查工具,它通过评估一系列的危险因素来筛查自杀风险。这项工具可以由持证或未持证的临床工作者来进行填写。贝克自杀意念量表(Beck Scale for Suicide Ideation)是另一种类似的评估工具。

在《初级保健认知行为方法手册》(*Handbook of Cognitive-Behavioral Approaches in Primary Care*)[26]中,拉德(Rudd)和布赖恩(Bryan)确定了在初级保健环境中评估自杀风险的五个步骤。这些步骤包括:识别患者的相关症状;识别患者是否存在绝望感;评估患者目前是否存在自杀倾向并评估患者既往出现自杀行为的历史;探索当前自杀倾向的性质;识别并探索可用的保护因素[25]。根据美国国家自杀预防行动联盟(National Action Alliance for Suicide Prevention),针对初级保健环境的建议包括:开展"简要安全规划干预"(brief safety planning intervention),尽可能减少自杀手段,并转介给BHC或在BHC不可得的情况下转介给精神卫生专科医疗人员。建议在就诊后的48小时内,由一名临床工作者在"关心联系式"(caring contact)的外展中与患者取得联系[27]。

■ 动机访谈

在整合式照护模式中,患者进入行为健康干预的路径,往往与患者在初级保健环境之外进入这些照护形式的典型方式是不同的。具体来说,患者可能会被服务提供者或登记处识别为可能从某种形式的干预中获益,而不是由他们自己来启动这些转介并(或)以自主导向的方式来寻求照护。整合式照护的好处在于,它可以识别出那些可能存在潜在的未被察觉的精神健康问题或难以获得治疗的患者,从而触及更多的患者。尽管如此,那些被触及的需要潜在干预的患者,相比那些自愿寻求心理社会治疗的患者来说,在进入治疗方面却有着不同的动机水平。

BHC可能会选择在干预一开始和在治疗的每个阶段,评估治疗动机的水平。最开始,这可能涉及要围绕患者在寻求精神健康问题的治疗方面所表现出的犹豫不决展开讨论,并允许患者在多种治疗方案中做出选择。如果患者开始接受持续性的照护,那么治疗动机可以在随后的会面中进行评估,因为它涉及患者对于应用新技能与完成作业的意愿和信心。

动机访谈(motivational interviewing,MI)里的技术可以指导这些最开始的评估和后续的讨论。基于 MI 的方法,不会使用说教式的策略来解释改变的必要性,而是会通过与患者进行合作式的对话来理解行为改变背后的与患者相关的原因——"改变对话"(change talk),探索患者表现出犹豫不决的地方,并强调患者陈述的目标与实际行为之间的差异(例如,他们虽然表示希望改善抑郁症状,却没有充分参与治疗)。这种方法旨在采取非对抗性的态度,其关键原则包括"跟随"(rolling with)患者的阻抗并避免争论[28]。

普罗查斯卡(Prochaksa)及其同事[29]确定了与患者的不同动机水平相对应的五个改变"阶段",这五个"阶段"涉及不同类型的干预,以协助患者考虑行为改变。BHC 在初级保健中接触到的患者可能出现在这整个谱系的任何位置。在前意向阶段(precontemplation stage),患者可能没有意识到某个问题或其负面后果的存在。通常,最好的方法就是帮助患者进行自我探索,而不是采取行动(例如,患者可能没有意识到抑郁正在影响他的自我照护,但他愿意与 BHC 就目前的情况对其价值观或自我概念之间的关系展开对话)。在意向阶段(contemplation stage),患者认识到了某个问题的存在,但对于是否要立即采取行动来解决这个问题仍旧感到犹豫不决。在与这个阶段的患者一起工作时,重要的是探索患者犹豫不决的原因,并澄清行为改变究竟会是什么样子的。例如,BHC 可以与患者就使用某种特定干预措施(如增加令人愉快的活动以减轻抑郁)的利弊进行一场对话,或者是与之共同确定为了减轻症状而需要改变什么(如增加活动、挑战负性自动思维等)。在准备阶段(preparation stage),患者正在考虑改变,并且可能已经做出了较小的改变。在此阶段,患者可能会获益于 BHC 如下的行动:帮助他们识别并克服任何阻碍改变的因素(如阻碍患者前来复诊、完成家庭作业、执行特定干预措施的因素等)、鼓励他们利用社会支持,并制订能够促进改变的小步骤的计划(如每天进行一项令人愉快的活动 5 分钟)。在行动阶段(action stage),患者愿意接受治疗并做出行为改变。对于该阶段的患者,患者和 BHC 可以通过积极的治疗会谈和家庭作业开始更为正式的基于 CBT 的干预。最后,在维持阶段(maintenance stage),患者已经做出了改变,并且有动力维持这些改变。对于处在该阶段的患者,如果 BHC 能够回顾进展、讨论如何预防复发和解决症状的再出现、(如果有需要的话)将患者转介给专科照护并讨论持续随访的计划,这些工作将会有帮助的。教育(education)和确认(validation)技术可以用于处在任何阶段的患者,并应用于治疗的整个过程。

那些动机最初比较低的患者,未必需要被排除在行为干预之外,尽管这些患者可能会从额外的动机增强干预(如前所述)、更加积极的外展工作和(或)治疗选择中获益。临床工作者还应根据需要,评估任何感知到的在接受照护方面的障碍,并解决这些障碍(如提供替代性的治疗方法、解答有关治疗费用的问题、提供患者语言版本的资料等)。这些患者可能会从不那么密集的干预、需要更少行为改变的干预(如药物治疗)、有关再评估和在未来的日子里进一步探索问题的随访中获益。

初级保健环境中的认知行为治疗干预

一系列基于CBT的干预和治疗包,已经被证明在初级保健环境中具有改善患者症状的有效性。通常,干预的类型和范围将会取决于患者呈现的主诉、动机水平、治疗阻碍,以及患者或BHC的可得性。在这些环境中使用的干预包括:在短程CBT(brief CBT)的环境中教授并练习特定技能(根据患者的情况选择相对应的技能或技术)、根据该环境做过修改的完整版治疗方案(如问题解决治疗),以及基于互联网的CBT(internet-based CBT,iCBT)。

■ 常见的认知行为治疗策略

初级保健中,绝大多数基于CBT的干预都涉及某些对CBT的实践来说至关重要的核心技术。这些技术包括心理教育、自我症状监测和认知重构。在适当的情况下,也可以采用其他行为策略(如行为激活、放松训练)。

心理教育是将患者引向治疗、建立融洽关系并向他们提供有关其疾病和治疗有用信息的重要部分。通过心理教育,BHC可以解释初步评估结果,包括强调导致患者出现困扰的症状或特定诊断,也包括与患者讨论治疗的进行方式。心理教育还可以包括解释整体的CBT模型(强调思维、行为和情绪之间的联系),以及有关CBT治疗患者特定症状的有效性的研究。从患者自身经历中发现例子,对于确保理解和实用性是重要的。

自我监测对患者和BHC来说都是一种有用的技术。这种技术会以某种对患者来说最相关的方式,追踪患者一段时间内特定症状或行为的变化。自我监测可以是在治疗过程中使用主观痛苦程度评分量表(如SUDS)或成熟问卷(如PHQ-9)来定期监测症状。它还可以是记录行为或活动日志,以便更好地理解患者在会谈间期的功能,并分析行为的前因和后果。自我监测以更加精细化的方式,提高患者对于自身行为模式或困扰程度的觉察,由此给患者带来帮助,并在两次会谈之间保持积极参与。此外,仅仅是追踪行为,这么做本身也可以给患者带来行为上的改变[30]。自我监测还可以为BHC和患者提供一套共享的数据,以便回顾并进一步完善干预措施。这些信息还可以被初级保健团队的其他成员使用,以便追踪患者在治疗过程中的进展,就像是追踪其他类型的医疗信息(如血糖)。

认知重构是另一种基础性的CBT技术,这种技术利用自我监测来帮助患者建立有关其负性自动思维的觉察[31]。这种技术通常会让患者使用思维记录表来记录日常生活中出现的负性自动思维。然后,BHC和患者会识别出患者思维中的模式,并注意到这些类型的思维可能是如何符合现有思维错误或扭曲的类别。然后,BHC和患者会通过检验支持或反对它们的证据来挑战自动思维,由此产生更加积极、更加符合患者实际情况的替代性思维。思维风格与情感/行为之间的联系也会得到探索。如果患者未来体验到了负性自动思维,那么这一过程就可以得到应用。

■ 行为激活

旨在改变患者活动的水平、质量或结构的干预,是治疗抑郁和其他情绪障碍的CBT干预的有效组成部分。此外,这些干预措施是迄今为止已经研究过的使用频率最高的基于初级保健的手册化和程序化干预[32]。通常,受抑郁、焦虑或其他情绪困扰的患者,会因为精力减退、动力不足、行为回避或其他原因而减少活动。存在其他疾病的患者,也可能因为类似的原因和为了避免加重躯体症状或疼痛而减少活动。但是,活动减少(特别是积极活动的不足)反过来又会通过增加孤独感、丧失身份、降低自信和自我效能感、加重快感缺失,而导致情绪症状恶化。因此,基于行为激活的干预就旨在帮助患者增加令人愉快的活动,以便改善心境和情绪健康(可能还有躯体健康)。

这些干预措施可以轻松地向患者进行描述,并根据每位患者的重要活动进行调整。活动安排(activity scheduling)可用于协助患者明确要增加哪些活动并实施这种改变。如果可能的话,鉴于治疗的结构,患者可以在会谈之间对其活动进行自我监测,注意不同的活动和不同的活动水平对于情绪的影响。一旦患者明确了哪些活动对于情绪健康有积极影响,他们就可以与BHC合作制订一张日程表,将这些活动纳入日常生活。在自我监测之外,患者可能会意识到他们由于自身的情绪或躯体问题而减少或放弃的活动,这些活动也可以成为活动安排的有益补充。对于那些难以确定积极活动的患者,可以使用积极事件清单(positive events checklist)来帮助他们找到想要纳入日程的积极活动。在计划日程表和活动变化的过程中,患者和BHC还应该注意节奏。在把握好节奏的过程中,患者应该力求保持某种始终如一的、适度的活动水平,而不是在感觉良好时进行强烈的活动,在感觉不好时就不活动。这对于慢性疼痛或疲劳的患者来说是尤其重要的;但是,所有患者都可以通过尽可能提高行为变化的可持续性并避免可预防的挫折源而从中获益。

■ 放松策略

过度焦虑和压力与高水平的情绪唤醒和交感神经系统的激活(即"战斗或逃跑"反应)相关[33]。伴随这些反应的不愉快感觉会导致情绪反应恶化,并导致患者无法清晰思考某种情况和(或)应用其他的应对策略。放松策略可以用来调节交感神经系统,激活副交感神经系统,从而降低生理唤醒水平。这些策略不仅对更为急性的症状发作有益,而且在定期使用的情况下还可以降低基线唤醒水平。通常,这些策略会由临床工作者在会谈中加以教授和演练;然后,患者可以在家庭环境中趁空进行练习[33]。

呼吸

呼吸是放松反应的重要组成部分。要是患者能够意识到他们的呼吸以及这可能给情绪状态带来的影响,这是很重要的。例如,浅而快的呼吸可能会进一步加剧焦虑或负面情绪。患者可以学会其他呼吸方法,以帮助他们放松并降低唤醒水平[33]。

腹式呼吸能够刺激放松,既可以定期练习,也可以在出现急性压力时练习。在这种呼吸方式中,患者被指示用膈肌进行呼吸,使腹部在每次吸气时膨胀,每次呼气时缩小(与常用的胸部呼吸相反)。这种技术可以在会谈中向患者示范。有时,可以指导患者将一只手放在胸前,另一只手放在腹部,从而感受这两个部分在吸气和呼气时的运动。如果患者会使用噘嘴式呼吸或通过鼻子吸气和嘴巴呼气,他们可能会更加容易进行这种练习。患者也可能会发现,每次呼吸时想象是在给肚子里的一只气球充气是有益的[33]。

渐进式肌肉放松

渐进式肌肉放松(progressive muscle relaxation,PMR)也可以用来减轻身体肌肉的紧张并诱导放松。在渐进式肌肉放松的过程中,患者需要学会交替紧张并放松他们的肌肉群。就像钟摆需要被拉向一侧然后才能完全产生向另一侧的运动一样,渐进式肌肉放松旨在首先对肌肉施加张力,保持这种张力,然后释放这种张力,从而引发更深层次的放松。通常,临床工作者会在会谈中复习如何在所有的主要肌肉群中使用渐进式肌肉放松,演示如何适当地给小、中和大型肌肉群施加张力。患者可以练习该技术,并与腹式呼吸结合起来,从而实现更深层次的放松[33]。

■ 正念

正念意味着有意地将注意力集中于当下,同时以一种非评判的方式来保持对于其他感觉、思维和情绪的觉知[34]。这种实践可以帮助患者管理痛苦,接受现实,并增强认知控制。正念可以通过许多方式进行实践,其中许多练习都是将注意力集中于呼吸、情绪体验的某些方面或特定的感觉体验(如某种食物的味道)。BHC可以通过指导下的练习,向患者教授具体的正念技术和一般原则。临床工作者指导患者进行练习的录音有时也可以给会谈之间的练习带来益处[35]。此外,还有许多应用程序和在线媒体库录制好了冥想视频,可供患者使用;以便进一步定期进行正念练习。

■ 初级保健中的问题解决治疗

问题解决治疗(problem-solving therapy,PST)是一种认知行为干预,这种干预已被证明是治疗抑郁、焦虑和其他疾病的有效方法[4,36]。问题解决被定义为"个体试图为日常生活中遇到的特定问题情境找到、发现或创造有效或适应性的应对策略的过程"[37]。采用这种治疗方法的理由在于，心理症状与问题密切相关，并受到患者感知到的控制和自我效能感的调节[38]。

初级保健中的问题解决治疗（problem-solving therapy for primary care，PST-PC）是一种经过改编从而适合于初级保健环境（其时间和人员限制都要更加严格）的干预措施。PST-PC修改了PST的设置，以便进行更少次数的、更短时间的探访。最初的模式会在几次会谈中介绍干预的不同阶段。但是，PST-PC则会在第1次会谈中就向患者介绍全部的治疗内容，以便患者能够将这种技术快速应用于现有的问题。接下去，该治疗方法会在简短的治疗过程中通过持续应用于患者生活的各种问题来进一步完善这些技能。PST-PC还提供了足够的结构，使得任何经过培训的医疗专业人员都能提供该干预，而不是像PST最初的模式那样需要由治疗师来进行提供。

PST-PC包括7个步骤。第1步需要具体而清晰地识别出患者要解决的问题。第2步需要设定目标，特别是要设定一个现实的、时间特定的目标。第3步需要进行头脑风暴，在此过程中要鼓励患者识别出一系列潜在的解决方案，无论他们是否认为这些解决方案当前是可行的。这一步需要考虑到，当患者抑郁的时候，他们更有可能在充分评估一种潜在解决方案的可行性及其对问题的潜在影响之前就贬低这种方案。治疗过程中会提供一系列的练习，在有需要时为这一阶段的患者提供支持（scaffolding）。第4步需要辩证地思考每种潜在解决方案的利与弊，逐渐减轻二元思维的倾向，并认识到所有选项都有相关的优势与挑战。第5步需要对前一步进行评估，从而选出一种解决方案。第6步需要制订行动计划，并付诸实施。最后一步需要进行结果评估，识别过程中有效的方面以及需要进一步改进的方面[37]。

一项PST-PC的荟萃分析表明：PST-PC能够显著改善患者的焦虑和抑郁症状，其中年龄会对治疗效果起到调节作用，即更大的年龄与更好的治疗结果相关[39]。PST-PC还被证明能够显著改善少数族裔人群的抑郁症状[40]。

■ 针对初级保健而改进的行为医学

考虑到医疗疾病的高共病率，在初级保健工作时常常会接到与行为医学相关的转诊。行为医学学会（Society of Behavioral Medicine）将行为医学这个领域定义为"一个涉及发展并整合与理解健康和疾病相关的行为、社会心理、生物医学知识和技术，并将这些知识和技术应用于预防、诊断、治疗及康复的跨学科领域"[41]。行为医学关注医学和心理健康与疾病的交叉领域，以及生活方式、行为改变和应对的作用。

来到初级保健的患者经常主诉睡眠紊乱、慢性疼痛、偏头痛、健康焦虑、躯体化症状、性健康问题、医疗依从性方面的挑战、应对某个新的医学诊断方面的挑战，以及体重问题，其中许多主诉可以从行为医学干预中获益[42]。例如，多达50%的初级保健患者报告存在失眠[42]。值得注意的是，初级保健环境可以通过联合会诊等方式，促进BHC、PCP和患者之间的合作机会，从而实现更加协作式的照护，并解决生物心理社会方面的挑战。

这本书的第 24 章提供了各种疾病和干预措施的概述，其中许多干预措施可以针对初级保健环境进行调适。考虑到初级保健环境和 BHP 的时间限制，要在初级保健环境中成功实施这些干预措施，那必须对其中许多干预措施的方案进行调整，以适应 30 分钟的门诊时间，以及大约 6 次乃至更少的门诊次数。在对现有文献进行综述时，芬德伯克（Funderburk）及其同事发现，门诊时间似乎并未显著影响治疗的有效性[42]。在综述中，他们明确了失眠与睡眠干预和体重管理与运动干预是最适合进行这些调整，同时也是在初级保健环境中研究最为广泛的干预措施[42]。

■ 基于互联网和智能手机应用的认知行为治疗

考虑到在初级保健环境中巨大的患者数量，照护的可及性是另外一项挑战。即便是在配备了 BHC 的初级保健诊所中，BHC 也可能无法满足整个初级保健诊所的精神健康需求。此外，在没有 BHC 的初级保健诊所中，患者可能需要数月之久才能见到专科诊所中的 CBT 治疗师。因此，基于互联网的认知行为治疗（internet-based cognitive behavioral therapy，i-CBT）和基于智能手机应用的 CBT 使用就成了提高可及性的有吸引力的选择。

i-CBT 已被证明不仅可以提高服务的可得性，从而提高照护的可及性；还可以为那些对于接受传统的精神科治疗存在病耻感的患者提供另外一种接受治疗的方式，从而提高可及性[43]。这种可及性的提高也减轻了临床工作者的负担，使临床工作者有更多的时间来满足诊所的其他临床需求。此外，i-CBT 如今已经存在多种不同的语言版本，为那些更少得到的群体（这些群体往往需要等待更长时间才能等到一名会说他们语言的临床工作者）提供服务。对于担心患者需要等待很长时间才能得到治疗的 PCP，他们或许也可以松一口气，因为 i-CBT 可以在患者获得专科服务之前得到使用，或是作为独立的治疗方式得到使用，如此一来，患者在等待期间也可以学习相关技能。

i-CBT 的结构在许多方面与传统的面对面 CBT 相似，通常从有关认知行为模型的心理教育、自我监测、认知重构及有关放松技能的介绍开始。但是，在不同的项目之间也存在差异。患者需要在模块之间完成家庭作业，并且通常每周会安排完成一个模块。内容可以包括书面、口头和视觉等不同组成部分。大多数 i-CBT 项目还包括一个附加的组成部分，那就是要填写自评问卷，这可以让临床工作者（无论是教练、治疗师、PCP，还是其他的初级保健工作人员）监测治疗进展并识别出任何出现的风险问题。

i-CBT 可以是自主引导的，也可以是由治疗师或教练引导的。教练的角色是提供技术支持，并鼓励按时完成每个模块，而治疗师则可以进行诊断，根据患者需求对干预措施进行修改，并在有需要时协助其他方面的临床需求[43]。与教练或治疗师的沟通，可以通过网络电话或虚拟访视的方式同步进行，也可以通过在线消息的方式非同步进行。有趣的是，许多研究发现，由临床工作者引导的治疗和自主引导型的治疗，在改善焦虑症状方面没有显著差异[44]。但是，一项荟萃分析发现，与自主引导相比，治疗师引导的治疗能够给抑郁症状带来更大的影响[44]。

梅赫塔(Mehta)等人的荟萃分析发现，i-CBT能够显著改善焦虑和抑郁症状，包括初级保健环境中常见的慢性疾病患者[44]。i-CBT被确定为比等待组对照更为有效，并且某些研究还发现，i-CBT能够媲美传统的面对面CBT[44]。

另一种可以提高治疗可及性并减轻BHC负担的技术形式是智能手机应用(App)。有些研究发现，智能手机应用在随机对照试验中可以有效降低焦虑和抑郁症状[45]，在荟萃分析中，相比对照组，使用智能手机应用与心理症状和生活质量改善有关[46]。手机应用可以在提供指导、情绪跟踪工具、正念教学和实践、促进以幸福为基础的实践工具及其他特定的抑郁和焦虑干预措施方面发挥有效作用[47]。

案　例

■ 背景介绍和初次转介

米娜是一位近60岁的女性。她最近被查出患有高血压，没有精神科诊断或治疗的历史。在最近一次去见初级保健提供者(PCP)的过程中，她完成了常规的PHQ-9评估，测出了16分的高分，而一年前，在被查出高血压之前的最后一次体检中，她的PHQ-9得分只有4分。她神情紧张，注意定向可，仪态尚整。

PCP与米娜谈到了她的高得分，并发现米娜确实经历了许多抑郁症状，这些症状影响了她与丈夫的关系，还有兼职工作。她还描述称，出门、做饭和其他家务活变得越来越困难，因为她精力不足，且缺乏动力。PCP向她介绍了行为健康临床工作者的职责，并探讨了米娜是否愿意与之见面。米娜表示有些纠结，称朋友和丈夫可以在她想要谈论自己的担忧时提供帮助；同时，虽然她感到不太愿意做家务活，但在丈夫的支持下，所有的家务活还是能够完成的。她还补充说："我从来不是那种会去看心理医生的人，我很好。"PCP问米娜，是否愿意见见BHC，了解一下行为健康支持对她可能有怎样的帮助，因为她的许多患者都从与BHC的少数几次会谈中就获得了益处。米娜同意了。PCP发了一条信息给BHC，大约5分钟后，BHC就来到了门前，进行了热情的交接。PCP介绍道，BHC是初级保健团队的成员之一，并简要地将他与米娜讨论的内容告知给了BHC，还将PHQ-9的复印件交给了BHC。米娜立即表达了她对于开始治疗的矛盾情绪，BHC问她是否愿意详细说说她的担忧。米娜描述称，她对心理治疗的理解是，"你每周要花一个小时去谈论那些困扰你的事情，而我连完成其他事情都已经没有时间了。再说，我已经得到了朋友和丈夫的支持。"BHC认可了她的担忧，并就有针对性的简短CBT干预和更加长程的支持性治疗之间的区别进行了心理教育。在20分钟的讨论结束时，米娜同意接受3~6次干预。BHC与PCP分享了这一计划。

■ 个案概念化

考虑到她最初在寻求治疗方面所存在的矛盾情绪，在不同的情景下，我们可以设想米娜是那些被转诊到专科治疗但实际上没有参与治疗的众多病例之一，没有参与的原因可能是感知到的污名、有关治疗的错误假设或其他阻碍。因此，BHC 通过热情的交接及接触到米娜的过程，增加了她参与治疗的可能性，因为她是通过一个可信赖的提供者介绍给 BHC 的，她有机会听到有关治疗过程的更多细节，并且避免了需要前往一个新的且未知的诊所的躯体及心理障碍。此外，行为健康治疗被介绍为她所接受的初级保健和综合健康的一个组成部分，而不是一种辅助性治疗。

在初始会谈中，米娜很明显对高血压诊断持有几种扭曲的认知（包括认为"这是末日的开始"），以及其他与衰老、脆弱和不会改变的充满疾病的未来有关的其他认知。她的情绪低落和在初级保健门诊中对于请求澄清的不适感，阻止了她向 PCP 寻求更多信息，这反过来就为她自己扭曲的解释和灾难化的想法提供了更多的机会。

米娜对医学诊断的关注导致了多种抑郁症状，包括自我价值感低、食欲不振、快感缺失、疲劳及内疚。这些症状导致了更多的困难，并减少了做家务和参与工作方面的动力，进而导致她更加依赖于丈夫。活动的减少和对丈夫依赖的增加，进一步证实了她的无效体验及内疚感。尽管丈夫的行为是出于好意，但这些行为维持了米娜减少活动的行为，并阻止了她参与体验掌控感的机会。

■ 治疗

第 1 次会谈包括一次评估，其中对病史进行了回顾，进行了诊断性访谈，并在首次的热情交接后两周重新安排做了一次 PHQ-9。在评估之后，BHC 简短地与 PCP 见了次面，讨论了任何其他的观察、重要的想法或担忧。PCP 评论说，米娜在他们 3 年的关系中一直表现得积极主动，但在过去 3 个月中却有两次门诊爽约，这显然与她正常的表现有所不同。第 1 次治疗会谈包括关于认知行为模型的心理教育与对思维和行为监测的介绍。

第 2 次会谈中，他们对思维和行为日志进行了回顾，BHC 和米娜开始共同确定认知给她带来的影响，特别是关于成为丈夫的负担，以及对衰老和健康感到不确定的认知。米娜和 BHC 一致同意，BHC 会将她有关高血压的特定担忧告诉给 PCP，以便这些担忧可以在她下次与 PCP 见面时得到直接解决。BHC 还向米娜介绍了活动安排。米娜和 BHC 共同确定了一周内增加活动的计划，BHC 还鼓励米娜在参与这些活动之前、之中和之后监测自己的情绪。

在 PCP 的随访门诊（安排在那周的晚些时候）之前，BHC 向 PCP 传达了米娜对于高血压的担忧，并更新了他们的治疗情况。BHC 和 PCP 通过医疗记录平台上的消息系统进行交流，讨论了 PCP 能够如何解决患者的担忧，包括提供更为详细的有关多种解决高血压的医疗干预措施的介绍。

第 4 次会谈中，BHC 和米娜回顾了她最近与 PCP 的见面，此外还回顾了米娜持续进行的思维和行为日志、活动安排对于情绪的影响。这次会谈中，米娜还重新进行了 PHQ-9 评估（分数降到了 9 分），并在会谈中进行了回顾。这次会谈还回顾了三种进行认知重构的方法，BHC 和米娜合作将这些方法用在了米娜过去几周所持有的各种认知过程。通过检查她的担心与 PCP 告知的信息之间的差异，她关于高血压的扭曲认知也得到了解决。

第 5 次会谈安排在一个月后进行，这次会谈涉及 PHQ-9 的评估、对于 PHQ-9 得分的回顾、对于治疗过程中所学到技能的回顾，还有对于预防复发的讨论。BHC 还讨论了未来如果需要的话可以转介到专科行为健康治疗的可能性。

总　结

总之，CBT 是一种有证据支持的心理社会治疗方法，它可以被有效地整合进初级保健环境中，以减少患者的精神症状，同时改善照护的可及性。基于 CBT 的干预措施可以进行修改，以适应特殊环境的要求，并满足各种不同患者表现的多样化需求。这些干预措施包括：在更加传统的门诊环境中使用的 CBT 技术（如行为激活、放松、认知重构）、专门为此环境开发的治疗方法（如 PST），以及基于互联网的 CBT（iCBT）。将行为健康整合进医疗环境中，可以改善患者的结果，并促进来自不同学科提供者之间的沟通。如果患者在初级保健诊所接受治疗后需要得到强度更大的或更加专业化的照护，他们也可以被转介给专科治疗。

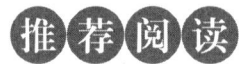

推荐阅读

1. Barlow DH, Farchione TJ, Sauer-Zavala S, et al. Unified protocol for transdiagnostic treatment of emotional disorders: workbook. 2nd edition. Oxford University Press; 2017.
2. Beck Institute. CBT in primary care. Webinar: https://learn.beckinstitute.org/s/product/cbt-in-primary-care/01t4M000004lKlTQAU.
3. Edit to: DiTomasso RA, Golden BA, Morris HJ. Handbook of cognitive behavioral approaches in primary care. 2010. PCOM Scholarly Papers. 764. Available from: https://paper/Handbook-of-cognitive-behavioral-approaches-in-care-DiTomasso-Golden/f6c3abfb8041fa78b1d6c427ffe5dd7705fe6816.
4. Massachusetts General Hospital. Advanced techniques for psychiatry and primary care. On demand course: https://mghcme.org/courses/on-demand-anxiety-advanced-techniques-for-psychiatry-and-primary-care/.
5. Rudd MD, Bryan CJ. A CBT approach to assessing and managing suicide risk in primary care: recommendations for clinical practice. In: Handbook of cognitive behavioral approaches in primary care. New York: Springer Publishing Company; 2010. p. 399-418.
6. University of Washington. Collaborative Care [Internet]. Aims Center: advancing integrated mental health solutions. Available from: http://aims.uw.edu/collaborative-care.

参考文献

[1] American Psychological Association. Competencies for psychology practice in primary care. 2015. http://www.apa.org/ed/resources/competencies-practice.pdf.

[2] Barkil-Oteo A. Collaborative care for depression in primary care: how psychiatry could "troubleshoot" current treatments and practices. Yale J Biol Med. 2013;86(2):139-146.

[3] Engel GL. The need for a new medical model: a challenge for biomedicine. Science. 1977;196(4286):129-136.

[4] University of Washington. Collaborative care. Aims center: advancing integrated mental health solutions. http://aims.uw.edu/collaborative-care.

[5] American Academy of Family Physicians, American Academy of Pediatrics, American College of Physicians, American Osteopathic, Association. Joint principles of the patient-centered medical home. 2007.

[6] Sandoval BE, Bell J, Khatri P, Robinson PJ. Toward a unified integration approach: uniting diverse primary care strategies under the primary care behavioral health (PCBH) model. J Clin Psychol Med Settings. 2018;25(2):187-196.

[7] Elder MQ, Silvers SA. The integration of psychology into primary care: personal perspectives and lessons learned. Psychol Serv. 2009;6(1):68-73.

[8] Blount A. Integrated primary care: organizing the evidence. Fam Syst Health. 2003;21:121-134.

[9] Asarnow JR, Hoagwood KE, Stancin T, Lochman JE, Hughes JL, Miranda JM, et al. Psychological science and innovative strategies for informing health care redesign: a policy brief. J Clin Child Adolesc Psychol. 2015;44(6):923-932.

[10] Guck TP, Guck AJ, Brack AB, Frey DR. No-show rates in partially integrated models of behavioral health care in a primary care setting. Fam Syst Health. 2007;25(2):137-146.

[11] Reiter JT, Dobmeyer AC, Hunter CL. The primary care behavioral health (PCBH) model: an overview and operational definition. J Clin Psychol Med Settings. 2018;25(2):109-126.

[12] Angantyr K, Rimner A, Nordén T, Norlander T. Primary Care behavioral health model: perspectives of outcome, client satisfaction, and gender. Soc Behav Personal Int J. 2015;43(2):287-302.

[13] Pomerantz A, Cole BH, Watts BV, Weeks WB. Improving efficiency and access to mental health care: combining integrated care and advanced access. Gen Hosp Psychiatry. 2008;30(6):546-551.

[14] Linkins K, Brya J, Bess G, Myers J, Goldberg J. Stigma and attitudes toward working in integrated care. CalMHSA integrated behavioral health project. 2013. http://www.ibhpartners.org/wp-content/uploads/2015/12/Stigma-attitudes-of-workers-IBHP-brief.pdf.

[15] Archer J, Bower P, Gilbody S, Lovell K, Richards D, Gask L, et al. Collaborative care for depression and anxiety problems. Cochrane Database Syst Rev. 2012;10:CD006525.

[16] Blount FA, Miller BF. Addressing the workforce crisis in Integrated primary care. J Clin Psychol Med Settings. 2009;16(1):113-119.

[17] Mulvaney-Day N, Marshall T, Downey Piscopo K, Korsen N, Lynch S, Karnell LH, et al. Screening for behavioral health conditions in primary care settings: a systematic review of the literature. J Gen Intern Med. 2018;33(3):335-346.

[18] Kroenke K, Spitzer RL, Williams JB. The PHQ-9: validity of a brief depression severity measure. J Gen Intern Med. 2001;16(9):606-613.

[19] Spitzer RL, Kroenke K, Williams JBW, Löwe B. A brief measure for assessing generalized anxiety disorder: the GAD-7. Arch Intern Med. 2006;166(10):1092-1097.

[20] Cox JL, Holden JM, Sagovsky R. Detection of postnatal depression. Development of the 10-item Edinburgh postnatal depression scale. Br J Psychiatry. 1987;150:782-786.

[21] Sheikh JI, Yesavage JA. Geriatric depression scale (GDS): recent evidence and development of a shorter version. Clin Gerontol J Aging Ment Health. 1986;5(1-2):165-173.

[22] Maisto SA, Carey MP, Carey KB, Gordon CM, Gleason JR. Use of the AUDIT and the DAST-10 to identify alcohol and drug use disorders among adults with a severe and persistent mental illness. Psychol Assess. 2000;12(2):186-192.

[23] World Health Organization. The ASSIST-linked brief intervention for hazardous and harmful substance use manual for use in primary care. Geneva: WHO Press; 2010.

[24] Luoma JB, Martin CE, Pearson JL. Contact with mental health and primary care providers before suicide: a review of the evidence. Am J Psychiatry. 2002;159(6):909-916.

[25] Rudd MD, Bryan CJ. A CBT approach to assessing and managing suicide risk in primary care: recommendations for clinical practice. In: Handbook of cognitive behavioral approaches in primary care. New York: Springer; 2010. p.399-418.

[26] DiTomasso RA, Golden BA, Morris HJ. Handbook of cognitive behavioral approaches in primary care. Cham: Springer; 2010.

[27] National Action Alliance for Suicide Prevention. National action alliance for suicide prevention: transforming health systems initiative work group.

[28] Miller WR, Rollnick S. Motivational interviewing: helping people change. New York: Guilford Press; 2012. p.497.

[29] Prochaska JO, DiClemente CC, Norcross JC. In search of how people change: applications to addictive behaviors. Am Psychol. 1992;47(9):1102-1114.

[30] Cohen JS, Edmunds JM, Brodman DM, Benjamin CL, Kendall PC. Using self-monitoring: implementation of collaborative empiricism in cognitive-behavioral therapy. Cogn Behav Pract. 2013;20(4):419-428.

[31] Beck JS. Cognitive behavior therapy: basics and beyond. 3rd ed. New York: Guilford Press; 2020.

[32] Archer J, Bower P, Gilbody S, Lovell K, Richards D, Gask L, et al. Collaborative care for depression and anxiety problems. Cochrane Database Syst Rev. 2012;10:CD006525. https://doi.org/10.1002/14651858.CD006525.pub2.

[33] Davis M, Eschleman E, McKay M, Davis MD, Eschleman ER, McKay M. The relaxation and stress reduction workbook, vol. 7. 7th ed. Oakland: New Harbinger Publications; 2019.
[34] Kabat-Zinn J. Wherever you go, there you are: mindfulness meditation in everyday life. New York: Hachette Books; 2009.
[35] Ludwig DS, Kabat-Zinn J. Mindfulness in medicine. JAMA. 2008;300(11):1350-1352.
[36] Malouff JM, Thorsteinsson EB, Schutte NS. The efficacy of problem solving therapy in reducing mental and physical health problems: a meta-analysis. Clin Psychol Rev. 2007;27(1):46-57.
[37] Hegel M, Arean P. Problem-solving treatment for primary care (PST-PC): a treatment manual for depression. The over 60 program. San Francisco: University of California; 2011.
[38] Nezu AM. Efficacy of a social problem-solving therapy approach for unipolar depression. J Consult Clin Psychol. 1986;54(2):196-202.
[39] Zhang A, Park S, Sullivan JE, Jing S. The effectiveness of problem-solving therapy for primary care patients' depressive and/or anxiety disorders: a systematic review and meta-analysis. J Am Board Fam Med. 2018;31(1):139-150.
[40] Schmaling KB. Moderators of outcome in problem-solving therapy for depression in primary care. Psychiatr Serv. 2019;70(12):1161-1163.
[41] Society of Behavioral Medicine. What is behavioral medicine? 2021. [cited 2021 Feb 6]. https://www.sbm.org/about/behavioral-medicine.
[42] Funderburk JS, Shepardson RL, Wray J, Acker J, Beehler GP, Possemato K, et al. Behavioral medicine interventions for adult primary care settings: a review. Fam Syst Health. 2018;36(3):368-399.
[43] Andersson G, Titov N. Advantages and limitations of internet-based interventions for common mental disorders. World Psychiatry. 2014;13(1):4-11.
[44] Mehta S, Peynenburg VA, Hadjistavropoulos HD. Internet-delivered cognitive behaviour therapy for chronic health conditions: a systematic review and meta-analysis. J Behav Med. 2019;42(2):169-187.
[45] Wu A, Scult M, Barnes E, Betancourt J, Falk A, Gunning-Dixon F. Smartphone apps for depression and anxiety: a systematic review and meta-analysis of techniques to increase engagement. NPJ Digit Med. 2021;4:20.
[46] Goldberg SB, Lam SU, Simonsson O, Torous J, Sun S. Mobile phone-based interventions for mental health: a systematic meta-review of 14 meta-analyses of randomized controlled trials. PLOS Digit Health. 2022;1(1):e0000002.
[47] Pung A, Fletcher SL, Gunn JM. Mobile app use by primary care patients to manage their depressive symptoms: qualitative study. J Med Internet Res. 2018;20(9):e10035.

第29章
精神科住院病房中的辩证行为治疗和认知行为治疗技术

Dialectical Behavior Therapy and Cognitive Behavioral Therapy Techniques on a General Psychiatric Inpatient Unit

米歇尔·B. 斯坦 | 马伦·尼耶
Michelle B. Stein | Maren Nyer

曹 慧 陈剑华·译 李雨婷 徐一峰·校

引 言

精神科住院治疗的主要目标是危机干预、控制症状、保障安全，以及为出院做好准备。住院时间短，并且主要针对控制症状。平均住院时长（average length of stay，ALOS）在3～10天之间（2019年麻省总医院ALOS为9.4天）。美国约1/3的精神科病床设在综合医院内[1]。住在综

M. B. Stein (✉)
Department of Psychiatry, Massachusetts General Hospital and Harvard Medical School, Boston, MA, USA
e-mail: mstein3@mgh.harvard.edu

M. Nyer
Department of Psychiatry/Depression Clinical and Research Program (DCRP), Massachusetts General Hospital and Harvard Medical School, Boston, MA, USA
e-mail: mnyer@mgh.harvard.edu

© The Author(s), under exclusive license to Springer Nature Switzerland AG 2023
S.E. Sprich et al. (eds.), *The Massachusetts General Hospital Handbook of Cognitive Behavioral Therapy*, Current Clinical Psychiatry, https://doi.org/10.1007/978-3-031-29368-9_29

合医院内的精神科住院病房的患者通常诊断复杂,有各种精神、内科和神经系统的并发症。虽然所有患者都处于急性痛苦之中,但入院原因却各不相同,包括精神病、躁狂、抑郁、自杀倾向、非自杀性自伤(non-suicidal self-injury,NSSI)、进食障碍、强迫、焦虑、创伤、人格障碍、物质使用,以及由神经系统疾病引起的精神症状。

研究表明,在住院治疗过程中结合生物学(即精神药理学)和心理学干预可以提高治疗效果[2]。辩证行为治疗(DBT)和认知行为治疗(CBT)是两种在各种疾病中均有应用的心理治疗技术[2-5]。考虑到综合医院精神科病房患者的紧急性、诊断不一致性和复杂性,将 DBT 和 CBT 技术进行有机整合就显得尤为重要。例如,最初只有一种诊断(如严重的强迫性障碍)的患者,通常会表现出其他并发症(如心境障碍、创伤后应激障碍、人格障碍、内科疾病并发症),这使得他们的住院治疗过程更具有挑战性。因此,在住院过程中,住院医生会使用多种实证支持的治疗(empirically supported treatments,EST)来最大化治疗效果。在本章中,我们将重点介绍如何在三个方面有机整合 DBT 和 CBT 技术:个体心理治疗、团体治疗和行为治疗。

个体心理治疗

个体心理治疗在住院病房的具体目标是:①帮助患者了解入院的情况;②减轻痛苦症状和培养有效应对方法;③为出院做准备。这一设置中患者的差异性、并发症和紧急性,要求临床医生整合来自多种治疗模式的干预措施,以有效治疗患者。单一的治疗方法并不适合所有患者(甚至同一患者在不同时间点也会有所不同)。因此,DBT 和 CBT 技术在支持性心理治疗框架内被灵活应用。支持性心理治疗的元素(如治疗师的真诚、交谈风格和更强调建立良好治疗关系)是许多心理治疗共有的。鉴于住院的短期性、临床医生立场的变化和确定在住院期间运用 DBT 和 CBT 干预的时机和方式时,这些元素特别重要[6-8]。在本节中,我们将讨论住院心理治疗中常用的治疗过程和技术。这些过程包括:①支持(如 DBT 的基于接受的验证和正念策略);②理解问题行为(如 DBT 链式分析);③培养有效应对策略;④为出院做准备。

■ 支持

患者对住院有各种想法和感受,通常处于情感和人际脆弱的状态,这可能会影响治疗过程的开始。因此,临床医生更多地关注如何传达干预措施,会不断问自己"我如何用患者能够接受和承受的方式来传达"。在住院期间,对患者经历的持续验证有助于减少羞耻感,增强治疗同盟,提高对接下来干预措施的接受度。验证有许多方式(如言语/非言语、明示/隐含、针对当下/过去)[9,10]。住院临床医生的目标是确定在该次会谈中最能引起共鸣的验证方式和最有效的传达方式(如口头和情感)。

住院患者通常被痛苦所困扰,这影响了他们专注当下,有效地关注自己当下的情绪体验的能力。提高觉察和好奇心是任何技能使用和更广泛的治疗改变的第一步[11]。DBT正念的"什么"(即观察、描述和参与)和"如何"(即无评判、一心一意和有效)技能提高了患者以觉察、好奇心和不评判的方式参与当下的能力。

"如何"和"什么"技能也有助于临床医生保持好奇心,全程参与会谈中,并接纳患者本来面目[11]。正念让临床医生能够听到患者明确地和暗示性地传达的内容。全程参与将有助于临床医生把干预措施与患者的功能水平相匹配,并持有切实可行的期望。与验证策略一样,这种治疗立场可以增强治疗联盟关系和患者的参与度,因为临床医生正在满足患者的需求。例如,如果临床医生发现患者有不良的自我形象认知,那么他们就会认识到第一步应该是帮助患者观察自己何时会产生自我厌恶,并好奇自己是否会在某些情况下更加厌恶自己或不那么厌恶自己。这也是暴露练习的一种,因为忍受讨论自我厌恶本身就是一种挑战。这样一来,临床医生就不太适合聚焦于自爱,因为这在暴露等级上太高了,很可能会被体验为无效,从而导致治疗僵局。同样,如果临床医生观察到患者与症状融为一体(如绝望或精神病),无法看到症状之外的东西(即症状在多大程度上是自我认同的——就像自己的皮肤,而不是自我异化的——症状就像一根刺,患者想把它拔出来),那么直到有更大的灵活性之前,接纳性策略就会被强调(如"听起来你真的很抑郁,很难看到你能感受到不同。我不是来说服你的,因为你很可能也不会相信我;然而,我们可以做的一件事是看看如何通过治疗让你的病情好起来")。尝试挑战那些符合自我意识并已成为个体自身一部分的事物,特别是在患者处于急性状态时,可能导致患者的状态不稳定、治疗联盟的破裂和(或)干预被否定。不过,根据患者痛苦的性质,临床医生可能会结合以接纳为基础的策略、行为激活策略(如增加结构化安排、参加小组活动、减少隔离或维持个人卫生)和辩证行为治疗(DBT)的痛苦忍受技能来进行干预。住院治疗的目标之一是帮助患者在自己与症状之间建立一定的距离。这可以增强他们的主观能动性,帮助他们在当下更有效地应对症状。然而,有时可能需要通过生物学干预来首先降低患者的痛苦水平,以便他们能够进行心理治疗工作。临床医生通常会评估症状是更符合自我意识(自我和谐),还是与自我意识相冲突(自我不和谐),因为这会影响治疗技术的选择,以及患者在此环境中参与和耐受治疗的整体能力。

■ 理解问题行为

对住院患者进行心理治疗的一个重要目标,就是帮助患者了解导致他们住院的易感性,并增加更有效识别和应对内外压力的方法[8]。DBT链式分析是实现这一目标的一种方法。链式分析被定义为"对问题或目标行为的一个或一组特定实例进行深入分析……用以确定导致该行为发生、结果,以及影响该行为的因素"[9](p.255)。问题行为,通常就是入院的原因(如自杀企图、非自杀性自伤、治疗依从性差、物质滥用、人际冲突等),如果说问题行为是主题,那么链式分析就是这个故事。链式分析为临床医生和患者提供了一种有结构的方式,来识别导致问题行为或入院原因的环境、内部易感性因素和情绪体验,以及选择行为的功能。有了这些信息,临床医生和患者就可以提高警觉,介绍可替代、更健康的应对方式,并在整个过程中增加支持,以减少目标问题行为的频率、强度和(或)持续时间。这种方法在探讨患者入院原因的初次心理治疗会谈中经常使用。

有多种方式可以将链式分析纳入住院治疗会谈。链式分析能够以口头和(或)书面形式进行。此外,临床医生在实施这项技术时,可以在不同程度的结构性之间灵活选择,以及选择何时进入和退出该链条[11]。最常见的是以口头方式进行链式分析。临床医生头脑中要牢记链式分析的各个组成部分,并在会谈中引导患者探讨这些内容。这些包括:问题行为(如危及生命、干扰治疗或影响生活质量的行为)、诱发事件(即触发连锁反应的重要时刻)、易感因素(使患者更容易受到诱发事件影响的原因)、链条上的环节(环境因素、情绪、身体感觉和冲动),以及行为的结果(如短期和长期)。临床医生实时反馈并澄清患者所述内容,帮助他们建构一个连贯的叙述。然后,为了了解行为的功能,临床医生可能会说类似的话:"有各种原因会导致一个人的自杀企图,有些人可能是真的不想活下去。还有的人并不一定想死,但也不想继续活成现在这个样子;自杀企图更多是反映了逃避或躲避。对另一些人来说,它可能是向他人传达某种信息的方式……我想了解你的自杀企图的功能是什么?"这样,临床医生在引导患者对自己的行为保持好奇、兴趣和无羞愧的态度。

在某些住院情况下,正式介绍链式分析技术(通过心理教育)并在会谈中和(或)会谈外需要进行书面记录。当患者:①在住院期间有非自杀性自伤行为;②在短时间内反复入院,表现类似,反复出现问题行为模式(如服药过量、复发、非自杀性自伤或用药不依从);③对视觉学习反应较佳,需要额外的结构来厘清问题行为的背景时,这种方法会很有帮助。在这些情况下,临床医生可能会说:"让我们试着理解并好奇导致这次住院的事件。有一种方法可以更好地理解这一过程,那就是通过链式分析。通常当人们感到痛苦时,很难确定思想、感受、人际关系及其他生活事件对他们的影响程度。当你有严重自杀企图时,让我试图打破该企图,用另一种方法来看待它。假设你的自杀企图是主题,而所有促成它的因素都是故事,然后可以考虑我们现在可以采取什么措施,如应对和支持,以尽量减少未来发生的可能性(或者升级到该情况是你唯一的选择)"[8](p.466)。在正式引入链式分析后,临床医生可以选择以下两种方式:①在会谈期间灵活地与患者一起使用链式分析工作表,同时提供心理教育;②或者要求患者在24小时内完成口头链式分析,以便在随后的会谈中进行复习。在住院工作中,临床医生需要确定在会话中是使用简单的还是复杂的工作表,以及如何深入每个部分。表29-1是针对一名有非自杀性自伤行为患者的链式分析示例。

表 29-1 · 链式分析示例

你需要改变的主要问题行为是什么？	自残
什么事件促使你开始链式反应,导致问题行为？	时节、当天早些时候的治疗谈话、想到即将到来和过去的生日、生日时发生的不愉快事情
自身和环境中的哪些因素使你容易受到影响？	缺乏结构、情绪低落、夜晚强迫思维、糟糕的记忆、难以入睡
当时你的想法是什么？	强迫症与关于生日和痛苦记忆的侵入性思维、批判自己、觉得自己是坏人所以应该伤害自己
你的情绪是什么？	焦虑、悲伤、有点愤怒、内疚和羞耻
你身体的感觉是什么？	心跳加速、下巴紧绷、感觉缺失和身体感知缺失、脱离感
你的行为带来了什么结果？	
对你自己而言,立即的结果是什么？	因为必须告诉别人,所以引发了严重的惊恐发作,感到羞耻
对其他人而言,立即的结果是什么？	需要填写文书工作,转移注意力到我身上,令人担忧
对你自己而言,延迟的结果是什么？	身体留下瘢痕、长期内更难应对情绪
对其他人而言,延迟的结果是什么？	减少信任和担忧
你的行为可能的功能是什么(它寻求实现什么)？	赎罪、平衡、惩罚、使自己沉稳
你可以使用哪些技能来打破这一链式反应？	

- 认知行为治疗的问题解决:增加下午晚些时候或晚上的结构;创建视觉提醒,帮助在当下使用 STOP 技能
- 辩证行为治疗的情绪调节技能提前应对:如果谈论情绪触发的对话(即使当下感觉可以忍受),要有额外的支持和应对技能可以全天使用(因为情绪会累积并在一天的晚些时候体验)
- 当有增加的冲动时,继续实施辩证行为治疗的痛苦忍受 STOP 和 TIPP 技能
- 辩证行为治疗的核心正念技能:在当下关注对自己和他人的即时和延迟的结果

■ 培养有效应对策略

住院部的患者普遍遭受极度的痛苦。这会影响患者应对情绪高涨、有效思考和(或)适应性行为的能力。为了帮助患者减少痛苦的强度和严重性,并帮助他们产生更健康的应对方式,临床医生的角色是:①评估患者的痛苦性质(如抑郁、焦虑、精神病、躁狂等);②确定其表现方式(即思想、情感、生理感觉或行为);③评估这些症状的严重程度。这将决定认知(旨在增加认知灵活性、现实检验和解决问题的技术)、情感(旨在增加痛苦忍受、情绪调节以及积极情绪获取或容忍的技术)、行为(旨在增加个体护理结构和参与或活动的技术)和(或)人际干预(旨在增加人际效能的技术),在接受性干预中被引入的程度。表 29-2 展示了与每个类别相关的常用技术。

表 29-2 · 住院心理治疗中产生有效应对的常用干预措施

认知灵活性	• 辩证法 • 识别和重构认知扭曲和自动思维 • 利弊列表 • 问题解决 • 事实检查
痛苦忍受	• STOP 技能 • 转移注意、自我安抚、改善当下、稳定心境 • 描述情绪的方法 • 短期内增加积极情绪 • 基于正念的策略或角色转换以减少自我评判
参与、行为激活和积极应对	• 建立掌控感 • 制订日常结构、活动安排、正式行为规划 • PLEASE 技能 • 相反行为 • 意愿与任性
人际效能	• 识别人际脆弱性和不良模式(降低人际效能的因素或情绪模型) • 自信训练 • 明确人际情境中的目标 • 社交技能培训、关于有效行为的心理教育 • DEAR MAN(描述、表达、主张、强化、保持专注、意向、协商)

在住院治疗中,灵活运用治疗技术是至关重要的。例如,有时需要正式介绍旨在增加灵活性的认知干预(即提供关于认知扭曲的心理教育和识别并以教学方式介绍思维记录)。然而,在其他情况下,患者和临床医生可以围绕患者的想法和解释进行对话,治疗师可以通过提问来增加患者的思维灵活性。例如,患者最初表示她完全想死,但是采用更非正式的、好奇的立场来探讨患者想死的百分比(95%)和想活的百分比(5%)。了解患者应对方式偏好的功能可以增加技术实施的精准度。患者尽力调节自己的情绪,有时这些自我调节的尝试以极端和不适应的方式表达出来。例如,一位患者描述了愤怒调节问题,导致冲动打东西、破坏财物和扔东西。采用验证性立场,一位住院临床医生可能会说:"你不会无缘无故地进行攻击行为,这可能在某种程度上起到了作用……在当时,打东西对你来说有什么用?如果我们能理解它的功能,就可以找到不那么破坏性的方式来应对你的愤怒。"在该例子中,患者能够识别出这种行为的两个功能是身体疼痛和释放情感能量。基于此,其他发生疼痛(DBT 的 TIPP① 技能[12],如把脸浸入冰水中)和释放能量的活动(如剧烈体育锻炼),成了替代的应对方法。实施这些技术的第一步是教患者 DBT 的 STOP② 技能(增加冲动和行动之间的间隔[12])。

---

① TIPP: temperature, intense exercise, paced breathing, paired muscle relaxation;温度、剧烈运动、节奏呼吸、双侧肌肉放松。
② STOP: stop, take a step back, observe, proceed mindfully;停止、后退一步、观察、带着觉察行事。

同样重要的是，确定选择的适应性应对工具对患者有什么帮助以及为什么有帮助。例如，锻炼可以是患者报告的有帮助的应对工具。然而，这种特定工具对特定患者有帮助的原因各不相同（如释放能量、分散侵入性思维、增加当前的专注、产生疼痛、提高自我效能、提供一个激发对未来积极幻想的空间）。如果住院临床医生和患者理解为什么某些工具在过去对患者有帮助，他们就可以合作找到其他具有相同功能的应对工具。这也可以起到验证的作用，因为它向患者传达了他们发现某些工具比其他工具更有帮助是有原因的。常见的引出方式是说："具体来说，锻炼对你有什么帮助？"

与患者就其行为的体验、表达和功能进行共同讨论，不仅有助于生成而且还阐明了有效应对。有时这些障碍是显而易见的，有时它们以言语（"是的，但是……"改变情绪的障碍）[13]或行为抵抗（不做作业或在环境中的参与有限）的形式表现出来。在住院工作中最常见的问题是症状很严重。在这些情况下，随着症状的缓解，患者通常表现出动机的增加。另一个障碍是患者的动机和对改变的矛盾态度。在这些情况下，可以采用以下技术：DBT验证和基于正念的策略、辩证法，以及探讨患者的意愿与任性。例如，大多数患者希望经历较少的痛苦；然而，他们在投入时间、努力和精力方面的动机各不相同。此外，患者可能会经历痛苦的情绪，如害怕和焦虑做这项工作和（或）对改变的前景感到矛盾。因此，住院临床医生常常提供一个空间，让患者可以公开谈论他们希望和不希望改变的部分。在这些情况下，临床医生对双方表现出中立，因为改变患者不是他们的责任。相反，他们的责任是带着好奇心和不评判的态度突出这一冲突，并与患者探讨他们什么时候更愿意和不愿意参与治疗。此外，临床医生可以与患者探讨需要做些什么才能使他们变得更愿意，同时承认和接受他们尚未达到这个极限。根据这些信息，临床医生确定下一步可能的选择（关于住院治疗及其后的现实目标）。

■ 为出院做准备

住院治疗的最后阶段是为患者出院做准备。在该阶段，住院临床医生会专注于帮助患者继续掌握症状的控制，并在应对和预防复发方面进行问题解决。临床医生会帮助患者探索自入院以来观察到的变化，住院期间对他们有帮助的具体因素，以及未来治疗工作的可能情况。对于初次接受治疗或过去治疗经历不太成功的患者，会提供门诊治疗的心理教育（如目标、可能更有效或不太有效的治疗师特征、治疗方式、治疗阶段等）。临床医生的目标是总结和巩固患者在医院的经历，并帮助他们将新的知识、见解和技能整合到出院后的日常生活中。这一过程是以书面形式、口头形式，还是两者结合的形式进行，会根据患者的具体情况而有所不同。

■ 治疗注意事项

以下是在住院病房灵活应用CBT和DBT原则时需要牢记的治疗重要概念。

- **会谈长度和频率**：住院心理治疗会谈平均为30分钟；然而，根据患者参与会谈的能力，会谈时间可以延长至 60 分钟或缩短至 15 分钟。会谈的频率也会有所不同,可能从一次性咨询到住院期间每周 5 天,具体取决于临床需求。

- **灵活准备会谈**:临床医生在会见患者之前,可以获取广泛的临床数据(如医疗记录和多学科团队提供的行为观察证据)。然而,尽管有这些信息,但只有到会谈开始,才清楚患者能在单独会谈中承受多少。由于患者处于急性困扰中,他们参与和承受会谈的能力会因会谈而异。因此,重要的是根据患者的耐受程度,调整会谈内容和教授的技能。临床医生在这方面越灵活,会谈就越有可能成功。

- **此刻我如何才能对患者最有帮助**:初始心理治疗会谈的一般结构是解释心理学的作用,询问患者如何适应病房,并深入了解他们为何入院。基于这些信息,临床医生(最好有患者的参与)根据上述原则确定接下来要做什么。当不确定时,临床医生可以问自己:"此刻我如何才能对这个人最有帮助?"这可以减轻进行会谈或以特定方式实施技术的内部压力,并有助于提高对患者当前需求的敏感性。

- **问题不在于痛苦情绪的存在,而在于其极端性和反应**:心理教育是住院工作的关键部分,因为患者在住院时情绪体验处于最极端和功能受损的状态。患者常常有这样的观念(或愿望),认为目标是消除痛苦的情绪,而不是减轻其极端性。因此,临床医生常常提供关于健康情绪体验和表达的心理教育,并可能说:"情绪使我们成为人类……当压抑或回避痛苦的感受时,也会削弱我们感受愉悦和积极情绪的能力……问题不在于情绪的存在,而在于其极端性以及我们如何对该情绪做出反应。"

- **并非所有住院患者都能有意义地参与心理治疗**:有些患者(如急性躁狂、精神病、紊乱或认知受损的患者)不能忍受或参与住院心理治疗。在这些情况下,症状改善后才可能进行个体心理治疗,而临床医生的参与可能仅限于患者查房、病房互动和(或)团体小组参与。

总之,住院心理治疗的目标是帮助患者了解入院的情况,生成有效的应对策略,并为出院做准备。DBT 和 CBT 干预措施在支持性心理治疗框架内灵活应用,且在会谈中强调验证和正念策略。会谈中引入其他结构化干预措施的程度,取决于症状的急性程度,这也决定了会谈的时长和频率,以及患者有意义地参与心理治疗的能力。

团体治疗

团体治疗是住院治疗的另一个核心特征[14]。从历史上看,团体治疗为患者和治疗环境提供了多种功能,这些功能包括:灌输希望;普遍性(即患者不觉得孤单,因为其他人也在挣扎);提供结构、稳定性和支持;改善人际功能和社交技能;提高自我意识;获得对症状和应对方法的心理教育[14,15]。

我们普通精神科病房的心理治疗团体小组,由临床心理学家和心理学博士实习生领导,涵盖了各种主题。鉴于普通精神科病房患者的急性程度和异质性,心理治疗团体小组必须适应于不同功能水平的患者。为了实现这一点,住院治疗团体小组是结构化的并以技能为基础,时长为 30 分钟。这些团体小组的总体目标是帮助患者改善情绪调节和人际功能,获得社会支持,体验健康的自我或他人表达的示范,以及获得关于症状、应对和治疗的心理教育。为了实现这些目标,团体小组应用 DBT 和 CBT 的原则,重点包括:①人际效能;②认知扭曲;③问题解决;④痛苦忍受;⑤情绪调节;⑥放松技能;⑦基于正念的策略;⑧思想和情感如何影响行为和关系。表 29-3 列出了一些经常应用的主题示例。我们还包括了关于团体小组危机干预时如何影响技能选择的信息。所有 DBT 的讲义均取自《DBT 技能训练:讲义和练习册》(第 2 版)(*The DBT Skills Training: Handouts and Worksheets*, 2nd edition)[12]。CBT 讲义来自各种来源,包括《思维控制情绪》(*Mind Over Mood*)[16]、《抑郁和焦虑的治疗计划和干预措施》(第 2 版)(*Treatment Plans and Interventions for Depression and Anxiety Disorders*, 2nd edition)[17],以及《愤怒管理策略》(*Strategies for Anger Management*)[18]。

表 29-3 · 常见团体小组话题

话题	小组功能水平
DBT:正念-什么和如何的技能[12]	所有水平
DBT:痛苦忍受-STOP 技能[12]	所有水平
DBT:痛苦忍受-TIPP 技能(改变你的身体化学反应)[12]	所有水平
DBT:痛苦忍受-转移注意力[12]	所有水平
DBT:痛苦忍受-自我安抚技能[12]	所有水平
DBT:情绪调节-什么使情绪调节变得困难[12]	较不急性患者
DBT:情绪调节-短期内增加积极情绪[12]	所有水平
DBT:情绪调节-建立掌控感[12]	所有水平
DBT:情绪调节-通过照顾身体来照顾心灵[12]	所有水平
DBT:人际效能-妨碍人际效能的因素[12]	较不急性患者
DBT:人际效能-明确人际情境中的目标[12]	较轻到中度急性患者
CBT:情绪模型	所有水平
CBT:认知扭曲[17]	较不急性患者
CBT/DBT:在人际情境中识别情感[18]	所有水平

在团体小组中选择重点关注的例子时，若结合当前入院的背景（即了解导致住院的事件、住院期间的功能和出院后的应对方法），对获取经验可能会有帮助。例如，小组在讲授"建立掌控感"时[12]，我们会提供关于精神症状急性加重与对先前有过胜任力和信心的活动或功能方面掌控度下降之间关系的心理教育（如个人卫生、与他人沟通和互动、履行日常责任、痛苦忍受、问题解决、现实检验等）。在团体小组中，我们要求患者反思这一点，具体识别他们在住院期间和（或）团体小组实时中可以重建掌握的可行方法，并观察这种掌握在病房中已经发生的方式（如几周来首次淋浴、在团体小组中待了 10 分钟、积极参与小组、思维更清晰等）。我们探讨了与当前住院和出院后相关事情的重要性，以减少复发的可能性。

与其他住院治疗方式一样，由于病房症状的急性程度和住院时间短，所以选择和讲授主题的灵活性至关重要。有时，团体小组在诊断或功能上比其他时候更为同质。团体小组不是强制的，因此每个小组的患者数量差异很大。此外，团体的构成在开始之前是未知的。团体小组领导者的任务是使干预措施尽可能多地匹配小组中的患者。

■ 领导者注意事项

以下是在住院病房灵活应用 CBT 和 DBT 原则时需要牢记的重要团体小组领导者注意事项。

灵活性

团体小组领导者经常面临的任务是将内容讲授给一组经历不同程度认知、情绪或行为失调的患者。为了尽可能多地接触到患者，有效的团体领导者需要在如何讲授和讲授什么内容方面，具备灵活性和即兴创作能力。我们采用了下面几种策略来增加领导者的灵活性。

- **团体话题的复杂性**：在团体开始之前，领导者会根据团体的构成，计划如何简化或复杂化特定话题。例如，有一个团体提供了 9 个社交场景，并要求患者根据《愤怒管理策略》的讲义，识别在特定情境下可能体验到的情感[18]。最简单的版本是让患者表达在每个场景中的感受（如悲伤、愤怒、被遗弃、被轻视等）。中等难度的版本是在识别情感后，团体领导者提供心理教育，说明人们对人际关系的反应是相似还是不同的，第一个步骤是了解自己的情感脆弱点（如识别自己是否是容易感到被拒绝或轻视的人，或者在觉得自己表现未达标准时对自我批评很敏感的人）。最复杂的版本不仅要求患者讨论可能体验到的情感，还探讨他们对同一情境可能有的混合情感，并探讨情感是如何影响思想（即假设和解释）和行为（使用选定的场景作为例子）的。重要的是，团体领导者要准备好灵活地选择团体话题，并在实时中适应以满足团体患者的需求；有时，领导者的初步印象与团体中的实际情况会有所不同。
- **话题的覆盖范围**：团体领导者的目标是在 30 分钟内尽可能全面地回顾整个话题或讲义，尽管这并不总是可能的。有时，领导者对在这种环境中能够讲授的内容过于乐观。在其他情况下，可能是因为团体成员的失抑制程度需要大量的引导，使得讲授内容变得更具挑战性。另一个可能难以完成的原因是患者可能对课程的某个特定方面产生共鸣，并需要更多的时间专注于该方面。

- **团体的开放政策**：由于各种原因（如失调、过度觉醒、精神病），住院患者可能难以忍受在团体中坐30分钟。离开团体可以被解释为他们尽力在进行自我调节。因此，允许患者进出团体（以不干扰的方式），是进行住院团体时的重要原则。同样的原则也适用于在团体期间经常站起来的患者。为了尽量减少干扰，领导者可以鼓励这样做的患者在门附近坐或站着。

对患者参与的现实期望和彻底接纳

根据参与者的功能水平，团体中的患者参与度存在广泛且有意义的差异。

- **参与是第一步**：对于高度回避、社交焦虑或抑郁的患者，坐在团体中并忍受团体本身就可能很重要。记住，提供结构和行为激活的机会，与口头参与团体同样重要。
- **社会支持**：有时，患者从其他团体成员那里获得支持（即听到其他人的例子和知道他们并不孤单，从而分享一种共同的人性），与团体内容同样重要（甚至有时更重要）[19]。
- **见证**：患者在经历需要住院的极端精神困扰时，沟通和行为的能力各不相同，这会直接影响讲授特定技能的效果。重要的是，临床医生不要假设患者没有从团体中获得很多东西。见证患者的痛苦并成为房间里的同情者，可以与所教授的课程内容一样具有影响力和意义。

引导

在急性护理环境中进行团体治疗时，掌握引导是一项重要的艺术和技能。大多数引导策略都是从验证开始的。例如，"你提出了一个重要的观点""是的""我觉得你说得对""那很有见地""感谢你的分享"和（或）"感谢你的坦诚"。使用验证，有助于患者忍受领导者的引导，并减少感到被否定或轻视的可能性和强度。

- **联想松散、偏题或紊乱**：在很多情况下，偏题的患者传达的信息与正在讲授的话题有关。领导者需要找到两者共同的线索，如"听起来你是在说，当人们忽视你时，你感到被轻视"。有时，患者提出一个重要但与当前团体话题无关的话题时，在这种情况下，领导者可能会说，"那是一个重要的问题，你为什么不在下次见到你的治疗团队时提出来"或"注意你正在服用的药物很重要，你为什么不在团体结束后和你的护士复习一下呢"。在面对紊乱患者的情况下，领导者可能需要重复1~2次具体问题（不超过3次），以集中其注意力，帮助他们更有效地回答问题，如"我问的问题是，当你感到焦虑时，是什么让你平静下来"。有时，紊乱的患者会提出在团体环境中不适合的原始（性或攻击性）内容，此时需快速回到当天要教授的技能，而在某些情况下，可以说："在团体环境中讨论这个不合适，让我们回到……"
- **患者主导团体对话**：当有人主导对话时，引导的目标不仅是帮助团体继续进行，还要帮助他们理解主导对团体成员和领导者的影响。引导的例子包括:"你说的很重要,我也希望确保其他人有机会分享。""谢谢你的热情,我希望我们能完成今天要讲的所有内容。"

- **易怒且挑战团体领导者及成员的患者**:在这些情况下,领导者会更具指导性。例如,"我们对每个人都要保持尊重""在这个话题上我们可以有不同的意见""我知道你不同意这点,这没关系,同时我有必要向其他人传达这项技能的原理,我请求你在我解释时保持安静""团体不是强制性的,如果你觉得没有收获或根本不同意我在教授的内容,你不需要留下""如果你想留在团体中,我现在请求你保持安静"。

- **有时急性症状占据主导**:有些情况下,患者的症状太急性,无法忍受坐在团体中。在这些情况下,患者在团体环境中很容易情绪激动,不响应引导,导致严重的团体扰乱(如患者主导对话,欺凌其他患者或领导者,无法控制不当的言语)。因此,患者会被要求离开团体。由于通常升级的言语和行为,领导者会对患者更直接。例如,团体领导者可能会说:"看起来你很难忍受这个团体话题并尊重他人,我觉得你最好出去一下。""看起来你现在很难忍受在团体中,我觉得你最好出去一下。""请离开小组。"

■ 什么是有效的团体

在普通精神科急性病房中,一个有效的团体是指患者积极参与,对自己的内心世界充满好奇,并能够得到一些收获(即一个想法或见解、一项具体技能、思维灵活性的提高、具体的家庭作业,或者知道自己并不孤单或感到被倾听)。

■ 如何选择团体话题

选择团体话题时需要考虑多种因素。了解病房的构成(即急性程度、诊断、失调水平)是很有帮助的。这些信息有助于我们识别多名患者可能出现的共同主题(即人际关系脆弱背景下的情绪失调),并可以用来选择团体话题。

在团体结束时,我们会给患者布置口头的家庭作业,以利于他们在接下来的 24~48 小时内应用所选的技能,从而鼓励技能的泛化。选择该短时间框架的一个原因,是患者的功能可能在几天内发生显著变化。因此,这有助于临床医生根据患者的功能或症状状态进行实时的技能练习。例如,如果团体话题是认知扭曲,在团体结束时,患者可以被要求选择一种他们特别有共鸣的认知扭曲,并鼓励他们在参与这种扭曲时进行观察。领导者还可以提供在患者练习时挑战所选认知扭曲的方法,并可能帮助其他小组成员。是否挑战扭曲的选择是灵活性的一个例子,取决于患者是否能够观察自己的思维和(或)认知扭曲。另一个家庭作业的例子是关注 DBT 的 STOP 技能,即停止、退后一步、观察、带着觉察行事[12]。在复习 STOP 技能后,可以要求每位患者指出 STOP 技能中最难的部分,并提供在接下来的 24~48 小时内帮助他们克服这部分的技能和方法。例如,如果"停止"是最具挑战性的部分,我们可能会要求患者增加对内心冲动表现的好奇心

（即思想、情感、生理感觉或它们的结合），因为如果他们不知道冲动是如何以及何时表现的，那么增加冲动与行动之间的空间将是困难的。

总而言之，团队工作是住院精神病房的重要特征。强调 DBT 和 CBT 原则的团体在危机稳定、技能获取和社会支持方面对患者有显著的个人和人际关系上的益处。鉴于普通精神科病房患者的异质性和急性程度，灵活选择话题、对参与有现实期望、擅长引导及在团体中调整会话内容和期望，是领导一个有效且富有成效的团体所必需的。

行为治疗

住院精神病房的一个独特特征是存在治疗环境。治疗环境是患者、工作人员和访客在住院期间互动的结果。这些互动可以是非结构化的（如自发的人际交流），也可以是结构化的（如参加治疗团体）[20]。治疗环境的一些治疗益处，包括包容、稳定和安全感、结构、支持和联系，以及自我管理和调节[20-22]。

有些患者由于症状，难以有效参与治疗环境。在这些情况下（为了最大化治疗效果），会制订个性化的行为计划。这些计划受应用行为分析原则和恢复/基于优势的方法影响[23]。计划的组成和功能因患者而异，而计划基于妨碍患者有效或安全地参与环境的具体行为和症状。行为治疗通过多种方式促进住院治疗，如帮助患者从被动接受治疗和技能学习转变为主动参与治疗，这是许多循证治疗的核心要素（如行为激活）[24]，从而减少自我伤害和失调，增加工作人员的一致性，并促进有效的应对和沟通[25]。行为治疗旨在塑造和强化适应性行为，同时减少特定的适应不良行为。

表 29-4 展示了一个行为计划，适用于抑郁、孤僻并且总是不能照顾好自己的患者（即难以保持卫生）。这个行为计划旨在帮助患者融入环境并增加对日常需求的关注。行为期望是逐步的（如从每天 2~3 个小组逐渐增加）和个性化的（如基于当前表现和基线的日常活动进展）。通过这种方式，临床医生以适当的功能期望，慢慢塑造行为，并帮助建立掌握感和效能感[12,13]。

表 29-4 · 针对抑郁且无法融入环境患者的行为计划

目标行为：提高在治疗环境中的动机、结构和参与度

患者难以安排其日常活动并融入环境中；为了增加治疗动机并减少回避策略，我们将实施以下措施：
- 患者将在上午 10:00 前起床、穿衣和洗澡
- 患者每天参加 3 个团体小组活动
- 患者在日间活动室与其他人一起吃 1~2 顿饭
- 患者每天两次绕病房步行两圈

(续表)

工作人员将：
- 提供持续支持，并将患者的所有关注或问题转给当班的指定护士
- 心理学家将与患者会面，提供有关积极应对方法的心理教育，讨论其在该计划中的进展，并在出现任何障碍时进行探讨
- 该行为计划将根据需要进行更新，治疗团队应开展讨论并对该计划进行任何修订

表29-5和表29-6展示了两个在病房中进行非自杀性自伤的不同患者的行为计划。计划A比计划B更严格。计划B侧重于增加外部结构，同时增加患者在有效应对自我伤害冲动方面的自主性。这两个计划旨在确定统一的工作人员方法（促进照料的一致性），帮助患者增加调节（通过提供额外的包容、外部结构和支持），并通过提供各种可替代的应对技能或工具来强化更健康的应对。这种类型的计划传达了病房重视患者安全的信息。干预措施旨在强化安全性（通过额外的结构）与保持某种自主感（仅限于精神科病房）之间，保持微妙的平衡。患者的整体临床表现与适应不良行为的性质相结合，将决定计划的全面性和限制性。在所有行为治疗中，临床医生都在细致、灵活和创造性地思考如何平衡这两极。

表29-5·行为计划A：针对在病房进行非自杀性自伤行为的患者

患者在病房难以维持自身安全，为了帮助患者减少非自杀性自伤行为并提供一致的护理，我们将采取以下措施：
- 患者的卧室门始终保持打开状态
- 患者醒来并穿好衣服后，将待在开放区域
- 不让患者收集可能伤害自己的物品
- 如果患者想进入自己的房间，可以请求指定的护士；允许与否取决于多个因素：①自残的冲动；②护士的舒适程度；③他在请求之前表现出的行为
- 白天待在房间内的时间，将由患者和指定的护士根据其行为和冲动共同决定
- 如果患者在房间内进行非自杀性自伤行为，其将被要求回到开放区域
- 当患者有自残冲动时，他可以通过以下感官应对策略和药物干预来稳定或分散注意力：①向护士要一块冰块紧握在手中；②挤压球；③听音乐；④使用加重毯；⑤请求PRN药物（即按需用药）；⑥参阅医疗记录中的便条（跨学科沟通工具）以获取全面的应对清单
- 如果患者继续有自伤的想法，将通知工作人员以获取进一步的帮助

表29-6·行为计划B：针对在病房内进行自伤行为的患者

患者有越来越强烈的割伤和烧伤自己的冲动，在大多数情况下，可以抵制这些冲动；然而，我们将实施以下措施来减少病房内的自伤行为

如果觉得无法抵抗这些冲动，患者将前往护士站并请求与指定的护士交谈，然后将在日间活动室等待，并使用以下应对工具之一直到指定的护士到来

(续表)

注意:在极度痛苦期间,口头表达需求对患者来说很有挑战性;为了帮助患者表达,可以通过拿一张纸质的STOP标志到护士站,以提醒指定的护士其有增加的自伤冲动

患者认为以下应对和痛苦忍受工具对其有帮助:
- 与工作人员交谈
- 使用压力球(每只手握一个)
- 含酸糖果(冲动一出现就放入口中)
- 从有自伤冲动的物体上向后退一步,以创造物理距离
- 将冷冻毛巾放在额头上
- 听音乐
- 联系亲人
- 使用重压毯

患者可以请求 PRN 药物以帮助降低他的痛苦水平

工作人员的参与:
- 指定护士将经常对患者进行检查,并进行协作讨论,了解患者需求并提供有帮助的措施
- 在换班时,将由指定护士进行温暖的交接
- 心理和职业治疗将定期为患者开展,通过链式分析审查应对策略并了解这些行为的功能
- 工作人员将提供 PRN 药物(即按需用药)
- 工作人员可以根据患者的请求,从治疗室的柜子中发放酸糖果,并提供冷冻毛巾

注:该计划将根据需要进行修订。

有些患者通过增加行为意外事件,导致自我伤害的增加(如非自杀性自伤的功能是一种行为沟通,表明患者需要更多的帮助)。在这种情况下,根据非自杀性自伤的严重程度,少即是多。因此,行为干预可能包括"反向检查",要求患者在指定的时间间隔(即5、10或15分钟)来到护士站,以确认其安全性。通过这种方式,病房继续强化对患者安全的重视,但责任在于患者。此外,要求不断检查,可以被视为一种厌恶体验。通过这种方式,这种技术可以增加患者采用更有效的方式来应对痛苦情感体验(除了非自杀性自伤)的意愿。

有些情况下,患者不愿意住院,并且过于关注离开医院。这些患者因为感觉自己是在屈服或被迫同意需要住院治疗,所以更难参与治疗。他们可能通过不配合治疗来维护自己的自主权。在这些情况下,行为干预可以为患者提供一个结构化的框架,帮助他们识别出院所需的行为(如"参与这些具体行为,会增加你本周出院的可能性,而这些抵抗行为会减少你本周出院的可能性,你的行为将决定下一步的行动")。这增加了患者的自主权,并突出了他们选择如何继续的决定权。另一个现象是,有些患者对出院感到紧张,想要待得更久,同时他们又不参与环境活动。为了增加积极应对和主动性,行为应急措施将侧重于患者需要表现的行为,以便其能多待一两天(取决于其临床表现)。

为了确保治疗的一致性,并向患者呈现一个统一的战线,创建和实施行为计划需要所有治疗团队成员的密切合作。在行为计划创建并获得所有团队成员批准后,会向患者解释其原理和行

为标准。患者同样也会得到一份行为计划,并在其医疗记录中记录其行为,以监测进展。在某些情况下,临床医生会创建一个单独的图表,标明患者正在努力增加和(或)减少的具体行为,并让患者跟踪进展(同时工作人员也在监测),以此再次促进主动性和对自己照料的责任感,减少被动性,并允许跟踪行为对治疗过程的影响程度。目标是尽可能与患者合作。重要的是,行为计划是工作文件。根据患者的行为和计划实施时出现的任何困难,计划会根据需要进行修订。需要注意的是,多学科团队不能强迫患者参与行为计划。可以鼓励并提供一致的治疗统一战线,探讨患者对遵循计划的抵触问题,但最终必须由患者决定是否成为积极的参与者。如果患者不参与,并且没有内在或外在的激励因素(如减少限制或增加特权、出去呼吸新鲜空气、出院)来遵循计划,这本身就提供了关于其他或非行为治疗方法的临床数据,而这可能需要药物干预、电休克治疗或在非自杀性自伤的背景下增加环境限制。需要注意的最后一点是,所述的行为治疗对精神病性障碍、躁狂以及由器质性疾病导致失调或紊乱的适应不良行为的效果较差,因为这些情况通常不太适合生物心理社会干预。在这些情况下,需要一套不同的干预措施,而这超出了本章的重点。

总之,当患者难以通过有效和安全的方式参与环境时,行为治疗会对特定患者实施。这种治疗干预有助于提高外部功能和增强适应性行为。提供的例子说明了如何将行为计划纳入患者的住院治疗中,以服务于循证治疗(如行为激活)、安全和包容、适应性行为的塑造及自我调节。

案 例

此案例展示了链式分析和行为治疗如何成为住院管理自伤的有效干预手段。表29-1中的链式分析示例和表29-6中的行为计划将用于说明这一点。

奥利弗(由多位患者情况综合而成)是一名20岁的单身男性,有精神病史,包括难治性强迫症(OCD)、创伤后应激障碍(PTSD)、重性抑郁障碍(MDD)及问题性人格特征(边缘型和依赖型),以及有心房心动过速的医学史,他在服药过量后从医疗服务转移到精神科住院部。奥利弗自童年起有过多次医疗和精神科住院史。最近,奥利弗开始出现非自杀性自伤行为和自杀行为,这促使他更频繁地入院。此外,在精神科住院期间,自伤开始在病房中发生。

链式分析是一种有助于探索过量用药背景的干预措施,这促使奥利弗承认其存在过量用药的情况。然而,他在入院后不久就开始在病房中出现非自杀性自伤行为。因此,将链式分析用于针对病房中的这种行为,是一项更高的治疗优先级。如本章前面所述,治疗师提供了关于链式分析的实用性和组成部分的心理教育。对于奥利弗,治疗师选择以更正式的方式进行链式分析。治疗师打印了一张链式分析工作表,并开始与奥利弗一起填写表格(表29-1)。在治疗师带他完成链式分析的各个部分时,治疗师将内容记录在工作表上。奥利弗获得了一份工作表作为家庭作业(在下一次会谈中复习),并被鼓励继续以不评判的态度对自己的脆弱性保持好奇,并在出现新信息时填写在工作表上。链式分析完成后，奥利弗和治疗师通过链条识别出他可以插入技能使用的位置（解决方案分析；这在表 29-1 的底部有所反映）。这些信息来自：①奥利弗和治疗师之间的合作讨论；②他的多学科团队；③技能团体小组教授的内容。在整个住院期间，链式分析和解决方案分析成为工作文件，以进一步了解病房中发生的非自杀性自伤行为，并识别以前非自杀性自伤行为和自杀行为的模式。

为了减少奥利弗在住院期间发生非自杀性自伤行为的可能性并产生有效的应对方法，正式的行为治疗被加以实施。表 29-6（行为计划 B）展示了为奥利弗创建的计划的一个变体。计划的第一部分侧重于识别奥利弗在产生有效应对方面的角色和责任，以促进其在治疗中的自主感和积极参与。根据以往的住院经验，奥利弗在识别和口头表达当时的困扰经历方面极其困难。为了满足他的情感状态并塑造技能行为，行为计划制订了围绕如何与工作人员互动以及在他寻求帮助时该做什么的应急措施（例如，当体验到增加的自我伤害冲动时，将纸质的 STOP 标志交给工作人员）。这帮助奥利弗学习如何与冲动保持距离，并学习更熟练的自我安抚方式。类似于链式分析和解决方案分析，奥利弗计划中提到的应对技能是他（和工作人员）识别有用工具的总结。计划的第二部分侧重于工作人员在他护理中的参与。这部分计划侧重于工作人员的参与和责任。行为计划的成功取决于工作人员和奥利弗之间的合作。类似于奥利弗的链式分析，他的行为计划是一个工作文件，该计划根据适应性和不适应性行为进行修订，并在识别出新技能有用时进行修订。例如，如果非自杀性自伤行为继续升级，将探讨额外的应急措施和限制（如一对一关注、在护士的视线内、反向检查，以及限制使用可能用于自我伤害的物品——采用选定的文具或餐具）。该计划的有效性（以及困扰的减少），将通过奥利弗当时表达冲动的能力（并减少依赖 STOP 标志进行沟通）和非自杀性自伤行为的减少来证明。最后，奥利弗识别出计划中有些部分在家庭环境中实施会有帮助。为了准备他的出院，这在会谈中被具体化。此外，为了最大化奥利弗的连续治疗，这些信息通过出院总结和与门诊团队的会议，被分享给他的支持系统。该案例展示了链式分析和行为治疗是如何结合使用来理解和管理非自杀性自伤行为的。

总　结

斯温森（Swenson）提出，"技术技能组、高度意识和即兴能力"（p.21）是称职临床医生的标志[11]。在普通精神科病房工作时，这些特质对于临床工作者是必不可少的，因为患者具有诊断异质性、复杂性和共病性。将有实证支持的心理治疗方法融入住院环境可以提高患者的临床护理。本章强调了如何灵活地将 DBT 和 CBT 技术应用于住院治疗的三个方面（即个体治疗、团体治疗和行为治疗），并服务于一系列患者。我们展示了临床医生可以如何调整干预措施以最大化治疗效果的各种方式。最后，本章中描述的许多原则也可以纳入住院诊疗的其他方面，如多学科患者查房。

参考文献

[1] Glick ID, Tandon R. The acute crisis stabilization unit for adults. In: Sharfstein SS, Dickerson FB, Oldham JM, editors. Textbook of hospital psychiatry. Arlington, VA: American Psychiatric Publishing; 2009. p.23-35.

[2] Köhler S, Hoffman S, Unger T, Steinacher B, Dierstein N, Fydrich T. Effectiveness of cognitive-behavioural therapy plus pharmacotherapy in inpatient treatment of depressive disorders. Clin Psychol Psychother. 2013;20:97-106.

[3] Clarke I, Wilson H. Cognitive behaviour therapy for acute inpatient mental health units-working with clients, staff, and the milieu. New York: Routledge; 2009.

[4] DeCou CR, Comtois KA, Landes SJ. Dialectical behavior therapy is effective for the treatment of suicidal behavior: a meta-analysis. Behav Ther. 2019;50:60-72.

[5] Huffman JC, Stern TA, Harley RM, Landy NA. The use of DBT skills in the treatment of difficult patients in the general hospital. Psychosomatics. 2003;44(5):421-429.

[6] Battaglia J. 5 keys to good results with supportive psychotherapy. Curr Psychiatry Rep. 2007;6(6):27-34.

[7] Blais MA, Jacobo MC, Smith SR. Brief supportive psychotherapy for psychiatric inpatients manual for the MGH inpatient psychotherapy service. Unpublished manuscript, Massachusetts General Hospital and Harvard Medical School. 2006.

[8] Stein MB, Jacobo MC. Brief inpatient psychotherapeutic technique. Psychotherapy. 2013;50(3):464-468.

[9] Linehan M. Cognitive-behavioral treatment of borderline personality disorder. New York: Guilford Press; 1993.

[10] Linehan M. Validation and psychotherapy. In: Bohart A, Greenberg L, editors. Empathy reconsidered: new directions in psychotherapy. Washington, DC: APA; 1997; p.353-392.

[11] Swenson CR. DBT principles in action-acceptance, change, and dialectics. New York: Guilford Press; 2016.

[12] Linehan MM. DBT skills training handouts and worksheets. 2nd ed. New York: Guilford Press; 2015.

[13] Linehan MM. DBT skills training manual. 2nd ed. New York: Guilford Press; 2015.

[14] Emond S, Rasmussen B. The status of psychiatric inpatient group therapy: past, present, and future. Soc Work Groups. 2012;35(1):68-91.

[15] de Chavez M, Gutierrez M, Ducaju M, Fraile JC. Comparative study of the therapeutic factors of group therapy in schizophrenic inpatients and outpatients. Group Anal. 2000;33:251-264.

[16] Greenberger D, Padesky CA, Beck AT. Mind over mood-changing how you feel by changing the way you think. 2nd ed. New York: Guilford Press; 2015.

[17] Leahy RL, Holland SJF, McGinn LK. Treatment plans and interventions for depression and anxiety disorders. 2nd ed. New York: Guilford Press; 2012.

[18] Moles K. Strategies for anger management. Plainview, NY: Wellness Reproductions and Publishing; 2003.

[19] Neff K. Self-compassion: an alternative conceptualization of a healthy attitude toward onself. Self Identity. 2003;2:85-101.

[20] Thomas SP, Shattell M, Martin T. What's therapeutic about the therapeutic milieu. Arch Psychiatr Nurs. 2002;16(3):99-107.

[21] Delaney KR, Perraud S, Johnson ME. Creating and maintaining a therapeutic inpatient environment. In: Sharfstein SS, Dickerson FB, Oldham JM, editors. Textbook of hospital psychiatry. Arlington, VA: American Psychiatric Publishing, Inc; 2009. p.389-401.

[22] Gunderson J. Defining the therapeutic processes in psychiatric milieus. Psychiatry. 1978;41:327-335.

[23] Carr EG, Dunlap G, Horner RH, Koegel RL, Turnbull AP, Sailor W, Anderson JL, Albin RW, Koegel LK, Fox L. Positive behavior support: evolution of an applied science. J Posit Behav Interv. 2002;4(1):4-16.

[24] Kanter JW, Manos RC, Bowe WM, Baruch DE, Busch AM, Rusch LC. What is behavioral activation? A review of the empirical literature. Clin Psychol Rev. 2010;30:608-620.

[25] Hamlett NM, Carr ER, Hillbrand M. Positive behavioral support planning in the inpatient treatment of severe disruptive behaviors: a description of service features. Psychol Serv. 2016;13(2):178-182.